心胸外科疾病
诊疗技术与微创应用

XINXIONG WAIKE JIBING
ZHENLIAO JISHU YU WEICHUANG YINGYONG

主编 谢锐文 等

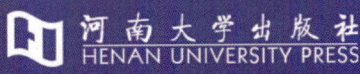
河南大学出版社
·郑州·

图书在版编目（CIP）数据

心胸外科疾病诊疗技术与微创应用 / 谢锐文等主编. -- 郑州 : 河南大学出版社, 2022.3
ISBN 978-7-5649-5060-6

Ⅰ.①心… Ⅱ.①谢… Ⅲ.①心脏外科学 – 显微外科学②胸腔外科学 – 显微外科学 Ⅳ.① R65

中国版本图书馆 CIP 数据核字 (2022) 第 046562 号

责任编辑：郑华峰　　阮林要
责任校对：林方丽
封面设计：河南树青文化

出版发行：	河南大学出版社
	地址：郑州市郑东新区商务外环中华大厦 2401 号
	邮编：450046
	电话：0371-86059750（高等教育与职业教育出版分社）
	0371-86059701（营销部）
	网址：hupress.henu.edu.cn
印　　刷：	广东虎彩云印刷有限公司
版　　次：	2022 年 3 月第 1 版
印　　次：	2022 年 3 月第 1 次印刷
开　　本：	880 mm × 1230 mm　1/16
印　　张：	25.25
字　　数：	818 千字
定　　价：	102.00 元

（本书如有印装质量问题，请与河南大学出版社营销部联系调换。）

编委会

主　编　谢锐文　许志锋　陈国标　侯凤兰
　　　　　王晓梅　彭宇阁　王欢欢　黄　涛

副主编　尤补婷　常俊丽　韩记真　李召彬
　　　　　李　冰　杨　云

编　委　（按姓氏笔画排序）

　　　王欢欢　徐州矿务集团总医院　徐州医科大学第二附属医院
　　　王晓梅　郑州大学第三附属医院
　　　尤补婷　内蒙古科技大学包头医学院第一附属医院
　　　许志锋　北京大学深圳医院
　　　李　冰　南阳医学高等专科学校第二附属医院
　　　李召彬　河北医科大学第三医院
　　　杨　云　南阳医学高等专科学校第二附属医院
　　　陈国标　南方医科大学附属东莞医院（东莞市人民医院）
　　　侯凤兰　郑州大学第三附属医院
　　　黄　涛　景德镇市第一人民医院
　　　常俊丽　郑州大学第二附属医院
　　　彭宇阁　郑州大学第三附属医院
　　　韩记真　新疆医科大学附属肿瘤医院
　　　谢锐文　东莞市人民医院

主编简介

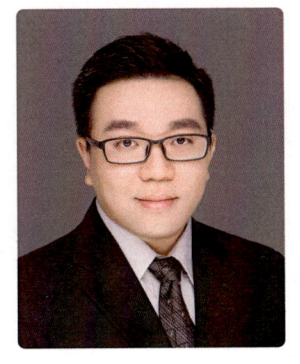

谢锐文

谢锐文，男，1982年6月出生，籍贯广东省东莞市，汉族，2008年6月硕士毕业于中山大学孙逸仙纪念医院（七年制本硕连读）。现工作于广东省东莞市人民医院，副主任医师，主要研究方向：胸部肿瘤（包括肺癌、食管癌、纵隔肿瘤等），胸部微创治疗（气胸、手汗症、漏斗胸等）。从事胸心外科工作多年，具有相当丰富的理论基础与实践经验（广东省医学会胸外科分会青年委员、广东省医师协会胸外科医师分会青年委员、东莞市医学会胸心外科分会秘书）。近几年来，参与市级科研课题2项；发表论文3篇，如《螺旋CT四维重建对早期肺小结节术前定位的价值》等；参编著作1部。

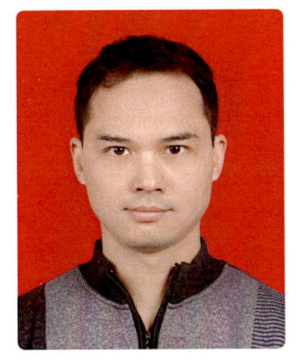

许志锋

许志锋，男，1982年4月出生，籍贯广东省茂名市，汉族，2018年6月毕业于北京大学医学部，获博士学位。师从国内心脏不停跳冠脉搭桥先驱万峰教授。现工作于北京大学深圳医院，副主任医师，从事心血管外科工作多年，对心血管病围手术期处理具有相当丰富的理论及实践经验，担任广东省医学会心血管外科学分会第二届青委会委员、广东省健康管理学会肺血管病专业委员会常务委员、广东省基层医药学会血管外科专业委员会委员、广东省体外循环高级生命支持专业委员会委员及深圳市医师协会心血管外科医师分会理事兼秘书。主攻心脏病介入治疗及微创手术治疗以及主动脉夹层、主动脉瘤分支支架的腔内修复治疗。近年来以第一作者身份发表国内核心论文10篇，主持并参与省市级课题5项。

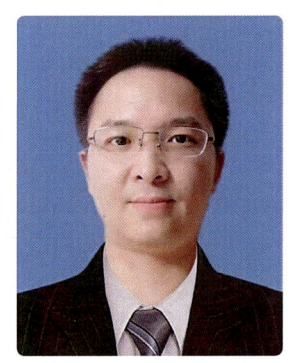

陈国标

　　陈国标，男，1983年2月出生，籍贯广东省东莞市，现工作于南方医科大学附属东莞医院(东莞市人民医院)，胸心外科主治医师。广东省药学会胸外科专委会委员、广东省胸部疾病学会食管疾病多学科诊疗委员会委员。曾到四川大学华西医院进修胸外科（肺及食管疾病）。从事胸心外科临床工作多年，临床工作经验丰富，熟悉肺部、胸膜、食管及纵膈等疾病的诊断和外科治理，对胸腔镜微创手术、肺癌食管癌的综合治疗有较深的造诣。承担东莞市科研立项项目2项，发表学术论文数篇。

前　言

随着医学科学技术的巨大进步，心胸外科从无到有，从小变大，内容不断拓展和延伸，新理论、新技术不断出现和完善。心胸外科诊断措施、手术概念与技巧及围术期处理等领域，均获得了跨越式发展，并广泛应用于临床，这使其逐渐成为一支富有生气的重要学科。目前，关于心胸外科疾病治疗的优秀书籍众多，但也有观点不明、图表不清等不足之作。鉴于此，本书作者参考大量国内外文献资料，结合国内临床实际情况，编写了本书。

全书涵盖了心胸外科的基本理论、基本诊疗技术和各种心胸疾病的外科治疗。整体看各章形式因论述对象而略有不同。各章以病种为主线，内容一般包括定义、病理生理、临床表现、诊断、手术治疗等。参与本书的编者均从事心胸外科多年，具有深厚的理论功底和丰富的临床经验。希望本书能为心胸外科医务工作者处理相关问题提供参考，也可作为医学院校学生和基层医生学习之用。

由于编者水平有限，且学科仍在不断更新发展中，书中难免存在疏漏及不足之处，敬请广大读者批评指正。

编　者

2022 年 3 月

目 录

第一章　临床心胸外科常见症状 1
　　第一节　发绀 1
　　第二节　吞咽困难 3
　　第三节　发热 5
第二章　心脏外科微创治疗技术 9
　　第一节　先天性心脏病的介入治疗 9
　　第二节　主动脉夹层的介入治疗 25
　　第三节　主动脉瘤的介入治疗 31
　　第四节　心脏瓣膜病的介入治疗 34
　　第五节　微创二尖瓣手术 36
　　第六节　微创主动脉瓣手术 45
　　第七节　经皮介入治疗瓣膜病 51
第三章　先天性心脏病 59
　　第一节　动脉导管未闭 59
　　第二节　主动脉缩窄 62
　　第三节　房间隔缺损 68
　　第四节　室间隔缺损 71
　　第五节　完全性大动脉错位 74
　　第六节　法洛四联症 80
第四章　心脏瓣膜病 87
　　第一节　二尖瓣狭窄 87
　　第二节　二尖瓣关闭不全 98
　　第三节　三尖瓣狭窄 105
　　第四节　三尖瓣关闭不全 107
　　第五节　主动脉瓣狭窄 109
　　第六节　主动脉瓣关闭不全 115
第五章　主动脉疾病 120
　　第一节　胸主动脉瘤 120
　　第二节　主动脉夹层 125
第六章　食管癌 129

第七章 胸部损伤 136
第一节 肋骨骨折 136
第二节 胸骨骨折 138
第三节 创伤性气胸 139
第四节 创伤性血胸 142
第五节 创伤性窒息 143
第六节 气管、支气管损伤 144
第七节 肺挫裂伤 150
第八节 膈肌破裂 155
第九节 胸导管损伤 157

第八章 纵隔肿瘤 161
第一节 胸内甲状腺腺瘤 161
第二节 胸腺瘤 162
第三节 纵隔生殖细胞肿瘤 167
第四节 神经源性肿瘤 171
第五节 纵隔淋巴瘤 176
第六节 上腔静脉综合征 183

第九章 肺部疾病 187
第一节 肺癌 187
第二节 肺大疱 198

第十章 手汗症 202

第十一章 胸部手术并发症 211
第一节 肺切除术并发症 211
第二节 食管、贲门切除及重建术并发症 223
第三节 纵隔肿瘤切除并发症 235
第四节 胸部手术后肺部并发症 240

第十二章 心血管外科疾病护理 249
第一节 心脏黏液瘤护理 249
第二节 心脏损伤护理 255
第三节 冠心病护理 257
第四节 风湿性瓣膜病护理 265
第五节 胸主动脉瘤护理 272
第六节 主动脉夹层动脉瘤护理 275
第七节 射频消融术及护理 283
第八节 冠状动脉造影术及护理 286

第十三章 胸外科疾病护理 290
第一节 胸外科疾病护理常规 290
第二节 胸外科常见护理诊断及护理措施 295
第三节 胸外科手术前后护理 302
第四节 胸腔闭式引流术护理 303
第五节 胸部损伤护理 305
第六节 肋骨骨折护理 307

第七节	血胸护理	309
第八节	气胸护理	310
第九节	脓胸护理	313
第十节	漏斗胸护理	315
第十一节	肺大疱护理	317
第十二节	支气管扩张护理	318
第十三节	贲门失弛缓症护理	320
第十四节	食管平滑肌瘤护理	322
第十五节	膈疝护理	324
第十六节	纵隔肿瘤护理	326
第十七节	肺癌护理	328
第十八节	食管癌护理	334
第十九节	胸腺瘤合并重症肌无力护理	341
第二十节	肺移植护理	343

第十四章 乳腺外科疾病护理 ... 345

第十五章 小儿心胸外科疾病护理 ... 351

第一节	先天性心脏病护理	351
第二节	胸部损伤护理	367
第三节	脓胸护理	371
第四节	漏斗胸护理	374
第五节	先天性肺囊肿护理	377
第六节	隔离肺护理	378
第七节	先天性食管裂孔疝护理	380
第八节	先天性胸腹裂孔疝护理	382
第九节	先天性食管狭窄护理	385
第十节	膈膨升护理	388
第十一节	先天性食管闭锁及气管食管瘘护理	390
第十二节	胃食管反流护理	392
第十三节	贲门失弛缓症护理	395

参考文献 ... 398

第一章 临床心胸外科常见症状

第一节 发绀

一、基本概念

当皮肤或黏膜毛细血管内血液的还原血红蛋白浓度增高，或出现高铁血红蛋白、硫化血红蛋白等异常血红蛋白时，皮肤和黏膜呈现弥漫性青紫颜色，为发绀。

早期发现有无发绀的三个条件有良好的光线、皮肤原有颜色和皮肤厚度。自然光较电灯光或电筒光能更真实地显示皮肤色泽。皮肤有色素沉着、黄疸或水肿可能掩盖发绀的存在。皮肤较薄、色素较少的结合膜、口腔黏膜、唇、舌及血流充沛的两颊容易发现发绀，血流缓慢的鼻尖、耳垂、甲床等部位发绀也较明显。

确定存在发绀，需要与皮肤异常色素沉着，即假性发绀相鉴别，如银质沉着症、金质沉着症等。皮肤加压血液排挤后色素依旧不褪为假性发绀。此外，银质沉着症仅限于皮肤，不沉着于黏膜，金质沉着症呈蓝色非紫色。

正常人体内约含 150 g/L 血红蛋白，动脉血的血红蛋白完全与氧结合形成氧合血红蛋白，能携带 20% 容积的氧，此时血氧饱和度达 100%，动脉血中还原血红蛋白仅为 7.5 g/L，因而色鲜红。当血液流经周围组织毛细血管时，组织细胞摄取毛细血管内的氧，致血液内氧合血红蛋白减少，还原血红蛋白增加，故静脉血的还原血红蛋白达 37.5 g/L，含氧量降低，氧饱和度仅为 75%（相当于 14% ~ 15% 容积，即氧未饱和度为 5% ~ 6% 容积），色暗紫。毛细血管血液内的还原血红蛋白量为动脉血与静脉血还原血红蛋白的平均值，一般在 22.5 g/L，不出现发绀。当毛细血管血液内还原血红蛋白含量超过 50 g/L，即血氧未饱和度达到 6.5% 容积或以上时，则出现发绀，此时动脉血的氧饱和度低于 75%。由上可见，发绀的出现取决于毛细血管内还原血红蛋白的绝对数量。因此，凡是造成毛细血管还原血红蛋白异常增加的病理改变，临床均可出现发绀。

二、发绀的原因和分类

引起毛细血管血液中还原血红蛋白增加的原因有四种：动脉血还原血红蛋白含量增加、静脉血内还原血红蛋白含量增加、血红蛋白总量增加、血液内出现异常血红蛋白。

（一）中枢性发绀

动脉血还原血红蛋白含量增加，继而，毛细血管和静脉内还原血红蛋白含量随之增加。中枢性发绀产生机制又分为以下两类。

1. 心源性中枢性发绀

心内或心外存在异常分流，致静脉血未经肺循环进行气体交换，直接进入体循环，则动脉血的还原血红蛋白量增加。在存在异常心内或心外分流时，影响发绀的另一种因素是肺血流量。肺血流量越多，动脉血氧饱和度越高，发绀程度越轻。如 Eisenmenger 病、大血管错位、永存动脉干、完全性肺静脉异位引流，发绀常不明显。右向左分流量越大，肺血流越少，如法洛四联症、法洛三联症、三尖瓣闭锁、肺动脉瓣闭锁、三尖瓣下移，发绀常很明显。

2. 肺源性中枢性发绀

①因肺泡氧分压明显降低，如慢性阻塞性肺疾病，其肺泡扩大，肺组织弹性丧失及回缩障碍，残气增加，肺泡氧分压下降。②肺毛细血管至肺泡的弥散功能障碍，也是发绀的原因之一，如急性肺水肿，肺泡内广泛渗出，弥散受阻。③换气功能受损，正常时通气和血流灌注比为 0.8，当通气与灌流比增加时，为无效通气，如急性肺栓塞；当通气与灌流比减低时，如喉头或气管急性梗阻、自缢，肺泡内分流增加。④肺内动静脉血直接混合，如肺动静脉瘘。胸廓及胸膜腔病变、严重脊柱畸形或胸廓畸形、大量胸腔积液、气胸、胸膜增厚、肺不张等主要影响肺通气，缺乏足够的气体进入肺泡。而多种因素影响致发绀的慢性肺部疾病，包括慢性阻塞性肺疾病（慢性支气管炎、支气管哮喘、支气管扩张）、肺实质纤维性病变（广泛性肺结核、硅沉着病、肺尘埃沉着病，肺结节病，弥漫性肺肉芽肿，蜂窝肺，硬皮病，弥漫性肺间质纤维化）、多发性肺小动脉栓塞、结节性多动脉炎、原发性肺动脉高压、特发性肺含铁血黄素沉着症。

（二）周围性发绀

动脉血内还原血红蛋白量正常，但体循环血流缓慢或血流淤滞，组织摄氧增加或过多，致静脉血内还原血红蛋白含量增高，从而产生发绀。周围性发绀的疾病包括以下两类。

1. 全身性疾病

慢性充血性心力衰竭、慢性缩窄性心包炎、三尖瓣病变、休克、右心室阻塞综合征、糖原贮积病、肥胖性呼吸困难综合征、腔静脉阻塞综合征。

2. 局部血流障碍

局部动脉阻塞、雷诺现象、肢端发汗病、冷球蛋白血症、网状发绀、血栓闭塞性脉管炎、动脉硬化和栓塞、血栓性静脉炎、下肢静脉曲张、弥散性血管内凝血、创伤性窒息。

（三）血红蛋白总量增多

真性红细胞增多症、继发性红细胞增多症等，血内红细胞显著增多，即使还原血红蛋白所占比例较低，也可产生发绀。同时，血中血红蛋白增多致血黏滞度增加，血流缓慢，组织摄氧量增加，也加重发绀。

（四）化学性发绀

血流中出现异常血红蛋白或变性血红蛋白，如先天性家族性高铁血红蛋白血症、特发性阵发性高铁血红蛋白血症、药物或化学品引起继发性高铁血红蛋白血症及硫血红蛋白血症。主要机制是血液中血红蛋白的二价铁氧化成三价铁，或可溶性硫化物与血红蛋白结合形成硫化血红蛋白，这些血红蛋白衍生物颜色较还原血红蛋白更深，临床上表现为发绀。

三、诊断和检查

病史询问中，患者的年龄是判断发绀疾病的重要因素。新生儿出生后不久即有呼吸困难，随之出现发绀，应警惕新生儿呼吸窘迫综合征。婴幼儿或儿童出现发绀，首先应考虑先天性右向左分流心脏疾病，或先天性高铁血红蛋白血症。儿童稍晚期出现发绀，可能是先天性左向右分流心脏疾病，随着肺动脉高压发生了反向分流，为艾森门格综合征。或者较大的肺动静脉瘘，也可稍晚期出现发绀。吸氧后发绀有改善者可能是肺源性发绀，心源性发绀或化学性发绀对吸氧无明显反应。成人肺源性发绀多出现在中年以后，并有长期慢性肺部疾病史。

发绀出现的速度可为原发疾病提供线索，长期卧床起立后突然出现呼吸困难和发绀，应想到急性肺动脉栓塞可能。心力衰竭和慢性阻塞性肺疾病患者发绀常缓慢发生。

体格检查时应注意发绀的严重程度，明显发绀多出现在先天性右向左分流心脏病、高铁血红蛋白血症，其次为慢性阻塞性肺疾病、艾森门格综合征。缓慢出现的发绀多因血红蛋白增多而程度较重。有休克或贫血的发绀，其程度也较轻。

（许志锋）

第二节　吞咽困难

吞咽困难是指吞咽过程障碍而引起一系列咽下困难的临床表现。

一、吞咽过程

吞咽过程人为地分为口期、咽期及食管期。

（一）口期

口期是舌及腭为主的协调运动过程，从舌向后运动开始，到食物通过前腭弓为止，时间小于 1 s，为周围神经系统支配的自主运动。

（二）咽期

前腭弓开始，到食物经过食管上括约肌（UES）为止，时间小于 1 s，为周围神经系统控制的非自主运动。

（三）食管期

食物经食管通过食管下括约肌（LES）为止，时间 8～20 s，为自主神经系统控制的非自主运动。

二、分类

吞咽困难有以下分类：①依据哽噎发生的不同时限，分为高位及低位吞咽困难，前者指口咽及颈部食管异常所致的咽下困难，后者指颈部以下食管疾病所致的咽下困难；②依据性质，分为功能性及器质性吞咽困难；③依据病因，分为神经源性、肌源性、原发性（包括医源性）及狭窄性吞咽困难。

（一）高位吞咽困难

高位吞咽困难包括口咽及食管上段吞咽困难，因食物不能顺利到达或通过颈部食管而引起的咽下困难，主要引起以下三组症状：①咽鼻反食；②咽口反食；③气管支气管误吸。误吸常引起支气管肺部并发症。

口咽吞咽困难是因唇、舌、上腭、颊肌、咽缩肌、声带及运动异常造成，口腔的感觉减弱也可造成定位困难。上段食管吞咽困难多为食管上段良性狭窄、肿瘤、功能紊乱、外压等原因造成。以下情况也可诱发高位吞咽困难：气管切开插管、缺涎症、头颈部放疗等。环咽肌切开是最常采用的外科治疗方法。

（二）低位吞咽困难

患者常主诉吞咽后胸骨后黏滞或停顿感，在食管梗阻者常见反食及呕吐，重者也可发生误吸。

常见病因有食管癌、贲门癌、反流性食管炎、特异性食管炎、食管外压及狭窄性疾病、贲门失弛症等原发及继发的食管运动功能障碍。

（三）功能性吞咽困难

食管功能紊乱引起间歇性吞咽困难，进食固体、液体都困难，且以液体为主，进冷食较进热食症状更明显，梗阻的部位难以明确，感觉在胸骨后或胸骨上缘，屏气或反复吞咽可缓解哽噎症状。严重者伴返食、胸痛，呕吐物为未消化食物。其主要见于贲门失弛症、弥漫性食管痉挛及其他原发及继发的食管运动功能障碍。

（四）器质性吞咽困难

食管器质性病变引起的吞咽困难有以下特点。

（1）咽 Zenker 憩室位于环咽肌上缘及下缩肌下缘之间。憩室内积存物溢出到口咽，易造成误吸。

（2）狭窄性疾病多引起固体食物哽噎，食管、贲门癌表现为进行性吞咽困难。

（3）纤维化及炎症导致UES的限制性肌病。

三、哽噎的诊断

（一）哽噎的体格检查

体检包括面部表情肌、舌运动及伸展、上颚上举及敏感性，作呕反射与哽噎间的关系不明，可能无临床意义，完全地检查鼻咽、下咽及喉也非常重要，以明确有无狭窄或神经源性疾病。

口咽哽噎的诊断包括钡餐、咽食管放射性核素扫描、内镜及动力学检查等。

（二）放射学

因吞咽动作很快地完成，要想准确记录咽喉、UES的功能障碍，必须使用现代的影像记录设备，多时限、多体位地研究。在吞咽及静息状态下，可观察到舌及软腭的运动、咽收缩的对称性、咽的活动及UES的运动，甚至可发现这些肌群的微小异常，最常观察到的异常排空表现为下咽部的淤存及停滞与梨状窦内的瘀滞。

1. 透视

此为用于评价哽噎的放射学技术，患者垂直坐位，给予少量的液体、糊状及固体形式的钡，在吞咽过程中，焦距对准口咽区，录像带记录影像，如果看到异常吞咽，各种措施，如吞咽量的改变、头的位置、呼吸等，常为试图矫正哽噎。在透视检查中，特殊评价还包括口通过时间、咽通过时间、咽隐窝里的存留程度、喉上举的程度、误吸时限的表现、UES松弛程度、吞咽时各种剂量及部位的效果及颈段食管蠕动的一致性。

2. 吞咽录影透视

吞咽录影透视用于几乎所有有症状的、可合作的哽噎患者。少量钡剂使危险性降到最低点，未见该项检查所致的并发症的报告。该检查也适合怀疑有误吸的患者，但不能准确地诊断狭窄性病变，且不明显的食管异常也可能漏诊。

3. 钡餐

钡餐X射线电影照相术：检查用大量的液体钡对卧位患者进行检查，透视相机随钡剂从UES到LES，怀疑反流时应采用Valsalva屏气试验。

吞钡应用于任何吞咽痛患者，如果喉镜正常，钡餐可发现吞咽痛的病因；如果喉镜见任何感染，如念珠菌病或肿瘤，食管病变的范围应明确。固体哽噎者也应行钡餐检查，因透视录影检查不一定能明确狭窄的部位。患者有局限的下颈部或胸骨后症状不能排除食管病者，也应钡餐检查，任何未能解释的哽噎、透视录影检查正常者应进一步钡餐检查。

（三）放射性核素排空试验

口咽及下咽的排空能力可由岩石管放射性核素排空试验定量分析。在口咽哽噎的所有类型中，这一试验都提供了更客观的证据，包括液体及固体排空，虽然该方法受到患者配合和能力的限制，但这项定量检查可客观地评价药物及外科治疗哽噎的疗效。

（四）内镜

临床及放射学评估口咽哽噎后，内镜常用来排除腔内病变，有人认为喉镜及短直的内镜可更好地评估喉、咽、下咽及UES，纤维内镜用于评价食管体部及贲门部。若有咽食管憩室，则不应行内镜检查，除非用于排除憩室内的恶性病变。如果有憩室，内镜对食管其他部位的检查也应等到口咽疾病完全缓解后进行。

麻醉下完成下列内镜检查：直接喉镜、鼻咽镜检查、口咽镜、食管镜及支气管镜。有头、颈部癌者，记录病变的部位，并排除任何其他的伴随原发病等非常重要。纤维内镜可明确食管疾病，并可与扩张术同时进行，以治疗已确诊的狭窄。

（五）动力学检查

食管体部及上、下括约肌的测压检查是证实其运动功能异常的基础，精确及细致的评价UES很难做到。目前的测压设备必须考虑两个因素：括约肌的半径在中轴线上的不对称性及括约肌在吞咽动作时向上、前方向的移动。单导记录仪在 UES 测定时很不准确，有报道用多导测压管在同一水平的 UES 测压，结果其前、后方向是两侧压力的 2 倍，故用环形压力传感器测压要准确得多，而袖式导管可记录袖式膜传感的压力，对括约肌，特别是随吞咽活动能够准确测定其压力。尽管以上设备提高了对静息状态下 UES 的测压准确性，但评价 UES 的松弛及协调性方面仍有很大困难，故目前 UES 的测压仅提供准确的静息关闭压力，尚不足以评估口咽哽噎患者的功能异常。

（六）其他技术

其他技术包括闪烁扫描术、超声仪及肌电描记法，均已得到发展及改进，使这些技术在临床更适用。

（谢锐文）

第三节 发热

一、基本概念

健康人通过产热和散热机制调节，在外界冷热环境中保持恒定体温。真正反映人体温度为血温，但是测定血温需要在循环中置放测温仪，这在体外循环手术中并不困难，平时很少有人这样做。通常以测定体表温度来反映机体的温度变化。机体深部温度较体表温度稍高，一般以测定直肠温度更为准确，但是临床上测量口腔温度或腋下温度更为简单方便。口腔温度一般保持在 36.3～37.2℃，直肠内温度比口腔高 0.3～0.5℃，腋窝的温度比口腔低 0.2～0.4℃。

除健康人不同个体的体温略有差异外，一个人的昼夜之间体温也有轻微波动，此为生理性温度周期，清晨最低，白天逐渐升高，晚上最高，但一日之间温差不超过 1℃。通常生理状态下体温也有轻微波动，如小儿高级神经系统尚未发育健全，中枢调节体温能力不足，体温波动较大。老年人机体代谢能力下降，体温也稍低于青壮年。妇女月经期体温低于平时，排卵期和妊娠期体温较平时稍高。此外，饮食、剧烈运动、突然进入高温环境以及情绪激动均可引起体温的轻度波动，但这些属于生理性升高，通过机体自身调节，短时间即可恢复正常。

人体体温保持恒定决定于产热和散热两者之间的平衡。产热来自摄入的食物、肌肉活动和肝糖代谢，散热主要经皮肤出汗蒸发散热和呼吸散热途径完成。当身体产热和散热失衡时，则出现体温改变，如产热高于散热，体温升高；相反，散热多于产热，则体温下降。

体温调节中枢位于下丘脑，皮肤温度感受器受外界冷热刺激后将信号传递到调节中枢，经交感神经调节周围血管收缩以减少散热，或血管舒张以增加散热。另外，中枢还可以通过肌肉紧张、寒战产热，或大量出汗来散热。

发热指病理性的体温升高，是机体对致病因子的一种全身性反应，口腔温度超过 37.3℃ 或直肠内温度超过 37.6℃，一昼夜间波动在 1℃ 以上，可认为有发热。研究发现，发热是外热原通过内热原作用于下丘脑体温调节中枢的结果，内热原包括白介素Ⅰ、肿瘤坏死因子及干扰素等。发热时丘脑中枢提高了温度调节水平，外周产热和散热功能也相应提高，但仍在正常范围以内。此外，临床尚可见到另一种高温，即高热，是因散热障碍或产热过多所致，与体温调节中枢无关，如某些药物、中暑、甲状腺功能亢进等引起散热障碍，麻醉药过敏致肌肉细胞不受控制地大量释放热量。

引起发热的疾病可分为感染性与非感染性两大类。

（一）感染性发热

感染性发热占绝大多数，包括各种急性或慢性传染病和急性、慢性及全身性或局灶性感染引起的发热。机制为病原体等抗原激活了单核细胞，产生、释放内热原，致发热。

（二）非感染性发热

相当数量的发热并不是感染，非感染性发热原理并不一致。无菌性炎症中组织损伤造成周围反应，可产生和释放致热原，如心、肺和脾梗死，手术后发热等。肿瘤发热则是肿瘤坏死因子作用的结果。临床上造成发热的非感染性疾病包括以下几类。

（1）血液病：白血病、恶性网状细胞瘤。
（2）变态反应：风湿热、药物热、血清病。
（3）恶性肿瘤：恶性淋巴瘤、癌肿。
（4）结缔组织病：播散性红斑狼疮、皮肌炎、结节性多发性大动脉炎。
（5）物理性化学性损伤：热射病、大手术后、骨折、大面积烧伤、中毒。
（6）神经源性：脑出血。
（7）其他：甲状腺功能亢进、无菌性脓肿、内脏血管栓塞、组织坏死。

临床常见以发热为主诉或唯一主诉，包括急性发热、长期不明原因中低热、长期低热和反复发热。急性短期发热最为多见，原因很多，绝大多数为感染所致。长期不明原因的发热、长期低热或反复发热，原因复杂，也最难诊断。由于发热在某种程度上反映疾病的严重性和病情的发展和变化，因此体温是临床观察和监测的重要指标。对发热患者，临诊医师应详细询问病史，了解热型，有无寒战，注意面容，认真检查皮肤和淋巴结，以帮助确诊。

二、症状与体征

（一）热型

1. 稽留热

持续高热，体温39~40℃持续数日或数周，或24 h内体温升高但波动在1℃以内，可见于大叶性肺炎、伤寒、副伤寒、斑疹伤寒等急性传染病。

2. 弛张热

高热在24 h内波动超过1℃或更多，可见于结核病、败血症、局灶性化脓性感染、支气管肺炎、渗出性胸膜炎、亚急性细菌性心内膜炎、风湿热、恶性组织细胞病等。

3. 双峰热

高热曲线在24 h内有两次小波动，形成双峰，可见于黑热病、恶性疟、大肠埃希菌败血症、铜绿假单胞菌败血症等。

4. 间歇热

体温突然上升达39℃，往往伴有寒战，数小时后下降到正常，大汗淋漓，经1天至数天后又再突然升高，如此反复发作，可见于间日疟和三日疟，也见于化脓性局灶性感染。

5. 波浪热

体温在数日内逐渐上升到高峰，然后逐渐下降到正常或微热，不久又再发，呈波浪式起伏，可见于波浪热（布鲁菌病）、恶性淋巴瘤等。

6. 再发热

高热期与无热期各持续若干天，周期地互相交替，见于回归热、鼠咬热、霍奇金淋巴瘤等。

7. 双相热

第一次热程持续数天，经一至数天的解热期又突然发生第二次热程，持续数天又完全解热，可见于某些病毒性感染，如脊髓灰质炎、淋巴细胞性脉络丛脑膜炎、登革热、麻疹、天花、病毒性肝炎等。

8. 不规则热

发热持续时间不定，热型无规律，可见于流感、支气管肺炎、渗出性胸膜炎、亚急性细菌性心内膜炎、恶性疟、风湿热等。

热型对于疾病的诊断有一定帮助，但是仅对诊断提供参考，无决定性作用，因为同一种传染病，其感染轻重程度不同，机体对疾病反应不同，所以其热型很难完全一致。

（二）寒战

寒战是致热原作用于机体引起的反应，多见于突然高热之前，常见于细菌性感染与疟疾，如败血症、大叶性肺炎、亚急性细菌性心内膜炎、流行性脑脊髓膜炎、急性胆管感染、丹毒、天花、疟疾、回归热、急性肾盂肾炎、钩端螺旋体病、输血或输液反应等。当细菌不断进入血液循环时，病程中可反复出现寒战。结核病、伤寒、副伤寒、立克次体病与病毒性感染罕见寒战，寒战在风湿热也很少见。

（三）面容

对于发热患者应注意观察其面容，如表情淡漠、面色苍白、酒醉样面容、口周苍白、面部蝶形红斑、口唇疱疹等均可为诊断提供有益线索。

（四）皮肤

发热并发皮疹可见于发疹性传染病、变态反应、血液病、结缔组织疾病。淋巴细胞型或粒细胞白血病、网状细胞肉瘤、淋巴肉瘤、霍奇金淋巴瘤均可有皮肤损害。发热伴口周单纯疱疹多见于急性传染病，如流行性脑脊髓膜炎、肺炎球菌性肺炎、上呼吸道感染。发热伴出血性皮疹见于较严重的急性传染病、血液病及其他出血性疾病，如败血症、再生障碍性贫血、重症肝炎，常有皮肤出血点或瘀斑。药物性皮炎常发生在药物治疗后 5 ~ 20 d，一般多见于 6 ~ 10 d。

（五）淋巴结

局部淋巴结肿大多提示局部急性感染性病变，但是常有例外，如急性发疹性发热伴耳后、枕骨下淋巴结肿痛，提示风疹。全身性淋巴结肿大是泛发性淋巴组织病变或全身性感染的病症。全身性淋巴结肿大伴周期性发热是霍奇金病的临床特征，如伴有不规则发热，应注意传染性单核细胞增多症、结核病、急性淋巴细胞白血病、恶性网状细胞疾病和播散性红斑狼疮。当发热并发锁骨上淋巴结肿大时应警惕恶性肿瘤转移。

三、辅助检查

（一）血常规检查

严重感染时周围血液白细胞与中性粒细胞显著增多，且可出现早期未成熟的白细胞和中性粒细胞核左移。感染所致长期发热可引起轻度贫血，白血病患者常有严重贫血。

（二）尿常规

任何原因引起的发热，尿常规检查可发现轻度蛋白尿，当明显蛋白尿伴血尿或脓尿时，应考虑尿路感染、肾结核、肾肿瘤或系统性红斑狼疮。

（三）细菌学

长期高热患者应常规进行血培养，必要时重复血培养并做骨髓培养。除一般细菌培养外，必要时还需做厌氧菌与真菌培养。除血培养外，依据热型针对病原菌检查做痰、尿、粪、脓液的细菌培养和胆汁引流液、胸腔引流液的培养。

（四）血清学

血清学检查对发热诊断有一定价值，如肥达、外斐反应，钩端螺旋体病的凝集溶解试验，流行性乙型脑炎的补体结合试验，风湿病的抗链球菌溶血素试验，系统性红斑狼疮的抗核抗体试验等。血清学检查多采取急性期与恢复期两次检查，当血清中抗体效价增长 4 倍以上时则有诊断价值。怀疑肝病引起的长期发热，除一般肝功能试验外，还可进行甲胎蛋白与病毒性肝炎血清学标志物的检测。

（五）影像学检查

影像学检查对发热的诊断和鉴别诊断有重要作用，应常规摄胸部正侧位 X 线片，必要时行胸部、腹部和盆腔 CT 检查，以及造影检查。

（六）超声波检查

目前超声波检查在临床广泛应用，对于甲状腺疾病，盆腔疾病，胆管、胆囊疾病和肝脏肿瘤的诊断有不可替代的价值。

（七）活组织检查

活组织检查是最准确的诊断方法，它能提供疾病的病理学诊断。活检包括淋巴结活检，胸膜活检，肺穿刺、肝穿刺活检，皮下结节活检和皮损活检，指征明确时还可进行骨髓穿刺活检。

在发热的鉴别诊断中，应从常见病的不寻常表现考虑，然后再考虑少见病或罕见病。长期不明原因的低热是临床常见且诊断极为棘手的问题，经长期动态观察与反复全面检查后仍未能明确诊断的病例不乏见于临床工作中。试验性治疗是医师对发热病例的权宜之计，需强调试验性治疗的期限应严格掌握，某些药物的应用，值得强调的是一遇发热即给予抗生素，解热药不能有效缓解发热就给予激素，这是临床滥用抗生素和激素的普遍现象，应加以注意。

（谢锐文）

第二章 心脏外科微创治疗技术

第一节 先天性心脏病的介入治疗

先天性心脏病是最常见的心脏病之一，据目前人口出生率及先天性心脏病发病率估计，我国每年有15万例患儿出生。心导管术过去主要应用于先天性心脏病（先心病）的诊断，现在已成为一种治疗手段。早在1966年Rashkind和Miller在应用球囊房间隔造口术姑息性治疗完全性大动脉转位取得成功。1967年，Postmann首先开展经导管封闭动脉导管技术；1974年，King和Mills开始房间隔缺损的介入性治疗研究；1975年，Pack等用刀片房间隔造口术，完善了产生房间交通的姑息性治疗手段。1979年，Rashkind研制封堵器材并在婴幼儿动脉导管未闭的介入治疗中取得成功，此后相继发展了Sideris法、Cardiol-Seal法，特别是1997年Amplatzer封堵器的临床应用，使先天性心脏病的介入治疗得以迅速发展。过去单一的外科手术方法治愈先天性心脏缺损发展为部分由介入性治疗所取代。

先心病的介入治疗大致分为两大类：一类为用球囊扩张的方法解除血管及瓣膜的狭窄，如主动脉瓣狭窄（AS）、肺动脉瓣狭窄（PS）、主动脉缩窄（COA）等；另一类为利用各种栓子堵闭不应有的缺损，如动脉导管未闭（PDA）、房间隔缺损（ASD）、室间隔缺损（VSD）等。由于导管介入性治疗先心病所用材料及工艺不断研究与完善，使其目前在国内外的临床应用得到进一步发展。不仅可避免开胸手术的风险及创伤，而且住院时间短，不失为很有前途的非手术治疗方法。

一、球囊血管成形术

（一）主动脉缩窄

1982年，最初报道主动脉缩窄（COA）球囊血管成形术以来，此技术不仅应用于原发性COA，还应用于手术后主动脉再狭窄。对未经外科手术的局限性隔膜型COA扩张效果好。扩张的机制为内膜及中层的撕裂，撕裂一般为血管周径的25%，或沿血管长径，或通过直径。撕裂病变一般总是限于梗阻部位本身。如果选择球囊过大，可以撕裂病变上、下方，发生血管破裂及动脉瘤。因此，我们选择球囊的标准为：①比缩窄直径大2.5～3.0倍；②小于缩窄上下的主动脉直径的50%；③尽可能选择最细的导管；④球囊长度以2～3cm为宜。扩张效果：婴儿及儿童术后压差均可下降70%。

（二）肺动脉分支发育不良或狭窄

实质上各类型的肺动脉解剖狭窄皆可被成功扩张，一般选择右心室收缩压大于2/3左心室收缩压，且不合并左向右分流先心病患儿。选择球囊直径要大于最严重狭窄段3～4倍。并发症可有肺动脉破裂、动脉瘤、栓塞、球囊退至肺动脉时堵塞血流引起低心排血量等。目前为防止血管成形术后的再狭窄，各种血管支架（stents）技术已应用于临床，特别是球囊可扩张的不锈钢网及弹簧样支架，后者装在球囊扩张导管上，而且被充盈的球囊所扩张，在球囊排空后，支架保持其大小及形状；而且用较大的球囊还可以扩张得更大一些。如果发生再狭窄，在此基础上可再次扩张并放置支架，为血管狭窄成形开辟了更为广泛的前景。

二、经导管封堵术

（一）动脉导管未闭封堵术

动脉导管未闭（patent ductus arteriosus，PDA）的发病率在先天性心脏病中约为8%，尤其是早产儿多见，女性是男性的3倍。未闭的动脉导管最长可达30 mm，最短仅2~3 mm，直径为5~10 mm不等，分3型：①管型动脉导管，长度多在10 mm以内；②窗型动脉导管，几乎没有长度，肺动脉与主动脉紧贴相连；③漏斗型动脉导管，长度与管型相似，在近主动脉处粗大，近肺动脉处狭小，呈漏斗状。而国内目前报道应用最多的PDA封堵器是美国产的Amplatzer PDA封堵器。以下介绍各种PDA封堵法。

1. Porstmann法

先将1根长3 m的细软钢丝置心导管内从股动脉插入，逆行经降主动脉，穿过未闭的动脉导管进入右心，再通过下腔静脉由大隐静脉拉出，退出心导管，保留钢丝在体内，形成从动脉进、由静脉出的环形轨道，然后把预备好的泡沫塑料塞子穿入钢丝，由动脉端顶送至动脉导管部位，予以堵闭。该法闭塞率高、栓塞形成率低，但操作复杂，输送鞘粗大易引起血管损伤。Porstmann法要求股动脉内径>3 mm，较PDA管径大20%~30%，其适应证范围窄，只适用于7岁以上PDA内径较小的患者。

2. Rushkind法

在导管内安装一套特殊装置，内有不锈钢制成带有3个臂的伞架，臂末端有钩，支架内填以聚氨酯伞面。该装置可折叠，并与带有弹簧式释放系统装置相连接，推送上述装置的导管经右心和肺动脉插入动脉导管，从导管内伸出支架，折伞张开，并使支架末端钩子嵌入动脉导管壁内，以堵住开放的动脉导管。以后Rashkind对上述方法进一步改进，设计了双伞式无钩修补装置，将带有双伞修补装置的特制导管从腔静脉经右心室、肺动脉及动脉导管到达降主动脉，并在其开口处释放导管内第1伞样修补物，使之紧嵌入动脉导管的主动脉端，后释放第2伞样修补物使之嵌入动脉导管的肺动脉端。双伞适用于任何年龄的患儿，但该方法残余分流的发病率非常高（20%），并可发生栓塞和机械性溶血。

3. 用纽扣式补片经导管关闭PDA

1991年，Siders等报道用纽扣式补片经导管关闭PDA首获成功，该装置与关闭房间隔的类似，只是2 mm的线圈由8 mm的替代，并且中间增加了一个纽扣以便在PDA长度不同时可加以调节。此法适合各种大小、形态和不同位置的PDA。由于可用7 F长鞘传送闭合器，对年龄、体重基本无限制，适应证更宽。但也同样存在残余分流问题。

4. 螺旋闭合器堵闭法

1992年，Cambier等应用Gianturco螺旋闭合器堵塞PDA。该闭合器由不锈钢丝组成，混合涤纶线以增加导管的血栓形成利于导管闭合。与以前的闭合装置相比，螺旋闭合器的优点是价格相当便宜、医师随时可以应用、输送鞘较小，适用于直径<4 mm的PDA。其并发症有异位栓塞、溶血等。钢圈堵塞PDA的成功率为94%，但这种装置的缺点是操作中一旦钢圈跑出导管外则手术不可逆，所以近几年带有安全可控释放装置的PDA钢圈的应用逐渐增多，它虽然比Gianturco贵一些，但比Rashkind便宜得多。

5. Amplatzer闭合器封堵法

美国AGA公司制造的Amplatzer闭合器由具有自膨胀性的单盘及连接单盘的"腰部"两部分组成，呈蘑菇状，单盘及"腰部"均系镍钛记忆合金编织成的密集网状结构，输送器由内芯和外鞘组成，鞘管外径为6F或7F，是目前应用较为广泛的闭合器。该方法操作简单、成功率高、残余分流发生率低，闭合器不合适时可回收；输送鞘管小，适于幼儿PDA堵闭，且对股静脉损伤小；适用范围广，适用直径3~12 mm的PDA（体重>4 kg），不受年龄、PDA形态的影响。其缺点是价格昂贵，不能用于小导管关闭，个别患者可发生异位栓塞和溶血。

6.其他方法

1990年，Sideris等发明扣式闭合器，成功率高但操作复杂，术后1个月残余分流高达25%。1984年，Warneck应用双球囊堵塞法。1988年，Magal应用尼龙袋闭合装置。1995年，Pozza设计了锥形网自膨装置。

以下主要介绍Amplatzer闭合器：①急诊外科手术。②有较大量残余分流时，应行手术重新闭合PDA。③还应考虑与心导管操作有关并发症。④溶血是PDA封堵术后的一种严重并发症，可见于Rashkind伞及弹簧栓子法，而蘑菇单盘法尚未见报道。残余分流造成机械性溶血的原因是所选封堵器直径偏小未能完全封堵PDA造成，因此，建议选用蘑菇单盘应以大于PDA造影最窄直径的3~4 mm为宜。封堵器放置后其腰部稍变细为佳。一般认为溶血与残余分流的流速、红细胞形态有关。发生溶血后一般应静脉给予激素及碳酸氢钠等药物治疗，必要时需行弹簧钢圈封堵或外科手术处理。⑤婴幼儿血管内径偏细，若选择封堵器过大或放置位置不当时，可造成降主动脉或左肺动脉狭窄。因此，术后应测降主动脉及左肺动脉、主肺动脉压力。

PDA封堵术的操作要点如下。

（1）准确了解PDA大小和形状，尤其是PDA最窄处直径的测量最为重要。术前彩色多普勒超声心动图的测量结果仅供参考，应以主动脉弓造影显示的测量结果为准。显示PDA精确形态的投照角度常是左侧位90°，少数需要添加非标准角度。

（2）选择合适的堵闭器，而且质量要好。备用的堵闭器在生理盐水试用时伸缩均匀，形态正常，以免影响堵闭的效果。所选Amplatzer堵闭器的直径应比经精确测量的PDA最窄处直径大2 mm以上。堵闭器太小易造成残余分流、溶血等并发症，太大有造成降主动脉或肺动脉狭窄的可能。

（3）建立下腔静脉→右心房→肺动脉→PDA→降主动脉轨道，导管经肺动脉通过PDA送至降主动脉是关键之一。PDA直径较大时导管较易直接通过，但直径较小（如<2~3 mm）或导管较难通过PDA时可采用长260 cm交换钢丝引导通过，并注意保持这一轨道。

（4）释放堵闭器操作：应在主动脉近PDA处先打开前伞，慢慢往回拉，使前伞紧贴于PDA漏斗部。回撤长鞘管使堵闭器"腰部"完全卡在PDA内。如发现心脏杂音无明显减弱、堵闭器位置不正、形状欠佳或残余分流较大时，需将堵闭器回收，重新置入或更换。本方法有可回收装置，保证了操作的安全性及成功率。

（二）房间隔缺损（atrial septal defect，ASD）封堵术

ASD占先天性心脏病的8%~13%，女性比男性多2~4倍。按心房隔缺损部位及其胚胎学来源分为以下3型：①继发型房间隔缺损，约占心房间隔缺损的70%，由于继间隔的发育不全，缺损位于卵圆窝区域。②原发孔心房间隔缺损，约占房间隔缺损的20%。为原发间隔未与内膜垫完全融合所致，缺损位于房间隔下部与房室相连处。③静脉窦缺损，占房间隔缺损的6%~8%，常伴肺静脉畸形引流，缺损部位较高，接近上腔静脉入处。传统的治疗方法是在体外循环下行房间隔缺直视关闭术。外科手术治疗房间隔缺损安全有效，死亡率较低，但仍有一定的并发症和死亡率，还有术后瘢痕等问题。特别是老年患者及有其他疾病的患者，经开胸治疗房间隔缺损的风险随之加大。1976年，King和Willer首先用双伞状封装置经导管关闭继发孔房间隔缺损取得成功，但由运载补片的输送系统直径达23 F，且仅能用于直径等于20 mm的中央型继发孔房间隔缺损，临床推广极难。20世纪80年代，Rushkind等发明新的双面伞装关闭房间隔缺损获得成功，但仅能用于直径小于10 mm缺损。20世纪90年代以来，Sideris等研制出"纽扣"式补片置，成功地关闭成人和婴儿房间隔缺损数百例，能闭合30 mm以内的中型房间隔缺损，并且输送装置的径明显缩小。但以上封堵器对于直径大于30 mm的房隔缺损则不能应用。美国研制的Amplatzer封堵器用于直径30 mm以上的房间隔缺损，且输送装置的直径较小，是目前国内应用最多的一种封堵器。我们主要介绍Amplatzer封堵器。目前国内一项大的分析结果表明，各类先心病介入治疗的成功率为98.1%，重要并发症为1.9%，死亡率为0.09%。而房间隔缺损介入封堵治疗成功率为99%，失败率为1%。这些资料提示先心病的介入治疗是极安全有效的。目前，在发达国家介入治疗已逐步成为该病的首选治疗方法。

Amplatzer 封堵器是由美国 AGA 公司制造，由具有自膨胀特性的双盘及连接双盘的"腰部"三部分组成。它是钛、镍记忆合金编织成的网状结构，封堵器内有 3 层涤纶膜以增加封堵性；"腰部"的直径决定于被封堵的 ASD 的大小，根据腰部的直径分为 4～34 mm 等 27 种型号，腰部与 ASD 大小相等，且位于 ASD 部位而两侧伞面长度大于腰部 10～14 mm，这样便使封堵器更为牢固。封堵器运送的鞘管直径小于 7～10 F，引导系统与封堵器间由螺丝连接，旋转即可撤出。输送系统由输送器和鞘管组成，鞘管外径为 6～11 F。另附有装载器，用于装载封堵器到输送系统。Amplatzer 法最大的优点是：①生物相容性好；②输送系统直径根据缺损直径大小而定；③闭合 ASD 直径达 30 mm；④封堵器可收回，重新放置；⑤操作简单，成功率高。

1. ASD 封堵术的适应证

关于封堵术的临床选择原则，国外认为有三点：① ASD 直径＜20 mm；② ASD 边缘距二尖瓣、三尖瓣、上腔静脉、下腔静脉等应大于 5 mm；③ ASD 应是左向右分流。

国内也有三种观点：①中央型 ASD 为首要条件；② ASD 直径＞29～30 mm 者适于封堵的可能性较小；③ ASD 边缘距周围瓣膜及腔静脉＞5 mm。

2. ASD 封堵术的禁忌证

原发孔型 ASD 及上、下腔型 ASD，ASD 合并其他必须手术矫治的畸形，严重的肺动脉高压并已导致右向左分流，下腔静脉血栓形成，封堵前 1 个月患有严重感染及超声心动图检查证实心腔内血栓形成的患者。此外，年龄＜1 岁的婴儿为相对禁忌证。

3. 操作方法

根据伸展直径选择 Amplatzer 封堵器腰部圆柱体的大小，使之略大于或等于 ASD 伸展直径。采用局部浸润麻醉，对不合作的患儿可用气管插管全身麻醉。采用 Seldinger 法穿刺右股静脉，先行右心导管检查，将一个 6～7 F 端孔导管经 ASD 置入左上肺静脉，经 260 mm 长、J 形置换导丝置入测量球囊，使其骑跨 ASD，用稀释造影剂充盈球囊，使球囊轻度变形。经食管超声证实无心房水平分流后取出球囊，用同等量的造影剂使测量球囊再次充盈，测量膨胀直径。将封堵器与输送器内芯连接，在生理盐水中排尽气体后拉入输送鞘内，将 Y 形连接器连接于输送鞘的近端，便于注射生理盐水，沿置换钢丝送入长鞘送至左心房，使其先端位于左房左肺静脉口附近。在 X 线和经食管超声引导下，送入输送器内芯，使左心房盘张开，将其轻轻拉向房间隔，回撤输送鞘，腰部堵住 ASD，输送器内芯保持一定张力，回撤输送鞘，使右心房盘张开，来回运动输送器内芯，调整其封堵位置。经食管超声确认无左向右分流后，将输送器内芯与右心房盘分离。

4. 疗效判定标准

该封堵器在合适的位置封堵心房水平分流，不引起功能性异常或解剖性阻塞。术后即刻可以出现一定量的残余分流，可以根据术后即刻心脏造影和心脏彩超喷射血流的最大宽度，将残余分流分为 5 级：①泡沫状：通过涤纶膜微量扩散性漏出；②微量：模糊右心房影，喷射宽度＜1 mm；③轻度：模糊右心房影，喷射宽度 1～2 mm；④中度：明显右心房影，喷射宽度 3～4 mm；⑤重度：增强右心房影，喷射宽度＞4 mm。用 Amplatzer 封堵器封堵 ASD 的并发症少见，偶有封堵器断裂、短暂 ST 段抬高、短暂 AVB、血栓形成、心肌缺血等。临床评价：在未经选择的 ASD 患者中，83% 者可用 Amplazer 封堵器封堵，成功率达 90%。

5. 随访与术后处理

ASD 术毕立即行（经食管超声心动图检查 TEE）查观察疗效；所有病例于术后 24 h、1 个月、3 个月行 TTE、心电图等检查评价疗效。术后 3 d 用低分子肝素皮下注射，3 d 内静脉给予抗生素。口服肠溶阿司匹林（100～200 mg/d），共服 3 个月，以预防血栓形成。ASD 封堵术后，应定期观测各心腔大小及结构变化以评估封堵的疗效。主要观察以下指标：①封堵的位置形态及周边是否存在残余分流；②观察各心腔大小及大血管内径变化；③各瓣膜的血流速度变化；④用 M 型、二维超声等观察各室壁运动的变化情况。残余分流的判定标准：微量，直径＜1 mm；少量，直径 1～2 mm；中量，直径 3～4 mm；大量，直径＞4 mm。

Amplatzer 法主要并发症为封堵器脱落、异物栓塞、术后感染等，但文献报道并发症极少见。

Amplatzer 封堵器治疗 ASD 时 TEE 有重要指导作用。适合介入治疗的 ASD 患者，术前应常规行 TEE 检查，以明确 ASD 直径并精确测量缺损边缘与冠状静脉窦、房室瓣及肺静脉、主动脉根部的距离。封堵器大小的选择直接关系手术的成功与否，在 TEE 监测下应用球囊准确测量 ASD 的直径是治疗的重要步骤。但 ASD 直径＞30 mm 无须再测球囊伸展直径，可以 TEE 所测值为依据，选择封堵器。置入封堵器时，应用 TEE 观察其与房间隔的关系，并可观察有无残余分流。但 TEE 是一种半创伤性的介入方法，有时由于封堵时间较长使患者难以忍受，在一些儿童患者也因 TEE 探头过大及在一些成人患者会厌过于敏感而无法行 TEE 检查因此失去封堵机会。于是有学者提出直接经胸超声心动图（TTE）或加球囊扩张测 ASD 伸展径来指导选择封堵器及其释放。TEE 可免去患者因行 TEE 受的痛苦，减少 TEE 的并发症，扩大 ASD 的封堵适应范围。TEE 对 ASD 的观察略逊于 TEE，但可以用球囊扩张 ASD 测量其伸展径来指导选择封堵器，应用彩色多普勒进一步确定 ASD 的数目及各缺口间距离来选择封堵术。因此，可利用 TEE 及 TEE 的上述特点对 ASD 进行筛选来确定患者是否可行介入治疗。

（三）室间隔缺损

室间隔缺损（ventricular septal defect，VSD）也是常见的先天性心脏病，占先天性心脏病的 15.5%，男女性别相近。从解剖学上将心室间隔缺损分为嵴上缺损和嵴下缺损。嵴下缺损位于室上嵴下后方，又可分为膜部缺损、肌部缺损及心内膜垫畸形的心室间隔缺损。其中最为常见的为膜部心室间隔缺损，位于主动脉右冠瓣和无冠瓣连合之上方。肌部心室间隔缺损可以发生在肌部室间隔的任何部位。心室间隔的缺损直径从 2 mm 到 30 mm 不等，膜部的缺损较大，肌部较小，有的为多个缺损，心室间隔肌部呈筛状。目前主要的治疗手段仍为开胸手术闭合。

室间隔缺损（室缺）的介入性治疗是个尚有争议的问题。1988 年，Lock 等采用 Rash kind 双面伞关闭室缺，此后经历了蚌状夹式闭合器（Clamshell）和 Cardioseal 双面伞封堵室缺。Lock 等一组 136 例室间隔缺损介入治疗报道，54% 为肌部，34% 为手术后残余漏，用 Amplatzer 封堵器关闭肌部室缺的临床应用结果。由于室间隔解剖上的独特及周围结构的复杂，室缺封堵术仍处于研究探索中，应小心慎重开展。由于封堵器及技术难度的原因，室缺的介入治疗开展的例数较少，不到 ASD 及 PDA 介入治疗的 2%。

经导管室间隔缺损封堵术（transcatheter closure of ventricular septal defect，TCVSD）的装置与导管技术早期的 VSD 封堵器大多与 PDA 及 ASD 封堵器相同，后来在此基础上根据 VSD 的解剖特点进行了改进。目前，临床上应用的 VSD 封堵器主要包括 Rashkind 双面伞封堵器、Sederis 纽扣补片式封堵器、Lock 蛤壳式封堵器、可控弹簧钢圈和 Amplazter 封堵器。

1. Rashkind 双面伞封堵器

由 Rashkind 双面伞改进而成，左右各有 4 条爪形的金属臂，可用于封堵较大的 VSD（＞9 mm）。但由于临床报道多例发生支架臂断裂等并发症，现已很少在临床应用。

2. Lock 蛤壳式封堵器

由 Lock 最早应用于临床，有 12 mm 和 17 mm 两种标准型号。由于伞面较大，需要较大的输送鞘管（＞8F），且要求缺损边缘与周围结构的距离较大，仅适合于较小（≤9 mm）的肌部或膜部缺损。对于 VSD 直径较大的婴幼儿，鞘管不易通过。

3. Sederis 纽扣补片式封堵器

1996 年，Sederis 在欧洲心血管病会议上报道推广，操作相对较简单，我国也曾多次在临床试用。但由于其并发症出现较多，一定程度上限制了其应用。

4. 可控弹簧钢圈

Kalra 等曾报道一膜部小 VSD 伴膜部瘤形成的病例，在用 Rash kind 双面伞封堵失败后，采用 4 个叠加的弹簧钢圈封堵成功。这为封堵缺损孔道不规则的小 VSD 提供了新的途径。

5. Amplazter 封堵器

由于其具有体积小、可回收、可重置、封堵完全等众多优点，已广泛应用于 PDA、ASD 的封堵。Amplazter 封堵器是 VSD 封堵最有应用前景的装置。目前认为用 Amplazter 封堵器治疗单发的肌部 VSD

疗效肯定，但要封堵各种膜周部 VSD（约占 VSD 的 80%）还须在设计上加以改进。美国 AGA 公司最近设计了一种偏心结构的 Amplazter 封堵器，以减小对主动脉瓣运动的影响，并在微型猪模型上封堵膜部 VSD 取得了满意的效果。

以下主要介绍 Amplazter 封堵器。

Amplazter 室间隔封堵器适应证主要包括以下几种情况。

（1）有明显外科手术适应证的先天性 VSD，不合并其他心内畸形。一般认为，单发 VSD 进行 TCVSD 术治疗效果较好，多发 VSD 则要求能用一个封堵器覆盖。肌部 VSD 因距主动脉瓣等重要结构较远，比膜部 VSD 更容易封堵。伴主动脉瓣关闭不全者不宜封堵，以免加重关闭不全。

（2）心肌梗死后室间隔急性破裂。封堵术可以作为外科修补术前稳定血流动力学的过渡性治疗，以提高手术成功率。

（3）VSD 修补术后单发残余分流。封堵术可避免再次手术引起的心室功能不全的危险。

（4）左心室 - 右心房通道。作为一种特殊的 VSD 也可选择性进行封堵。

（5）VSD 边缘与主动脉瓣（右冠瓣）的距离大于待置入封器的半径，与肺动脉瓣、三尖瓣下缘也应有一定的距离（不小于 2 mm）。由于病例选择及缺损位置、大小、形态的精确测量对 VSD 术封堵成功至关重要，因此，在封堵前要常规行经胸声心动图（TTE）、经食管超声心动图（TEE）及左心室造影检查。术中利用球囊法测量 VSD 的"伸展直径"尤为必要。

TCVSD 术的导管技术要求与 PDA、ASD 封堵术相比，主要困难是装载系统的输送技术。由于 VSD 解剖结构的特殊性，往往左心室面比较光滑，而右心室面由于嵴小梁粗大丰富显得粗糙，而且 VSD 的右心室面往往有多个孔隙，导管不易准确进入，因此理论上从左心室面送入输送器较理想。但实际操作中很少采用这种途径，因为粗硬的输送器会损伤主动脉瓣及左心室心内膜造成严重的并发症。然而，直接将输送器送到右心室再通过 VSD 在技术上也有较大难度，目前临床上多采用建立轨道法来解决这一问题。具体方法是：经皮穿刺右股静脉（或右颈静脉）和股动脉，从动脉插入一根 7 F 端孔导管入左心室，穿过 VSD 入右心室。从股静脉端插送一网篮导管（或异物钳）至肺动脉主干或右心房，再从股动脉端沿端孔导管送入一根 J 头交换导丝进入网篮，取出端孔导管，收紧网篮，将导丝从静脉端（股静脉或颈静脉）拉出体外，从而建立股静脉（或右颈静脉）- 右心房 - 右心室 -VSD- 左心室 - 主动脉 - 股动脉的导丝滑动轨道。然后将输送鞘管从静脉端沿导丝轨道送入右心室，再从动脉端插入端孔导管入左心室，并向前下轻轻拉动导丝，引导输送鞘管穿过 VSD 入左心室。确定位置后，将选择好的封堵器经输送鞘管推送，在左心室面打开封堵器的左心室部，使其紧贴于 VSD 的左心室面，后撤输送鞘管回右心室，再打开封堵器的右心室部。术中 TEE 及左心室造影显示无明显分流，封堵器位置合适时扭动螺杆释放封堵器。至于穿刺股静脉还是颈静脉则要根据 VSD 的位置而定，VSD 位于室间隔的中下部或顶端，可采用颈静脉穿刺法，以避免导管的过度扭曲；VSD 位于室间隔的前上部（包括膜周部），则一般采用股静脉穿刺法较为顺手。也可不通过股动脉建立轨道，Bridges 等曾采用右股静脉 - 右心房 - 间隔 - 左心房 - 左心室 -VSD- 右心室 - 右颈静脉途径，虽然避免了动脉穿刺，但对无 ASD 的患者需穿刺房间隔，增加了技术难度，故仅在并发 ASD（或卵圆孔未闭）的患者中采用。

TCVSD 术的疗效与所采用的封堵装置与封堵技术密切相关。早期，由于技术不成熟，只有一些病情危重不能耐受手术的病例，才愿意接受封堵治疗，故成功率不高，术后并发症也较多。随着介入技术的发展、装置的不断改进，积累的病例越来越多，技术成功率也随之提高。目前，CVSD 术能获得比较满意的近期效果，至于中远期效果则需要严格的、大规模的、多中心的长期临床随访才能得出结论。随访指标主要包括超声（特别是 TEE）、X 线胸片、心电图、心室造影及临床症状体征的评价。而目前所报道的病例随访时间大多较短，一般为 1～3 个月的短期随访。

TCVSD 术的并发症主要包括：①心律失常。主要为完全性束支传导阻滞、心动过速、房室传导阻滞、心室颤动等，多为一过性，严重者不能恢复。主要由于轨道导丝压迫拉扯 VSD 的缺损边缘及导管损伤心内膜而影响传导系统（包括房室结、束支）所致。②主动脉瓣穿孔、主动脉瓣关闭不全。穿孔主要发生在右冠瓣，由于封堵器离主动脉瓣太近或放置封堵器时操作不当，其边缘损伤瓣叶所致，同时也影响了瓣叶的运动，造成关闭不全。因此，术前一定要精确测量封堵器边缘到主动脉瓣的距离，选择大小合适的封堵器。③三尖瓣穿孔、三尖瓣关闭不全。多发生在隔瓣，也是由于上述原因引起。有报道 TCVSD 术后原有的三尖瓣反流减轻，但具体机制不清。④术后残余分流。主要由于封堵器大小不合适或封堵器移位引起，如果是微量分流，一般可随着封堵器内的血栓形成而消失。⑤低血压。可能是由于导管操作刺激迷走反射引起，Laussen 等的一组 TCVSD 术病例中，70 例有 28 例发生了低血压（收缩压较基础血压下降 20% 以上），必要时需要撤管及补液处理。⑥心搏骤停。由于操作不当或封堵器急性堵塞左心室流出道所致，需要紧急心肺复苏处理。⑦溶血。由于红细胞机械性损伤引起，伴残余分流时发生率会大大增高。⑧感染性心内膜炎。多由心内膜损伤引起，一般要求常规术后口服抗生素 1 个月。⑨出血、动静脉瘘、颈神经丛损伤等。系由于常规穿刺引起的并发症，一般做相应的处理。

TCVSD 术的临床应用前景与展望随着介入心脏病学的发展，十几年来 TCVSD 术从动物实验到初步的临床尝试，再到目前一定规模的临床应用，已获得了不少宝贵的经验，技术上也不断成熟，取得了一些令人鼓舞的结果。目前，改进方向主要集中在封堵器与输送导管的设计方面。封堵器逐渐在向小型化、高生物相容性方向发展。最近，美国 AGA 公司提出，理想的封堵器应具备以下几个条件：①体积小，能通过 6～7 F 的输送鞘管，能广泛应用于年龄较小的婴幼儿。②可多次回收、重置，能自我定位（自膨胀）。③结构稳定，能在体内保持长期不变形、不断裂。④外形设计合理，如靠近瓣环结构的轮状边缘可设计成一定的曲线，以减少与瓣膜的接触面积，而对侧可相应增加轮状边缘的面积以固定封堵器，从而尽量减少对瓣膜运动的干扰。⑤生物相容性好，能与组织快速相容，减少异物反应，以达到 100% 封堵率。同时，输送导管的设计也向柔韧性好、损伤性低方面发展，这将使从左心室途径送封堵器成为可能，导管技术将变得更加简单。另外，随着超声心动图三维重建技术的发展，将会有更精确的引导和定位技术来保证技术的成功率，使得 TCVSD 术的应用前景更加广阔。值得一提的是，VSD 介入治疗的适应证也在进一步拓宽，与外科协同治疗某些复杂先天性心脏病将成为一大趋势。

近年来，我国国内不少医院都准备开展或已经尝试开展了 TCVSD 术。但我们应当注意到，目前这项技术还不够成熟，VSD 封堵术在临床运用中产生的并发症远多于 PDA、ASD 封堵术，具体的临床应用还需积累足够多的实际操作经验，而且最好是在熟练掌握了 PDA、ASD 封堵技术的基础上逐步开展。

三、动脉导管未闭

（一）概述

动脉导管未闭（patent ductus arteriosus，PDA）是临床上最常见的先天性心脏病之一，是指主动脉和肺动脉之间的一种先天性异常通道，多位于主动脉峡部和左肺动脉根部之间。其发病率占先天性心脏病的 15%～21%，女性是男性 2 倍，每 2 500～5 000 例存活新生儿中即可发生 1 例动脉导管未闭。早产儿中发病率明显增加，出生体重＜1 000 g 者，其发病率可高达 80%。发病率的增加与多种因素有关，包括导管壁平滑肌减少、平滑肌对氧的敏感性降低、血液循环中扩血管性物质如前列腺素增高以及遗传因素等。动脉导管未闭可以是单一的畸形，也可与其他先天性心脏畸形同时存在。

（二）动脉导管未闭病理解剖改变

导管通常位于主动脉峡部和肺总动脉的左肺动脉侧（图 2-1）。正常人为左位主动脉弓，未闭动脉导管的肺动脉端通常开口于左、右肺动脉分叉处略偏左侧，而主动脉端一般位于左锁骨下动脉起始以远的主动脉前侧壁。右位主动脉弓者，动脉导管位于头臂干根部远端的主动脉和右肺动脉之间，双侧动脉导管者极为罕见。若为镜面型右位主动脉弓，则导管走行可左可右：右行者导管连接于主动脉弓与右肺动脉之间，左行者导管位于左锁骨下动脉与左肺动脉根部之间。未闭导管长短多在 0.5～10 mm，管径粗细差异很大，一般为 1～20 mm 不等。小儿动脉导管未闭前，内径 5～6 mm，最长约 12.5 mm。根据未闭动脉导管的形态学改变分为漏斗型、管型和窗型三种类型，漏斗型较多见，长度与管型相似，但近主动脉处粗大，近肺动脉处狭小，呈漏斗状，有时甚至类似动脉瘤形；管状导管连接主动脉和肺动脉的两端口径相近，管壁厚度介于主动脉与肺动脉之间，此型最为多见；窗型者动脉导管极短，口径极粗，外观似主动脉，呈肺动脉窗样结构，管壁往往极薄，此型较少见。Krichenko 根据动脉导管未闭造影的具体形态分为五种类型（图2-2）：A型呈漏斗形，最狭窄端位于肺动脉，根据与气管的关系分为1型、2型和3型；B型动脉导管短，肺动脉与主动脉紧贴呈窗状，一般直径较大；C型呈管状，长度在10 mm以内，导管两端基本相等，无狭窄；D型多处狭窄；E型形状怪异，呈伸长的喇叭状结构，最狭窄处远离支气管前缘。动脉导管未闭除上述变化外还可有肺动脉及其分支扩张，甚至类似动脉瘤样改变，导管内可有血栓形成，若导管粗大可有左、右心室肥厚与扩张。

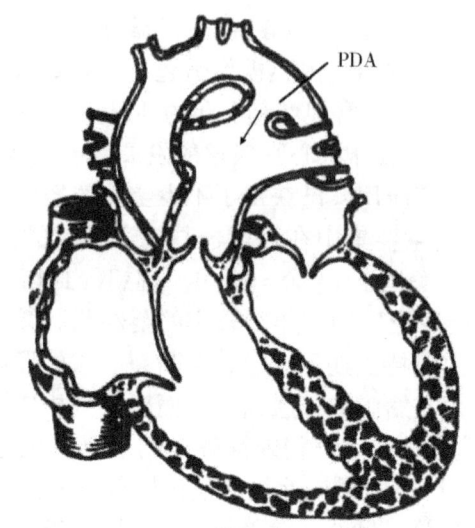

图2-1 未闭动脉导管的解剖位置示意图

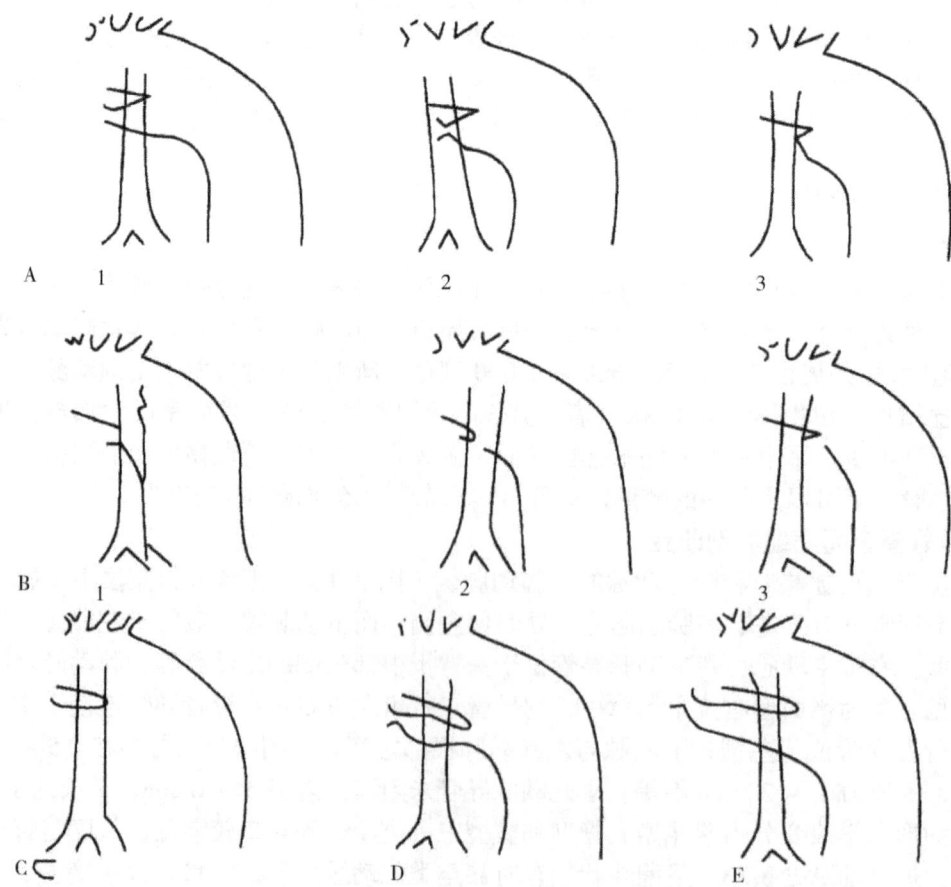

图2-2 Krichenko根据动脉导管未闭造影的形态分类示意图

（三）动脉导管未闭病理生理改变

动脉导管是胚胎发育的第 5~7 周，在主动脉弓系统发育过程中，由第 6 对鳃弓的左背侧部演变而成，是胚胎期胎儿赖以生存的肺动脉与主动脉之间的生理性血流通道。胎儿时肺呈萎陷状态，不能进行气体交换而处于肺循环系统的高阻力、高压力状态，右心室血液大部分经未闭动脉导管流入降主动脉，构成胎儿期血液循环的主要通路。出生后随着肺的膨胀，肺循环阻力减低，右心室血液直接进入肺循环而不通过动脉导管。在胚胎 4 个月，动脉导管壁的内弹性纤维层发生局部断裂，修复组织即形成内膜垫，伴随出生后管壁平滑肌收缩而填塞导管腔，使之密闭。若内弹性纤维层不发生断裂，不能正常形成局部内膜垫，则出生后无法如期关闭，是动脉导管未闭的重要原因。出生后动脉导管壁由肺纤维构成的平滑肌组织收缩保证将管腔闭合，不会使导管缩短而引起主动脉和肺动脉的局部变形。亦有注意到出生后影响动脉导管的闭合有许多因素，如导管壁平滑肌对不同物质的敏感性，妊娠期长短均有较密切关系。足月胎儿出生后，随呼吸功能的开始，流经导管血流氧张力增高，使导管壁平滑肌收缩而促进闭合；前列腺素 E 系列则延缓动脉导管闭合。早产儿的动脉导管壁平滑肌对高氧的敏感性降低而对前列腺素的敏感性升高，从而造成早产儿动脉导管未闭发生率极高。多普勒超声心动图研究显示，正常足月胎儿 30% 在分娩 1 h 内导管腔内有由内膜和中层增生而形成的突起和黏液充填；8 h 有 96% 的婴儿发生此类变化；82%~96% 的动脉导管于出生后 48 h 完成功能性闭合，通常于出生后 2~3 周完成纤维化的解剖闭合从而形成连接于降主动脉和肺动脉之间的动脉韧带。少数动脉导管未闭是复杂先天性心脏病的一部分，有时甚至是生命导管，如主动脉离断时的动脉导管是维持生命的必需通道。

生理状态时，主动脉压明显高于肺动脉压，当存在未闭的动脉导管时，血流不论收缩期或舒张期，均由主动脉流向肺动脉，形成主动脉与肺动脉间的左向右分流。分流量大小取决于导管的直径大小与主、肺动脉间的压力阶差，每分钟可达 4~18 L。进入肺循环的血液再返回左心房和左心室，使左心容量负荷增加，为弥补主动脉向肺动脉的分流对体循环的损失，左心室代偿性增加心排血量，从而可造成左心房与左心室肥厚、扩大，最终导致左心衰竭。由于主动脉血流入肺动脉，引起动脉舒张压降低，致脉压增大，而发生末梢血管现象。少量的左向右分流仅增加左心容量负荷，不会导致右心压力改变。若导管内径较粗，肺循环血流量增多并长期冲击肺动脉系统，使肺动脉内压力增高、右心室排血受阻、压力负荷增加，逐步产生右心室肥厚。早期大量左向右分流所引起的肺动脉高压，为动力性肺动脉高压。如未能及时进行阻断分流的手术，会使上述改变进一步加重，肺血管阻力增高，肺小动脉发生硬化，造成永久性病理改变，而成为阻力性肺动脉高压。当肺动脉压接近或超过主动脉压时，则使分流减少或停止，甚至肺动脉血逆流入主动脉，产生双向或右向左分流，从而引起发绀或杵状趾。因分流在降主动脉左锁骨下动脉之下，所以发绀以下肢为主，称为"差异性发绀"。

（四）动脉导管未闭诊断

根据动脉导管未闭管径大小而有不同的临床表现。

1. 症状

动脉导管未闭患者的症状与导管的解剖形态及病理生理改变相一致。小动脉导管未闭（内径 ≤ 2 mm）早期无明显症状，多在体检时偶然发现心脏有连续性血管性杂音或单纯性收缩期杂音。中、大动脉导管未闭（$Q_p/Q_s ≥ 1.5$）者，有活动后心悸气短乏力和反复上呼吸道感染史，可逐步发生左心功能不全症状。大导管并重度肺高压者，导管的解剖直径大多 ≥ 6 mm，常生长发育不良，有感染和心力衰竭病史，或由于肺动脉压力过高而产生右向左分流的差异性发绀。动脉导管未闭患者容易并发细菌性心内膜炎，此时患者可有高热、大汗、心力衰竭及周围血管脓性栓塞等症状；某些患有巨大动脉导管未闭的婴儿，在出生后 3~6 周即可有呼吸急促、喂养困难、多汗虚弱、体重不增等发育障碍。患者以自然病程发展预期寿命不超过 50 岁。

2. 体征

根据动脉导管未闭大小和肺动脉压力高低有不同的心脏杂音体征，可分为典型连续性隆隆样或机器样杂音、两期性杂音、单纯性收缩期杂音、单纯性舒张期杂音和哑性五种。连续性隆隆样杂音紧随第一心音之后逐渐增强，多掩盖第二心音，后渐弱至下一次第一心音开始，杂音性质粗糙，于胸骨左缘第2肋间最明显，可扪及连续震颤，并向左锁骨下传导。当动脉导管未闭极细小时，临床上可听不到杂音。如动脉导管较小，杂音可呈高调而局限的单纯性收缩期杂音。巨大导管的杂音可向全胸廓传导，同时由于左心血流量增加，出现二尖瓣相对狭窄，于心尖部可听到舒张早中期隆隆样流量性杂音。婴幼儿由于肺血管阻力较大，于出生数周内可无心脏杂音或仅有收缩期杂音，典型杂音在2岁时才开始。随病程进展，肺血管阻力增大进而分流量逐步减少，或发生心力衰竭、血压下降时，舒张期杂音逐渐减弱甚至消失，当病理进展到右向左分流或双向分流时，杂音可消失，或仅留有第二心音亢进及分裂。由于舒张期主动脉-肺动脉的分流使主动脉舒张压降低，脉压增大，大导管时主动脉脉压可达收缩压的一半以上，检查周围血管时，可触及水冲脉，观察到颈动脉搏动，于大动脉表浅部可听到枪击音，于甲床及黏膜部可发现毛细血管搏动。

3. 特殊检查

（1）心脏X线平片：可见肺部充血，肺纹理明显增多，心脏右1~2弓向下垂直，心脏左移，左心室增大，主动脉增宽有漏斗征占37%~48%。心胸比值与动脉导管未闭管径的大小相关：≤0.5 cm者心胸比值正常，0.6~1.0 cm者心胸比值增大占80%，≥1.0 cm者心胸比值增大占95%。肺动脉高压时可见右心室增大、肺动脉段隆起、肺门血管影加深，呈肺多血表现。约一半的患者在平片上可见左心房增大的双心房影。

（2）心电图：心电图表现为左心室肥厚、双室肥厚或右心室肥厚。心房颤动发生率约10%。中度以上动脉导管未闭者，可在心电图上发现左心室肥厚和左心房增大。但随着病程进展，肺血管阻力和右心压力增大，心电图逐渐从单纯左心室肥厚向左、右心室肥厚和右心室肥厚发展，同时可有电轴右偏。

（3）超声心动图：是确诊动脉导管未闭最好的非创伤性检查。应用二维超声可探明主动脉及肺动脉的导管连接部；超声多普勒可探及肺动脉内的异常血流，在明确动脉导管未闭诊断的同时还可以排除或探明其他心内畸形。超声心动图显示左心房、左心室内径增大，在肺动脉分叉处与降主动脉有一通道，可见异常血流束通过。

（4）心导管及造影检查：一般不需要进行心导管检查，当有重度肺动脉高压和伴有其他心血管畸形，决定患者能否进行手术矫治用以判断血流动力学时，才需做心导管检查。通常肺动脉平均血氧含量高于右心室平均血氧含量5 mL/L即可诊断肺动脉水平由左向右的分流，再根据Fick法计算出分流量的大小。多数患者行右心导管检查时，心导管可通过动脉导管达降主动脉。某些干下型室缺或主肺动脉窗的患者，检查时导管从异常位置进入升主动脉，其走行与动脉导管有明显差别。主动脉弓降部造影是施行动脉导管未闭封堵术不可缺少的必要步骤，常规选择左侧位90°造影。成人动脉导管由于钙化、短缩，在此位置不能清楚显示时可加大左侧位角度至100°~110°或采用右前斜位30°加头位15°~20°来明确解剖形态。注入造影剂的总量为≤5 mL/kg。

（五）动脉导管未闭介入治疗的选择和方法

1938年，Gross成功地为一例7岁女孩进行了动脉导管未闭结扎手术，开创了外科动脉导管未闭的手术治疗先河。1966年，Porstmann首先应用经导管泡沫塑料塞子栓塞动脉导管未闭获得成功，此后许多学者相继开展相关的研究和应用，并对栓塞方法和材料进行了改进。如1986年Rashkind研制了双盘伞状闭合器；1990年Sideris（buttoned double disc device）纽扣式双盘状封堵器的应用补片；1992年Cambier采用Cook弹簧圈，1995年德国pfm公司研制Duct-Occlud弹簧圈，1997年Masura报道首例Amplatzer蘑菇形封堵器治疗动脉导管未闭成功。国内方面，1983年上海儿童医院钱晋卿等在Porstmann方法的基础上加以研制，率先开展了经皮动脉导管未闭栓塞术，1998年Amplatzer蘑菇形封堵器在许多医院相继使用，尤其是国产化的封堵器材的临床推广普及，传统的开胸手术已逐渐被动脉导管未闭封堵术所替代。以往外科动脉导管未闭结扎手术，创伤大，住院时间长，其手术并发症为：死亡率0.5%~1%，左喉返神经麻痹2%~5%，动脉导管未闭再通2%~10%。介入性治疗动脉导管未闭具有疗效可靠，操作方法安全、简便，术后恢复快，并发症少等特点，并适用于手术结扎后再通者，随着介入治疗技术和应用材料的不断改进，临床应用范围得到进一步扩大。目前临床上已经不采用 Porstmann 等方法，在此不予介绍，本专题仅就弹簧圈和 Amplatzer 封堵器的应用进行讨论。

1. 适应证

根据 2004 年《中华儿科医学杂志》"先天性心脏病经导管介入治疗指南"中，动脉导管未闭封堵术的适应证如下。

（1）Amplatzer 法：①左向右分流不合并需外科手术的心脏畸形的动脉导管未闭，动脉导管未闭最窄直径 ≥ 2.0 mm，年龄通常 ≥ 6 个月，体重 ≥ 4 kg；②外科术后残余分流。

（2）弹簧栓子法：①左向右分流不合并需外科手术的心脏畸形的动脉导管未闭，动脉导管未闭最窄直径（单个 cook 栓子 ≤ 2.0 mm、单个 pfm 栓子 ≤ 3.0 mm），年龄通常 ≥ 6 个月，体重 ≥ 4 kg；②外科术后残余分流。

动脉导管未闭诊断一旦成立，即可不计年龄进行手术。在小儿，动脉导管未闭可能并发生长发育迟缓、屡发呼吸道感染、心脏增大和心力衰竭、肺叶气肿或不张、细菌性动脉内膜炎，并随着年龄增长，动脉导管管腔钙化逐年加重，发展为不可逆的阻力性肺动脉高压，使生存期明显缩短，所以手术不宜犹豫延误。我们认为年龄 ≥ 3 个月、体重 3 kg 以上的患儿诊断明确后即应考虑介入治疗。

2. 禁忌证

（1）感染性心内膜炎，动脉导管未闭内有赘生物者。

（2）严重肺动脉高压出现右向左的分流，肺总阻力 > 8 Wood 单位。

（3）同时合并有需要外科手术矫治的心内畸形。

3. 封堵器材选择

（1）可控弹簧圈：主要应用于临床的是德国 pfm 公司生产的 Duct-Occlud 弹簧圈及美国 Cook 公司生产的 Cianturco 弹簧圈和 Detachable 弹簧圈，上述弹簧圈均具有回收功能。1994 年，D.Redel 发明了 pfm 螺旋状弹簧圈，此可控螺旋弹簧圈的头部和尾部较大，中间较小呈哑铃状，根据弹簧圈两端螺旋连接镍钛记忆合金而分为标准型（无记忆合金）、加强型（主动脉侧为记忆合金）和 S 型（两端均有记忆合金），可根据动脉导管未闭形态和直径选择不同型号；适用于直径 < 3.5 mm 的动脉导管未闭，输送鞘管均为 5 F 或 4 F 输送系统，带有内芯和锁扣装置及控制手柄，具有释放和回收双重保险功能，提供使用的安全可靠性。Cook 弹簧圈由白金和合成纤维制成，适用于直径 < 2.0 mm 的动脉导管未闭，动、静脉径路均可以输送，根据弹簧圈的直径及圈数可分为 3 mm 5 圈（MWCE3-PDA5）、5 mm 5 圈（MWCE-SPDA5）、8 mm 5 圈（MWCE-8-PDA5）等型号，目前 Cook 公司防磁性的弹簧圈已用于临床。

（2）Amplatzer 蘑菇伞封堵器：Amplatzer 蘑菇伞封堵器为美国 AGA 公司制造，多用于直径 > 2 mm 的 PDA，经静脉途径输送。封堵器由镍钛记忆合金编织，呈蘑菇形孔状结构，内有三层高分子聚酯纤维，具有自身膨胀性能，反复牵拉不变形，耐疲劳性较好，植入体内后无金属支架折断现象。用激光技术焊接铂标记在 X 线下可显示封堵器的位置，封堵器的长度有 5 mm、7 mm、8 mm 三种规格；肺动脉侧直径分为 4 ~ 16 mm 不同直径的 7 种型号，用旋钮与输送器相连能够回收，输送器由长鞘管和装载器组成。国内已能生产且价位较低，国产的封堵器腰部直径呈圆柱形，腰部直径有 4 mm、5 mm、6 mm、7 mm、8 mm、9 mm、10 mm、12 mm、14 mm、16 mm、18 mm、20 mm、22 mm、24 mm 共 14 种型号，已广泛应用于临床。与以往应用的封堵器相比，主要优点是输送鞘管细（6 ~ 9 F），通过静脉传送，能闭合较大内径的动脉导管未闭，操作方便，当封堵器选择不合适时也容易退回导管鞘内，便于取出，使用更安全可靠。

4. 操作步骤

（1）术前准备常规履行签字手续，与患者及其家属交代介入治疗中可能发生的并发症，并取得同意后方可进行手术。

（2）婴幼儿采用静脉氯胺酮麻醉，术前 6 h 禁食，2 h 禁水，同时给予一定比例的钾镁等渗盐水和足够热量的葡萄糖静脉补液。较大儿童能够配合者和成人选用局部麻醉。

（3）常规穿刺右股动静脉，送入动静脉鞘管，4 kg以下婴幼儿动脉最好选用4 F鞘管，以防动脉损伤。先行右心导管检查后再做主动脉弓降部正侧位造影，测量动脉导管未闭形态、大小，选择合适的封堵材料。术中可用少量肝素0.5 mg/kg。

（4）将端孔导管送入肺动脉经动脉导管至降主动脉，若动脉导管未闭较细或异常而不能通过时，可从主动脉侧直接将端孔导管或用导丝通过动脉导管未闭送至肺动脉，采用动脉侧封堵法封堵或用网套导管从肺动脉内套住通过端孔导管的交换导丝，拉出股静脉外建立输送轨道。

（5）经导管送入260 cm长交换导丝至降主动脉后撤出导管。

（6）沿长交换导丝送入相适应的传送器（导管或长鞘管）至降主动脉后撤出内芯及交换导丝。

（7）弹簧圈堵塞法，选择适当的弹簧栓子装置到传送导丝顶端，并顶入端孔导管内，小心地将其送出导管顶端2～3圈。回撤全套装置，使该弹簧圈封堵动脉导管的主动脉一侧。端孔导管退至动脉导管的肺动脉侧，回撤导丝内芯，并旋转传送装置，使弹簧栓子在肺动脉侧形成1.5～2圈后旋转传送柄，使弹簧栓子释放。从动脉侧放置弹簧圈方法基本与经静脉途径相同，不同的是增加股动脉穿刺，经鞘管送入猪尾导管，行主动脉造影评价封堵效果。

（8）Amplatzer封堵法，要选择比动脉导管未闭最窄处内径大3～6 mm的Amplatzer封堵器连接于输送导丝前端，将输送杆通过装载鞘管与伞的螺丝口旋接，将用生理盐水浸泡的封堵伞完全浸在盐水中回拉输送杆，使伞进入装载鞘管内。用肝素盐水冲洗传送长鞘管，保证鞘管通畅及无气体和血栓。从传送鞘管中送入封堵器至降主动脉打开封堵器前端，将封堵器缓缓回撤至动脉导管未闭主动脉侧，嵌在动脉导管未闭主动脉端，回撤传送鞘管，使封堵器腰部镶嵌在动脉导管内，观察5～10 min，重复主动脉弓降部造影，封堵器位置良好，无明显造影剂反流可释放封堵器。

（9）撤除长鞘管及所有导管，压迫止血。

5. 术后处理

（1）术后卧床24 h。静脉给予抗生素，3～5 d。

（2）一般不需服用阿司匹林，术后24 h，1、3、6个月及1年时复查心电图、超声心动图和心脏X线片。

6. 动脉导管未闭介入治疗的并发症及处理

应用弹簧圈和Amplatzer封堵器介入治疗的并发症发生率低，文献报道2 836例接受弹簧圈和1 327例接受Amplatzer封堵器治疗的患者，总并发症分别为7.6%和2.2%，主要包括以下并发症。

（1）死亡率：＜0.1%，仅见1例Amplatzer封堵器的报道，死亡原因为Amplatzer封堵器严重阻塞降主动脉。因此，规范化操作是非常重要的，可以避免死亡。

（2）封堵器脱落发生率：为0.3%，主要为器材本身质量问题所致，个别操作不当也可引起。封堵器植入体内前应仔细检查，包括输送鞘管及其附件等。术中推送封堵器切忌旋转动作以免发生脱载。一旦发生弹簧圈或封堵器脱落可酌情通过网篮或异物钳将其取出，栓塞重要脏器而难于取出时要急诊外科手术。严格按照操作规程，选择合适的封堵器材，一般不会造成脱落。

（3）溶血：发生率为＜0.8%。主要与术后残余分流过大或封堵器过多突入主动脉有关。可发生于术后1～24 h。尿颜色呈洗肉水样，严重者为酱油色，可伴发热、黄疸、血色素下降等。防治措施：尽量避免高速血流的残余分流；一旦发生术后溶血可使用激素、止血药、碳酸氢钠碱化尿液，保护肾功能等治疗，多数患者可自愈。残余分流较大者，内科药物控制无效时，可再植入一个或多个封堵器（常用弹簧圈）封堵残余缺口后溶血能治愈。若患者持续发热、溶血性贫血及黄疸加重等，则应酌情外科处理。

（4）降主动脉狭窄：应用Amplatzer封堵器的发生率为0.2%，主要发生在婴幼儿，封堵器过多突入降主动脉造成。轻度狭窄（跨狭窄处压差＜15 mmHg）可严密观察，如狭窄较重需考虑接受外科手术。

（5）左肺动脉狭窄：左肺动脉狭窄主要由于封堵器突入肺动脉过多造成。应用弹簧圈的发生率为3.9%，Amplatzer封堵器的发生率为0.2%。与动脉导管未闭的解剖形态有关，如动脉导管较长，入口较大而出口较小，如选择封堵出口，封堵器占据左肺动脉的管腔较多，就有可能发生左肺动脉狭窄。因此，术中应对动脉导管未闭的形态有充分的了解，根据解剖形态选择合适的封堵器来避免发生此种并发症。术中可行超声监测，观察封堵前后血流速度的变化。如血流速度明显增加，应调整弹簧圈的位置。必要时行肺动脉造影评价。轻度狭窄可严密观察，若狭窄较重则需要外科手术。

（6）动静脉血管损伤：尤其是婴幼儿操作应十分小心细致。由于穿刺、插管损伤引起动脉痉挛，术后下肢不能活动，伤口加压致血流缓慢，在穿刺口处形成血凝块，造成动脉栓塞或部分栓塞。因此，在拔出动脉套管时，应用示指轻轻压迫穿刺部位 10～15 min，压迫的力量以穿刺部位不出血且能触及足背动脉搏动为标准，止血后再包扎伤口。如足背动脉搏动不能触及，下肢皮肤温度低，要考虑有股动脉栓塞；个别出现下肢颜色紫暗，肿胀明显时要考虑有股静脉的栓塞形成；这两种情况时均应行抗凝、溶栓和扩血管治疗。如药物治疗后上述症状不能缓解，应考虑外科手术探查。股动脉的出血、血肿形成，多是由于穿刺后未能适当加压或外鞘管较粗，血管损伤大造成。一般小血肿可自行吸收，大血肿则将血肿内血液抽出后再加压包扎。

（7）封堵术后残余分流：动脉导管未闭封堵后再通，弹簧圈的发生率为 0.9%，Amplatzer 封堵器的发生率 ≤ 0.1%。一般封堵后再通，可以采用一个或多个弹簧圈将其封堵，必要时接受外科手术。封堵器移位的发生率为 0.4%，需严密观察，如移位后发现残余分流明显或移位至影响正常心脏内结构，须行外科手术取出封堵器。

（8）失血过多：需接受输血治疗的发生率为 0.2%，全都发生在婴儿。

（9）Amplatzer 封堵器发生率为 0.3%。主要由于植入的封堵器较大，扩张牵拉动脉导管及周围组织造成，一般随着植入时间的延长逐渐缓解。

（10）一过性高血压如短暂血压升高和心电图 ST 段下移，多由较大的动脉导管未闭患者在动脉导管封堵后，动脉系统血容量突然增加等因素所致，可用硝酸甘油或硝普钠静脉滴注，也有自然缓解。部分患者出现术后高血压可用降压药物治疗。

（11）声带麻痹：Liang 等报道一例小的动脉导管未闭，应用弹簧圈封堵后出现声带麻痹。学者分析可能是动脉导管较长，直径较小。植入弹簧圈后引起动脉导管张力性牵张和成角，导致对其附近的左侧喉返神经的损伤。认为在年龄 < 1 岁的幼儿，动脉导管长度 ≥ 12 mm、直径 < 1 mm 者是发生喉返神经损伤的危险因素。

（12）感染性心内膜炎：有动脉导管未闭的患者多有反复呼吸道感染病史，机体抵抗力差，若消毒不严格，操作时间过长，术后发热而抗生素应用不当，都有患感染性心内膜炎的可能。因此，导管室的无菌消毒、规范操作、术后抗生素的应用，是防止感染性心内膜炎的有力措施。

（13）术后出现心律失常：上海长海医院报道一例大直径动脉导管未闭合并肺动脉高压和心力衰竭，术后因心功能改善，尿量增加，继之发生低血钾。术后 18 h 发生扭转型室速、室颤，经心肺复苏 2 h 后心跳恢复，人工呼吸 2 周，住院 2 个月后完全康复。另一例 65 岁患者，术中发生心室率较快的心房颤动，心室率达 160～180 次/min，出现血压下降和急性左心衰竭，经电击后恢复窦性心律，心心衰竭控制后继续完成封堵治疗。

综上所述，严谨的操作步骤及娴熟的心导管技术是提高成功率、减少并发症的保证。

7. 动脉导管未闭介入治疗的疗效评价

应用弹簧圈和 Amplatzer 蘑菇伞封堵器介入治疗动脉导管未闭均取得了满意的疗效。文献报道，弹簧圈的手术技术成功率为 94.7%，Amplatzer 蘑菇伞的手术技术成功率为 98.9%，不成功的病例主要是因为动脉导管未闭的直径过小或者是特别大的导管。术后残余分流是评价动脉导管未闭介入治疗疗效的最主要指标，上述病例中，弹簧圈的即刻术后残余分流发生率为 36.2%，术后 24～48 h 为 17.7%，术后 1～6 个月为 11%，术后 1 年为 4.3%；而 Amplatzer 蘑菇伞术后即刻残余分流发生率为 34.9%，其中主要为微量至少量分流，术后 24～48 h 为 12.3%，术后 1～3 个月为 1%，术后 6 个月为 0.2%。原沈阳军区总医院从 1998 年以来，选用弹簧圈和 Amplatzer 封堵器治疗 600 余例动脉导管未闭患者（年龄 3 个月～68 岁，体重 3.5～76 kg，动脉导管未闭最窄内径 1.2～14.7 mm，平均肺动脉压 11～97 mmHg），结果显示：2例出现残余漏，1例选用Amplatzer蘑菇伞在原伞中重新封堵，另1例采用外科修补，均治愈；发生重度溶血1例，轻度3例，均用药物治疗痊愈；早期因封堵伞器材原因脱落2例，外科手术治疗；血管损伤包括股动脉搏动消失4例，股静脉血栓形成2例，经溶栓、抗凝等治疗好转，无其他严重并发症。随访6个月以上的中重度肺高压患者心功能都得到明显改善，心悸气短症状完全缓解，增大的心室腔缩小，心电图左、右心室肥厚减轻甚至消失。国内许多研究已经发现介入治疗术后心功能是可以逐步改善的。

（六）动脉导管未闭的介入封堵术

动脉导管是胚胎时期的一个重要结构，出生后很快闭合，如果出生后动脉导管持续存在，可产生左向右分流，巨大的动脉导管可引起患儿反复肺部感染、心力衰竭等并发症，最终引起肺动脉高压、艾森门格综合征，影响患者的生存。

目前，经导管介入封堵已成为动脉导管未闭的标准治疗手段，很少患儿因动脉导管未闭行开胸手术治疗。封堵器与弹簧圈是目前常用的两种封堵器械。

1. 技术

较小的动脉导管可应用弹簧圈封堵。应用弹簧圈封堵时，先经股动脉穿刺，降主动脉造影，明确诊断后，选择合适大小的弹簧圈。存在一明显狭窄、主动脉侧壶腹明显的动脉导管适于弹簧圈封堵，部分弹簧圈位于主动脉壶腹部可以减少对主动脉血流的影响。后退释放方法是先将释放导管（一般选择右冠状动脉导管）通过动脉导管。先将弹簧圈的前2/3推出导管，再将导管和弹簧圈整体后退，当弹簧圈稳定地抓住导管最窄部位后后退导管，用导丝推出弹簧圈。撤出释放导管后，弹簧圈即可跨越动脉导管，2/3位于肺动脉侧，一部分位于主动脉壶腹。最后再次经过主动脉造影确认弹簧圈位置及有无残余分流。

动脉导管封堵伞为一蘑菇形镍合金装置，其一侧有一帽状边缘。通过顺行方法释放，释放后仍然与输送钢丝连接。通过输送钢丝可以回收和重新释放封堵器。应用经静脉途径将输送鞘送过动脉导管进入降主动脉后，向前推送动脉导管封堵器，在主动脉侧将封堵器的主动脉端帽状边打开，将输送鞘和封堵器同时向肺动脉侧回撤至封堵器前伞位于主动脉壶腹的位置，再保持释放钢丝不动，后撤输送鞘，将封堵器从鞘中送出。重复造影，证实封堵器位置后再撤除输送钢丝，完成封堵器的最终释放。动脉导管封堵器尤其适用于中到大型动脉导管，效果可靠，并发症少。

2. 并发症

溶血，主动脉缩窄，临床少见。溶血多可自行缓解，必要时可加用弹簧圈治疗。

四、经皮球囊主动脉瓣成形术

经皮球囊主动脉瓣成形术（percutaneous balloon aortic valvuloplasty，PBAV）是利用球囊扩张的机械力量使粘连的主动脉瓣叶交界处分离，以缓解瓣口狭窄程度。根据所用扩张器械的不同可分为聚乙烯单球囊法、双球囊法及Inoue球囊法。1984年，Lababidi等首次报道应用经皮球囊扩张术治疗先天性主动脉瓣狭窄，取得良好的临床效果。1985年，Cribier等采用该技术治疗老年性主动脉瓣狭窄并获得成功。我国于1986年引进该技术，由于该病发病率较低，操作技术要求高，术后发生严重并发症的概率也高，且其远期效果有待进一步评价，因此，国内开展的单位及病例数较少。法国的Alec Vahanian教授在2004年欧洲心脏学会上做"未来的心脏瓣膜介入治疗"的讲座中指出，由于效果与安全问题，各国基本上已不做经皮球囊主动脉瓣成形术；最新的进展是经皮主动脉瓣置换术经初步试验是可行的，但还需进一步准确评估其效果与危险，尤其是与外科手术的对比研究尚缺乏大组的临床资料。目前仅用于不能耐受手术的患者，一旦临床证明其效果满意时，其指征有望扩大到常规患者。

（一）操作方法及程序

1. 术前准备

（1）检查：体检、化验、心电图、X线胸片及超声心动图检查，了解主动脉瓣狭窄的类型及其狭窄程度等。

（2）心导管术前常规准备，必要时配血备用。

（3）药品：1%利多卡因溶液、肝素、造影剂及各种抢救药品。

（4）器械：血管穿刺针，动脉鞘管，0.035 in导引钢丝（长145 cm），0.032 in导引钢丝（长145 cm及260 cm各一根），猪尾型导管及端侧孔导管，适宜的聚乙烯球囊导管或Inoue球囊导管及附件，房间隔穿刺针及其鞘管。

（5）C形臂心血管造影机。

（6）多导生理记录仪、心脏监护仪、临时起搏器和心脏电复律除颤器。

（7）备用氧气、心包穿刺包及气管插管等器械。

（8）向患者说明术中需与医师配合的注意事项。

（9）向患者及其家属或监护人解释术中可能出现的并发症并签署知情同意书。

2.手术方法

（1）诊断性心导管术：局部麻醉或全身麻醉下（小儿）经皮穿刺股静脉及股动脉插管，先行右心导管检查、升主动脉测压及造影（左前斜位或正、侧位），观察有无主动脉瓣反流及其程度，然后采用指头普通导丝或超滑导丝经双丁管或端侧孔导管或右冠状动脉造影导管插入左心室，测压后再行左心室造影（长轴斜位），了解跨瓣压差及瓣膜狭窄类型，测量瓣环直径。

（2）球囊扩张术。

1）经动脉逆行插管法（聚乙烯单球囊法）。

①最常用的是股动脉途径，一些特殊情况下也可采用颈动脉（适用于小婴儿）或腋动脉插管法行主动脉瓣球囊成形术。

②经导管将0.035 in导引钢丝（长260 cm）送至左心室内，退出导管，保留导丝。

③球囊直径的选择：球囊/瓣环直径比值为0.8～1.0或更小。

④将备好的球囊导管沿导丝送至狭窄的主动脉瓣区，用1:3稀释的造影剂快速充盈球囊至腰部切迹消失，立即抽空球囊并将其撤至升主动脉。

⑤核对心脏杂音及主动脉瓣第二心音情况。

⑥更换导管，测跨主动脉瓣收缩压差及行升主动脉造影，若效果满意，撤出导管，压迫止血。

2）经静脉顺行插管法（聚乙烯单球囊法或Inoue球囊法）。

①经股静脉插管，穿刺房间隔（或经开放的卵圆孔）。

②经导管将0.032 in导引钢丝（长260 cm）通过房间隔左心房-左心室-升主动脉送至降主动脉，退出导管，保留导丝。

③将备好的球囊导管沿导丝经上述途径送至狭窄的主动脉瓣区，用1:3稀释的造影剂快速充盈球囊至腰部切迹消失，立即抽空球囊并将其送至升主动脉。

④其余操作同前。

（二）疗效评价

根据主动脉瓣球囊成形术后的跨瓣压差、升主动脉造影的结果及主动脉瓣口面积来判定其疗效。扩张术后跨主动脉瓣压差下降50%、无主动脉瓣关闭不全、主动脉瓣口面积增大25%以上为效果良好。

（三）术后处理

（1）穿刺侧肢体制动8 h，卧床20 h，局部沙袋压迫6 h。

（2）严密观察心率、心律、心音、心脏杂音、呼吸、血压及尿量情况。

（3）密切注意穿刺部位有无血肿、渗血及足背动脉搏动情况。

（4）术后24 h内复查超声心动图。

（5）经静脉给予抗生素1～3 d以预防感染。

（6）术后第1、3、6个月及12个月以上复查超声心动图、心电图及X线胸片。

（四）并发症的预防及处理

1. 严重心律失常

措施有操作轻柔、扩张时球囊导管定位要准确、酌情使用抗心律失常药物等。

2. 左心室穿孔或心脏压塞

尽量将长导丝头端（软头）在左心室内呈大弧形，扩张时（逆行法）避免聚乙烯球囊导管过多进入左心室内。

3. 重度主动脉瓣关闭不全

球囊直径不宜过大。

4. 二尖瓣损伤

顺行法时避免导管和导丝穿过腱索或乳头肌。

5. 穿刺部位动脉大出血、栓塞等

多见于逆行法，酌情使用适宜的动脉鞘管，术后压迫要得当。

6. 死亡

死亡原因是操作中发生严重心律失常或心脏穿孔等治疗无效所致。术前应做好必要的抢救预案，包括紧急手术等。

（五）注意事项

（1）Inoue球囊法扩张后主动脉瓣口面积增加较聚乙烯球囊法大，但前者仅适用于顺行法。

（2）双球囊法扩张后主动脉瓣口面积较单球囊法大，但前者操作较复杂，需穿刺双侧股动脉，增加了血管并发症的概率，且费用也较高。

（3）术后1、3、6及12个月以上复查超声心动图、心电图及X线胸片。

五、经导管肺动脉瓣替换

一些先天性心脏病，如法洛四联症、永存动脉干、自体肺动脉瓣移植术（ROSS术）后等，需要置入右室肺动脉带瓣管道。这些带瓣管道会逐渐发生瓣膜狭窄及反流等并发症，最终会引起患者运动耐量下降、心律失常及猝死风险。对功能异常的瓣膜及外管道的干预可以中止或逆转患者病情进展。外科手术替换这些带瓣管道存在一定手术风险，而经皮肺动脉瓣替换则提供了一种可选择方式。

1. 适应证

右室射血分数下降或右室舒张末容积超过 $160\ mL/m^2$ 时需要对狭窄或反流的肺动脉瓣干预。目前，经导管介入治疗只能处理 16 mm 以上的外管道病变。由于带瓣管道可能压迫冠状动脉，因此这项技术不适用有肺动脉跨瓣补片的患者。

2. 技术

Melody肺动脉瓣是经皮置入的商用肺动脉瓣膜。手术通常选择股静脉途径，亦有人成功应用颈静脉途径完成手术。先用右心导管完成血流动力学检查后，进行右心室造影评价右心室功能，进行右心室肺动脉管道及瓣膜功能检查，并评价肺动脉发育情况。确认球囊扩张不会造成冠状动脉受压非常重要。在高压球囊将外管道扩张至目的直径的同时行冠状动脉造影，确认冠状动脉不会受压后，将超硬导丝送至左肺动脉。清洗并装配Melody瓣膜至扩张球囊释放系统上。在超硬导丝引导下将瓣膜送至右心室肺动脉管道，一旦瓣膜到位后，撤回输送鞘管，再次造影确认瓣膜位置后，先扩张内球囊，再扩张外球囊。扩张结束后排空球囊，撤回输送系统，重复血流动力学检查和右心造影并记录结果。如果仍存在残余狭窄可以用球囊再次扩张瓣膜支架。手术全程需要肝素化，并保证ACT大于250 s。

3. 并发症

经皮肺动脉瓣置入术安全有效，手术死亡率小于0.2%。手术过程要避免造成冠状动脉受压，因可造成严重后果。在支架瓣膜置入后有瓣膜支架断裂发生，多发生于Zahn支架。其他并发症有右心室肺动脉管道破裂、支架移位、宽QRS波心动过速、右肺动脉开口阻塞等。术后发热的发生率较高，可达40%~80%，但没有明确感染报道。

六、主动脉缩窄的球囊支架扩张

因为主动脉单纯球囊扩张的复发率高,所以球囊扩张支架治疗成为主动脉缩窄的最新介入治疗手段。其效果可靠,适用于主动脉原发性或术后复发性狭窄。大部分儿科介入医师只对那些大年龄的儿童和青春期儿童应用球囊扩张支架,以减少儿童在生长发育过程中需要再次干预的次数。支架置入可以用于那些复杂病变,如主动脉弓发育不良、Norwood 术后主动脉弓部梗阻及过去外科认为不宜手术的轻度主动脉缩窄。在相对大龄患者,由于主动脉壁脆弱,对缩窄主动脉的扩张有导致主动脉夹层的风险,应用覆膜支架可以提高安全性。此种技术的长期结果还需要临床观察,以明确有无支架内再狭窄、动脉瘤形成。随着小儿的生长发育,需要支架再扩张的安全性及硬支架血管节段在运动时的反应等亦需要明确。

七、其他

1. 肺动脉狭窄的球囊支架扩张

动物实验和临床资料证实肺动脉球囊支架扩张可以有效治疗大部分肺动脉狭窄或发育不良等疾病。单纯球囊扩张的失败率达 50%~60%,所以支架球囊扩张是大部分肺动脉狭窄的一线治疗手段。随着患儿的生长,置入的支架可以再次扩张。但对于置入较大支架较为困难的患儿应当选择外科手术。

2. 卵圆孔未闭封堵术

没有明确原因、反复发作晕厥且药物治疗无效的卵圆孔未闭患者可以考虑封堵治疗,在美国指南中为Ⅱb 推荐等级、C 级证据水平。可以选择房间隔缺损封堵伞,也可以选择专门的卵圆孔封堵伞进行卵圆孔封堵。操作方法同房间隔缺损封堵。其并发症亦与房间隔缺损封堵相似。

3. 室间隔缺损封堵术

肌部室缺和部分嵴内型室缺封堵效果较好,但大的膜周部室缺及干下室缺由于缺损周围结构复杂,在封堵治疗指征上尚有争议。

(许志锋)

第二节 主动脉夹层的介入治疗

主动脉夹层是指由于主动脉内膜局部撕裂,受到强有力的血液冲击,内膜逐渐剥离、扩展,在动脉内形成真、假两腔,从而导致一系列症状的严重疾病,临床治疗困难,死亡率高。介入治疗是主动脉夹层最有效的治疗方法之一,覆膜内支架腔内隔断治疗主动脉夹层的技术成功率为 93%~100%。

一、概述

正常主动脉由内膜、中膜和外膜三层结构组成,各层结构紧密贴合,共同承载血流的通过。而动脉夹层是指由于内膜局部结构薄弱或破损,在主动脉血流的强力冲击下,内膜逐渐剥离、扩展,在动脉壁内形成假腔,血流继续灌注使假腔扩大、压迫血管真腔而导致的一系列临床症状。

主动脉夹层与各种主动脉结构异常的疾病密切相关,最常见的原因是高血压,其他常见的因素包括马方综合征、先天性心血管畸形、特发性主动脉中膜退行性变化、主动脉粥样硬化、主动脉炎性疾病等;妊娠是另外一个高发因素,与妊娠时血流动力学改变相关。

主动脉夹层的男女发病率之比为(2~5):1,常见的发病年龄为 45~70 岁。

主动脉夹层根据内膜裂口的位置和夹层累及的范围分类,1965 年提出 DeBakey 分类法,1970 年 Daily 提出主要依据近端内膜裂口位置的 Stanford 分类法,Stanford A 型相当于 DeBakey Ⅰ型和Ⅱ型,Stanford B 型相当于 DeBakey Ⅲ型(图 2-3)。

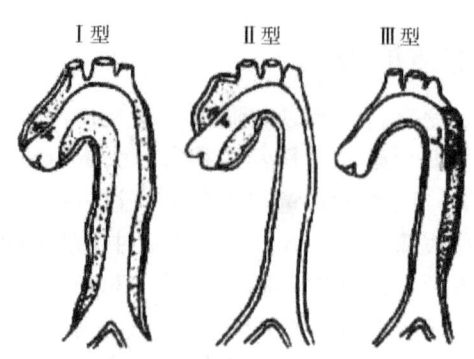

图 2-3 DeBakey 分型示意图

Ⅰ型：主动脉夹层累及范围自升主动脉到降主动脉，甚至到腹主动脉。Ⅱ型：主动脉夹层累及范围仅限于升主动脉。Ⅲ型：主动脉夹层累及降主动脉，如向下未累及腹主动脉者为ⅢA型，向下累及腹主动脉者为ⅢB型。

二、临床表现

（1）典型表现为胸背部突发剧烈的撕裂样疼痛。

（2）严重的可以出现心力衰竭、晕厥，甚至突然死亡。

（3）多数患者同时伴有难以控制的高血压。

（4）主动脉分支动脉闭塞可导致相应的脑、肢体、腹腔脏器缺血症状，如脑梗死、少尿、腹部疼痛、双腿苍白、无力、花斑，甚至截瘫等。

（5）其他：周围动脉搏动消失、压迫和穿透相邻结构造成声带麻痹、咯血和呕血、上腔静脉综合征、呼吸困难、Horner综合征、与肺动脉压迫类似的肺栓塞、肠麻痹乃至坏死和肾梗死、胸腔积液等。

三、影像学表现

影像学检查方法包括超声（经胸超声和经食管超声）检查、螺旋CT增强扫描、MRI及数字减影血管造影，CT增强扫描并3D成像为术前首选诊断方法。检查范围应包括主动脉全貌及重要血管分支开口，要对主动脉瘤的病理类型、病变部位和累及的范围有全面的了解。准确测量动脉瘤近端正常主动脉最大口径、夹层内破口与左锁骨下动脉开口距离及夹层破口大小。

1. X线平片

主要表现为纵隔包块、主动脉增宽与外形改变、主动脉结消失伴气管移位、主动脉弓出现局部隆起、升主动脉与降主动脉粗细差异明显和主动脉钙化斑块内移。

2. 超声心动图

彩色多普勒超声检查可以清楚地区分液性暗区和管壁的强回声，显示剥脱内膜的回声及由撕裂内膜分隔形成的双腔样结构。实时动态观察，可见剥脱内膜在腔内漂浮运动及真、假血管腔内血，以及手术后内膜破裂口及假腔是否闭合等。

3. CT

螺旋CT增强扫描能够显示胸、腹主动脉及其主要分支的全貌和主动脉某段异常扩张、内膜剥离形成的真假两腔。增强时真腔CT值显著高于假腔，钙化内膜与主动脉外壁分离也有助于主动脉夹层瘤的诊断。

4. MRI

主动脉双腔、内膜片及内膜撕裂口是诊断主动脉夹层的主要依据。真腔内为正常血流，速度较快，呈流空低信号；假腔血流速度缓慢，为中等及较高信号。内膜片为真假腔之间线样或弧形等信号结构，还可显示内膜撕裂口及喷射征，部分病例真腔血流通过内膜撕裂口快速流入假腔，在局部假腔内产生无信号区域，与假腔的中、高信号形成鲜明对比，较为特异。

5. 主动脉 DSA

主动脉 DSA 一般是主动脉瘤最可靠的诊断方法，其敏感度近 80%，特异度可达 95% 左右。主动脉夹层造影时的表现如下。

（1）可显示双腔或双管道，即可见到在主动脉管腔内有一透明的线形带，把血管腔分为两部分，也可能见到两个管道显示的浓度与流速不同（图 2-4）。

（2）有时只显示主动脉真腔，而真腔外尚可见到增宽的主动脉影像。此时的主动脉壁由于剥离血肿压迫而呈扁平状。

（3）可显示内膜撕裂的位置和大小。

（4）若造影时出现盲端、升主动脉显影但看不到 Valsalva 窦、主动脉管腔内缘扁平和盲端造影剂消失延迟等，都提示导管进入假腔，需立即改变导管位置。

20%～50%的患者可观察到内膜撕裂的第二个裂口，发现主动脉下段裂口说明夹层血流可重新进入主动脉腔，可减轻假腔压力，有利于远端分支正常供血。

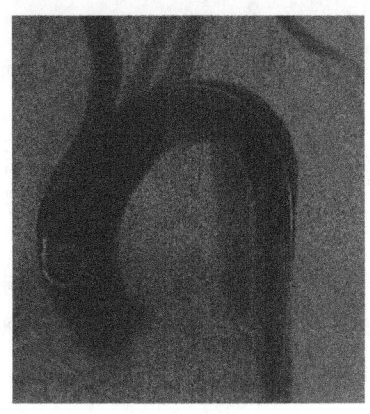

图 2-4　主动脉夹层"双腔征"

四、临床治疗选择

主动脉承受巨大的血流压力，内膜层撕裂后假腔将急剧扩展，如果治疗不及时或不恰当，破裂机会非常大，死亡率也非常高。1 周内的死亡率高达 50%，1 个月内的死亡率在 60%～70%。即使患者得以存活，因假腔的扩大和压力的增加，真腔血管的血流量降低，也会导致主动脉供血区域的脏器缺血。治疗手段主要包括保守治疗、介入治疗和外科手术治疗，应根据患者的具体情况选择不同的治疗方案。

（1）一般性保守治疗：所有主动脉夹层必须控制血压，缓解疼痛。常用硝普钠降压、吗啡镇痛。

（2）危急的患者需要急诊气管插管、呼吸机辅助呼吸。

（3）Stanford B 型主动脉夹层，以微创腔内治疗为主。

（4）传统的主动脉夹层微创腔内修复术在技术上要求主动脉上至少有 1.5 cm 的锚定区，复杂的杂交手术或烟囱、开窗、模块分支支架技术可用于治疗主裂口距左锁骨下动脉开口 1.5 cm 以内的 Stanford B 型主动脉夹层。

（5）Stanford A 型：往往需要外科手术，急性期行升主动脉置换术仍是当前的主要治疗方法。亦可采取在升主动脉放置覆膜支架来隔绝近端夹层裂口。

五、介入治疗适应证

（1）Stanford B 型主动脉夹层，内膜破口在左侧锁骨下动脉开口远侧 20 mm 以上。

（2）主动脉夹层的迅速增大（6 个月增大 5 mm 以上），直径快速增大，范围迅速增加。

（3）内膜裂口持续开放，扩张性假腔伴胸腔出血、疼痛无法控制。

（4）主动脉最大直径大于 5 cm。
（5）因假腔压迫合并内脏、下肢动脉的严重缺血。
（6）腹部主要血管特别是至少一侧肾动脉开口于主动脉真腔。
（7）不能强调腔内技术的微创而忽视其潜在风险。若夹层无明显瘤样扩张、假腔已有血栓形成或假腔流出道很好时可考虑内科保守治疗。

六、介入治疗禁忌证

（1）因髂动脉严重迂曲或闭塞，且不能纠正而无介入操作入路者。
（2）碘对比剂禁忌不能行血管造影者。
（3）有凝血功能障碍及严重的心、肝、肾疾病。
（4）主动脉内膜破裂口位于左侧锁骨下动脉开口近端的升主动脉，单纯覆膜支架不能避免遮盖颈总动脉开口者。

七、腔内覆膜支架

主动脉覆膜支架尺寸较大，既需要良好的支撑性，又要有较好的集合顺应性，一般应满足以下基本要求。

（1）良好的支撑力：支架置入后会依靠自身弹性自动扩张，完全贴附于主动脉内腔。
（2）具备较好的柔顺性，主动脉夹层支架置入后位于主动脉弓至主动脉上段，整体呈弯曲状态，对覆膜支架的纵向柔顺性要求较高。
（3）渐细的设计：主动脉从近端至远端有一个渐细的过程。覆膜支架释放完后支架头端位于较粗大的主动脉弓部，尾端则位于相对较细的降动脉腔内。不适当的渐细设计或选择不当会造成术中覆膜支架尾端因无法完全张开而管腔狭窄；或覆膜支架的尾端扩张造成降主动脉真腔的过度扩张，形成局部剪切或新的破口。
（4）良好的几何可塑性：可以将粗大的支架和覆膜压缩于较细小的支架输送期内，减少股动脉穿刺和切开的损伤程度。
（5）可以控制的释放结构：在支架近端设计牵引固定结构，在支架释放时稳定支架，防止覆膜支架后端未完全释放前被高压血流冲击向下运动，造成支架移位。

八、腔内支架隔绝术

（1）术前常规准备。
（2）术前特殊准备：严格控制血压，绝对卧床休息，多排螺旋CT血管成像范围涵盖胸骨上窝-耻骨联合下缘，了解夹层的位置、形态、范围、股动脉情况。
（3）患者取仰卧位，于全身麻醉或腰部硬膜外麻醉下行覆膜支架植入术。
（4）穿刺左侧桡动脉并置入 5 F 或 6 F 桡动脉鞘。以超滑导丝引导 5 F 头端带有刻度标记的双顶管（金标猪尾巴导管）自桡动脉鞘经左锁骨下动脉送至升主动脉，完成主动脉造影和测量。
（5）综合盆腔及双下肢CTA检查结果，选择未受夹层累及一侧的髂股动脉进行皮肤切开和血管游离，直视下穿刺游离的股动脉并置入 6 F 动脉鞘。
（6）全身肝素化。
（7）从鞘管送入 0.038 英寸超硬交换导丝，并将其头端置入升主动脉内，将猪尾巴导管在导丝引导下移至升主动脉造影。
（8）左前斜 45° ~ 60°，造影视野中应包括升主动脉、主动脉弓、降主动脉、右头臂干、左颈总动脉及左锁骨下动脉近端，造影剂流速为 20 ~ 25 mL/s，总量约 50 mL，采用 DSA 或电影采集。
（9）明确超硬导丝位于主动脉真腔内后，以金标猪尾巴导管不透X线的刻度为标准，测量破口与左锁骨下动脉开口的距离、主动脉弓部直径和长度，结合CTA测量结果选定支架型号（支架应大于锚定区主动脉弓部内径 10%～15%）。

（10）穿刺点股动脉切开，将覆膜支架传输系统沿超硬导丝送入真腔，并在透视下将其送到降主动脉近端。

（11）沿超硬加强导丝将支架输送器送至夹层破裂口近心端，定位内支架覆膜部分在夹层破裂口近心端 15 mm 以上。

（12）麻醉师用硝普钠或其他降压药控制患者血压（收缩压控制在 70～90 mmHg）。

（13）将覆膜支架送到主动脉弓降部，根据胸主动脉造影和金标猪尾巴导管与超硬导丝的交叉点确认支架释放的位置，支架覆膜近端标记释放时应在左锁骨下动脉开口以远的锚定区内，以保证覆膜支架不覆盖或仅部分覆盖左锁骨下动脉开口，绝对不能覆盖左颈总动脉开口（图 2-5）。

（14）支架释放过程中，应随时观察支架覆膜起始部与金标猪尾巴导管和超硬导丝交叉点的相互位置关系，随时调整支架位置（图 2-6）。

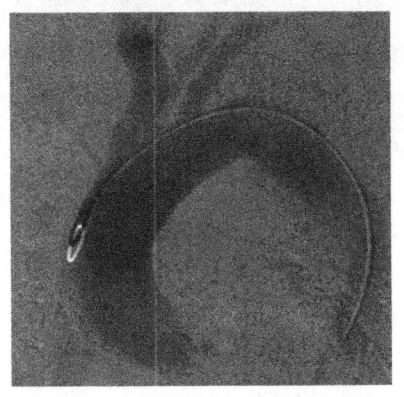 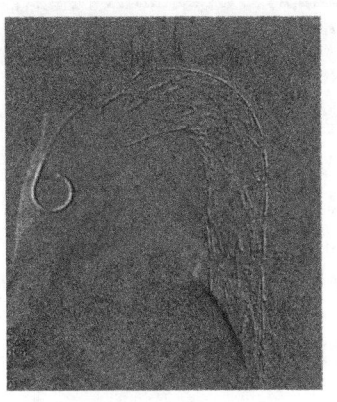

图 2-5 覆膜支架置入前造影定位　　　　图 2-6 覆膜支架释放后扩张良好

（15）透视监测下右手固定传输系统的支撑器导管尾端，左手撤传输系统的鞘管，当释放支架第一节后，确认支架释放的位置准确无误后快速后撤传输系统的鞘管以释放整个支架。

（16）支架释放完后行胸主动脉造影，观察支架位置、支架覆膜部分与左锁骨下动脉的关系、内膜破口封堵情况和明确是否存在内瘘等并发症（图 2-7）。

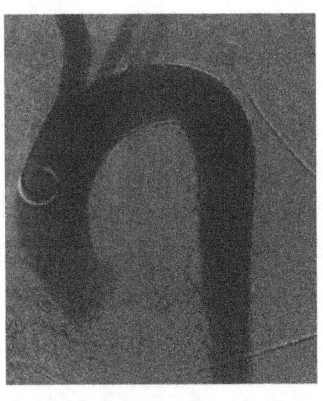

图 2-7 覆膜支架释放后复查夹层开口封闭

（17）若支架扩张不良、有明显内瘘，需引入球囊导管扩张，使支架与主动脉内壁贴合良好。

（18）确定准确无误后即可拔除猪尾巴导管、桡动脉鞘管和覆膜支架传输系统，并进行股动脉及皮肤缝合，结束手术。

（19）术后将患者送 ICU 病房 24 h 一级护理，观察指标包括患者一般情况、呼吸、心率、血压和尿量等。

九、注意事项

1. 主动脉夹层缺乏第二瘘口

主动脉夹层若破口较大而在主动脉远端缺乏第二瘘口，则大量的主动脉血液在高压下持续灌注进入夹层，将不断加重撕裂范围，同时造成真腔压迫加重；若症状不断加重，则需要主动脉内膜穿刺减压，即从股动脉穿刺后，利用房间隔穿刺针在主动脉远端适当部位穿刺主动脉内膜，使其形成主动脉夹层的第二瘘口，释放假腔的血液，减轻假腔的压力和破裂的风险。

2. 夹层破裂

距左锁骨下动脉小于 1.5 cm 或位于升主动脉，患者症状相对稳定者，可在覆膜支架封闭术时附加左锁骨下动脉转移手术、颈动脉搭桥术、主动脉支架开窗后颈总动脉内支架置入术。

3. 术前准备

术前认真核对 CTA 或 MRA 检查结果，周密制定手术计划（包括支架型号、股动脉入径及术中和术后可能出现的问题）。

4. 复杂的夹层

由于假腔持续扩大导致腹主动脉真腔受压闭塞或双侧髂动脉受累或远端第二瘘口较大，常使超硬导丝经股动脉途径进入真腔和主动脉升弓部失败。可采用左桡动脉途径交换导丝逆向送到降主动脉真腔和髂股动脉，经交换导丝将猪尾巴导管送到升主动脉。

5. 支架的覆膜部分

绝对不能覆盖或影响左颈总动脉开口。

十、术后处理

1. 静卧休息

术后在全身肝素化期间严格卧床休息，严密观察患者的血压、脉搏、呼吸、体温等生命体征。

2. 药物处理

手术后继续控制血压，预防感染。

3. 随访复查

术后 1 周、3 个月、6 个月和 12 个月内定期复查，如疑有并发症应及时行 CTA 检查。

十一、并发症与处理

1. 对比剂内瘘

（1）Ⅰ型内瘘：为血液经支架近心端与主动脉间的缝隙流入假腔，主要是因为过大的主动脉弓降部迂曲和扩张、锚定区不适当及支架直径选择不当造成近端内膜破口封堵不严。在支架放置后支架近端的高速血流将会使假腔变为只进不出的高压腔，大大增加了假腔或动脉瘤形成及破裂的概率，必须及时处理。第一种治疗方法是采用高压球囊扩张支架近端使支架贴紧主动脉壁封闭内瘘；如球囊扩张效果不佳，可在内瘘近端再加一个较短的覆膜支架以完全封闭内瘘口。

（2）Ⅱ型内瘘：是指多破口夹层，在近端夹层封闭后血流经夹层远端破口逆向灌注假腔或假腔与分支动脉相通，假腔不缩小或压力不降低。如瘘口或漏入量不大无须即刻处理。术后应随访观察，如假腔完全性或部分性血栓化，则不需要进一步治疗；但对于大量逆流造成假腔不变或增大者，则应再置入支架以封堵远端破口，应特别注意覆盖范围不能过大以避免脊髓动脉造成的脊髓缺血性损伤。

（3）Ⅲ型内瘘：是指支架覆膜撕裂或放置多个支架时支架之间对合不佳，真腔与假腔之间血流交通。一般无须即刻处理，随访观察。

（4）Ⅳ型内瘘：与覆膜材料的渗透特性有关，无须处理。

2. 血管分支覆盖

较长的主动脉支架置入腹主动脉下段时可能覆盖肾动脉、肠系膜上动脉、肾副动脉、腰动脉和肋间动脉脊髓支等，会立即发生严重后果，需要手术开通。

3. 脊髓损伤

脊髓前动脉是胸腰段脊髓的主要供血动脉，根大动脉为脊髓前动脉的主要滋养动脉，75%起自第6～12肋间动脉，约15%起自上三个腰动脉之一。覆膜支架治疗主动脉夹层时需对截瘫的发生保持警惕，应尽量避免将支架放置于第8胸椎至第2腰椎水平。在不得不覆盖远端降主动脉时，先用DSA详细了解脊髓前动脉或根大动脉分布和供血情况，或在支架放置后即刻释放脑脊液，降低蛛网膜下腔压力，使其保持在10～15 mmHg，以防止截瘫的发生。

4. 股动脉切开处血肿

常规包扎无效者应行外科手术治疗。

5. 置入后综合征

发生率为30%～100%，表现为支架置入术后出现一过性体温升高，达38℃，C反应蛋白和白细胞升高，而无任何菌血症及支架感染征象。

十二、疗效评价

覆膜支架主动脉隔绝术成功率接近100%，破裂口完全封闭率为80%，假腔闭塞率为30%。

若没有主动脉夹层的相关并发症，则患者术后病情稳定，相关症状逐渐消除。

但多数主动脉夹层患者血压控制不良，主动脉基本病变严重，夹层影响到主要分支血管，长期疗效不明确。

合并搭桥术或转移术的复杂夹层和非Stanford A型夹层介入效果欠佳。

（许志锋）

第三节　主动脉瘤的介入治疗

一、概述

主动脉瘤是指各种原因引起主动脉壁的局部薄弱、扩张和膨出的瘤，常见病因为动脉粥样硬化、血管中层囊性坏死、梅毒、细菌感染、风湿性主动脉炎、创伤等，常见致病危险因素包括吸烟、高血压、高龄、男性等。

主动脉瘤根据扩张血管的形态可分为梭形、囊状和主动脉夹层，根据发生部位可分为升主动脉瘤（包括Valsalva窦瘤）、主动脉弓动脉瘤、降主动脉瘤和腹主动脉瘤，以腹主动脉瘤最常见。

主动脉瘤由于瘤壁薄弱和主动脉高压血流冲击，瘤体会逐渐增大，在瘤壁极度扩张和外伤或血压突然升高的作用下极易破裂出血，动脉瘤体压迫或壁的扩张会影响局部动脉分支的血液供应，造成局部器官缺血。动脉瘤破裂后死亡率极高，因此，发现主动脉瘤应及时治疗，避免动脉瘤继续扩张和突然破裂，覆膜内支架腔内隔绝术是目前治疗主动脉瘤最常用的方法之一。

二、临床表现

多数患者无症状，常因其他原因而在查体时偶然发现；少数患者有压迫症状，以上腹部饱胀不适为常见。典型的腹主动脉瘤是一个向侧面和前后搏动的膨胀性肿块。

1. 疼痛

动脉瘤逐渐增大时发生疼痛，多为破裂前的常见症状。性质为深部钻孔样，部位与动脉瘤发生部位有关。胸主动脉瘤多在上胸部、背部肩胛下，向左肩、颈部、上肢放射；腹主动脉瘤多位于脐周及中上腹部、下背部。疼痛的强度增加可能预示着即将破裂。

2. 破裂

急性破裂的患者表现为突发腰背部剧烈疼痛和休克，破入后腹膜后出血局限形成血肿，腹痛及失血休克可持续数小时或数天，但血肿往往有再次破裂入腹膜腔致死的可能；瘤体破入下腔静脉可产生主动脉静脉瘘和心力衰竭，严重破裂常引起突然死亡。

3. 压迫症状

扩张瘤体压迫邻近的上腔静脉、肺动脉、气管、支气管、肺和左喉返神经、食管后可引起上腔静脉综合征、呼吸困难、咳嗽、喘鸣，降主动脉瘤可侵袭椎体，压迫脊髓引起截瘫。

4. 异常搏动与包块

主动脉弓动脉瘤可在胸骨上窝触及异常搏动，胸主动脉可在腹部正中偏左触及搏动明显韧性包块。

5. 杂音

在瘤体部可闻及收缩期杂音。弓部瘤影响主动脉根部时引起主动脉瓣关闭不全后可闻及舒张期杂音。

三、影像学表现

（1）腹部 X 线检查：肠道压迫移位，动脉壁钙化阴影呈卵形扩张。

（2）彩色多普勒超声检查：对腹主动脉瘤的准确性高，为目前优选的诊断方法。可发现腹主动脉的管腔增粗，清晰地显示其外形及附壁血栓等。

（3）CTA：腹主动脉瘤最常用的检查手段，可以清晰显示腹主动脉瘤的全貌及其与周围组织结构如肾动脉、腹膜后及脊柱的关系，以及并发的腹膜后血肿。

（4）MRA 和血管造影：可以作为腹主动脉瘤的诊断手段，但应用相对少，DSA 主要作为腹主动脉瘤腔内修复术中的评估手段。

（5）根据病史及腹部脐周或中上腹扪及膨胀性搏动的肿块，听到腹部血管杂音及震颤等，即可怀疑腹主动脉瘤。进一步行影像学检查即可确立诊断，CTA 可作为腹主动脉瘤初次明确诊断的手段。

四、临床治疗选择

（1）保守治疗：主要是用药物治疗控制高血压、心率、血脂；治疗伴随疾病，如糖尿病、高脂血症、冠心病及心功能不全等，可在一定程度上控制动脉瘤直径的增加。控制剧烈活动等可能导致血压突然升高的因素，避免创伤刺激或直接挤压动脉瘤。

（2）无症状且瘤体直径较小的主动脉瘤，可以保守治疗和定期复查。

（3）主动脉瘤出现腹痛、腰背痛等症状，表明瘤体扩大、瘤壁结构不稳定或瘤体压迫相邻结构，具有包括介入治疗在内的手术干预指征。

（4）无症状的动脉瘤直径增大至一定程度或增长速率较快，则破裂的风险增加，如腹主动脉瘤直径大于 5 cm、半年内直径增长大于 10 mm，应采取较为积极的手术干预。

（5）发生破裂的主动脉瘤，应尽快行外科治疗。外科经典治疗方法是开腹（胸）行动脉瘤切除、人工血管置换术，较小或不能切除者可采取瘤体外人工附着物加强固定，或经动脉切口在主动脉内置入覆膜支架，隔绝瘤腔并原位重建血流通路。

（6）多数需要手术治疗的主动脉瘤均可采取腹主动脉瘤腔内修复术（EVAR），其特点是创伤小，避免了传统手术所带来的巨大创伤和痛苦，降低了患者心、肺等重要脏器并发症的发生率和死亡率，特别适合于有严重并发症、预期不能耐受传统开腹手术或手术后可能出现严重并发症的高危病例。

五、介入治疗适应证

（1）除结缔组织病弥漫性扩张的主动脉瘤外，由其他原因引起的降主动脉瘤。

（2）扩张瘤腔近端距离肾动脉开口下方 10 mm 以上。

（3）瘤腔范围内无明显重要脏器供氧血管。

（4）瘤腔两端正常段主动脉无明显扭曲、扩张和广泛性钙化。

（5）外伤性主动脉瘤或假性动脉瘤。

（6）外科术后吻合口动脉瘤。

六、介入治疗禁忌证

（1）主动脉瘤破裂，临床症状不稳定者。
（2）直径在 5 cm 以上的腹主动脉瘤，近期进行性扩大的腹主动脉瘤。
（3）主动脉瘤累及头臂大血管，内支架置放将阻断其血流者。
（4）副肾动脉开口于腹主动脉瘤腔的主动脉段，内支架置放将阻断其血流者。
（5）肠系膜上、下动脉间无丰富吻合支，内支架置放将引起结肠缺血、坏死者。
（6）双侧髂动脉或股动脉狭窄、扭曲严重，推送装置无法通过者。
（7）碘过敏者、凝血功能障碍者，全身感染或双侧腹股沟感染者。

七、介入术前准备

1. 患者准备

常规检查肝肾功能、血尿常规、出凝血时间、心电图，术前 1 周内 CTA 或 MRA 检查，以显示病变细节和相邻动脉分支、髂股动脉情况，测量正常主动脉直径、瘤体长度和直径、腹主动脉和胸主动脉弯曲度、血管通畅度、有无血栓等，以决定手术方法。

2. 器械与药品准备

以术前螺旋 CTA 检查测量结果作为选择支架的标准，带膜血管内支架直径应大于动脉瘤近端正常主动脉直径的 20%，但应以术中支架释放前升主动脉造影测量数据为准。

八、介入治疗技术

（1）手术由介入科医师和血管外科医师共同完成，同时做好外科手术准备。
（2）介入治疗操作在全身麻醉状态下进行。
（3）行一侧腹股沟切开、分离股动脉，运用 Seldinger 技术置入导丝引导猪尾巴导管至主动脉适当水平行主动脉造影，明确动脉瘤的部位、性质。
（4）在造影后处理图像上测量主动脉直径，瘤体位置、直径与长度，瘤体近端与重要动脉分支的距离；观察双侧髂动脉及股动脉形态。
（5）股髂动脉极度迂曲或复杂动脉瘤可穿刺桡动脉，将造影导管置于升主动脉或动脉瘤上方主动脉造影检查。
（6）经导管注入肝素行全身肝素化。
（7）经股动脉送入超硬导丝交换导丝越过动脉瘤到达近端主动脉腔，沿导丝送入内支架输送器。
（8）麻醉医师药物控制血压在 70 ~ 90 mmHg。
（9）根据支架输送器前端标记仔细定位（图 2-8），内支架覆膜部分需在动脉瘤近心端 15 mm 以上。按说明书快速释放支架。
（10）观察支架扩张和位置情况，必要时可用直径为 30 mm 的球囊扩张支架的两端，使支架固定更加牢固。
（11）造影观察支架与瘤体远近端主动脉腔的贴合情况，是否有造影剂漏出（图 2-9）。
（12）延伸至髂动脉的复杂动脉瘤按上述方法置入腹主动脉下段至一侧髂动脉的内支架，再经对侧股动脉穿刺，置入超硬导丝并使其穿过支架主体短臂开口进入主动脉支架腔内，再将支架短肢递送系统送入主体支架的适当水平释放并与主体残端结合。亦有整体设计的分支状支架，在主体支架释放前经对侧股动脉穿刺，使用特殊引线将短肢支架预先牵入对侧髂动脉后与主体支架同时释放。
（13）主动脉造影复查。
（14）结束手术，局部缝合止血。

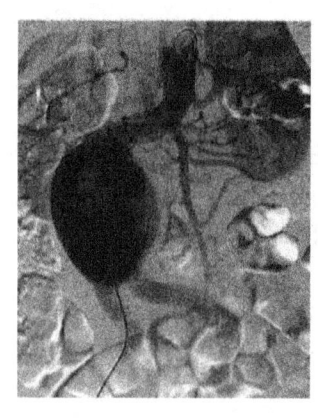
图 2-8　腹主动脉下段动脉瘤术前定位

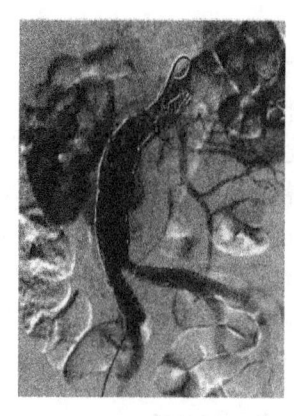
图 2-9　腹主动脉瘤覆膜支架释放术后

九、并发症与处理

（1）支架与动脉瘤之间造影剂漏出：较常见，术后 1 周内出现为早发漏，术后 1 周之后出现为晚发漏。漏发生的原因有支架直径过小或扩张不良，动脉极度迂曲使支架变形，分叉形支架短肢体与主体之间结合不牢固，支架被膜破裂。

（2）少许漏出会随着压力降低、灌注减少而逐渐血栓化而停止，较大漏出仍有动脉瘤破裂或术后瘤体直径增大的可能，在条件许可时可行栓塞治疗或增加置入较短的覆膜支架覆盖瘘口。

（3）支架移位：多由操作时定位困难、主动脉严重迂曲、瘤腔异常宽大所致。应根据具体情况考虑是否需要置入新的支架进行覆盖和支撑。

（4）血管分支覆盖：支架覆盖了肾动脉、肠系膜上动脉、肾副动脉、头臂血管、腰动脉和肋间动脉脊髓支等，会立即发生严重后果，需要手术开通。

十、疗效评价

主动脉瘤腔内修复的成功标准是动脉瘤被完全隔绝，支架移植物周围无漏出等。多中心研究表明，与传统外科手术相比，在治疗成功率、围手术期死亡率和远期疗效等方面无统计学差异。

（许志锋）

第四节　心脏瓣膜病的介入治疗

心脏瓣膜病的介入治疗主要是指经皮球囊导管瓣膜成形术（percutaneous catheter balloon valvuloplasty，PCBV），是用介入手段对狭窄的瓣膜进行扩张、解除狭窄，以治疗瓣膜狭窄病变的方法。通过扩大球囊内压力以辐射力形式传递到狭窄的瓣膜组织上，使瓣叶间粘连的结合部向瓣环方向部分或完全地撕开，从而解除瓣口梗阻，而不是瓣口的暂时性扩大。能部分代替开胸手术，具有创伤小、相对安全、术后恢复快等优点。目前应用最广的是二尖瓣成形术。我国于 1985 年开始此项技术，目前主要用于二尖瓣和肺动脉瓣狭窄的病例，三尖瓣狭窄者相对少见；主动脉瓣成形术使主动脉瓣狭窄的瓣口面积增加有限，严重并发症多，病死率高，再狭窄发生早，术后血流动力学、左心室功能和生存率均不如外科瓣膜置换术，所以多主张用于高龄不宜于施行换瓣手术者，或作为重症患者一时不适合手术治疗的过渡性治疗，不过目前发展的经皮主动脉瓣置换技术采用经导管的方法置入人工瓣膜，极大地改善了患者的预后，并为不能耐受外科手术的主动脉瓣狭窄患者带来了希望。

一、经皮球囊肺动脉瓣成形术

经皮穿刺股静脉，行右心导管检查测定右心室压力和跨肺动脉瓣压力阶差，沿导引钢丝将球囊导管送至狭窄处，快速手推（相当于 3～4 个大气压的压力）1∶10 稀释造影剂入球囊，使其扩张，

5～10 s 后迅速回抽，5 min 后可重复，直至球囊扩张时的腰鼓征消失。术后复测右心室和跨肺动脉瓣压力阶差。疗效评估：术后跨瓣压差 < 25 mmHg 为优，< 50 mmHg 为良，> 50 mmHg 为差。

PBPV 适应证：①右心室与肺动脉间收缩压差大于 40 mmHg 的单纯肺动脉瓣狭窄；②严重肺动脉瓣狭窄合并继发性流出道狭窄；③法洛四联症外科手术后肺动脉瓣口再狭窄等也可考虑应用；④轻型瓣膜发育不良型肺动脉瓣狭窄（应用超大球囊扩张法）。

禁忌证：①沙漏样畸形的瓣膜发育不良型肺动脉瓣狭窄；②合并心内其他畸形者。

PBPV 并发症：①心律失常。多为窦性心动过缓或窦性暂停，后者多为单球囊法引起，球囊阻塞肺动脉瓣口；室性期前收缩、短阵室速也可见到，室颤极为少见。②漏斗部反应性狭窄。在较严重的肺动脉瓣狭窄病例，增高的右心室压力可致使流出道的肌肉代偿性肥厚，当瓣膜的狭窄解除后，右心室压力骤降，代偿性肥厚的部分在有心室强力收缩时造成完全性阻塞，严重者可发生猝死。另外，右心室流出道的刺激或过大的球囊损伤了右心室流出道的内膜，也可引起右心室流出道的痉挛。PBPV 术后的漏斗部反应性狭窄多不需外科手术治疗，一般术后 1～2 年消失。有认为流出道激惹、痉挛可用普萘洛尔治疗。③肺动脉瓣关闭不全，发生率低，对血流动力学影响不大。

二、经皮球囊二尖瓣成形术

经皮穿刺股静脉或切开大隐静脉，置入右心导管和房间隔穿刺针，行房间隔穿刺，送球囊导管入左心房至左心室中部。将稀释造影剂注入球囊前部、后部和腰部，依次扩张球囊。在球囊前部扩张时将球囊后撤，使其卡在二尖瓣的狭窄处，用力快速推注造影剂，使球囊全部扩张，腰鼓征消失，迅速回抽球囊内造影剂（时间 3～5 s），球囊撤回左心房。

术前可预防性用洋地黄或 β 受体阻滞剂，控制心室率 < 120 次/min。停用利尿剂（心力衰竭者除外）以免影响心室的充盈。术后用抗生素 3 d，阿司匹林 100 mg/d，共 1～2 周。

房间隔穿刺是 PBMV 的关键步骤，但也是 PBMV 发生并发症或失败的主要原因。穿刺部位宜选卵圆窝处，它位于房间隔中点稍偏下，为膜性组织，较薄易于穿刺，穿刺部位过高进入主动脉或左心室，过低进入冠状动脉窦或损伤房室交界处组织，或将下腔静脉进入右心房处误认为房间隔而穿破下腔静脉。房间隔穿刺的禁忌证为：①巨大左心房，影响定位和穿刺针的固定；②严重心脏移位或异位；③主动脉根部瘤样扩张；④脊柱和胸廓严重畸形；⑤左心房血栓或近期有体循环栓塞。

疗效评定：心尖部舒张期杂音减轻或消失，左心房平均压 ≤ 11 mmHg。跨瓣压差 ≤ 8 mmHg 为成功，≤ 6 mmHg 为优。瓣口面积 ≥ 1.5 cm² 为成功，≥ 2.0 cm² 为优。

超声心动图（包括经食管超声心动图）在心脏瓣膜介入治疗中为一种无创、可重复、安全、可靠、价廉地评价瓣膜结构和功能，房、室大小和附壁血栓的检测方法。对心脏瓣膜介入手术适应证的选择、术后评价、随访是必不可少的手段。超声心动图将瓣叶的活动度、瓣膜增厚、瓣下病变和瓣膜钙化的严重程度分别分为 1～4 级，定为 1～4 分，4 项总分为 16 分。一般认为瓣膜超声积分 ≤ 8 分时 PBMV 的临床效果较好。

PBMV 的理想适应证为：①中度至重度单纯瓣膜狭窄、瓣膜柔软、无钙化和瓣下结构异常，听诊闻及开瓣音提示瓣膜柔软度较好；②窦性心律，无体循环栓塞史；③有明确的临床症状，无风湿活动；④超声心动图积分 < 8 分。

PBMV 的相对适应证：①瓣叶硬化，钙化不严重；②房颤患者经食管超声心动图证实左心房内无血栓（但需要抗凝治疗 2～4 周）；③分离手术后再狭窄而无禁忌者；④严重二尖瓣狭窄合并重度肺动脉高压或心、肝、肾功能不全，不适于外科手术者；⑤伴中度二尖瓣关闭不全或主动脉瓣关闭不全；⑥超声心动图积分 8～12 分。

PBMV 的禁忌证：①二尖瓣狭窄伴中度至重度二尖瓣或主动脉反流，主动脉瓣狭窄。②瓣下结构病变严重。③左心房或左心耳有血栓者，可予华法林抗凝 4～6 周或更长后复查超声心动图，血栓消失者或左心耳处血栓未见增大或缩小时，也可进行 PBMV。术中应减少导管在左心房内的操作，尽量避免导管顶端或管身进入左心耳。有报道左心房后壁血栓经 6～10 个月长期华法林抗凝后做 PBMV 获得成功。

房间隔、二尖瓣入口或肺静脉开口处有附壁血栓者为绝对禁忌证。④体循环有栓塞史者（若左心房无血栓）抗凝6周后可考虑。⑤合并其他心内畸形。⑥高龄患者应除外冠心病。⑦超声心动图积分＞12分。

PBMV的并发症：心包压塞、重度二尖瓣关闭不全、体循环栓塞（脑栓塞多见）、医源性心房水平分流、急性肺水肿。PBMV因并发症需急诊手术者的发生率约1.5%、死亡率约1%。

三、经皮心脏瓣膜置换术

经皮心脏瓣膜置换治疗是近年来治疗心脏瓣膜疾病的新方法。目前，新型经皮瓣膜介入治疗主要针对主动脉瓣狭窄和二尖瓣反流。研究发现，1/3的严重症状性主动脉瓣狭窄和二尖瓣反流的老年患者，由于高龄、LVEF较低及合并其他疾病的比率较高等原因，不适宜接受外科手术。然而，这些高危患者有可能从介入瓣膜手术中受益。需要注意的是，经皮瓣膜治疗，尤其是经皮主动脉瓣置换术（percutaneous aortic valve replacement，PAVR），应严格限制用于风险较高且不适宜接受外科手术的患者。

研究证实，PAVR术可以明显改善左心室功能、延长患者寿命、减轻患者痛苦，特别是对于既往有左心室功能不全的患者，能减少症状。标准的PAVR术所需要的材料包括瓣膜、输送平台和传送系统（带有三叶生物瓣的圆形平台，且瓣叶需具有良好的血流动力学特点）。目前所使用的经导管人工主动脉瓣有自膨胀式和球囊扩张式两种。自膨胀式主要为CoreValve公司的产品，最新一代产品为ReValving™，采用猪心包制备瓣膜，可经18F的鞘管输送，有经验的术者操作成功率可达98%。球囊扩张式为Edwards公司的产品，早期的为Cribier-Edwards™，它是一个由马的心包瓣膜组成的球囊扩张型不锈钢装置，并且通过无鞘导管（FlexCath）传送。装置可以沿顺行、逆行或经心尖部送入，不会产生明显的瓣周漏，在瓣环或是瓣环下区域有附着点。最新一代为采用牛心包的Edwards-SAPIEN™产品，输送直径为22~24F。PAVR术需要由心血管介入医师、影像学专家和麻醉师甚至心脏外科医师的团队协作，初步的研究结果是令人鼓舞的。

EVERESTI是应用Evalve MitraClip（一种经皮二尖瓣修复装置）经皮修复功能性二尖瓣反流的Ⅰ期临床研究，纳入6例心功能Ⅲ级的严重二尖瓣反流患者（反流程度3+或4+级），排除了风湿性心脏病和感染性心内膜炎等器质性心脏病所致的二尖瓣反流。所有患者成功接受经皮Evalve MitraClip治疗，术后30天无严重不良事件；6例患者的二尖瓣反流程度均有不同程度改善。研究表明，功能性二尖瓣反流患者经皮使用MitraClip边对边修复二尖瓣的治疗，可以有效降低二尖瓣反流程度，治疗成功率高且较为安全。

（许志锋）

第五节　微创二尖瓣手术

一、历史和概况

微创二尖瓣手术由于创伤小、术后恢复快及美观等优点成为近年来心血管外科发展的一大热点。1996年Cosgrove等报道采用右胸骨旁小切口完成二尖瓣的直视手术。此后，许多作者分别报道采用不同小切口的微创瓣膜手术技术，包括采用胸骨上段"J"形或倒"T"形切口，或采用胸骨中下段"T"形或倒"L"形切口来完成瓣膜或其他心外科手术，以及经右侧乳腺下小切口来完成单纯二尖瓣的二次手术等。

上述这些微创途径均是对原有常规手术切口的改进，而闭式体外循环（port-access）技术结合胸腔镜或机械手在心外科的应用，开辟了微创瓣膜外科的新领域，即通过采用经股动脉、股静脉的闭式体外循环及使用主动脉内球囊导管的升主动脉阻断技术，使心脏外科医生可以在一个完全静止而无血的手术野里完成各种心内操作。1996年，Carpentier等采用胸腔镜辅助技术，不阻断主动脉在室颤下完成了首例二尖瓣的直视成形术。同年，Pompili等在动物实验的基础上，将闭式体外循环技术应用于临床并获得成功。其后，Chitwood等对其加以改进，在闭式体外循环的基础上，改用经胸壁的特制阻断钳的升主动脉阻断方法成功实施了风湿性心脏病二尖瓣置换术。

在机械手的临床应用方面，Mohr 等最先采用 AESOP3000 型机械手，通过声控操纵机械手来精确控制摄像头，使心脏外科进入了机器人时代，通过微创切口便可获得较佳的瓣膜或瓣下结构的显露，使心脏外科医师能够通过观看电视屏幕来进行心内操作。其后，Carpentier 等采用 da Vinci 型心内微型机械手腕，通过远程的操控平台，完成了第一例机械手操作的二尖瓣成形手术。该种微型机械手有如同人类手腕一样的 7 个方向的自由活动度，外科医师利用位于操控平台的 3D 图像来控制机械的微型手腕去操作各类心内器械来完成各种心内的操作。

微创瓣膜外科自有史以来就一直存在着争论，Baldwin 认为微创手术的体外循环时间、主动脉阻断时间以及术后带呼吸机和 ICU 监护时间均较常规手术长，而且并发症发生率、再次手术率及死亡率均较高，所以并未达到预期的减轻患者痛苦和加快术后恢复的目的。Livesay 则把微创心脏外科比拟为"一场尚未制订比赛场地及规则，比赛目的尚未被运动员所理解和接受就开始了的体育赛事"。Cooley 则认为微创瓣膜外科隐藏着一系列的陷阱，包括较长的体外循环和手术时间、术中存在的技术问题以及术后可能发生的并发症。他甚至认为，只要使用体外循环就不能算是微创手术，因为其除了切口小一些外没有任何优点。Vernerl 和 Chitwood 等倡导微创瓣膜技术的学者则持完全不同的观点。他们认为微创瓣膜外科同其他任何一种新技术的开展一样，早期都会遇到一些问题，但随着经验的积累、技术的改善、仪器设备的改进，相信人们普遍采用的将是较小切口却具有较佳手术显露的微创手术。Mack 甚至认为未来将是微创心脏外科的天下。

二、术前准备和评估

对一个二尖瓣病变患者进行治疗，是否采用微创手术及采用何种微创手术，应于术前仔细评估。首先，应明确患者是单纯二尖瓣病变，还是并发主动脉瓣病变抑或三尖瓣病变，是否需同时行冠状动脉旁路移植术等。其次，应了解病情的轻重，有无并发动脉粥样硬化，观察左心房、左心室的大小及相对位置，尤其是 X 线胸片上主动脉结相对于胸骨柄的高度，以及既往有无胸部放疗或外科手术史等。此外，还应注意患者的身高、胖瘦、体形、胸廓的形态及有无畸形等。

对并发主动脉病变需同时成形或置换者，可选择正中胸骨上段或胸骨下段的小切口入路，尽可能不使用右侧乳腺下这种对主动脉的显露及操作不佳的切口。对需同时行三尖瓣手术者，应选择上、下腔静脉分别插管并经由右心房、房间隔的二尖瓣手术入路，以便同时处理三尖瓣的病变。对并发冠心病需旁路格式的患者，应根据冠状动脉血管病变的部位选择相应的手术入路，或选择常规的胸骨正中切口。对二次单纯二尖瓣成形或置换的患者，采用右侧小切口入路，可以避免正中切口时广泛的心脏游离可能带来的并发症。

身材较高大及胸骨较长的患者，选用胸骨正中小切口较易于术野显露和心内操作。过度肥胖、桶状胸或其他胸廓畸形者，术野显露及心内操作较为困难。既往有右胸手术史者，采用右侧小切口可能会遇到很大麻烦。

三、手术适应证和禁忌证

尽管微创瓣膜外科的开展已经有了 7 年多的历史，但在手术适应证的选择上仍然存在着一定的分歧。适应证的选择除了一般性原则外，还在很大程度上取决于外科医生的临床经验以及相关的手术器械条件，微创瓣膜手术与其他微创心脏手术一样，手术操作的安全性和可行性是适应证选择的第一要素。

（一）适应证

（1）胸骨中下段小切口：适用于任何首次的瓣膜手术，包括二尖瓣的成形或置换、三尖瓣的手术、主动脉瓣的置换、二尖瓣和主动脉瓣双瓣置换甚至 Ross 手术以及同时施行冠状动脉旁路移植术。但主要适用于单纯的二尖瓣手术、三尖瓣手术和部分二尖瓣联合主动脉瓣的手术。

（2）胸骨上段小切口：主要适用于主动脉瓣的手术，包括采用同种瓣的主动脉根部替换、无支架生物瓣置入及采用机械瓣或生物瓣的主动脉瓣置换术。对部分伴有巨大左心房者，也可采用此切口经左心房顶行二尖瓣手术。

（3）右胸乳腺下小切口：适用于单纯二尖瓣手术或并发右冠状动脉单支病变者及二次单纯二尖瓣手术而第一次手术切口为经胸骨正中切口者。主动脉瓣手术一般不宜采用此手术切口，因为很难获得满意的术野显露。

（4）闭式体外循环（port-access）技术：在有条件的单位，可作为二尖瓣病变手术治疗的主要选择，甚至可作为二次二尖瓣手术的标准术式，用以避免再次经胸骨正中切口手术时的广泛游离及其可能带来的对心脏、既往手术的冠状动脉血管桥以及其他组织的损伤。

（5）远程操控机械手的二尖瓣成形手术：所有二尖瓣关闭不全的患者，在不并发冠心病或其他瓣膜病变者可作为成形手术的适应证，但应排除瓣膜的狭窄或瓣环的严重钙化。二尖瓣的置换手术目前尚处于研究阶段。

（二）禁忌证

（1）严重的胸廓畸形如严重的漏斗胸、心脏完全位于左侧胸廓内，无法提供最佳的手术显露。既往有右胸手术史者，不可采用经右侧胸腔的微创手术。

（2）术前超声诊断有严重的外周血管疾病包括腹主动脉、髂动脉或股动脉疾病，或术中食管超声证实有严重的主动脉粥样硬化及升主动脉内径大于 4 cm，是采用闭式体外循环的禁忌证。

（3）并发主动脉瓣病变需同时手术或需同时行右冠状动脉以外的冠状动脉旁路移植者，不宜采用右乳腺下小切口。

（4）二次二尖瓣手术的患者，如同时并发中度以上的主动脉瓣关闭不全时，也不宜采用经右胸的闭式体外循环技术。

（5）经食管超声探头无法置入者，不宜采用闭式体外循环技术，有学者甚至认为不宜采用任何微创瓣膜技术。

（6）高龄（>70岁），心功能Ⅳ级或有低心排综合征的瓣膜病患者及并发肝、肾功能不全者，应采用通常的胸骨正中切口，通过缩短麻醉时间和手术时间及降低体外循环的炎症反应，以保证手术的最大安全。过度肥胖的患者，应作为各种微创瓣膜手术相对的禁忌证。

四、手术技术

为保证微创二尖瓣手术的顺利完成，首先要考虑以下几个方面：胸部切口的选择、体外循环的建立途径、心肌保护方法、主动脉阻断技术以及显露二尖瓣的心房入路。不论选择何种方法，术中应常规监测食管超声，贴好经皮的心外除颤电极片。下面结合不同的切口途径分别加以介绍。

（一）胸骨中下段小切口路径

患者平卧，切口位于胸骨中线中下段，自第 3 或第 2 肋骨水平向下至剑突根部，长 10～15 cm 用电锯从剑突根部右侧自下而上纵行劈开胸骨体，胸骨上端向右侧第 2 肋间处横断使切口呈"?"形，必要时可将胸骨向双侧第 2 肋间横断使切口呈"T"形。应尽可能避免损伤两侧胸廓内动脉。心包外胸腺脂肪组织可直接以电刀切开并切除胸腺右叶组织。心包切口与通常的胸骨正中切口相同，上端至心包主动脉反折处，下端至膈肌水平并向心尖方向延长，充分悬吊心包以利于升主动脉和腔静脉插管及心内操作。体外循环的建立通常采用升主动脉插管和经右心房的腔静脉插管，主动脉插管位置应尽可能高，以便留有安放心肌停跳液灌注针头及主动脉阻断钳的空间，上下腔均可选择直角插管，下腔管也可经另一皮肤切口引出。该切口在手术结束后用于安放心包引流管，这样有利于减少插管占据术野的空间。体外循环并行后，经右上肺静脉安放左心引流管，应选择适当的阻断钳阻断升主动脉以保证阻断完全且不影响手术视野。二尖瓣显露一般经右心房及房间隔路径，但也可经房间沟途径，心内操作同胸骨正中切口。胸骨切口上端的闭合采用带针钢丝穿过骨壁，下端可用 3～4 根钢丝经肋间固定。

（二）胸骨上段小切口路径

患者平卧，切口位于胸骨中线上段，自胸骨角向下至第 4 肋间水平，长 8～10 cm。用电刀切开软组织达骨膜，沿胸骨表面潜行分开软组织达胸骨上窝，用电锯自上而下纵行劈开胸骨至第 4 肋间处向左侧横断，使切口呈"L"形，也可将胸骨向双侧第4肋间横断使切口呈倒"T"形。应尽可能避免损伤两侧胸廓内动脉。使用适当大小的两爪开胸器小心撑开胸骨，偏右侧纵行剪开心包并悬吊于切口周边。主动脉插管同常规正中切口，经右心耳插二阶梯单房管房内引流静脉，升主动脉阻断采用适当的阻断钳，心肌保护采用经主动脉根部的顺灌或结合经冠状静脉窦的逆灌。二尖瓣的暴露经由左心房顶切口，可根据需要尽可能将左心房顶切口向上腔静脉隐窝和升主动脉后横窦扩大，以获得充分显露，心内操作同常规切口。全部缝合完成后应在通过反复膨肺充分排除左心房内气体后才予以打结。进一步的排气过程同常规切口时经主动脉根部完成。聚丙烯线闭合左心房顶切口，在适当的辅助后停止体外循环。经右侧肋间隙安放1~2根引流管，充分止血后用4根钢丝闭合胸骨，逐层缝合胸骨前软组织。

（三）右胸乳腺下小切口

在不采用股动脉插管或闭式体外循环技术时，切口通常需要做大一些（可达12~15 cm长）。患者仰卧位，但右侧胸廓要垫高成45°~90°，在右侧乳腺与胸壁皮肤折痕处平行第4或第5肋切开皮肤，切口长度一般为5~8 cm，将乳腺组织向上方抬起，经第4肋间进胸腔，将第4肋软骨自胸骨上断下，以牵开器撑开，沿膈神经前方1~2 cm纵行切开心包，上、下分别至升主动脉和下腔静脉，充分悬吊心包后，经主动脉或股动脉插动脉管，经右心房或上、下腔静脉插腔静脉引流管，最好选择直角静脉插管，建立体外循环后经右上肺静脉置左心引流管，降温至25℃，室颤下或阻断升主动脉后，经右心房、房间隔或房间沟入左心房，二尖瓣手术可在室颤下或阻断升主动脉的条件下完成。同样，在闭合房间隔前应仔细排净左心房内气体。

曾有学者对上述手术方法加以改进，从而可避免经股动脉、股静脉的体外循环。患者仰卧位，右侧垫高成30°，沿右侧第4肋骨表面自乳头稍外侧向内做一6~8 cm长横切口，先由第3肋间进胸，以牵开器撑开后，平行于膈神经前方2 cm纵行切开心包并悬吊于胸壁上，上腔静脉套阻断带，肝素化后经升主动脉插动脉管和停跳液灌注针头，经上腔静脉直接插静脉引流管。去掉牵开器，再由第4肋间入胸腔，将牵开器置于第4肋间，游离并套下腔静脉阻断带，从右心房置入下腔静脉引流管。体外循环并行后经房间沟处安放左心引流管，体温降至适当温度后，经第3肋间上用阻断钳阻断升主动脉，切开房间沟进入左心房，完成二尖瓣的手术操作。采用经房间沟的入路一般不需阻断上、下腔静脉，但如并发有房间隔缺损或卵圆孔未闭时，则需阻断上、下腔静脉，房间隔缺损或卵圆孔未闭可以于左心房内予以关闭。

（四）右胸骨旁小切口路径

患者仰卧，右侧胸部垫高成30°，消毒铺单时应留出胸骨部位，以备万一改为胸骨正中切口时的需要。胸骨旁右侧纵行切口距胸骨边缘3 cm，上自第2肋软骨下缘，向下至右第5肋软骨上缘，长约10 cm。切除右侧第3及第4肋软骨，可保留右胸廓内动脉，也可游离并结扎右胸廓内动脉以利于扩大术野并防止出血，纵行切开心包后将其边缘悬吊于胸壁，体外循环的建立分别采用经右股动脉插动脉管及经股静脉插下腔管，上腔插管则用直角管从上腔静脉根部直接插入。上、下腔分别套带阻断，主动脉直接上钳阻断，停跳液经主动脉根部顺灌或由冠状静脉窦逆灌。右心房切口由心耳向上至近左心房顶处，向下至下腔附近，房间隔纵行切口经卵圆窝向上达房间隔顶部，必要时可延伸至左心房顶，向下至卵圆窝下端。将切口的边缘向前、后牵开后，便可进行二尖瓣成形术或置换术。在二尖瓣操作完成后，房间隔切口用滑线连续缝合关闭，如切口已延长至左心房顶，则应首先缝合此部分。在闭合房间隔前应仔细排净左心房内气体。

该术式是由Cosgrove等首先介绍并成为一些心脏中心最早使用的微创瓣膜手术技术。此术式插管路径多且显露并不比其他小切口显露好，加上对肺疝等一些并发症的认识，包括作者所在单位在内的一些心脏中心已较少采用这种方法，而更多采用胸骨上段或胸骨下段小切口途径。

（五）闭式体外循环（port-access）技术

经典的闭式体外循环是指经股动、静脉插管建立体外循环并经股动脉置入主动脉内球囊导管来阻断升主动脉和灌注心肌停跳液的一套技术，从而可通过胸部更小的切口来完成各种心内的手术操作。但随着近年来技术的不断发展，其概念已经发生了一些变化。

术中应用经食管超声监测，贴好经皮的心外除颤电极片。术前由麻醉师在X线胸片或食管超声引导下，经右颈内静脉置入冠状静脉窦逆灌管及通过Swan-Ganz导管置入主肺动脉内减压管。患者仰卧位，右侧胸廓轻度垫高。平行于一侧腹股沟皮肤皱褶做长2.5～4 cm的切口，游离出股动、静脉，全身肝素化后，经股静脉缝荷包线并在导丝的引领下置入28 F二阶梯管，并在经食管超声引导下，引入右心房内，使其头端齐平于上腔静脉与右心房的交界处。股动脉插管采用21 F或23 F的"Y"形动脉管，其分叉的一端用于动脉血的回流灌注，另一端则用于置入主动脉内的球囊阻断导管。该导管为带有球囊的三腔管，顶端的管腔用于输送心肌停跳液及用来行主动脉根部的引流减压，另一管腔用于监测主动脉根部内的压力，而连于球囊的管腔则用于充盈盐水使球囊膨胀达到升主动脉内阻断的目的。体外循环通常采用膜肺，其动脉端采用滚压泵，而其静脉端则需使用另一离心泵帮助静脉回流。二尖瓣手术的胸部切口位于右胸前外侧，长为3.5～7 cm，或位于右侧腋前线至腋中线之间，经第4肋间隙进胸。于膈神经前方2～3 cm纵行切开心包并将其悬吊于胸壁上。体外循环并行降温后（26～32℃），以无菌盐水充盈球囊于血管腔内阻断升主动脉，球囊的位置极其重要。一些刚刚采用闭式体外循环技术的心脏中心，应结合X线摄片和食管超声来确定球囊的位置是否合适，在技术成熟后才可以只依靠食管超声来定位，使其位于窦管交接上方1 cm处，并可通过颅外超声监测大脑中动脉的血流来间接判断球囊位置，避免其向远端移位而阻断了大脑的血流。球囊内压力要维持在33.33～45.32 kPa（250～340 mmHg）。心肌保护液经球囊导管的顶端管腔灌注，灌注时使主动脉根部内压维持在6.67～9.33 kPa（50～70 mmHg）。灌注结束后经此导管持续行主动脉内引流减压，同时经主肺动脉内的导管引流行心内减压。如采用胸腔镜，可通过右腋前线第2～4肋间的5～10 cm套管置入0°或30°的镜头。切开左心房后，在胸腔镜的引导下，经右胸骨旁第6或第7肋间做一5 cm长的小切口放入心房拉钩以显露二尖瓣。如采用机械手辅助，可使用声控AESOP3000型机械臂，将其安置在手术床左侧近患者头部处，通过机械手臂来平稳而精确地调整胸腔镜的位置，以达到最佳的手术显露。在胸腔镜的辅助下，使用特制的心内操作器械来完成二尖瓣的成形或置换手术。然后用聚丙烯线闭合左心房切口，反复排气后打结，再经升主动脉根部减压管持续吸引以进一步排气，在经食管超声证实心腔内无残留气体后，方可开放主动脉内的阻断球囊。

为防止主动脉内阻断球囊可能带来的一些并发症，可改用特制的阻断钳穿过胸腔来直接阻断升主动脉，即通过右侧第2或第3肋间隙处做一4 cm长的皮肤切口，将此特制的阻断钳经该孔置入胸腔内，由上腔静脉前方于横窦内阻断升主动脉。在安放阻断钳时，应特别小心，避免损伤右肺动脉或主动脉壁。阻断后胸腔镜应能看到整个横窦，以确定阻断钳的位置无误且升主动脉阻断完全。

（六）远程操控机械手的二尖瓣成形手术

患者仰卧位，右侧胸廓垫高30°～40°，将右上臂悬吊于患者的前额上方。体外循环的建立采用经股动脉置动脉管，经股静脉置21～23 F下腔静脉管，经右颈内静脉置17 F上腔静脉管，并通过负压泵帮助静脉回流。在右侧乳房下做长为4～5 cm的切口，经第4肋间隙入胸。该切口的前部用于置入胸腔镜，而后部则作为助手的操作通路。心包切口同其他右侧切口者，升主动脉的阻断采用经胸壁的阻断钳方式，心肌保护采用经主动脉根部的间歇顺灌。二尖瓣的手术操作通过小的左心房切口，并用经胸壁的心房拉钩牵开。胸腔内持续注入二氧化碳气体。左心房内置管持续引流以保持术野干净无血。在对二尖瓣的病变仔细探查后，确定机械手两臂的安放部位并于切口处置入套管。其右臂的套管通常位于上述乳房下切口的后侧，在大多数患者平行于右上肺静脉处；而左臂的套管位于右臂套管的头侧稍前方，两者相距约6 cm，以避免两臂的互相干扰，并且最佳的机械臂位置还可避免撕裂左心房。胸腔镜选用30°带高倍放大镜的摄像头。手术野内用过的缝针通过长磁性装置回收，而线头等碎渣则以负压吸引器吸走。术者坐在手术室内距手术床3 m远的操控平台旁，通过观看显示器的三维图像并以声音控制机械手臂来完成二尖瓣的手术操作。助手站于手术床边，更换手术器械，并向机械手臂提供手术材料或取走手术材料。在完成二尖瓣的手术操作后，取出位于胸腔内的机械手装置，在直视下闭合左心房切口，这样可缩短手术时间。在食管超声监测下仔细排气，方法同常规手术。

目前使用的远程操控的机械手系统主要包括daVinci和Zeus两类，两者均可在远程操控下完成机械手腕的心内操作。Zeus系统优点是：具有更小的操作仪器，使创口更小，且同时具有3个操作臂固定于手术床，使其中的一个操作臂可单独用于操控胸腔镜；缺点是仪器缩小后仅具有 5 个方向的自由活动度，而且只有 2D 图像显示。

（七）闭式二尖瓣成形术

目前该种术式已经过了动物实验阶段，并开始有少量的临床成功病例报道。设想是应用经皮置入技术非体外循环下完成二尖瓣的双孔成形术及后瓣环成形术来治疗二尖瓣关闭不全的患者。基本方法是采用经皮导管技术将一类似螺栓的装置置入并固定到二尖瓣前后叶相应于直视手术时需要缝合的部位，完成双孔成形。另外，通过冠状静脉窦沿二尖瓣后瓣环置入一可收缩的成形环完成后瓣环的环缩。此技术应属介入心脏瓣膜治疗范畴，尚处于临床研究阶段。

五、并发症及其处理

1. 切口不得不改为常规胸骨正中切口

发生率约为 9%。原因：术野显露不佳，无法除颤复苏或排除左心内气体；右侧胸膜腔粘连致无法顺利进入或膈神经麻痹致膈肌抬高；无法经股动、静脉建立闭式体外循环或不能置入主动脉内球囊阻断导管；因手术并发症需经胸骨正中切口加以处理，包括闭式体外循环导致的夹层动脉瘤、继发冠状动脉损伤行旁路移植术以及经原切口无法解决的出血等。

2. 出血、心包积液或心脏压塞

发生率约为 9.9%。出血部位可以是胸部切口的胸骨断面或骨膜、肋间动脉，也可是原有的胸腔粘连、胸腔镜套管的损伤以及起搏导线等所致的心表血管的损伤。胸管引流液超过 100 mL/h 并持续 2 h 以上时应二次开胸止血，如经原切口无法达到彻底止血时应改为常规胸骨正中切口。对中、大量心包积液或心脏压塞者亦应开胸引流或行床旁引流。

3. 中枢神经系统损害

发生率约为 25%。多见于采用闭式体外循环技术时，包括脑卒中、神志障碍、偏瘫等。原因可能为心内排气不完全、急性主动脉夹层或主动脉内阻断球囊的移位而阻碍了脑血流灌注。预防：应注意在食管超声的监测下充分排除左心内的气体。在采用闭式体外循环时，应小心预防夹层动脉瘤的发生，还应通过食管超声或结合经颅的多普勒脑动脉血流图来随时监测升主动脉内阻断球囊的位置，以防止球囊移位，造成对脑血供的损害。

4. 急性主动脉夹层动脉瘤

它是采用闭式体外循环技术时最严重的一种并发症，发生率为 0～3.0%，且死亡率较高。一旦发生并发症，应立即改为常规胸骨正中切口，在显露充分的情况下行升主动脉人工血管替换术。

5. 新发的心房颤动

新发的心房颤动是一种较常见的并发症，发生率为 5%～13.5%。此并发症发生率在选用闭式体外循环技术时较其他小切口明显低。治疗上与采用常规胸骨正中切口者相同。

6. 心动过缓或传导阻滞

心室率过慢者需安放永久起搏器，约占 7.9%。

7. 呼吸系统并发症

呼吸功能不全、肺炎、右膈神经损伤、血胸或气胸等。可针对具体情况予以治疗。

8. 腹股沟股动静脉插管处的并发症

其包括伤口愈合不良或感染、血肿或淋巴肿、动静脉瘘或狭窄。轻者可保守治疗，严重者需手术治疗，根据不同情况可采用清创缝合、修补血管破口或狭窄、结扎淋巴管等。

六、疗效

（一）死亡率

文献报道该手术的死亡率约为 5.8%。Cosgrove 组采用胸骨上段小切口的 462 例患者（二尖瓣成形占 87%）的死亡率为 0.2%。采用胸骨下端小切口的心脏中心 Doty 组 29 例单纯二尖瓣成形或置换的手术死亡率为0。而20例多瓣［二尖瓣同时主动脉瓣和（或）三尖瓣］手术的死亡率为5%。Cohn组353例患者（二尖瓣成形占87.8%）的手术死亡率接近0.6%。Galloway等报道了采用port-access技术的121家心脏中心的321例二尖瓣手术的结果，其中二尖瓣成形（137例）和置换（184例）的手术死亡率分别为1.5%和3.3%。Carpentier组22例手术的死亡率为0，Chitwood组110例二尖瓣手术的死亡率为0.9%。Mohr组5年中采用右胸小切口、port-access或经胸腔的升主动脉阻断技术以及机械手辅助等方法施行二尖瓣手术的449例患者，二尖瓣成形（327例）和瓣膜置换（122例）的手术死亡率分别为3.1%和5.2%，而其中39例二次手术的死亡率为5.1%。Colvin组714例患者中单纯二尖瓣成形（375例）和置换（186例）的手术死亡率分别为1.1%和5.8%。北京阜外心血管病医院1996年12月至2003年10月共完成各种小切口下的单纯二尖瓣手术235例，死亡3例，死亡率为1.3%。

（二）死亡原因

Colvin等通过对714例采用port-access技术或经升主动脉直接插管的二尖瓣手术或并发其他手术（主动脉瓣、三尖瓣或冠状动脉旁路移植等）的死亡危险因素的分析发现：高龄、心功能Ⅳ级、既往有心脏手术史、急诊手术以及并发糖尿病的手术风险增加。再加上外周血管疾病，并发其他手术，有卒中或一过性脑缺血发作史，是发生各种并发症及导致死亡的危险因素。微创二尖瓣手术的死亡原因包括肠系膜缺血、上消化道出血、下腔静脉破裂、围术期心肌梗死、急性主动脉夹层动脉瘤、成形失败后的再次手术、肺炎或肺栓塞、主动脉内球囊破裂后的低心排、感染性心内膜炎的败血症等。

（三）二尖瓣反流的残留

采用微创二尖瓣手术的几家主要心脏中心的结果显示，二尖瓣成形术后无残余反流或仅有微量反流的患者基本可达90%或90%以上，而少数存在二尖瓣Ⅱ度反流者可用药物控制，而因二尖瓣成形失败的再次手术率为0.7%～5.2%。文献报道的微创二尖瓣置换术后瓣周漏的发生率约为13%。但目前多数主要心脏中心报告的瓣周漏的发生率均很低。

（四）再手术原因

除因出血需二次开胸及瓣膜成形失败的二次手术外，其他再次手术的原因包括右胸骨旁切口术后的肺疝修补、新发房间隔缺损的修补、术后感染性心内膜炎瓣膜置换、冠状动脉堵塞的旁路移植术以及主动脉瓣继发病变的置换手术等。

（五）远期疗效

由于微创瓣膜外科的开展时间还不是很长，目前所能见到的也就是3～5年的随诊结果。从这些资料来看，可以获得与采用常规胸骨正中切口同样的远期疗效。

附：

随着心脏外科的手术技术、麻醉、体外循环和围手术期监护等各个方面水平的提高，心脏瓣膜外科手术方法已逐步成熟，与心脏手术相关的死亡率和发病率也逐渐下降。在保证手术安全和质量的前提下，为达到美观、减少损伤、加快恢复和减少医疗费用的目的，以小切口手术和内镜为主的微创心脏瓣膜手术（minimally invasive valve surgery，MIVS）的研究正越来越受到重视，一系列新技术和新器械的不断研发为微创心脏瓣膜的迅速发展创造了条件。近年来，微创心脏瓣膜外科迅速发展，正在逐步形成一个比较完整的独立学科。

对于MIVS的定义，目前在国内外尚无全面的、准确的、为人们所接受的概念。通常认为，与标准胸骨全部劈开以及上、下腔静脉和升主动脉插管建立体外循环相比，通过小切口、非胸骨全部劈开以减小创伤的手术径路，避免或减少了体外循环、阻断主动脉和心脏停搏等非生理状态对机体的损伤，或采用电视胸腔镜和外科手术机器人辅助等不同于传统心脏手术方式行心脏瓣膜手术的方法，均可称为MIVS。1992年Tatebe报道的应用小切口加部分胸骨正中劈开和Rosengart等报道的应用右前外侧切口行心内手术是微创心脏手术的最初尝试，1996年Cosgrove报道的经右胸骨旁径路行主动脉瓣手术是最早的微创心脏瓣膜手术。此后，右胸骨旁径路、右前外侧胸部径路和各种部分胸骨劈开等胸部小切口手术技术的发展，应用Heart-port系统经右侧小切口开胸-电视胸腔镜手术和外科手术机器人辅助下行心脏瓣膜手术等表明微创心脏瓣膜外科进入了新的发展阶段。以下就微创心脏瓣膜外科的几个主要问题进行讨论。

（一）胸部小切口的心脏瓣膜手术径路

胸部小切口心脏瓣膜手术主要采用经胸骨旁径路、经肋间径路和部分胸骨劈开径路。

1. 胸骨旁径路

一般采用右侧胸骨旁切口，手术切口为右胸骨旁第2肋骨下缘1.0 cm至第4或第5肋软骨上缘，长10 cm左右，切断第3、4肋软骨，视情况处理右侧胸廓内动脉（大多数可保留），进入右胸腔，推开右肺，切开心包后，可显露右心房、主动脉。应用此径路手术应常规放置体外除颤电极，常常需要经股动脉和麻静脉插管建立体外循环。国内外均有应用此切口行二尖瓣或主动脉瓣手术的报道。主要优点：不损伤胸骨，保持胸廓的完整性，出血少，病情恢复快，切口相对美观。主要缺点：术野显露较差，下腔静脉插管比较困难，常需股静脉插管，意外情况的处理相对困难，手术适应证局限，患者低领着装时部分手术瘢痕可暴露。

2. 经肋间径路

通常采用右前外侧胸部切口，亦有经左胸行二尖瓣手术的报道。右前外侧胸部切口在女性沿右乳房下缘做弧形切口，男性及儿童做右前外胸部切口，前端起自乳头右下3~6 cm，后端止于腋中线，切口长8~14 cm。经第4肋间进胸，于膈神经前2 cm纵行切开心包，下端绕向心尖，呈"L"形，显露主动脉、右心房。应用此径路手术应常规放置体外除颤电极，一般不需要经股动脉和股静脉插管建立体外循环。可行二尖瓣和主动脉瓣手术，国外有报道采用此切口为二尖瓣手术的常规径路，国内亦有相关报道。主要优点：保持胸廓的完整性，出血少，切口隐蔽。主要缺点：主动脉插管比较困难，发生意外情况需股动脉插管，行主动脉瓣手术时显露主动脉瓣比较困难，手术操作压迫右肺，对肺功能有所影响。

3. 部分胸骨劈开

部分胸骨劈开方法比较多，主要有胸骨完全横断法、倒"L"法、"T"法、倒"T"法、右胸骨窗法和左胸骨窗法等。下面主要介绍胸骨完全横断法和倒"L"法。

（1）胸骨完全横断法：正中切口第2肋下缘1.0 cm至第4或第5肋上缘1.0 cm，在第3或第4肋水平横断胸骨，处理胸廓内动脉，根据情况保留一侧胸廓内动脉，显露升主动脉和右心室流出道。主要行主动脉瓣手术，无法行二尖瓣手术。主要优点：损伤小，主动脉瓣术野显露清晰。主要缺点：下腔静脉显露困难，常需股静脉插管，不能行二尖瓣手术。

（2）倒"L"字法：正中切口第2肋下1.0 cm至剑突，正中劈开胸骨范围为剑突至胸骨柄，横断右半胸骨，保留右侧胸廓内动脉。可行二尖瓣和主动脉瓣手术。主要优点：损伤较小，切口隐蔽。主要缺点：主动脉插管相对困难，主动脉插管并行主动脉瓣手术术野局限，操作困难，常常需要股动脉插管。

（二）MIVS的体外循环技术

MIVS的体外循环技术与微创心脏手术的体外循环技术基本一致。

1. 插管

MIVS的插管位置选择应根据患者的情况和选择的切口而定，可根据不同的情况选择主动脉或股动脉插管，是否需要股静脉插管根据显露情况而定。另外可以选用特殊的插管。

2. 周围体外循环的应用

在MIVS中，由于手术野的局限，常常需要应用周围体外循环，从文献资料看，周围体外循环比较安全可靠，但亦存在泵压高、灌注流量不足、股动静脉损伤和狭窄等问题。

3. 静脉引流

静脉引流通常采用落差引流，亦有采用离心泵或滚压泵的报道。

4. 主动脉阻断的方法

主要有升主动脉常规直接阻断、经胸应用特殊阻断钳阻断和主动脉内气囊导管阻断等方法。

（三）胸腔镜辅助下行二尖瓣手术

胸腔镜辅助下进行二尖瓣手术需要建立股动脉、股静脉体外循环。建立体外循环的一般方法主要有以下三种。

（1）建立股动脉、股静脉体外循环后，应用port-access系统（美国Heart-port公司开发的微创心脏手术应用系统）经股动脉在主动脉内放置阻断用的气囊导管，并在食管超声引导下定位于升主动脉适当位置，腔静脉可采用双气囊的静脉引流导管。

（2）经右前胸第3肋间做一长5～7cm的切口，经胸切开心包，显露主动脉，应用特殊的主动脉阻断钳阻断主动脉。

（3）低温加心脏表面降温诱发心脏颤动，不阻断升主动脉。胸部切口可采用倒"L"形切口、右前外侧和胸骨旁切口，切口长为6～8cm，心脏操作与常规手术相似。胸腔镜下手术虽然借助胸腔镜可获得比较满意的视野，但由于其切口小，二尖瓣位置较深，显露差，操作比较困难，同时因术中在胸外打结，需采用推结器推至胸内，从而增加了手术和体外循环的时间。尽管如此，由于其创伤较小，故欧美发达国家应用较多，有的中心甚至以此作为二尖瓣手术的常规方法；国内亦有类似报道，但例数较少。

（四）外科手术机器人在微创瓣膜手术中的应用

Computer Motion公司首先研制开发了可辅助心脏手术的外科机器人系统，1998年Falk等首次报道在外科手术机器人辅助下行微创瓣膜手术。对手术的准确定位、微创的程度、手术质量以及远程手术等方面带来了前所未有的变革，甚至改变了以往心脏外科的许多概念。外科手术机器人包括机器人手臂和手术操作平台两部分。机器人手臂包括一个内镜和两个手术器械用臂，其中内镜有两个镜头。经过计算机处理将手术区域的图像呈现在操作平台上；而术者在操作平台上通过操作装置将手术动作传到手术器械用臂，以完成手术操作。在欧美发达国家，借助外科手术机器人的微创瓣膜手术发展非常迅速，主要的操作系统有Zeus系统、Aesop系统和DaVinci系统，总数上百例，而最大的一组报道为36例。通过外科手术机器人可完成二尖瓣手术的瓣叶楔形切除、瓣环缝合缩短、腱索缩短、人工瓣环缝合等操作。随着手术例数的增加，手术操作时间也逐渐减少，机器人操作时间多为1.5h。我国北京和上海已有外科手术机器人行心脏瓣膜手术的报道。但目前外科机器人系统在心脏外科手术中的应用还受到许多限制，亦存在不少问题。首先，整个系统价格相当昂贵，装备Zeus系统、Aesop系统和DaVinci系统的费用均为40万美元左右；其次，技术难度较高，对术者的要求也较高。其中主要的问题在于缺乏天然的触觉反馈系统和手术操作时间较长。由于缺乏触觉反馈，对瓣膜柔韧性的判断以及打结松紧程度的判断都存在一定的困难；同时完全借助外科手术机器人延长了手术操作时间，尤其打结需要的时间较长。目前临床上报道仅限于二尖瓣手术，且以二尖瓣成形术为主，尚无二尖瓣置换的报道。远期随访结果表明：二尖瓣后瓣成形术效果较好，前瓣成形术的远期效果尚不理想。

虽然微创心脏瓣膜外科发展迅速，但仍存在一些问题。首先，在现有的条件和技术下，瓣膜手术仍需要体外循环，尚不能避免体外循环对机体的损伤。其次，经各种类型的小切口行瓣膜手术离真正意义上的微创尚有一定差距，其体外循环时间相对延长、部分患者术后切口疼痛较重以及术中出现意外的可能性增加，而且各种类型的小切口均有其各自的适应证和禁忌证。另外，采用胸腔镜辅助下手术和外科手术机器人辅助下手术也存在上述一些问题。而且，新器械的应用必然会导致医疗费用的相应增加。在这种情况下，要求从事微创瓣膜外科手术的医师必须有良好的心脏外科基础，熟练掌握常规瓣膜手术技巧并具有较强的术中应变能力，经过一定的培训，熟练掌握新器械的使用方法及技巧，不应盲目追求微创手术，盲目追求小切口。微创心脏瓣膜外科的发展是心脏瓣膜外科的发展方向，以及临床手术经验的积累，仿生学、生物力学和计算机等学科发展在微创心脏瓣膜外科的进一步应用，随着新技术和新器械的进一步研发，微创心脏瓣膜外科将得到更迅速的发展。

（许志锋）

第六节 微创主动脉瓣手术

随着各种新型医疗器械的开发以及外科观念和技术的进步，微创化已成为心脏外科发展的主要趋势。微创心脏外科（minimally invasive cardiac surgery，MICS）的核心思想就是尽可能减少手术创伤，尽可能降低医疗费用，突出表现在手术切口的缩小以及避免体外循环。但由于体外循环仍是目前心脏瓣膜手术所必需的，因此，至今微创瓣膜手术主要仍致力于尽可能地缩小手术切口方面，即使用那些不同于传统胸骨正中切口（胸骨全部劈开）的各种小切口（皮肤切口 6～10 cm，通过肋间或部分劈开胸骨）手术以及为更好地显露这些切口而采用的各种不同插管方式的组合应用。

目前，各种微创主动脉瓣手术的切口主要分为四类：①右侧胸骨旁第 2～5 肋间纵行切口；②第 3 肋间水平横断胸骨切口；③右前胸壁切口（第 2、3 肋间及乳腺下第 4 肋间切口）；④各种形状及大小的部分胸骨切口，主要是胸骨上段及胸骨中下段切口。另外，为尽可能地减小手术切口和手术创伤同时又能获得最佳的手术视野，体外循环的建立可采用各种不同的插管部位和不同的组合方式。例如：①股动脉－股静脉插管；②股动脉－右心房插管；③腋动脉－右心房插管；④升主动脉－头臂静脉插管。1996 年，美国斯坦福大学的 Stevents 等开发的 Port-Access 系统（闭式体外循环技术）可以说是介入治疗和传统体外循环技术相结合的成功典范。但由于通过微创主动脉瓣手术的切口已经可以在直视下直接阻断升主动脉，并且较容易建立起标准的体外循环（升主动脉－右心房插管），因此目前而言，Port-Access 技术对于微创主动脉瓣手术并未体现出重大的临床实际应用价值。

一、历史和概况

自从 1961 年 McGoon 完成第一例主动脉瓣置换手术以来，体外循环下经胸骨正中切口一直是主动脉瓣手术的标准术式。1996 年，Cosgrove 等最早尝试经右侧胸骨旁切口及第 3 肋间水平横断胸骨切口的主动脉瓣手术。此后，世界各国医生应用各种不同形状、长度的小切口于主动脉瓣手术，如 Benetti 等采用右侧第 3 肋间切口、Pau 等采用右侧第 2 肋间切口、Minale 及王东进等分别采用乳腺下切口和右腋下肋间切口以满足重视美容效果的患者、Moreno-Cabral 等采用胸骨中下段 "T" 形切口、Svensson 等采用胸骨上段 "J" 形切口、Gundry 等采用胸骨上段倒 "T" 形切口，另有使用胸骨中段（第 2 至第 5 肋间）"I" 形切口、反 "C" 形切口以及胸骨上段 "V" 形切口等报道。

虽然上述各类手术切口都可以应用于临床，但还是存在各自不同的优缺点。如胸骨旁切口需要切断肋软骨和结扎乳内动脉，这样既增加了术后的疼痛，又减少了未来可能的冠状动脉旁路移植手术旁路材料的储备。横断胸骨的切口则需要结扎两侧的乳内动脉。胸壁肋间切口的术野显露稍差，常需要使用特殊器械并采用其他部位的插管。另外，无法快速顺利地转变成胸骨正中切口是上述几种切口共同的缺陷。而部分胸骨切口尤其是胸骨上段小切口如胸骨上段倒 "T" 形切口、胸骨上段 "J" 形切口、胸骨上段 "L" 形切口等由于术野显露好，可以建立标准的体外循环且易于转变成标准的正中切口而为多数心外科医师所认可。此种切口无需特殊的器械辅助就可以建立起升主动脉－右心房插管，可以经右上肺静脉建立左心引流，可以顺利地实施升主动脉常规阻断和主动脉根部顺行灌注而无须增加其他复杂操作。现今，包括 Cosgrove 等在内的一些最早使用微创瓣膜手术技术的个人和心脏中心，都分别采纳了胸骨上段或胸骨中下段小切口途径。

二、术前准备和评估

（一）术前准备

对拟进行微创主动脉瓣手术的患者，要详细了解其病史，一定要明确患者是否有心脏手术史，既往有无肺部疾病如胸膜炎、脓胸、肺结核和胸部放疗或外科手术史。除瓣膜置换术常规的术前检查包括超声、X 线胸片等外，肺功能检查也是必不可少的。对于有条件的患者和医院，大动脉及外周动脉的造影检查、CT 和 MRI 也具有重要的参考价值。

(二)术前评估

由于手术切口小，术野显露相对较差，术中临时改变或增加其他操作的余地很小，因此，仔细的术前评估对切口的选择以及手术的顺利进行有很重要的意义。

（1）应明确患者是单纯主动脉瓣病变还是并发有二尖瓣或三尖瓣病变，抑或需同时行冠状动脉旁路移植术。

（2）外科医师应通过术前复习患者的各项影像学资料，了解病情的轻重以及主动脉粥样硬化及钙化的程度和范围、升主动脉的长短及是否有移位，尤其是X线胸片上主动脉结相对于胸骨柄的高度。因为胸骨柄位置过低不仅会遮挡主动脉，还会由于肋骨向前倾斜度较大使胸廓前、后径变短不利于心脏显露和手术操作。需要了解主动脉窦及瓣环的相对位置、左心室的大小及相对位置，如果患者左心室较大，将使心脏右旋，主动脉右移，这样使显露更好，从而有利于操作。以上都必须在术前明确，避免因术式选择错误而增加手术难度。

（3）应注意患者的身高、胖瘦、体形、胸廓的形态及有无畸形等。身材较高大以及胸骨较长的患者，选用胸骨正中上段小切口或中下段小切口时较易于术野的显露和心内操作。过度肥胖、肋间隙过窄、肌肉发达、桶状胸或其他胸廓畸形者，术野显露及心内操作较为困难。

（4）术前应向患者讲清微创手术的优缺点，让患者了解他（她）从中有何受益，以及术中有时不得不改变手术方式的可能性及由此带来的并发症。Ehrlich等通过对27例主动脉瓣手术患者的调查发现，在客观向患者介绍微创主动脉瓣手术的优缺点后，只有6例（22%）患者选择了微创主动脉瓣手术。

三、手术适应证和禁忌证

（一）适应证

目前有关微创主动脉瓣手术的适应证尚无定论，患者的选择在很大程度上取决于外科医师对微创瓣膜手术的认可程度和临床经验以及对切口的选择与不同的插管方式的组合应用的熟练程度。作为普遍接受的适应证还有待于大组的临床研究证实。从理论上说，临床适应证几乎包括所有单纯主动脉瓣病变的患者。另外，下述因素可以提示患者有可能更多地从中受益：①患者瘦高；②胸部X线摄片上显示心影呈管状，升主动脉长；③肋间隙宽；④既往有心脏手术史，尤其是有冠状动脉旁路移植术史而旁路仍然通畅者是胸骨上段小切口的最佳适应证；⑤严重的糖尿病（经胸骨旁及肋间切口）；⑥严重的慢性阻塞性肺疾病（经部分胸骨切口）；⑦有可能再次行心脏手术的高危人群；⑧对美容效果要求较高者。

（二）禁忌证

（1）既往有右侧肺部疾病如胸膜炎、脓胸、肺结核和胸部放疗或外科手术史者，不可采用经右侧胸腔的微创手术。

（2）严重的慢性阻塞性肺疾病患者因可能无法耐受单侧肺通气，亦不可采用经右侧胸腔的微创手术。

（3）食管超声无法置入者，由于无法在超声引导下置入逆灌管，协助监测左心排气以及评估手术效果，所以不宜采用微创瓣膜技术。

（4）经术前各项影像学检查证实存在有外周血管疾病，是采用经外周动脉插管建立体外循环的禁忌证。

（5）术前超声或术中食管超声证实有严重的主动脉粥样硬化及钙化，小切口手术相对比较困难的操作更易引起栓子的脱落，增加神经系统并发症的发生。

（6）高龄（>70岁）、严重的肾功能不全、心功能Ⅳ级或有低心排综合征以及需要行急诊手术的主动脉瓣病变患者，应采用常规的胸骨正中切口，通过缩短麻醉时间、手术时间以及体外循环时间，尽可能减少手术尤其是体外循环引起的炎症反应对患者的影响，以提高手术的安全系数。

（7）其他不利于微创主动脉瓣手术完成的因素（相对禁忌证）有：①心脏完全位于左侧胸腔或升主动脉向中线旋转移位，此种情况无法提供最佳的手术显露；②过度肥胖、肋间隙过窄、肌肉发达、桶状胸或其他严重胸廓畸形（如严重的漏斗胸），这些情况使术野显露及心内操作较为困难。

四、手术技巧

为保证微创主动脉瓣手术的顺利完成,应全面考虑以下几个方面:切口的选择、体外循环的建立途径、心肌保护的方法、充分的左心排气。不论选择何种方法,术中应常规置入经食管超声探头,贴好经皮的心外除颤电极片。下面结合不同的切口途径分别加以介绍。

(一)切口选择

1. 胸骨旁小切口

此切口最早应用于微创主动脉瓣手术。优点是保持了胸骨的完整性,缺点是术后患者的疼痛感较强,有时需要结扎并离断右乳内动脉,而且部分瘦弱的患者将来可能出现胸骨旁的矛盾运动。另外有些患者如肥胖、肋间隙过窄、胸腔过深或肌肉发达则有可能造成术野显露困难,必须采用外周插管的方式建立体外循环(图2-10)。

2. 横断胸骨的小切口

正中纵行切口为皮切口,于第2或第3肋间横行切断胸骨。此切口能获得较满意的术野显露,但需结扎并切断两侧的乳内动脉,且胸骨的稳定性还不如传统的胸骨正中切口,几乎已被摒弃不用,后面的手术操作中不再详细描述(图2-11)。

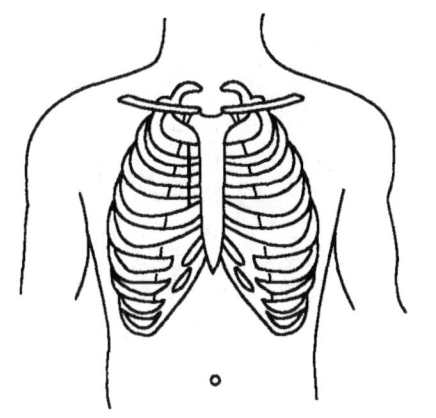
图2-10 胸骨旁小切口

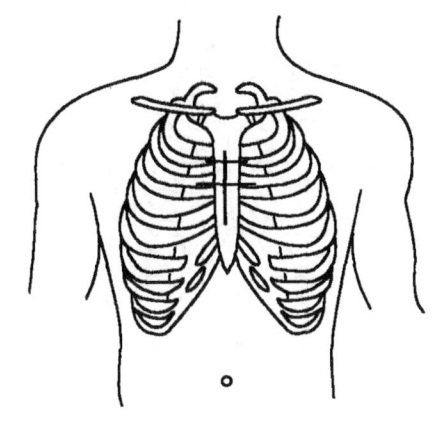
图2-11 横断胸骨切口

3. 右前胸壁小切口(右胸第2、3肋间及右胸乳腺下)

此类切口保持了肋骨及胸骨的完整性,且不用结扎并离断胸廓内动脉。其中乳腺下切口(经第4肋间)对美容要求较高的女性患者意义最大。但对于肥胖、肋间隙过窄、胸腔过深或肌肉发达的患者较其他切口更容易造成术野显露困难,经升主动脉-右心房插管的难度大于其他切口,常需采用外周插管的方式建立体外循环。且往往需要使用特殊的手术器械和较高的手术技巧。亦有学者报道此切口术后的患者疼痛持续时间比胸骨正中切口还要长(图2-12)。

4. 右侧腋下肋间切口(第3肋间)

此切口的优缺点同右前胸壁切口,仅就美容效果而言是所有切口中最好的。但由于术野最深、显露最差、操作难度最大,因此对于适应证的选择更为严格,对外科技术和器械的要求更高(图2-13)。

5. 胸骨中下段小切口

此切口的适应证几乎与传统的胸骨正中切口相同,因此采用此切口行主动脉瓣手术的最大优点在于很容易处理术前未发现的并发病变,且必要时易于转变为常规切口。但此手术切口无法充分暴露升主动脉及其弓部,不适用于并发升主动脉病变的患者,亦不适合再次主动脉瓣手术的患者(图2-14)。

6. 胸骨上段小切口

适合几乎所有主动脉瓣甚至部分升主动脉的手术,包括各种机械瓣及生物瓣的置换术、主动脉根部替换术、升主动脉端端吻合术。因术野显露好,几乎所有患者都可以采用常规的升主动脉-右心房插管,手术使用的器械与操作过程同常规主动脉瓣手术无异。必要时与胸骨中下段切口一样易于转变为常规切口。这一切口也是目前被大多数心脏中心和外科医生认可的经典微创主动脉瓣手术切口（图2-15）。

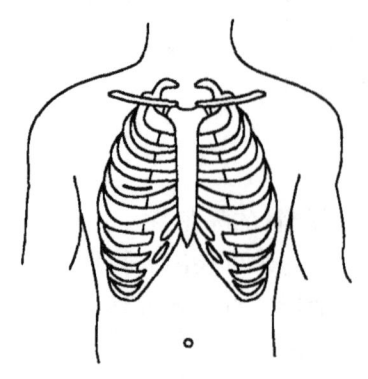

图2-12 右前胸壁切口

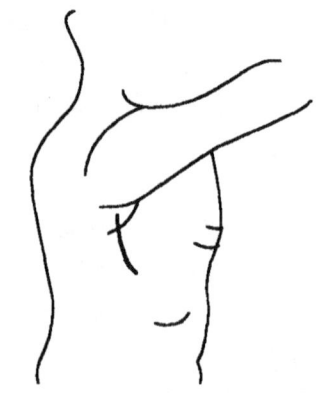

图2-13 右腋下切口

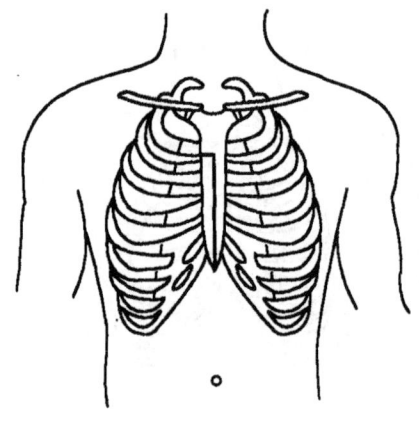

图2-14 胸骨中下段切口

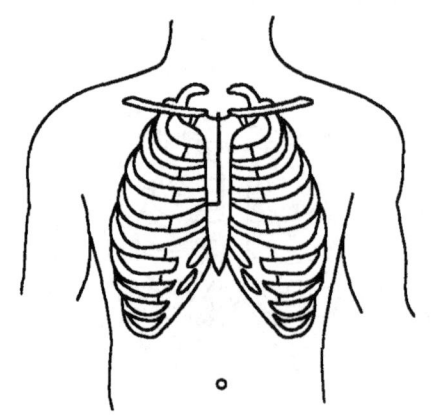

图2-15 胸骨上段切口

（二）手术操作

1. 右胸骨旁小切口路径

患者仰卧，右侧胸部成30°垫高。最好选双腔气管插管，单侧通气，便于外科操作。右侧胸骨旁纵行切口距胸骨边缘3 cm，上自第2肋软骨下缘，向下至第5肋软骨上缘，长为8~10 cm。紧贴胸骨切断第3及4肋软骨，可保留右乳内动脉，也可游离并结扎右乳内动脉，以利于扩大术野并防止出血，纵行切开心包后将其边缘悬吊于胸壁。

2. 右前胸壁小切口（第2、3肋间及乳腺下）

患者仰卧位，右侧胸廓垫高成30°~45°，最好选双腔气管插管，单侧通气，便于外科操作。根据术前的评估结果、患者的需要以及手术医生的个人偏好，选择第2、3肋间或乳腺下切开皮肤（长度为5~8 cm），分别从第2、3及第4肋间进胸，以牵开器撑开，沿膈神经前方1~2 cm纵行切开心包，上、下分别至升主动脉和下腔静脉，充分悬吊心包。

3. 右侧腋下肋间切口路径（第3肋间）

患者右侧抬高60°~90°，卧位，最好选双腔气管插管，单侧通气，便于外科操作。皮肤切口后上缘起自腋中线第3肋，前下缘止于腋前线第4肋间（长度为8~10 cm），于第3肋间进胸。

4. 胸骨中下段小切口路径

患者平卧，常规单腔气管插管，皮肤切口位于胸骨中线中下段，自第2或3肋骨水平向下至剑突根部，长约10 cm。用电锯从剑突根部右侧自下而上纵行劈开胸骨体，胸骨上端向右侧第2肋间处横断使切口呈倒"L"形，必要时可将胸骨向双侧第 2 肋间横断使成"T"形。应尽可能避免损伤乳内动脉。

5. 胸骨上段小切口路径

患者平卧，常规单腔气管插管，皮肤切口位于胸骨中线上段，自胸骨角向下至第 3 或第 4 肋间，长为 6~8 cm。用电锯自上而下纵行劈开胸骨至第 3 或 4 肋间处向右侧横断，使切口近似呈反"L"形，也可将胸骨向双侧横断使呈倒"T"形，应尽可能避免损伤内动脉。以适当大小的两爪开胸器小心撑开胸骨，偏右侧纵行剪开心包并悬吊于切口周边。以上前三种手术切口，体外循环的建立途径视术野的显露好坏、操作技术的难易及升主动脉的病变程度而定，后两种基本同常规正中切口。冠状静脉窦逆灌管可以在食管超声的引导下由颈内静脉或锁骨下静脉置入。体外循环建立后，经右上肺静脉插入左心引流管，主动脉直接上阻断钳，停跳液经主动脉根部顺行灌注或由冠状静脉窦逆行灌注。主动脉根部做切口、悬吊显露及瓣膜置换等手术操作及流程，类似胸骨正中切口，最大的不同在于：受切口大小的限制，左心排气难度较常规正中切口大，必须依赖食管超声的监测。

五、并发症及其处理

1. 术中改为常规胸骨正中切口

发生率约为 10%，原因多为并发冠状动脉病变、术野显露不佳、无法顺利除颤复苏或排除左心内气体、右侧胸膜腔粘连导致无法顺利进入、因手术并发症需经胸骨正中切口加以处理以及经原切口无法解决的出血等。全面细致的术前评估、严格的病例筛选、避免手术技术的缺陷以及对手术形势的准确判断是降低这一风险的关键。

2. 呼吸系统并发症

肺不张、肺炎、呼吸功能不全、右膈神经损伤、血胸、气胸和肺疝等多见于经肋间及胸骨旁切口术后。因此，术中应尽量不切除肋骨，操作尽量轻柔，以减少对右肺的直接损伤。心包切口从膈神经前向上、下延长时，一定要先充分游离膈神经并仔细保护其不受损伤。关胸时应仔细止血，检查肺表面有无损伤及肺不张，对于切断的肋骨应仔细缝合固定。

3. 腹股沟血肿、淋巴液渗出、股动静脉瘘及假性动脉瘤形成

发生于经股动、静脉插管的患者，对于前两种，轻者可保守治疗，严重者需手术干预，后两者一旦发生均应手术治疗。其他并发症与常规主动脉瓣手术一样，包括低心排综合征、严重的心律失常、感染、出血、心脏压塞、肾功能不全和神经系统并发症等。大部分文献报道该手术的这些并发症发生率并不高于常规手术，遵循的处理原则也与常规主动脉瓣手术基本一样。虽然早期很多医生担心由于手术切口的限制，左心排气可能不充分，会导致神经系统并发症的发生率升高，但几乎所有临床结果都显示在食管超声的协助和监测下，神经系统并发症的发生率并不高于常规手术。

六、临床疗效

微创瓣膜外科自诞生就一直存在争论，争论的焦点集中在微创瓣膜手术能否在可接受的手术难度下不增加并发症的发生，而且达到创伤小、恢复快、美观和节省费用的目的。目前绝大多数心脏中心都认为微创主动脉瓣手术安全可行，能获得与传统的主动脉瓣手术相同的早中期结果，且美容效果肯定。Bonacchi 等认为虽然微创主动脉瓣手术总的手术时间、体外循环时间甚至主动脉阻断时间延长，但术后患者疼痛减轻，出血及输血量少，呼吸机辅助时间 ICU 监护时间及术后住院时间均较常规手术短，且节省费用。

目前微创主动脉瓣手术的死亡率约为 6.5%。最早开展微创主动脉瓣手术的 Cosgrove 报道一组 50 例手术，死亡率为 2%，64% 的患者在 6 h 内拔除气管插管。2001 年曾报道一组 153 例手术的死亡率为 6.5%，感染的发生率为 0.7%。同期，Cohn 报道的 336 例手术的死亡率为 2.6%，晚期死亡率为 6%，绝大部分患者术后当天拔除气管插管，平均 ICU 监护时间仅为 1 d，平均住院时间为 4~6 d。2003 年 Sharonyim 总结了 1996—2002 年 359 例单纯微创主动脉瓣手术的结果，手术死亡率为 5.3%，82.5% 的患者无任何术后并发症的发生。单因素分析显示女性、肾功能衰竭、充血性心力衰竭、年龄

>80岁是死亡的高危因素，而多因素分析提示高龄及充血性心力衰竭是造成死亡的独立危险因素。

微创主动脉瓣手术能否真正使患者术后疼痛减轻、出血及输血量减少、呼吸机辅助时间缩短、ICU监护时间及术后住院时间减少、医疗费用降低，各心脏中心结论不一。Aris等认为上述指标与传统手术相比并无显著性差异，Cooley则认为微创瓣膜外科潜藏着一系列的陷阱，包括较长体外循环时间和手术时间、术中的技术问题以及术后的并发症。上述争论有待于大规模的多中心临床随机对照研究来验证。

七、微创主动脉瓣手术面临的挑战和问题

由于体外循环可能带来诸多并发症，因此自从"微创"概念进入心脏外科领域以来，就有学者提出真正意义上的微创心脏外科应该是非体外循环下的心脏手术。甚至有学者认为只要应用了体外循环就不能算是微创心脏外科手术。但由于主动脉瓣位置的特殊性，目前任何牵涉到主动脉瓣的手术仍避免不了体外循环的实施。国内某些学者尝试在阻断升主动脉后维持心脏跳动下实施主动脉瓣置换，但是此术式手术操作比较困难，心肌未能很好地得到保护且仍无法避免体外循环带来的大多数并发症，所以并不是一种很有意义的微创术式。

长久以来，虽然经皮扩张技术治疗单纯狭窄性瓣膜疾病取得了良好的早中期效果，但目前瓣膜置换手术仍然是绝大多数瓣膜患者唯一和最终选择。1992年Andersen等报道了经皮置入猪的主动脉瓣于猪的升主动脉及主动脉根部的动物实验。2000年Bonhoeffer等通过经皮置入术将牛的颈静脉瓣移植到一名儿童的右心室至主肺动脉的外管道中。2002年法国的Cribier等医师成功实施了世界上第一例经皮主动脉瓣植入术，他在为一名57岁男性患者施行主动脉瓣球囊扩张时导致瓣叶的过度撕裂产生大量反流，患者处于心源性休克而濒于死亡，这时，将一枚特制的生物瓣通过导管成功移植于主动脉瓣位，术后48 h内瓣膜工作良好，患者血流动力学得到了很好的改善；虽然患者17 d后死于非心源性并发症，但Cribier等提出的经皮生物瓣置入（percutaneous heart valve implantation，PHVI）的理念在临床上得到初步应用，无疑已经结束了只有心脏外科医师才能施行主动脉瓣膜置换的历史，对传统的瓣膜外科提出了挑战。相信未来随着介入技术的发展，此类介入下瓣膜置换的例数会越来越多。面对这样来自介入治疗的巨大挑战，如何选择和设计更好的微创切口，如何利用闭式体外循环技术，如何减少体外循环的创伤，已经成为微创主动脉瓣外科未来必须解决的问题。

"微创主动脉瓣手术"全面、客观地反映了当前微创主动脉瓣手术的各种方式及结果，公正可信。与其他微创心脏手术一样，微创主动脉瓣替换术有自己的优点，但开展的先决条件是术者及其所在单位必须已经积累了丰富的常规主动脉瓣手术经验。因为手术的切口小了，暴露肯定受影响；微创技术一直有不同看法，争论的焦点在于手术的安全性问题。熟练者认为，术野不受太大影响，初学者则感觉存在不少问题，从插管、排气、除颤等多方面均有不同。

应当承认微创主动脉瓣替换术有如下几个优点。首先，切口小，有美容价值，同时还能给患者以心理安慰；其次，创伤小。至于疼痛是否减轻，出血量是否减少，ICU时间是否缩短等还难有说服力。如果能承诺不增加手术风险，患者肯定是乐于接受的，这也就是开展MICS的目的。不增加手术风险应当视为开展MICS时需考虑的。应当承认，部分胸骨劈开的切口（特别是胸骨上段）应作为首选手术途径，因为此途径暴露较好，基本上建立体外循环，手术操作和常规方法类似，故安全性较高，只有对美观有特别要求的患者可采用右胸壁切口。相信当术者及其团队掌握了MICS的方法后会运用自如。当初学者要开展MICS时，应先选择体形较瘦、单一心脏病的患者。请记住手术室内应有经食管超声的设备和经皮除颤的电极等。当术中遇到困难时，应尽可能扩大切口，毕竟手术的安全性和瓣膜替换适当是第一位的。熟能生巧，当术者感到游刃有余时，将从MICS中得到快乐。

（许志锋）

第七节　经皮介入治疗瓣膜病

一、经皮二尖瓣球囊成形术

（一）概述

经皮二尖瓣球囊成形术（percutaneous balloon mitral valvuloplasty，PBMV）是日本心外科医生 Inoue 首创。1976 年 Inoue 等设计出由两层乳胶和一层尼龙网黏合在一起的球囊导管，称为 Inoue 球囊导管。1982 年应用 Inoue 球囊导管行 PBMV 在临床获得成功，并于 1984 年首次报道。1985 年 Lock 等和 1986 年 Zaibag 等先后报道了采用聚乙烯球囊导管和双球囊导管行 PBMV 获得成功。1997 年 Cribier 等报道了应用金属扩张器经皮行二尖瓣交界分离术获得成功。1985 年国内引进 Inoue 技术，开展了 PBMV。该项技术在我国迅速得到推广和普及，并逐步有所改良，目前在完成病例数量以及疗效方面均已经达到国际先进水平。不同的球囊导管行 PBMV 各有优缺点。Inoue 球囊导管其主要优点是操作简便，便于掌握；球囊直径大小变化可控制，术中应用不同大小的直径球囊行 PBMV，可以从小到大地逐步进行扩张，直至达到满意疗效；球囊拥有自定位功能，使之很容易固定在二尖瓣口上，不易滑脱，且定位准确，一般不会引起左室壁穿孔和损伤；球囊排空后直径小，可减少静脉损伤和医源性房间隔缺损等并发症发生的危险；球囊充盈和排空时间短，可减轻二尖瓣口血流阻断的影响等。因此，国内 PBMV 病例绝大部分是采用 Inoue 技术完成的，本节主要介绍 Inoue 技术。

（二）术前准备

（1）详细询问病史及体检。

（2）常规实验室检查，包括血常规、血型、凝血机制、肝肾功能、电解质、乙肝五项、丙肝抗体、血沉以及有否风湿活动等方面的检查。

（3）心脏 X 线平片正位及侧位、心电图和超声心动图检查。术前超声心动图评价极为重要，可进行 Wilkins 记分，即二尖瓣瓣膜活动度、瓣膜厚度、瓣下病变和瓣膜钙化四项形态学的严重程度分别为 1~4 级，记 1~4 分，四项指标总积分为 0~16 分。积分高，则瓣膜条件差，疗效也差。一般认为积分 W8 分，PBMV 效果较好；积分 N12 分，则不宜行 PBMV。两者之间具有可变性，要慎重进行 PBMV。同时要观察二尖瓣反流程度，测量心房室的大小，评价心功能及肺动脉压等。心房颤动者需进行经食管超声检查，除外左心房血栓。

（4）心房颤动者要行华法林抗凝治疗 1 个月，心功能较差者应进行系统的强心利尿治疗。术前 3 d 要停用华法林，改用低分子肝素，至术前 1 d 停用。

（5）术前备皮，保持浅静脉通路，并通知心外科、麻醉科和手术室准备好并发症抢救工作。

（三）手术适应证和禁忌证

1. 适应证

PBMV 适应证分为理想适应证和相对适应证。

（1）理想适应证。

①50 岁以下单纯二尖瓣狭窄，心功能 Ⅱ~Ⅲ，无二尖瓣关闭不全者。

②二尖瓣 Wilkins 记分 ≤ 8 分。

③瓣口面积 1.5 cm^2。

④窦性心律。

（2）相对适应证。

①中、重度二尖瓣狭窄，伴轻度二尖瓣关闭不全和（或）主动脉瓣关闭不全者。

②二尖瓣 Wilkins 记分 ≤ 12 分。

③房颤心律，经食管超声除外左心房血栓，抗凝治疗超过 1 个月。

④二尖瓣外科分离或 PBMV 术后再狭窄。

⑤妊娠患者。

2. 禁忌证

（1）重度二尖瓣关闭不全。

（2）二尖瓣 Wilkins 记分 ≤ 12 分或二尖瓣交界明显钙化。

（3）左心房血栓形成、房颤心律或有体循环栓塞病史，抗凝治疗时间小于 1 个月者。

（4）风湿活动期。

（5）其他心导管检查的禁忌证。

（四）手术技术

1. 手术器械

（1）带影像增强器 X 线机，Seidinger 穿刺全套器械、猪尾导管、右心导管、房间隔穿刺针及 Mulins 房间隔穿刺导管。

（2）Inoue 球囊导管及其配件。

① Inoue 球囊导管：导管长 70 cm，外径 14 F，球囊由两层乳胶和一层尼龙网制成。按球囊完全充盈后的腰部直径大小的不同分为以下四种规格：24 mm、26 mm、28 mm 和 30 mm。导管为三腔，中央管用于插入球囊延伸管，以及通过导丝和测压、采血等；另外两个腔为气囊充盈腔和快速排气腔。

② 球囊延伸器：为一前端略弯曲的金属管，长 80 cm。用以插入球囊导管的中央管，后端有螺纹，可固定在球囊导管上，插入中央管后使球囊伸长变细，利于通过股静脉和房间隔穿刺孔，并减少对股静脉的损伤。

③ 扩张管：为前端逐渐变细的硬塑胶管，长 70 cm，外径 14 F。用以扩张股静脉和房间隔穿刺孔。

④ 左心房导丝：直径为 0.635 mm（0.025 in），长 160 cm，远端柔软并弯曲呈直径为 4 cm 的两圈半左右的螺旋状，其余部分较直且硬。用以导引扩张管和球囊导管通过房间隔穿刺孔，并进入左心房。

⑤ 成形导丝：直径为 0.965 2 mm（0.038 in），末端呈独特的"J"形弯曲，可插入球囊导管的中央管直至球囊顶端，用以操纵球囊经过二尖瓣口进入左心室。

⑥ 注射器：容积为 30 mL，标有充盈剂量与球囊直径之间关系的刻度，同时配有 20 cm 连接管和单路开关，用以充盈球囊。

⑦ 游标卡尺：用以精确测量球囊直径。

2. 手术操作

（1）右侧腹股沟常规消毒铺巾，1% 利多卡因局部浸润麻醉。在腹股沟韧带下 2 ~ 3 cm 处用 Seidinger 技术将 5 F 鞘管及 6 F 鞘管插入股动脉和股静脉。

（2）经股静脉插入 6 F 端孔导管行右心导管检查，测肺动脉压力，必要时可测肺动脉血氧。经股动脉插入 5 F 猪尾导管至主动脉窦中，用以监测动脉压，并可作为房间隔穿刺时的定位标志。

（3）房间隔穿刺：房间隔穿刺方法很多，如造影法、电生理法、超声法及右心导管定位法等。我们推荐应用简化的 Inoue 穿刺方法，该方法简便易行，成功率高。具体方法：经股静脉将 0.812 8 mm（0.032 in）导丝送入上腔静脉，保留导丝并移去股静脉中的 6 F 鞘管，沿导丝送 Mulins 房间隔穿刺导管入上腔静脉，移去导丝。自 Mulins 导管中插入房间隔穿刺针，针尖距导管尖端 0.5 ~ 1 cm，此时穿刺针的方向指示器距导管后端约为 2 cm，针体后端接 5 mL 充以 76% 泛影葡胺的注射器，或接压力监测系统。穿刺针方向指示器根据左心房增大的程度指向 3 点钟到 6 点钟方位（自足向头看），保持穿刺针和 Mulins 导管同步同向移动，导管尖端沿胸椎中右 1/3 连线缓慢下移至卵圆窝处，一般可见管尖突然向左侧移动现象，提示导管已经进入卵圆窝。若导管顶在卵圆窝，则轻轻推送导管感到有阻力，且可感觉心脏搏动感。多体位透视以确定导管尖端位于卵圆窝内。嘱患者平静呼吸，避免咳嗽，左手固定导管，右手推进穿刺针，当穿过房间隔时，有突破感，自针腔中回抽血液为鲜红色；压力监测显示比右心房压高，且呈左心房压力曲线；自针腔中注入造影剂在左心房区域弥散，提示穿刺成功。

（4）确认穿刺成功后，固定穿刺针，将 Mulins 导管向前推送 1 cm，使其进入左心房，然后固定 Mulins 导管，缓慢拔出穿刺针。导管中注入肝素，剂量为 100 U/kg。将主动脉窦中的猪尾导管送入左心室，与左心房中的导管同步测压，确定二尖瓣跨瓣压力阶差。测压后沿 Mulins 导管将左心房导丝送入左心房，然后撤出 Mulins 导管，注意保持左心房中的导丝位置。左心室中的双丁导管仍撤至主动脉中，监测血压。

（5）皮肤切口长度扩大至 4～5 mm，沿导丝插入 14 F 扩张管，扩张股静脉和房间隔，撤出扩张管。

（6）Inoue 导管的准备：球囊直径的选择应根据患者身高及瓣膜条件，预计球囊直径（mm）= 身高（cm）/10 + 10。瓣膜条件好，理想适应证者，采用预计球囊直径或预计球囊直径减去 1～2 mm 作为首次选用球囊直径；瓣膜条件差，相对适应证者，采用预计球囊直径减去 3～4 mm 作为首次选用球囊直径。球囊导管用肝素盐水排气，采用首选球囊直径的球囊抽吸一定量的稀释造影剂并注入特制的注射器，充盈球囊并用游标卡尺校正球囊直径。抽出造影剂后在导管中央腔插入延伸器，使球囊导管伸长变细，其尾端与球囊导管内、外管分别进行固定。

（7）在 Inoue 球囊导管前端涂少许硅油或造影剂，沿左心房导丝送入球囊导管。在推送球囊导管过程中应注意固定导丝，禁止旋转导管。球囊抵达房间隔时，其尖端应指向房间隔。当球囊大半通过房间隔时，将延伸器后撤 2～3 cm，继续推送球囊使之完全进入左心房，之后松开导管球囊内外管之间的锁，再后撤延伸器 20 cm 左右。继续推送球囊，使球囊到达左心房右下方，并充盈球囊前端，使球囊直径达 8～10 mm，然后拔出延伸器和导丝。插入成型导丝至球囊顶端，并操纵探条慢慢逆时针旋转，将导管轻轻后拉。当球囊前端抵达二尖瓣口时，后撤成形导丝，球囊即被推送至左心室。完全充盈球囊前端，并从左心室到二尖瓣口来回抽动球囊导管 2～3 次，以确定导管未卡在腱索之间，然后把导管回拉，使球囊腰部恰好卡在二尖瓣口处，助手迅速推入全部造影剂充盈球囊至预定大小，然后迅速排空造影剂，退球囊至左心房，完成一次扩张。听心音和杂音变化，同步测左心房和左心室压力，计算跨瓣压力阶差。如效果不满意，且无二尖瓣关闭不全发生或原有的二尖瓣关闭不全无加重，可增加球囊直径 0.5～1 mm 继续扩张，直至效果满意。

（8）扩张完毕后，使球囊呈负压，重新插入延伸器和左心房导丝，重复上述导管送入左心房的相反程序，将球囊导管撤出，并将导丝保留在下腔静脉，将 6 F 端侧孔导管送入肺动脉测压。撤出所有导管、导丝及鞘管，压迫止血和包扎。

（9）嘱患者术后局部沙袋压迫右腹股沟处 6 h，卧床 24 h。密切观察患者局部有无出血及血肿，注意下肢皮肤颜色和温度，足背动脉搏动及血压情况。次日复查心电图、X 线胸部平片、超声心动图，评价疗效及判断有无并发症发生。

（五）并发症及其处理

1. 心脏压塞

心脏压塞发生率约为 1.5%，主要为房间隔穿刺失误所引起，部分为导丝或导管穿破心房、肺静脉所致。心脏压塞一旦发生，医生则应密切观察患者血压情况，在 X 线透视下动态观察患者心影大小的变化，B 超下观测心包积液量。如病情发展迅速，应立即行心包引流并急诊手术；如病情平稳可保守治疗，择期再行 PBMV。

2. 房水平左向右分流

应用 Inoue 球囊导管行 PBMV 比应用聚乙烯球囊导管和双球囊法行 PBMV 房水平分流的发生概率都要小，发生率为 1.9%。几乎均为少量分流，多数不用处理，大部分可逐渐缩小或闭合。

3. 二尖瓣关闭不全

术后轻度关闭不全并不影响患者血流动力学和临床症状的改善。而重度二尖瓣关闭不全可使临床症状加重，甚至引起急性肺水肿，危及生命。引起重度二尖瓣关闭不全的主要原因有瓣叶条件不理想，如瓣叶严重纤维化及钙化，特别是瓣叶交界处的钙化，PBMV 可导致瓣叶撕裂；也可因球囊选择过大，导致瓣叶交界处撕裂并累及瓣环；或术中操作不当导致乳头肌及腱索断裂。重度关闭不全发生率约为 1.7%，多需急诊或短期内行换瓣手术。

4. 栓塞

栓塞发生率为 0.3%～2.2%，多为房颤心律患者，有报道窦性心律患者也可发生。发现栓塞后应及时给予溶栓治疗。

5. 心律失常

术中可发生多种心律失常，多由导管和导丝刺激所引起。一般不用特殊处理，调整导管和导丝位置心律失常可消失，持续性的心律失常可给予药物治疗。

6. 股动静脉瘘

PBMV 要求穿刺股动脉及股静脉，且股静脉穿刺点相对较低，球囊导管较粗，因此股动静脉瘘发生率较其他心导管检查高。股动静脉瘘如能及时发现，用超声探头压迫多能闭合，但有时需外科手术缝合。

7. 其他

短暂低血压、短暂意识障碍、血肿和感染等可偶尔出现，应给予对症处理。

（六）疗效

与外科二尖瓣交界分离术一样，PBMV 并非根治性治疗，而是减轻症状的治疗方法，提高患者的生活质量。一般来讲术后即刻疗效满意。术后二尖瓣口面积 > 1.5 cm^2，二尖瓣跨瓣压差、左心房平均压下降超过 50%，心功能提高 Ⅰ 级以上为手术成功。术后二尖瓣口面积 > 2.0 cm^2，二尖瓣跨瓣压差 ≤ 8 mmHg，左房平均压 < 11 mmHg，心功能提高 Ⅰ 级以上疗效为优。远期随访证实术后 3 年症状改善率为 85%，再狭窄率为 17%；术后 10 年心功能仍维持在 Ⅰ~Ⅱ 级者占 77.5%，再狭窄率为 39.2%。二尖瓣积分较高、术后二尖瓣口面积较小、肺动脉平均压较高及心房颤动是 PBMV 术后再狭窄的主要危险因素。

二、经皮球囊肺动脉瓣成形术

（一）概述

经皮球囊肺动脉瓣成形术（percutaneous balloon pulmonary valvuloplasty，PBPV）的历史最早可追溯到 1954 年 Rubio 等用一根输尿管导管及导丝去扩张狭窄的肺动脉瓣，以期获得满意疗效。1979 年 Semb 等首次报道了一例用一根充以二氧化碳的气囊导管，从肺动脉拉回右心室，使肺动脉至右心室的压差下降。1982 年 Kan 首次报道了真正意义上的 PBPV 获得成功。1986 年 AliKhan 等报道了应用双球囊技术行 PBPV 获得成功。国内于 1985 年首次开展 PBPV，经过多年的临床应用，PBPV 因为疗效高、并发症少、操作简单且远期再狭窄率低，如今已成为治疗单纯性肺动脉瓣狭窄的首选方法。PBPV 的方法有单球囊法和双球囊法，单球囊法又分为聚乙烯球囊法和 Inoue 球囊法。一般认为双球囊技术相对婴幼儿有优势，如因导管变细可减少股静脉损伤，扩张时不完全阻断肺动脉的血流等。单球囊法技术相对更简单，且节省一根导管，只穿刺一侧股静脉。因此对于婴幼儿患者而言，单球囊法与双球囊法各有优缺点，可视情况选择。对于成人和大儿童患者，应用 Inoue 球囊的单球囊法，操作简单，成功率高，并发症少。

（二）术前准备

（1）详细询问病史及体检。

（2）做血常规、血型、凝血机制、肝肾功能、电解质、乙肝五项、丙肝抗体等检查。

（3）做心脏 X 线平片、心电图、超声心动图等检查。

（三）手术适应证和禁忌证

1. 适应证

（1）单纯肺动脉瓣狭窄或同时并发继发性右心室流出道狭窄者。

（2）肺动脉至右心室收缩期跨瓣压力阶差 ≥ 30 mmHg，或右心室收缩压 ≥ 50 mmHg，心电图、超声心动图或 X 线胸片显示有右心室肥厚者。

（3）重度肺动脉狭窄并发卵圆孔开放，或小的房间隔缺损者。

（4）外科手术后再狭窄者。

（5）复杂先天性心脏病的姑息疗法，可缓解发绀，促进肺动脉发育，为二期手术创造条件。

2. 禁忌证

（1）重度发育不良型肺动脉瓣狭窄。

（2）肺动脉瓣狭窄并发重度右心室流出道狭窄者。

（3）并发全身情况很差的晚期疾病、严重肝肾功能损害、急性传染病期间、碘过敏等患者不宜做PBPV。

（四）手术技术

1. 主要设备及手术器械

带影像增强器X线机，Seidinger穿刺全套器，猪尾导管，端孔导管，直径为0.889 mm（0.035 in）、长145 cm引导导丝，直径为0.889 mm（0.035 in）、长260 cm交换导丝，各种直径的聚乙烯球囊导管（球囊长3 cm），Inoue球囊导管及其配件。

2. 手术操作

（1）聚乙烯单球囊法。

①右侧腹股沟常规消毒铺巾。成人用1%利多卡因局部浸润麻醉，不能配合的小儿患者需全身麻醉。在腹股沟韧带下方2~3 cm以Seidinger技术穿刺股静脉，插入6 F动脉鞘。

②经股静脉将5 F双丁导管送入右心室，行右心室左侧位造影。造影时需在患者胸前放置标尺，以备测量肺动脉瓣环直径和肺动脉瓣环位置的标记。造影剂用量成人约为35 mL，流速为15~20 mL/s，小儿为1 mL/kg。通过造影测量肺动脉瓣环直径。

③撤除猪尾导管，将6 F端孔导管经股静脉送入右心室和主动脉，分别测量右心室和肺动脉压力。根据造影和压力测量情况进一步确定是否可行PBPV。如上述情况为非适应证则停止操作，如为适应证则进行下述步骤。

④将6 F端孔导管送入左下肺动脉，并通过导管送入交换导丝。保留导丝于左下肺动脉，撤除导管及鞘管。

⑤扩大皮肤切口长度使其至4 mm，然后送入9 F扩张管。

⑥选择球囊直径大于瓣环直径20%的球囊导管，沿导丝送入，使球囊腰部刚好位于肺动脉瓣口处。用稀释造影剂快速完全充盈球囊，此时可以看见球囊"腰状征"消失，再迅速排空球囊，并同时推送球囊入主肺动脉，完成一次扩张。

⑦扩张后更换端孔导管，测量肺动脉及右心室压力，并听诊心脏杂音和肺动脉第二音（P2）。如效果不满意，可增加球囊直径再次扩张，直到疗效满意为止。

⑧撤除球囊导管及导丝，局部止血包扎并用沙袋压迫6 h。嘱患者卧床12 h。次日复查心电图、超声心动图、X线胸部平片。

（2）聚乙烯双球囊法：聚乙烯双球囊法是在单球囊法的基础上，用上述同样方法从左侧股静脉插入另一根球囊导管，扩张时两个球囊同时充盈。对肺动脉瓣进行扩张时也可以先用一个球囊对肺动脉进行一次扩张之后，再同时用两个球囊扩张。一般选择双球囊直径之和大于瓣环直径的40%。

（3）Inoue球囊法：Inoue球囊法术前准备同PBMV。按上述聚乙烯单球囊法的①②③步骤换左心房导丝送至右心房，撤鞘管，用扩张管扩张皮肤及皮下组织，送Inoue球囊导管至右心房，撤出延伸器，继续推送导管，使球囊导管经右心室进入主肺动脉。用稀释造影剂充盈前端球囊，回撤导管，使球囊腰部刚好位于肺动脉瓣口处，然后迅速充盈全部球囊，此时可以看见球囊"腰状征"消失，再迅速排空球囊，并同时推送球囊入主肺动脉，完成一次扩张。余同单球囊法。

（五）并发症及其处理

PBPV是一种相对简单和安全的手术，手术并发症相对较少，相关文献报道死亡率为0.2%~0.24%，严重并发症的发生率约为0.35%。

1. 血管并发症

患儿年龄越小，股静脉越细，血管并发症发生率就越高，如髂股静脉血栓、静脉撕裂、出血等。轻者对症处理，严重者需外科手术治疗。

2. 心律失常

导丝、导管刺激心脏可出现各种心律失常，一般不需特殊处理。心率过缓者可静脉注射阿托品，剂量为 0.005 ~ 0.01 mg/kg。

3. 右心室流出道痉挛

扩张时球囊刺激可引起右心室流出道痉挛，这时虽然瓣膜狭窄已解除，但右心室压力下降不满意。患者可口服普萘洛尔（心得安），剂量为 1 mg/(kg·d)，并严密随访，1 ~ 6 个月流出道狭窄可消退。

4. 并发症

其他心脏压塞、重度三尖瓣反流为少见并发症，需外科手术治疗。

（六）疗效

PBPV 已成为肺动脉瓣狭窄最有效的治疗方法。单纯肺动脉瓣狭窄球囊扩张术即刻疗效和中远期疗效良好，并发症、死亡率及再狭窄率均较低。术后肺动脉跨瓣压差 ≤ 25 mmHg、右心室收缩压 ≤ 50 mmHg，疗效为优；肺动脉跨瓣压差为 25 ~ 50 mmHg，疗效为良；肺动脉跨瓣压差 > 50 mmHg，疗效为差。疗效不佳多与球囊直径选择不当和肺动脉瓣发育不好有关。

三、经皮球囊主动脉瓣成形术

（一）概述

1983 年，Lababidi 等首先报道应用经皮球囊主动脉瓣成形术（percutaneous balloon aortic valvuloplasty，PBAV）治疗先天性主动脉瓣狭窄获得成功。1986 年 Cribier 等应用 PBAV 技术治疗老年钙化性主动脉瓣狭窄获得成功。PBAV 能够明显增大主动脉瓣口面积，改善血流动力学状态，减轻患者临床症状。但经过多年的临床应用，逐渐显示 PBAV 的局限性，如并发症发生率高，特别是发生主动脉瓣关闭不全概率较大，以及残余狭窄率、再狭窄率高等。因此，目前临床应用 PBAV 时，选择病例应慎重，PBAV 仅作为主动脉瓣替换术的一种补充手段。

（二）术前准备

除详细询问病史及体检外，还要进行血常规、血型、凝血机制、肝肾功能、电解质、心脏 X 线平片、心电图、超声心动图等检查。术前超声心动图评价极为重要，应仔细测量主动脉瓣瓣环直径及瓣口面积，观察主动脉瓣形态、病变的严重程度、反流程度及左心房、左心室的大小及功能等。

（三）手术适应证和禁忌证

1. 适应证

（1）先天性主动脉瓣狭窄并有临床症状者。

（2）有明显主动脉瓣狭窄而不宜行主动脉瓣替换术者。

（3）主动脉瓣跨瓣压力阶差 ≥ 50 mmHg。

（4）外科手术后再狭窄者。

2. 禁忌证

（1）先天性主动脉瓣狭窄，瓣膜发育不良者。

（2）并发中重度主动脉瓣关闭不全者。

（3）并发严重冠心病者。

（四）手术技术

1. 主要设备及手术器械

带影像增强器 X 线机，Seidinger 穿刺全套器，猪尾导管，端孔导管，直径为 0.889 mm（0.035 in）、长为 145 cm 的交换导丝，各种直径的聚乙烯球囊导管（球囊长 5 ~ 8 cm），Inoue 球囊导管及其配件。

2. 手术操作

（1）逆行单球囊法。

①右侧腹股沟常规消毒铺巾。成人用 1% 利多卡因局部浸润麻醉，患儿不能配合手术者需全身麻醉。在腹股沟韧带下方 2 ~ 3 cm 处以 Seidinger 技术将 5 F 鞘管插入股动脉。

②逆行送入猪尾导管，分别行左心室及主动脉造影。换用端孔导管测量主动脉压、左心室压，并计

算跨瓣压差。测量主动脉瓣环直径。

③通过端孔导管送入交换导丝至左心室，撤出端孔导管，保留导丝。

④球囊可选择 Inoue 球囊或聚乙烯球囊，球囊直径要等于主动脉瓣环直径或小于主动脉瓣环直径 1~3 mm。沿导丝送入球囊导管，将球囊中部置于狭窄的瓣口上。手推注射器，以稀释造影剂快速充盈球囊，待腰部切迹消失后，迅速抽空球囊造影剂。

⑤保留导丝，撤出球囊导管，用双丁导管测量左心室压力及主动脉压力，行左心室及升主动脉造影。如疗效满意或出现主动脉瓣关闭不全，则结束操作，撤出导管，压迫止血；如疗效不满意又无主动脉瓣关闭不全，则可重复进行球囊扩张。

（2）逆行双球囊法：同逆行单球囊法。球囊均为聚乙烯球囊，只需在逆行单球囊法基础上，从另一侧股动脉再插入一根球囊导管。该方法的优点是减小单个球囊导管的直径，减轻婴幼儿股动脉的损伤。主动脉瓣狭窄较重者也可采用该方法，先用一根球囊进行扩张，再用双球囊进行扩张。双球囊直径之和为主动脉直径的 1.2~1.3 倍较为适宜。

（3）顺行单球囊法。

①右侧腹股沟常规消毒铺巾。麻醉方法同逆行单球囊法。在腹股沟韧带下方 2~3 cm 处以 Seidinger 技术将 6 F 动脉鞘管插入股静脉。

②穿刺房间隔（具体操作见 PBMV）。

③通过鞘管将漂浮导管送入左心房，球囊充以二氧化碳气体，漂入左心室、升主动脉至降主动脉。

④自漂浮导管送入直径较小的导丝，撤出漂浮导管。

⑤扩大皮肤切口，用 14 F 扩张器扩张皮肤、皮下组织及房间隔。

⑥选择直径小于主动脉瓣环直径 1~3 mm 的 Inoue 球囊导管或聚乙烯球囊导管，沿导丝把球囊推送至主动脉瓣口。然后在 3 s 之内迅速完全充盈球囊，此时可以看见球囊"腰状征"消失，再迅速排空球囊，并同时推送球囊入主动脉，完成一次扩张。余者同逆行单球囊法。如选用 Inoue 球囊，也可不用漂浮导管，按 PBMV 操作方法将 Inoue 球囊导管送入左心室后，直接推送球囊导管使其进入主动脉，再进行球囊扩张。

（五）并发症及其处理

1. 主动脉瓣关闭不全

与选择球囊直径过大和瓣叶条件差有关，如出现中度或重度主动脉瓣关闭不全，需行主动脉瓣置换术。

2. 主动脉瓣残余狭窄

由于瓣膜狭窄程度过重或瓣膜过厚，可残存狭窄，影响疗效，必要时需行主动脉瓣置换术。

3. 血管损伤

球囊导管对股动脉可造成损伤，导致血栓形成，需对症处理。动脉损伤严重者，需行外科修补。

4. 心律失常

可发生室性期前收缩、室性心动过速、心室颤动等，应及时给予对症处理。

5. 死亡

年龄小的患儿及严重心力衰竭者，死亡率较高。

（六）疗效

PBAV 成功标准为主动脉跨瓣压差下降超过 50%、瓣口面积增加超过 25%、杂音减轻或消失、心排血量增加。PBAV 的并发症发生率较高，多数患者仍需行主动脉瓣置换术。目前，PBAV 仅作为主动脉瓣狭窄一种姑息治疗手段，以推迟外科手术时间。

微创手术作为一种趋势正在迅猛发展。人们追求微创、美观也成为一种时尚。经皮介入治疗瓣膜病自 20 世纪 80 年代早期应用于临床以来，经过逐步改良，现已成为一种治疗心脏瓣膜狭窄的有效方法，并广泛应用于临床。此方法与外科手术相比，具有创伤小、美观、疗效肯定、恢复快、手术简单等显著优点。但是，它与其他治疗方法一样，也有自身的局限性和较严格的适应证。目前，经皮介入治疗瓣膜病依据瓣膜的位置不同，其效果差别很大。疗效最佳属肺动脉瓣。对于单纯肺动脉瓣狭窄，该方法安全，并发症少，术后即刻效果和中远期效果好，成为一种常规的治疗手段。但该方法不能解除右心室流出道的肌性狭窄和肺动脉瓣发育很差的病变，对此部分患者仍需要行外科手术。随着人们经济水平的提高和对医疗质量要求的提高，二尖瓣闭式扩张的外科手术在发达国家已经基本弃用，取而代之的是PBMV和二尖瓣直视成形术（MVP）。但是，由于PBMV的治疗费用较高，二尖瓣闭式扩张的外科手术在我国仍然是一种可以选用的治疗手段，其远期疗效与PBMV相似。

PBMV作为一种微创疗法已广泛应用于临床。其疗效较PBPV次之。主要问题是近、远期再狭窄率均较高。多数发生于那些Willins积分高的病例。北京阜外心血管病医院曾观察过一组开心后直视下行PBMV的病例，发现瓣膜增厚或钙化明显的病变，**球囊**不但不能将其病变的交界扩张开，反而将相对正常柔软的瓣叶撕裂，造成严重的瓣膜关闭不全。因此，那些年龄大、病程长，Willins积分高的二尖瓣狭窄病例不适合行PBMV。对于那些经济条件好、病变处于适应证边缘的患者，应将其利弊告知患者及其家属，让其自由选择，避免误导。

PBAV因并发症高、死亡率高，除极少数情况外，一般是不宜应用的。总之，经皮介入治疗瓣膜病，特别是治疗肺动脉瓣狭窄及二尖瓣狭窄是一种很好的方法。但是必须掌握好手术适应证，否则会适得其反。

（许志锋）

第三章　先天性心脏病

第一节　动脉导管未闭

一、历史回顾

动脉导管未闭是小儿先天性心脏病常见类型之一，占先天性心脏病发病总数的10%～15%。胎儿期动脉导管被动开放是血液循环的重要通道，出生后早期即发生功能性关闭，出生后一年在解剖学上应完全关闭。若动脉导管于出生后持续开放，并产生病理生理改变，即称动脉导管未闭。虽然早在公元前181年Galen就首次报道了动脉导管未闭，但直至1628年Harvey才详细描述了动脉导管在胎儿循环中所起到的重要作用。1907年，部分学者开始认识到动脉导管未闭应该进行早期结扎治疗的必要性，从而避免其引起的心内膜炎、心脏功能衰竭等不良心血管并发症。1938年，Gross成功完成了第一例动脉导管结扎术，从而拉开了近代外科治疗动脉导管未闭的新篇章。

二、胚胎发育学及病理生理

在胎儿期，右心承担了约65%的心排血量，而只有5%～10%的血液进入肺部（胎儿期由于无通气状态，肺血管阻力较高），其余则经由动脉导管由主肺动脉进入降主动脉，从而确保了全身的灌注。如果动脉导管提前闭合，将导致严重的胎儿发育异常。胎儿血液中胎盘产生的高含量PGE_2及PGI_2也确保了动脉导管的开放。胎儿出生后，随着肺部氧合的开始，血压中血氧饱和度陡然上升，抑制动脉导管内皮钾通道的开放，从而促使钙离子内流导致动脉导管收缩，同时随着肺功能的发育，血液中的PGE_2和PGI_2开始被降解。出生24～48 h之后，肺动脉导管发生功能性关闭，在未来的2～3周里，动脉导管内壁的内膜开始增生及纤维化，并最终关闭，最终演变成动脉韧带。

动脉导管未闭的病理生理基础是其产生左向右分流，而分流量则取决于动脉导管内的血流阻力（由导管大小、形态，导管壁的弹性等因素决定），以及主动脉及肺动脉压力差（心排血量和体/肺循环阻力决定）。血液分流将导致肺动/静脉血管及左心的容量负荷增加，同时也能导致肺顺应性降低，继而增加呼吸做功。同样，分流也将导致左房及左室舒张末压升高，最后导致左心室代偿性肥厚。而对于肺部血管而言，肺毛细血管网长期暴露于高压及高流量环境下，将导致血管内皮中层平滑肌细胞增生、内膜纤维化，最终将导致血管腔变窄、血管网阻力增加。虽然该过程的具体机制尚不清楚，目前已经证实内皮细胞的损害，血小板激活，血管生长因子的分泌均在该过程中起到了至关重要的作用。而当肺血管网阻力高于体循环血管阻力时，由经动脉导管未闭的血液分流方向将发生改变（由左向右变为由右向左），即所谓的艾森门格综合征。

三、外科解剖，诊断与评估

在左位主动脉弓患者，动脉导管通常发自左肺动脉近端，与主动脉弓平行走行，并最终进入左锁骨下动脉起始部远端的降主动脉（图3-1），左迷走神经主干从颈根部的左锁骨下动脉和左颈总动脉间沟进入胸腔，跨过主动脉弓和动脉导管继续向下走行，喉返神经环绕动脉导管并返回，向上进入颈部。动脉导管可发育成多种不同的大小及形态，通常情况下，动脉导管肺动脉开口处较窄，降主动脉开口较宽大。

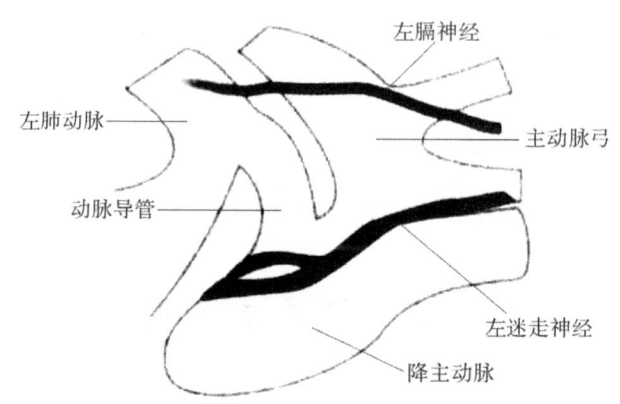

图3-1 动脉导管未闭及其邻近结构的外科解剖

一般而言，动脉导管发自左肺动脉，并于弓降内侧小弯处进入降主动脉，在行动脉导管未闭解剖时除了要避免大血管损伤外，也应注意避让迷走神经及其分支。

动脉导管未闭患者临床表现多样，从完全无任何临床症状至心力衰竭及艾森门格综合征。多数患者就诊时往往仅表现出典型的心脏杂音，或者体检时行超声心动图检查偶然发现。尽管在婴幼儿时期，身体代偿机制可以使动脉导管未闭无任何临床表现，但随着年龄的增长，便会出现诸如心力衰竭、肺动脉高压引起的发绀、心房颤动等。增粗的肺动脉甚至可能压迫喉返神经，引起声音嘶哑等症状。同样，对于此类患者，也较常人更易罹患感染性心内膜炎。

动脉导管未闭的诊断主要依赖影像学技术，但传统的体格检查仍是常规疾病筛查的有效手段。

1. 体格检查

动脉导管未闭患者，心脏查体可发现心前区隆起，心尖冲动强，心浊音界向左下扩大。胸骨左缘第2～3肋间连续性机器样杂音，心尖区舒张期杂音，肺动脉第二心音亢进。偏外侧有响亮的连续性杂音，可向左上颈背部传导，伴有收缩期或连续性细震颤。出现肺动脉高压后，可能仅听到收缩期杂音。可出现周围血管征：股动脉枪击音，水冲脉，毛细血管搏动征。

2. 超声心动图

超声心动图是确诊动脉导管未闭最有效的方法，同样其也可以帮助对动脉导管的解剖，分类进行有效的评价，评价心室功能，估算分流量的大小，估测肺动脉压力，同时也可以帮助诊断其他心内并发畸形。

3. 心脏CT及MRI检查

相比超声心动图，CT及MRI能够更为清晰地显示动脉导管的解剖形态及其与邻近组织结构的关系，同时如果并发其他大血管疾病（诸如主动脉缩窄和主动脉弓发育异常），CT及MRI同样能够清晰地显示。除此之外，CT还能评价动脉导管钙化情况，从而帮助外科手术方案的制订与风险评估。

4. 心导管造影

诊断性心导管造影能够完善地评估动脉导管未闭所导致心脏及血管血流动力学改变，对于成人，或怀疑有肺动脉高压的儿童，心导管评价肺血管阻力情况（静息状态下及肺血管扩张试验后）尤为重要，同样在导管室，采用球囊临时阻断动脉导管后测量血流动力学参数的改变，也能帮助直观评价行动脉导管介入治疗的可行性。采用造影检查的方式，可帮助评价动脉导管未闭的解剖信息，制订有效的治疗方案。而对于多数患者，心导管造影检查后一站式的内科介入封堵治疗，已经成为一种治疗动脉导管未闭的有效方式。

主动脉造影剂通过动脉导管进入肺动脉，使肺血管同期显影。

四、动脉导管未闭的治疗

（一）治疗指征的选择

对于有临床症状的动脉导管未闭的患者（无论是儿童还是成人），都应积极行手术治疗（内科介入封堵或外科修补），但如果怀疑并发肺动脉压力增高，应行心导管检查评估肺动脉压力及肺血管阻力情况；若肺血管阻力 $> 8\ U/m^2$，则应行进一步的肺活检以明确肺血管发育情况。研究显示，此类患者如果关闭动脉导管分流后，将导致肺动脉压力陡然增高，从而导致低心排及右心衰竭等情况。对于较小的无临床症状的动脉导管未闭，其治疗指征仍然存在争议，但如果出现诸如心内膜炎症、动脉导管血管瘤等并发症，应积极采用外科方式进行治疗。

（二）内科治疗

内科主要采取对症治疗的方式，如利尿、强心、控制心脏前负荷等，如出现心律失常，则使用抗心律失常药物。而对于出现肺动脉高压失去手术机会的患者，可以使用 PGI_2、钙通道受体阻断药、内皮素阻断药来缓解肺动脉高压。近些年来，随着内科介入方法的不断进步，有很大一部分的动脉导管未闭都可以采用微创介入封堵的方式进行很好的治疗，该方法通过股动脉或股静脉通路，将封堵器（或弹簧圈等）放入动脉导管内，从而消除分流。目前的临床证据显示，其远期发生残余分流的概率仅约 5%，但仍存在血管损伤、封堵器移位、栓塞等并发症。

（三）外科手术治疗

虽然相比内科介入治疗，传统外科手术的创伤及并发症发生率均较高，但对于一些较大的或者解剖形态特殊、并发心内膜炎的动脉导管未闭，或患儿在新生儿期不易行内科封堵治疗时，仍然需要外科手术的方式闭合导管。

（四）手术方式，并发症及预后

经左胸小切口能够很好地暴露动脉管，已成为经典的手术入路。也有学者采用腋下切口进行动脉导管的暴露，同样随着技术的进步，采用微创腔镜下动脉导管结扎术，也能大大减少对患者的创伤。如果动脉导管内口较大，或钙化严重无法进行结扎，则需采用正中接口，于体外循环下缝合动脉导管的内口（或补片缝合）。经典的手术入路需游离动脉导管，应避免用直角钳直接分离导管的后方。导管较粗大时可经降主动脉的后方游离导管。解剖主动脉时，应注意避免损伤肋间动脉，明确迷走及喉返神经的位置，以免损伤。闭合动脉导管时麻醉医师应充分降低血压，以降低导管破裂的风险。结扎方式有直接结扎、金属夹子钳夹、血管钳阻断后直接缝合。在此过程中，应尽量避免损伤大血管结构，避免肺动脉狭窄及肺部损伤。目前已有研究显示，外科动脉导管结扎/修补术后，发生残余反流的比例 < 5%，手术死亡率不等（平均约 0.5%），术后主要并发症包括了出血、气胸、感染等，但发生率均较低。同样动脉导管未闭的远期预后良好。

五、启示与展望

虽然目前胸外科手术已经不再是治疗动脉导管未闭的主要方式，但其诊疗的演变仍反映出心脏外科医师勇往直前的进取精神，从有创到微创，依托现代科技及医疗水平的进步，该类疾病的诊疗再一次说明了目前心脏疾病诊疗领域对于患者围手术期恢复质量的重视。依托完善的术前评估，结合多学科不同的技术，从而为患者制订更为个体化的治疗方案。

（谢锐文）

第二节 主动脉缩窄

一、病因、病理

主动脉缩窄（CoA）是一种比较常见的缺陷，占所有先天性心脏缺陷的5%~8%。可单独出现，也可并发其他各种病变，最常见的是主动脉瓣二叶畸形和室间隔缺损（VSD）。主动脉缩窄容易被漏诊，往往要等到患者出现充血性心力衰竭（CHF）、高血压等症状才得到诊断。1760年Morgagni最早在尸检时发现并描写了此畸形。

（一）流行病学资料

1. 发病率

主动脉缩窄是常见的缺陷，在先天性心脏病患者中占6%~8%。然而，在1岁以内出现症状的婴儿中，主动脉缩窄所占比例更高。亚洲国家的主动脉缩窄发生率（<2%）似乎比欧洲和北美国家低。虽然一些学者认为，主动脉缩窄在亚洲人中不太常见，主动脉缩窄没有明确的种族差异，男女发病比例约为2:1。但在罕见的腹主动脉缩窄中，主要是女性受累。腹主动脉缩窄与胸主动脉缩窄的比率约为1:1000。在老年患者中观察到的男性优势不是婴幼儿主动脉缩窄。

2. 病因学

主动脉缩窄的确切机制不明确。最常被引用的假设一个是血流动力学异常，另一个是导管组织异位。血流动力学异常理论认为，导管前的异常血流或动脉导管与主动脉间的异常角度，增加了动脉导管由右向左的血流，减少峡部的血流，导致主动脉缩窄的可能性增大，而出生后动脉导管自发关闭最终引起主动脉梗阻。

如果先天性心脏畸形患儿在胎儿期有主动脉前向血流减少，出生后主动脉缩窄的发病率会明显增高。若是右心梗阻畸形，则患儿不会发生主动脉缩窄。这一现象孕育了血流动力学理论。导管组织异常扩展进入主动脉（异位导管组织），可能产生缩窄隔膜，随导管关闭，形成主动脉缩窄。但这种理论不能解释各种不同程度的峡部缩窄以及主动脉弓发育不良伴主动脉缩窄。

3. 自然病史

一般情况下，主动脉缩窄患者会早期出现CHF，或稍后出现高血压症状。资料显示，主动脉缩窄常常在一岁以内漏诊。一项研究中，转诊到儿科心脏病专家的中位数年龄为5岁。在小儿心脏关爱联盟（Pedratric Cardiac Care Consortium）1985—1993年报告的2 192个患者中，婴儿1 337人，儿童824人，成人31个。

既往的尸检研究表明，主动脉缩窄如不进行外科手术矫治，在50岁时，有90%死亡，平均年龄为35岁。在当代，主动脉缩窄死亡率通常取决于患者的年龄、体重和并发的心血管畸形类型。

可能导致死亡或严重并发症的情况，包括高血压、颅内出血、主动脉破裂或夹层、心内膜炎和充血性心力衰竭。

（二）解剖学特征

主动脉缩窄是指一段狭窄的主动脉，其局部的中层组织内翻、内膜组织变厚。局部缩窄可能形成一个偏心开口的板状结构，也可能是一个中央或偏心开口的膜状结构。主动脉缩窄通常较局限，但也可能是一长段。

既往，根据主动脉缩窄段在动脉导管的近端还是远端，主动脉缩窄分为小儿型或成人型。然而，仔细的解剖表明所有的主动脉缩窄都累及动脉导管近端和远端。

典型的主动脉缩窄位于左锁骨下动脉开口远端、动脉导管位置的胸主动脉上。极罕见的情况下，缩窄段可位于胸主动脉下段，甚至低至腹主动脉。在这种情况下，缩窄段可很长，呈梭形和不规则管道。许多人认为这种缩窄是由炎症或自身免疫引起的，可能是多发性大动脉炎的变种。

主动脉缩窄段远端的降主动脉通常有扩张，称为窄后扩张。在胸主动脉缩窄患者中，左锁骨下动脉开口与动脉导管之间的主动脉峡部，会出现不同程度的发育不良。在有症状的新生儿和婴儿，峡部发育不良可能很严重。而在儿童和成人主动脉缩窄中，主动脉峡部可能只有轻度缩小。在有症状的新生儿和婴儿中，横向的主动脉弓（右头臂干开口和左锁骨下动脉开口之间）也可能有发育不良。可见到侧支血管连接上半身动脉和主动脉缩窄段远端的血管，这些侧支血管可能在出生后几周到几个月就形成了。

最常见的并发畸形包括动脉导管未闭、室间隔缺损、主动脉瓣狭窄。婴儿越早出现症状，就越有可能并发一个重大的畸形。主动脉瓣二瓣化畸形可见于近 2/3 的婴儿主动脉缩窄，而在儿童期出现症状的患者，只有 30% 并发这种畸形。

二尖瓣异常比主动脉瓣异常少见，但也是可能的并发畸形。有时候，主动脉缩窄只是更复杂的发绀型心脏畸形的一部分，如大动脉转位、陶西平畸形、左室双入口、三尖瓣闭锁和左心发育不良综合征。

在严重的右心室流出道梗阻，如法洛四联症和肺动脉闭锁伴室间隔完整患者中，主动脉缩窄极为罕见。一些主动脉缩窄患者可能有脑动脉瘤，在以后生活中重度高血压更易引起脑血管意外。主动脉缩窄是特纳综合征最常见的心脏缺陷。

（三）病理生理

主动脉缩窄明显增加了左心室（LV）的后负荷，结果导致左室壁应力增加和代偿性心室肥厚。

新生儿重症主动脉缩窄的动脉导管关闭时，后负荷急剧增加，这些患儿可能会迅速发生充血性心力衰竭和休克。动脉导管的快速收缩，造成突发的严重主动脉梗阻，应该是最可能的解释。随着导管（主动脉端）收缩，左心室后负荷迅速增加，结果增加了左心室压力（收缩压和舒张压）。这将导致左心房压力升高，使卵圆孔开放，引起左向右分流和右心房、右心室的扩大。如果没有卵圆孔开放，肺静脉压力和肺动脉压力增加，也会引起右心室扩大。

严重主动脉梗阻快速进展的间接征象，包括胸片提示心影增大，心电图和超声心动图提示右心室肥大。

在主动脉缩窄不严重的儿童，左心室后负荷是逐渐增加的，并生成部分绕过主动脉缩窄段的侧支血管。除非检测到高血压或其他并发症，这些儿童可能没有症状。

高血压病发生的机制还不完全清楚，可能和机械梗阻性因素和肾素-血管紧张素介导的体液机制有关。

机械梗阻理论认为，只有保持较高的血压，才能维持通过缩窄段和侧支血管的血流量。心脏的每搏输出量，进入有限的主动脉腔内，致使主动脉缩窄近端产生较高压力。然而，这种理论不能解释以下内容：血压升高的程度与梗阻的严重程度不相关。缩窄段远端的外周血管阻力增加。缩窄解除后，血压并不是马上下降，或是根本不下降。

体液理论认为，继发于肾血流量减少的肾素-血管紧张素系统激活，可解释大部分的临床特点。但在早期研究中，无论是动物模型还是人类受试者，测定的血浆肾素活性都没有显示血浆肾素水平持续升高。近期的研究表明，患者的肾素-血管紧张素-醛固酮系统存在异常。此外，中央交感神经系统的激活也可能引起主动脉缩窄患者血压升高。

并发的畸形也极大地影响了病理生理学。并发室间隔缺损的机会很大，主动脉缩窄加重了左向右的心内分流。如果存在其他不同程度的左心梗阻（主动脉瓣狭窄、主动脉瓣下狭窄），会加重左心室的后负荷。

充血性心力衰竭的神经体液变化很大。交感神经系统激活，从而导致心率增快和血压（BP）升高。而主动脉缩窄使下半身血压下降、肾血流灌注减少，CHF 患者的肾素-血管紧张素系统被激活。肾素-血管紧张素系统激活会导致血管收缩、细胞肥大和醛固酮的释放。CHF 患者中，肾素-血管紧张素系统的作用以及通过药物来调节此系统，是研究的热点领域。与大多数的 CHF 不同，由于存在缩窄段前和缩窄段后不同的血流动力学，主动脉缩窄的病情更复杂。

通常用来治疗充血性心力衰竭的药物，如 ACE 抑制剂和血管紧张素 II 阻断药，对主动脉缩窄患者可能产生不利影响。如果试图用这些药物来使缩窄段前的血压达到正常，可能会导致下半身灌注不足并造成肾衰竭。

心力衰竭时血管升压素也增加，主要是由血管紧张素Ⅱ刺激释放的。升压素影响游离水的排出，并可能会导致低钠血症。在主动脉缩窄患者中，升压素的血管收缩性可能会进一步升高血压。

CHF还可能激活人脑钠尿肽（BNP）、内皮素等其他物质，但他们在主动脉缩窄中的具体作用还不清楚。

主动脉缩窄的另一个原因是主动脉夹层动脉瘤导致的狭窄。主动脉真腔变窄，可以导致下肢动脉搏动减弱，与主动脉缩窄的临床状况相似。在这种情况下需要紧急干预。

二、诊断

（一）病史

主动脉缩窄（CoA）的症状因人而异，但常分为两类，一类是早期出现症状，并发充血性心力衰竭（CHF）的患者；另一类是较晚出现症状，多并发高血压的患者。

1. 早期症状

并发的心脏畸形、主动脉弓畸形、动脉导管的开放口径及闭合速度、肺血管阻力的情况，都影响症状出现的早晚及严重程度。小婴儿可能在出生的头几周，就出现喂养困难、呼吸急促、嗜睡，并恶化到明显的充血性心力衰竭和休克。这些患儿可能在出院前情况还好，但一旦动脉导管闭合，病情就会迅速加重。如并发大的心脏畸形，存在室间隔缺损（VSD），则会加速病情的变化。

2. 晚期症状

新生儿期之后，患者的症状往往是高血压或心脏杂音。由于存在动脉侧支血管，这些患者往往不会有明显的充血性心力衰竭。在处理其他问题，如创伤或常见疾病评估时，发现有高血压，进一步检查后，才做出主动脉缩窄的诊断。其他症状包括头痛、胸痛、疲劳，甚至危及生命的颅内出血。虽然有些患儿出现下肢疼痛或无力，但真正的跛行很少见。除了偶然发现的高血压，很多患者没有症状。通常情况下，主动脉缩窄不是由初诊医师发现的。常规触诊股动脉搏动和测量血压，可避免延误诊断。

（二）体征

同病史一样，体征也分成两组：早期出现心力衰竭体征和晚期出现高血压体征。

1. 早期体征

新生儿可有呼吸急促、心动过速和呼吸困难，甚至可能会因休克而奄奄一息。诊断要点包括上下肢血压（BP）差异、下肢动脉搏动减弱或消失。患儿迷走右锁骨下动脉如起源于主动脉缩窄段远端，则右侧上下肢压差可能不存在，但颈动脉搏动会比下肢强很多。

当血流从未闭的动脉导管右向左分流到身体下部时，则可能发生差异性发绀（粉红色上肢与青紫的下肢）。虽然肉眼往往很难分辨，但导管前和导管后的经皮血氧饱和度监测会记录到差异性发绀。当心内有大量的左向右分流时（如VSD），肺动脉血氧饱和度可接近主动脉饱和度，因而上下肢血氧饱和度监测的结果差别可能不会很明显。但并发大动脉转位、动脉导管未闭和肺动脉高压，存在左到右导管分流时，可能会出现反常的差异性发绀，即青紫色上肢与粉红色的下肢。

低心排血量和左心室功能不全的患者，脉搏搏动弱，血压差异也很小。因此，除了主动脉缩窄，对围生期循环功能不全的鉴别诊断包括左心室（LV）流出道梗阻，包括主动脉瓣及瓣下狭窄、主动脉瓣上狭窄，以及重度二尖瓣狭窄或关闭不全。

主动脉缩窄的杂音可能没有特异性，但通常是在左锁骨下区和左肩胛骨下收缩期杂音。如并发室间隔缺损或主动脉瓣狭窄，也可听到相关的心脏杂音。喷射性喀喇音往往提示二叶主动脉瓣，而奔马律则提示右心室功能不全。

2. 晚期体征

较大的婴儿和儿童可能因高血压或杂音而转院诊治，很容易将婴儿或儿童高血压归因于兴奋不安，因此测量并比较四肢血压是重要的。如果左锁骨下动脉起源于主动脉缩窄段远端，左上肢的血压会低于右上肢的血压。同样，迷走右锁骨下动脉（开口低于主动脉缩窄段的水平）可能会造成右上肢血压低或右上肢脉搏弱。仔细的上肢与下肢脉搏触诊可帮助确认可疑的主动脉缩窄。

在较大的儿童、青少年和成年人，可同时触诊股动脉和肱动脉的脉搏，来诊断主动脉缩窄。双上肢和单下肢的血压需要测定，上、下肢存在超过 20 mmHg 的压力差可被视为主动脉缩窄的证据。

左锁骨下区和左肩胛骨下可有收缩期杂音，但如存在多个侧支或严重主动脉缩窄时，可听到连续性杂音。二叶主动脉瓣可听到喷射性喀喇音，主动脉瓣狭窄或关闭不全时可有相应的杂音。同样，也可能听到二尖瓣狭窄或 LV 流出道梗阻的杂音。左心室肥厚顺应性差时，可能会出现奔马律。

其他体征包括在视网膜上的异常血管和胸骨上窝的明显搏动。严重的主动脉瓣狭窄患者，可在胸骨上窝扪及震颤。腹主动脉缩窄的情况很少，可在腹部听到血管杂音。

（三）实验室检查

1. 新生儿休克

脓毒症检查包括血液、尿液及脑脊液（CSF）培养。测试电解质水平、尿素氮、肌酐和葡萄糖浓度。动脉血气分析和血清乳酸水平。

2. 年长患者

包括尿液分析、电解质水平、尿素氮、肌酐和葡萄糖浓度。

（四）辅助检查的选择

1. 胸部 X 线平片检查

婴儿出现充血性心力衰竭时，胸部 X 线平片可显示心脏扩大、肺水肿。成人主动脉缩窄的胸部 X 线平片可有不同程度的心脏增大。食管钡餐检查时可显示食管呈倒立"3"标志，也可能在正位片上发现主动脉缩窄段上下呈一个"3"字征。侧支动脉压迫、侵蚀肋骨骨质可显示"虫蚀样切迹"。

2. 超声心动图

超声心动图可清楚显示心腔内解剖结构，了解心腔内的并发畸形。胸骨上窝的二维超声心动图切面，可评估主动脉弓、峡部和主动脉缩窄的严重程度。多普勒超声心动图可用于测量主动脉缩窄处的压力阶差。

3. 心电图

在新生儿或婴儿中，心电图可能有右心室肥厚的表现。随着年龄增长，心电图结果可能正常，也可能出现左心室肥厚或左心室缺血、劳累的迹象。有时，左心室肥厚可表现为 V_5 和 V_6 导联上 S 波增高，即所谓的后底壁左心室肥厚。

4. CT 及磁共振

主动脉 CT 及磁共振血管成像，可以清晰显示狭窄部位、长度及与主动脉分支血管的关系，判断是否存在弓发育不良或动脉瘤，为目前最有效的无创检查方法。若之前手术使用了银夹或支架，则复查需要使用超高速 CT。

5. 心导管

此检查可明确缩窄部位及其与左锁骨下动脉的关系，动脉导管的情况和侧支循环的状态及范围。此项有创性检查目前已逐渐为主动脉 CT 及磁共振血管成像取代。

6. 其他检查

在新生儿患者中，分别测定动脉导管前、后的经皮血氧饱和度检查，可明确有没有动脉导管水平的右向左分流。

（五）鉴别诊断

主要依靠病史和体征，结合超声心动图、心导管和心血管造影和其他实验室检查，对其他有相似症状的疾病进行鉴别，包括肾上腺功能不全、主动脉瓣狭窄、扩张型心肌病、肥厚型心肌病、先天性肾上腺增生症、心内膜弹性纤维增生症、高血压、左心室发育不良综合征、病毒性心肌炎、败血症、休克等。

三、手术方式

1944 年，瑞典的 Crafoord 和 Nylin 第一次报道主动脉缩窄手术，进行缩窄段切除端端吻合成功。此后，各种改良术式相继出现。当今，主动脉缩窄已是一种可做出明确诊断与治疗效果良好的一种疾病。

（一）干预指征

严重高血压或充血性心力衰竭（CHF）是进行干预的指征。可选择外科手术，或采用导管介入技术（球囊血管成形术和支架），来解除主动脉梗阻。有症状的新生儿和婴儿，在病情稳定后，应该进行紧急手术。无症状婴儿、儿童、青少年和成年人，应择期手术。如果没有高血压和心力衰竭症状，儿童建议在2~5岁时，择期进行外科或介入治疗。有证据表明，患儿过了5岁，再进行介入或手术治疗，远期还是会有残存的高血压。

（二）药物治疗

1. 早期出现症状的主动脉缩窄药物治疗

充血性心力衰竭（CHF）患者治疗包括利尿剂和正性肌力药物的使用。前列腺素 E_1 [0.05~0.15 mg/（kg·m）]经静脉注入，维持动脉导管开放。如果出现呼吸困难，需要用呼吸机辅助呼吸。如果出现左心室功能不全，尤其是低血压时，可输注正性肌力药物（多巴胺、多巴酚丁胺、肾上腺素）。插导尿管来评估肾灌注和尿量。动脉血气分析监测酸中毒情况。在新生儿患者，可放置脐动脉导管，评估前列腺素的应用是否改善了下半身血流量。通过上述干预措施，可稳定病情，为外科手术或导管介入创造条件。

2. 晚期出现症状的主动脉缩窄药物治疗

高血压的治疗术前高血压用β受体阻断药可得到有效治疗。治疗的目的是降低上肢高血压，但要注意，激进用药使上肢血压（BP）达到正常，可能会导致下半身灌注不足。手术前使用β受体阻断药可减少术后高血压的严重程度，但要明确的是，尽早解除主动脉缩窄比降压药物治疗高血压效果更好。

术后高血压可用短效血管舒张药物，如硝普钠、静脉用β受体阻断药（如艾司洛尔）治疗。如果不存在残余梗阻，长期降压治疗可继续使用β受体阻断药，还可添加ACE抑制剂或血管紧张素Ⅱ阻断药（血管紧张素Ⅱ阻断药的儿童用量还不明确）。

关于β肾上腺素受体阻断药的使用，目前已有相关的指南。最近一项研究显示，β受体阻断药在儿童CHF的作用不明确。

（三）多种外科术式的应用与改良

自Crafoord、Nylin（1945年）和Gross、Hufnagel（1945年）在20世纪40年代初期进行主动脉缩窄矫治手术以来，外科治疗已成为主动脉缩窄治疗的首选方法。各种外科手术技术已经被用来治疗患者主动脉缩窄，如狭窄段切除术和端端吻合术、主动脉补片成形术、左锁骨下动脉垂片成形术以及用管道搭桥术。这些技术可联合应用或改良，以适应个体的需要。

例如，可将左锁骨下动脉横断，做成反向左颈总动脉的血管补片，来扩大发育不良的主动脉弓。此外，还可以将降主动脉切成斜口，上提到主动脉弓底，进行扩大的端端吻合，来治疗主动脉弓发育不良。要根据患者的年龄、体重、并发畸形和主动脉弓的解剖情况，来确定采用哪种方法。一般采用左后外侧切口进行主动脉缩窄矫治。但对于复杂的主动脉弓部病变，可采用胸骨正中切口。

对1 337例婴儿期主动脉缩窄手术的回顾，结果如下：左锁骨下动脉血管补片扩大763例（57%），缩窄段切除+端端吻合术406例（30%），人工补片扩大133例（9.9%）。此外，有20例患者采用血管连接或血管旁路手术。在这组报告中，出生后1周内手术的新生儿死亡率风险最高，而接受手术的279例3个月~1岁的婴儿，只有8例死亡。小婴儿的死亡率也较高，尤其是体重少于3 kg的婴儿和并发心脏畸形的婴儿。如果并发室间隔缺损（VSD），死亡率将从0.9%增加至6.8%。而并发复杂畸形，如单心室或大动脉转位，则死亡率明显增加到16.6%。若动脉导管不能维持开放而患儿出现尿少和酸中毒，则需要急诊手术。

外科手术的并发症包括严重的再狭窄（婴儿中6%~33%，儿童中18%）；动脉瘤的形成，特别是在人工材料补片成形术式中；截瘫；矛盾性高血压；锁骨动脉血管补片术式可引起坏疽、上肢缩短和缺血。

（四）球囊血管成形术

尽管大多数学者认为外科手术是治疗主动脉缩窄的首选，也有一些医师虑在外科干预前，先进行球囊血管成形术来治疗一些类型的主动脉缩窄。有一些作者报道了他们的球囊血管成形术的经验。然而，治疗主动脉缩窄球囊血管成形术的使用存在争议。

球囊血管成形术尚处于摸索阶段。球囊血管成形术后，截瘫、矛盾性高血压等并发症很罕见，即使出现，也很轻微，不会造成严重后果。但球囊血管成形术后可发生主动脉瘤，还可能出现股动脉闭塞。

（五）主动脉支架置入术

球囊血管成形术可以打开狭窄的血管，但由于血管壁弹性回缩，球囊导管撤出后，血管腔可能回复到扩张前的大小。血管内支架置入术可以阻止球囊扩张术后的血管回缩和血管损伤。Dotter（1969年）在20世纪60年代后期提出血管支架这一概念，但直到20世纪80年代初才出现了气囊扩张支架和自膨支架的设计和应用。最初，支架用于治疗周围动脉疾病与冠状动脉狭窄病变，之后扩大到其他血管狭窄病变，包括主动脉缩窄。相对于单纯球囊扩张，支架置入具有以下优点。

可扩大长段管状的主动脉缩窄、发育不良的峡部，以及远端的主动脉弓。即使出现内膜撕裂，还是可以用支架来扩大缩窄段的主动脉直径。支架能够减少再狭窄的发生率。支架使撕裂的内膜与中层组织贴合，防止出现血管夹层。主动脉壁得到支架和内膜的支持，可防止发生动脉瘤。

由于支架没有生长能力，并且支架置入需要较大的鞘，目前支架应用仅限于青少年和成年患者。以下是使用支架适应证：长段的主动脉缩窄；缩窄累及峡部或主动脉弓；主动脉再缩窄，或之前外科或球囊治疗术后出现动脉瘤。

（六）不同的治疗方式的比较

Forbes等在近期发表的多中心研究报告中，比较了350例患者采用外科手术、球囊成形术和支架置入三种方法来治疗先天性的主动脉缩窄，发现三组患者在术后近期和随访中都有改善。然而，支架组的并发症更少（与外科手术和球囊成形术的患者相比）、住院时间更短（与外科患者相比），并且在随访中缩窄段的压差更低（与球囊成形术患者相比），但有较高的"计划再干预"率（与外科和球囊患者相比）。

此研究存在缺陷，因为3组患者分配比例失衡（217个支架患者，61例球囊血管成形术患者，72例外科手术患者），患者随访数量少（仅35.7%，而这些患者中有影像资料评估的又不到75%），组间存在显著的年龄和体重差异（$P<0.001$），而且这是一个非随机对照研究。因此，作者说明应非常谨慎地解释这些结果。

与其讨论哪种处理更好，更审慎的做法是根据患者的年龄和缩窄段及周围组织的病理解剖来决定治疗方式。对新生儿和1岁以内婴儿主动脉缩窄，大多数心脏病专家首选外科手术。1岁以上儿童如有广泛性主动脉缩窄，适合球囊扩张。若主动脉缩窄段很长，年幼的儿童要选择外科治疗，而青少年和成人则更适合支架置入。

四、治疗结果与前景展望

主动脉缩窄是终身的疾病，可能在手术成功多年之后，其并发症才逐渐显现。

（一）再缩窄

再缩窄与患者手术时的大小、年龄以及是否并发主动脉弓和峡部发育不良有关。主动脉壁上的动脉导管组织可收缩引起再狭窄，吻合口瘢痕形成也可能引起狭窄。一些外科医生认为，吻合口前壁采用间断缝合可使主动脉继续生长，从而降低再狭窄的风险。有时，手术吻合口是畅通的，但主动脉弓部或峡部未能像其余部位一样相应生长，也会出现血流梗阻。这种梗阻一般会在初次手术很多年后才出现。

（二）主动脉瘤

主动脉缩窄没有矫治也可能发生主动脉瘤。此外，心内膜炎可以导致主动脉弓动脉瘤（真菌性动脉瘤），通常发生在狭窄段的远端。

用补片来矫治主动脉缩窄，主动脉瘤的发病率较高（通常发生在补片的对侧），在术中切除了缩窄的隔膜组织的患者发生率更高。主动脉瘤患者可完全无症状。主动脉瘤压迫喉返神经会引起声音嘶哑。与普通X线胸片相比，MRI在确定动脉瘤的大小和范围时很有用。

(三）高血压

即使主动脉缩窄得到成功矫治，高血压可能仍然持续存在，这通常与术前高血压的持续时间和严重程度有关，可能由肾素-血管紧张素系统与交感神经的作用变化引起。与其他形式的难治性高血压一样，患者存在早期动脉粥样硬化、左心室功能不全和脑动脉瘤破裂的风险。

（四）脑动脉瘤

多达10%的主动脉缩窄患者可发生脑动脉瘤，动脉瘤可以是多发的。动脉瘤会随年龄增长而增大，破裂的风险增加。难治性高血压促进动脉瘤的生长，并增加破裂的风险。有些患者在动脉瘤破裂之前，可能会有头痛、畏光、虚弱或其他症状，但大多数患者在动脉瘤破裂前没有任何症状。脑动脉瘤破裂出血的死亡率较高，只有及时治疗动脉瘤和主动脉缩窄才能减少此类事件的发生。

（五）瘫痪

虽然罕见，但如果脊髓前动脉的血液供应受阻会造成脊髓缺血，引起截瘫。动脉侧支血管少、主动脉阻断时间过长、术中肋间动脉损伤等因素，都会增加瘫痪的风险。

如果动脉侧支供应完全，瘫痪不容易发生，因此评估手术前的侧支动脉血流非常重要。防止脊髓缺血的方法包括低温、使用体外循环，或建立旁路血流（Gott分流）+主动脉部分钳夹。

（六）心肌病

婴儿严重主动脉缩窄，尤其存在不同程度的左心室流出道梗阻，如主动脉瓣或瓣下狭窄，往往会有心肌病。有些患者会出现心内膜弹性纤维增生症改变，导致慢性扩张型心肌病，需要药物治疗甚至心脏移植；也可能会出现肥厚型心肌病的变化，患者出现心内膜缺血、心律失常，或因心脏舒张功能不全出现充血性心力衰竭（CHF）。

（七）乳糜胸

手术时广泛游离可能会损伤胸导管，导致乳糜胸。术后患者进食时可确认是否并发乳糜胸。持续性乳糜胸腔积液，可能需要长期的胸管引流。有些患者通过饮食限制中链甘油三酯、脂肪，或通过全肠外营养得到有效治疗。而顽固性乳糜胸患者可能需要进行胸膜固定术或胸导管结扎术。

（八）缩窄切开后综合征

肠系膜上动脉恢复搏动性血流，可能会导致肠系膜上动脉炎，其中动脉变得肿胀，并可能会破裂。作为血流量自动调节的一部分，小动脉血管发生反射性收缩，从而导致缺血。临床表现可从轻度腹部不适到急腹症：严重腹胀、呕吐、肠梗阻、肠道壁出血或穿孔。此综合征可能与主动脉缩窄矫治术后早期肠道喂养有关。因此，通常在手术48 h后再开始缓慢肠道进食，持续鼻胃管减压，直到患者耐受正常进食。重度缩窄切开综合征患者，可能需要剖腹探查治疗肠坏死或穿孔。仔细监测和控制术后血压，可降低缩窄切开综合征的风险。

（九）主动脉瓣狭窄、主动脉瓣下隔膜狭窄和二尖瓣狭窄

这些问题可能在随访期间发生。若问题严重，则需要通过导管介入或外科手术治疗。

（谢锐文）

第三节 房间隔缺损

一、历史回顾

1953年，Gibbon在体外循环下成功为一例患者进行了心脏房间隔缺损修补术，使得房间隔缺损成为第一种在体外循环技术支持下进行心内矫治的心脏疾病，这次手术对心脏外科学界具有划时代的意义，标志着心血管外科步入了一个崭新的体外循环时代。而在此之前，由于缺乏人工辅助循环的支持，心内直视手术只能依赖低温降低全身代谢及流入道的阻断（避免气体栓塞）抑或人体间并行循环来完成，而该类方法创伤大，手术窗口短，有极高的死亡率。

二、房间隔缺损分类及病理生理

房间隔缺损是胚胎发育期原始心房在分隔成左、右心房过程中，因某种影响的因素，第一房间隔或第二房间隔发育障碍，导致间隔遗留缺损，左、右心房存在血液分流的先天性畸形。依据房间隔缺损位置的不同，其通常被分为三种不同类型：继发孔型房间隔缺损、原发孔型房间隔缺损及静脉窦型房间隔缺损（图3-2）。继发孔型房间隔缺损是最常见的房间隔缺损，其位于靠近卵圆窝的房间隔中部，静脉窦型房间隔缺损通常位于房间隔与上腔静脉开口处，也可位于下腔静脉开口及冠状静脉窦开口处（导致无顶冠状静脉），此类房间隔缺损经常伴有肺静脉异位引流。房间隔缺损是一种常见的先天性心脏病，其中继发孔型房间隔缺损以女性为主，占65%~75%，其他类型的房间隔缺损男女比例类似。

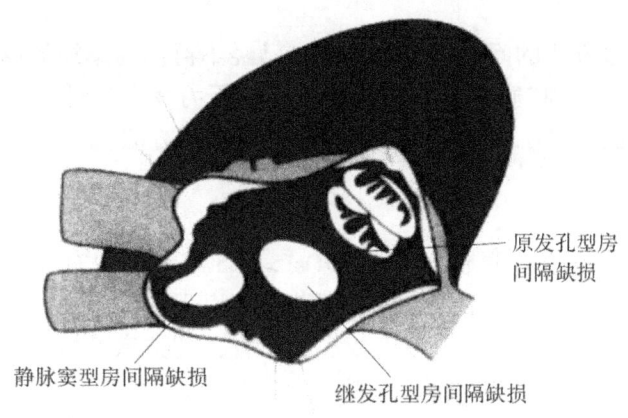

图3-2　房间隔缺损外科解剖示意图

依据不同的解剖位置，房间隔缺损可分为继发孔、原发孔及静脉窦型房间隔缺损常见的位置。原发孔型房间隔缺损位于房室瓣上方，与其紧邻。继发孔型房间隔缺损位于靠近卵圆窝的房间隔中部。静脉窦型房间隔缺损通常位于房间隔与上腔静脉开口处（但也可位于下静脉开口及冠状静脉窦开口处），此类房间隔缺损经常伴有肺静脉异位引流。

心内的分流决定了房间隔缺损病理生理的改变，而房间隔缺损分流量的大小取决于缺损的大小及左右心室顺应性、肺血管发育情况等因素。一些因素诸如左心室肥厚（纤维化）所导致的左心顺应性降低、二尖瓣狭窄等均会导致左向右分流增加。相反，导致右心室顺应性下降的因素（诸如肺动脉高压或肺动脉瓣狭窄）及三尖瓣狭窄也能导致左向右分流减少甚至产生右向左分流。通常情况下，显著的左向右分流定义为其肺循环血流量/体循环血流量（Qp/Qs）比值＞1.5或出现右心明显扩张，而此种程度的分流往往可导致远期不良预后，需要及早干预。

三、临床表现

房间隔缺损患者在早期可无任何临床症状，仅在体格检查时发现心脏杂音而得以确诊，但随着年龄增长绝大多数会出现症状，出现症状的时间具有很大的个体差异，其与房间隔缺损大小有一定的联系。心房水平的大量分流，可以导致肺充血明显，而易患支气管肺炎，同时因体循环血量不足而影响生长发育。当剧哭、屏气、肺炎或心力衰竭时，右心房压力可超过左心房，出现暂时性右向左分流而呈现发绀。随着患者年龄增长，房间隔缺损患者可表现出生长发育落后、活动耐力降低、反复呼吸道感染及不明原因的栓塞等表现，并且出现心脏增大、肺循环压力及阻力增高、心力衰竭及房性心律失常等。

目前，对于房间隔缺损的诊断方式主要依赖临床影像学手段，但传统的体格检查、X线胸片及心电图仍是有效的早期筛查及评估方式。

1. 体格检查

对于部分出现心脏增大的患者，心脏检查可见心前区隆起，心界扩大，扪诊可有搏动增强。在肺动脉瓣区可听到由于肺动脉瓣相对狭窄产生的Ⅱ~Ⅲ级收缩期杂音，肺动脉第二心音增强及固定分裂。左向右分流量大时，可在胸骨左缘下方听到三尖瓣相对狭窄所产生的舒张期隆隆样杂音。肺动脉扩张明显或伴有肺动脉高压者，可在肺动脉瓣区听到收缩早期喀喇音。

2. 心电图

典型表现有右心前导联 QRS 波呈 rSr 或 rSR，或 R 波伴 T 波倒置。电轴右偏，有时可有 PR 间期延长，如果出现心房颤动，心电图可以帮助诊断。

3. 超声心动图

经胸超声心动图能够评价房间隔缺损的种类、大小、分流的方向以及肺静脉的解剖回流情况，也能够评价心脏房室大小及功能情况。如果并发二尖瓣反流，通过多普勒测定反流速度，也能估算肺动脉收缩压指标。

4. 心导管检查

随着越来越多无创检查方式的问世，心导管检查已经不再作为单纯的诊断手段，但其仍作为评价肺循环体循环血流比（Qp/Qs）、肺血管阻力以及各心腔内压力及血流动力学参数的金标准。同时，经心导管介入房间隔封堵治疗也是治疗部分类型房间隔缺损的经典方法。

四、治疗

一般而言，只要房间隔缺损有明显分流（Qp/Qs > 1.5 或者出现右心室扩张），都应给予及时的干预，表 3-1 中详细列举了房间隔缺损干预指征。但若出现以下情况，则不需要或者不能够关闭房间隔缺损：①房间隔缺损较小 < 10 mm，且分流量也较小的患者，此类患者需要定期进行监测及评估；②明确的晚期肺动脉高压，肺血管阻力 > 8 U/m^2，并发右向左分流；③妊娠患者诊断房间隔缺损应于分娩后 6 个月进行手术治疗；④出现严重的左心功能降低，也不适合立即行手术。

表 3-1 房间隔缺损 ASD 床干预指征

ASD 的干预指征
MRI、超声或 CT 提示右心室 / 房扩张并含有以下情况之一：
（1）ASD 最大径 > 10 mm；
（2）Qp/Qs > 1.5（超声心动图、MRI 或心经导管测量），应排除确诊肺动脉高压的患者

目前，治疗房间隔缺损的方式有内科介入治疗及外科治疗。

（一）内科介入治疗

通过股静脉通路，通过特殊的输送装置，将房间隔封堵器放置于房间隔上，从而达到消除分流的作用。但经导管内科封堵治疗仅适合于部分原发孔型缺损且直径较小并且有很好边界的缺损，而对于静脉窦型、原发孔型房间隔缺损，以及一些较大且边界不良的继发孔型缺损，或并发其他心内畸形的患者，外科治疗仍是唯一有效的治疗方式。同样，也有研究证实，接受介入治疗的患者远期可能发生封堵器脱落、移位，对心内组织结构的磨损等严重并发症，长期的随访至关重要。

随着外科治疗水平的日新月异，外科治疗的方法也变得更为丰富，除了传统的经正中胸骨体外循环下心内直视手术，一些新的技术如体外循环微创外科手术（腔镜辅助经侧胸小切口房间隔缺损修补或机器人手术等）也开始作为常规的治疗手段。同样，我国一些心血管中心采用不停搏经胸外科微创房间隔封堵术的方法，通过右胸肋间隙切口，暴露左心房，在 3D 食管超声引导下，通过输送系统，将封堵器放置于房间隔上从而关闭封堵，也取得了不错的效果。与内科介入封堵相比，其优点主要在于易于准确调整封堵器位置，无需 X 线引导，适合于一些较大边界较差的原发孔房间隔缺损患者。

（二）外科治疗

1. 外科解剖

尽管在形态学上右心房构成了单一的腔室，但它是由两个部分组成的：静脉窦部和心房体部，静脉窦部略呈水平，其实为上下腔静脉的延续，窦房结位于上腔静脉入口处静脉窦部和心房体部的交界区域，其容易受到在右心房上外科操作的损伤。与内壁光滑的静脉窦部形成对比的是，心耳侧壁有诸如梳状的肌肉结构。静脉窦部上方的内侧壁中央为卵圆窝，而在前内侧心房壁后方为主动脉根部，此区域无冠窦和右冠窦与心房毗邻。三尖瓣位于右心房内的前下方，三尖瓣环跨过膜性室间隔将其分为心室间部及心房间部。传导束就位于该区域心室部附近的区域。

2.手术方式、并发症预防及预后

所有类型的房间隔缺损均可以使用胸骨正中切口（或低位正中切口及乳房下右胸切口），对于不同类型的房间隔缺损，体外循环的静脉插管策略也有所不同，对于静脉窦性房间隔缺损选择上腔静脉直角插管能够更大程度地帮助暴露缺损。如果对于小切口及机器人微创手术，通常采用股动静脉插管（或是股动脉+切口内上下腔静脉插管）的插管方式，但由于是右心手术，在主动脉阻断时必须对上下腔静脉进行阻断，其操作难度较传统的开胸手术高。建立体外循环后，应仔细探查房间隔缺损位置、大小，肺静脉引流情况及三尖瓣功能。应避免损伤窦房结、主动脉根部结构，并防止肺静脉狭窄，对于较小的房间隔缺损可采取直接缝合的方式，应缝合房间隔两侧较厚的心内膜组织，对于较大的房间隔缺损，应采用补片修补的方式以分担潜在张力。对于静脉窦型房间隔缺损并发右上肺静脉异位引流，依据其肺静脉的粗细、开口的位置选择不同的手术方式：①对于肺静脉异位开口于右心房上部并距离缺损较近的患者，可以采用补片，在关闭缺损时，直接将肺静脉隔入左心室；②如果肺静脉异位开口于上腔静脉内且距离缺损位置较远，肺静脉较细，流量较低，可不行处理，但如肺静脉粗大，流量大，则应采用针对肺静脉异位引流的特殊手术方式完成外科修复。目前，房间隔缺损外科治疗已经成为一种极为安全的手术，其远期预后也较为良好。

五、启示与展望

心脏房间隔缺损的外科治疗是第一种运用人工辅助循环技术治疗的心脏疾病，其演变过程从某种程度上反映了整个心脏外科领域技术的转变。近些年来，依托科技在计算机技术及材料学领域的巨大突破，一些先进的临床诊断设备、人工材料及外科微创手术设备的问世，使得我们对这一古老疾病的诊断及治疗方式再一次发生了巨大变化，安全、微创的内外科综合治疗理念已经成为治疗房间隔缺损新的方向。

（谢锐文）

第四节　室间隔缺损

一、概述

室间隔缺损是最为常见的先天性心脏病，约占先天性心脏病总量的50%，其中20%是单纯的室间隔缺损，近些年来，随着影像学诊断水平的提高，室间隔缺损的诊出率已经有了很大的提升［新生儿（1.56～53.2）/1 000］。室间隔的解剖结构较为复杂，其发育于胚胎期第4～5周，各部分若发育不全或互相融合不良，则导致相应部位的室间隔缺损。早在1879年和1897年，Roger和Eisenmenger就分别报道了心脏室间隔缺损及其终末期肺血管阻塞性改变的病例；1932年，Abbott详细描述了室间隔缺损的临床表现及其与病理解剖的关系，接下来的研究也陆续阐述了室间隔缺损的病理生理及血流动力学变化的过程。Dammann于1952年首次报道了采用肺动脉束带的方式姑息性治疗室间隔缺损的方法，1954年Lillehei完成了第一例人体并行循环支持下的心内直视的室间隔缺损修补术，1956年随着体外循环技术的诞生，Kirlin完成了第一例体外循环下室间隔缺损修补术，由此拉开了治疗该类疾病的崭新篇章。近些年来，随着外科技术围手术期管理，体外循环技术的不断进步，以及内科经导管微创介入治疗的发展，室间隔缺损治疗的成功率、并发症，以及其远期预后均得到了显著提升。

二、解剖命名及病理生理

目前，常用的Soto标准将室间隔分为膜部及肌部两大类。膜部室间隔（由非肌性纤维组织构成）是一个相对较小的区域，其位于肌部室间隔流入道及流出道上缘三尖瓣及主动脉瓣之间的膜性区域，三尖瓣半环将这一区域分为房间隔部及室间隔部。肌部室间隔范围较广（除了膜部间隔以外的其他区域），其实是一个非平面结构，可分为流入道部、肌小梁部及漏斗部室间隔。室间隔缺损的分类对于其治疗方式至关重要，取决于其所处的室间隔解剖位置，一般而言学者们习惯将室间隔分为膜周部缺损、肌小梁部（肌部）缺损、流入道室间隔缺损（并发于心内膜垫缺损，又名房室间隔缺损），以及漏斗部室间隔缺损（可进一步分为脊内型及脊上型，或称之为双动脉干下缺损）。

室间隔缺损的病理生理基础是左向右分流，分流量取决于缺损的大小，左、右心室压力阶差及肺血管阻力。婴幼儿出生早期因为左、右心室压力近乎相同，室间隔缺损分流量较小，所以早期可以无任何症状，但随着双心室压力差的变化，患儿将逐渐出现症状。如不并发右心室流出道梗阻或肺动脉高压，室间隔缺损将导致左向右分流，继而导致肺动脉、左心房及左心室容量负荷增加。随着室间隔缺损的病程进展，肺小动脉管壁内膜增厚、管腔变小、阻力增大，引起器质性肺动脉高压，最后导致不可逆的右向左分流，出现艾森门格综合征。部分较小的室间隔缺损如肌部、膜周部缺损在成长过程中可以自行愈合，但较大的缺损及一些特殊类型缺损如主动脉瓣下缺损，其发生自行愈合的概率极低。由于分流所导致的流体力学作用，主动脉瓣下缺损可以导致进行性主动脉瓣膜脱垂，部分膜周部缺损分流对三尖瓣的冲刷也可以直接导致三尖瓣关闭不全，对于这些类型的室间隔缺损，应该采取更为积极的外科治疗策略。

三、临床表现

缺损直径较小、分流量较少者，一般无明显症状，多在体检时发现心脏杂音（全收缩期杂音），或超声检查时发现室间隔缺损。缺损大、分流量多者，症状出现较早，表现为活动后心累气急，活动受限，生长发育迟缓。血径较大的室间隔缺损，肺淤血和心力衰竭发展较快，并可反复发生肺部感染，重者在婴幼儿期，甚至新生儿期可死于肺炎或心力衰竭。一旦发生肺动脉高压及右向左分流，便可出现发绀，此时已至病变晚期。目前，对于室间隔缺损的诊断方式主要依赖临床影像学手段，但传统的体格检查、X线胸片及心电图仍是有效的早期筛查及评估方式。

1. 体格检查

分流量小，除在胸骨左缘第3~4肋间闻及Ⅱ~Ⅲ级或Ⅲ级以上粗糙的全收缩期杂音外，无其他明显体征。缺损大、分流量大者，左前胸明显隆起，杂音最响部位可触及收缩期震颤。肺动脉高压者，心前区杂音变得柔和、短促，而肺动脉瓣区第二心音明显。

2. 心电图

在一定程度上，心电图改变可以反映心内分流的程度。分流较小的室间隔缺损常心电图正常，中至大量分流的室间隔缺损心电图常有左心室高电压和左心室肥厚。并发中等肺动脉高压的患者，心电图可表现为双侧心室肥厚。严重肺动脉高压的患者，则有时肥大或伴劳损。

3. 超声心动图

经胸及食管超声心动图均能评价室间隔缺损的种类、大小、分流的方向，以及心脏房室大小及功能情况，同时还能明确显示主动脉瓣膜及三尖瓣病变反流，并通过多普勒测定三尖瓣反流速度，也能估算肺动脉收缩压指标。

对于室间隔缺损而言，诊断及评估肺部血管发育、阻力、双心室功能（尤其是右心室功能）尤为重要，完成这些评估需要更为复杂的一些手段。

4. 心导管造影

虽然随着越来越多无创检查方式的问世，心导管检查已经不再作为单纯的诊断手段，但对已怀疑出现肺动脉高压的患儿，其仍作为评价肺循环/体循环血流比（Qp/Qs）、肺血管阻力以及各心腔内压力及血流动力学参数的金标准。同样，内科经导管介入治疗也在很大程度上依赖经心导管造影。

5. 磁共振

磁共振是一种较新的影像学手段，其主要优势是提供清晰而全面的心脏图像，清晰地显示室间隔缺损的位置，尤其是肌部室间隔缺损的位置，并全面评估其他并发心脏畸形及各心室功能（尤其是右心室功能）的改变。

四、治疗

一般来说，婴幼儿时期对于有症状的室间隔缺损应当积极治疗，一些分流量较小（Qp/Qs < 1.5）且没有临床症状的室间隔缺损可以不进行积极干预，但需保持定期随访观察，而对于出现并发症，诸如瓣膜反流、心功能不全、并发感染性心内膜炎等情况，应该采取积极的内、外科治疗方式，对于不同类型的室间隔缺损其治疗方案也有所不同。近年来，随着内、外科技术的飞速发展以及围手术期管理理念的进步，对不同类型的缺损采用更为个体化的治疗方案已经成为未来治疗该类疾病的一种趋势。

（一）室间隔缺损介入治疗

内科经导管介入封堵是一种微创的治疗室间隔缺损的方式，其可以避免体外循环、外科切口的损伤，已被运用于治疗部分膜周部以及肌部室间隔缺损，由于采用封堵器对室间隔进行封闭，因此需要室缺具有较小的直径、良好的边界，以及较好的解剖位置从而便于导管通路的建立（并不适合较大及某些特殊类型的室缺，如干下型及心尖肌部缺损的治疗）。但内科介入封堵也伴随着其特有的并发症，除了残余分流、封堵器移位脱落，导致瓣膜反流等并发症之外，大规模研究已经证实对于膜周部缺损封堵，远期严重的三度传导阻滞的发生率高达3%～5%。

（二）室间隔缺损外科治疗，并发症及预后

如前所述室间隔解剖相对复杂，对于不同类型的室间隔缺损其手术方案的制订也会不尽相同。目前外科仍是治疗室间隔缺损的主要方式，传统的外科手术方式包括胸骨正中切口、体外循环下行室间隔缺损修补。近年来，经右胸切口胸腔镜辅助微创手术、机器人辅助室间隔修补手术及经胸微创室间隔封堵术，已经在国内的一些心血管中心开展，这些技术提供了新的微创治疗方法，取得了较好的效果，其适应范围、近期并发症及远期疗效有待进一步临床研究。

行膜周部室间隔缺损外科手术时，由于此类缺损靠近传导通路，准确了解此区域的外科解剖有助于在手术中避免损伤传导组织。房室结通常位于 Koch 三角的顶端（图 3-3），Koch 三角的边界为三尖瓣隔瓣瓣环、Todaro 腱膜以及作为基底部的冠状静脉窦。几乎所有的膜周部位缺损都适合采用经心房入路，心脏停搏后于心房做一纵行或斜行切口，牵开切口边缘，从而暴露三尖瓣及 Koch 三角。外科暴露膜周部室间隔缺损的方式有两种：①采用 5-0 缝线牵拉三尖瓣瓣下腱索；②游离三尖瓣隔瓣改善暴露。较小的缺损可采用直接缝合的方式，对于较大的缺损应使用补片进行修补，可使用 5-0 双头半圆针，沿室间隔缺损肌肉肌缘 12 点钟位置开始缝合，并按照顺时针或逆时针方向完成缝合，缝合过程中应当注意避免损伤主动脉瓣膜（室间隔缺损 9～11 点钟方向）及传导束（室间隔缺损 3～6 点钟方向），连续缝合至传导束区域后应浅缝靠近缺损边缘发白的心内膜组织，或者在离开缺损下缘 3～5 mm 外放置缝线，若室间隔缺损的肌肉缘非常脆弱，抑或室间隔缺损暴露不佳，则需要采用单针加垫的多个间断缝合来代替连续缝合的技术。

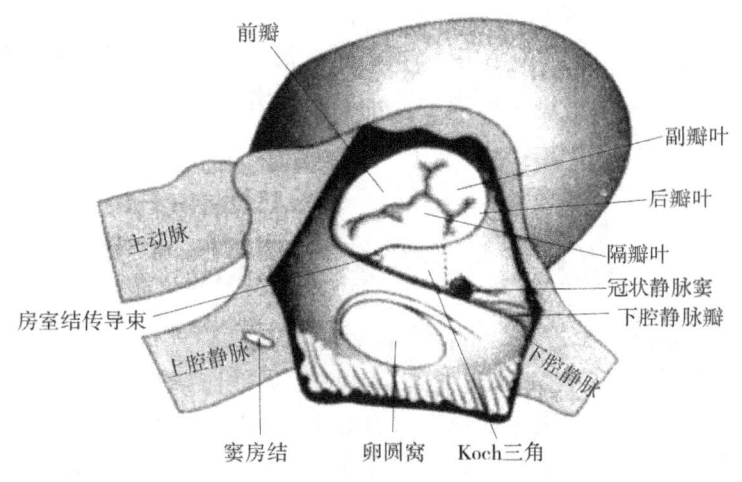

图 3-3　膜周部室间隔缺损外科解剖

膜周部室间隔缺损最重要的结构是 Koch 三角，房室结位于 Koch 三角顶端，在行膜周部空间隔缺损修补术时，应尽量避免损伤该区域，从而避免传导阻滞。

对于漏斗部室间隔缺损的外科修补，由于其位置较高，通常采用经肺动脉及右心室切口作为外科入路，如果存在严重的主动脉瓣膜关闭不全，在闭合室间隔缺损之前应于主动脉做一切口，进行主动脉瓣成形手术，从而保证心肌停搏液灌注。在关闭缺损时，应尽量避免损伤主动脉及肺动脉瓣膜。对于此类缺损，我国的学者创新性地使用经胸封堵技术，在超声引导下置入特殊设计的偏心封堵器，在封堵缺损的同时最大可能避免了干扰主动脉瓣膜的功能，一些前期研究也得到了令人鼓舞的结果。

外科治疗肌部位室间隔缺损，尤其是对于心尖部及多发肌部缺损极具挑战性。肌性室间隔缺损具有完全的肌肉边缘，可发生在肌肉室间隔的任何位置。因为右心室内有较多排列错综复杂的网状肌小梁结构，外科探查及暴露往往比较困难，术后残余分流的发生较多。为了帮助外科显露，根据其所处的位置，可经右心室切口进行修补，对于靠近心尖部的室间隔缺损，更可采用左心室心尖部切口进行修补，但是由于行经心室切口出现术后心功能不全的概率较高，此种手术路径并不作为常规术式使用。有学者提出，运用内科微创介入封堵联合外科修补的杂交治疗技术，可以避免为改善暴露切开右心室，有效缩短了体外循环辅助时间，提高了手术成功率并降低围手术期风险。同样，近些年来，国内一些学者采用术中直视下封堵；也有在经食管超声引导下经胸封堵技术，在不停搏的情况下，通过右心室表面的穿刺点，将封堵器释放在室间隔缺损处。早期经验显示，外科封堵技术对婴幼儿无血管通路限制，操作成功率更高，伞盘释放位置更为准确。使用该方法，不仅可以对外科暴露困难的单纯肌部缺损进行有效治疗，更可以结合外科手术对多发肌部缺损进行一站式的外科杂交治疗（外科修补容易显露的缺损 / 对于心尖部难以显露进行经胸封堵治疗）。

室间隔缺损外科治疗围手术期并发症主要取决于患者的年龄、肺血管阻力、缺损的种类，以及是否出现残余分流等。数据显示，目前对于单发的室间隔缺损（不并发肺动脉高压），外科修补术的围手术期死亡率仅约为 1%（＞1 岁），对于＜1 岁的患者，围手术期风险则较高（报道的死亡率约为 2.5% 甚至更高）。对于多发肌部室间隔缺损，单纯的外科手术风险同样较高（7% 左右），其主要是由于大量分流导致右心室重构、肺动脉压力升高、为改善暴露行心室切开所导致的心功能不全，以及较高的残余分流发生率等因素所致。近些年来，由于杂交技术的广泛应用，联合不停搏封堵技术及传统外科手术（如上所述），能够显著降低该类患者的围手术期风险，提高手术成功率。室间隔缺损外科修补术具有较好的远期效果，其远期可能的并发症包括三度房室传导阻滞（＜1%）、残余分流，以及持续性肺动脉压力升高等，但发生概率均较低。

五、启示与展望

作为一种复杂多变的先天性心脏病，室间隔缺损的诊疗发展体现了多学科协作发展的学科理念进步，从诊断、评估、治疗及评价等多个领域中不同学科知识、观念及技术的穿插融合，构成了目前治疗不同类型室间隔缺损的观念主线。充分运用杂交技术的观念，结合心内科介入、传统外科开胸及微创外科治疗技术，依据不同患者的实际情况制订出个性化诊疗方案，力求安全、微创的内外科综合治疗理念已经成为治疗该类疾病全新的方向。

（谢锐文）

第五节　完全性大动脉错位

完全性大动脉错位（complete transposition of the great arteries，TGA）为发绀型先天性心脏病，其发病率仅次于四联症，占先天性心脏病发病率的 7%～9%。大动脉错位的定义为心房与心室连接一致，而心室与大动脉连接不一致，其含义指主动脉发自右心室，而肺动脉发自左心室，这样主动脉内接受的是体循环的静脉血，而肺动脉接受的是肺静脉的动脉血。患儿出生后即发绀、严重低氧血症，绝大部分患儿必须即时手术，否则 50% 左右在 1 个月内夭折。

一、历史回顾

早在 1948 年 Blalock 和 Hanlon 首先采用房隔造口方法姑息性治疗大动脉错位。1953 年，Lillehei 和 Varco 采用下腔静脉与左心房连接而右肺静脉与右心房连接方法。1956 年，Baffes 改用右肺静脉与右心房连接，而采用人造血管连接下腔静脉至左心房等各类姑息性手术。同时，有尝试大动脉换位和冠状动脉移植术治疗大动脉错位，由于技术难度大，对生理的认识不够，以失败而告终，但促使了 Senning 和 Mustard 手术的提出。1959 年，Senning 采用心房内翻转方法首先取得成功，但死亡率和并发症较高。1963 年，Mustard 采用同样原理的心房内调转术取得成功，由于远期的腔静脉回流梗阻和房性心律失常的发生率较高，又逐渐被 Senning 手术替代。早期采用心房内转换方法（Senning 或 Mustard 手术方法）只是将错就错，即心房内将体、肺静脉血引流换位，使体静脉血引流至左心房，经二尖瓣进入左心室至肺循环，而肺静脉血引流至右心房，经三尖瓣进入右心室至体循环。尽管这样在生理上得到纠治，但心脏的解剖并没有得到纠治。术后左心室承担肺循环功能，而右心室承担体循环功能。由于心脏解剖特征，左心室腔呈圆柱形，收缩时向心性运动，收缩力强，而此时却承受肺循环负荷。右心室腔呈月牙形，心腔内表面积与容量之比较大，其收缩形态适合大容量、低阻力的肺循环，术后却承受体循环负荷。因此，远期随访发现右心射血分数、后负荷和应力反应明显低下，导致三尖瓣反流、心律失常和心搏骤停。直到 1975 年 Jatene 的大动脉转换术（Switch 术）成功，不但避免心房内翻转术的并发症，而且从解剖上彻底得到纠治，提高了大动脉错位的远期手术疗效。

目前，大动脉转换术已在临床上普遍开展，并且对失去早期手术机会或以前行心房内翻转术出现体循环心室功能不全的患者行二期大动脉转换术。

二、手术适应证

大动脉错位出生后的临床症状取决于体循环和肺循环的血液混合程度。如心房内分流很小，动脉导管自然关闭，那出生后即严重发绀、呼吸急促、对吸入纯氧无变化。但如心房内分流大，同时伴有动脉导管未闭或室间隔缺损，则发绀较轻。由于体循环和肺循环血液的大量混合，发绀不明显，但早期出现充血性心力衰竭，对内科药物治疗效果往往不明显，严重者出现心率快、呼吸促、肝大等心力衰竭表现。如并发大室缺和左心室流出道狭窄，类似于四联症，肺血流减少，低氧血症，心力衰竭症状较轻。

Switch 手术必须早期进行，以保证左心室承担体循环的功能。TGA/IVS 的左心室心肌厚度在出生时正常，但随着肺血管阻力的下降而迅速减少，左室心肌应力（stress）与心室压力成正比，与心肌厚度成反比，扩张的薄壁心肌对体循环的压力增加，易出现急性衰竭。对 TGA/IVS 行 Switch 手术的时间极其重要。年龄大，心室承受的心肌应力大，更易出现衰竭。文献报道婴儿出生 10 天内行 Switch 手术，无论术前心室压力如何，术后左心室功能都正常。因此，手术年龄最好在出生 2 周内进行，最迟不超过 1 个月。

病例选择中，左心室压力极其重要，左心室与右心室压力之比必须 > 0.6。新生儿可通过超声检查室间隔位置来判断，一般室间隔隔居中，说明两侧心室压力相等。当室间隔推向左侧心室时，左心室压力肯定较低，必须行心导管检查，确定左心室与右心室压力之比，否则需行肺动脉环缩，使左心室压力升高，左心室心肌功能得到锻炼，然后行二期 Switch 纠治术。

同样 TGA/VSD 和 Taussig-Bing 中，手术年龄应在 3 个月以内，如超过 6 个月，即可出现肺血管阻塞性病变，应行心导管检查，排除肺血管病变所致的肺动脉高压。

三、解剖的各种分类方法

大动脉错位患儿的冠状动脉畸形多种多样，临床上为了方便统计和归纳，常用 Yacoub 标准和 Leiden 标准分类方法（图 3-4）。

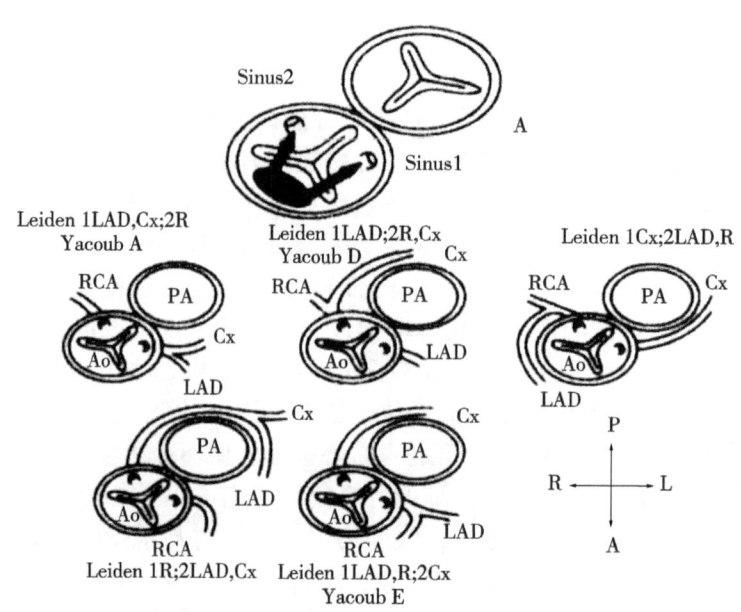

图 3-4 Yacoub 标准和 Leiden 标准分类方法

Ao. 主动脉；PA. 肺主动脉；LAD. 左前降支；RCA. 右冠支；Cx. 回旋支。

1. Yacoub 标准

Yacoub 和 Radley-Smith 于 1978 年提出，分为 A、B、C、D、E、F 六型。其中，A 型是正常分布，B 型是单支冠状动脉，其右冠状动脉（RCA）行走于主肺动脉之间。因为冠状动脉畸形的类型很多，所以不能完全包括在内。

2. Leiden 标准

最初是荷兰 Leiden 的 Quaegebeur 工作小组的解剖学家们倡导的，是目前最常用的分类方法，并在不断完善中。患儿主动脉右后侧的冠状窦为 2（Sinus2），左后侧为 1（Sinus1）。而另一即为无冠窦。正常的冠状动脉走行是：冠状窦 2 发出右冠状动脉（RCA），冠状窦 1 发出左前降支（LAD）和回旋支（Cx），因此编号为 1LAD,Cx；2R。分号（；）表明将左、右冠状窦分开。出现冠状动脉畸形时，数字编号也相应变化。

Boston 儿童医院自行创立了分类方法。首先描述主动脉和肺动脉的相对位置，如主动脉位于肺动脉的正前方、主动脉位于肺动脉右前方 45°、主动脉位于肺动脉右前方超过 45° 等。然后描述冠状动脉的起源和走行。虽然这个系统能够详细地描述冠状动脉畸形，但是由于没有完整的计算机编码，无法统计和流行运用。

因为 Leiden 标准几乎可以概括各种冠状动脉变异（包括单支冠状动脉），且在不断完善发展中，所以我们认为根据 Leiclen 标准进行手术病例分类比较合适，目前我们已用于计算机编码中。在 Leiden 分类中，1LAD,Cx；2R 属于正常，占到 95%，其余类型占 5% 左右。

四、冠状动脉移植

大动脉转换术将主动脉和肺动脉切下后换位，同时将原来的左、右冠状动脉分别取下移植至新的主动脉上，这样，使完全性大动脉错位在解剖上彻底纠治（图 3-5）。

手术在体外循环下进行，对新生儿可采用深低温停循环转流方法和深低温低流量转流方法。首先建立体外循环，在转流降温时，解剖游离动脉导管，缝扎切断动脉导管后彻底游离升主动脉、肺动脉干和左右肺动脉。阻断主动脉后，主动脉根部注入心肌保护液。右心房切口，缝合房间隔缺损或修补室间隔缺损，然后行大动脉转换术。

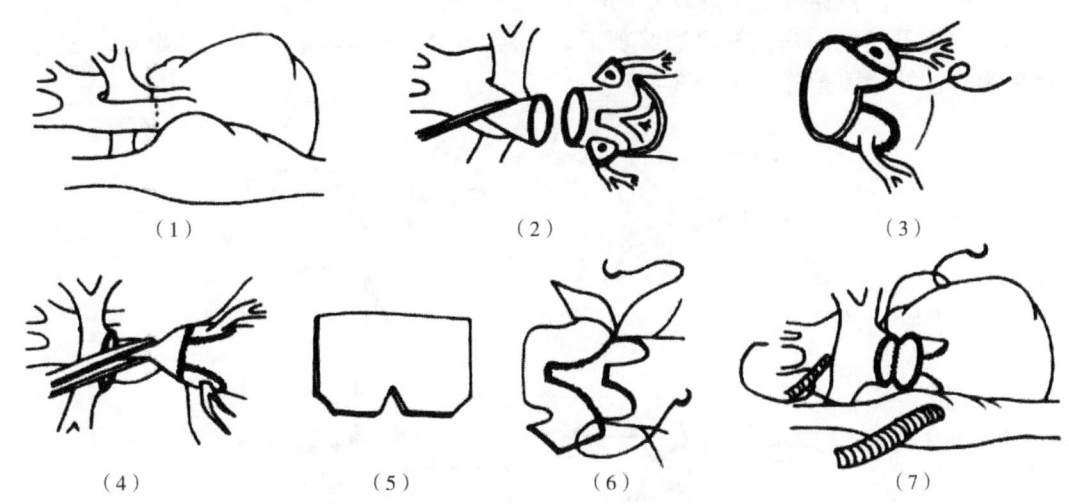

图 3-5 大动脉错位的大动脉转换术（Switch 术）

（1）升主动脉距瓣上 1 cm 处横断；（2）沿冠状动脉开口外 1～2 mm 剪下左、右冠状动脉；（3）将左、右冠状动脉分别移植至肺动脉根部；（4）主动脉与肺动脉换位；（5）心包补片；（6）心包补片修补原主动脉根部取冠状动脉后的缺损；（7）肺动脉干吻合。

将升主动脉距瓣上 1 cm 处横断，注意探查左、右冠状动脉开口，检查开口处有否小侧支，或冠状动脉行走于主动脉壁内（intramural），沿冠状动脉开口 1～2 mm 外缘剪下主动脉壁，同时向心肌壁处游离 0.5 mm 左右，便于向后移植。肺动脉干位于左右肺动脉分叉处横断，仔细检查肺动脉瓣，将左右冠状动脉向后移植至肺动脉根部，在相应位置剪去小片肺动脉壁，然后采用 Prolene 线连续缝合。缝合后仔细检查冠状动脉有否扭曲、牵拉，保证通畅。此时远端主动脉与肺动脉换位，将左、右肺动脉提起，主动脉从肺动脉下穿出，用镊子钳住主动脉开口后，将主动脉阻断钳换至肺动脉前方再阻断。升主动脉与肺动脉根部连续缝合，形成新的主动脉。采用心包补片修补原主动脉根部取冠状动脉后的缺损，最后与肺动脉干吻合形成新的肺动脉干。

手术缝合要仔细严密，否则术后出血是致命的。手术成功的关键在于冠状动脉的移植，而熟悉冠状动脉解剖相当重要。

冠状动脉分布见图 3-6，正常冠状动脉约占 60%，左冠状动脉回旋支起源于右冠状动脉占 20%，单根右冠状动脉占 4%，单根左冠状动脉占 3%，其他类型包括冠状动脉行走于主动脉壁内约占 13%。

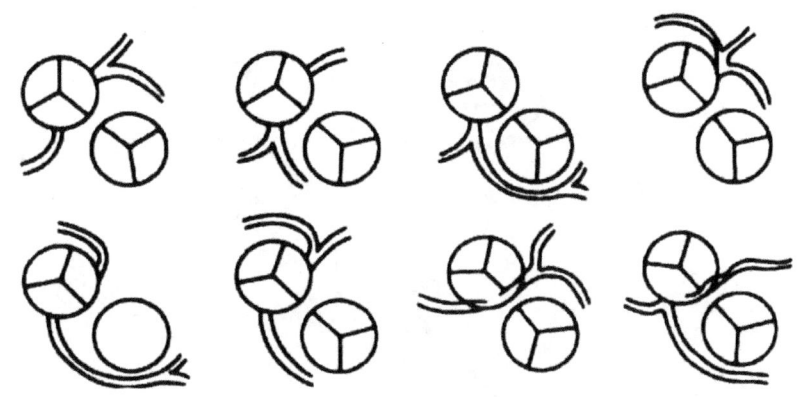

图 3-6 冠状动脉分布

冠状动脉移植术中对冠状动脉必须充分游离，使移植后张力低，无扭曲，任何轻微的原因将导致冠状动脉灌注不足，影响术后心功能。特别是不要损伤小分支，往往右冠状动脉开口附近有小分支供应右心室流出道或右心室前壁。

在大动脉转换术中，根据冠状动脉畸形的不同类型采用不同的方法。

（1）将冠状动脉开口的瓣窦沿瓣窦边缘剪下，上翻90°，上缘与新的主动脉壁近端缝合，下缘与主动脉的上缘采用心包补片覆盖缝合（图3-7）。

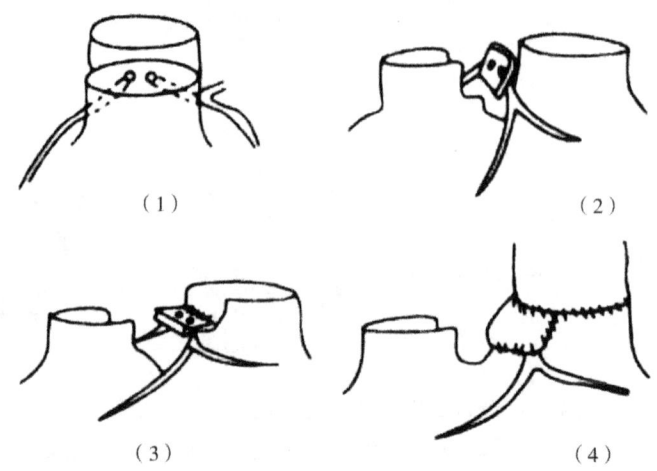

图3-7　左右冠状动脉开口于同一瓣窦内

（1）将左右冠状动脉开口的瓣窦沿瓣窦边缘剪下；（2）上翻90°；（3）上缘与新的主动脉壁近端缝合；（4）下缘与主动脉的上缘采用心包补片覆盖缝合。

（2）单根冠状动脉移植新的主动脉距离较长，在新的主动脉上做L形切口，形成门状的主动脉壁，插入冠状动脉缝合，减少张力（图3-8）。

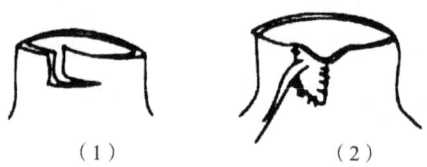

图3-8　冠状动脉移植的距离较长

主动脉上做L形切口，形成门状的主动脉壁，插入冠状动脉缝合，减少张力。

（3）单根冠状动脉沿瓣窦剪下成条状为管道后壁，同时从新的主动脉边切下条状为管道的前壁，随后将这两条组织的边缘缝合形成管道连接冠状动脉至新的主动脉（图3-9）。

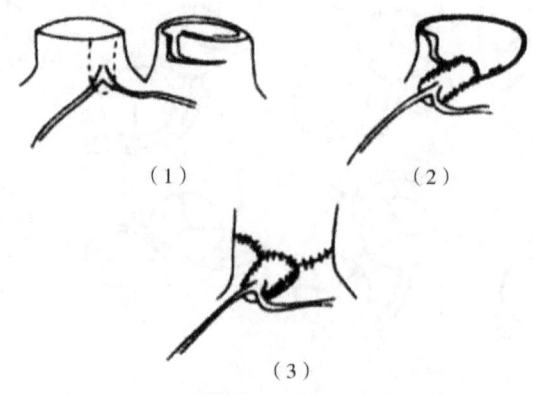

图3-9　大动脉侧位的单根冠状动脉移植

单根冠状动脉沿瓣窦剪下成条状为管道后壁，同时从新的主动脉边切下条状为管道的前壁，随后将这两条组织的边缘缝合形成管道连接冠状动脉至新的主动脉。

总之，在处理畸形冠状动脉时，尽量游离冠状动脉根部，减少移植后冠状动脉的张力，避免直接缝于冠状动脉开口，影响冠状动脉血流的灌注。国内外文献报道的临床死亡和冠状动脉畸形的数据有一定的差距，但是都持同样的观点，即完全性大动脉转换术的手术成功关键是冠状动脉畸形的恰当处理，手术难度较高的就是单根冠状动脉（发生率为6.4%）、走行于壁内的冠状动脉（发生率为3.8%~6.4%）和走行于肺主动脉间的冠状动脉。ASO手术中，如何使冠状动脉移植后保持血管通畅，不发生扭曲及张力过高，是现今手术成功的关键。国内外的术后生存率还存在比较大的差异，随着国内麻醉、体外循环、ICU及手术技术的提高和完善，完全性大动脉转换术的成功率必将进一步提高。Prolene线缝合，针距均匀，防止术后针眼和缝合缘的出血。

五、快速二期大动脉转位术

室隔完整型大动脉错位的大动脉转位术最佳年龄在2周左右，否则随着出生后的肺循环阻力下降，左心室压力逐渐下降，左心室心肌退化，已不再适合做大动脉转换术。临床上常有这类患者，经超声心动图检查发现室间隔明显向左侧移位，提示左心室压力下降，左右心室压力比<0.6，已不能做大动脉转位术，因此只能做心房内转位术，即Senning或Mastard手术。虽然心房内转位术对室隔完整型大动脉错位的手术成功率可达95%以上，但远期并发症，包括右心衰竭和三尖瓣反流，极易导致功能性体循环心室衰竭，目前临床上已较少采用心房内转位术。大动脉错位的左心室能否承受体循环压力，取决于动脉导管的开放、肺血管阻力、房间隔缺损大小和左心室流出道的梗阻。Yacoub在1977年提出二期大动脉转换术，早期肺动脉的环扎，使心肌迅速肥厚，患者6个月左右时环扎，5~8个月后行大动脉转换术。但决定是否做快速二期手术仍较困难，最近有作者提出三类标准：①手术年龄大于3周；②室隔明显向右侧移位；③左心室心肌质量<35 G/m²。大动脉转位术在临床上取得较好的效果，是目前普遍采用的手术方法。

（一）手术方法

1. 第一期手术方法

常规气静麻醉下胸骨正中切口，沿右侧剪开心包，解剖游离升主动脉，左头臂干和右肺动脉。头臂干上侧壁钳，用直径4 mm的Gore-Tex管，顶端剪成斜口与头臂干吻合（图3-10），采用6-0 Prolene缝线连续缝合，然后右肺动脉上侧壁钳，与Gore-Tex管道做端侧吻合。开放后确保吻合口通畅。肺总动脉上环缩带，采用编织硅橡胶膜剪成3 mm宽的带子绕过肺动脉干，两端对齐后钳住。从肺动脉干顶部置入左心室测压管，持续观察左心室压力变化，同时做食管超声，逐渐收紧环缩带，食管超声显示室隔逐渐向中间移位，直至室隔保留在中间位，同时左心室压力达到右心室压力的80%左右，固定环缩带，同时在环缩带上下两侧缝合固定于肺动脉干，防止环缩带移位。置心包腔内引流管，分层关胸。患者带鼻插管回ICU，呼吸机辅助呼吸。通常用小剂量的多巴胺或肾上腺素。隔天进行超声心动图检查，进行左室舒张末容积、左心室质量（mass）、左心室后壁厚度和左心功能测定，同时观察左心室压力和左、右心室压力比。

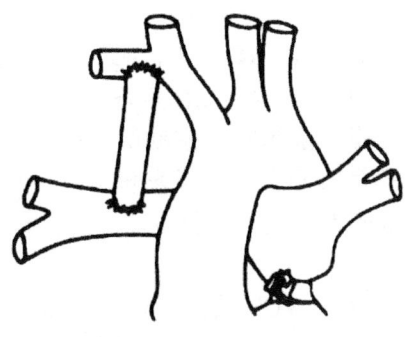

图3-10　体肺动脉分流术Gore-Tex管道连接右锁骨下动脉与右肺动脉和肺动脉环缩术

2. 第二期手术方法

术后 6～9 d 行第二期大动脉转位术。原切口进胸，取下心包用戊二醛固定备用，肝素化，升主动脉和右心耳插管体外循环，开始转流即阻断 Gore-Tex 管道，分别在两端上侧壁钳，拆除 Gore-Tex 管道，同时缝合头臂干和右肺动脉吻合口。拆除肺动脉干的环缩带。转流降温至肛温 20℃时停循环，右心房切口，缝合房间隔缺损。恢复体外循环，（20～50）mL/（kg·min）低流量下行大动脉转换术。

主动脉和肺动脉距瓣叶 1 cm 处分别横断，取下左、右冠状动脉，然后移植至相对应的肺动脉根部，将升主动脉从肺动脉下穿出换位，连接升主动脉，心包补片修补左、右冠状动脉缺损处，再连接肺动脉。

（二）二期手术间隔的时间和左心室功能锻炼的判断

患儿行肺动脉环缩和体肺分流术后，缺氧改善，间隔期左心功能锻炼效果满意后，可行第二期手术。一般认为最佳环缩时间为 7～14 d，最短为 5 d。

D-TGA/IVS 或 D-TGA 伴限制性室缺的患儿一期行肺动脉环缩和体肺分流术后，隔天行超声检查，评价左心室锻炼情况，对左心室重量、容量、室隔厚度及位置进行正确评估。心尖四腔切面、胸骨旁左心室短轴切面判断室间隔位置，应用 M 型超声在胸骨旁左心室短轴切面测量左心室舒张期内径（LVDD）、左心室后壁舒张期内径（LVPWT）、舒张期室间隔厚度（IVST），根据 Devereux 的计算公式（LV Mass）：LV Mass（g）= 1.04×［（LVDD+LVPWT+IVST）3 – LVDD3］，然后根据体表面积计算左心室质量指数（g/m²）。若左、右心室压力大于 65%～75%、左心室质量指数大于 50 g/m²，则行大动脉调转术。Grossman 计算室壁强度公式 WS =［（P）（D）1.35］/｜（h）［1-（h/D）］（4）｜，P 指压力，D 指左心室内径，h 指左心室后壁厚度，1.35 为修正值。

也有采用术中快速肺动脉环缩后直接行 ASO 手术。Dabritz 报道 7 例年龄大于 4 周的行一期大动脉转位术成功病例，其中 5 例术前存在低 LVP，术中肺动脉环缩 15～30 min，5 例患儿血流动力学稳定，故立即行动脉转位术，无死亡。

（三）二期大动脉转位术术后随访结果

经长期随访，二期 ASO 手术对心室功能和心肌收缩力影响较大，而这些影响在术后早期更明显。影响二期 Switch 术后心功能的因素有：①接受肺动脉环缩手术年龄偏大；②肺动脉环缩手术后间隔期过长。肺动脉环缩术后获得较高的左心：Mass 与心肌功能不良有关，经长期随访，二期大动脉转位术前较高左、右心室压力比和较低的 EF，提示术后心肌收缩力降低。行二期 ASO 术的患儿经术后随访发现，左室舒张末期容量，左心室质量明显高于行一期 ASO 手术的患儿，术后主动脉反流发生率较高，术后 EF 偏低。

（谢锐文）

第六节　法洛四联症

一、病因及病理

早在 1672 年，Stensen 就首次描述了该病。1888 年，Fallot 第一次精确地描述该病的临床表现及完整的病理特征，后人用他的名字命名该病。典型的法洛四联症（tetralogy of Fallot, TOF）有四个特点，包括右心室流出道梗阻（漏斗狭窄）、室间隔缺损、主动脉骑跨（右旋）和右心室肥大，但也可并发房间隔缺损等其他畸形。TOF 的基本病理是右心室漏斗部发育不良，而导致室间隔漏斗部前向左转，引起对位不良。这种对位不良决定了右心室流出道梗阻的程度。

（一）流行病学资料

每 10 000 个出生婴儿中，就有 3～6 个 TOF 发生，属于最常见的发绀型先天性心脏病。在其他哺乳类动物，如马和大鼠中，也可观察到 TOF。虽然在大多数情况下，TOF 呈散发性和非家族性。但 TOF 患病父母的后代，其发病率可达 1%～5%，并且男性比女性更易罹患该病。TOF 常并发心脏外畸形，如唇裂和腭裂、尿道下裂，以及骨骼及颅面畸形。最近的遗传研究表明，一些 TOF 患者可能有 22q11.2 微缺失和其他亚微观转录的改变。

虽然遗传研究表明有多因素在起作用，大多数先天性心脏病病因并不清楚。TOF 的产前高危因素包括孕产妇风疹（或其他病毒性疾病）、营养不良、酗酒、年龄超过 40 岁和糖尿病。唐氏综合征患儿更易罹患 TOF。

不是所有 TOF 婴幼儿都需要早期手术，但如果不进行手术治疗，TOF 的自然病程预后不良。病情的进展取决于右心室流出道梗阻的严重程度。

如不进行手术，TOF 的死亡率逐渐增加，从 2 岁时的 30% 到 6 岁时的 50%。出生后第一年的死亡率最高，然后在 10 岁前保持恒定。可活到 10 岁的 TOF 患者不超过 20%，可活到 20 岁的 TOF 患者少于 5%~10%。能活到 30 岁的患者多数会出现充血性心力衰竭。也有个别患者因其畸形造成的血流动力学影响很小，其寿命与正常人相似。

据预测，TOF 并发肺动脉闭锁的患者，预后最差，只有 50% 的机会可活到 1 岁，8% 的机会活到 10 岁。如果不进行治疗，TOF 还面临额外的风险，包括矛盾栓塞造成脑卒中、肺栓塞和亚急性细菌性心内膜炎。

（二）解剖学特征

法洛四联症（TOF）的患者可出现范围广泛的解剖畸形。法洛四联症最初描述的四种畸形包括：①肺动脉狭窄；②室间隔缺损；③主动脉右旋造成的骑跨；④右心室肥厚。目前，学术界公认的 TOF 的最重要特征是：①漏斗部或瓣膜狭窄引起的右心室流出道梗阻（RVO-TO）；②室间隔缺损为非限制性，并且对位不良。

1. 右心室流出道梗阻

临床上大多数的 TOF 患者，由于右心室血流排空受阻，右心室收缩压会不断增高。漏斗部室间隔的前移和旋转，决定了右心室梗阻的部位和严重程度。如果梗阻相邻肺动脉瓣，病变会更严重。

2. 肺动脉及其分支

肺动脉的大小和分布差异很大，可能闭锁或发育不良。左肺动脉缺如比较少见。有些病例存在不同程度的外周肺动脉狭窄，进一步限制了肺血流量。

肺动脉闭锁造成右心室与主肺动脉没有血流沟通。在这种情况下，肺血流依赖于未闭的动脉导管或来自支气管动脉的侧支循环。如果右心室流出道梗阻轻微，大的左向右分流或大的主肺侧支会使肺血流量过大，造成肺血管病变。在 75% 左右的 TOF 患儿中，存在不同程度的肺动脉瓣狭窄。狭窄通常是由于瓣叶僵硬，而不只是交界融合所造成的。绝大部分 TOF 患者的肺动脉瓣环都有狭窄。

3. 主动脉

主动脉向右移位和根部的异常旋转导致主动脉骑跨，即主动脉有不同程度起源于右心室。在某些患者中，超过 50% 的主动脉可能源自右心室。可能因此出现右位主动脉弓，导致主动脉弓分支异常起源。

4. 并发畸形

并发畸形很常见。并发房间隔缺损的 TOF 也称法洛五联症。其他并发畸形包括动脉导管未闭、房室间隔缺损、肌性室间隔缺损、肺静脉异位引流、冠状动脉畸形、肺动脉瓣缺如、主肺动脉窗及主动脉瓣关闭不全等。

冠状动脉的解剖也可能是不正常的。其中一种情况是，左前降支（LAD）发自右冠状动脉近端，在肺动脉瓣环下方，横跨右心室流出道。TOF 病例中，这种 LAD 异常大约占 9%，这种异常增加了跨肺动脉瓣环补片的风险，有时需要使用外管道。室缺修补时，异常 LAD 容易受损。有时，右冠状动脉起源于左冠状动脉。

（三）病理生理

TOF 的血流动力学取决于右心室流出道梗阻的严重程度。一般情况下，由于存在非限制性的室间隔缺损，左、右心室的压力相等。如果梗阻非常严重，心内分流从右到左，肺血流量也会显著减少。在这种情况下，肺血流量主要依赖于未闭的动脉导管或支气管侧支血管。

二、诊断

（一）病史

临床表现与解剖畸形的严重程度有直接关系。大多数 TOF 婴幼儿会有喂养困难，发育受限。并发肺动脉闭锁的婴儿，如果没有大的主肺侧支，随着动脉导管的闭合，会出现重度发绀。也有些患儿因为有足够的肺血流量，不会出现发绀。只有当肺血流量不能满足生长发育需要时，才会出现症状。

刚出生时，一些 TOF 婴儿并不显示发绀的迹象，但之后在哭泣或喂养过程中，他们可能出现皮肤发绀，甚至缺氧发作。在较大的 TOF 儿童中，增加肺血流量最有特征性的方式是蹲踞。蹲踞具有诊断意义，在 TOF 患儿中有高度特异性。蹲踞增加周围血管阻力，从而减少跨室间隔缺损的右向左分流量。随着年龄增长，劳力性呼吸困难进行性加重。在较大儿童中，侧支血管可能破裂导致咯血。严重发绀患者，可因红细胞增加，血黏稠度高，血流变慢，而引起脑血栓，若为细菌性血栓，则易形成脑脓肿。

以下因素会加重 TOF 患儿发绀：酸中毒、压力、感染、姿势、活动、肾上腺素受体激动剂、脱水、动脉导管闭合。

TOF 主要的分流是经室间隔缺损，血流从右向左进入左心室，产生发绀和血细胞比容升高。轻度肺动脉狭窄，可能会出现双向分流。一些患者，漏斗部的狭窄极轻，其主要的分流是从左向右，这种现象称为粉红色 TOF。虽然这类患者可能不会出现发绀，但往往会有体循环中的氧饱和度下降。

（二）体征

大多数患儿比同龄儿童瘦小，通常出生后就有口唇和甲床发绀，3~6 个月以后出现杵状指（趾）。

通常在左前胸可扪及震颤。肺动脉瓣区和胸骨左边可听到粗糙的收缩喷射性杂音。如右心室流出道梗阻严重（肺动脉闭锁），杂音可能听不到。主动脉瓣区第二心音通常是响亮的单音。在缺氧发作时，心脏杂音可能会消失，提示右心室流出道和肺动脉收缩变窄。如存在大的主肺侧支，可听诊到连续杂音。

（三）实验室检查

红细胞计数、血红蛋白及血细胞比容均升高，与发绀的程度成正比。通常，动脉血氧饱和度降低，多数在 65%~70%。由于凝血因子减少与血小板计数低，严重发绀的患者都有出血倾向。全血纤维蛋白原减少，导致凝血酶原时间和凝血时间延长。

（四）辅助检查的选择

1. X 线胸片

最初胸片可能无异常，逐渐会出现明显的肺血管纹理减少，肺动脉影缩小，右心室增大，心尖上翘，呈现经典的"靴形心"。

2. 心电图

显示右心室扩大引起的电轴右偏，常有心房肥大，不完全右束支传导阻滞约占 20%。若心电图没有提示右心室肥厚，则 TOF 的诊断可能有误。

3. 超声心动图

显示主动脉骑跨于室间隔之上，内径增宽。右心室内径增大，流出道狭窄。左心室内径缩小。多普勒彩色血流显像可见右心室直接将血液注入骑跨的主动脉。目前，彩色多普勒超声心动图可以准确诊断动脉导管未闭、肌性室间隔缺损或房间隔缺损，还可以较为准确地提示冠状动脉的解剖，轻松观察瓣膜病变。在许多医疗机构，TOF 手术前仅用超声心动图来做诊断。

若存在多发室缺、冠状动脉异常或远端肺动脉图像不清楚，则需要进一步的检查。

4. 磁共振成像

磁共振成像（MRI）可以提供主动脉、右心室流出道、室间隔缺损、右心室肥厚和肺动脉及其分支发育情况的清晰图像。磁共振成像可以测量心腔内压力、压差和血流量。磁共振成像的缺点包括较长的成像时间，患儿需要镇静以防止运动伪像。此外，在磁共振隧道成像时，无法观察到患儿的病情变化。

5. 心导管检查

不是所有TOF患者均需要进行心导管检查。若超声心动图对心脏畸形描述不清晰，或肺动脉及其分支情况不明，或怀疑有肺动脉高压导致的肺血管病变，心导管检查则非常有帮助。

心导管检查通过血管造影，了解心室、肺动脉的大小。心导管可以获得各个心腔和血管的压力和氧饱和度资料，发现任何可能的分流。如之前做过分流手术，在根治手术前要进行造影。心导管造影还可以确定冠状动脉异常。

（五）诊断及鉴别诊断

1. 诊断

TOF有典型的临床特征，可以很快做出初步的临床诊断。如出生后早期出现发绀、呼吸困难、活动耐力差、喜蹲踞、胸骨左缘收缩期杂音及肺动脉第二音减弱，红细胞计数、血红蛋白、血细胞比容升高，动脉血氧饱和度减低，X线胸片示肺血减少，靴形心，心电图示右心室肥大等，即可做出诊断。确诊依据有超声心动图、心导管及心血管造影检查。

2. 鉴别诊断

主要依靠超声心动图、心导管和心血管造影检查，对其他发绀型心脏畸形进行鉴别。

（1）大动脉转位：完全性大血管错位时，肺动脉发自左心室，而主动脉发自右心室，常伴有心房或心室间隔缺损或动脉导管未闭，心脏常显著增大，X线片示肺部充血。如同时有肺动脉瓣口狭窄，则鉴别诊断较困难。

（2）三尖瓣闭锁：三尖瓣闭锁时三尖瓣口完全不通，右心房的血液通过未闭的卵圆孔或心房间隔缺损进入左心房，经二尖瓣入左心室，再经心室间隔缺损或未闭动脉导管到肺循环。X线检查可见右心室部位不明显，肺野清晰。有特征性心电图，电轴左偏 -30° 以上，左心室肥厚。选择性右心房造影可确立诊断。

（3）三尖瓣下移畸形：三尖瓣下移畸形时，三尖瓣的隔瓣叶和后瓣叶下移至心室，右心房增大，右心室相对较小，常伴有心房间隔缺损而造成右向左分流。心前区常可听到4个心音。X线示心影增大，常呈球形，右心房可甚大。心电图示右心房肥大和右束支传导阻滞。选择性右心房造影显示增大的右心房和畸形的三尖瓣，可以确立诊断。

（4）右心室双出口伴肺动脉狭窄：临床症状与TOF极相似，但本病一般无蹲踞现象，X线检查显示心影增大，心血管造影可确诊。右心室双出口与法洛四联症主要鉴别要点为主动脉瓣与二尖瓣前叶无解剖连接。

（5）肺动脉口狭窄并发心房间隔缺损：本病发绀出现较晚，有时在数年后，蹲踞不常见。胸骨左缘第2肋间喷射性收缩期杂音时限较长，伴明显震颤，P2分裂，X线检查除显示右心室增大外，右心房也明显增大，肺动脉段凸出，无右位主动脉弓，肺血正常或减少，心电图右心室劳损的表现较明显，可见高大P波。选择性心血管造影，发现肺动脉口狭窄属瓣膜型，右向左分流水平在心房部位，可以确立诊断。

（6）艾森门格综合征：室间隔缺损、房间隔缺损、主-肺动脉窗或动脉导管未闭的患者发生严重肺动脉高压时，使左向右分流转变为右向左分流，形成艾森门格综合征。本综合征发绀出现晚。肺动脉瓣区有收缩期喷射音和收缩期吹风样杂音，第二心音亢进并可分裂，可有吹风样舒张期杂音。X线检查可资见肺动脉总干弧明显凸出，肺门血管影粗大而肺野血管影细小。右心导管检查发现肺动脉显著高压等，可鉴别。

三、手术方式

尽管TOF早就可以临床诊断，但直到20世纪40年代仍没有什么好的治疗方法。心脏内科医生Taussig与外科医生Blalock合作，在1944年，Blalock为一名TOF婴儿做手术，首创了锁骨下动脉和肺动脉之间的BT分流手术。这项开创性外科技术为新生儿心脏手术开启了一个新的时代。其后逐渐出现了从降主动脉到左肺动脉的分流、从上腔静脉到右肺动脉的Glenn分流，以及从升主动脉到右肺动脉的

Waterston 分流。

Scott 于 1954 年首次进行了 TOF 心脏直视手术。不到半年，Lillehei 使用控制性交叉循环，第一次成功进行了 TOF 根治手术。第二年，随着 Gibbons 体外循环的到来，确立了心脏手术的另一个历史时代。从那时起，外科技术与心肌保护取得许多进展，TOF 治疗也取得了巨大进步。

（一）手术指征的争议

TOF 是一种进展性的心脏畸形，大多数患儿需要外科手术治疗。外科根治最佳手术年龄仍存在争议，但多数学者主张早期根治手术，理由是：①能促进肺动脉和肺实质的发育；②避免了体肺分流术给左心室带来的容量负担，保护了左心室功能；③避免了体肺分流不当造成肺血管病的危险；④心内畸形早期得到矫治，避免了右心室肥厚，避免了肺动脉血栓形成、脑脓肿、脑血栓及心内膜炎等并发症；⑤避免了右心室内纤维组织增生，术后严重心律失常发生率明显降低；⑥促进心脏以外器官发育；⑦避免二次手术的危险，减轻患者家属的心理和经济负担。

现在大多数外科医师建议 TOF 一期根治，目前结果很好。新生儿 TOF 应用前列腺素维持动脉导管开放，发绀可以得到控制，大大减少了 TOF 的紧急手术。对危重发绀缺氧婴儿，外科医师现在有足够的时间来评估患者的解剖并进行一期根治手术，而不必采用主动脉-肺动脉分流术。

TOF 一期根治，避免了长时间的右心室流出道梗阻和继发的右心室肥厚、长期的发绀和侧支血管形成。一期法洛四联症 TOF 根治的风险因素包括冠状动脉异常、极低体重儿、肺动脉细小、多发室间隔缺损、并发多种心内畸形。

（二）药物治疗

手术是法洛四联症（TOF）发绀型患者最有效的治疗方法。药物治疗主要是为手术做准备。大多数婴儿有足够高的氧饱和度，通常可进行择期手术。新生儿急性缺氧发作时，除了吸氧和静脉注射吗啡外，将他们放成胸膝体位，可能是有用的。重度缺氧发作时，可静脉注射普萘洛尔，减轻右心室流出道漏斗部的肌肉痉挛，增加肺血流量。逐渐加重的低氧血症和缺氧发作是 TOF 早期手术的指征。无症状的 TOF 患儿不需要任何特殊药物治疗。

（三）外科治疗

TOF 的早期手术的风险因素包括以下内容：低出生体重儿、肺动脉闭锁、并发复杂畸形、以前多次手术、肺动脉瓣缺如综合征、低龄、高龄、严重肺动脉瓣环发育不良、肺动脉及其分支发育不良、右心室/左心室收缩压比值高、多发室间隔缺损、并发其他心脏畸形等。

1. 姑息手术

姑息手术的目标是不依赖动脉导管，增加肺血流量，使肺动脉生长，为手术根治创造机会。有时，婴儿肺动脉闭锁或 LAD 冠状动脉横跨右心室流出道，无法建立跨肺动脉瓣环的右心室-肺动脉通道，而可能需要放置外管道。

虽然可以使用人工管道，肺动脉极其细小，或许不适合在婴儿期一期根治。这些婴儿需要的是姑息而不是根治手术。姑息手术有各种类型，但目前首选的是 Blalock-Taussig 分流术。

Potts 分流术会引起肺血流量不断增加，而且在根治手术时，拆除分流难度大，现已放弃。Waterston 分流术有时还用，但也存在肺动脉血流过大的问题。这种分流方法还会造成右肺动脉狭窄，通常根治手术时，需要进行右肺动脉成形。由于会造成之后的根治手术困难，Glenn 分流术也已经不再使用。

鉴于上述各种分流术存在的问题，改良 Blalock-Taussig 分流术，即在锁骨下动脉和肺动脉之间使用 Gore-Tex 人工血管连接，是目前首选的方法。Blalock-Taussig 分流术具有以下优点：①保留了的锁骨下动脉；②双侧均适合使用；③明显减轻发绀；④根治手术易于控制和关闭分流管道；⑤良好的通畅率；⑥降低医源性体肺动脉损伤的发生率。

根据各家报道，改良 Blalock-Taussig 分流术的死亡率小于 1%。然而，改良 Blalock-Taussig 分流术也有一些并发症，包括术侧手臂发育不良、指端坏疽、膈神经损伤和肺动脉狭窄。

姑息分流术的效果，会因患者手术年龄和分流手术类型而不同。

其他类型的姑息手术，目前已经很少使用。这其中包括非体外循环下右心室流出道补片扩大术。这种手术可能会损害肺动脉瓣，造成心包重度粘连，肺动脉血流量过多会导致充血性心力衰竭。因此，这种手术仅限于 TOF 婴儿并发肺动脉闭锁和（或）肺动脉发育不全的治疗。

在新生儿危重患者中，如果存在多个医疗问题，可通过导管球囊进行肺动脉瓣切开，以增加血氧饱和度，从而避免急诊姑息手术。但是，在新生儿中，这种操作有引起肺动脉穿孔的风险。最近一项研究表明，在有症状的新生儿 TOF 患者中，进行分流手术或根治手术，其死亡率和结果相近。

2. 根治手术

一期根治是 TOF 最理想的治疗方式，通常在体外循环下进行。手术的目的是修补室间隔缺损，切除漏斗部狭窄区的肌束，消除右心室流出道梗阻。在体外循环转机前，以往手术放置的主－肺分流管要先游离出来并拆除。之后，患者在体外循环下接受手术，其他的并发畸形如房间隔缺损或卵圆孔未闭，也同期修补关闭。

3. 术后处理

所有婴幼儿心内直视手术后都转入儿童重症监护病房。术后必须密切观察血流动力学指标，等心脏和呼吸功能稳定后再去除气管插管和呼吸机。需要保持适当的心排血量和心房起搏，来维持体循环的末梢灌注。患者应每天称重，以指导出入液体量。心脏传导阻滞患者应该安置临时房室起搏器。如果 5～6 d 后还不能恢复正常传导，患者可能需要置入永久心脏起搏器。

四、治疗

（一）结果

TOF 外科矫治的结果良好，并发症和死亡率都很低。到目前为止，经心室切口和经心房切口进行畸形矫治的两种手术方法，没有发现有手术死亡率的差异。

偶尔术后有些患者的右心室/左心室压力比明显升高，原因有多种，包括室间隔残余分流、残余右心室流出道狭窄等。这些患者往往病情恶化，必须尽快通过超声心动图检查找出原因，并通过再次手术来纠正右心室高压的病因。研究表明，术中保持肺动脉瓣环的完整性，可减少再手术率。

随着技术的进步，新近报道显示，婴儿早期一期根治的效果良好。总体而言，不论是一期矫治或是主－肺分流术后的二期根治，大多数研究系列报告的死亡率为 1%～5%。同样，婴幼儿接受姑息分流手术的死亡率也很低，为 0.5%～3%。术后 20 年的生存率为 90%～95%。

低温、心脏停搏液、深低温停循环等心肌保护技术的进步，使更小的婴儿得到更精确的解剖矫治，手术效果优良。不过，1 岁前接受根治手术的婴儿，与 1 岁以上的患者相比，其手术风险会增加。

（二）再手术

文献表明，大约 5% 的患者需要再次手术。早期再手术的指征包括室缺残余分流，或残余右心室流出道梗阻。

TOF 患者对室缺残余分流的耐受能力很差，因为这些患者不能耐受急性增加的容量负荷。TOF 矫治术后，小的室缺残余分流比较常见，通常没有临床意义。大的室缺残余分流，或者右心室流出道狭窄压差大于 60 mmHg，都要考虑紧急再手术。再手术的风险不大，但结果可显著改善。右心室流出道再梗阻，可能是由于肌肉纤维化或肥大引起。有时，肺动脉瓣反流会加大，并伴有右心衰竭。出现这种情况，通常需要进行肺动脉瓣置换。生物瓣比较机械瓣，不容易产生血栓，因此是肺动脉瓣置换的首选。

（三）并发症

早期的术后并发症包括心脏传导阻滞与室缺残余分流。室性心律失常较为常见，也是术后晚期死亡的最常见原因。据报道，在 TOF 矫治术后 10 年内的患者中，因室性心律失常猝死的占 0.5%。据悉在早期手术的患者中，心律失常发生率少于 1%。同大多数的心脏术后患者一样，心内膜炎的风险是终身的，但比没有根治的 TOF 患者要小得多。

(四)预后

在现阶段,通过心脏手术,单纯的法洛四联症(TOF)儿童远期生存率很高,具有优良的生活质量。长期结果数据表明,虽然有些人运动能力稍差,但大多数的生存者纽约心脏协会心功能分类为Ⅰ级。有报道称,患者晚期的室性心律失常猝死率为1%～5%,原因不明。对于TOF矫治术后的患者,长期进行心脏监测是必要的。

(五)未来和争议

目前,有些TOF患者已经在第一次手术后生活了20～30年。这些患者所遇到的主要问题是肺动脉瓣反流不断加重,其中一些需要进行肺动脉瓣置换术。接受了肺动脉瓣生物瓣置换的患者,体内这些瓣膜的耐久性还有待观察。从过去10多年来经皮穿刺技术与组织工程的巨大进步来看,单纯依靠外科手术来解决这些问题的局面会完全改变。

(谢锐文)

第四章　心脏瓣膜病

第一节　二尖瓣狭窄

一、病理生理

正常成人二尖瓣口面积为 4～6 cm^2，瓣口直径为 3～3.5 cm，静息状态下约有 5 L/min 血液在舒张期通过二尖瓣口流入左心室。当瓣口面积 < 1.5 cm^2 才会出现不同程度的临床症状。临床上根据瓣口面积不同，将二尖瓣狭窄分为轻度狭窄（瓣口面积为 2.0～1.5 cm^2）、中度狭窄（瓣口面积为 1.5～1.0 cm^2）、重度狭窄（瓣口面积 < 1.0 cm^2）。二尖瓣狭窄引起的基本血流动力学障碍是舒张期左心房内血液流入左心室受阻，进而左心房压力升高、肺循环淤血导致呼吸困难，最终导致右心功能障碍。

（一）左心房压力升高

当二尖瓣狭窄时，舒张期左心房血液不易通过二尖瓣口，使得左心房压力异常增高，左心房与左心室之间的压力阶差增加，收缩期左心室压力必须升高到超过明显升高的左心房压时，二尖瓣才开始关闭，故二尖瓣关闭延迟。左心房压升高，通过狭窄二尖瓣口的血流速度加快并产生涡流，患者出现舒张期杂音。随着左心房压的升高，左心房扩张增大，形成巨大左心房。长期左心房扩大、左心房壁纤维化、心房肌束排列紊乱以及牵拉心房传导纤维，产生心房肌传导速度和不应期的不一致，导致心房颤动。房颤的发生使心房收缩消失，左心室充盈量减少，心排血量减少 20%，加重血流动力学紊乱的程度。进行性左心房扩大另一个并发症是左心房附壁血栓形成，有左心房附壁血栓的二尖瓣狭窄患者中，有 20% 的患者有栓塞史。发生栓塞的高危因素有 > 35 岁、并发房颤、低心排血量、左心耳大。

（二）肺循环淤血

左房肌层薄，代偿能力差，且与肺静脉之间无瓣膜装置，故二尖瓣狭窄时肺循环功能紊乱出现较早。左心房压升高可引起肺静脉和肺毛细血管压力进一步升高、肺血管扩张和肺淤血、肺动脉压被动性升高。肺毛细血管内血流在后方有肺动脉高压的驱动，前方又受阻于左心房和肺静脉高压，一旦肺毛细血管压超过血浆胶体渗透压，液体漏入肺间质，引起间质性肺水肿。当肺动脉压进一步升高，液体不但积聚于肺间质，而且进入肺泡腔，产生肺泡水肿，出现左心功能不全的症状和体征。

一般认为，二尖瓣狭窄患者出现左心功能不全的症状时，瓣膜口面积减少到正常的 1/2 以下，要维持患者生存瓣口面积至少要在 0.5 cm^2。

（三）右心功能障碍

中度肺动脉高压时，右心室压力负荷增大使右心室壁肥厚，右心室收缩压升高，但右心室舒张压和右心房压正常，右心功能尚可正常，但重度肺动脉高压时，肺动脉干扩张，肺动脉瓣功能性关闭不全，舒张期血流从肺动脉向右心室反流。长期右心室压力及容量负荷过度，超过右心室的代偿能力，可致右心衰竭，引起肝淤血及外周水肿。发生右心衰竭后，肺动脉压有所降低，肺淤血程度有所减轻，肺水肿发生减少（图4-1）。

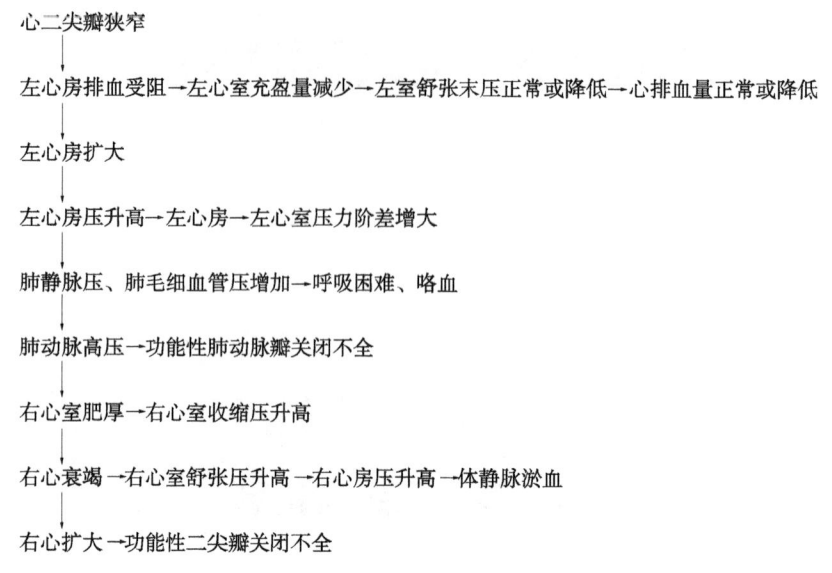

图 4-1　二尖瓣狭窄的血流动力学特征

二、临床表现

通常情况下，急性风湿热后至少2年才能形成明显的二尖瓣狭窄，15～20年后才开始出现临床症状。从症状轻微（心功能2级）到症状明显（心功能3～4级）需3～5年，多数患者在30～40岁丧失劳动能力。

（一）症状

早期可无症状，患者能胜任一般体力活动或劳动，通常于体检时发现二尖瓣狭窄的明显体征而被确诊。以后随着二尖瓣狭窄的加重，在二尖瓣中度狭窄（瓣口面积＜1.5 cm^2）时，才有明显的症状，表现如下。

1. 呼吸困难

呼吸困难是最主要的症状，是由于慢性肺淤血、肺顺应性下降所致。最早期表现为劳力性呼吸困难，仅在重度体力劳动或剧烈运动时出现，稍事休息可以缓解，常不引起患者的注意。随着狭窄的加重，日常轻微活动即可出现呼吸困难，严重者出现休息时呼吸困难、端坐呼吸和夜间阵发性呼吸困难，当有劳累、情绪激动、呼吸道感染、性交、妊娠或快速心房颤动等诱因时，可诱发急性肺水肿。

2. 咳嗽

除非并发呼吸道感染或急性肺水肿，多为干咳，多在夜间睡眠时及劳累后，静脉回流增加，加重肺淤血引起咳嗽反射。部分患者在卧位时干咳，可能由于增大的左心房压迫左主支气管而引起刺激性干咳。肺淤血和支气管黏膜水肿、渗出，加上支气管黏膜上皮细胞纤毛功能减退，易引起支气管和肺部感染，此时患者咳黏液样或脓痰。

3. 咯血

咯血发生率为15%～30%，多见于中、重度二尖瓣狭窄患者，可有以下几种情况。

（1）突发大咯血：常见于妊娠期或较剧烈的体力活动时，是由于左心房压的急剧升高，原已扩张的支气管静脉破裂所致。出血量可达数百毫升，因出血后肺静脉压下降，出血常自行终止，故极少发生出血性休克，但必须警惕咯血所致窒息。这种大咯血多发生在二尖瓣狭窄的早期，仅有轻、中度肺动脉压增高的患者。当肺静脉高压持续存在时，支气管静脉的管壁代偿性增厚，咯血发生率反而下降。

（2）粉红色泡沫痰：为急性肺水肿时肺泡毛细血管破裂的体征性表现。

（3）痰中带血或血痰：与支气管炎、肺部感染和肺充血或毛细血管破裂有关，常伴夜间阵发性呼吸困难。二尖瓣狭窄晚期出现肺梗死时，亦可以咳血痰。

4. 胸痛

约有15%的二尖瓣狭窄患者有胸痛表现，多为胸骨后或心前区压迫感、闷痛感，持续时间较心绞痛久，硝酸甘油多无效，可能是由于肥大的右心室壁张力增高，同时心排血量降低致右心室缺血引起。经二尖瓣分离术或扩张术后可缓解。

5. 右心室衰竭的症状

当右心受累致右心衰竭时，由于胃肠道淤血和功能紊乱，可致食欲减退、恶心、呕吐。因肝淤血和肝功能减退可出现肝区疼痛、肝大、腹胀、下肢水肿、消瘦等表现。

6. 血栓栓塞症状

20%的二尖瓣狭窄患者在病程中发生血栓栓塞，其中80%并发有心房颤动。栓塞最易发生在脑血管，脑栓塞约占75%，可表现为失语、肢体活动不灵，重者出现昏迷等。其余包括冠状动脉、肠系膜动脉、脾动脉和肾动脉，表现为胸痛、腹痛等，部分患者可反复发生或为多发性栓塞。

7. 其他

因二尖瓣狭窄致心排血量降低可出现疲乏无力，因阵发性心动过速或心房颤动时可有心悸，扩张的左肺动脉和左心房压迫左喉返神经时可出现声嘶（Ortner综合征），扩张的左心房压迫食管而产生吞咽困难等，后两种症状少见。

（二）体征

1. 视诊

重症二尖瓣狭窄患者的双颧呈紫红色、口唇轻度发绀，即所谓的"二尖瓣面容"，其发生机制与心排血量降低及外周血管收缩有关。肺动脉高压时可见颈静脉怒张。

2. 触诊

心脏触诊：心尖最强搏动点可正常或变小，重度二尖瓣狭窄患者，由于充盈极度减少，心尖冲动不易触及。在心尖部可扪及舒张期震颤，左侧卧位时明显。当出现肺动脉高压时，可出现胸骨旁隆起，并可在胸骨左缘触及右心室的收缩期抬举样搏动。当出现右心衰竭时，颈部可触及颈动脉异常搏动；右肋下可触及肿大的肝脏，质软、有压痛；肝颈静脉回流征阳性；身体下垂部位出现指凹性水肿等。

3. 叩诊

轻度狭窄患者心界常无扩大，中度以上狭窄患者，由于肺总动脉和右心室发生扩张，叩诊心浊音界在胸骨左缘第3肋间向左扩大，整个心浊音界呈梨形。

4. 听诊

（1）二尖瓣狭窄的特征性杂音为心尖部舒张中晚期低调、递增型、隆隆样杂音，患者于左侧卧位时听诊明显。窦性心律时，由于舒张晚期心房收缩，促使血流加速，使杂音此时增强。心房颤动时，不再有杂音的舒张中晚期加强。该杂音的响度与瓣口的狭窄程度并无直接关系，但该杂音的持续时间常与二尖瓣狭窄的严重程度有关，持续时间越长，狭窄程度越重。二尖瓣呈轻度或中度狭窄时，该杂音位于舒张中晚期，二尖瓣重度狭窄时，该杂音占据整个舒张期。

（2）第一心音（S1）亢进，呈拍击样，在临床上常常是最先发现的一个重要体征。心房颤动时，一个响亮的S1通常应引起医生的注意，并寻找二尖瓣狭窄的其他证据。第一心音增强与病变的二尖瓣叶关闭有关，当并发有二尖瓣关闭不全或瓣膜严重钙化时S1亦可减弱。

（3）二尖瓣开瓣音（OS），为一紧随第二心音之后高调、短促而响亮的附加音，呼气时明显，多于胸骨左缘第3、4肋间和心尖区的内上方听诊较清楚。其产生机制是血流经狭窄的二尖瓣口进入左心室时，二尖瓣迅速开放到一定程度突然终止，引起二尖瓣前叶（隔膜型瓣膜口的主瓣）在开放时发生震颤所致，高度提示二尖瓣狭窄以及瓣膜仍有一定的柔顺性和活动力，对决定手术治疗有一定意义。

（4）Graham-Steel杂音：严重肺动脉高压时，可在胸骨左缘第2～4肋间闻及一高调、递减型、舒张中晚期、吹风样杂音，沿胸骨左缘向三尖瓣区传导，吸气时增强。此乃由于肺动脉及其瓣环的扩张，造成相对性肺动脉瓣关闭不全所致。

（5）三尖瓣全收缩期吹风样杂音：严重二尖瓣狭窄患者，由于肺动脉高压，右心室扩大，引起三尖瓣瓣环的扩大，导致相对性三尖瓣关闭不全，出现三尖瓣区全收缩期吹风样杂音。右心室显著增大时，杂音可在心尖区听到，吸气时明显。

三、辅助检查

（一）X线检查

X线检查多表现为左心房增大、右心室增大、主动脉结缩小、肺动脉干和次级肺动脉扩张、肺淤血、间质性肺水肿、含铁血黄素沉着和二尖瓣钙化等。

1. 左心房增大

后前位可见左心缘变直，右心缘有双心房影，左前斜位可见左心房使左主支气管上抬，右前斜位钡剂透视可见增大的左心房压迫食管下段后移。但应注意，X线胸片上左心房的大小与二尖瓣狭窄的严重程度并无正比关系。

2. 肺淤血

肺静脉压力升高可致肺静脉淤积，早期为毛细血管及肺小静脉扩张，可有少量血浆外渗。首先累及下肺静脉，发生下肺静脉收缩，造成血液再分布，上肺静脉扩张。肺上叶血流再分布是二尖瓣狭窄的特征性表现。X线表现：①肺纹理普遍增多，稍增粗，边缘模糊，尤以中下肺野为著；②肺门影增大，尤其是上肺门影增宽，反映上肺静脉扩张，下肺静脉正常或变细，肺门影边缘模糊；③肺野透光度降低；④肺内含铁血黄素沉着、钙化。

3. 间质性肺水肿

肺静脉压升高超过血浆蛋白渗透压（>3.3 kPa），可因血浆外渗而引起肺水肿，首先渗入到肺间质出现间质性肺水肿，X线表现：①KerleyB线为纤细、致密、不透光的水平线，是由于左心房压的升高导致肺静脉压增高以及肺脏的小叶间隔和淋巴管扩张伴水肿所致，常见于肺野中下部近肋膈角处，一般当左心房压达2.7 kPa（20 mmHg）时，中下肺可见KerleyB线（图4-2）；②KerleyA线多见于较重患者，为一自肺野外围斜行引向肺门的线状阴影，多见于上叶（图4-3）；③叶间胸膜影增厚，肋膈角变钝，反映叶间和肋膈角少量渗液。

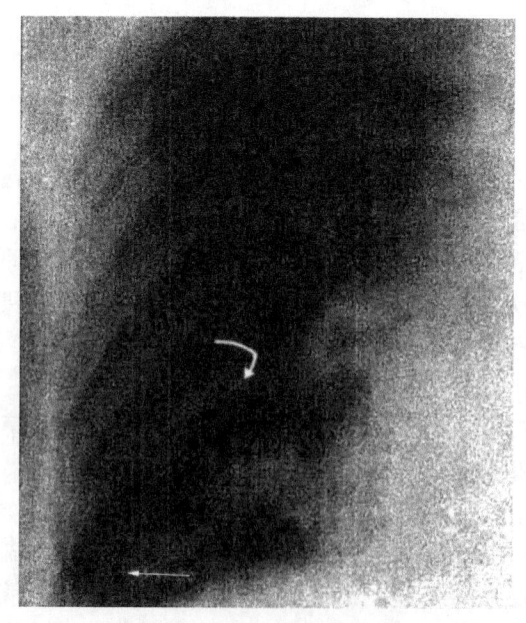

图4-2　二尖瓣狭窄时X线胸片上示KerleyB线水肿液潴留于增厚的小叶间隔，多见于肋膈角区，长为2~3 cm，宽为1~3 cm，垂直于侧胸壁

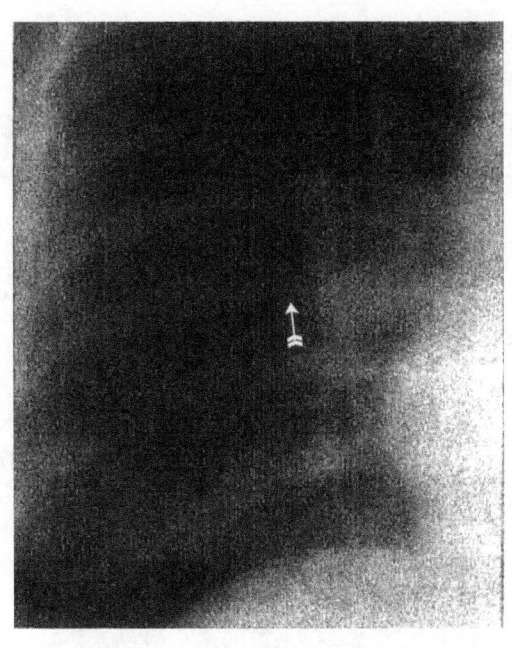

图4-3 KerleyA线多见于急性左心衰竭，自肺野外围斜行引向肺门的线状阴影，长为5～10 cm，宽为0.5～1 mm

4. 二尖瓣钙化

二尖瓣钙化是二尖瓣狭窄的一个重要表现，它有助于明确是否进行瓣膜成形和瓣膜置换的手术治疗方式。后前位及侧位X线片可发现二尖瓣钙化，但在X线透视下检查更为可靠。二尖瓣钙化在老年女性患者中常见。

5. 肺动脉高压、右心室增大

X线前位心尖圆凸上翘，右下肺动脉干增宽侧位心前缘向前隆凸、右前斜位肺动脉圆锥部膨隆等（图4-4）。

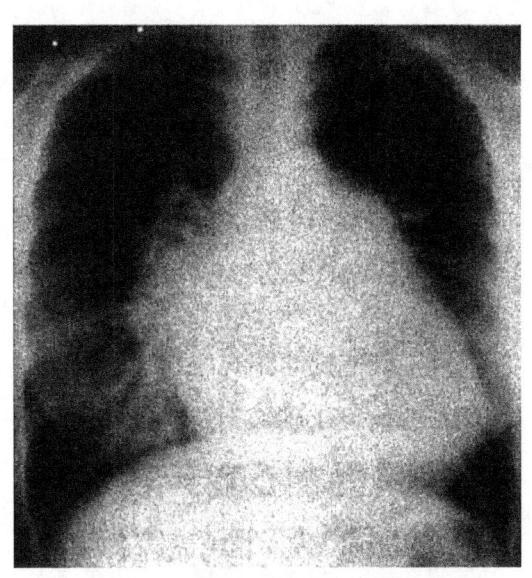

图4-4 二尖瓣狭窄时并右室扩大和肺动脉高压

（二）心电图检查

轻度二尖瓣狭窄者心电图可正常，特征性改变为P波增宽且呈双峰形，提示左心房增大。并发肺动脉高压时，显示右心室增大，电轴右偏。晚期常并发心房颤动。

（1）二尖瓣型P波：宽度＞0.12 s，伴切迹，Pv_1终末负性向量增大。P波电压多正常，振幅增高可见于并发肺动脉高压或三尖瓣狭窄者。

（2）心电轴右偏、右心室肥厚、右束支传导阻滞。

（3）心房颤动：早期可表现为频发和多源房性期前收缩，为心房颤动的前兆。当左心房明显增大时，往往出现心房颤动波，表现为正常P波消失、代之以锯齿状f波，RR间期绝对不等。

（三）超声心动图检查

超声心动图检查是最敏感和特异的无创性诊断方法，对确定瓣口面积和跨瓣压力阶差、判断病变程度、决定手术方法以及评价手术疗效均有很大价值。超声心动图还可以对房室大小、室壁厚度和运动、心室功能、肺动脉压、其他瓣膜异常和先天性畸形等方面提供信息。

1. M型超声

舒张期充盈速率下降，即EF斜率降低；正常的双峰消失，E峰后曲线下降缓慢；二尖瓣前叶、后叶舒张期呈从属前叶的同向运动，即"城垛样"改变（图4-5）。左心房扩大、右心室肥大及右心室流出道变宽。M型超声可定性诊断二尖瓣狭窄，但不能测量二尖瓣口面积。

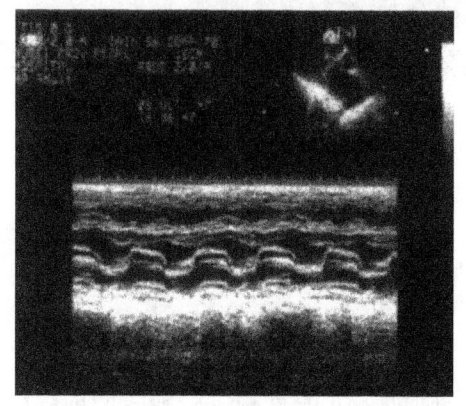

图4-5 二尖瓣狭窄患者M型超声心动图

显示二尖瓣活动呈"城垛样"改变，前后叶同向运动

2. 二维超声

二尖瓣前后叶反射增强、变厚，活动幅度减小，舒张期前叶体部向前膨出呈气球状，瓣尖处前后叶距离明显缩短，开口面积减小。二维超声可准确测量二尖瓣口面积、各个瓣环内径及各房室腔径，并能对二尖瓣的形态和活动度做动态观察（图4-6）。

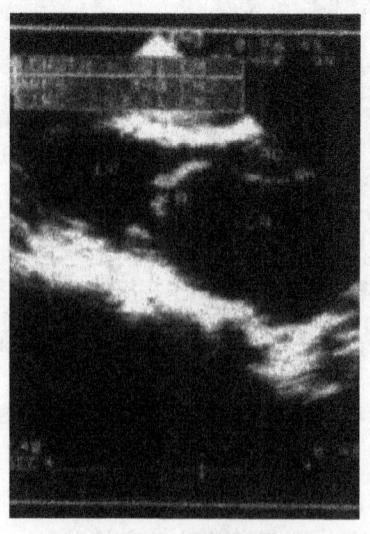

图4-6 左心室长轴切面

显示二尖瓣狭窄患者左心房扩大，而二尖瓣瓣前瓣呈"鱼钩样"改变

3. 彩色多普勒超声

此检查可显示缓慢而渐减的血流通过二尖瓣口，可实时观察二尖瓣狭窄的射流（图4-7），主要用于评价是否并发二、三尖瓣反流。

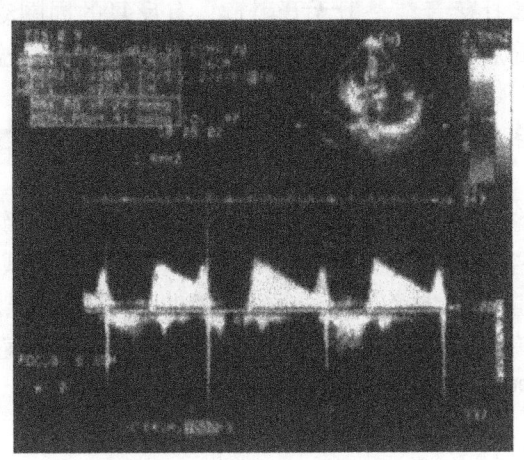

图4-7 二尖瓣狭窄窦性心律患者的连续多普勒图像

4. 经食管超声（TEE）

此检查可准确检出左心房耳部及左心房附壁血栓。二尖瓣狭窄的患者左心房内常可见浓密的"烟雾状"自发性回声影像（SCE），系左心房内血栓形成前期的表现。

（四）放射性核素检查

左心房扩大，显像剂浓聚和通过时间延长，左心室不大。肺动脉高压时，可见肺动脉主干和右心室扩大。

（五）右心导管检查

右心导管检查是经股静脉或贵要静脉插管，在X线透视下将导管送达上腔静脉、右心房、右心室、主肺动脉及左右肺动脉。沿途分别在上述部位取血氧标本并连续测压，检测心血管血流动力学状况。其主要适应证为先天性心脏病、肺动脉高压征象的诊断、危重患者血流动力学检测以及心血管疾病介入治疗前后血流动力学变化检测和随诊复查。

对极个别二尖瓣狭窄诊断有困难的病例才考虑行右心导管检查。其主要表现为右心室、肺动脉及肺毛细血管压力增高，肺循环阻力增大，心排血量减低。穿刺心房间隔后可直接测定左心房和左心室的压力，二尖瓣狭窄早期舒张期跨瓣压力阶差正常，随着病情加重，压力阶差增大，左心房收缩时压力曲线呈高大的a波。

（六）甲状腺功能检查

甲状腺功能亢进（甲亢）女性多见，发病率男女比率为1：（4~6）。二尖瓣狭窄有症状的妇女均应进行甲状腺功能检查。由于甲亢可增加二尖瓣血流及心排血量，故并发甲亢而二尖瓣狭窄并不严重的患者可能症状极为明显，这种情况下，积极治疗甲亢可以避免手术治疗。

四、诊断和鉴别诊断

发现心尖区隆隆样舒张期杂音伴X线或心电图示左心房扩大，一般可诊断二尖瓣狭窄，超声心动图检查可确诊。

心尖区舒张期隆隆样杂音应注意与下列情况相鉴别。

（1）急性风湿性心肌炎：心尖区高调柔和的舒张早期杂音，每日变化较大，风湿活动控制后，杂音可消失。这是因为心室扩大，二尖瓣相对狭窄所致，即Carey-Coombs杂音。

（2）"功能性"二尖瓣狭窄：见于各种原因所致的左心室扩大，二尖瓣口流量增大，或二尖瓣在心室舒张期受主动脉反流血液的冲击等，如大量左至右分流的动脉导管未闭和室间隔缺损、高动力循环的甲状腺功能亢进和贫血等。此杂音历时较短，无开瓣音，性质较柔和，吸入亚硝酸异戊酯杂音减低，应用升压药后杂音增强。

（3）左心房黏液瘤：为心脏原发性肿瘤中最常见者。临床症状和体征与二尖瓣狭窄相似，但呈间歇性，随体位而变化，可闻及肿瘤扑落音，一般无开瓣音，有反复的周围动脉栓塞征象，房颤少见。超声心动图示收缩期和舒张期二尖瓣后面均可见一团云雾状回声波。心导管检查显示左心房压力明显升高，造影示左心房内充盈缺损。

（4）原发性肺动脉高压：多发生于女性，无心尖区舒张期杂音和开瓣音，左心房不扩大，肺动脉楔嵌压和左心房压正常。

（5）三尖瓣狭窄：胸骨左缘下端闻及低调的隆隆样舒张期杂音，吸气时回心血量增加可使杂音增强，呼气时减弱。而二尖瓣狭窄舒张期杂音位于心尖区，吸气时无变化或减弱。超声心动图可确诊。

（6）严重主动脉瓣关闭不全：心尖区可听到舒张中晚期隆隆样杂音，即 Austin-Flint 杂音，其产生机制目前认为是快速前向血流跨越二尖瓣口时，严重的主动脉反流使左心室舒张压快速升高，导致二尖瓣已处于半关闭状态。Austin-Flint 杂音不伴有开瓣音和第一心音亢进。

五、并发症

（一）急性肺水肿

急性肺水肿是重度二尖瓣狭窄的严重并发症，多发生于剧烈体力活动、情绪激动、感染、突发心动过速或快速房颤时，妇女妊娠、分娩时更易诱发。患者多表现为重度呼吸困难、发绀、不能平卧、咳粉红色泡沫痰、双肺满布干、湿啰音。如不及时救治，可能死亡。

（二）心房颤动

二尖瓣狭窄并发心律失常以房性心律失常最常见，先出现房性期前收缩，以后出现房性心动过速、心房扑动、阵发性心房颤动直至持久性心房颤动。心房颤动时，舒张晚期心房收缩功能丧失，左心室充盈减少，可使心排血量减少20%，所以，无症状的二尖瓣狭窄患者一旦发生心房颤动，可突然出现严重的呼吸困难，甚至肺水肿。此时恢复窦性心律或尽快控制心室率至关重要。

（三）血栓栓塞

以脑栓塞常见，偶尔为首发症状。栓子多来自扩大的左心耳伴心房颤动者。80%体循环栓塞患者有心房颤动，约2/3体循环栓塞为脑动脉栓塞，其次为四肢、肠、肾、脾等部位血管栓塞。右心房形成的附壁血栓可致肺栓塞。妊娠并发二尖瓣狭窄的妇女，妊娠期间血栓栓塞发生率更高，主要与妊娠期间血液循环中凝血因子增高、纤维蛋白溶解抑制、凝血因子增多、血液呈高凝状态有关。

（四）大咯血

大咯血常见于妊娠期或较剧烈的体力活动时，是由于左心房压的急剧升高，原已扩张的支气管静脉破裂所致。出血量可达数百毫升，因出血后肺静脉压下降，出血常自行终止，故极少发生出血性休克，但必须警惕咯血所致的窒息。

（五）右心衰竭

右心衰竭为晚期常见并发症。肺动脉高压导致相对性三尖瓣关闭不全时，右心排血量明显减少，右心容量负荷加重，出现体循环淤血等右心衰竭表现。同时，右心排血量减少时，肺循环血量亦减少，左心房压下降，加之肺泡和肺毛细血管壁增厚，呼吸困难可有所减轻。

（六）肺部感染

二尖瓣狭窄患者常有肺静脉压增高及肺淤血，易并发肺部感染。出现肺部感染后往往加重或诱发心力衰竭。

六、治疗

当瓣口有效面积 > 1.5 cm² 时，即二尖瓣轻度狭窄时，可给予一般治疗及并发症的治疗。当瓣口有效面积 < 1.5 cm² 且伴有症状，尤其是症状加重时，应给予介入治疗或手术治疗扩大瓣口面积，减轻

狭窄。

（一）一般治疗

（1）无症状者无须治疗，但应避免剧烈的体力活动，注意预防上呼吸道感染，应定期复查。

（2）对于风湿性二尖瓣狭窄患者一经确诊即开始应用青霉素预防链球菌感染和风湿热的复发，长期甚至终身应用苄星青霉素 120 万 U，每 4 周肌内注射 1 次。

（二）并发症的治疗

1. 急性肺水肿

当患者因剧烈活动、情绪激动、肺部感染、妊娠、分娩等诱因出现呼吸困难、发绀、咳粉红色泡沫痰、大汗等急性肺水肿征象时，应迅速抢救，下述步骤宜同时进行。

（1）患者取端坐位，双腿下垂，以减少静脉回流。

（2）持续高流量面罩给氧，4～6 L/min，有条件者可用麻醉机加压吸氧。

（3）吗啡：建立液体通路后，吗啡 3～5 mg 静脉注入，于 3～5 min 推完，必要时可间隔 15 min 重复给药，共 2～3 次；也可皮下或肌内注射 5～10 mg。吗啡是抢救急性肺水肿极为有效的药物，其作用机制是通过抑制中枢交感神经活性，减弱外周血管对交感缩血管活性物质的反应，从而降低外周血管阻力，减轻心脏负荷。此外，吗啡还具有镇静作用，可减轻或消除患者的烦躁不安。吗啡的不良反应为呼吸抑制、血压下降、呕吐等。若出现呼吸抑制时，可应用纳洛酮 0.4～0.8 mg 静脉注射或肌内注射加以对抗。

（4）快速利尿：呋塞米（速尿）20～80 mg 静脉注射，于 2 min 推完。呋塞米进入体内最先发挥的是扩张静脉的作用，5 min 后才开始发挥利尿作用，一般在推完 15 min 后尿量才会增加。也可静脉注射其他袢类利尿药，如布美他尼（丁尿胺）1 mg。

（5）氨茶碱：可解除支气管痉挛并有一定的正性肌力及扩血管利尿作用，以 0.5 mg/（kg·h）静脉滴注，有条件者可监测茶碱浓度。若无禁忌证，也可静脉注射糖皮质激素，如地塞米松 5～10 mg，减轻支气管水肿，解除支气管痉挛。

（6）应慎用以扩张动脉为主的血管扩张药，因二尖瓣狭窄所致的肺水肿系二尖瓣口机械性阻塞引起。但若患者血压较高，也可应用硝普钠，从 6.25 μg/min 开始，逐渐加量，将血压控制在正常范围内。此外，正性肌力药物对于单纯二尖瓣狭窄伴窦性心律的肺水肿无益，当心房颤动伴快速室率时可通过静脉注射毛花苷 C（西地兰）0.4～0.8 mg 以减慢心率。

（7）急性肺水肿症状开始缓解时要明确诱因并治疗诱因，特别是并发肺部感染时，要用抗生素控制肺部感染，否则，肺水肿不易纠正或反复发作。

2. 心房颤动

治疗原则是控制室率，争取恢复维持窦性心律，预防血栓栓塞。

（1）阵发性房颤伴快速心室率者，若血流动力学稳定，首选洋地黄制剂如毛花苷 C（西地兰）0.4～0.8 mg 分 1～2 次静脉注射，或 β 受体阻滞药如艾司洛尔 0.5 mg/kg 静脉注射，必要时可重复，或地尔硫䓬 10 mg（0.25 mg/kg）静脉注射。若血流动力学不稳定，应首先电复律。慢性房颤：如房颤病程＜1 年，左心房直径＜60 mm，无高度房室阻滞和病态窦房结综合征，可行电复律或药物复律；如不宜复律或复律失败或复律后不能维持窦性心律而室率快者，可口服地高辛 0.125～0.25 mg/d，控制休息时的室率在 70 次 /min 左右、活动后的室率在 90 次 /min 左右，心率控制不满意时可加地尔硫䓬或 β 受体阻滞药。

（2）电复律或药物复律：复律前后各进行 3～4 周药物抗凝治疗，复律前抗凝是由于一个新形成的心房血栓需要至少 2 周的时间才能稳定；复律后抗凝则是由于部分患者的心房机械收缩功能需待 2 周以上才能恢复（心房顿抑现象）。①电复律：复律前 1 d 给奎尼丁 0.2 g（普鲁卡因胺 0.25～0.5 g、普萘洛尔 10 mg、苯妥英钠 100 mg），准备复律时，给予地西泮 0.3～0.5 mg/kg 或氯胺酮 0.5～1 mg/kg 麻醉，患者睫毛反射开始消失时，给予同步直流电转复，起始能量常为 100 J，成功率在 75% 以上，转复成功后每 6～8 h 口服奎尼丁 0.2 g。电复律并发症为体循环栓塞，并且由于电复律本身无维持窦律的作用，后者还需靠药物维持，且复发率为50%，反可影响患者情绪。②药物复律：主要为钠通道阻滞药（奎尼丁、普罗帕酮）和钾通道阻滞药（索他洛尔、胺碘酮）。奎尼丁用法为第1日每次0.2 g，每2 h 1次，共5次，如未能转复，逐日每次递增0.1 g至第3日，仍未转复则停药。胺碘酮用法为每次0.2 g，每日3~4次，口服3~7 d后改为0.2 g/d。

（3）预防血栓栓塞：二尖瓣狭窄患者并发下列情况发生血栓栓塞风险较大，需要抗凝治疗。二尖瓣狭窄和房颤（阵发性、持续性或永久性）患者；二尖瓣狭窄患者，以前有过栓塞现象，即使是窦性心律；二尖瓣狭窄患者伴有左心房血栓。

常用抗凝血药目前为华法林，华法林为双香豆素类抗凝血药中的一种，抗凝机制是通过与维生素K竞争羧化酶，使维生素K依赖的凝血因子Ⅱ、Ⅶ、Ⅸ、Ⅹ合成障碍，从而达到抗凝目的。华法林起始剂量一般为3 mg，以后剂量应根据凝血酶原延长时间国际正常化比率（INR）来调节。INR一般控制在2~3。INR过低抗凝不充分，INR过高（＞4.5）时易出现出血并发症。服华法林过程中应监测尿、便常规，仔细观察是否有牙龈出血、鼻出血、皮肤黏膜出血等。并发高血压、溃疡病、血液病及高龄患者宜慎用或不用。

二尖瓣狭窄并房颤妇女在妊娠期间尤其是妊娠前3个月，不主张用口服抗凝血药，据报道一些口服抗凝血药可引起胎儿脊柱异常及胎儿肝脏发育不成熟，过强的抗凝作用可引起华法林胎儿病，妊娠前3个月危险性最大，其程度与剂量有相关性。美国文献提倡妊娠期间特别是前3个月，中断口服抗凝血药，可给予肝素5 000 U，12 h皮下肌内注射1次，使APTT延长至对照的1.5倍。或一旦确定妊娠，停用华法林，皮下肌内注射肝素13周，之后恢复口服华法林至第9个月末，换用肝素一直到分娩。华法林不随乳汁分泌排出，产后即可使用，哺乳期应用安全。

3. 大咯血

应取坐位，用镇静药，静脉注射利尿药，一般为呋塞米（速尿）20~80 mg静脉注入，降低肺静脉压效果好，止血药往往无效。如咯血量大，血红蛋白含量下降明显，可在严密观察下适当输血。

4. 右心衰竭

宜严格限盐（每日进盐量低于5 g），视心功能情况，加用利尿药，有时还需用洋地黄类药物。

（1）利尿药：原则为间歇、小量、联合、交替使用。尽可能用口服利尿药，且保钾和排钾利尿药合用，同时注意血电解质及体内酸碱平衡情况。如：氢氯噻嗪25 mg、呋塞米20 mg隔日（单双日）交替使用，联合螺内酯（安体舒通）20 mg，每日3次，连续使用7~10 d可停药数天，视病情重复上述用法。特别注意：当出现低钠、低氯（血钠＜125 mmol/L、血氯＜90 mmol/L）时，尽管使用大剂量利尿药，利尿效果也极差。此时宜嘱患者多吃盐，每日口服氯化钠3~6 g，但绝对控制饮水，同时每日静脉泵入3%氯化钠100~450 mL，此时口服利尿药加倍，螺内酯120 mg/d，呋塞米40~60 mg隔日1次、氢氯噻嗪50 mg隔日1次，待心衰纠正后，口服利尿药减量。

（2）洋地黄类药物：最常用的为地高辛，小剂量0.125~0.25 mg/d长期口服，注意观察洋地黄类药物毒性反应。

（三）介入治疗－经皮穿刺球囊二尖瓣成形术（PBMV）

其为缓解单纯二尖瓣狭窄的首选方法。PBMV是将球囊导管从股静脉经房间隔穿刺跨越二尖瓣，用生理盐水和造影剂各半的混合液体充盈球囊，分离瓣膜交界处的粘连融合而扩大瓣口。

1. 适应证

（1）心功能Ⅱ~Ⅲ级。

（2）瓣膜无钙化，腱索、乳头肌无明显病变。

（3）年龄25~40岁。

（4）二尖瓣狭窄瓣口面积在1~1.5 cm^{2}为宜，可闻及明确的开瓣音，超声证实瓣膜弹性尚好。

（5）左心房内径＜50 mm，房内无血栓。

（6）近期无风湿活动，或感染性心内膜炎已完全控制，无动脉栓塞的病史等。

根据目前资料显示，PBMV在缓解症状、保证顺利分娩有着良好的近期效果，且对胎儿无明显不良影响。二尖瓣狭窄并发妊娠进行 PBMV 主要顾虑是 X 线对胎儿的影响，研究表明，胎儿所接受的累积 X 线剂量为 0.5～1.5 rad（拉德），远低于可导致流产和致畸的 5 rad 的剂量，因此胎儿是安全的。尤其在对胎儿进行了保护和在妊娠 20 周以后进行 PBMV 时就更为安全。

2. 禁忌证

（1）左心房内新鲜血栓，特别是位于左心房体部或房间隔上者；或左心房内活动血栓患者。

（2）并发中度以上的二尖瓣关闭不全。

（3）瓣膜条件极差，Wilkins 超声记分在 12 分以上者。

（4）未控制的感染性心内膜炎或有其他部位感染的患者。

3. 术前准备

（1）术前完善各项化验检查，包括血、尿常规，肝功能，肾功能，血清电解质，凝血酶原时间及活动度，风湿活动指标（红细胞沉降率、抗链"O"、C反应蛋白），乙肝、丙肝血清学检查及梅毒、艾滋病抗体检查。做心电图、心肺透视及心脏远达片、心脏超声心动图。

（2）房颤患者 PBMV 术前 3 d 停华法林。

（3）术前 4 h 禁食、水；两侧腹股沟区备皮，双侧足背动脉搏动最强点用甲紫做线性标记；碘过敏试验及欲使用的抗生素皮肤试验。

（4）术前半小时肌内注射地西泮（安定）10 mg；对过敏体质或使用重复球囊导管的患者，术前肌内注射地塞米松 10 mg 或苯海拉明 25 mg；对于平卧困难或有发生急性肺水肿倾向，或入院时肺内有湿啰音的患者，术前 1 d 及术前半小时给予呋塞米（速尿）20 mg 静脉推注。

（5）术前可能出现月经的患者，术前 3 d 每天肌内注射黄体酮 1 mg。并发妊娠的患者，术前 3 d 同样开始肌内注射黄体酮，以预防流产或早产。

4. 操作技术

以顺行途径技术为例说明。采用 Seldinger 技术，经右股静脉穿刺插管，行右心导管检查，观察各部血氧饱和度、肺动脉压、肺毛细血管嵌顿压以及测定心排血量，再行右心房造影，观察三尖瓣环、左心房及主动脉根部的相对解剖关系。穿刺股动脉，送入 5 F 双丁导管，测量主动脉及左心室压力以及血氧饱和度，再做左心室造影，观察二尖瓣有无反流，然后将 5 F 双丁导管后退至降主动脉，作为监测血压用。经右股静脉送入 Brockenbrough 穿刺针，穿刺房间隔。穿刺成功后，用 14 F 扩张器扩张股静脉穿刺孔和房间隔穿刺孔，然后经导丝送入球囊导管（Inoue 球囊导管系统），在荧屏连续监视下充胀球囊扩张二尖瓣口。扩张结束后，重复左、右心导管检查，观察扩张的效果。

5. 术后处理及预后

（1）术后平卧 24 h，股动脉穿刺部位沙袋压迫 12 h，嘱患者穿刺侧下肢不宜活动，不宜抬头，以免穿刺部位出血。

（2）注意生命体征及心脏心音、杂音及肺部啰音听诊；特别注意穿刺侧足背动脉搏动情况及穿刺部位有无渗血及血肿形成，并且听诊穿刺部位有无血管杂音，注意动静脉瘘的形成。

（3）术后常规给予肠溶阿司匹林 0.3 g，每日 1 次口服，房颤患者继续用华法林抗凝治疗，并用洋地黄类药物控制室率。

（4）术后常规静脉应用抗生素 3 d。PBMV 其近期与远期（5 年）效果与外科闭式分离术相似，基本可以取代后者。PBMV 死亡率为 1%。

（四）手术治疗

1. 术式

（1）闭式分离术：经开胸手术，将扩张器由左心室心尖部插入二尖瓣口分离瓣膜交界处的粘连融合，适应证和效果与经皮球囊二尖瓣成形术相似，目前临床已很少使用。

（2）直视分离术：适于瓣叶严重钙化、病变累及腱索和乳头肌、左心房内有血栓或狭窄的患者。在体外循环下，直视分离融合的交界处、腱索和乳头肌，去除瓣叶的钙化斑、清除左心房内血栓，较闭式分离术解除瓣口狭窄的程度大，因而血流动力学改善更好。手术死亡率 < 2%。

（3）人工瓣膜替换术：手术应考虑在有症状而无肺动脉高压时进行，严重肺动脉高压增加手术的风险，但非手术禁忌。

2.适应证

（1）分离术适应证：①二尖瓣病变为隔膜型，无明显二尖瓣关闭不全；②无风湿活动并存或风湿活动控制后6个月；③心功能Ⅱ～Ⅲ级；④年龄20～50岁；⑤有心房颤动及动脉栓塞但无新鲜血栓时均非禁忌；⑥并发妊娠后，若反复发生肺水肿，内科治疗效果不佳时，可考虑在妊娠4～6个月期行紧急手术。

（2）人工心脏瓣膜替换术适应证：①心功能不超过Ⅲ级；②隔膜型二尖瓣狭窄伴有明显关闭不全，漏斗型二尖瓣狭窄，或者瓣膜及瓣膜下有严重粘连、钙化或缩短者。但需注意若患者有出血性疾病，不能进行抗凝治疗时，不宜置换机械瓣。生物瓣经济价廉，不需长期抗凝，但有瓣膜老化问题存在。

（黄 涛）

第二节 二尖瓣关闭不全

一、病理生理

由于二尖瓣瓣叶异常、瓣环扩张或钙化、腱索断裂和乳头肌损伤，使二尖瓣在收缩期不能完全闭合，称为二尖瓣关闭不全。其基本血流动力学障碍是二尖瓣反流使得左心房负荷加重，导致左心房压力增高、内径扩大，肺静脉和肺毛细血管压力升高出现肺淤血。同时，左室舒张末期容量负荷增加，左心室扩大。失代偿时，每搏量和射血分数下降，左室舒张末期容量和压力明显增加，临床上出现肺淤血和体循环灌注低下等左心衰竭的表现，晚期可出现肺动脉高压和全心衰竭（表4-1）。

表4-1 二尖瓣关闭不全的血流动力学特征

指标	急性二尖瓣关闭不全	慢性代偿期	慢性失代偿期
左心房容量负荷	急剧增加	缓慢增加	缓慢增加
左心室容量负荷	急剧增加	缓慢增加	缓慢增加
左心室收缩末期容量	正常或降低	降低	增加
左心室舒张末期压力	明显增加	正常或轻度增加	增加
左心房、左心室顺应性	正常或降低	增加	比代偿期降低
左心房压	明显增加	正常或轻度增加	增加
射血分数	降低	增加	正常或降低
有效心排血量	降低	正常或轻度降低	降低
肺静脉及肺动脉压	明显增加	正常或轻度增加	增加

（一）左心房容量负荷增加

二尖瓣关闭不全时，左心房在舒张期不仅接受从肺静脉回流的血液，还要接受从左心室反流的血液，左心房容量负荷明显增大。二尖瓣关闭不全时左心房和肺循环功能除受反流血量的影响外，还与二尖瓣关闭不全发生的速度密切相关。

急性二尖瓣关闭不全多发生在二尖瓣穿孔及腱索或乳头肌断裂时，此时左心房来不及进行代偿调节，左心房顺应性正常，当突然接受大量反流血液时不能发生适应性扩张，左心房压急剧上升，肺静脉压和肺毛细血管压明显升高，导致急性肺淤血和肺水肿。慢性二尖瓣关闭不全多发生于二尖瓣钙化、风湿热及结缔组织病，由于反流血量是逐渐增加的，左心房发生代偿性调节，表现为左心房肌层增厚、心肌顺应性增加、左心房腔明显扩张。故慢性二尖瓣关闭不全患者左心房压及肺静脉压可正常或轻度升高。

（二）左心室容量负荷增加

二尖瓣关闭不全导致在收缩期左心房容量负荷增加，在下一个舒张期充盈入左心室的血量增多，左心室容量负荷亦增加。左心室容量压力改变同样与二尖瓣关闭不全发生的速度密切相关。

急性二尖瓣关闭不全时,左心室顺应性正常,对突然增加的充盈量来不及发生代偿性扩张,左室舒张末期容量及压力明显升高,但收缩期由于二尖瓣反流,射入主动脉的前向血流明显降低,组织灌流量不足。

慢性二尖瓣关闭不全时,长期左心室容量负荷过度,使舒张期室壁张力增加,心肌纤维长度增加,心室腔明显扩张,并且通过Frank-Starling机制对容量负荷过度进行代偿,心肌收缩力增强。由于容量负荷增大和心肌收缩力增强,左心室每搏量增加,甚至可达正常的2~3倍。

(三) 全心衰竭

左心房和左心室扩张可使二尖瓣环扩大,进一步加重二尖瓣反流,长期心肌肥大使心肌纤维化、左心室容量负荷过度及前向血流量减少引起轻度外周阻力增加均造成心肌损伤,使左心室收缩功能逐渐减弱,进入失代偿期。

左心室收缩力减弱后,心排血量减少,左室收缩末期容量和压力均增大,引起左心房压力升高,进而肺静脉压和肺毛细血管压升高,出现肺淤血。长期肺淤血导致肺动脉压升高,加重右心负担,严重时发生全心衰竭。

与二尖瓣狭窄相比,由于二尖瓣反流使心房血液在舒张期迅速流入左心室,故左心房压可迅速降至正常水平,使左心房压和肺静脉压力有一个缓解间隙,不像二尖瓣狭窄时,左心房压和肺静脉压处于持续增高状态。同时,因二尖瓣反流量大,室间隔右偏,造成右心室流出道相对狭窄,肺血流量相对减少,故左心房压及肺动脉压严重升高并不常见,出现肺水肿和右心衰竭也较二尖瓣狭窄迟。但因左心房明显扩大及纤维化,易发生心房颤动。

二、临床表现

(一) 症状

轻度二尖瓣关闭不全可终身无症状,严重反流有心排血量减少可出现疲乏无力,晚期可出现肺淤血及右心衰竭表现,急性严重反流可诱发急性左心衰竭,甚至出现急性肺水肿或心源性休克。

1. 疲乏无力

这是最早出现的突出症状。严重二尖瓣关闭不全的患者,由于心排血量降低,患者有极度疲乏无力的感觉,活动耐力受限。

2. 呼吸困难

左心室功能失代偿后,肺静脉压力升高,患者出现劳力性呼吸困难,严重时出现夜间阵发性呼吸困难。急性左心衰竭症状可由新发生的房颤、二尖瓣反流程度的增加、腱索断裂或发生心内膜炎所诱发,否则上述肺淤血症状出现较晚。

3. 右心衰竭症状

由于胃肠道淤血可出现食欲减退、恶心呕吐。肝淤血及肝功能减退可出现腹胀、肝大伴疼痛、下肢水肿或出现胸腔积液、腹水。上述症状多出现在二尖瓣关闭不全的晚期。

4. 胸痛

并发冠状动脉疾病时,可出现心绞痛的临床症状。

(二) 体征

1. 视诊

患者无特殊面容,出现肺动脉高压时可见颈静脉怒张。

2. 触诊

心脏触诊:左心室增大后,心尖最强搏动点左下移,心尖区触及局限性收缩期抬举样搏动。当出现肺动脉高压时,可出现胸骨旁隆起,并可在胸骨左缘触及右心室的收缩期抬举样搏动。当出现右心衰竭时,颈部可触及颈动脉异常搏动;右肋下可触及肿大的肝脏,质软、有压痛;肝颈静脉回流征阳性;身体下垂部位出现指凹性水肿等。二尖瓣关闭不全患者脉搏较细弱。

3. 叩诊

轻度二尖瓣关闭不全患者心界常无扩大；中度以上出现左心室增大者叩诊心界向左下扩大；晚期出现肺动脉高压及右心室扩张时，心界在胸骨左缘第 3 肋间向左扩大。

4. 听诊

（1）第一心音减弱：风心病时瓣叶缩短，导致重度关闭不全时 S1 减弱。

（2）第二心音分裂：由于左心室射血期缩短，主动脉瓣关闭提前，导致第二心音分裂。严重二尖关闭不全者可出现第三心音。

（3）心尖区全收缩期 3/6 级吹风样杂音，局限性，吸气时减弱，反流量小时音调高，瓣膜增厚时杂音粗糙。前叶损害为主时，杂音向左腋下或左肩胛下传导；后叶损害为主时，杂音向心底部传导，可伴收缩期震颤。

（4）严重二尖瓣关闭不全者，由于舒张期大量血液通过二尖瓣口，导致相对性二尖瓣狭窄，故心尖区可闻及低调、短促的舒张中期杂音。

（5）肺动脉高压时，肺动脉瓣区第二心音亢进。

三、实验室检查

（一）X 线检查

严重二尖瓣关闭不全者表现为左心房和左心室明显增大；可见肺静脉充血、间质性肺水肿及 KerleyB 线；肺动脉高压或右心衰竭时，右心室增大，故呈二尖瓣-普大型心脏；常有二尖瓣叶和瓣环的钙化。慢性重度二尖瓣关闭不全者左心房巨大，而肺淤血较轻，急性二尖瓣关闭不全或二尖瓣狭窄与之相反。

1. 左心房增大

增大顺序为先向后、向上，再向右、向左。在正位胸片表现为左上心缘膨凸形成第三弓，于右心房区域形成双边影，支气管隆凸角开大，左主支气管抬高。左侧位或右前斜位食管服钡剂显示相应段食管压迹或移位。其可分 3 度：轻度增大，食管仅有局限性压迹，无位移；中度增大，食管除有压迹外并有向后位移，但尚未与脊柱相重；重度增大，食管明显后移与脊柱相重（图 4-8）。

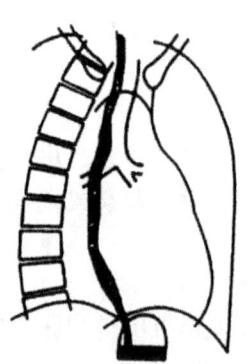
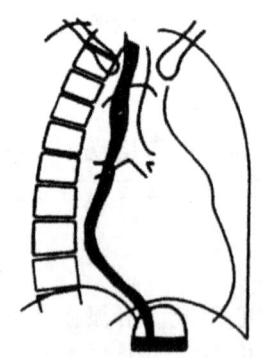
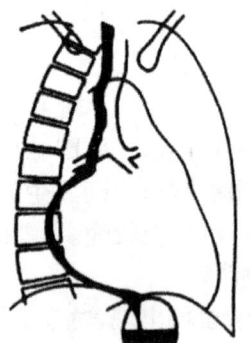

A. 食管压迹 I 度——左心房轻度增大　　B. 食管压迹及移位 II 度——左心房中度增大　　C. 食管压迹及移位超过胸椎 III 度——左心房高度增大

图 4-8　左心房增大食管压迹示意图

2. 左心室增大

左心室位于心脏左后方，增大一般始于流出道，故先向左下，继之流入道增大向后上膨凸。后前位左心室段延长，心尖下移，相反搏动点上移。左前斜位心后缘下段向后下膨凸、延长，心室间沟向前移位，心后间隙缩小。左侧位心后缘下段向后膨凸，如超过下腔静脉后缘 1.5 cm，可认为左心室增大。其中心尖部下移和左心室段圆隆是左心室增大的轻度早期征象。

3. 二尖瓣叶和瓣环的钙化

在左侧位或右前斜位可见致密而粗的"C"形阴影，提示二尖瓣环钙化。

4.肺循环异常及右心室增大

二尖瓣关闭不全肺循环高压较二尖瓣狭窄发生得晚而轻，表现为轻度肺淤血征象：肺纹理增多，上腔静脉影增宽，重度肺淤血表现肺野透光度降低，肺门影增大、模糊。晚期出现间质性肺水肿。右心室增大见于二尖瓣关闭不全心衰竭的患者，X 线后前位见心尖圆凸上翘，右下肺动脉干增宽，右前斜位见肺动脉圆锥膨隆。

（二）心电图检查

心电图检查主要表现为左心房增大或房内传导延迟，部分患者有左心室肥厚和非特异性 ST-T 改变，少数患者有右心室肥厚改变，房颤常见。

1. 左心房增大

可见二尖瓣型 P 波，窦性 P 波增宽且有切迹。

2. 房颤

见于 75% 的慢性二尖瓣关闭不全者。

3. 左心室肥厚

约 50% 有左心室肥厚劳损的表现。

4. 右室肥厚

约 15% 有右心室肥厚劳损表现，较少见。

（三）超声心动图检查

M 型超声及二维超声心动图不能确定二尖瓣关闭不全，彩色超声多普勒是检测和定量二尖瓣反流最准确的无创性诊断方法，敏感度几乎达 100%。

1. M 型超声

舒张期二尖瓣前叶 EF 斜率增大，瓣叶活动幅度增大；左心房扩大，收缩期过度扩张；左心室扩大及室间隔活动过度。

2. 二维超声

可显示二尖瓣结构的形态和特征，有助于明确病因。二尖瓣前后叶反射增强、变厚，瓣口在收缩期关闭对合不佳。腱索断裂时，二尖瓣可呈连枷样改变，在左心室长轴面可见伴有在收缩期呈鹅颈样钩向左心房，舒张期呈挥鞭样漂向左心室。

3. 多普勒超声

左心房收缩期反流。左心房内最大射流面积 < 4 cm^2 为轻度反流，4~8 cm^2 为中度反流，> 8 cm^2 为重度反流。

（四）放射性核素检查

可用于估计左室舒张末和收缩末容量及左右心室 EF 值，并测定左、右心室心搏量，表现为左心房和左心室扩大，左室舒张末期容积增加，左、右心室心搏量之比 > 2.5，提示严重反流。

（五）心导管检查

左心导管检查提示左心房压力增高，压力曲线 V 波显著，而心排血量降低；右心导管检查提示右心室、肺动脉及肺毛细血管压力增高。

四、诊断和鉴别诊断

心尖部典型的吹风样收缩期杂音伴 X 线及心电图示左心房和左心室扩大，一般可诊断二尖瓣关闭不全，超声心动图检查可确诊。心尖部收缩期杂音注意与下列疾病相鉴别。

（1）相对性二尖瓣关闭不全：可发生于高血压心脏病、各种原因引起的主动脉瓣关闭不全或心肌炎、扩张型心肌病、贫血性心脏病等。由于左心室或二尖瓣环明显扩大，造成二尖瓣相对关闭不全而出现心尖区收缩期杂音。

（2）三尖瓣关闭不全：胸骨左缘下端闻及局限性吹风样全收缩期杂音，吸气时回心血量增加可使杂音增强，呼气时减弱。超声心动图可明确诊断。

（3）主动脉瓣狭窄：心底部主动脉瓣区或心尖部响亮粗糙的收缩期杂音，向颈部传导，伴收缩期震颤，心尖冲动呈抬举样。心电图和X线检查示左心室肥厚和扩大，超声心动图可明确诊断。

（4）室间隔缺损：胸骨左缘第3~4肋间可闻及粗糙的全收缩期杂音，伴收缩期震颤，杂音向心尖部传导。超声心动图示心室间隔连续中断，心导管检查、心室造影见心室水平左向右分流。

（5）功能性心尖部收缩期杂音：多见于发热、贫血、甲状腺功能亢进的妇女，病因消除后杂音即消失。

五、并发症

（一）心房颤动

可见于3/4的慢性重度二尖瓣关闭不全患者，开始为房性期前收缩，之后出现阵发性房扑、房颤，最后转为慢性心房颤动。房颤时心室率的增快，使机体血流动力学发生变化，常常是二尖瓣病变患者症状加重的诱因，但由于慢性二尖瓣关闭不全患者左心房压升高不如二尖瓣狭窄患者严重，故前者引起血流动力学恶化不如后者明显。

（二）感染性心内膜炎

该病是二尖瓣关闭不全的主要并发症。感染性心内膜炎最主要的基础疾病就是瓣膜性心脏病和先天性心脏病，而瓣膜性心脏病中，二尖瓣关闭不全、风湿性主动脉瓣狭窄及关闭不全、人工瓣膜置换术后最易发生感染性心内膜炎。在二尖瓣病变中，二尖瓣关闭不全较二尖瓣狭窄患者更易发生感染性心内膜炎。

（三）栓塞

体循环栓塞见于左心房扩大、慢性房颤的患者，较二尖瓣狭窄少见。

（四）心力衰竭

多出现于二尖瓣关闭不全晚期，表现为肺淤血、肺水肿的征象，如劳力性呼吸困难、端坐呼吸等，晚期出现体循环淤血、右心衰竭表现。

六、治疗

（一）内科并发症治疗

1. 急性左心衰竭

急性二尖瓣关闭不全时由于收缩期左心房回流血液增多，左心房压及肺静脉压增高，可造成急性肺水肿、左心衰竭。治疗目的是降低肺静脉压，增加心排血量和纠正病因。

静脉滴注硝普钠通过扩张小动静脉，降低心脏前、后负荷，减少反流，增加心排血量。硝普钠从小剂量6.25~12.5μg/min开始用，以后视血压情况上调硝普钠剂量，达到能维持正常血压的最大量。临床需警惕硝普钠代谢产物——亚铁氰化物中毒，表现为耳鸣、恶心、不自主肌肉运动、精神错乱及昏迷。由于亚铁氰化物从肾脏排泄，对于肾功能不全的患者尤应警惕亚铁氰化物中毒。

对于严重二尖瓣反流已引起低血压的患者，不能应用静脉血管扩张药，以免加重低血压。必要时可用主动脉球囊反搏恢复平均动脉压，降低心脏后负荷，使前向心排血量增加，一旦病情稳定，应行紧急换瓣手术。

2. 慢性心功能不全

应限制钠盐摄入，使用血管紧张素转换酶抑制药、血管扩张药、利尿药和洋地黄。晚期的心力衰竭患者可用抗凝血药物防止血栓栓塞。血管紧张素转换酶抑制药（ACEI）不但能降低慢性心力衰竭的患病率和病死率，还能防止和逆转左心室重构，是1999年3月美国心脏病学会48次会议建议治疗心力衰竭的首选药物。心力衰竭较重时可选用短效ACEI药物，如卡托普利6.25~12.5 mg，每日3次；病情平稳时可选用长效药物，如依那普利（悦宁定）2.5 mg，每日1次，或蒙诺10 mg，每日1次；肾功能轻度受损时可选用脂溶性肝脏排泄的ACEI类药物，如贝那普利（洛丁新）10 mg，每日1次。

血管扩张药主要是通过扩张动、静脉来降低心脏前后负荷，以维持必要的心排血量。慢性心功能不全主要选择口服血管扩张药，扩张小动脉的药物主要是钙拮抗药（CCB），短效的常用硝苯地平（心痛定）5～10 mg，每日3～4次，长效的可选用氨氯地平（络活喜）5 mg，每日1次。扩张小静脉的药物主要是硝酸酯类，常用异山梨酯（消心痛）10～15 mg，每日3～4次，或5-单硝异山梨酯类，如单硝酸异山梨酯（鲁南欣康）20 mg，2～3次/d。二尖瓣关闭不全患者应用血管扩张药时一定要注意血压，防止低血压造成重要器官灌注不足。

利尿药的使用原则为间歇、小量、联合、交替使用。尽可能用口服利尿药，且保钾和排钾利尿药合用，同时注意血电解质及体内酸碱平衡情况。如：氢氯噻嗪25 mg隔日（单双日）和呋塞米20 mg隔日（单双日）交替使用，联合螺内酯20～40 mg，每日3次。对于顽固性水肿的患者，可以静脉泵入小剂量多巴胺2～5 μg/（kg·min），主要兴奋多巴胺受体，增加肾血流量，应用多巴胺过程中，给予呋塞米20～80 mg静脉注入，利尿效果明显。使用利尿药特别注意电解质情况，防止低钾、低钠及低氯。利尿效果不好时要考虑是否存在入量不足、低蛋白血症、低钠血症以及利尿药物剂量是否有效等，及时对症处理。

洋地黄类药物宜用于出现心力衰竭的患者，对伴有快速心房颤动者更有效。给予地高辛0.25 mg/d，对于高龄及肾功能损害患者药量减半，即0.125 mg/d，注意洋地黄不良反应，有条件者可监测地高辛血药浓度。

3. 心房颤动

处理同二尖瓣狭窄，但维持窦性心律不如在二尖瓣狭窄时重要。单纯二尖瓣关闭不全的左心室充盈大多发生在舒张早、中期，除因房颤导致心功能显著恶化需恢复窦性心律者外，多数只需满意控制心室率，血流动力学即可得到较好的维持。

当前临床控制房颤心室率的药物有洋地黄、β受体阻滞药和非二氢吡啶类钙拮抗药等。

洋地黄的正性肌力作用在服药15～30 min后出现，但控制心室率的作用在数小时后才开始出现，一般可静脉用毛花苷C（西地兰）0.4～0.8 mg，情况不紧急可口服地高辛0.125～0.25 mg，每日1次，长期服用。洋地黄不能控制劳力及活动时的心室率，此时可改用β受体阻滞药或钙拮抗药。老年患者活动较少，单纯采用洋地黄能比较满意地控制室率。

β受体阻滞药可快速控制房颤时的心室率。但有时可加重或诱发心功能不全，因此应根据心脏的收缩功能情况酌情使用。β受体阻滞药主要是降低肾素-血管紧张素和交感神经系统活性，故长期口服可控制运动及日常活动时的心室率，紧急时可用爱司洛尔，长期使用可口服阿替洛尔6.25～12.5 mg，每日2次。

钙拮抗药用于治疗房颤的有地尔硫草和维拉帕米，因其直接作用于房室结而不是阻滞血液循环中的儿茶酚胺，并且可通过扩张小动脉降低心脏后负荷来部分抵消其负性肌力作用，故优于β受体阻滞药，且比地高辛更能有效控制运动时的心室率。常用合贝爽5～10 mg，静脉注入，或地尔硫草15～30 mg，每日3次，口服。

转复心律包括电转复和药物转复两种，当心房颤动心室率过快导致血流动力学障碍时应给予同步直流电转复心律。药物转复目前主要用胺碘酮，胺碘酮对持续性及阵发性房颤均有良效，对持续性房颤转复成功率达70%～80%，房颤持续1年，左心房内径＞45 mm仍然有效，对充血性心力衰竭患者也比较安全。具体治疗详见二尖瓣狭窄。

4. 预防血栓栓塞

二尖瓣关闭不全患者有体循环栓塞史、慢性心房颤动以及超声见左心房血栓者，应长期抗凝。具体治疗详见二尖瓣狭窄。

5. 感染性心内膜炎

目前抗微生物药物治疗是最重要的治疗措施。抗生素使用原则为早期、充分、大剂量、长疗程静脉用药。

经验性用药：在病原菌尚未培养出来时，急性者选用针对金黄色葡萄球菌、链球菌和革兰阴性杆菌均有效的广谱抗生素，采用萘夫西林（新青霉素）2 g，每4 h静脉注射或滴注，加氨苄西林2 g，每4 h静脉注射或滴注庆大霉素160～240 mg/d。亚急性选用针对大多数链球菌包括肠球菌的抗生素，氨苄西林 2 g，静脉滴注，1 次 /4 h，加庆大霉素 1 mg/kg，肌内注射或静脉滴注，1 次 /8 h。

根据血培养结果已知病原菌时，应根据致病微生物对药物的敏感程度选用抗生素。有条件者应测定最小抑菌浓度（MIC）以判断敏感程度，指导用药（表 4-2）。

表 4-2 病原菌培养结果及抗生素选用

1. 草绿色链球菌，牛链球菌、肺炎球菌

青霉素敏感	青霉素 1200 万 ~ 1800 万 U/24 h，持续或分等量 6 次静脉注射；青霉素过敏者可用万古霉素 30 mg/（kg·d），分 2 次静脉注射，总量应 < 2 g/24 h。共用药 4 周
青霉素不敏感	青霉素用药量加大为 400 万 U，1 次 /4 h，同时加用庆大霉素，1 mg/kg 静脉注射或肌内注射，每 8 h 1 次，前者用药 4 周以上，后者不超过 2 周
青霉素耐药	氨苄西林 2 g，静脉注射或滴注 1 次 /4 h，加用庆大霉素 160 ~ 240 mg/d，用药 4 ~ 6 周，上述治疗不佳可改用万古霉素 1 g，静脉滴注，1 次 /12 h

2. 金黄色葡萄球菌和表皮葡萄球菌
- 萘夫西林或唑西林 2 g，1 次 /4 h，静脉注射或滴注，用药 4 ~ 6 周
- 用青霉素后延迟出现皮疹，用头孢噻吩 1 次 /4 h，或头孢唑啉（先锋Ⅴ）2 g，1 次 /6 h，静脉注射或滴注，用药 4 ~ 6 周
- 对青霉素和头孢菌素过敏者，用万古霉素 4 ~ 6 周
- 严重感染者，每一方案的初始 3 ~ 5 d 加庆大霉素

3. 革兰阴性杆菌
- 氨苄西林 2 g，1 次 /4 h，或派拉西林（氧哌或青霉素）3 g，1 次 /4 h
- 头孢噻肟 2 g，1 次 /4 h ~ 1 次 /6 h，或头孢他啶 2 g，1 次 /8 h，加庆大霉素 160 ~ 240 mg/d，静脉滴注
- 环丙沙星 0.2 g，1 次 /12 h，静脉滴注

4. 真菌感染
- 静脉滴注两性霉素 B，首日 1 mg，以后每日递增 3 ~ 5 mg，直至 25 ~ 30 mg/d，以后口服氟胞嘧啶 100 ~ 150 mg/（kg·d），1 次 /6 h，用药数月

5. 其他细菌
- 用青霉素、头孢菌素或万古霉素，加或不加氨基糖苷类，用药 4 ~ 6 周

（二）外科治疗

二尖瓣反流外科手术治疗的目的是减轻患者的症状，或防止无症状患者左心室功能进一步恶化，是恢复二尖瓣关闭完整性的根本措施，包括二尖瓣替换术和二尖瓣成形术，手术治疗后二尖瓣关闭不全患者心功能的改善明显优于药物治疗。

1. 二尖瓣替换术

二尖瓣替换术替换的瓣膜有机械瓣和生物瓣。机械瓣包括球瓣、浮动碟瓣和倾斜碟瓣，其优点为耐磨损性强，但血栓栓塞的发生率高，需终身抗凝，术后 10 年因抗凝不足致血栓栓塞或抗凝过度发生出血所致的病死率高达 50%，故换瓣术后应长期口服华法林，使 INR 保持在 2.0 ~ 3.0。对于年轻患者和有房颤或血栓栓塞高危需抗凝治疗者，宜选用机械瓣。

生物瓣包括猪主动脉瓣、牛心包瓣和同种硬脑膜瓣，优点为发生血栓栓塞率低，不需终身抗凝并具有与天然瓣相仿的中心血流，但不如机械瓣牢固，3 ~ 5 年后可发生退行性钙化性变而破损，10 年后约 50% 需再次换瓣。生物瓣膜适用于：①有妊娠意愿的育龄期妇女；②不适宜抗凝治疗或对抗凝治疗有禁忌证的患者；③无条件进行抗凝治疗监测的患者；④年龄 > 60 岁，和（或）并发其他疾患，二次瓣膜替换手术可能性小的患者。

二尖瓣替换术的适应证：①二尖瓣关闭不全和狭窄，以二尖瓣关闭不全为主或者虽以狭窄为主，但为漏斗型病变；②心功能Ⅲ~Ⅳ级，或有急性二尖瓣关闭不全，症状进行性恶化并出现急性左心衰竭时；③年龄 > 75 岁的老年二尖瓣反流患者；④连枷样瓣叶引起的二尖瓣反流患者；⑤左心室功能衰竭

者，左室射血分数＜0.5、左室收缩末内径＞45 mm、平均肺动脉压均＞2.7 kPa（20 mmHg）者，可考虑行瓣膜替换术。

2.二尖瓣成形术

如果瓣膜损害较轻，瓣叶无钙化，瓣环有扩大，但瓣下腱索无严重增厚、活动度好，可行瓣膜修复成形术。优点为死亡率低，不需长期抗凝、左心室功能恢复较好、疗效持久、术后发生感染性心内膜炎和血栓栓塞少。与换瓣相比，较早期和较晚期均可考虑修复术，但 LVEF＜0.15～0.20 时为禁忌。

（黄　涛）

第三节　三尖瓣狭窄

一、病理生理

三尖瓣口是所有心脏瓣膜中最大的一个。正常成人三尖瓣口面积为 7～10 cm^2，因此当三尖瓣面积＜1.3 cm^2 时，认为三尖瓣狭窄已达到临界状态。三尖瓣狭窄引起的最基本的血流动力学障碍是舒张期右心房向右心室排血受阻，右心房压力负荷增大，导致体静脉压力增高，出现右心衰竭的表现。同时，右心室因充盈不足出现心室腔变小，房化的右心室壁薄而无力，使右心排血量降低，从而肺血流量降低。

（一）右心房压升高

正常人舒张期右心房压与右心室压相等，无压力阶差存在，三尖瓣狭窄时，舒张期跨瓣压差增大，但与二尖瓣狭窄不同的是通过三尖瓣口的血流量受呼吸运动的影响。运动和吸气时，右心房充盈量增多，右心室舒张末期压力降低，右心房－右心室压力阶差增大，通过三尖瓣口的血流速度增快，流量加大，产生的杂音明显。反之呼气时，通过三尖瓣口的血流减少，右心房－右心室压力阶差减小。

（二）体循环淤血

当平均舒张期右心房－右心室跨瓣压差＞0.3 kPa（1.9 mmHg）时，提示三尖瓣关闭不全，当平均舒张期压力阶差＞0.5 kPa（4 mmHg）时，即可使平均右心房压升高，导致体循环静脉压显著升高，出现颈静脉怒张、肝大、腹水和水肿。

（三）心排血量降低

狭窄的三尖瓣使右心室充盈时间延长，尤其是舒张早期充盈延缓、右心室充盈量减少，伴有房颤时右心室充盈减少更加明显。同时，右心室因充盈不足出现心室腔变小，房化的右心室壁薄而无力，使右心排血量降低，且不随运动而增加，从而肺血流量降低，患者即使并发二尖瓣狭窄也很少发生明显的呼吸困难和肺水肿。

二、临床表现

（一）症状

1.乏力

心排血量低可引起进行性乏力，剧烈运动时，心搏量仅可提高 2 倍，因此患者在运动时乏力、气短会更明显，少数患者还可发生晕厥。

2.体循环淤血症状

当三尖瓣狭窄造成体循环静脉压升高时，可出现右上腹胀痛不适、食欲减退、尿少、水肿等右心衰竭的表现。

3.其他

如并发心房颤动时，患者可出现心悸。少数并发肺栓塞时，还可出现胸闷、气短、胸痛、咯血。

（二）体征

1.视诊

面色苍白，可见颈静脉怒张和搏动。检查周围静脉如贵要静脉或手背部的静脉，有时可看到膨胀而搏动。

2. 触诊

胸骨左缘 4、5 肋间可触及舒张期震颤。右心衰竭时，可触及肿大的肝脏伴收缩期前搏动，肝颈静脉回流征阳性，下肢出现指凹性水肿。

3. 叩诊

心界右缘向右侧移位。出现腹水时，腹部移动性浊音阳性。

4. 听诊

（1）胸骨左缘 4、5 肋间低调隆隆样舒张中晚期杂音，收缩期前增强，直立位吸气时杂音增强，呼气或呼气后屏气（Valsalva 动作）时减弱，称 Carallo 征，系吸气时静脉回流增加，从而使通过狭窄的三尖瓣口血流增多所致。

（2）三尖瓣区第一心音亢进，肺动脉瓣第二心音正常或减弱。

（3）胸骨左缘 4、5 肋间可闻及三尖瓣开瓣音，剑突下听诊最清楚，吸气时增强。

三、辅助检查

（一）X 线检查

（1）心脏多呈"二尖瓣型"。

（2）心影向右增大，后前位右心缘见右心房和上腔静脉突出，右心房缘距中线的最大距离常 > 5 cm，右心缘相反搏动点上移。

（3）主肺动脉无明显扩张，肺纹理偏少，肺野较清晰。

（二）心电图检查

Ⅱ 导联和 V_1 导联 P 波振幅 > 0.25 mV，提示右心房增大。

（三）超声心动图检查

1. M 型超声

可见三尖瓣前叶正常双峰消失，产生类似二尖瓣狭窄的"城垛样"改变，瓣膜回声增强。三尖瓣前叶与后叶可呈同向运动。三尖瓣 EF 斜率减低。

2. 二维超声

对诊断三尖瓣狭窄较有帮助，其特征为舒张期瓣叶呈圆顶状，增厚，瓣叶活动受限。

3. 多普勒超声

可测定经三尖瓣口最大血流速度，估测跨瓣压力阶差。彩色多普勒血流显像可见三尖瓣口右心室侧"火焰形"射流。

（四）右心导管检查

当临床诊断困难时可行右心导管检查。导管沿股静脉、腔静脉送至右心房、右心室及主肺动脉，分别测压，舒张期右心房室平均压力阶差大于 0.3 kPa（2 mmHg），即表示三尖瓣狭窄存在。然后注入造影剂，造影剂通过三尖瓣口时呈现喷射状影像。单纯三尖瓣狭窄时，主肺动脉压不高。三尖瓣狭窄一般不做右心导管检查。

四、诊断和鉴别诊断

根据典型杂音、右心房扩大和体循环静脉淤血而不伴有肺淤血，一般可诊断三尖瓣狭窄，超声心动图检查可确诊。三尖瓣舒张期杂音应与以下疾病相鉴别。

（1）二尖瓣狭窄：心尖部于舒张中晚期可闻及低调、递增型、隆隆样杂音，左侧卧位听诊明显，不随呼吸而改变。但如果剑突下或胸骨左下缘闻及随吸气增强的舒张期隆隆样杂音，无明显右心室扩大和肺淤血，提示同时存在三尖瓣狭窄。

（2）房间隔缺损：当左至右分流量大时，通过三尖瓣的血流增多，可在三尖瓣区听到第三心音后短促的舒张中期隆隆样杂音，不随呼吸而改变。

（3）右心房黏液瘤：临床症状和体征与三尖瓣狭窄相似，但杂音呈间歇性，随体位而变化，可闻及肿瘤扑落音，一般无三尖瓣开瓣音，超声心动图可确诊。

五、治疗

（一）内科治疗

内科治疗主要是通过药物治疗右心衰竭，减轻体循环静脉淤血，改善右心功能。

（1）限制钠盐摄入，减少体内水钠潴留。

（2）服用利尿药。袢利尿药与作用远曲小管利尿药合用，如呋塞米 20~40 mg，每日 3 次，螺内酯（安体舒通）20~40 mg 或氨苯蝶啶 50~100 mg，每日 3 次。水肿严重时，可静脉用呋塞米 20~80 mg，注意防止电解质紊乱。长期用利尿药者，应注意监测血钾。利尿效果差时，注意是否并发低钠血症，血钠低于 130 mmol/L 时，注意补充钠盐。还可以静脉泵入多巴胺 2~5 μg/（min·kg），改善肾血流量后利尿效果好。

（3）快速房颤者，宜用洋地黄控制心室率。毛花苷 C（西地兰）0.2~0.4 mg，静脉注入，半小时后若无效可重复使用 1 次。

（4）扩血管药物：使用时注意监测血压，防止血压过低造成机体重要器官缺血。

（二）外科治疗

外科治疗包括人工瓣膜置换术和瓣膜分离成形术。

1. 三尖瓣人工瓣膜置换术

由于右心室压及血流速度低于左室，三尖瓣口压力阶差亦小于左心室，容易形成血栓，乳头肌和右心室游离壁可阻碍机械性三尖瓣的开放，故应尽量选择生物瓣进行三尖瓣置换，术后患者无须抗凝治疗。其适应证为三尖瓣严重钙化、僵硬、血栓形成者且三尖瓣口面积 < 2 cm^2，右房室舒张期平均压差 > 0.7 kPa（5 mmHg）。风湿性二尖瓣和（或）主动脉瓣病变并发三尖瓣狭窄，应同期处理。

2. 三尖瓣狭窄切开与瓣环成形术

三尖瓣狭窄虽瓣膜口较小，瓣环常扩大，一般较少做单纯融合交界切开，几乎都做交界切开和环缩术。首先用尖刀切开前瓣与隔瓣或后瓣与隔瓣融合的交界，避免完全切到瓣环，离瓣环 2~3 mm 距离。如有融合较粗的腱索也要一同切开，然后前后交界分别缝合环缩的方法做三尖瓣成形术。

（黄　涛）

第四节　三尖瓣关闭不全

一、病理生理

器质性三尖瓣关闭不全如三尖瓣下移畸形（Ebstein 畸形）较少见，临床上绝大部分是由于肺动脉高压及三尖瓣环扩大引起的功能性三尖瓣关闭不全。三尖瓣关闭不全引起的基本血流动力学特征为收缩期血液从右心室反流至右心房，使右心室、右心房容量负荷加重，导致体循环静脉高压和运动时右心室心搏量相应增加的能力受限，晚期出现右心衰竭。

（一）右心房压力升高

收缩期右心室血液通过三尖瓣反流至右心房，使右心房充盈量增大，右心房扩张。但由于右心房壁薄，发生顺应性扩张、降低右心房压的代偿能力不如左心房强，导致右心房压升高明显。

（二）右心室容量负荷过重

舒张期右心室同时接受右心房正常充盈血量和三尖瓣反流血量，容量负荷明显增大，右心室扩张，而右心室扩张又进一步加重三尖瓣关闭不全，形成恶性循环。

（三）体循环淤血

右心房压增高后造成体循环静脉压力呈递性增高，最终导致肝淤血、腹水和下肢水肿。

二、临床表现

（一）症状

1. 头颈部膨胀感

单纯三尖瓣关闭不全症状进展缓慢，轻、中度三尖瓣关闭不全可以多年没有症状。严重的三尖瓣关闭不全时，心室收缩期反流入右心房的血流搏动可传导到头颈部静脉，患者有颈部膨胀感以及头、颈、右上腹静脉搏动样感觉，体力劳动、情绪激动时尤其明显。

2. 胃肠道淤血症状

表现为食欲缺乏、恶心、嗳气、呕吐、消瘦、恶病质等。

3. 乏力

由于心排血量下降，表现为疲乏无力。

（二）体征

1. 视诊

患者多消瘦、恶病质、发绀，部分患者可有轻度黄疸。可见颈静脉怒张和收缩期搏动，强烈的颈内静脉搏动可使胸锁乳突肌发生徐缓的收缩期抬举。可见肝脏收缩期搏动。

2. 触诊

（1）三尖瓣反流严重时，可触及颈静脉收缩期震颤。

（2）周围静脉可有类似动脉搏动的收缩晚期搏动，检查时将左手放在患者的肝区后方，右手放在肝区前面，令患者暂停呼吸，肝脏收缩晚期的扩张性搏动可明显地将两手推开。

（3）胸骨右下缘可触及右心房收缩期冲动，此乃收缩期部分血流从右心室反流入右心房，并使之突然扩张所致。

3. 叩诊

心界向右移位。

4. 听诊

（1）胸骨左下缘或剑突下可闻及高调、吹风样全收缩期杂音，吸气及压迫肝脏后杂音可增强。当右心衰竭，每搏量不能进一步增加时，杂音减弱或消失。

（2）严重反流时，通过三尖瓣血流增加，在胸骨左下缘可闻及第三心音后的短促舒张期隆隆样杂音。

（3）第一心音减弱，并发肺动脉高压时，第二心音肺动脉瓣成分亢进。可闻及右心室第三心音，吸气时加强。

三、实验室检查

（一）X线检查

右心房明显增大，上腔静脉扩张，X线透视右心房及上腔静脉有明显的搏动。右心室增大，右心房极度增大时，其右缘与膈肌成直角或钝角。

（二）心电图检查

右心房、右心室肥大，不完全性或完全性右束支传导阻滞、房颤。在 Ebstein 畸形可并发 B 型预激综合征。

（三）超声心动图检查

可显示引起三尖瓣关闭不全的各种原因，如三尖瓣脱垂、类癌综合征、Ebstein 综合征等。确诊三尖瓣反流和半定量反流程度有赖于彩色多普勒血流显像。

1. M 型超声

M 型超声表现为间接征象，如三尖瓣前瓣 EF 斜率增加，CE 幅度增大和右心房、右心室内径增大，且呈容量超负荷改变。

2. 二维超声

二维超声可发现三尖瓣活动幅度增大，收缩期前后瓣与隔瓣不能完全闭合，为三尖瓣关闭不全的直接征象。

3. 彩色多普勒

彩色多普勒通常用于检出或半定量三尖瓣反流，显示一条起自三尖瓣的收缩期彩色镶嵌反流束，以不同距离和范围深入右心房。可检测右心室与右心房间的收缩期压差，且可粗略估计反流量。

（四）右心导管及右心室造影

一般不需要。对并发有重度肺动脉高压者，该检查可以测量肺动脉压力、肺循环阻力，帮助判断右心室功能及手术适应证。

四、诊断和鉴别诊断

发现胸骨左下缘高调全收缩期杂音伴 X 线或心电图示右心房、右心室增大，结合体循环淤血的表现可诊断三尖瓣关闭不全，超声心电图检查可确诊。胸骨左下缘收缩期杂音注意与下列情况相鉴别。

（1）二尖瓣关闭不全：心尖区全收缩期 3/6 级吹风样杂音，局限性，吸气时减弱，反流量小时音调高，瓣膜增厚时杂音粗糙。前叶损害为主时，杂音向左腋下或左肩胛下传导；后叶损害为主时，杂音向心底部传导，可伴收缩期震颤。

（2）室间隔缺损：胸骨左缘第 3～4 肋间可闻及粗糙的全收缩期杂音，伴收缩期震颤，杂音向心尖部传导。超声心动图示心室间隔连续中断，心导管检查心室造影见心室水平左向右分流。

（3）主动脉瓣狭窄：心底部主动脉瓣区或心尖部响亮粗糙的收缩期杂音，向颈部传导，伴收缩期震颤，心尖冲动呈抬举样。心电图和 X 线检查示左心室肥厚和扩大，超声心动图可明确诊断。

五、治疗

（一）内科治疗

对于不并发肺动脉高压的三尖瓣反流患者，只需内科治疗心力衰竭。

1. 利尿药

应用利尿药减少回心血量，缓解三尖瓣反流。

2. 地高辛

对于中等程度以上的三尖瓣反流伴右心衰竭患者，若并发快速房颤，可用地高辛缓解右心衰竭及控制室率。

3. 硝酸酯类

可增加静脉系统的顺应性和降低前负荷。

（二）外科治疗

功能性三尖瓣关闭不全关键是治疗原发病。三尖瓣下移畸形、类癌综合征、感染性心内膜炎等所引起的器质性三尖瓣关闭不全，需外科做瓣环成形术或人工瓣膜置换术。

（李召彬）

第五节　主动脉瓣狭窄

一、病理生理

正常主动脉瓣口面积超过 3.5 cm^2，当瓣口面积减小为 1.5 cm^2 时，为轻度狭窄；减小为 1.0 cm^2 时，为中度狭窄；< 1.0 cm^2 时，为重度狭窄。主动脉瓣狭窄引起的基本血流动力学改变是收缩期左心室血液流出受阻，进而左心室压力增高，严重时左心房压、肺动脉压、肺毛细血管楔嵌压及右心室压均可上升，心排血量减少，造成心力衰竭和心肌缺血。

（一）左室壁增厚
主动脉瓣严重狭窄时收缩期左心室血液流出受阻，左心室压力负荷增加，左心室代偿性通过进行性室壁向心性肥厚以平衡左心室收缩压升高，维持正常收缩期室壁压力和左心室心排血量。

（二）左心房肥厚
左心室舒张末压进行性升高后，左心房后负荷增加，左房代偿性肥厚，肥厚的左心房在舒张末期的强有力收缩有利于左心室的充盈，使左室舒张末容量增加，达到左心室有效收缩时所需水平，以维持心搏量正常。左心房有力收缩也可使肺静脉和肺毛细血管内压力避免持续性增高。

（三）左心室功能衰竭
主动脉瓣狭窄晚期，左室壁增厚失代偿，左室舒张末容量增加，最终由于室壁应力增高，心肌缺血和纤维化等导致左心室功能衰竭。

（四）心肌缺血
严重主动脉瓣狭窄引起心肌缺血，机制为：①左室壁增厚、心室收缩压升高和射血时间延长，增加心肌耗氧；②左心室肥厚，心肌毛细血管密度相对减少；③舒张期心腔内压力增高，压迫心内膜下冠状动脉；④左室舒张末压升高致舒张期主动脉－左室压差降低，减少冠状动脉灌注压。

二、临床表现

（一）症状
主动脉瓣狭窄症状出现晚，由于左心室代偿能力较强，相当长的时间内患者可无明显症状，直至瓣口面积小于 $1\ cm^2$ 才出现临床症状，主要表现为呼吸困难、心绞痛、晕厥三联征，有15%～20%发生猝死。

1. 呼吸困难

劳力性呼吸困难为晚期肺淤血引起的常见首发症状，见于90%的有症状患者，主要由于左心室顺应性降低和左心室扩大，左室舒张末压和左房压力上升，引起肺毛细血管楔嵌压和肺动脉高压所致，以后随着病程发展，可发生夜间阵发性呼吸困难、端坐呼吸和急性肺水肿。

2. 心绞痛

心绞痛见于60%有症状患者，常由运动诱发，休息后缓解，多为劳力性心绞痛。主要由于瓣口严重狭窄，心排血量下降，平均动脉压降低，使冠状动脉血流量减少，活动时不足以代偿增加的耗氧量，造成心肌缺血缺氧。极少数由瓣膜的钙质栓塞冠状动脉引起。

3. 晕厥

轻者为黑蒙，可为首发症状。多发生于直立、运动中或运动后即刻，由于脑缺血引起。机制为：运动时周围血管扩张，而狭窄的主动脉瓣口限制心排血量的增加；运动致心肌缺血加重，使左心室收缩功能降低，心排血量减少；运动时左室收缩压急剧上升，过度激活心室内压力感受器，通过迷走神经传入纤维兴奋血管减压反应，导致外周血管阻力降低；运动停止后回心血量减少，左室充盈量及心排血量进一步减少；休息后由于心律失常导致心排血量骤减也可导致晕厥。

4. 其他症状

主动脉瓣狭窄晚期可出现心排血量降低的各种表现，如明显的疲乏、虚弱、周围性发绀。血栓栓塞及胃肠道出血主要多见于老年退行性主动脉瓣钙化男性患者，妇女少见。

（二）体征

1. 视诊

心尖冲动位置正常或在腋中线以内，为缓慢的抬举样心尖冲动，若心尖冲动很活跃，则提示同时并发有主动脉瓣或二尖瓣关闭不全。

2. 触诊

心尖区可触及收缩期抬举样搏动，左侧卧位时可呈双重搏动，第一次为心房收缩以增加左心室充盈，第二次为心室收缩，持续而有力。心底部可触及收缩期震颤，在坐位、胸部前倾、深呼气后屏气时易触及，胸骨上窝、颈动脉和锁骨下动脉处也可触及。

脉搏较特殊，为细脉或迟脉，与强有力的心尖冲动不相称，脉率较低，在心力衰竭时可低于 70 次/min。

3. 叩诊

心浊音界正常，心力衰竭时向左扩大。

4. 听诊

（1）胸骨右缘第 2 肋间可听到低调、粗糙、响亮的喷射性收缩期杂音，呈递增、递减型，第一心音后出现，收缩中期达到最响，以后逐渐减弱，主动脉瓣关闭前终止。胸骨右缘第 2 肋间或胸骨左缘第 3 肋间最响，杂音向颈动脉及锁骨下动脉传导，有时向胸骨下端或心尖区传导。通常杂音越长、越响，收缩高峰出现越迟，主动脉瓣狭窄越严重。并发心力衰竭时，通过瓣口的血流速度减慢，杂音变轻而短促。主动脉瓣狭窄杂音在吸入亚硝酸异戊酯或平卧时增强，在应用升压药或站立时减轻。

（2）瓣膜活动受限或钙化明显时，主动脉瓣第二心音减弱或消失，也可出现第二心音逆分裂。

（3）左心室扩大和左心衰竭时可闻及第三心音（舒张期奔马律）。

（4）左心室肥厚和舒张末压升高时，肥厚的左心房强有力收缩产生心尖区明显的第四心音。

三、辅助检查

（一）X 线检查

左心缘圆隆，心影不大。升主动脉根部发生狭窄后扩张，透视下可见主动脉瓣钙化。晚期心力衰竭时左心室明显扩大，左心房扩大，肺动脉主干突出，肺静脉增宽及肺淤血的征象。

1. 左心室增大

心尖部下移和（或）左室段圆隆是左心室增大的轻度早期征象。由于左心室增大，心脏向右呈顺钟向转位，心脏呈"主动脉型"（图 4-9）。

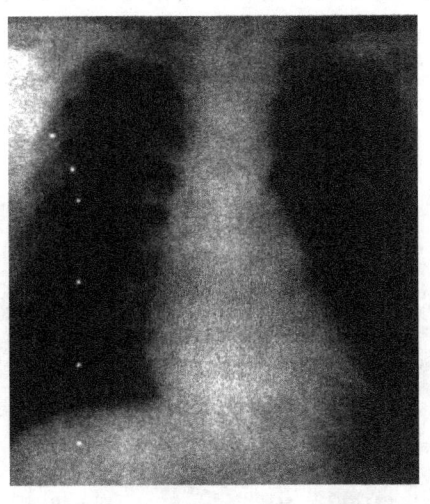

图 4-9　主动脉狭窄，左心室扩大

2. 升主动脉扩张

升主动脉根部因长期血流的急促喷射而发生狭窄后梭形扩张，使右上纵隔膨凸，侧位透视下可见主动脉钙化。

3. 肺淤血征象

晚期心力衰竭可出现左心室明显扩大，左心房扩大，肺动脉主干突出，肺静脉增宽及肺淤血的征象，表现为肺纹理普遍增多、增粗，边缘模糊，以中下肺野明显；肺门影增大，上肺门影增宽明显；肺野透光度降低；肺内含铁血黄素沉着、钙化。

（二）心电图检查

约 85% 患者有左心室肥厚的心电图表现，伴有继发性 ST-T 改变，左心房肥厚、房室阻滞、室内阻滞（左束支传导阻滞或左前分支阻滞）、房颤及室性心律失常。

多数患者左胸导联中T波倒置，并有轻度ST段压低，系左室收缩期负荷过重的表现。左胸导联中的ST段压低超过0.3 mV，提示存在严重的左心室肥厚。左心房肥厚心电图表现为V_1导联P波的负性部分明显延迟（图4-10）。其他心电图表现如房室阻滞主要是钙化浸润范围从主动脉瓣扩大到传导系统，在男性主动脉瓣钙化中较多见。

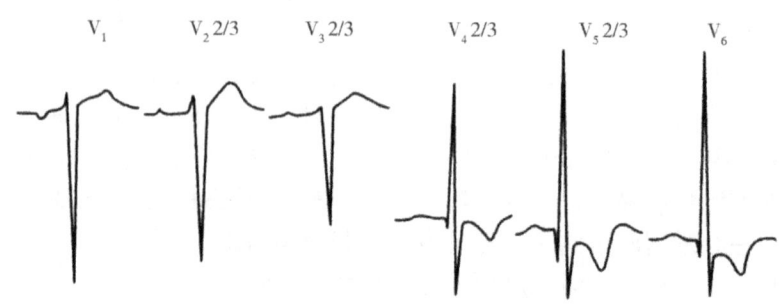

图4-10　主动脉狭窄时心电图改变

$V_{4～6}$导联R波异常增大；ST段呈下斜型下降；T波倒置

（三）超声心动图检查

M型超声诊断本病不敏感和缺乏特异性。二维超声心动图探测主动脉瓣异常敏感，有助于显示瓣叶数目、大小、增厚、钙化、瓣环大小、瓣口大小和形状等。彩色多普勒测定通过主动脉瓣的最大血流速度，可计算平均和跨膜压差及瓣口面积，对瓣膜狭窄程度进行评价。

1. M型超声

可见主动脉瓣叶增厚、钙化、开放受限，瓣膜开放幅度＜15 mm，瓣叶回声增强提示瓣膜钙化。

2. 2D超声

可观察左心室向心性肥厚，主动脉瓣收缩呈向心性穹形运动，并能明确先天性瓣膜畸形，鉴别瓣膜狭窄原因（图4-11）。

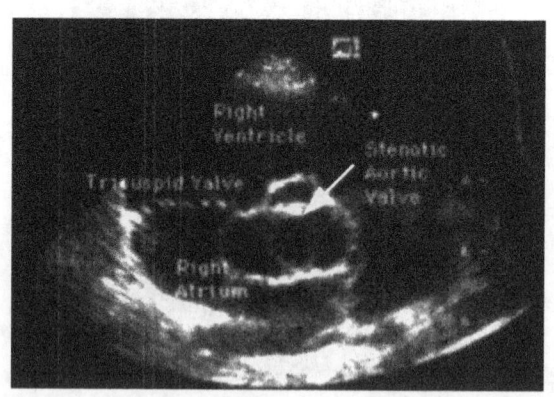

图4-11　主动脉瓣狭窄

箭头所指为狭窄的主动脉瓣

3. 多普勒超声

多普勒超声可准确测定主动脉瓣口流速，计算跨瓣压力阶差，评价瓣膜狭窄程度。彩色多普勒超声可帮助区别二尖瓣反流和主动脉狭窄的血流。连续多普勒超声提示主动脉瓣流速超过2 m/s，又无过瓣血流增加（如主动脉瓣反流、动脉导管未闭等）时，是诊断主动脉瓣狭窄的根据之一。

（四）心导管检查

当超声心动图不能确定狭窄程度并考虑人工瓣膜置换时，应行心导管检查。将导管经股动脉置于主动脉根部及左心室，可探测左室腔与主动脉收缩期压力阶差，并可推算出主动脉瓣口面积，从而明确狭窄程度。但对于重度主动脉瓣狭窄患者，应将导管经股静脉送入右心，经房间隔穿刺进入左心室，测左心室－主动脉收缩期峰压差。如怀疑并发冠状动脉病变，应同时行冠状动脉造影。

四、诊断和鉴别诊断

发现主动脉瓣狭窄典型的心底部喷射样收缩期杂音及震颤，即可诊断主动脉瓣狭窄。超声心动图检查可明确诊断。

（1）主动脉瓣收缩期杂音与下列疾病相鉴别。①二尖瓣关闭不全：心尖区全收缩期吹风样杂音，向左腋下传导；吸入亚硝酸异戊酯后杂音减弱。第一心音减弱，主动脉瓣第二心音正常。②三尖瓣关闭不全：胸骨左缘下端闻及高调的全收缩期杂音，吸气时回心血量增加可使杂音增强，呼气时减弱。③肺动脉瓣狭窄：于胸骨左缘第2肋间可闻及粗糙响亮的收缩期杂音，常伴收缩期喀喇音，肺动脉瓣区第二心音减弱并分裂，主动脉瓣区第二心音正常。④主动脉扩张：见于各种原因如高血压、梅毒所致的主动脉扩张。可在胸骨右缘第2肋间闻及短促的收缩期杂音，主动脉瓣区第二心音正常或亢进，无第二心音分裂。

（2）主动脉瓣狭窄还应与其他左心室流出道梗阻性疾病相鉴别。①先天性主动脉瓣上狭窄：杂音最响在右锁骨下，杂音和震颤明显传导至胸骨右上缘和右颈动脉，喷射音少见。②先天性主动脉瓣下狭窄：常并发轻度主动脉瓣关闭不全，无喷射音，第二心音非单一性。③梗阻性肥厚型心肌病：杂音为收缩中晚期喷射性杂音，胸骨左缘最响，不向颈部传导。

五、并发症

（一）感染性心内膜炎

多见于先天性二叶式主动脉瓣狭窄，老年妇女钙化性主动脉瓣狭窄发病率较男性低，并发感染性心内膜炎危险性亦较低。

（二）心律失常

10%患者可发生心房颤动，致左房压升高和心排血量明显减少，可致严重低血压、晕厥或肺水肿。左室肥厚、心内膜下心肌缺血或冠状动脉栓塞可致室性心律失常。

（三）充血性心力衰竭

50%~70%的患者死于心力衰竭。发生左心衰竭后，自然病程明显缩短，因此终末期的右心衰竭少见。

（四）心脏性猝死

多发生于先前有症状者，无症状者发生猝死少见。

（五）胃肠道出血

15%~25%的患者有胃肠道血管发育不良，可并发胃肠道出血。多见于老年患者，出血为隐匿性或慢性。人工瓣膜置换术后出血停止。

六、治疗

无症状的轻度狭窄患者每2年复查1次，应包括超声心动图定量测定，中重度狭窄的患者应避免体力活动，每6~12个月复查1次。

（一）内科并发症治疗

1.心律失常

因左心房增大，约10%患者可发生房性心律失常，如有频发房性期前收缩，应积极给予抗心律失常药物以预防房颤的发生。主动脉瓣狭窄的患者不能耐受房颤，一旦出现，病情会迅速恶化，发生低血压、心绞痛或心电图显示心肌缺血，故应及时用电转复或药物转复为窦性心律。其他有症状或影响血流动力学的心律失常也应积极治疗。

2. 感染性心内膜炎

对于风湿性心脏病患者，应积极预防风湿热。如已并发亚急性或急性感染性心内膜炎，治疗同二尖瓣关闭不全。

3. 心力衰竭

应限制钠盐摄入，使用洋地黄制剂和利尿药。利尿药使用需慎重，因过度利尿使血容量减少，降低主动脉瓣狭窄患者心排血量，导致严重的直立性低血压。扩张小动脉药物也应慎用，以防血压过低。

（二）介入治疗——经皮球囊主动脉瓣成形术（PBAV）

由于 PBAV 操作死亡率为 3%，1 年死亡率为 45%，故临床上应用远远不如 PBMV，它的主要治疗对象为高龄、有心力衰竭和手术高危患者，对于不适于手术治疗的严重钙化性主动脉瓣狭窄患者仍可改善左心室功能和症状。

适应证：①儿童和青年的先天性主动脉瓣狭窄；②不能耐受手术者；③重度狭窄危及生命；④明显狭窄伴严重左心衰竭的手术过渡；⑤手术禁忌的老年主动脉瓣狭窄钙化不重患者。

常用方法是经皮股动脉穿刺后将球囊导管沿动脉逆行送至主动脉瓣，用生理盐水与造影剂各半的混合液体充盈球囊，裂解钙化结节，伸展主动脉瓣环和瓣叶，撕裂瓣叶和分离融合交界处，减轻狭窄和症状。成形术后主动脉瓣口面积一般可比术前增加 $0.2 \sim 0.4 \ cm^2$，术后再狭窄率为 42%～83%。

（三）外科治疗

治疗关键是解除主动脉瓣狭窄，降低跨瓣压力阶差。常用有两种手术方法：①人工瓣膜置换术；②直视下主动脉瓣交界分离术。

1. 人工瓣膜置换术

人工瓣膜置换术为治疗成人主动脉瓣狭窄的主要方法。重度狭窄（瓣口面积 $< 0.75 \ cm^2$ 或平均跨瓣压差 > 50 mmHg）伴心绞痛、晕厥或心力衰竭症状为手术的主要指征。无症状的重度狭窄患者，如伴有进行性心脏增大和明显左心室功能不全，也应考虑手术。术前多常规做冠状动脉造影，如并发冠心病，需同时做冠状动脉旁路移植术（CABG）。

手术适应证：①有症状，重度主动脉瓣狭窄，或跨瓣压差 > 6.7 kPa（50 mmHg）；②重度主动脉瓣狭窄并发冠心病需冠状动脉旁路移植术治疗；③重度主动脉瓣狭窄，同时并发升主动脉或其他心脏瓣膜病变需手术治疗；④冠心病、升主动脉或心脏瓣膜病变需手术治疗，同时并发中度主动脉瓣狭窄［平均压差 4.0～6.7 kPa（30～50 mmHg），或流速 3～4 m/s］（分级 Ⅱa）；⑤无症状，重度主动脉瓣狭窄，同时有左心室收缩功能受损表现（分级 Ⅱa）；⑥无症状，重度主动脉瓣狭窄，但活动后有异常表现，如低血压（分级 Ⅱa）。

手术禁忌证：晚期并发重度右心衰竭，经内科治疗无效；心功能 Ⅳ 级以及 75 岁以上高龄患者；严重心力衰竭并发冠状动脉病变者。

手术死亡率小于 2%，主动脉瓣机械瓣替换术后，患者平均年龄 57 岁时，5 年生存率为 80% 左右，10 年生存率为 60%。生物瓣替换术后，患者平均年龄 74 岁时，5 年生存率为 70%，10 年生存率为 35%。术后的远期预后优于二尖瓣疾病和主动脉瓣关闭不全的换瓣患者。

2. 直视下主动脉瓣交界分离术

此术式适用于儿童和青少年先天性主动脉瓣狭窄且无钙化者。妇女主动脉瓣狭窄患者多行介入治疗及换瓣术，行直视下主动脉瓣交界分离术者少见。

（李召彬）

第六节　主动脉瓣关闭不全

一、病理生理

主动脉瓣关闭不全引起的基本血流动力学障碍是舒张期左室内压力大大低于主动脉，故大量血液反流回左心室，使左室舒张期负荷加重，左室舒张末容积逐渐增大，容量负荷过度。早期收缩期左心室每搏量增加，射血分数正常，晚期左心室进一步扩张，心肌肥厚，当左心室收缩减弱时，每搏量减少，左室舒张末压升高，最后导致左心房、肺静脉和肺毛细血管压力升高，出现肺淤血。主动脉瓣反流明显时，主动脉舒张压明显下降，冠状动脉灌注压降低，心肌供血减少，进一步使心肌收缩力减弱。

（一）左室容量负荷过度

主动脉瓣关闭不全时，左心室在舒张期除接纳从左心房流入的血液外，还接受从主动脉反流的血液，造成左室舒张期充盈量过大，容量负荷过度。左心室的代偿能力是影响病理生理改变的重要因素，也决定了急、慢性主动脉瓣关闭不全血流动力学障碍的明显差异。

1. 急性主动脉瓣关闭不全

左心室顺应性及心腔大小正常，面对舒张期急剧增加的充盈量，左心室来不及发生代偿性扩张和肥大，导致舒张期充盈压显著增高，迫使左心房舒张末压、肺静脉和肺毛细血管压力升高，引起呼吸困难和肺水肿，并导致肺动脉高压和右心功能障碍，此时患者表现出体循环静脉压升高和右心衰竭的症状和体征。

当左心室舒张末压超过 4.0～5.3 kPa（30～40 mmHg）时，可使二尖瓣提前关闭，对肺循环有一定的保护作用，但效力有限。由于急性者左心室舒张末容量仅能有限地增加，即使左心室收缩功能正常或增加，并有代偿性心动过速，心排血量仍减少。

2. 慢性主动脉瓣关闭不全

主动脉反流量逐渐增大，左心室充分发挥代偿作用，通过 Frank-Starling 定律调节左心室容量-压力关系，使总的左心室心搏量增加。长期左室舒张期充盈过度，使心肌纤维被动牵张，刺激左心室发生离心性心肌肥大，心脏重量明显增加，心腔明显扩大。

代偿期扩张肥大的心肌收缩力增强，能充分将心腔内血液排出，每搏量明显增加，前向血流量、射血分数及收缩末期容量正常。

由于主动脉反流血量过大以及肥大心肌退行性变和纤维化，左心室舒张功能受损。当左心室容量负荷超过心肌的代偿能力时，进入失代偿期。此时，心肌顺应性降低，心室舒张速度减慢，左心室舒张末压升高，肺循环压力升高，引起肺淤血和呼吸困难。同时，心肌收缩力减弱，每搏量减少，前向血流量及射血分数降低。左心室收缩末容量增加是左心收缩功能障碍的敏感指标之一。

（二）脉压增宽

慢性主动脉瓣关闭不全时，因左心室充盈量增加，每搏量增加，主动脉收缩压升高，而舒张期血液向左心室反流又使主动脉舒张压降低，压差增大。当主动脉舒张压 < 6.7 kPa（50 mmHg）时，提示有严重的主动脉瓣关闭不全。急性主动脉瓣关闭不全时，因心肌收缩功能受损，主动脉收缩压不高甚至降低，而左心室舒张末压明显升高，主动脉舒张压正常或轻度降低，压差可接近正常。

（三）心肌供血减少

由于主动脉舒张压降低和左心室舒张压升高，冠状动脉灌注压降低；左心室壁张力增加压迫心肌内血管，使心肌供血减少。交感神经兴奋反射性引起心率加快以及心肌肥大和室壁张力增加又再次增加心肌耗氧量，故主动脉瓣关闭不全患者可出现心肌缺血和心绞痛，多出现在主动脉瓣关闭不全晚期。

二、临床表现

（一）症状

主动脉瓣关闭不全患者一旦出现症状（表 4-3），往往有不可逆的左心功能不全。

表 4-3 重度主动脉瓣关闭不全经典体征

	体征
视诊及触诊	
de Musset's sign	伴随每次心搏的点头征,由于动脉搏动过强所致
Muller's sign	腭垂的搏动或摆动
Quincke's sign	陷落脉或水冲脉,即血管突然短暂的充盈及塌陷
听诊	
Hill's sign	袖带测压时,上下肢收缩压相差 8.0 kPa(60 mmHg),正常时 < 2.7 kPa(20 mmHg)
Traube's sign	股动脉收缩音及舒张音增强,即枪击音
Duroziez's sign	用听诊器轻压股动脉产生的杂音
De tambour 杂音	第二心音增强,带有铃声特点,常见于梅毒性主动脉瓣反流

1. 心悸和头部搏动

心脏冲动的不适感可能是最早的主诉,由于左心室明显增大,左心室每搏量明显增加,患者常感受到强烈的心悸。情绪激动或体力活动引起心动过速时,每搏量增加明显,此时症状更加突出。由于脉压显著增大,患者常感身体各部有强烈的动脉搏动感,尤以头颈部为甚。

2. 呼吸困难

劳力性呼吸困难出现表示心脏储备能力已经降低,以后随着病情进展,可出现端坐呼吸和夜间阵发性呼吸困难,在并发二尖瓣病变时此症状更加明显。

3. 胸痛

因为冠状动脉灌注主要在舒张期,所以主动脉舒张压决定了冠状动脉血流量。重度主动脉瓣关闭不全患者舒张压明显下降,特别是夜间睡眠时心率减慢,舒张压下降进一步加重,冠状动脉血流更加减少。此外,胸痛发作还可能与左心室射血时引起升主动脉过分牵张或心脏明显增大有关。

4. 眩晕

当快速变换体位时,可出现头晕或眩晕,晕厥较少见。

5. 其他

如疲乏、过度出汗,尤其在夜间心绞痛发作时出现,可能与自主神经系统改变有关。晚期右心衰竭时可出现食欲减退、腹胀、下肢水肿、胸腔积液、腹水等。

(二) 体征

1. 视诊

颜面较苍白,头部随心脏搏动频率上下摆动(De Musset's sign);指(趾)甲床可见毛细血管搏动征(Quincke's pulse);心尖冲动向左下移位,范围较广,且可见有力的抬举样搏动;右心衰竭时可见颈静脉怒张。

2. 触诊

(1)颈动脉搏动明显增强,并呈双重搏动。

(2)主动脉瓣区及心底部可触及收缩期震颤,并向颈部传导。胸骨左下缘可触及舒张期震颤。

(3)颈动脉、桡动脉可触及水冲脉(Corrigan's pulse),即脉搏呈现高容量并迅速下降的特点,尤其是将患者前臂突然高举时更为明显。

(4)肺动脉高压和右心衰竭时,可触及增大的肝脏,肝颈静脉回流征可阳性,下肢指凹性水肿。

3. 叩诊

心界向左下扩大。

4. 听诊

(1)主动脉舒张期杂音,为一与第二心音同时开始的高调叹气样递减型舒张早期杂音,坐位并前倾和深呼气时明显。一般主动脉瓣关闭不全越严重，杂音的时间越长，响度越大。轻度反流时，杂音限于舒张早期，音调高。中或重度反流时，杂音粗糙，为全舒张期。杂音为音乐时，提示瓣叶脱垂、撕裂或穿孔。

（2）心底部及主动脉瓣区常可闻及收缩期喷射性杂音，较粗糙，强度2/6～4/6级，可伴有震颤，向颈部及胸骨上凹传导，为极大的每搏量通过畸形的主动脉瓣膜所致，并非由器质性主动脉瓣狭窄所致。

（3）Austin-Flint杂音：心尖区常可闻及一柔和、低调的隆隆样舒张中期或收缩前期杂音，即Austin-Flint杂音，此乃由于主动脉瓣大量反流，冲击二尖瓣前叶，使其振动和移位，引起相对性二尖瓣狭窄；同时主动脉瓣反流与左心房回流血液发生冲击、混合，产生涡流所致。此杂音在用力握拳时增强，吸入亚硝酸异戊酯时减弱。

（4）当左心室明显扩大时，由于乳头肌外移引起功能性二尖瓣反流，可在心尖区闻及全收缩期吹风样杂音，向左腋下传导。

（5）心音：第一心音减弱，第二心音主动脉瓣成分减弱或缺如，但梅毒性主动脉炎时常亢进。由于舒张早期左心室快速充盈增加，心尖区常有第三心音。

（6）周围血管征听诊：股动脉枪击音（Traube's sign），股动脉收缩期和舒张期双重杂音（Duroziez's sign），脉压增大（Hill's sign）。

三、实验室检查

（一）X线检查

急性期心影多正常，常有肺淤血或肺水肿征。慢性主动脉瓣关闭不全常有以下特点。

（1）左心室明显增大，心脏呈"主动脉型"。
（2）升主动脉普遍扩张，可以波及主动脉弓。
（3）透视下主动脉搏动明显增强，与左心室搏动配合呈"摇椅样"摆动。
（4）左心房可增大，肺动脉高压或右心衰竭时，右心室增大并可见肺静脉充血、肺间质水肿。

（二）心电图检查

轻度主动脉瓣关闭不全者心电图可正常。严重者可有左心室肥大和劳损，电轴左偏。Ⅰ、aVL、$V_{5～6}$导联Q波加深，ST段压低和T波倒置；晚期左心房增大，也可有束支阻滞（图4-12）。

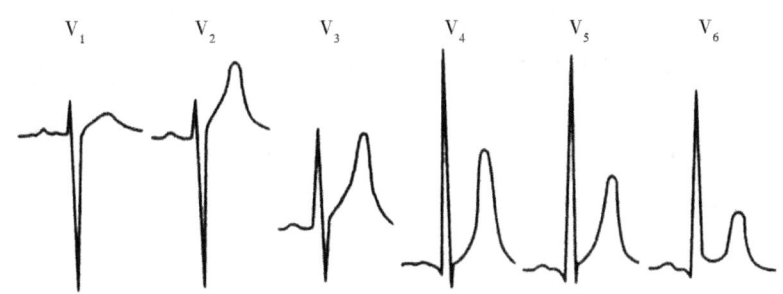

图4-12 主动脉关闭不全示心电图改变

V_5、V_6导联出现深Q波，R波增大，ST段抬高，T波增大

（三）超声心动图检查

对主动脉瓣关闭不全以及左心室功能评价很有价值，还可显示二叶式主动脉瓣、瓣膜脱垂、破裂或赘生物形成及升主动脉夹层等，有助于病因的判断。

1. M型超声

M型超声显示舒张期二尖瓣前叶和室间隔纤细扑动，为主动脉瓣关闭不全的可靠诊断征象，但敏感度低。

2. 二维超声

二维超声可显示瓣膜和升主动脉根部的形态改变，可见主动脉瓣增厚，舒张期关闭对合不佳，有助于病因确定。

3. 彩色多普勒

由于舒张早期主动脉压和左心室舒张压间的高压差，主动脉瓣反流导致很高流速（超过 4 m/s）的全舒张期湍流。彩色多普勒超声探头在主动脉瓣的心室侧可探及全舒张期高速血流，为确定主动脉瓣反流最敏感的方法，并可通过计算反流量与每搏量的比例，判断其严重程度。

（四）主动脉造影

当无创技术不能确定反流程度并且考虑外科治疗时，可行选择性主动脉造影，可半定量反流程度。

升主动脉造影提示：舒张期造影剂反流至左心室，可以显示左心室扩大。根据造影剂反流量可以估计关闭不全的程度。Ⅰ度：造影剂反流仅限于主动脉口附近，一次收缩即可排出；Ⅱ度：造影剂反流于左心室中部，一次收缩即可排出；Ⅲ度：造影剂反流于左心室全部，一次收缩不能全部排出。

（五）磁共振显像

诊断主动脉疾病如主动脉夹层极准确，可目测主动脉瓣反流射流，可半定量反流程度，并能定量反流量和反流分数。

四、诊断和鉴别诊断

发现典型的主动脉瓣关闭不全的舒张期杂音伴周围血管征即可诊断，超声心动图可明确诊断。主动脉瓣舒张早期杂音应与下列杂音和疾病相鉴别。

（1）Graham Steell 杂音：见于严重肺动脉高压伴肺动脉扩张所致肺动脉瓣关闭不全，常有肺动脉高压体征，如胸骨左缘抬举样搏动、第二心音肺动脉瓣成分亢进等。

（2）肺动脉瓣关闭不全：胸骨左缘舒张期杂音吸气时增强，用力握拳时无变化。颈动脉搏动正常，肺动脉瓣区第二心音亢进，心电图示右心房和右心室肥大，X 线示肺动脉主干突出。其多见于二尖瓣狭窄及房间隔缺损。

（3）冠状动静脉瘘：可闻及主动脉瓣区舒张期杂音，但心电图及 X 线检查多正常，主动脉造影可见主动脉与右心房、冠状窦或右心室之间有交通。

（4）主动脉窦瘤破裂：杂音与主动脉瓣关闭不全相似，但有突发性胸痛，进行性右心衰竭，主动脉造影及超声心动图检查可确诊。

五、并发症

（1）充血性心力衰竭：为主动脉瓣关闭不全的主要死亡原因。一旦出现心功能不全的症状，往往在 2～3 年死亡。

（2）感染性心内膜炎：较常见。

（3）室性心律失常：较常见。

六、治疗

（一）内科治疗

1. 预防感染性心内膜炎

避免上呼吸道感染及全身感染，防止发生心内膜炎。

2. 控制充血性心力衰竭

避免过度的体力劳动及剧烈运动，限制钠盐摄入。无症状患者出现左心室扩大，特别是 EF 降低时，应给予地高辛。

3. 控制高血压

控制高血压至关重要，因为它可加重反流程度。当伴发升主动脉根部扩张时，高血压也可促进主动脉夹层的发生。目前研究证实，应用血管扩张药特别是血管紧张素转换酶抑制药（ACEI）能防止或延缓左心扩大，逆转左心室肥厚，防止心肌重构。

（二）外科治疗

主动脉瓣关闭不全，一旦心脏失去代偿功能，病情将急转直下，多数在出现心力衰竭后两年内死亡。主动脉瓣关闭不全的彻底治疗方法是主动脉瓣置换术。最佳的手术时机为左心室衰竭刚刚开始即严重心衰发生之前手术，或虽无症状，但左室射血分数低于正常和左室舒张末内径 > 60 mm，应进行手术治疗。

对于左心室功能正常而无症状的患者，心脏结构改变不明显的应密切随诊，每6个月复查超声心动图以及时发现手术时机。一旦出现症状或出现左心室衰竭或左心室明显增大应及时手术。

1. 人工瓣膜置换术

风湿性和绝大多数其他病因引起的主动脉瓣关闭不全均宜施行瓣膜置换术，分机械瓣和生物瓣两种。心脏明显扩大、长期左心功能不全的患者，手术死亡率约10%，尽管如此，由于药物治疗的预后较差，即使有左心衰竭亦应考虑手术治疗。

2. 瓣膜修复术

较少用，通常不能完全消除主动脉瓣反流，仅适用于感染性心内膜炎主动脉瓣赘生物或穿孔、主动脉瓣与其瓣环撕裂。由于升主动脉动脉瘤使瓣环扩张所致的主动脉瓣关闭不全，可行瓣环紧缩成形术。

3. 急性主动脉瓣关闭不全的治疗

严重急性主动脉瓣关闭不全迅速发生急性左心功能不全、肺水肿和低血压，极易导致死亡，故应在积极内科治疗的同时，及早采用手术治疗，以挽救患者的生命。术前应静脉滴注正性肌力药物（如多巴胺或多巴酚丁胺）和血管扩张药（如硝普钠），以维持心功能和血压。

（李召彬）

第五章 主动脉疾病

第一节 胸主动脉瘤

胸主动脉瘤（thoracic aortic aneurysm）是指胸主动脉因动脉壁结构的异常或腔内血流的异常而致主动脉呈永久性异常扩大变形。一般认为胸主动脉直径至少为正常值的 1.5 倍时，才可诊断为胸主动脉瘤。胸主动脉瘤的发生率随地区、年龄和性别的不同有较大的差异。

胸主动脉的外科治疗开始于 20 世纪 50 年代初。1951 年 Lam 与 Aram 首先报道了以同种移植物治疗降主动脉瘤。1956 年，Cooley 和 De Bakey 首次报道成功在体外循环下行升主动脉切除并以同种移植物替换。1957 年，De Bakey 等首次成功行主动脉弓动脉瘤切除并行人造血管置换。1968 年 Bentall 等报道主动脉瓣置换加升主动脉替换，这成为治疗主动脉瓣关闭不全并发主动脉根部瘤的经典手术。本病自然预后凶险，一旦确诊应积极手术治疗。

一、病因

1. 动脉硬化性主动脉瘤

动脉硬化是因血脂代谢异常，胆固醇沉积于血管内膜所引起。动脉外层营养血管因硬化阻塞，中层肌与弹性纤维变性而断裂，管壁因之脆弱，在管内血流的不断冲击下逐渐扩大成动脉瘤。硬化性主动脉瘤的好发部位是降主动脉。

2. 梅毒性主动脉瘤

梅毒螺旋体引起的主动脉外层营养血管脉管炎造成中层营养受损，肌纤维与弹性纤维断裂，进而引起管壁瘤样扩大。其病变与硬化性者相似，但好发部位却相反，自主动脉根部向升主动脉和弓部蔓延。

3. 中层囊性坏死性主动脉瘤

病因迄今尚无定论。位于主动脉瓣环与升主动脉之间的管壁中层因退行性病变而有肌纤维与弹性纤维断裂，并伴有囊性变化，瓣环亦随之扩大而引起主动脉瓣关闭不全。此症主要见于男性青年患者，多局限于升主动脉。如伴有骨骼畸形、眼晶状体脱位、手指细长、皮下结缔组织缺乏等体征时，即所谓马方综合征。

4. 先天性主动脉瘤

常并发某些先天性血管畸形，如动脉导管未闭和主动脉狭窄等。前者因导管管壁脆弱或有内膜炎，易引起瘤样扩张。后者因在狭窄段后的血流引起漩涡，冲击造成狭窄后扩大，形成动脉瘤。先天性二叶式主动脉瓣常伴有升主动脉扩张，尤其是有瓣叶钙化和狭窄时，升主动脉呈瘤样改变，甚至并发动脉夹层。

5. 创伤性主动脉瘤

在高速运动中突然停止时，主动脉内的血流因惯性作用猛烈冲击血管壁，因剧烈震荡，致使血管内膜和中层肌与弹性纤维破裂。此症多位于升主动脉根部或峡部。多数突然死亡，少数形成假性动脉瘤。

在心内直视手术中广泛应用经升主动脉供血及经升主动脉根部灌注心肌停搏液以来，由于插管或穿刺处缝合不良或内膜损伤，升主动脉内膜残留裂口，或术后纵隔感染造成升主动脉缝合处溃烂，而发生术后早期或晚期升主动脉假性动脉瘤的报道已屡见不鲜。

6. 细菌性或真菌性主动脉瘤

大多继发于主动脉外感染或心内膜炎。常因管外细菌侵入中层，致使肌纤维和弹性纤维遭受破坏。病变常为局限性，呈囊形，周围多为正常组织。最常见的菌种是金黄色葡萄球菌，其次为表皮葡萄球菌。

二、分类

按形态可分为梭形、囊形和混合型动脉瘤。

按病变部位可分为主动脉窦瘤、升主动脉瘤、主动脉弓部瘤和降主动脉瘤。但动脉瘤可跨越分界，如常见的弓降部动脉瘤。

按病理解剖分类可分为：①真性动脉瘤，瘤壁具有动脉壁内、中、外三层组织结构；②假性动脉瘤，瘤壁无动脉壁的结构，仅为纤维组织及附壁血栓；③夹层动脉瘤，主动脉内层破裂，引起内层和中层间剥离。

三、临床表现和诊断

1. 症状和体征

胸主动脉瘤多发生于50岁以上中老年人，男性居多，与动脉粥样硬化密切相关。青少年患者多与主动脉中层囊性坏死、创伤、感染及先天性发育不良有关。

临床表现与主动脉瘤的部位、大小、性质等有关。病程早期瘤体较小，可无任何症状。动脉瘤破裂出血发生休克危及生命是其最凶险的症状。有时病变处血管壁未完全破裂但有血液向外渗漏，发生胸腔、纵隔甚或心包腔积血。动脉瘤压迫、侵袭邻近器官或组织，依其部位的不同，产生的症状和体征亦各异，如气管受压会产生气促、排痰困难或咯血，上腔静脉或头臂静脉受压则出现颈静脉怒张及头颈和双上肢肿胀，胸交感神经节受压产生 Horner 综合征，喉返神经受压出现声音嘶哑，食管受压造成吞咽困难等。胸痛亦是常见的症状之一，如胸痛急剧进展，常预示动脉瘤趋于破裂。升主动脉瘤并发主动脉瓣关闭不全者，有相应的心功能受损表现，可发现舒张期杂音和脉压增宽。弓部动脉瘤可有双上肢血压和脉搏强度不一致。

2. 辅助检查

（1）心电图：如有高血压、主动脉瓣关闭不全，可有左心室高电压、心肌损害等表现。

（2）胸部 X 线片：可见纵隔阴影增宽或见动脉瘤阴影，有时可见动脉瘤壁钙化影。如气管、支气管、肺受压可见肺膨胀不全或肺不张。如动脉瘤发生破裂或渗漏，依其部位不同，可见胸腔、纵隔或心包腔积液征。

（3）超声心动图：包括经食管超声心动图，常是初步发现和确诊胸主动脉瘤简便、无创和有效的检测方法，并可发现并存的主动脉瓣关闭不全等。超声心动图能显示夹层动脉瘤分离的内膜、真腔和假腔，结合彩色多普勒血流显像有时可见血流通过内膜破口由真腔进入假腔的情形。对假性动脉瘤能显示破口、瘤腔及附壁血栓。

（4）CT 检查：包括快速 CT、螺旋 CT，可明确显示夹层分离的范围、真假腔、分离的内膜片和血管腔扩大或动脉瘤形成及其相邻血管情况。

（5）MRI 检查：对诊断胸主动脉瘤优于 CT，对瘤体的大体和内部结构显示更为清楚，但不适用于危重抢救期患者。

（6）血管造影检查：包括选择性动脉造影和数字减影血管造影（DSA），是诊断胸主动脉瘤最可靠的方法。除了显示瘤体的部位、大小、范围，还能显示瘤体的主要动脉分支及其上、下段血管情况，对手术方式的选择有指导意义。自超声心动图、CT、MRI 等非创伤性检查问世并取得良好诊断效果后，已不作为常规检查项目。

四、治疗

1. 手术适应证

（1）动脉瘤已破裂，或已有明确渗漏者。

（2）升、弓部主动脉瘤，直径＞5 cm，降主动脉瘤直径超过6 cm，动脉瘤迅速增大伴胸痛加剧者。或升主动脉瘤虽直径略小，但并发中度以上程度的主动脉瓣关闭不全者。

（3）动脉瘤腔内有血栓形成。特别是阻碍重要血管分支灌流或已有血栓栓塞史者。

（4）偏向一侧囊状动脉瘤（易自发破裂），其本身腔径超过邻近正常血管直径2倍以上者。

（5）动脉瘤周边的器官或重要组织严重受压、受侵者。

2. 术前准备

依据影像学资料制订明确的手术方案，备妥手术所需材料，备足库血、血小板和促凝血制品、止血药等。

3. 手术方法和技术要点

不同部位或类型的主动脉瘤，手术方法既有其共同性，又各有其特点，分别叙述如下。

（1）升主动脉瘤手术：气管插管全身麻醉，仰卧位背部垫高。采用胸部正中切口。结合手术前影像学资料仔细查明升主动脉瘤的范围，近端与冠状动脉发出处、远端与头臂干起始部的关系，确定手术实施方案。一般采用中低温体外循环，分别自右心耳和右心房插入上、下腔静脉插管，无夹层分离者可做升主动脉远端或主动脉弓起始段插管；有或疑有夹层分离者，一律应做股动脉插管，以防导管插入夹层（假）腔内造成严重后果。经右上肺静脉放置左心减压管。鼻咽温度降至26～28℃。在头臂干下方阻断升主动脉，心肌保护经左、右冠状动脉灌注或经冠状静脉窦逆灌心脏停搏液，同时心脏表面局部降温。

①主动脉瘤切线切除缝合术或补片修复术：适用于囊性动脉瘤。如果瘤颈部较细，可在适当降压（维持收缩压在12 kPa左右）的条件下，超越其颈部置血管钳，在正常血管壁边切除动脉瘤。以3-0聚丙烯缝线连续缝闭切缘，然后以间断褥式垫片缝合加固。若囊性动脉瘤底部较宽，钳夹、切除缝合后会使该处血管腔径缩小1/3以上时，则应在体外循环和心脏停搏条件下，阻断血管瘤远侧主动脉，将动脉瘤切除。以相应大小涤纶人工血管片缝补血管缺损处。

②升主动脉人工血管替换术：适用于冠状动脉开口远侧的升主动脉瘤，主动脉根部血管质地良好者。但不宜用于囊性中层坏死和马方综合征患者，因日后可能发生根部主动脉瘤，再次手术风险大。纵向切开升主动脉瘤，在动脉瘤近、远端血管壁正常处横向切断。经冠状动脉开口灌注停搏液，取相应口径经预凝处理的涤纶人工血管，以3-0聚丙烯缝线先行近端吻合，拉直人工血管剪去多余部分再做远端吻合。在完成最后1～2针缝合尚未拉紧缝线时，请麻醉师膨肺，血管腔充满血液、驱净气体后，收紧缝线打结。开放主动脉阻断钳，心脏复苏或电击除颤后，如有出血处补加间断或褥式垫片缝合。如采用人工血管包盖法，则剪除多余血管瘤壁，对拢缝合在人造血管外面。在可能条件下尽早结束体外循环，给予鱼精蛋白中和肝素，以利止血。

③Wheat手术：适用于升主动脉瘤并发主动脉瓣关闭不全或狭窄，但主动脉窦和窦管界无明显扩大者。手术保留近瓣环处一圈宽5～6 mm的主动脉壁及两支冠状动脉开口周围血管壁。先行主动脉瓣替换术，然后用人造血管行升主动脉移植。先做近端，再做远端吻合。

④Bentall手术：适用于升主动脉瘤同时有主动脉瓣病变，而且主动脉窦和窦管界明显扩大，或升主动脉夹层累及左右冠状动脉开口，并造成瓣膜关闭不全者。Bentall手术即用带瓣人工血管行主动脉瓣置换、升主动脉移植及左右冠状动脉移植术。切除主动脉瓣后，将带瓣人工血管间断褥式缝合于主动脉瓣环。冠状动脉开口移植至人工主动脉侧壁上，最后用2-0聚丙烯缝线将人工血管远端与升主动脉做对端吻合。若无复合带瓣人工血管成品，可分别取人工瓣和人工血管（比人工瓣外径大2～3 mm）临时缝制。

左、右冠状动脉移植常用方法术式有三种。①连续腔内吻合技术：适用于冠状动脉开口移位比较高者。人工血管皱褶拉直，在与冠状动脉口对应处的侧壁打孔，直径1～2 cm，以4-0聚丙烯缝线与冠状动脉口周围对吻。先左冠状动脉，后右冠状动脉。冠状动脉口周围缝线要深及主动脉壁全层以防拉紧缝线时组织撕裂。②纽扣式（或底盘式）：适用于冠状动脉开口移位不高者。将冠状动脉开口连同其周围宽约 5 mm 的主动脉壁剜出，与人工主动脉上的造孔对吻合。先吻合左冠状动脉，后吻合右冠状动脉。③ Cabrol 手术：适用于冠状动脉开口位置正常或无明显移位者。为减轻左、右冠状动脉吻合口的张力，采用一段直径 8～10 mm 的人工血管，两端分别与左、右冠状动脉开口吻合，然后于该人工血管中段做一纵切口，在适当位置侧侧吻合于带瓣人工血管上。

⑤操作中可能发生的意外和错误及其预防。

a. 升主动脉瘤隔心包贴近胸骨后方，在行胸骨锯开时严防伤及瘤壁造成大出血。必要时先行股动静脉插管做好体外循环准备。

b. 辨明所选用的人工血管是否需预凝，以防因疏漏造成难以控制的人工血管广泛渗血，如需预凝，先以 5% 白蛋白或血浆浸渍后，高压蒸 5 min。

c. 血管吻合特别是并行主动脉瓣替换和（或）冠状动脉开口移植时，务求吻合满意。因加补缝合则显露差、操作难，实乃事倍功半。如升主动脉远端吻合因宿主血管质量差，针孔广泛出血或渗血，可取宽约 3 cm 的人工血管片，环形包绕缝盖在吻合口上，止血效果较好。

d. 并行冠状动脉口移植者，不论采用哪种术式，均应确保冠状动脉血流通畅。一旦发生某一冠状动脉口血流欠通畅，应补加冠状动脉旁路移植术。

e. 出血或广泛渗血是该项手术常遇到的棘手问题之一，宜尽早中止体外循环。给鱼精蛋白中和肝素和输给新鲜血小板及促凝血制品等。

（2）降主动脉瘤切除术：气管插管全身麻醉。采用双腔气管插管有利于术中保持左肺萎缩，便于外科操作，采用单腔右总支气管插管也可以达到同一目的。患者右侧卧位；如考虑采用股动脉插管转流，则取左髂部略向后仰位。左胸侧后标准剖胸切口，根据动脉瘤位置的高低和范围，可分别采用第 5 或第 6 肋间切口或肋床切口。如动脉瘤段较长，可经第 5 肋间或肋床切口施行近端吻合，通过第 8 肋间或肋床切口做远端吻合。

①手术方法。

a. 简单阻断法：如预计主动脉阻断 30 min 之内可完成手术，可在常温下在动脉瘤的上、下端阻断降主动脉，切除或切开动脉瘤，移植入造血管。在主动脉阻断期间应采用降压措施（硝普钠静脉滴注）以减轻左心室后负荷和防止因近段高血压发生脑出血或水肿。但降压要适度，维持上肢血压略高于平时水平，以保持有效的上、下半身侧支循环。

b. 转流方法：如果预计阻断主动脉时间可能超过 30 min，应考虑采用某种近、远段转流的手段，以防主动脉阻断期间出现脊髓和肾缺血性损伤，较单纯主动脉阻断法安全，可避免简单阻断法引起的近端高血压、远端缺血的缺点。转流方法包括：Gott 分流法，以内径不小于 9 mm 的内壁附有肝素复合物的特制聚乙烯导管，两端分别插入升主动脉（或主动脉弓）和降主动脉（或股动脉）；左心转流，部分肝素化（肝素 1.0～1.5 mg/kg）后左心房插管引血至贮血器，再经血泵注入股动脉或降主动脉；股动、静脉转流，全身肝素化后，股动脉和股静脉分别插管，两者之间经一氧合器，远端灌注时应保持股动脉平均压不低于 6.6 kPa（50 mmHg）。

c. 低温保护：一般低温麻醉，温度不宜低于 32℃，以防发生心室颤动。深低温法可保护脊髓和肾脏，但需全身体外循环。当需同时行远侧半弓置换术，或者将主动脉夹层需同时行胸腹主动脉置换、肋间动脉移植、腹腔干、肠系膜上动脉和肾动脉移植时应用深低温停循环方法具有显著优点。

②吻合方法。

a. 取相应口径和长度的已做预凝处理的涤纶人工血管，以 3-0 聚丙烯缝线做近、远端吻合。针自主动脉腔内向外缝出，然后缝向人工血管，以免从主动脉腔外进针会将内膜上的斑块掀起，弄碎甚至脱落至腔内。主动脉吻合口端可不完全切断，但缝线必须深含血管壁全层。吻合完成后，在人工血管上插排气针先开放远端阻断钳，气体排尽后再缓慢地移去近端阻断钳，如有出血处，则补加缝合止血。修剪动脉瘤壁，包盖缝合在人工血管外面。

b. 带环人工血管套扎法：取相应口径和长度、两端包有带槽金属环的人工血管，分别套入近、远端正常主动脉腔内，以涤纶织带环绕主动脉壁将其扎在硬质环的凹槽内，再将主动脉切端与人工血管环缝数针加强固定。该法操作省时，因而可显著缩短主动脉阻断时间。

c. 弓降部动脉瘤：自左颈总动脉和左锁骨下动脉之间游离主动脉弓，自动脉瘤远侧游离降主动脉。阻断主动脉和左锁骨下动脉血流后，启动 Gott 分流或左心转流。纵向切开血管瘤，取相应口径和长度的已做预凝处理的涤纶人造血管，用 3-0 聚丙烯缝线与动脉瘤近、远端血管壁正常处做吻合，先近端、后远端。一般左锁骨下动脉切断后远端结扎加缝扎，左上肢血供可靠侧支循环维持，不强调做血流重建。偶见术后发生窃血综合征，可补做锁骨下动脉与颈总动脉端侧吻合术加以矫治。

③操作中可能发生的意外和错误及其预防。

a. 术中应辨认并防止损伤左侧迷走神经和喉返神经。

b. 防止损伤肺和食管：仔细分离肺与动脉瘤之间的粘连，游离胸下端动脉瘤应注意防止损伤食管。

c. 预防脊髓缺血性损伤及术后截瘫：脊髓的血供来自椎动脉的脊髓前动脉，并辅以来自胸降主动脉的众多肋间动脉和来自腹主动脉的血供。此外，自 $T_5 \sim L_3$ 水平有一发自降主动脉的分支（Adamkiewicz 动脉），其口径明显粗于各肋间动脉，对脊髓的血供至关重要。为减少截瘫发生率，采取的措施有：尽可能缩短主动脉阻断时间，一般在 30 min 之内较安全；保留左锁骨下动脉不被阻断，以确保椎动脉血供和其侧支循环通路；阻断的范围宜尽可能缩小；较大的肋间血管开口和（或）Adamkiewicz 动脉开口移植至人工血管上，可减少截瘫发生率，术前应用磁共振检查这类血管以保证其血运重建是重要的；远端灌注宜充分。

d. 对动脉瘤段内的肋间动脉开口的处理原则：如动脉瘤近、远端附近肋间动脉开口处主动脉壁质地尚好，可将涤纶人工血管吻合端剪成斜面，吻合后可保留数个肋间动脉开口在管腔内。缝闭口径较小和通畅度较差的肋间动脉开口，将口径较大的肋间动脉开口与人工血管相应处侧壁上的造口行吻合术。

e. 防止动脉栓塞：动脉硬化性动脉或伴有附壁血栓的动脉瘤，斑块或血栓容易脱落，故放置阻断钳的位置应在动脉壁组织较正常的部位。

（3）弓部主动脉瘤手术：麻醉和体位参照升主动脉瘤手术有关内容，一般取胸骨正中切口。如动脉瘤巨大或分支血管近端受累，上端可沿左胸锁乳突肌前缘向颈部伸延。如动脉瘤延及胸降主动脉首段，有时需附加左前胸第 4 肋间切口，并横断左半胸骨，以利显露与操作。弓部主动脉瘤手术采用全身体外循环，股动脉插管和上、下腔静脉分别插管，右上肺静脉放置左心减压管。

手术成功的关键因素之一是有效的脑保护。目前临床上应用的主要是以下三种技术：深低温停循环、逆行脑灌注及选择性顺行脑灌注。所有这些技术的基础仍然是低温。结合深低温（18～20℃鼻咽温），停循环的基本方法可提供 45 min 的安全时限供弓部血管替换，而不致引起脑缺氧性损害。但复杂的弓部瘤手术需要有更长的停循环时间，这需要在深低温停循环过程中辅以脑灌注。如果停循环时辅以经上腔静脉逆行性动脉血灌注（每分钟流量 600 mL 左右，保持上腔静脉压在 2.6～3.3 kPa），停循环的安全时间可达 90 min。辅以无名动脉和左颈总动脉选择性顺行脑灌注（流量 300～800 mL/min），安全时间明显长于上述两种技术。在血管选择上可选择右腋动脉和右锁骨下动脉等。

由于弓部动脉瘤的范围各异，因此血管替换的形式亦不尽一致。

①半弓置换术：适用于升主动脉瘤累及弓部近端，或病情危重不宜行全弓置换者。采用单纯深低温停循环或深低温停循环逆性脑灌注，降温期间可先完成近端的 Bentall 术。保留弓部的大弯侧，即三个分支血管的主动脉壁，由右上向左下做斜切口，小弯侧剪至降部，用 3-0 或 4-0 聚丙烯线连续内反缝合后壁，再连续缝合前壁。

②全弓置换术：适用于升主动脉和弓部真性动脉瘤及单纯的弓部瘤。采用深低温停循环逆行脑灌注或选择性脑灌注。若头臂干三分支本身及其基部主动脉壁质地尚好，则可将其如底盘状整体剜下，吻合于人工血管弓的开口上，否则应分别处理。纵行切开动脉瘤，先缝合人工血管和降主动脉口，而后缝合弓部包含 3 个分支血管开口的后壁，最后缝合前壁。充分排气后钳夹人造血管，将人造血管与升主动脉近心端吻合。也可用带分支人工血管做全弓置换，先吻合远端，再从远至近逐一吻合头臂动脉，完成左

颈总动脉吻合后，即开始下半身灌注和脑灌注。

③操作中可能发生的意外和错误及其预防。

a. 保护迷走和喉返神经：游离主动脉弓远端时应仔细确认迷走和喉返神经。

b. 行上腔静脉逆行脑灌注时，保证颈内静脉压≤25～30 mmHg，选择性顺行脑灌注时，保持右桡动脉压≤50～70 mmHg，压力过高可引起脑水肿。

c. 为减轻深低温时脑损害，术中可给予适量（一般为30 mg/kg）甲泼尼龙等。

4. 手术后处理

（1）严密监测心律、血压、中心静脉压、血气、血钾及尿量等，并及时做相应处理。动脉收缩压控制在100～120 mmHg，防止血压骤升引起吻合口出血或撕裂。

（2）维持机械呼吸，视情况于手术当晚或翌日晨停用和拔除气管插管。必要时应延长辅助通气时间。注意呼吸道护理。

（3）根据引流血量及时补充血容量，仔细记录和观察手术后最初3 h内引流量。如每小时超过300 mL且无减少趋势，应考虑再次剖胸止血。

（4）注意观察患者的神志和肢体活动情况，如有脑、脊髓神经功能受损征象，应请神经科协同处理。

（5）注意肝、肾功能情况，并做相应处理。

（6）给予广谱抗生素预防感染。

5. 手术治疗

影响手术治疗结果的因素十分复杂，诸如患者本身的情况（年龄、病变部位及非手术区血管情况，重要器官和全身状况等），手术组医师的能力和经验，手术所需材料、物资和设备的供应情况，手术方案和术中策略运用是否得当，以及围手术期的相关处理水平等，都与手术并发症的发生和手术死亡率的高低密切相关。综合近年来各家报道，手术死亡率逐步有所下降，目前大多已降至10%以内。升主动脉瘤手术死亡率最低，为3%～5%，早期死亡原因主要为心力衰竭，其次为肺功能衰竭、脑卒中、肾衰竭等。弓部动脉瘤者略高，早期死亡率为7%～15%，术后早期脑卒中或脑并发症发生率为5%～15%。降主动脉瘤的主要危险是截瘫和肾衰竭，手术死亡率虽在10%左右，但另有5%～10%的术后截瘫发生率。总的术后5年存活率为60%～76%，相关影响因素有年龄、存留主动脉的病理情况以及患者的全身健康水平等。

（黄　涛）

第二节　主动脉夹层

主动脉夹层（aortic dissection）是十分凶险的病症，为主动脉病变中首要的致死病种。本病在西方国家的发病率较高，急性夹层分离的每年发生率在每百万人群中约为5.2%。据尸体解剖统计占1%～2.5%。东方国家相对少见，在非洲国家又略见高，此与高血压发病率高低有关。在中国，由于早年对本病的认识不足，以为本病罕见。近年来随着新的诊查方法的不断涌现，外科治疗的逐渐普及，临床医师对本病有了新的认识。

一、病理和病理生理

发生主动脉夹层分离的组织病理学基础是主动脉中层病变，包括退行性变、黏液样变性、囊性中层坏死（马方综合征为其典型）、粥样硬化等。在此基础上，附着于其表面的内膜失去稳固的条件，在高血压（据统计75%以上的急性主动脉夹层分离发生时呈高血压状态）血流冲击下，在受剪切力较大的部位（夹层分离的先发部位多在升主动脉窦管交接处和降主动脉首段左锁骨下动脉发出处远侧）发生内膜撕裂，继之血流涌入内膜下造成夹层分离。其他易发主动脉夹层分离者包括先天性主动脉狭窄和缩窄、二叶式主动脉瓣畸形、医源性损伤（主动脉插管、钳夹等）及妊娠期后3个月等。

主动脉发生夹层分离后，形成主血流的真腔和内膜外侧的假腔。如夹层分离进展迅速，假腔的容积不断增大，造成有效循环血量的猛减，会出现虚脱和休克。分离移位的内膜可堵塞主动脉分支血管的开口，影响其血流灌注。如夹层分离的某处破裂出血，因破裂的部位不同可造成心包积血导致心脏压塞，或破入纵隔、胸腔、气管或食管导致死亡。如患者度过急性期得以存活，则夹层分离的主动脉壁因其病变的中层张力耐受差，加以失去内膜的支撑使病变区动脉壁呈局部或弥漫性扩张，或在某一段形成夹层动脉瘤，后者破裂出血是慢性期主动脉夹层分离致死的主要原因。由于假腔内血流相对滞缓可有血栓形成。涉及主动脉根部的夹层分离，可引起主动瓣瓣叶附着处失去支撑而下垂，瓣叶交界错位引起关闭不全，或因瓣环松弛、扩大造成关闭不全。

根据病情的缓急，通常将夹层分离分为急性和慢性两类。前者指发生夹层分离至 2 周以内者，后者为病程超过 2 周者。近 90% 的夹层分离破裂出血发生在急性期，未及时治疗的患者 24 h 内死亡率达 25%，1 周内死亡率达 50%。而在慢性期，因破裂致死者明显降低，但仍有约 60% 的患者死于动脉瘤破裂出血。

二、分型

根据夹层分离的部位和涉及的范围，DeBakey（1965 年）将其分为三型：① Ⅰ 型：夹层分离遍及升主动脉、主动脉弓、降主动脉及腹主动脉；② Ⅱ 型：夹层分离限于升主动脉；③ Ⅲ 型：夹层分离限于胸降主动脉（Ⅲa）或延及腹主动脉（Ⅲb）。此后，Stanford 将分类简化为两型：① A 型：夹层分离涉及升主动脉段，而不论其内膜破口源自何处（相当于 DeBakey Ⅰ 型和 Ⅱ 型）；② B 型：夹层分离未涉及升主动脉者（相当于 DeBakey Ⅲ 型和该型兼有弓部夹层分离者）。国内大多数医师沿用 DeBakey 分型，而近年来欧美各国医师常采用 Stanford 分型法。

三、临床表现和诊断

1. 症状和体征

发生主动脉夹层分离时，多数患者感到前胸、背部或延及腹部的扯裂样剧痛。常伴有短暂的虚脱或昏迷、失明，一侧肢体丧失知觉或活动能力，依夹层分离的部位和发展走向而不尽相同。剧痛之初，多数患者呈血压正常或高血压状态。随着夹层分离的进展，假腔容量的逐步扩大，使有效循环血量渐减，可出现虚脱或休克。如分离的内膜覆盖或堵塞主要血管分支或晚期由于假腔内血栓形成影响重要分支血管灌注（如冠状动脉、头臂干分支、肾动脉、肠系膜动脉等），会导致相应的异常表现。如假腔扩大明显或形成动脉瘤则可压迫、侵袭邻近器官或组织，产生相应的症状和体征。慢性主动脉夹层分离亦常伴有胸痛。如胸痛急剧进展，常预示夹层动脉瘤趋于破裂。一旦发生破裂出血易迅速致死，偶有急送医院抢救成功者。有时病变处管壁未完全破裂但有血液向外渗漏，发生胸腔、纵隔或心包腔积血会引发相应的症状和体征。某肢体脉搏减弱或消失亦是主动脉夹层分离和夹层动脉瘤的重要临床征象之一。无论急、慢性主动脉夹层分离或夹层动脉瘤，凡涉及升主动脉者，常伴有主动脉瓣关闭不全，因而有其相应的症状和体征。

2. 辅助检查

见本章第一节。

3. 诊断

急性胸主动脉夹层的诊断主要取决于医师在患者自诉剧烈胸痛时，是否考虑有急性夹层的可能。一旦高度怀疑即行相应的检查。CT 或 MRI 均可确诊，心脏超声对升主动脉、主动脉弓及腹主动脉夹层也可初步明确诊断。为明确病变范围和程度及形态学改变，最好行螺旋 CT 血管成像或 MRI 血管成像检查。急性动脉夹层一般禁忌做主动脉造影检查。

四、治疗

1. 手术适应证

（1）急性期夹层分离。

①Stanford A 型（DeBakey Ⅰ、Ⅱ型）：源自升主动脉的急性夹层分离。病情凶险，极易发生主动脉破裂致死，或导致急剧进展的主动脉瓣关闭不全，或分离的内膜堵塞冠状动脉开口。应急诊手术，尤其是当并发有急性主动脉关闭不全或伴有急性左心衰竭时。

②Stanford B 型（DeBakey Ⅲ型）夹层分离：一般对手术治疗采取较保守的态度，因手术总疗效与内科疗法相近似。对呈现持续性疼痛、难以控制的高血压、伴有主动脉重要（内脏或躯体）血管分支灌流障碍以及血管极度扩张趋向破裂者，宜积极手术。

（2）慢性期夹层分离：位于升主动脉或弓部的夹层动脉瘤直径大于 5 cm 者，或动脉瘤直径虽略小，但并发中度以上的主动脉瓣关闭不全者，宜手术治疗。对位于胸降主动脉或涉及腹主动脉者，一般对手术治疗持较保守态度。若夹层动脉瘤直径大于 6 cm，或有内脏或躯体重要血管分支灌流受阻、扩大的血管或动脉瘤周围重要器官和组织受压或受侵等并发情况，应考虑手术治疗。

2. 手术前准备

见第一节胸主动脉瘤。

3. 手术方法和要点

（1）麻醉和体位：参阅本章第一节。

（2）治疗方案的选择：对于急性主动脉夹层动脉瘤，一经诊断，应立即进行监护治疗。在严密监测下采取有效干预措施，使生命体征稳定，包括血压、心率及心律、中心静脉压以及尿量。根据需要测量肺毛细血管楔压和心排血量。主要治疗措施包括镇痛和降压，控制内膜剥离，血压一般控制在收缩压 100～120 mmHg 水平，平均压在 60～70 mmHg。待病情平稳后，应进行最后诊断，复查超声、CT、MRI 等，以决定是否需要手术治疗。如果出现危及生命的并发症，如主动脉破裂的先兆或剥离（心包、心腔积液）、侵及冠状动脉的先兆（缺血症状及心电图改变），急性主动脉瓣关闭不全、心脏压塞或损害了生命器官的血液循环等，应立即考虑手术治疗。

①对于Ⅰ、Ⅱ型夹层动脉瘤，特别是并发主动脉瓣关闭不全者，是外科手术的适应证。基本手术方法有三种：a. 升主动脉置换，包括同时行主动脉瓣置换、冠状动脉移植，或主动脉瓣成形；b. 升主动脉和主动脉弓置换；c. 象鼻手术：对于病变广泛的Ⅰ型夹层动脉瘤，Borst 等 1983 年首先报道"象鼻"技术。在行升主动脉及弓部置换的同时，另外应用一段人工血管将其近端与弓降部吻合，远端悬浮于降主动脉内。Ⅱ期手术行降主动脉替换时，只需在常温下将一段人工血管直接与Ⅰ期手术置入的人工血管（即"象鼻"）行端-端吻合，既避免了对主动脉弓降部的直接游离，也不需要在深低温停循环下完成移植血管与主动脉弓的吻合，降低了手术危险性。此外，"象鼻"可以使受压迫的降主动脉真腔张开，压迫假腔，使得一部分患者假腔内形成血栓而不需要Ⅱ期手术。

②对于Ⅲ型夹层动脉瘤的治疗，可采用降主动脉人工血管移植术。对于相应器官受累时，应考虑血运重建，如肋间动脉、肾动脉或肠系膜上动脉重建术。由于近年无创性诊断技术的提高，对Ⅲ型夹层动脉瘤剥离内膜可准确定位，血管内支架已广泛用于降主动脉夹层动脉瘤的治疗。一般认为只要瘤体距离左锁骨下动脉超过 1.5 cm，动脉瘤本身无过度迂曲，介入通路通畅，假腔较小，就可以考虑采用覆膜支架介入治疗。这种方法可以减轻手术、麻醉、体外循环等对患者的创伤和应激。

③对夹层动脉瘤并发升主动脉和降主动脉多个破口或同期累及主动脉根部的病变，如果降主动脉破口位于锁骨下动脉以远，考虑先行介入。在降主动脉破口处置入血管支架，然后同期在体外循环下行全弓置换或单纯行 Bentall 手术，即所谓杂交手术。若破口在弓部或其远端，伴随逆向近端或远端动脉瘤形成，则应考虑行改良象鼻手术。手术中直视下在锁骨下动脉远端降主动脉放入血管支架，然后再全弓置换。人工血管远端可与血管支架及降主动脉壁同时吻合。

（3）主动脉夹层动脉瘤手术（不同于一般主动脉瘤手术）的特殊相关问题。

①凡需要在体外循环条件下手术的患者，除夹层分离仅限于升主动脉中、下段者，其他患者一律采用经股动脉插动脉灌注管，以免因升主动脉或主动脉弓近段插管进入夹层分离的假腔内，造成严重不测后果。采用股动脉插管的另一优势是不妨碍手术操作，可缩短脑和躯体停灌时间。部分 DeBakey Ⅰ型或

Ⅲb型夹层分离，其病变远达股动脉。因此，凡需做股动脉插管者，术前应对比测定两侧股动脉搏动强度。必要时加做股动脉超声检测，以便选用正常侧股动脉。

②并发主动脉瓣关闭不全者，如系因主动脉根部夹层分离，使瓣叶交界在主动脉壁附着处失去支撑而下垂，致使瓣叶相互对位和对合发生错位，可做瓣叶交界悬吊术而不必施行瓣膜替换术。如因瓣环松弛、扩大及瓣叶黏液样变性产生主动脉瓣关闭不全，则应同时行瓣膜替换术（Bentall手术）。

③如夹层分离累及冠状动脉开口致其通而不畅，或冠状动脉口或其内有陈旧血栓，清除后仍欠通畅，应考虑行冠状动脉主干与主动脉之间血管旁路移植术。

④主动脉吻合处消除夹层分离的方法

a. 主动脉吻合端内外垫缝毡条法：取宽约3 mm的人工毡条分别垫在吻合端的内外，以连续褥式缝合法将夹层分离的主动脉壁夹在内外毡条之间（"三明治"化），吻合时缝针穿过内外毡条及两者之间的主动脉壁。

b. 带环人工血管套扎法：在血管替换处，纵行切开主动脉进入夹层分离的真腔。取相应口径和长度、两端包有带槽金属环的人工血管，分别套入近、远端主动脉腔内。为准确就位，可在金属环处分散置3~4针褥式缝线，各线分别自内向外穿过主动脉壁相应处和小垫片。人工血管套入就位后，结扎各褥式缝线，再以涤纶织带将主动脉环扎在金属环的凹槽处。血流复通后，将主动脉壁修剪后包缝在人工血管外面。此法较吻（缝）合法便捷。

c. 应用生物（外科）胶粘合夹层分离：在吻合端夹层分离处注入生物胶加压使之黏合成一体，约5 min后即可进行吻合。对源自升主动脉的急性夹层分离，纵向切开主动脉，辨明夹层分离的范围，吸净假腔内的血液和凝血块，注入生物胶，将其黏合成一体。为黏合贴切及牢固，可在黏合区做数排贯穿主动脉壁全层的褥式缝合，并放置多个小血管夹，约5 min后将一体化的主动脉壁切口对拢缝合。

4. 操作中可能发生的意外和错误及其预防

（1）参阅本章第一节。

（2）凡重要血管分支其血供来自假腔者，在施行主动脉替换术时，在远端吻合处应剪除部分分离的内膜（开窗），以免使某重要分支血管断流。否则，应同期施行相应手术，以确保分支血管的血供。

（3）术中阻断主动脉近、远端时，如使用阻断钳常会使夹层分离的内膜受损，为此可用容量为30 mL的球囊导管阻断主动脉血流。

（4）升主动脉夹层（DeBakey Ⅰ型及夹层分离远达升主动脉远端的DeBakey Ⅱ型）动脉瘤手术，放置升主动脉远端阻断钳时，可能使受钳夹处分离的内膜受损以致截断。为解决这一问题，有人主张采用开放式吻合法：在完成心脏侧血管吻合（单纯升主动脉替换）或主动脉瓣、升主动脉替换加做冠状动脉开口移植（Bentall手术），准备做升主动脉远端吻合之前，预先经体外循环降温使鼻咽温度保持在18~20℃（深低温），以防止停灌期间脑神经受损。患者取头低位，移去原置的主动脉阻断钳，明视下选择内膜及管壁质地较佳处，施行吻合。

5. 术后处理

参阅本章第一节胸主动脉瘤有关内容。

6. 手术结果

主动脉夹层动脉瘤的术后并发症发生率和手术死亡率较无夹层分离的主动脉瘤手术高，远期疗效亦较差。DeBakey Ⅰ、Ⅲ型病变者，由于手术后遗有远段病变，日后夹层分离段会继发动脉瘤样变，易在未知情况下突发破裂出血致死，或发生分支血管栓塞。因此，对该两型夹层分离患者，手术后应加强随访，必要时做再次手术治疗，DeBakey Ⅱ型夹层分离者，由于其病变仅限于升主动脉或兼有主动脉瓣关闭不全，若手术纠治彻底，则预后较DeBakey Ⅰ、Ⅲ型者好。

（黄　涛）

第六章 食管癌

食管癌是原发于食管的恶性肿瘤，以鳞状上皮癌多见，临床上最典型的症状是进行性吞咽困难。食管癌是世界一些国家和地区常见的恶性肿瘤。中国是世界上食管癌的高发国家，也是世界上食管癌高病死率的国家之一。本病具有地区性分布、男性高于女性及中老年人群易患的流行病学特点。

一、病因

食管癌的确切病因目前尚不清楚。食管癌的发生与该地区的生活条件、饮食习惯、存在强致癌物、缺乏一些抗癌因素及遗传易感性有关。

二、病理

食管癌的病变部位以中段居多，下段次之，上段最少。部分胃贲门癌延伸至食管下段，常与食管下段癌在临床上不易区别，故又称为食管贲门癌。

（一）临床病理分期

1. 早期食管癌的分期

早期食管癌是指癌变局限于黏膜层内，而没有突破黏膜肌层，理论上可分为 M_1（局限于上皮层内）、M_2（突破上皮层，而未累及黏膜肌层）、M_3（未突破黏膜肌层），而依靠内镜检查很难分清楚。

2. 分期标准

1976年全国食管癌工作会议制订的临床病理分期标准（表6-1）。

表6-1 1976年全国食管癌工作会议制订的临床病理分期标准

	分期	病变长度	病变范围	转移情况
早期	0	不规则	限于黏膜（原位癌）	（−）
	Ⅰ	<3 cm	侵及黏膜下层（早期浸润）	（−）
中期	Ⅱ	3～5 cm	侵犯部分肌层	（−）
	Ⅲ	>5 cm	侵透肌层或外侵	局部淋巴结（+）
晚期	Ⅳ	>5 cm	明显外侵	局部淋巴结或器官转移（+）

3. 食管癌的TNM分期（UICC，2002）

T- 原发肿瘤

Tx：原发肿瘤不能确定。

T_0：无原发肿瘤证据。

T_{is}：原位癌。

T_1：肿瘤侵犯黏膜固有层或黏膜下层。

T_2：肿瘤侵犯肌层。

T_3：肿瘤侵犯食管外膜。

T_4：肿瘤侵犯邻近组织。

N- 区域淋巴结

N_x：区域淋巴结转移不能确定。

N_0：无区域淋巴结转移。

N_1：有区域淋巴结转移。

M- 远处转移

M_x：远处转移不能确定。

M_0：无远处转移。

M_1：有远处转移。

食管下段：M_{1a} 腹腔淋巴结转移，M_{1b} 其他远处转移。

食管上段：M_{1a} 颈淋巴结转移，M_{1b} 其他远处转移。

食管中段：M_{1a} 无合适的标准，M_{1b} 非区域淋巴结转移或其他远处转移。

基于 TNM 标准的食管癌分期（表 6-2）

表 6-2 基于 TNM 标准的食管癌分期

0 期	T_{is}	N_0	M_0
Ⅰ 期	T_1	N_0	M_0
Ⅱ A 期	$T_{2\sim3}$	N_0	M_0
Ⅱ B 期	$T_{1\sim2}$	N_1	M_0
Ⅲ 期	T_3	N_1	M_0
	T_4	任何 N	M_0
Ⅳ A 期	任何 T	任何 N	M_{1a}
Ⅳ B 期	任何 T	任何 N	M_{1b}

（二）病理形态分型

1. 早期食管癌的病理形态分型

隐伏型、糜烂型、斑块型和乳头型。

2. 中晚期食管癌的病理形态分型

髓质型、蕈伞型、溃疡型、缩窄型和未定型。

（三）组织学分类

我国约占 90% 的为鳞状细胞癌，少数为腺癌，另有少数为恶性程度高的未分化癌。

（四）食管癌的扩散和转移

1. 直接转移

早中期食管癌主要为壁内扩散，因食管无浆膜层，容易直接侵犯邻近器官。

2. 淋巴转移

淋巴转移是食管癌的主要转移方式。

3. 血行转移

晚期可以转移到肝、肺、骨、肾、肾上腺、脑等部位。

三、临床表现

（一）早期症状

吞咽时胸骨后有烧灼感或针刺样轻微疼痛，尤以进粗糙过热或过刺激性食物时显著。食物通过缓慢或有滞留感。上述症状时轻时重，持续时间长短不一，甚至可无症状。

（二）中晚期症状

进行性吞咽困难是最常见的主诉。狭窄的食管腔最初导致固体食物的吞咽困难，随着疾病的进展管腔进一步阻塞，导致液体食物吞咽困难。吞咽困难常常在管腔明显狭窄（超过50%）时才表现出来，并导致营养物质摄入的减少和体重下降。

食管癌中晚期出现的症状可能与食管肿瘤的位置有关。疼痛可能与吞咽困难或肿瘤扩展到纵隔有关，梗阻部位以上的食物或肿瘤侵入气道可以引起反流、咳嗽和误吸，声嘶或声音改变可能由于喉返神经受侵和（或）反复反流引起。有长期反流症状的患者，如最近出现进行性吞咽困难，同时反流的症状减轻，则很有可能在他们Barrett食管的部位发生了腺癌。显性胃肠道出血如呕血或黑粪并不常见。贫血常常出现，且慢性、亚临床出血正是贫血的原因。大出血很罕见，一旦发生，内镜下治疗失败就需要外科急诊手术。

四、诊断

对实验室检查而言，食管癌患者没有特异的实验室改变。疾病的隐匿发展可能以贫血和低血清蛋白为特征。贫血可能是由于出血或营养不良，或继发于慢性疾病。血清蛋白的降低可以反映营养不良的程度。肝功能检查异常可能提示肿瘤的肝脏转移。

对于食管癌的诊断来讲，胃镜检查结合活检病理诊断是食管癌诊断最好的方法，敏感性及特异性均优于上消化道造影，诊断的准确率超过95%。但对于早期食管癌，需要与色素内镜、放大内镜、窄带内镜以及超声内镜相结合，提高诊断的准确率。

（一）上消化道造影

早期食管癌X线钡剂造影的征象有：①黏膜皱襞增粗，迂曲及中断；②食管边缘毛刺状；③小充盈缺损与小龛影；④局限性管壁僵硬或有钡剂滞留。上消化道气钡双重造影对早期食管癌诊断的准确率最高只有70%，特异性很低。

中晚期病例可见病变处管腔不规则狭窄、充盈缺损、管壁蠕动消失、黏膜紊乱、软组织影以及腔内型的巨大充盈缺损。如果造影表现为典型的"鸟嘴征"，提示贲门失弛缓症的诊断，而患者吞咽困难病史较短、年龄超过55岁、食管狭窄段超过3.5 cm而又缺乏近端扩张的表现应当考虑食管下段癌或贲门癌的诊断。

在内镜检查前或者食管扩张治疗后怀疑食管穿孔时，应考虑上消化道造影检查。如果食管近乎完全梗阻、食管狭窄扭曲内镜难以完成时应考虑上消化道造影检查。另外，食管气管瘘及食管动力受损也是上消化道造影检查的指征。

（二）内镜检查

内镜检查是发现和诊断食管癌的首选方法。它可直接观察病灶的形态，并可在直视下做活组织病理检查，以确定诊断。内镜下食管黏膜染色法有助于提高早期食管癌的检出率。用甲苯胺蓝染色，食管黏膜不着色，但癌组织可染成蓝色。用Lugol碘液，正常鳞状细胞因含糖原而着棕褐色，癌变黏膜则不着色。

早期食管癌内镜下表现为轻度异常，如局部发红、凹陷、隆起或溃疡改变，有时普通内镜甚至不能发现明确的异常，而是通过色素内镜偶然发现的。而中晚期食管癌内镜下诊断多无困难。在内镜诊断食管癌时，应该描述病变近端以及远端到门齿的距离；如果存在Barrett食管，应该描述其范围。

1. 色素内镜

由于早期食管癌普通内镜不易发现，于是色素内镜应运而生，利用某些色素染料，使病变部位与正常部位的区别更为明显，达到早期发现病变的目的。在早期食管癌检查中，最常用的是卢戈碘液。卢戈碘液是一种以碘为基础的可吸收染剂，对非角化的鳞状上皮中的糖原有亲和力，而癌变和不典型增生的鳞状上皮细胞内糖原含量减少甚至消失，对碘溶液反应不着色或淡染色，故两者对比反差大，可指导活检的准确性，提高早期食管癌检出率。甲苯胺蓝染色有时也被采用，它是细胞核染色，因为癌细胞内DNA含量明显高于正常细胞核的含量，所以甲苯胺蓝染色后癌上皮与正常鳞状上皮的界线十分清楚。Dawsey 研究显示（Dawsey，1998），卢戈碘液染色发现的中、重度不典型增生，分别有55%和22%常规内镜不能发现。而王贵齐等研究发现，在食管癌高发区应用直接内镜下碘染进行普查，对早期食管癌及癌前病变有较高的检出率，其中早期食管癌的检出率可达1.6%～4.59%。我们的研究也发现，内镜下碘染可大大提高食管非典型增生和早期鳞癌的检出率。

卢戈碘液喷洒方法为：首先活检孔道内用清水冲洗食管中下段，尽量去除黏膜表面的黏液及血液等可能影响染色的附着物，然后用喷洒管（环喷者最好）从齿状线开始，从食管下段向上进行卢戈碘液喷洒，卢戈碘液用量约为10 mL，喷洒后等待2 min，再用清水冲洗食管中下段，然后进行内镜观察，对浅染或不染区域可以再次进行卢戈碘液染色，浅染或不染区域用侧向活检钳取活检，活检标本福尔马林液浸泡后送病理检查。吸净黏液池内残存的碘液，对于活检部位出血者用凝血酶局部喷洒，或者采用其他止血方法止血后方可结束检查。胸痛明显者给予硫代硫酸钠对症止痛治疗。

2. 超声内镜

超声内镜食管检查可以显示食管壁各层次的结构，可以帮助判断肿瘤的浸润深度和有无淋巴结肿大。早期食管癌的内镜超声表现为管壁增厚、层次紊乱、中断及分界消失的不规则低回声。Shen 等检查44例可疑黏膜下损害患者，结果发现超声内镜有助于确定可疑黏膜内肿瘤的组织学特性。

3. 窄波成像技术

窄波成像技术是通过滤光片将红、绿、蓝光波长降低，结果蓝光占主导地位，可以提高黏膜血管与周围组织的对比。窄波成像技术与放大内镜相结合，通过观察乳头内毛细血管袢的形态，可以提高肿瘤浸润深度的识别，与病理诊断相比，对黏膜内癌和黏膜下癌诊断正确率可达85%。

4. 放大内镜

Kumagai 等结合对手术标本的实体显微镜观察和对应的病理结果，对放大内镜下食管黏膜表面的微小血管形态进行分类研究，提出乳头内毛细血管环的形态变化对区分正常、异常黏膜以及判断癌肿的浸润深度具有重要意义。乳头内毛细血管环是由黏膜下引流静脉分出的树状血管发出的，正常为环形。多形的乳头内毛细血管环有助于食管癌的诊断。

近年来，激光共聚焦内镜、激光激发自体荧光色谱内镜等新技术开始出现并应用于临床，初步研究发现这些技术能够提高食管癌的诊断率，但由于检查需要特殊的设备，技术较为复杂，其具体效果也有待于进一步检验。

（三）食管 CT 扫描检查

此检查可清晰显示食管与邻近纵隔器官的关系。如食管壁厚度超过5 cm，与周围器官分界模糊，表示有食管病变存在。CT 有助于制订外科手术方式、放疗的靶区及放疗计划，但 CT 扫描难以发现早期食管癌。

五、鉴别诊断

（一）食管结核

食管结核较少见的临床表现有进食哽噎史。X 线所见病变部位缩窄发僵，有较大溃疡，周围的充盈缺损及黏膜破坏不如食管癌明显。胃镜检查可确定诊断。

（二）胃食管反流病

胃食管反流病是指胃十二指肠内容物异常反流至食管而引起的慢性症状和（或）组织损伤，临床症状主要表现为反酸、胃灼热、吞咽疼痛或吞咽困难。内镜检查可以有黏膜炎症、糜烂或溃疡，有并发症时可以出现食管狭窄，但没有肿瘤证据。

（三）贲门失弛缓症

贲门失弛缓症是一种原因不明的以下食管括约肌松弛障碍和食管体部无蠕动为主要特征的原发性食管动力紊乱性疾病，临床常见症状为吞咽困难、食物反流以及下段胸骨后不适或疼痛。

X线诊断最重要特征是：下食管括约肌（LES）不随吞咽出现松弛，而呈间歇性开放。远端食管光滑变细如鸟嘴状。狭窄部边缘是对称的、光滑的，食管壁柔软绝无僵硬感。吸入亚硝酸异戊酯或口服、舌下含服硝酸异山梨酯 5~10 mg 可使贲门弛缓，钡剂随即通过。

（四）食管良性狭窄

一般由腐蚀性或反流性食管炎所致，也可因长期留置胃管、食管手术或食管胃手术引起。X线可见食管狭窄、黏膜消失、管壁僵硬、狭窄与正常食管黏膜过渡边缘整齐、无钡影残缺征。内镜检查可确定诊断。

（五）其他

尚需与肺纵隔淋巴结转移、纵隔肿瘤、纵隔淋巴结炎、食管裂孔疝、左心房明显增大、主动脉瘤外压等食管外压改变以及食管平滑肌瘤、食管静脉曲张等疾病相鉴别。癔球症患者多为女性，间有咽部球样异物感，进食时消失，常有精神因素诱发，无器质性食管疾患。

六、食管其他恶性肿瘤

（一）食管腺癌

食管腺癌占食管恶性肿瘤的 0.46%~1.5%，85% 的食管腺癌来自 Barrett 食管，主要症状如吞咽困难等与食管鳞癌相似，预后不良。

（二）食管肉瘤

食管肉瘤占食管恶性肿瘤的 0.1%~0.5%，多发生于老年人，男性多于女性，好发于食管下段。其来源均始于间叶组织，来自纤维细胞的纤维肉瘤最多见，占肉瘤的半数；来自平滑肌细胞的平滑肌肉瘤少见；来自横纹肌细胞的横纹肌肉瘤最罕见。

肉瘤的瘤体多较大，带蒂呈息肉样圆形、卵圆形或结节状。平滑肌肉瘤质地较实，而横纹肌肉瘤和纤维肉瘤较软，表面可有假包膜。一般认为食管肉瘤发生转移晚，对放射线敏感，手术切除率高，目前趋向于综合治疗。

（三）食管恶性黑色素瘤

原发性恶性黑色素瘤起源于食管内的黑色素母细胞。肿瘤绝大部分为有蒂的息肉状、结节状或分叶状，女性较多，多在 50 岁以上。病变一般局限于黏膜下层以上，少数病例肿瘤已侵犯肌层，肿瘤邻近上皮多有增生，基底细胞有黑色素母细胞或黑色素。临床症状主要是吞咽困难和胸骨后疼痛。X线检查可见较大的充盈缺损，肿瘤突入到食管腔内，可发生于食管各段，但多见于食管中段。内镜下肿瘤呈黑色、棕色或灰白色。

组织学检查可见瘤细胞内含特殊染色证实的黑色素颗粒，肿瘤来自相连的鳞状上皮。典型的显微镜下所见为黏膜与黏膜下层之间有不同程度活性的黑色素细胞。

黑色素瘤对 ^{60}Co 和 β 射线的放射治疗有一定的敏感性，手术较易切除，但多数病例手术后 1 年内死亡，平均存活 7.4 个月，个别经术前放疗加手术综合治疗可存活 3 年多，总的预后不佳。

七、治疗

食管癌的治疗有手术、放疗、化疗、内镜下治疗和综合治疗。使用哪种方法应根据病史、病变部位、肿瘤扩展的范围以及患者的全身情况来决定。而本病的根治关键在于对食管癌的早期诊断。

（一）手术治疗

我国食管外科手术切除率已达 80%~90%，早期切除常可达到根治效果。

（二）放射治疗

鳞癌和未分化癌对放疗有效，而腺癌相对不敏感。放疗主要适用于手术难度大的上段食管癌和不能切除的中、下段食管癌。上段食管癌的放疗效果不亚于手术，故放疗作为首选。手术前放疗可使肿瘤体积缩小，提高切除率和存活率。手术中未能完全清除的病灶或病灶附近有残余未清除的淋巴结行术后放疗有益。

（三）化疗

食管癌的化疗敏感性较低，主要是因为食管增殖细胞较少，生长比例小的原因。单独应用化疗效果很差。联合化疗比单药疗效有所提高，但总的化疗现状是不令人满意的。

（四）综合治疗

通常是放疗加化疗，两者可以同时进行或序贯应用，能提高食管癌的局部控制率，减少远处转移，延长生存期。化疗可加强放疗的作用，但严重不良反应发生率较高。

（五）内镜介入治疗

1. 食管早癌的内镜治疗

随着越来越多的早期癌的发现，内镜下黏膜切除（endoscopic mucosal resection，EMR）的应用越来越广泛，可以同时用来进行早期食管癌的诊断及治疗。日本学者在这一方面做的工作较多。与外科手术相比，EMR 治疗效果确切，创伤小，有成为早期食管癌一线治疗方法的趋势。

Yoshida 研究显示，如果适应证选择合适，食管早期癌 EMR 治疗后 5 年生存率与手术效果相当。

Pech 等研究了 EMR 对于食管癌的治疗效果，研究包括 39 例入选者，其中原位癌 10 例，黏膜内癌 19 例，癌变侵犯黏膜下层 10 例。EMR 治疗后，6 例患者发生少量出血，3 例发生食管狭窄，经处理后均改善。原位癌组 5 年生存率为 90%，黏膜内癌为 89%，而癌变侵犯黏膜下层组 5 年生存率为 0。

以上研究证明，EMR 治疗食管原位癌和黏膜内癌是有效的。

Noguchi 等应用 EMR 治疗早期食管癌 113 例，采用日本食管疾病协会制订的标准：M_1 和 M_2 为绝对适应证，M_3 或 SM_1 为相对适应证，在 M_3 或更深浸润癌变中侵入淋巴管和淋巴结转移明显增加。多数学者认为，EMR 治疗早期食管癌的适应证为 M_1 或 M_2 病变，病变累及低于 50% 食管。另有研究报道，M_1、M_2 通过内镜可以治愈，SM_2、SM_3 一般需要外科手术解决。而 M_3 和 SM_1 则根据内镜检查和超声内镜检查结果决定治疗方案。

以上研究提示，应用 EMR 对食管早癌进行治疗是可行的。

（1）适应证：①原位癌，黏膜内癌和重度不典型增生，后者基本上为不易逆转的癌前病灶；②病灶最大直径小于 3 cm，这是相对指征，如果病灶较大，可以同期切除 2 次或更多；③病灶侵及食管周径不超过 2/4，而 2/4～3/4 可作为相对适应证；④最佳部位，病灶位于食管中下段，3～9 点钟方位。但任何部位均可由转动内镜，将病灶调整到容易操作的 6 点钟方位。因黏膜切除术是新兴技术，目前上述适应证还是相对的，随着仪器改进、治疗经验积累，其适应证还会拓宽。

（2）禁忌证：①病变广泛，病灶超过 3 cm 或超过食管周径 3/4 的原位癌和黏膜内癌；②黏膜下浸润癌；③身体一般情况较差和心、肺、肝、肾等重要脏器功能不佳，不能承受内镜下手术操作者；④有食管静脉曲张者；⑤出凝血时间不正常或有出血倾向者。

（3）方法：主要为 EMR 和内镜下黏膜剥脱术（ESD）。

2. 进展期食管癌内镜下治疗

（1）单纯扩张：方法简单，但作用时间短且需要反复扩张；对病变广泛者常无法应用。在内支架术出现后，已经很少单独应用。

（2）食管内支架置放术：是治疗食管癌性狭窄的一种姑息治疗，可以较长时间地缓解梗阻，改善患者的生活质量。目前，已经出现覆膜内支架和防反流支架，可以使用于胃食管连接处肿瘤所致的狭窄。

①适应证：食管的恶性梗阻，患者已无手术机会；食管气管瘘是应用带膜支架的适应证；放疗引起的食管狭窄及食管肿瘤复发。

②禁忌证：穿孔引起的腹膜炎或张力性气腹；多发的食管狭窄，1～2 枚支架不能完全覆盖的；腹膜肿物是相对禁忌证。

③放置技术：a. 位置。食管中段狭窄对于支架放置来说最为适合，由于抗反流支架的出现，在胃食

管结合部的狭窄部位放置支架逐渐增多，食管上段狭窄放置支架比较困难。b. 长度。支架的上下端应该超出病变各 2.5 cm，以防止肿瘤长入引起支架再狭窄。c. 放置前食管扩张。如果管腔严重狭窄，有必要在支架放置前进行扩张治疗，并标记病变的范围。d. 放置安全导丝。应在 X 线监视下进行，导丝远端应至少在狭窄远端 20 cm 处。e. 支架选择及释放。支架长度应长于病变长度 3~4 cm，支架放置前撤出内镜，将支架释放装置沿导丝推进并释放支架。支架释放完后应常规摄 X 线胸片了解支架位置、展开程度及有无相应的并发症。

（3）内镜下消融术：最常用的是 Nd-YAG 激光，适用于外生型或息肉型肿瘤，并且病灶位于食管中段和下段的直线段，最好是小于 5 cm 的肿瘤。多次内镜激光治疗可以减小腔内肿瘤的大小而改善吞咽困难症状。

（4）光动力治疗：是一种新的实验性治疗，用于治疗局部食管癌闭塞。给患者注射一种光敏感化学物，它可以被良好地存留在肿瘤组织内。在内镜引导下，与可调的氩-汞染料激光相连的分散纤维被置于邻近肿瘤的部位。激光激活放射出有合适波长的冷光，可以造成敏感肿瘤的选择性坏死。

（六）分子靶向治疗

常用于治疗食管癌的分子靶向药物主要有：① C225，是抗表皮生长因子受体的单克隆抗体；② Ge-fitinib（lressa，依瑞沙）和 erlotinib（Tarceva，特罗凯），均为酪氨酸激酶抑制剂；③ 贝伐单抗；④ Cox-2 抑制剂，Cox 是花生四烯酸生物合成前列腺素的限速酶，催化产生 PG 参与抗体多种生理及病理过程。

八、预后

食管癌的总预后不佳。分期越早的肿瘤患者生存期越长，T_1 或 T_2 的患者和没有淋巴结侵犯的患者，5 年生存率超过 40%；T_3、T_4 的患者，5 年生存率低于 15%。因此，术前分期对于指导治疗是必要的，并可以提示预后。0 期、Ⅰ 期和 Ⅱ 期的肿瘤被认为是可切除治愈的，5 年生存率分别可以达到或超过 85%、50%、40%。Ⅲ 期患者的肿瘤很少可以切除治愈，而大多数医师认为 Ⅳ 期肿瘤是不可切除和治疗的。

有无淋巴结侵犯对预后也有显著影响：N_0 期患者的 5 年生存率可以超过 70%，而 N_1 期患者则接近 40%，与 T 分期无关。一般来说，食管癌位于食管上段，病变长度超过 5 cm，已经侵犯食管肌层，癌细胞分化程度差及已有转移者，预后不良。

九、预防

食管癌一旦诊断，除早癌外，预后很差，所以预防食管癌的发生非常关键，应从以下几个方面着手。

（1）研究食管癌的诱发因素，并尽最大努力剔除，比如提高高发区群众生活水平，减少腌制品的摄入，开展大规模的戒烟运动，戒酒等。

（2）在高发区进行食管癌的普查，在普通人群中进行高危个体的筛查，积极推广色素内镜技术，提高早癌以及癌前疾病的发现率，并尽早治疗，减少癌的发生。

（3）研究并开展食管癌的化学预防，试验性应用 COX-2 抑制药、营养干预、中药等，减少食管癌的发生。

（谢锐文）

第七章　胸部损伤

第一节　肋骨骨折

肋骨骨折是最常见的胸外伤之一，无论在开放性损伤还是在闭合性损伤中均多见。

胸壁每侧各有12根肋骨。肋骨骨折多是为单根单处，也可为多根单处骨折。在较严重的外伤中可见多根多处肋骨骨折，产生胸壁局部软化区，导致患者出现反常呼吸活动，即软化区胸壁在吸气时内陷、呼气时外突的现象，又称连枷胸（flail chest），可引起呼吸、循环系统功能的严重紊乱。

幼童时期肋骨富有弹性，不易折断。成年期后，肋骨渐失弹性，遭暴力时容易折断。老年人由于骨质疏松，遇外力作用时肋骨最易折断，有时即便轻微作用如咳嗽、打喷嚏也可引起肋骨骨折。

一、病因和病理

肋骨骨折主要由钝性暴力直接作用所致。暴力作用可使骨折发生在肋骨的任何部位；胸廓受挤压时，使肋骨中段过度向外弯曲而产生的骨折称为间接暴力引起的肋骨骨折（图7-1）。

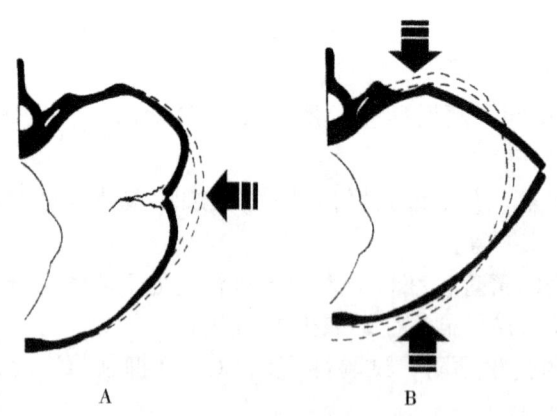

图7-1　引致肋骨骨折的暴力
A.直接暴力，常伴有肺组织创伤；B.间接暴力

第1～4肋骨较短，又受到锁骨和肩胛骨的保护；第11、12肋骨前端游离，活动度较好，因而在创伤中很少发生骨折。一旦第1肋骨发生骨折则说明承受的暴力较强，必须注意是否伴有锁骨骨折、锁骨下动静脉及臂丛神经等的损伤，并应警惕胸内脏器是否也受到损伤，应详细检查明确创伤造成的伤害范围。当第11、12肋骨骨折时，应注意肝脾是否损伤。肋骨骨折最常发生在第5～10肋骨。按肋骨折断的根数和折断的处数，可将肋骨骨折分为单根单处骨折或多处骨折、多根肋骨每根仅单处骨折或多根多处

骨折。肋骨骨折断端可刺破胸膜和肺组织引起气胸、血胸、皮下气肿、咯血等，损伤肋间血管引起血胸。肋骨骨折引起的局部疼痛，可使呼吸活动受限、呼吸道分泌物潴留，引起肺不张和肺部感染等并发症。

单根或多根肋骨单处骨折后，由于肋间肌的固定作用，骨折处一般很少移位，骨折本身对呼吸活动影响不大。多根肋骨多处骨折常由强大暴力所致，如挤压、碾压、高处坠落等，常伴有其他脏器的严重创伤。两根以上肋骨多处骨折时，骨折区的肋骨前后端失去骨性连接和支撑，产生胸壁局部软化区，引起反常呼吸活动（连枷胸）。如果软化区范围较广，产生呼吸运动时两侧胸膜腔内的压力严重失衡，无效通气量增加（图7-2），同时影响排痰，引起二氧化碳潴留和缺氧；产生纵隔左右摆动，影响静脉回流和血压稳定。连枷胸面积越广，对呼吸、循环造成的影响越大，甚至可引起呼吸、循环功能衰竭。

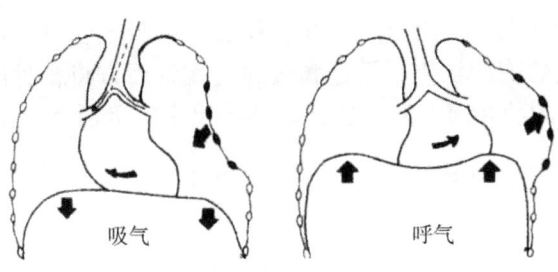

图7-2　胸壁软化引起的反常呼吸运动

吸气时软化区下陷，纵隔推向健侧，部分气体从伤侧肺进入健侧肺；呼气时软化区外凸，纵隔向伤侧移位，部分气体从健侧肺进入伤侧肺。

肋骨骨折由于断端常无明显移位，骨折后2～3周即可通过骨痂形成而逐渐愈合，即使断端对位不良，愈合后亦不影响胸廓的正常呼吸活动。

二、临床表现

肋骨骨折者均有局部疼痛，活动或深呼吸、咳嗽时加剧。如骨折断端刺破胸膜和肺组织致痰中带血或咯血。并发气胸者如胸膜腔内积气量较多，可引起呼吸困难。如多根多处肋骨骨折（连枷胸）时，上述症状可更明显，甚至出现休克。体格检查在骨折区或承受暴力的部位可见有软组织挫伤。触诊时在骨折部位有明显压痛、可有骨擦感，双手挤压前后胸廓时，可引起骨折处疼痛。并发气胸者患侧胸部叩诊呈鼓音，呼吸音减弱。有时胸壁可出现皮下气肿，触诊时可有捻发感。范围较大的连枷胸，可见到骨折区胸壁塌陷和反常呼吸活动现象。

三、诊断

肋骨骨折的诊断一般比较容易，结合胸部创伤史和临床表现，X线检查可显示肋骨骨折的部位和范围，并可看到有无气胸、血胸，是否并发肺部挫伤等，但X线不能显示肋骨与肋软骨连接处的骨折和肋软骨骨折。因此，X线检查未见肋骨异常者并不能完全排除肋骨骨折存在的可能。

临床上可见有些肋骨骨折并发血胸的患者，初诊时X线检查显示积血量很少，但数日后复查会发现胸膜腔较多积液，因此随访很有必要。

四、治疗

肋骨骨折一般均能自行愈合，即使断端对位不良，愈合后也不影响胸廓的呼吸功能。因此对单根或数根肋骨单处骨折，治疗的目的是减轻疼痛症状，使患者能进行正常呼吸活动和有效排痰，防止呼吸道分泌物潴留所致的肺不张、肺炎等并发症，对老年患者尤为重要。根据疼痛症状的程度可选用不同的镇痛剂，一般以口服或局部用药为主，辅以胸带包扎、相对限制局部活动等，较严重的可予以肌内注射镇痛剂或肋间神经封闭。肋间神经封闭的范围应包括骨折区所有的肋间神经和骨折区上下各两根肋间神经，每根肋间神经在脊椎旁注入1%～2%普鲁卡因或2%利多卡因3～5 mL。必要时数小时后重复，可连续封闭数天以维持疗效。鼓励患者咳嗽、咳痰、起床活动,是防止肺部并发症的重要措施。

多根多处肋骨骨折者应做详细检查以排除胸腔内其他脏器是否也受到损伤,并按伤情及早给予相应处理。产生明显或范围较大的反常呼吸运动,影响呼吸功能者,需采取下列方法治疗。

1. 敷料固定包扎

用厚敷料或沙袋压迫覆盖胸壁软化区并固定包扎,可限制软化区胸壁的反常活动。

2. 胸壁外固定术

在麻醉下用手术巾钳夹住游离段肋骨或用不锈钢丝绕过肋骨将软化区胸壁提起,固定于胸壁支架上,可消除胸壁的反常呼吸活动。

3. 胸壁内固定术

切开胸壁软组织显露骨折断端后,用金属缝线或钛板、可吸收肋骨钉连接固定每一处骨折的肋骨。双侧多根肋骨骨折产生的严重的胸壁软化可用金属板通过胸骨后方将胸骨向前方拉起,再将金属板的两端分别固定于左、右两侧胸廓的肋骨前方的方法,以消除反常呼吸活动(图7-3)。

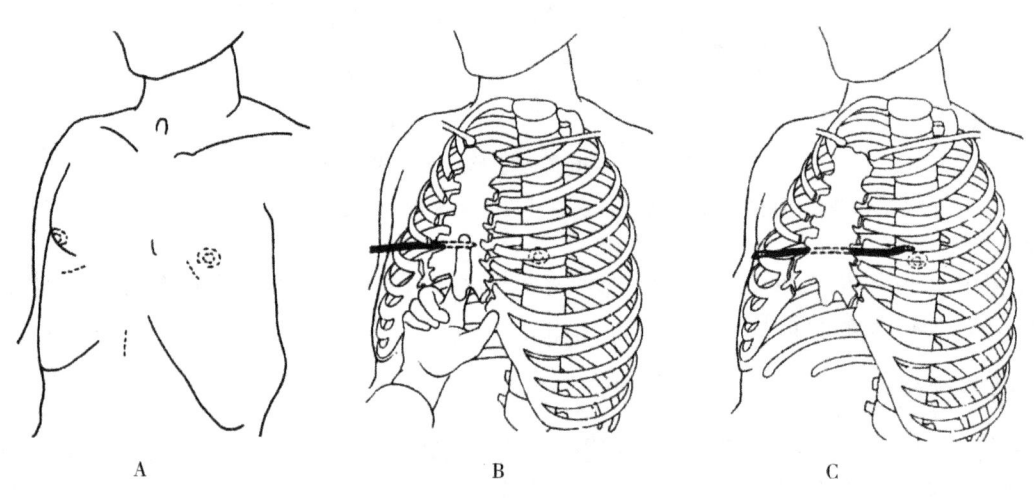

图7-3 用金属板固定双侧前胸壁软化
A. 切口;B. 置放金属板;C. 金属板固定后

4. 呼吸机辅助法

重症患者经口、鼻气管插管或气管切开于气管内置管连接呼吸机后做持续或间断正压通气,这种强制方法可减轻反常呼吸活动,便于呼吸道分泌物清除,并能保证通气,利于抢救。待患者病情稳定、胸壁相对固定后,可逐渐停止呼吸机治疗。

开放性肋骨骨折:无论单根或多根肋骨开放性骨折,均应尽早施行清创术,摘除游离的断骨碎片,剪去尖锐的骨折断端,以免刺伤周围组织;肋间血管损伤者,应予以缝扎止血。骨折根数不多者不需要固定断端,多根多处骨折则需行内固定术。胸膜破损者宜放置肋间引流管,然后分层缝合创口。术后宜用抗生素。

(陈国标)

第二节 胸骨骨折

一、病因和病理

胸骨骨折很少见,在胸外伤中所占比例不到5%,但在连枷胸患者中发生率可高达16%。其大多由强暴力所致,往往伴有多根肋骨骨折,产生胸廓反常呼吸活动,影响呼吸、循环功能,多数患者还伴有胸内脏器损伤或胸椎骨折,应严加注意。

二、临床表现和诊断

骨折后下段胸骨可向前或向后移位，局部剧烈疼痛伴皮下血肿和畸形，触诊常能查到骨折部位明显压痛。侧位或斜位X线胸片可明确诊断。

三、治疗

胸骨骨折的治疗重点应放在处理胸内脏器的并发伤上，对位良好的胸骨骨折一般不需要手术。对于有明显移位的骨折，鉴于这部分患者往往伴有连枷胸或胸内脏器损伤，故多主张在剖胸探查时予以一并处理，骨折部位予复位后用钢丝或金属板做内固定。

单纯胸骨横断骨折伴有移位者，可行闭式复位。复位的方法是取仰卧位，两臂抬起，持续垫高背部使脊柱过度伸展，并在骨折移位区逐步加压使之复位。闭式复位成功后大多数患者于1个月后骨折即可逐步愈合。闭式复位失败者则需行手术复位。

（陈国标）

第三节　创伤性气胸

正常胸膜腔是不含气体的间隙，其间的压力低于大气压而呈负压。胸部创伤累及胸膜、肺或气管，使空气经胸壁或肺及气管的破口进入胸膜腔，称为创伤性气胸。食管破裂亦可为引起气胸的原因；许多医源性损伤，如锁骨下静脉穿刺、人工呼吸、胸外心脏按压、肺穿刺活检，甚至针刺治疗等均有可能引起气胸。根据创伤开放性或闭合性，以及胸膜腔内压力的改变，气胸分为闭合性、开放性及张力性气胸三大类。

一、闭合性气胸

（一）病因

多见于胸部闭合伤，空气经肺裂伤的破口或胸壁小的创口进入胸膜腔，由于破口迅速闭合，气体不再增多，胸膜腔的压力仍然低于大气压。

（二）病理生理

小量气胸多无呼吸困难，大量气胸可引起肺萎陷，除因呼吸面积减少外，肺萎陷后可导致肺内由右向左分流，也是造成患者缺氧的重要原因。但由于萎陷肺内血管阻力增加，血流也明显减少，如健侧肺功能基本正常，所造成的缺氧仍可代偿。

（三）临床表现及诊断

临床表现主要取决于肺受压萎陷的程度及伤员伤前肺功能的情况。小量气胸指肺萎陷在30%以下，患者可无明显的呼吸与循环功能障碍。中量气胸指肺萎陷在30%~50%，超过50%则为大量气胸。中量或大量气胸最常出现的症状是胸痛及气急，检查时气管微向健侧移位，伤侧胸部叩诊呈鼓音，呼吸音明显减弱或消失。少数患者可出现皮下气肿。X线胸部检查是诊断闭合性气胸的重要手段。中量或大量气胸多无困难，但小量气胸容易漏诊，若伤情允许，立位后前位摄片，能清楚地显示气胸的程度。

（四）治疗

小量闭合性气胸一般无须特殊治疗，胸腔内气体可逐渐吸收，萎陷肺随之复张，胸膜腔的压力亦逐渐恢复正常。中量或大量闭合性气胸应特别注意，警惕张力性气胸的发生，采用胸腔穿刺抽气治疗或放置胸腔闭式引流。但多数主张放置胸腔闭式引流，即可迅速使肺复张，改善患者缺氧症状，避免可能发生张力性气胸的危险。Kirsh等提出胸腔闭式引流的适应证有：①中量到大量气胸；②无论气胸多少，只要有呼吸困难者；③非手术治疗中气胸增加者；④胸腔闭式引流拔出后气胸复发者；⑤需用机械辅助通气者；⑥需行全身麻醉者；⑦并发有血胸者；⑧双侧气胸；⑨张力性气胸。

肺复张后有可能发生患侧肺的复张性肺水肿。并发症的发生机制可能是由于肺的长期萎陷、缺氧等使得萎陷肺泡壁的渗透性改变，肺泡表面活性物质丧失，引流时强烈的胸腔内负压可使患侧肺毛细血管压力及血流增加，从而促使发生间质性肺水肿。这种并发症多见于自发性气胸，而创伤性气胸由于得到及时处理，早期肺就得到复张，故甚少见，但仍应注意。

二、开放性气胸

开放性气胸见图 7-4。

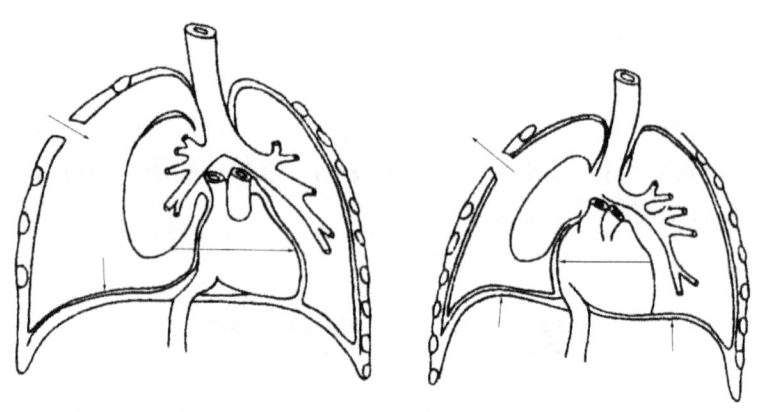

图 7-4　开放性气胸

（一）病因

这种气胸主要是由火器或锐器暴力致伤，胸壁伤口穿破胸膜，外界空气进入胸膜腔，空气可随呼吸自由出入胸膜腔，引起一系列严重的病理生理变化，使患者的呼吸与循环功能迅速发生严重的紊乱。

（二）病理生理

当胸腔有一较大伤口与外界相通时，由于胸膜腔内变为大气压，使肺完全压缩，两侧胸腔压力不平衡，纵隔不稳定并呈摆动状态。当吸气时，由于对侧胸膜腔的负压，使纵隔向健侧移位，健侧肺也受到一定压缩，严重影响通气功能。当呼气时，纵隔则向反方向移位，这种纵隔移动称之为纵隔摆动。纵隔摆动引起心脏大血管时而移位，影响静脉血回流，可导致循环功能紊乱。纵隔摆动刺激纵隔及肺门神经丛，可加重或引起休克。残气的对流（亦称气摆动），加重了缺氧。吸气时将伤侧肺内的残气亦吸入健侧肺内，呼气时健肺从气管排出部分残气的同时，也有不少残气被送入伤侧肺内，造成残气在两肺间来回流动。这部分残气二氧化碳含量高，影响气体交换，加重了缺氧。

（三）临床表现及诊断

患者表现有烦躁不安、呼吸严重困难、脉搏细弱而频数、血压下降等。胸部贯穿伤在呼吸时有空气进出伤口的响声，伤侧呼吸音消失或减低。

（四）治疗

所有开放性气胸患者，均有可能危及生命，一经发现，必须紧急处理。

（1）立即封闭胸腔伤口，如用纱布填塞伤口，再用胶布固定以使开放性气胸转变为闭合性气胸。但必须防止有张力性气胸的危险。

（2）立即气管插管进行机械呼吸，在严重损伤时这是最好的治疗方法。在呼吸循环功能紊乱尚未得到纠正或稳定之前，如无其他需要紧急手术的适应证，清创手术在气管插管麻醉下施行，能仔细检查伤口，置入胸腔闭式引流，再关闭胸腔。气管插管麻醉能立即消除纵隔摆动，使肺复张。

（3）应用抗生素防治感染。

三、张力性气胸

闭合性或穿透性损伤均可引起张力性气胸，见图 7-5。

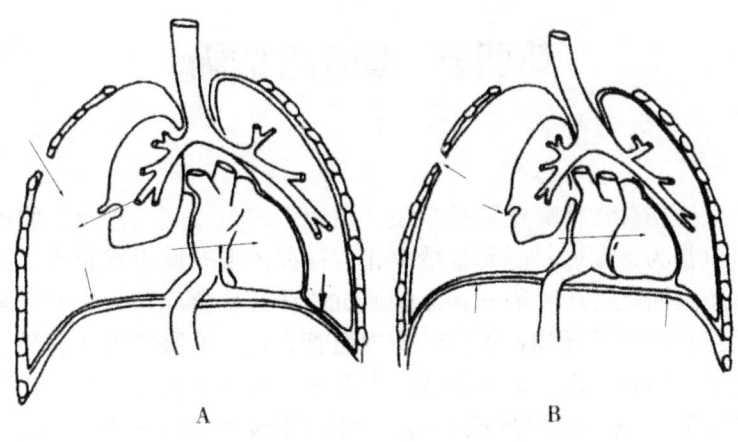

图7-5 张力性气胸

(一)病理生理

肺或支气管,常因很小的损伤,由于裂伤的创口呈单相活瓣,当吸气时空气推开活瓣进入胸腔。呼气时活瓣闭合,因而随呼吸使空气源源进入胸腔,胸腔内压力不断增加,肺组织被完全压缩,并将纵隔推向健侧,使健侧肺亦受挤压,呼吸通气面积减少,但血流仍灌流不张的肺泡所产生的分流,可引起严重呼吸功能障碍、低氧血症。这时,由于胸内正压使静脉回心血量减少,另外纵隔移位使心脏大血管扭曲,将迅速导致呼吸与循环功能衰竭。

(二)临床表现及诊断

临床诊断一般较容易,伤侧胸壁饱满,肋间隙变平,患者呼吸活动减弱,气管向对侧移位,使空气吸入受阻。叩诊呈鼓音,呼吸音减低或消失。如患者躁动不安、大汗淋漓、高度呼吸困难、发绀、所有胸颈呼吸肌均参与剧烈动作、脉快而细弱、血压下降并常伴有纵隔及皮下气肿。一旦出现上述症状应立即处理,不应拖延或拍摄胸部X线片,若因张力性气胸已出现血压下降,则数分钟后心跳将停止。

注意在应用机械呼吸时可并发张力性气胸。当潮气量正常,而通气压增加伴有中心静脉压升高时,表示存在张力性气胸。

有以下两种情况可使诊断困难。

(1)在严重肺损伤出现严重肺水肿,或已有纤维化者,肺将无法被压缩,因此,即使出现张力性气胸,仍能闻及呼吸音。

(2)若已有胸膜粘连,仅可产生局限性张力性气胸,这时几乎无法从临床做出诊断。胸部X线片见整侧肺压缩,纵隔向对侧移位,横膈平坦圆顶消失。在这种病例中,纵隔移位是重要的诊断依据。

(三)治疗

正确的治疗是立即减压,可先放置胸腔闭式引流管,使大量气体得以逸出。如一时无胸腔引流管,则可在第2或第3肋间锁骨中线,用粗针穿入排气减压使张力性气胸转变为单纯性气胸。可于穿刺针尾端拴一橡胶指套,其顶部剪一小口,制成活瓣排气。或可将静脉输液用的乳胶管取下,下端放入100～200 mL盐水输液瓶内,并于瓶口用胶布固定,以防滑出。

患者经急救处理,一般情况有所改善。应于局麻下在锁骨中线第2或第3肋间隙插管,做胸腔闭式引流。漏气停止及肺充分膨胀后24～48 h即可拔管。如胸腔闭式引流有重度漏气,呼吸困难改善不显著,肺未能复张,疑有严重的肺裂伤或支气管断裂时,应行开胸探查,修复漏气的破裂口。

有学者指出,即使临床判断有错误,或置入胸腔闭式引流管后未发现张力性气胸,亦无特殊妨碍。反之,如张力性气胸被误诊或延误治疗,则多导致致命的后果。

(陈国标)

第四节 创伤性血胸

一、病因病理

肋骨骨折及其他胸壁损伤，常伴有壁胸膜撕裂，出血多来自肋间动静脉和胸廓内动静脉，其来源于体循环，压力较高，出血常为持续性，不易自然停止，往往需要开胸手术止血。肺组织破裂出血。因肺动脉压明显低于体循环压，而且受压萎陷的肺血管通过的循环血量比正常时明显减少，因而肺实质破裂的出血可在短期内自然停止。需行开胸者不多。胸内血管损伤，心脏或大血管出血，包括主动脉及其分支，上、下腔静脉和肺动、静脉出血。量多而猛，大多数患者死于现场，少数得以救治。以上都可产生血胸。但脊柱骨折，尤其 $T_{4～6}$ 骨折亦可形成血胸，常在损伤数天后才引起注意。

血胸除局部影响外（如对肺的压迫，使纵隔移位），使健侧肺也受压，并影响腔静脉回流。还有失血问题，应注意到胸膜腔能容纳 6 L 血液，所以，胸膜腔出血本身不会产生填塞止血作用。当胸腔内迅速积聚大量血液，超过肺、心包和膈肌运动所起的去纤维蛋白作用时，胸腔内积血发生凝固，形成凝固性血胸（coagulating hemothorax）。凝血块机化后形成纤维板。限制肺与胸廓活动，损害呼吸功能。

二、诊断

大量血胸可使呼吸音减弱，叩诊呈浊音，但少量血胸在临床上很难被发现。当积血量少于 200 mL 时，胸部 X 线片很难做出诊断，尤其卧位时更难，如是少量出血，在临床上无重要性。在较严重的血胸，如患者取卧位摄片，则不能见到典型的沿胸壁倾斜的胸腔积液现象，仅见损伤侧胸腔呈云雾状增深甚至完全不透光，严重血胸可使纵隔向对侧移位。大量血胸产生失血性休克外，大量积血压迫肺使肺萎陷而引起呼吸、循环功能障碍。

胸部 X 线摄片有助于诊断，超声波检查可看到积血的多少，对穿刺部位的选择定位（特别是小量血胸时）均有帮助。若胸腔经穿刺抽出积血即可确诊血胸，但在凝固性血胸时则不易抽出，或抽出的量很少。胸部 CT 检查能帮助进一步明确诊断。

对于早期血胸患者，除明确诊断外，还必须判别胸腔内出血是否停止，有以下情况时应考虑出血仍在继续：

（1）脉搏加快、血压下降，经输血、补液等抗休克措施不见好转，或情况暂时好转不久又恶化。
（2）血红蛋白和红细胞进行性持续下降。
（3）放置胸腔闭式引流，每小时引流血量超过 200 mL，持续 3 h 以上，流出血液色偏红。

三、治疗

血胸的复苏治疗，恢复血容量和对活动性出血进行止血，及早清除胸膜腔内积血，防治感染；对极少量血胸，仅呈肋膈角变钝者并不需进行治疗，但须严密观察。

对少量血胸可做胸膜腔穿刺，必要时可重复进行；而多数患者有较大量的血胸，则首先应选择放置胸腔闭式引流。

治疗目的和要求：
（1）尽量排净胸腔内的积血，应在损伤后早期血液未凝固或未纤维化前进行。
（2）使被胸腔积血所压缩的肺得到复张。
（3）肺表面或胸壁的中等量出血时治疗的目的在于使肺膨胀紧贴壁层胸膜而起到压迫止血的效果。
（4）估计失血量：在腋中线第 7 肋间插入一较大的胸腔闭式引流管，负压吸引。对同时伴有气胸患者须放置两根胸腔闭式引流管。当置入胸腔闭式引流管后，见有大量积血排出，不一定表示在引流时仍在出血，大多数病例当积血排净后，出血多能逐渐停止。如因胸腔内出血造成休克经大量输血后仍无法纠正休克者，或疑有大血管或心脏损伤者，或有持续大量出血者应立即剖胸探查。尚有将初次胸腔穿刺或闭式引流积血超过 1 000 mL，列为紧急开胸的指征之一。但多数认为，初次胸腔穿刺或闭式引流积血较多，要提高对胸腔大出血的警惕性；我们认为，更主要的是根据伤员的具体情况来判断是否有活动性出血。

如血液已凝固无法经胸导管排出，凝固性血胸的病理改变结果是形成纤维胸。因此，及早有效的胸腔闭式引流是预防纤维胸的最好措施。

当大量血胸无法引流时，即有手术取出凝血块的指征，或施行肺胸膜剥离术，这多应用于一侧胸腔的一半或一半以上已有密度增深阴影的患者。

手术应在损伤后 1 周至多不超 2 周内施行。在这时期胸腔镜下，可顺利完成凝血块清除术。凝血块与肺组织粘连疏松，很容易分离，若凝血块已有机化，则可用纱布拭子帮助剥离。术后胸腔闭式引流时间应适当延长。

（陈国标）

第五节　创伤性窒息

创伤性窒息是一种较为少见的源于胸部、上腹部受到剧烈压迫后的综合征，常常并发有胸部、中枢神经系统、眼部及肝、脾脏器的损伤，发生于车祸、战争、恐怖袭击、工厂或农场的意外伤害、自然灾害、房屋坍塌、故意伤害等。

一、概述

创伤性窒息（traumatic asphyxia）即 Perte 综合征，是瞬间或严重的钝性暴力作用于胸部和（或）上腹部所致的上半身广泛皮肤、黏膜、末梢毛细血管扩张、淤血及出血性损害。当胸部与上腹部受到暴力挤压，同时患者由于恐惧反应声门紧闭来抵抗来自胸壁的压力，从而导致胸膜腔内压骤然剧增，右心房血液经无静脉瓣的上腔静脉系统逆流，造成末梢静脉及毛细血管过度充盈扩张并破裂出血。该症状首次由 Tardieu 在 1866 年描述。

二、临床表现

表现为面、颈、上胸部皮肤出现针尖大小的紫蓝色瘀斑、水肿，颈部、口唇发绀，颜色可为蓝红色到蓝黑色之间，以面部与眶部最为明显。口腔、球结膜、鼻黏膜瘀斑，甚至出血。视网膜或视神经水肿或出血可产生暂时性或永久性视觉障碍。鼓膜破裂可致外耳道出血、耳鸣，甚至听觉障碍。

三、辅助检查

1. 胸部 X 线检查

可显示肋骨、胸骨骨折、气胸、血胸。

伤后多数患者有暂时性意识障碍、烦躁不安、头晕、谵妄，甚至四肢痉挛抽搐，瞳孔可扩大或极度缩小，上述表现与脑内轻微点状出血和脑水肿有关。若有颅内静脉破裂，患者可发生昏迷或死亡。

患者下肢无临床表现的原因是下肢静脉系统存在静脉瓣，静脉压力相对较高；另外，气道压力增高会压迫下腔静脉从而保护身体的下半部分。

2. 并发伤

创伤性窒息患者最常见的并发伤是胸壁软组织挫伤、胸骨骨折、锁骨骨折、多发肋骨骨折、血胸、气胸及肺挫伤。若暴力力量大，作用时间长，则会导致肝、脾破裂，意识障碍、昏迷，眼球突出，视网膜出血，甚至失明。

3. CT

胸部 CT 可见肋骨骨折、胸骨骨折、气胸、血胸；头颅：脑水肿，脑出血；腹部：肝、脾破裂。

4. 实验室检查

肌酸激酶（CK）、乳酸脱氢酶（LDH）、天冬氨酸转氨酶（AST）、丙氨酸转氨酶（ALT）水平升高。

5. 动脉血气分析监测

分析是否存在呼吸衰竭，有无顽固性低氧血症和二氧化碳潴留，指导是否需要气管插管呼吸机支持治疗。

四、诊断及鉴别诊断

依据典型的临床症状和体征，常常可以迅速做出诊断，但在临床工作中要特别注意的是，在考虑到创伤性窒息后应该立刻推测并通过客观辅助检查证实暴力所致的胸腔、颅内及腹腔内气管的损伤程度。视觉障碍常提示视网膜出血或水肿，前者往往是永久性的失明，而后者则是暂时性的损伤。约有 1/3 的患者损伤时伴有意识障碍，应通过头颅 CT 检查明确有无颅内出血，一般而言，创伤性窒息所致的中枢神经系统症状往往在 24～48 h 缓解，若能长期、生存后遗症较为罕见；极少部分患者伴有颅内出血，其原因为颅内静脉窦有吸震的特性，当吸收剧烈震动时会破裂出血。

五、治疗

创伤性窒息临床变现颇为明显，但病程往往是自限性的，其所致的出血点及瘀斑一般于 2～3 周自行吸收消退。治疗措施包括：迅速解除胸部及上腹部的压迫，头侧抬高 30°，吸氧；动脉血气分析提示顽固性的低氧血症或二氧化碳潴留时需要迅速给予支持治疗；气管插管，呼吸机辅助呼吸；重新建立良好的氧合和血流灌注后，患者预后一般较好。值得注意的是，有些伤员在压力移除后可发生心搏呼吸停止，应做好充分抢救准备。一般患者在严密观察下对症处理，有并发症者应针对具体伤情给予积极处理。

患者预后取决于原始肺功能状态和承受压力大小，持续时间的长短以及并发有无并发伤。长时间的压迫会导致大脑缺氧产生神经系统后遗症。

六、总结

创伤性窒息有着典型的临床症状和体征、明确的受伤原因，病理机制较为明确，在提供基础治疗之后预后相对较好。对于胸腹部外伤的患者，若观察到有头、面、颈部皮肤发绀，出现瘀点、瘀斑，口腔、球结膜、鼻腔黏膜淤血或出血时，应考虑创伤性窒息，同时完善颈静脉回流系统包括颅内大脑、面颅内器官（眼、耳、鼻）及喉部的详细检查，做出相应正确的处理。

预防创伤性窒息发生的措施包括系好安全带，鼓励在工厂或农场机械操作室内使用附加的固定装置，同时配有助手配合、监督安全操作，制定严格的安全操作规程，教育 5 岁以下儿童的父母注意较重家具的摆放和加固。

（陈国标）

第六节 气管、支气管损伤

气管、支气管损伤可单独发生或并发有其他脏器的损伤，患者常出现严重的呼吸循环功能紊乱，病情重，死亡率高。美国国家安全局 1983 年发布的一份报告显示，钝性损伤死亡患者中 25% 死于胸部损伤，但由于 80% 的气管、支气管损伤患者在送达医院前已死亡，因而有关损伤致气管、支气管受损的确切发生率尚无准确报道。Kirsh 等在复习 1 178 例尸检报告发现证实气管、支气管破裂患者仅 33 例（2.8%），81% 患者到达医院前已死亡。因此，早期诊断与急救，及时正确的手术治疗常能挽救伤员的生命，避免肺功能的丧失及其他并发症的发生。晚期病例亦应争取施行气管、支气管吻合重建，不张的肺常能恢复膨胀，肺功能得到恢复。

最早涉及气管损伤是 1871 年由 Seu vre 发表的报道，他描述了一位因四轮车压过胸部的 74 岁女性尸检中发现右主支气管撕脱伤。1931 年 Nissen 报道一例 12 岁女孩因左主支气管损伤后狭窄行全肺切除获得成功。1949 年 Griffth 报告一例左主支气管损伤后行狭窄段袖状切除对端吻合取得成功。

一、气管、支气管穿透伤

（一）病因

气管、支气管穿透伤一般病因明确，可由来自管腔外和管腔内的锐性暴力所引起。

腔外型暴力如锐物刺伤、火器伤、刀剑劈刺或切割伤等均可导致开放性气管、支气管破裂。此类创伤大多同时并发颈胸部大血管、神经、心脏、主动脉、食管和其他邻近脏器的损伤，损伤后可发生窒息和大出血死亡等严重后果，也可因病情处理不当，致瘢痕收缩形成呼吸道狭窄等不良后果。

腔内型暴力是由于气管、支气管内锐性异物，如义齿、钉子、扣针、螺丝动物类骨质等刺破管壁。此外，医源性损伤如气管镜检查、麻醉插管、气管切开时穿破管壁。

（二）临床表现

最常见的症状是出现明显的纵隔及皮下气肿，并且迅速向颈、肩、胸腹壁等处扩展。患者有不同程度的呼吸困难、发绀、咳嗽、咯血等表现，吸氧后呼吸困难常无缓解。创伤严重及大出血者常有休克及昏迷表现。颈部气管损伤还可有吞咽困难、声音嘶哑等表现，检查可发现颈部伤口随呼吸运动有空气进出伤口而发出吸吮声。

胸内气管损伤与胸膜腔相通者主要表现为严重的张力性气胸，伤员呼吸极度困难，剧咳、痰中带血或咯血，严重者有发绀并呈现休克状态，体检可见伤侧胸廓饱满，呼吸运动消失，扣诊回响增强，呼吸音消失，气管向对侧移位，纵隔移位，胸腔引流有持续大量的漏气。如气管、支气管损伤与胸膜腔不相通，多见于较小的裂伤，临床可出现无痰性干咳、迟发性皮下气肿，除后期出现肺不张和肺炎外，症状体征较轻。后期患者有肺不张体征，患侧胸廓平坦，呼吸运动减弱或消失，扣诊呈实变，呼吸音消失，气管向伤侧移位。

腔外型暴力所致气管、支气管损伤多伴有其他脏器损伤，如胸段气管或主支气管损伤常伴有主动脉及食管损伤；2～4级支气管损伤常伴有心脏等损伤，此类患者病情常较颈部穿通伤更为严重，除纵隔及皮下气肿、呼吸困难及咯血外，一般均有开放性或张力性气胸以及肋骨骨折、肺脏破裂、血胸等，引起严重的呼吸及循环障碍，如不及时抢救，死亡率极高。腔内型创伤可出现气道大出血症状。

（三）辅助诊断

1. X线检查

多数病例通过X线检查，结合病史及临床表现，可以做出确诊。早期X线表现多数为张力性气胸、纵隔积气增宽、皮下及软组织积气。一侧主支气管完全断裂，由于失去支气管的支持，受到气胸的压迫，肺萎陷不张并向心隔区坠落，形成肺下垂征，是气管、支气管断裂的特征性表现。部分患者可见肋骨骨折和血气胸表现。

延期患者的X线表现除显示一侧肺不张外也可看到支气管的不连续阴影，或支气管断端阴影。支气管断层或高电压拍片可清楚地显示支气管狭窄及中断现象。部分患者可做支气管造影，以进一步了解支气管盲端距隆突的位置和距离，为制定手术方案提供参考。

2. 纤维支气管镜检查

此检查对早期诊断和定位、了解损伤程度有重要的临床价值。不仅可直视受伤支气管腔内情况，还可做选择性支气管造影。对晚期患者的支气管检查不仅可明确诊断，并可排除其他原因诸如分泌物堵塞、异物、肿瘤等引起的肺不张。

（四）治疗

既往由于对气管、支气管损伤认识不足，常延误诊断，致使部分患者失去治疗机会，即使能度过急性期侥幸存活者，后期手术也增加了治疗的复杂性，故应强调早期诊断、早期治疗。首先处理危及生命的症状及伴随伤，积极抢救以恢复与维持基本的生命功能，包括紧急止血、保持呼吸道通畅（必要时行气管插管或气管切开）、吸氧、纠正休克等措施。待病情稳定后，根据情况再进行根治性手术。

1. 颈部穿通伤

（1）气道重建：对损伤小于气道周长 1/4～1/3 者可试行非手术治疗。对于大量漏气或通气困难者，即使裂伤小于 1/3 周长仍不应试图非手术治疗。尽管单一气道短的纵行裂伤非手术治疗常很成功但术前区分损伤范围常有困难，并且远期易发生气管狭窄，因此，及时行气管探查、气管断端用 3-0 或 4-0 可吸收缝线，亦可用 Prolene 缝线间断全层或连续缝合，尽量不用丝线，以防形成肉芽肿。针距、边距均为 2 mm，对合整齐缝合，并将线结打在气管腔外以防止术后形成疤痕狭窄。术中注意保护气管两侧血供及喉返神经，气管须缝合严密无漏气。对气管损伤伤口不规则者，断端需要修剪整齐，但不宜切除过多。缝合时黏膜应对合整齐，以防术后疤痕狭窄。当气管组织有缺损时，可采用带锁骨骨膜移植修复气管。

（2）并发伤的处理：由于颈部气管外伤常并发颈部其他器官损伤，严重者可并发出血性休克，因此术中须注意探查有无食管、甲状腺以及血管、喉的损伤。

2. 胸部气管穿通性伤

（1）紧急行气管切开并放置胸腔闭式引流，同时给予吸氧、输血、输液纠正休克。若损伤严重，经气管切开及闭式引流呼吸困难仍不能缓解，或出现胸内大量进行性出血时，应紧急剖胸手术进行处理。

（2）气管、支气管小的裂伤而无严重复合伤存在时，经气管切开，胸腔闭式引流，大剂量抗生素防治感染等措施，常可自行愈合。

（3）大的裂伤或完全断裂均应早期行手术修补或对端吻合，若伤侧肺严重受损应行肺切除术。合并其他器官损伤时应同时予以治疗。

（4）术后行气管切开，以减低呼吸道阻力，及时吸出分泌物，保持气道通畅。继续抗休克，纠正器官功能紊乱及改善患者全身状况。早期行雾化吸入以利排痰，全身应用大剂量抗生素控制感染。

（五）预后

气管、支气管腔外型穿通伤大多有严重复合伤存在，病情极为严重复杂，预后凶险，死亡率高。腔内型创伤多无伴随伤发生，如能及时确诊治疗，效果较好。

二、气管、支气管钝性伤

（一）病因

胸部遭受强力挤压或撞击是造成气管、支气管钝性损伤而破裂的主要原因，如交通事故中车辆的碰撞、辗压伤，厂矿施工中机械及塌方造成的砸伤、挤压伤、摔伤、爆炸伤等。国内外报道显示，气管、支气管钝性损伤在临床上远较穿通性伤多见，是胸部闭合性外伤早期死亡的原因之一。近年来，随着高速交通的发展及交通事故的增多，本病的发生也不断增多。瑞士意外事故预防办公室 1999 年报告显示，90% 的胸部钝性损伤出自交通事故，7% 由工伤引起，其他外伤占 3%，欧洲国家因交通意外事故造成的死伤比例为 1∶40。同时，国内外文献报道气管、支气管损伤患者占胸部钝性外伤患者的 0.7%，尸检的 2.8%。

（二）发病机制

气管、支气管裂伤发生的概率，Kiser 统计显示以右侧主支气管损伤最为常见，左主支气管、气管相对较低。部分患者可涉及左、右主支气管，甚至气管。具体损伤部位以隆突为中点，距隆突 1 cm 以内的损伤约占全部损伤的 58%，2 cm 以内的占 76%。同时，右侧支气管损伤部位距隆突的平均距离为 1.1 cm，明显短于左侧的 1.8 cm。

右侧主支气管损伤最为常见的原因可能在于右侧支气管较左侧短，同时，气管、左侧支气管有主动脉及纵隔其他组织保护。另有学者认为，由于右侧支气管相对较短，因而在遭受减速伤时所受的牵拉力较之左侧大。而正是由于气管、左侧支气管有主动脉及纵隔其他组织保护，其自受伤到确诊的时间相对较右侧长。

（三）损伤机制

有关器官、支气管损伤的机制目前尚无明确解释，Chow 援引各家学说显示目前主要有三种解释。

（1）压力学说：胸部受伤时，患者屏气，声门紧闭，膈肌固定，气管、支气管内固定于胸骨和脊柱之间，压力突然升高，当压力超过管壁的耐受能力时，则发生气道破裂。Estridge应用猪的动物模型实验证实了这一理论。

（2）牵拉学说：胸部受突然的强力挤压时，胸廓前后径变小，横径增大，此时肺仍与胸壁紧贴，向左右分离移位，牵拉隆突，这种向外分离的牵拉力超过一定的限度时，主支气管可发生破裂。

（3）减速学说：这一学说似乎更适合于解释交通意外事故。主支气管固定于隆突，而两侧肺侧有更多的移动空间，当胸部快速减速时，产生撕裂力导致气管、支气管破裂。

实际上，气管及主支气管破裂可能是上述诸因素综合作用的结果。不同的患者、暴力的大小、作用部位及方式不同，主要损伤机制则有所不同，可能以其中某一种因素为主，其他因素共同作用。

胸部闭合伤可造成气管支气管、各种程度的损伤，从小裂口伤至完全断裂以及范围广泛的复杂性裂伤等，因而出现不同时期的病理变化。

伤后1周以内患者为早期。支气管裂伤处出现不同程度的出血、水肿、组织变性坏死以及浆液、白细胞和纤维素渗出，局部形成血肿、凝血块、纤维素沉着凝集等，堵塞和覆盖伤口。小的裂伤和通道可因此而被封闭。

由于气管、支气管损伤患者有25%~68%不能及时得到诊断，随着时间的推移，损伤部位及相应肺组织可出现不同的病理变化。Taskinen等报道一组气管、支气管断裂后仍可由疏松的周围袖式组织保持其连续性并在伤后维持充分通气，尤其是左侧支气管损伤患者，2~6周后因肉芽组织增生出现狭窄，肺通气受限，出现肺炎、支气管炎，经反复发作，可形成支气管扩张肺纤维化、实变等，肺功能永久性丧失，即使再次修复狭窄病变，狭窄远端仍形成无功能肺组织。但如气道突然完全堵塞，远端肺组织内由黏液充填并可防止肺组织感染。Webb、Benfield等应用猪动物模型完全阻断支气管达5~7个月，支气管再通后肺组织的功能仍可恢复。

（四）临床表现

气管、支气管钝性损伤的临床表现与损伤的部位、程度、纵隔胸膜有无破裂和气体外逸、失血量等因素相关，综合国外Chow、国内王树成、王化生等的文献，一般可分为早期症状和延期表现。

1. 早期症状与体征

（1）呼吸困难及发绀：呼吸困难是气管、支气管闭合性伤最突出的症状之一。引起呼吸困难的原因主要是：裂伤引起的单侧或双侧气胸，呼吸道被血液、分泌物阻塞，肺不张以及肺实质的挫伤等因素；若不及时处理，可因气胸或气道梗阻的发展而进行性加重。严重的呼吸困难导致机体缺氧，引起发绀。

（2）气胸：大多数气管及支气管损伤与胸膜腔相通，伤后立即出现气胸症状并且迅速发展为张力性气胸，若不及时排气减压，可很快引起患者死亡。少数患者双侧纵隔胸膜同时破裂出现双侧气胸，亦有报道一侧主支气管破裂只出现对侧气胸的情况，应引起注意。有些病例因纵隔胸膜尚完整，仅出现皮下气肿而无气胸表现。

（3）纵隔及皮下气肿：单纯纵隔气肿需行X线检查方能发现，但多能迅速发展至颈部皮下而被触及，仔细检查可发现心浊音界缩小及心音低钝；有的病例出现Hamman征，为心脏搏动时引起剑突及胸骨后软组织内气体流动发出的纵隔伊轧音。皮下气肿往往开始出现于颈前胸骨切迹上方，呈进行性发展，可迅速扩展到颈、肩、胸腹壁，甚至到达上、下肢及会阴部。

（4）咯血：不少患者于伤后早期出现轻度至中度咯血，有时为血痰或痰中带血。咯血的原因多为气管、支气管断端出血所引起，很少有大量咯血的表现。咯血症状一般在伤后3d左右逐渐停止，少数患者由于局部继发感染以及肉芽组织增生等原因，咯血症状可持续较长时间。

（5）其他症状：支气管及肺部损伤后分泌物增多，继发感染可引起咳嗽、咳痰、发热等。胸壁合并伤、肋骨骨折等可引起胸痛、反常呼吸、损伤性窒息等。严重缺氧、颅脑损伤、大量失血可造成昏迷、休克等严重情况。

2. 延期及晚期临床表现

气管、支气管损伤后，若早期未能确诊，或由于其他原因未能早期手术治疗，病程超过 1 周甚至 1 个月以上，则进入延期或晚期。其临床表现以呼吸功能低下及感染症状为主，表现为胸闷憋气，活动后气短、发绀、咳嗽、咳痰、发热等症状。延期患者尚可遗留部分急性期表现，如气胸、皮下气肿、咯血等症状。引起呼吸功能低下的原因主要有：①肺不张使呼吸面积减少；②肺内存在右向左的分流；③支气管及肺内感染。炎症感染可进一步影响气体交换，加重分流，并且使机体耗氧量增加。

部分断裂者，支气管狭窄，气道仍有交通，但排痰受阻，远端分泌物积蓄，容易并发感染；如果不能及时处理将并发支气管扩张、肺化脓症及纤维化等，导致不可逆性损害，肺功能丧失。

支气管完全断裂者，通气中断，形成完全性肺不张，远端与外界隔绝，很少并发感染。

闭合性支气管断裂后，很少引起支气管胸膜瘘。其原因是：①原来支气管并无病理改变；②经胸腔闭式引流后，断端常很快被周围袖式组织、纤维素所填塞；③断端封闭较早，胸腔与远侧肺不易感染。

（五）诊断

气管、支气管断裂的早期病例，根据病史及临床表现，及时进行 X 线检查、CT 扫描及支气管镜检查即可确诊。晚期病例，除病史外，主要依靠支气管断层摄影、碘油造影及支气管镜检查明确诊断。

1. 急性期气管、支气管损伤的诊断依据

胸部创伤后短时间内极度呼吸困难、发绀、咳血痰。有重度的纵隔和皮下气肿，伤侧呼吸音减弱或消失。特别是纵隔气肿伴颈静脉怒张更要高度警惕气管、支气管损伤的可能。胸腔闭式引流后持续大量的气体逸出，肺不能复张，呼吸困难无明显改善。

胸部 X 线检查：①气胸征象。多数为张力性气胸，纵隔明显移位，少数为单纯性气胸或血气胸。②气肿征象。表现为纵隔积气增宽，皮下及软组织积气，早期颈胸椎侧位相可见脊柱前缘有透亮带，Eijgelaar 等认为此征象是早期诊断的可靠指征。③肺下垂征。一侧主支气管完全断裂，由于失去支气管的支持，受到气胸的压迫，肺萎陷不张并向心隔区坠落，称为肺下垂征。平卧时不能显示此特征。④气管、支气管断裂并发骨折。常并发上胸部，尤其是第 1~3 肋骨骨折及锁骨骨折。

CT 检查：CT 扫描可显示气管、主支气管的狭窄及不连续，发现气胸、肺不张、纵隔及皮下气肿等表现。Mouton 报道螺旋 CT 有助于支气管断裂的诊断和定位。Chen 报道 CT 扫描确定气管断裂的灵敏度为 85%。

有条件时可进行纤维支气管镜检查以确定损伤的部位。

2. 延期气管支气管损伤的诊断依据

患者有胸部遭受突然而剧烈的撞击或挤压伤病史。胸部外伤急性期过后，肺仍持续萎陷不张，患者有胸闷、气短、发绀等表现。外伤后患者逐渐出现一侧肺内阻塞性炎、脓肿形成或支气管扩张等。

支气管碘油造影、断层摄片或纤维支气管镜检查发现支气管狭窄或阻塞不通，而曾有胸部外伤病史者。

纤维支气管镜检查可以确定气管、支气管断裂以及狭窄的部位、程度等；对于早期或晚期病例都有肯定的价值，而阴性的检查结果则可以排除支气管破裂的存在。凡胸部外伤后出现上述临床表现而怀疑有气管、支气管破裂者，不论病期早晚，均应争取行此项检查。

X 线表现：①延期病例。完全断裂者表现为持续性肺不张、肺下垂征为主；部分性断裂、支气管狭窄者，可见肺化脓性炎症、脓气胸、纵隔炎等表现。部分病例尚可见少量气胸、纵隔气肿或胸腔积液等表现。②晚期病例。支气管断端已闭合，气胸已经引流及吸收，可见纵隔移向患侧，肋间变窄，患侧胸廓塌陷、胸膜增厚等。萎陷的肺垂落于心隔角处但不如早期清晰可见。支气管狭窄并发感染则出现阻塞性炎症、支气管扩张、纤维化实变等表现。

3. 误诊原因分析

本病发病率低，临床较少遇到，若医生经验不足，对本病缺乏认识，常误诊为气胸、肺不张、凝固性血胸等而拖延治疗，或因外伤后并发复合伤而掩盖病情。同时，急性期胸腔闭式引流由于支气管断端收缩移位，断裂口被软组织、血块或分泌物填塞导致病情趋于稳定或缓解；支气管未完全断裂者，肺尚

有部分通气未萎陷下垂，经保守治疗症状可好转。晚期患者，由于裂伤处肉芽及瘢痕增生，引起管腔狭窄，远侧肺继发感染，易误诊为肺炎、肺不张等。支气管镜检查若忽视病史，有时可将晚期支气管腔内肉芽、瘢痕组织误认为是肺癌。

（六）治疗

1. 一般急救处理

支气管断裂早期死亡率为30%。一经确诊，在病情允许时应积极行气管、支气管修补或断端吻合术，在伤后48 h内手术，纵隔气肿使组织间隙疏松，不但容易解剖，支气管断端水肿轻，而且肺组织内无感染，分泌物少，术后可获满意效果。严重创伤病例，应首先判断身体各处损伤情况，确定有无严重并发伤以及呼吸循环障碍、昏迷、休克等危及生命的病情，决定治疗顺序。急救治疗及其顺序：①保持呼吸道通畅和给氧，若有急性呼吸障碍，必须紧急行气管切开或气管插管；②对于张力性气胸，应及早行胸腔闭式引流；③输血输液纠正失血及创伤性休克；④同时处理其他严重并发伤，如颅脑伤、骨折、胸壁软化所引起的反常呼吸，腹腔脏器损伤等；⑤严重的纵隔气肿可于胸骨上窝处切开排气。

2. 气管支气管损伤的早期治疗

（1）保守治疗：①气管支气管裂口伤仅为口径的1/4~1/3（<1 cm），经闭式引流、气管切开、控制感染等措施，能自行愈合；1周左右拔管观察。②伤情复杂，病情危重，经积极治疗后病情仍很重，不能负担开胸手术者，应待病情稳定，至延期或晚期再行手术治疗。

（2）手术适应证：气管、支气管损伤一经确诊，除少数适合保守治疗的情况外，都应立即行手术修补及吻合；病情较重者，经胸腔闭式引流、气管切开、抗休克等治疗，在全身情况好转后立即施行手术治疗。由于支气管断端粘连轻，易解剖及吻合，手术成功率高，术后不易发生吻合口狭窄。对于部分性断裂的病例，早期手术可防止肺部继发感染及肺功能丧失。

（3）手术要点及术中注意事项：手术切口的选择须根据受伤部位而定。颈部气管损伤可采用颈部横切口，若远侧断端缩入胸内则须劈开部分胸骨以暴露上纵隔。胸段气管及主支气管损伤，采用患侧后外侧剖胸切口，经第5肋床或肋间进胸。应仔细探查，结扎肺门部与胸内活动性出血点，发现并处理其他并发伤情。

①剪开纵隔胸膜，右侧切断奇静脉，显露气管、隆凸与主支气管，寻找破裂口及退缩的支气管断端，缝以牵引线并适当游离、修整。吸除气管、支气管内以及局部的积血和分泌物。对于部分性断裂，给予间断缝合修补，若为完全断裂，应做对端吻合。根据术者的习惯不同，采用逐针间断缝合、多针缝好后一次结扎或连续缝合等吻合方法。要求对合准确整齐，严密可靠，针距与边距合适，血运良好，线结扎于腔外。吻合完毕用邻近组织或带蒂胸膜片覆盖于吻合口上，以促进愈合。充分游离胸膜粘连及肺下韧带以减轻吻合口张力。

②有广泛的肺挫裂伤，肺动、静脉损伤，或一侧主支气管复杂撕裂伤无法缝合修复时，应行全肺切除术。肺叶支气管裂伤，而肺组织及血管无严重损伤时可予以修补吻合；否则应做肺叶切除术。

③颈段气管创伤，解剖时宜紧贴气管壁进行。注意保护喉返神经和气管两侧纵行的血管链。部分性撕裂，清创后间断缝合，完全性断裂时，远侧断端常缩入纵隔内，需将其拉出行断端吻合。

（4）术后护理。

①体位：术毕平卧位。全麻清醒，生命体征平稳后改半卧位，保持头颈胸前倾位，以减小支气管吻合口张力有利于伤口愈合。

②呼吸道监护：维持呼吸道通畅，确保有效通气量，术后常规保留气管导管，继续人工呼吸支持，正压不宜过大。充分镇静，避免咳嗽和胸膜腔内压增高，以免吻合口漏气及影响气管吻合口的愈合。做好呼吸机的监护，保证气道温湿化。持续监测脉搏、氧饱和度（SpO_2）。术后7~8 d可在纤维支气管镜下吸出气管腔内分泌物的同时剪除吻合口的肉芽组织，预防吻合口狭窄。

③胸腔闭式引流：术后摆放胸腔闭式引流管可排出胸腔内残留的气体、液体，并观察胸腔内有无活动性出血，恢复、保持胸内负压，促进肺膨胀，预防感染拔管不宜过早，根据病情在5~7 d拔管。

3. 气管、支气管损伤的延期及晚期治疗

延期或晚期气管、支气管损伤病例，一般均需采用手术治疗，目的是争取切除狭窄，重建气道，使肺复张；或切除严重感染受损的肺组织，以消除症状。术前除应明确诊断外，尚须判明狭窄的部位、程度以及与周围器官的关系，了解肺部有无感染，决定手术方案。

对于支气管狭窄者，若无明显感染，应争取在伤后1个月内行手术治疗，彻底清除肉芽及瘢痕组织，做支气管缝合或切除狭窄段，行对端吻合术，以防止继发感染，造成肺功能丧失。若已出现明显感染症状，远侧肺有不可逆损害时，应做肺切除术。

支气管完全断裂晚期，远侧肺多无感染，不论伤后多久，均应尽可能做重建手术，甚至在受伤数年以后，肺仍可能复张，功能得到恢复，有伤后9~15年再行手术重建获得成功的报道。晚期手术常由于瘢痕粘连、解剖结构的改变和肺内陈旧性感染等问题而较为复杂和困难。手术成功的关键在于残端的显露与游离，伤侧肺组织功能的判断和吻合技术。

支气管两断端间常有一硬性瘢痕带相连，可以此作为寻找上下残端的线索，若远侧断端被瘢痕组织掩盖于肺内寻找困难时，应先解剖肺动脉直达肺叶分支处，即可触及较硬的支气管残端，防止盲目解剖误伤支气管或血管。

支气管吻合前，应充分吸尽痰液，先切开远端支气管，吸尽潴留的黏冻样分泌物，按摩肺叶以帮助吸引。用消毒的导管插入远侧支气管腔，充分使肺复张，但不宜过度加压充气，以免造成肺损伤。因长期肺不张，支气管内潴留的分泌物难以一次清除，加之肺水肿、顺应性减低等原因，不可能在术中将肺膨胀到满意程度。肺表面有纤维板形成者，须予以剥脱，以利术后肺复张。

吻合前应充分切除两残端瘢痕组织，修剪残面达软骨环处，尽量使两断端管径相近，避免将残端游离过多，以防术后因瘢痕切除不彻底，血运不良，组织坏死而造成吻合口狭窄。

术中对萎陷肺能否保留的判断甚为重要，若肺组织失去弹性，远端支气管分泌物呈脓性，支气管内加压充气肺叶不能膨胀，应放弃支气管吻合而行肺切除术。

术后处理与早期气管、支气管裂伤一期吻合术相同。保持胸腔闭式引流管通畅对术后肺复张非常重要，有学者主张在第2、第8肋间放置两个胸腔闭式引流管效果更好。术后无须行气管切开，以减少感染的机会，早期雾化吸入有利于咳痰、胀肺。对于咳痰无力者可应用纤维支气管镜吸痰。

晚期支气管重建后肺功能恢复问题，经过长期大量的观察发现，术后X线改变多在3个月左右恢复正常，肺功能的恢复常落后于X线改变。术后复张的肺，氧吸收功能较低，该肺血供较少，仍存在右向左的分流等，但总的肺功能会逐步好转，经过数月以至数年后，复张肺的功能可达到或接近正常的水平。

（七）预后

根据Kiser等总结的胸部气管、支气管损伤病例，气管、支气管损伤的预后与创伤的部位、损伤报道的年代、自损伤至诊断的时间、损伤机制、治疗的方法及损伤的严重程度等因素有密切相关性。左支气管损伤死亡率约为8%，右侧为16%，气管为26%。损伤后24 h确诊并治疗的患者死亡率为25%，2~7 d确诊患者死亡率最高，达40%，可能与损伤严重，多器官损伤、感染、失血性休克等因素相关。7 d后死亡率明显下降，为3%。

（陈国标）

第七节　肺挫裂伤

一、流行病学

胸部受伤严重的患者中30%~75%并发肺挫伤，使其成为最常见的并发症。在损伤严重程度评分超过15分的多发复合伤中，肺挫伤在约17%的患者中存在。因为单独的肺挫伤本身很少发生，因此其死亡率难以确定。肺挫伤死亡率为14%~40%，取决于本身和并发伤的严重程度。当挫伤较小时，通常不会增加死亡率。然而，另一项研究发现，约35%的严重胸外伤患者伴肺挫伤并最终导致死亡。在另一项研究中，有11%的患者仅因单独的肺挫伤死亡，而如果并发其他胸部损伤，其死亡率则上升至了22%。肺挫伤伴连枷胸的患者，其死亡率是单独肺挫伤患者的2倍以上。肺挫裂伤被认为是增加胸外伤患者死亡率的一个直接原因。我国谈永飞等2004年统计的1 173例胸部外伤患者中，肺挫裂伤（包括肺挫伤、肺裂伤、肺爆震伤）共计91例，占总患者的7.8%。

二、病因

严重创伤，如车祸、钝器伤、高空坠落、爆炸气浪伤、烟雾烧伤或骨折脂肪颗粒肺栓塞等均可造成肺挫裂伤，钝性伤最常见。肺挫伤既可以是局部性的，也可以是弥漫性的（一叶或一侧全肺），既可以单侧挫伤，也可以发生在双侧。

三、发病机制和病理改变

肺挫伤的发病机制是因胸部剧烈损伤造成肺部微血管内膜伤害，致血管壁的通透性增加，水分和液体成分渗出到血管外，造成肺间质水肿和肺泡内水肿，继发肺泡萎缩，肺内动静脉分流增加，通气/灌注比例失调。

1. 出血和水肿

在挫伤部位，肺泡和毛细血管膜被撕裂，损坏小毛细血管和肺泡膜小血管，导致血液和液体泄漏到肺泡和肺间质的空间处。随着创伤的程度加重，还会发生更严重的水肿、出血及肺泡的撕裂。因此，毛细血管出血、肺水肿是两个连续的过程。

2. 肺实变和肺萎缩

肺挫伤可引起肺部分实变、肺泡塌陷、肺不张（部分或全部肺塌陷）的发生。肺实变最常见的原因是肺损伤后毛细血管结构破坏，肺泡内皮细胞间隙增大，原来正常的肺泡间隙被毛细血管渗出的水分和胶体成分填塞。受伤后1 h内，在受伤部位就可以见到肺泡增厚，并可能实变；另外，肺挫伤导致肺泡表面活性物质减少，也加速了肺泡的萎缩和实变，这属于继发性损伤。

肺部损伤继发的炎性过程是指血液中巨噬细胞、中性粒细胞等炎症细胞和血液成分可以进入肺组织，释放的炎症介质导致炎症，增大了呼吸衰竭发生的可能性。在炎性反应中，产生过量的黏液，可能堵塞肺的小气道，导致小气道的萎缩。即使只是局部的损伤，炎症也可能影响到其他肺部，因此，未受伤的肺组织也可能发生水肿、肺泡间隔增厚及其他变化。如果这种炎症致使肺交换气体严重不足，可导致类似急性呼吸窘迫综合征一样的肺功能衰竭。

3. 通气血流比例失调

一般情况下，通气灌注比例约1∶1，进入肺泡内的通气量约等于它们周围的毛细血管（灌注）血液量。肺挫裂伤时这个比例是减少的，原因是充满液体的肺泡无法与空气充分交换，氧气无法进入血液，血液没有被充分氧合就离开了肺。另一种情况是受伤后，肺通气功能也明显下降，从而导致机械通气不足，如并发连枷胸，没有足够的通气膨胀也导致了通气/灌注比例的失调。由于长时间的通气和灌注不匹配，将会导致血氧饱和度降低。

肺挫裂伤的主要病理改变是肺泡破裂和肺泡内出血，其次是肺水肿和气肿，有时伴肺破裂。肺出血可由斑点状至弥漫性不等，肺实质内血管破裂可形成血肿，甚至可出现血凝块堵塞气管导致窒息死亡。肺水肿轻者为间质性或肺泡腔内含有少量积液，重者可见大量的水肿液外溢至支气管以至气管内，因常混有血液，故呈血性泡沫痰。肺出血和水肿可致肺不张。肺气肿可为间质性或肺泡性，重者在胸膜下出现含有血和气的肺大疱，发生肺破裂时可引起血胸或血气胸。

以上病理生理改变引起肺的顺应性下降，潮气量降低，最终导致低氧血症。严重的肺挫伤可以造成急性呼吸衰竭，继而导致多器官功能衰竭而死亡。

四、临床表现

肺挫裂伤的临床表现因伤情轻重不同而有所差异。轻者仅有短暂的胸痛、胸闷或憋气感,其症状还往往被其他并发伤所掩盖,只是在做胸部 X 线片或胸部 CT 时被发现。稍重者伤后 1~3 d 出现咳嗽、咯血或咯血丝痰,少数有呼吸困难,体格检查听诊可闻及变化不定的散在性湿啰音或捻发音。严重者可发生 ARDS,出现明显的呼吸困难、发绀、血性泡沫痰等,常伴休克。查体除肺内啰音外可有肺实变体征和血气胸体征。此外,常伴有其他脏器损伤的表现。

五、辅助检查

肺挫裂伤的辅助检查主要包括影像学检查和实验室检查。

1. 影像学检查

(1) X 线检查:胸部 X 线是最常用的诊断方法,可用来帮助已经有明确临床病史、症状体征的患者的肺挫裂伤的诊断。肺内可见肺纹理增粗、斑片状阴影、透光度减低,以及大片状密度影,亦可有肺不张和血气胸的表现。

肺挫裂伤导致的肺实变区域在胸部 X 线片上呈白色,由于挫伤通常不限制于肺叶或肺段的解剖界限,因此,它可以表现为局限性或弥漫性的斑片状或团块状影,血胸或气胸的存在可能掩盖了 X 线片上的这种肺挫伤表现。

虽然胸部 X 线片是诊断的重要组成部分,但因为它敏感度较低的缺点,尤其是在损伤的早期,这时的肺部病变不明显,往往容易漏诊。胸部 X 线片上出现肺部渗出性病变的特征,一般在肺挫裂伤后 6 h 开始,并且此特征出现的时间与创伤的严重程度并无直接联系,48 h 后再出现的肺部类似损伤往往与肺挫裂伤不直接相关,需要考虑肺炎及其他肺疾病。

(2) 胸部 CT 检查:若表现为密度增高的云絮状阴影,提示肺泡及肺间质出血(图 7-6)。

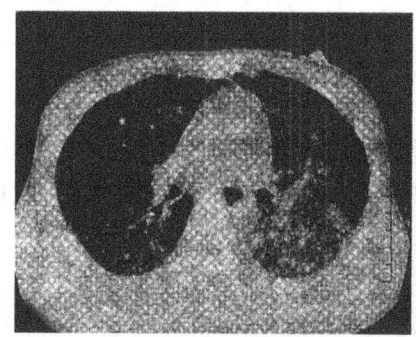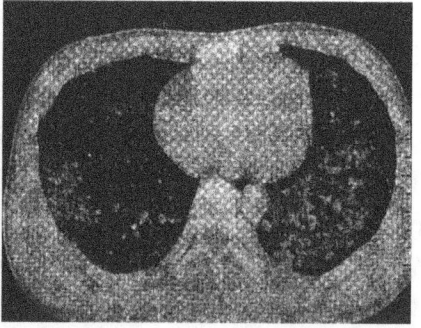

图 7-6 肺挫伤的胸部 CT 表现

计算机断层扫描(CT)是肺挫伤较为敏感的检查方法,它可以在识别腹部、胸部或其他伤害的同时判别是否伴有肺挫伤。一项研究表明,X 线检查胸部损伤的患者中,检出伴随肺挫裂伤的发生率约为 16.3%,而 CT 则发现其中 31.2% 的患者伴有肺挫裂伤。不同于 X 线,CT 扫描可以立即检测出受伤后的肺挫伤。当然,肺组织损伤后 24~48 h 的出血及水肿表现在 X 线片和 CT 上均可见。另外,CT 扫描还可以帮助确定挫伤程度,帮助评估患者是否需要机械通气,CT 扫描肺挫伤范围较大的患者,增加通气是必要的;CT 扫描也有助于区分肺挫伤和肺出血,这可能是其他检查难以实现的。

2. 实验室检查

动脉血气检查:此项检查早于 X 线发现异常之前,可出现轻重不等的异常结果,一般呈持续性低氧血症。若通气功能受损严重,可出现低氧、高碳酸血症,表现为动脉血氧分压 < 60 mmHg,动脉血二氧化碳分压 > 50 mmHg。

六、诊断及鉴别诊断

要诊断肺挫裂伤，需要通过了解造成肺部损伤的病史、体格检查及相关影像学资料和实验室检查综合判断。根据创伤史、临床表现和影像学检查，肺挫裂伤容易确诊，因此一般不需要进行鉴别诊断，但应注意其外轻内重、始轻末重、迅速发展和常有并发伤的特点。临床上肺挫裂伤的症状表现最容易被其他外部损伤所掩盖，如烧伤、骨折等更易诊断的损伤。故对本病的诊断最重要的是要分析临床资料，且对这一类患者要充分考虑到肺爆震伤的存在，及时地预防处理。

七、治疗

没有已知的治疗方法可以加速肺挫裂伤愈合，主要治疗方法是维护呼吸和循环功能，包括保持呼吸道通畅、给氧、必要时行气管切开和人工呼吸器辅助呼吸以及输血补液抗休克。有血、气胸者尽早做胸腔闭式引流，注意给予止血药物，合理应用抗生素预防感染。对并发其他器官损伤进行相应处理。支持治疗也非常重要。一定注意受伤部位和可能同期受到损伤的部位，防止更多的继发伤害，并提供支持性护理，同时等待肺部的挫伤愈合。

此类患者的各种监测非常重要，包括保持体液平衡、维护呼吸功能、血氧饱和度和脉搏血氧仪的监测使用，为预防患者病情恶化，及时建立静脉通路和呼吸通道非常必要，特别是对并发肺炎和急性呼吸窘迫综合征（ARDS）患者的监测至关重要。治疗的目的是保证氧合，防止呼吸衰竭。

1. 单纯肺挫伤

无须特殊治疗，只需吸氧、镇痛、鼓励咳痰、预防并发症。但在早期需密切观察，复查胸部X线及血气分析，监测是否会转变为呼吸功能不全的肺挫伤。

2. 通气

当创伤引起肺通气异常或肺换气功能无法维持正常血氧浓度时，机械通气是最行之有效的治疗手段。持续正压通气（CPAP）是最常见的选择模式。

BiPAP的无创正压通气模式在较轻的患者中应该推荐使用，可以更好地促进患者康复，避免机械通气带来的各种问题。需要注意的是，由于肺挫裂伤患者肺部损伤在不同阶段的主要矛盾不同，必须注意调整呼吸机压力、氧气浓度及湿度，在保证足够通气的情况下尽量降低呼吸条件，创造有利于肺组织愈合的条件。在恢复后期，部分患者由于重度肺水肿、肺部感染会引起肺实变、肺萎缩和肺间质纤维化。

根据伤情轻重分类，个性化治疗，对于呼吸困难不见改善、低氧血症持续存在的患者，即动脉血气分析示$PaO_2 < 60$ mmHg、$PaCO_2 > 50$ mmHg时，应行气管插管、呼吸机辅助呼吸，以高频通气或呼吸末正压通气模式辅助呼吸，尽量使$PaO_2 > 80$ mmHg，$SaO_2 > 90\%$；给予超声雾化吸入湿化气道，促进痰液排出，去除异物刺激，减少各种炎症介质的作用。对于痰液不能有效清除，且预计需长期呼吸机辅助的患者，可考虑行气管切开，建立人工气道，保持呼吸道通畅。疑有痰痂阻塞气道时应立即进行纤维支气管镜检查，去除痰痂并做冲洗，对呼吸道内的出血点给予电凝止血。呼吸机的使用应遵循"早上机、早撤机、个性化"的原则。当患者自主呼吸恢复好，咳嗽有力，监测血气分析正常且稳定，即可考虑脱机，应争取早日脱机，避免呼吸机依赖；当挫伤严重到各种常规支持治疗无效时，体外膜肺氧合（ECMO）可以使用，在体外完成肺换气，为患者争取挫裂伤所致肺部炎症水肿消退的时间，增加存活希望。

3. 液体治疗

肺挫伤补液治疗的管理策略目前是有争议的。在体循环系统存在过多的液体会加重缺氧，因为它可能会导致体液从受伤的毛细血管渗漏至肺间质引起肺水肿。然而，低血容量对患者有更直接及更危险的影响，可能造成低血容量性休克。因此，对体液丢失严重的患者，液体复苏是必要的。目前的推荐是，在需要扩容治疗低血容量休克的患者，给予静脉补液的同时，需要监测中心静脉压，限制过多晶体液入量，必要时适当应用利尿药。

4. 支持治疗

呼吸道分泌物会加重缺氧，导致感染。因此，胸部物理治疗，如促进呼吸运动、咳嗽刺激、吸痰、敲击、移动、振动来清除分泌物，增加氧合，使得肺萎缩实变部分复张非常重要。中度至重度患者应该预防性给予抗生素治疗，虽然目前没有研究显示使用抗生素作为预防性措施预防感染发生的明确获益，但部分师生建议即使没有科学证据，也应预防性使用抗生素。然而，持反对观点的医生认为这可能会导致细菌耐药菌株的产生，所以，除非临床已经出现明确的肺部感染情况，否则通常不鼓励预防性使用抗生素。

5. 糖皮质醇激素的应用

激素本身有抗感染、减轻水肿、降低毛细血管通透性和血管阻力的作用，使肺组织内分泌减少，可抑制血小板凝聚，防止微血栓形成，减少白细胞聚集，减轻肺纤维化。应用激素要求早期、足量、短疗程。

6. 疼痛控制

疼痛控制是另一种非常重要的改善患者病情的手段。胸壁损伤导致的痛苦可使患者咳嗽无力、分泌物增加，痰液将积存在呼吸道，引起肺部感染、肺不张、肺实变。胸部扩张不足可能导致肺不张，从而进一步降低血液氧合。合理的镇痛药物可使患者减轻疼痛，同时要防止患者产生呼吸抑制，促进患者排痰和功能锻炼，有利于患者恢复。因此，不能简单认为镇痛就是缓解患者疼痛，而是综合治疗的重要一环。

八、并发症的诊断、治疗和预防

本病最常见且最严重的并发症包括肺部感染、急性呼吸窘迫症候群（ARDS）和多器官功能不全综合征（MODS）。

1. 肺炎

肺部爆震伤致肺部感染常见，这与肺爆震伤后弥散性肺泡膜受损，肺泡通透性升高，肺泡表面活性物质减少或失活有关，从而易导致肺部感染。

2. 急性呼吸窘迫症候群（ARDS）

ARDS 的肺部病变源于广泛性的肺泡微血管受损，使得内皮细胞间通透性增加，引发肺泡出血及水肿等现象，最后导致肺内无效腔及分流增大，肺顺应性与氧合状况变差，从而造成临床上的呼吸窘迫。病理变化大致包含 3 期：渗出期（exudates）、增生期（proliferative）和纤维期（fibrosis）。目前急性呼吸窘迫症候群患者死于呼吸衰竭的概率不高（< 5%），而大多死于败血症或多重器官衰竭，病死率约为 50%。对患者而言，肺纤维化的程度也决定了日后的肺功能。

3. 多器官功能不全综合征（MODS）

MODS 是严重创伤、烧伤、大腹腔手术、休克和感染等过程中，同时或相继出现两个以上的器官损害以至衰竭，多在上述病因作用后经复苏病情平稳后发生。MODS 包括器官损害由轻到重的过程，轻者发生器官的生理功能异常，重者达到多个器官、系统衰竭的程度，称为多器官衰竭。在肺挫裂伤患者中，常常是创伤、烧伤、肺部伤并存，休克和感染也很常见，故存在着非常大的并发 MODS 的风险。

九、预后

肺挫伤通常可以自愈好转而不会造成永久性损伤，但它本身及其并发症也可能对呼吸功能产生长期不良影响。大多数轻微肺挫伤 5~7 d 可以明显缓解，胸部 X 线片上 7~10 d 可以看到肺损伤明显好转。最常见的并发症是肺炎，大多数肺炎将会随着抗生素的应用和各种支持治疗在 2~4 周好转。但如果肺挫伤或挫裂伤的面积较大，就会引起肺炎、肺实变、肺萎缩等比较严重的并发症，需要长时间治疗才能好转，很多都会引起慢性肺功能不全，在受伤后 4 年仍然可以检测到。部分患者由于病情较重和各种并发症的影响，可能形成肺间质纤维化，将影响患者终身。但这种肺间质病变一般不会进行性加重，因此症状不会迅速进展。

（谢锐文）

第八节　膈肌破裂

一、病因

横膈破裂多见于胸部钝性损伤，单纯膈肌破裂诊断的病例并不多见，且很少能被早期发现，这是因为多伴有其他并发伤或由于胸部X线片误诊所致。因此，对每个有严重钝性胸部或腹部损伤的病例，均应考虑有横膈损伤的可能。

一般来说，大面积的冲击力（如从高处跌下）和交通事故是导致膈肌破裂的主要原因。多数病例需要同时冲击两个体腔（胸、腹腔）才能引起破裂，单独冲击胸腔则较少造成破裂，而伤及腹腔引起膈肌破裂的机会更少。子弹穿透伤或刀刺伤可致膈肌破裂，并同时损伤了膈肌邻近的器官。膈肌很少在同侧造成多处裂伤，而双侧性膈肌破裂亦甚为少见，仅占3%。多数膈肌裂伤是从中央腱向外呈放射状撕裂，即中央腱向肌层方向裂开，并多半发生在左半膈肌中央腱部位。在膈肌与肋骨附着处的膈肌撕裂较为少见，但若单独严重胸腔挤压时，该处则是典型撕裂部位。在膈脚处断裂不多见。

心包部位的膈肌破裂更为罕见，但有其特殊症状，该处破裂常导致内脏嵌入心包腔内。

二、病理生理

由于胸腔负压及腹腔正压两者间的压力阶差，腹腔脏器可经膈肌破裂口进入胸腔，在用力吸气时其压力阶差更为增大，当应用机械呼吸时胸腔负压消失。因此，在严重胸部损伤时，应用机械呼吸可防止内脏脱入胸腔，因而可掩盖横膈破裂的存在，直到患者脱离呼吸器开始自主呼吸后，在X线摄片时才被发现。

左侧横膈破裂后，腹腔脏器脱入胸腔的次序是胃、左侧结肠、脾、大网膜、小肠及左叶肝，而在右侧横膈破裂时肝脏则容易移位至胸腔内。

横膈破裂对呼吸及循环的病理生理改变，在很大程度上取决于下列三个机制。

（1）横膈的功能受阻碍，出现该侧的反常呼吸。

（2）腹腔脏器脱入胸腔，压迫该侧肺脏使气体交换面积减少。

（3）对严重病例有明显的纵隔移位，结果使静脉回心血量减少。

三、临床表现

膈肌破裂的患者临床症状无特异性，尤其对严重损伤病例，常被伴有的严重并发伤及休克症状所掩盖。

左侧胸痛并放射至左肩部是横膈损伤的一个典型症状，在胸壁往往能见到挫伤的伤痕，有不同程度的呼吸短促。若脏器脱入胸腔造成纵隔移位，则呼吸困难更为明显，可类同张力性气胸表现，患者可出现发绀。这些病例的中心静脉压常可升高。

对膈肌裂口大的病例，早期一般无消化道梗阻或绞窄症状，后期有些病例可见消化道梗阻症状出现。对左侧膈肌裂口小的病例，一旦腹腔脏器嵌入胸腔，可早期出现消化道梗阻或绞窄症状。

四、诊断

1. 物理诊断

膈肌破裂的伤侧胸部叩诊可呈浊音，听诊呼吸音减低，可闻及肠鸣音。在损伤早期上述症状有时很难确定。由于移位脏器（胃、结肠）的胀气及脱入位置不同，造成浊音与鼓音的混合体，可直接影响典型的叩诊发现。此外，因为肠麻痹，胸部听诊的肠鸣音可能很弱甚至消失。

2. 辅助诊断

X线胸部摄片是诊断的关键。横膈破裂常被忽略，并不是X线不能正确显示病变，而主要是未能正确认识所显示的病变。若X线片上看到胸腔内有含气、液体的胃肠影像或实体脏器影像，则诊断可以确定。另外，若下胃管时遇到困难或下胃管后摄X线片，发现胃管全部在胸腔内时，可进一步明确诊断。

X线特征如下。

（1）X线摄片可见胸内边界清晰的不透光区，并不像血胸在平卧位摄片呈弥漫性模糊阴影，而且，横膈破裂的不透光区往往较均匀，密度并不太高。如系胃泡脱入，可见液平。

（2）在一片模糊阴影中可见到大小不等圆形透亮区。

（3）横膈显著升高，或无法解释的膈面球形膨出。

（4）纵隔及心脏向对侧移位。

当同时伴有血胸时读片常会遇到困难，若疑有横膈破裂，则在引流血胸时应注意胸腔引流管入口须较一般为高，可自上胸廓指向横膈插入胸腔，以免损伤脱入的内脏。对可疑的病例，必须做进一步检查，特别注意连续跟踪随访，有部分病例在受伤早期的检查中可完全正常。由于胸腹腔的压力阶差将很快使腹部脏器脱入胸腔，因此，早期很微小或可疑的发现，每随内脏的脱入胸腔逐渐演变为典型症状，对诊断性穿刺需特别引起注意，以免有造成胃或肠损伤的危险。

膈肌破裂容易误诊，常见的诊断错误如下。

（1）横膈破裂最常见的误诊为血胸，因而在做胸腔引流过程中易造成脱入胸腔的腹腔脏器损伤。为了对右侧血胸与肝脏脱入胸腔做出鉴别，必要时应做肝脏扫描。

（2）常易被误诊为局限性气胸或张力性气胸，尤其是仅根据一般临床检查作为诊断依据时。

（3）扩张的胃囊致使横膈抬高。

（4）膈神经瘫痪造成高位横膈。如上述因胃囊扩张造成横膈上抬，这与横膈破裂不同，膈神经瘫痪患者能在胃泡上见到一层菲薄清晰的横膈组织。

（5）肺不张：肺不张的纵隔是向病侧移位，而膈肌破裂的纵隔则被推向对侧。

五、并发症

膈肌破裂最常并发脾破裂（30%）、肝破裂（14%）、肾破裂（9%）、其他脏器破裂（15%）。

当有腹腔脏器并发伤时，常因腹部脏器损伤而须剖腹，在剖腹探查时才发现还有横膈破裂。因而在腹部钝性伤而须剖腹时，必须将探查两侧横膈列为常规。

膈肌损伤可使脱入内脏引起嵌顿或绞窄。如因穿透伤引起的横膈小孔缺损，则上述并发症较横膈较大的裂口更易发生。横膈破裂的早期诊断和及时手术，是对上述并发症最好的预防措施。

若外伤后膈肌破裂不重，或为网膜封闭，或疝入胸腔的脏器不多，则诊断常被遗漏，患者进入潜伏期。在此期，患者可以毫无症状。

85%的潜伏期患者在外伤后3年内进入第三期或梗阻、绞窄期。患者症状明显，除肠梗阻外，可出现绞窄、穿孔。患者严重呼吸困难，胸腔内大量积液和积气，甚至发生中毒性休克，如诊断、治疗不及时，可很快死亡。

六、治疗

1. 手术指征

一经诊断横膈破裂，应尽早施行手术治疗，否则，不仅可引起内脏嵌顿，而且主要是逐渐加重对呼吸功能的损害。

横膈破裂的患者常伴有多处并发伤，凡无明显内脏嵌顿症状及严重心肺功能影响者，横膈破裂的手术可暂缓，而先处理或手术治疗对患者生命有严重威胁的损伤（如颅脑手术）。无论如何，在这种情况下应先置入鼻胃管。

2. 手术途径

左侧横膈既可经腹腔亦可经胸腔修补，经胸途径手术暴露可能较好，但常见的腹部脏器损伤较难被发现，虽然从胸腔可做脾切除，但要达到详细和完全的探查腹腔是不可能的。即使在X线片中证实同时存在胸部脏器损伤，但事实上却很少须做手术治疗。因此，在损伤早期左侧横膈破裂，应常规经腹腔途径手术，这对呼吸功能影响最小，对有严重胸内损伤者则属例外。右侧急性横膈破裂的缝合，经腹途径是很困难的，在无腹部体征情况下，应从右侧第6肋间行进胸手术。

对所有慢性破裂病例，一律经胸途径手术，因已有胸膜粘连，经腹途径将无法处理。

不论以何种途径手术，铺巾消毒都须考虑有进入另一体腔的可能。胸腹联合切口暴露虽好，但较单纯经腹或经胸对患者的损害更大，一般较少采用。

3. 手术方法

在急诊手术时，将脱入胸腔的腹腔脏器复位并无困难，若遇多脏器脱入胸腔，则最先复位是小肠，最后是胃。

破裂横膈缝合可用不吸收缝线间断缝合，在急性破裂时常可直接缝合，而膈神经分支应予以避开。若缺损太大，则用自体或人工材料修复。若横膈是沿膈肌与胸壁附着处撕裂，要在原处缝合常有困难，应将膈肌上移固定至胸壁处。

术毕置入胸腔引流管，术前应置鼻胃管。

膈肌破裂在及时和恰当的外科处理后，大多能治愈，但仍有较高的死亡率。国内文献报道129例，死亡18例，死亡率13.9%。主要原因是膈肌裂伤常伴有严重的并发伤和休克，并由于疝入胸腔的脏器对心肺的过度压迫造成呼吸循环严重的功能障碍。因此，严密观察和及时、正确的处理是降低死亡率的重要措施。

（谢锐文）

第九节　胸导管损伤

一、概述

胸导管损伤（创伤性乳糜胸）是指胸导管及其较大分支损伤、破裂引起的乳糜胸，实际上是一种淋巴内瘘。由于创伤和胸、心、血管外科手术的广泛开展，胸导管损伤的发病率明显增加。

1. 胸导管的解剖与变异

胸导管是全身最长且最粗的淋巴管，正常人胸导管长30～45 cm，口径2～7 mm，灰白色，光泽且具有一定的弹性，可分为起始部，胸、颈3段。通常起始于第1～2腰椎平面腹膜后乳糜池，于腹主动脉右侧，经膈肌主动脉裂孔入胸腔，沿脊柱的右前方上行于奇静脉与胸主动脉之间。自第3～5胸椎平面逐渐从主动脉弓及食管后方越过中线至脊柱的左前方，紧贴在食管筋膜的后面，故施行食管中段手术时易伤及此段胸导管。在后上纵隔内胸导管沿食管、左喉返神经左侧、锁骨下动脉之右、左迷走神经及左颈总动脉的后方继续上行，经胸廓上口至颈根部，然后经锁骨下动脉的后方向前下成一弓形注入左静脉角。该弓高出锁骨上方3～5 cm。因此，当颈外伤或手术时伤及该部，将形成乳糜瘘或乳糜胸。由于胸导管上段与左侧胸膜紧贴，下段与右侧胸膜接触，故胸导管下段损伤时引起右侧乳糜胸，而上段损伤时则易发生左侧乳糜胸。

胸导管变异较多，约占1/4的胸导管呈双干、多干分叉及位置异位等变异。杨春林根据150例标本将我国人胸导管分为5型：①正常型（走行如前所述）：占84.7%；②双干型：两干自乳糜池发出，沿主动脉两侧上行，在胸部不同平面汇成一干支后进入左或右静脉角占10.7%；③分叉型：以单干开始，沿主动脉右侧上行，在第4～6胸椎平面分为两支以后，分别进入左、右静脉角；④左位型；⑤右位型。左位型和右位型都是以单支沿一侧走行始终，④、⑤型出现率较低。临床以前3型多见，故通常仅有单干、双干与分叉3型之分。

2. 胸导管及乳糜液的生理特点

胸导管是全身最大的淋巴管，收集下肢、骨盆、腹部、胸部左半、头颈部左半及左上肢占全身3/4的淋巴液，以0.93～1.38 mL/(min·kg)的流速注入静脉。正常人每日流量为1 500～2 500 mL。进食、饮水、脂肪餐后或按压腹部，其流速可增加到 3.9 mL/（min·kg），流量可增加 20%。胸导管淋巴液 95% 来自肝脏和小肠，摄入脂肪后肝内淋巴流量可增加 150%，肠淋巴流量可达静止时的 10 倍。肝硬化门静脉高压症时胸导管的淋巴液流量和压力都有所增加。饥饿、注射吗啡抑制肠蠕动使吸收减慢时，胸导管内淋巴液流量明显减少且呈清水样。

胸寻管具有自发的、节律性的收缩能力，每隔 15 s 将乳糜液排入静脉 1 次。周围器官的活动如心脏、动脉搏动，肺的膨胀与收缩，胃肠蠕动，腹肌、膈肌随呼吸运动的收缩，胸、腹腔压力变化，都促使乳糜液向心回流。胸导管内乳糜液的流动亦可形成推动力，体位改变亦对胸导管回流有影响。

在一般情况下，胸导管内平均压为 1.74 kPa（15 cmH$_2$O），在流速高峰时可为 0.98～2.75 kPa（10～28 cmH$_2$O）。结扎胸导管后，压力暂时上升可达 6.7 kPa（50 mmHg），以后随侧支循环的建立，可逐渐恢复至正常。

胸导管的主要功能是输送从肠道吸收的脂肪。乳糜液的化学成分除脂肪含量比血浆高、蛋白质略低之外，其他与血浆类似。经淋巴液回收到血液的蛋白质一昼夜可达 100 g。在胸导管内的浓度为 2.9～7.3 g/100 mL，主要是白蛋白，其与球蛋白的比例为 3∶1，含蛋白总量相当于血浆的 60%。故胸导管亦是血管外及贮藏于肝脏的蛋白质输送入静脉的主要通道。

乳糜液的细胞成分主要是淋巴细胞[（0.4～6.8）×10^9/L]，在胸导管内有时可达（2～20）×10^9/L 个。每日参与淋巴再循环的数目为血液中淋巴细胞总数的 10～20 倍，除偶尔情况外，一般不含红细胞。

乳糜液的外观不恒定，饭后 6 h 呈乳白色，偶尔呈粉红色，空腹状态呈血清色或清水样。无气味，呈碱性，比重 1.012，放置后出现乳脂层，乳化后可见脂肪球，含酯量 0.4%～4.0%，固体粒子 74%。无机盐与血浆相近似。乳糜液有明显的抑菌抗腐败性，大肠埃希菌、金黄色葡萄球菌在乳糜液内不能生长。临床鲜有乳糜胸并发感染的报道，可能与其碱性、含高游离脂肪酸、磷脂以及淋巴细胞等综合作用有关。

胸导管是机体免疫器官的重要组成部分，乳糜液中含有各种抗体以及大量淋巴细胞，其中 90% 为具有免疫活性的 T 细胞，经胸导管送入血淤循环参与机体的免疫反应。胸导管也是肿瘤和病原菌播散的重要途径，故有学者术前经颈部、术中经胸部胸导管取液检查瘤细胞或做细菌培养，作为诊断、确定手术适应证、指导手术治疗的一个重要方法。

二、病因

胸导管损伤常有以下几种情况。

1. 闭合性胸部创伤

闭合性胸部创伤多见于爆震伤、挤压伤、车祸及钝器打击所致锁骨、脊柱及肋骨骨折，甚至举重、剧烈咳嗽、呕吐等，尤其是饱餐之后胸导管处于充盈扩张状态，更易发生。若下胸部承受暴力，由于膈肌角的剪力作用，易导致胸导管撕裂。胸导管破裂后先在纵隔内形成 1 个乳糜囊肿，逐渐增大，达到一定体积后破入胸膜腔。从伤后到临床出现乳糜胸，一般间隔为 2～10 d 不等，亦有在数月之后才确诊者。

2. 开放性胸部创伤

开放性胸部创伤包括胸、颈部锐器刺入，子弹、弹片穿入等，均可直接损伤胸导管及其分支。由于胸导管分支小而且位置深，其周围毗邻于大血管及其他重要脏器，因此常伴有大血管及邻近重要脏器的损伤，临床胸导管损伤的典型表现多被掩盖，早期不易被发现及诊断；又因这些脏器损伤多急重，往往早期死亡。因此，开放性胸部创伤引起的胸导管损伤较为罕见。

3. 手术损伤

手术损伤胸导管是最常见的原因，其发生率占整个乳糜胸的 25%。据统计，心脏及血管手术胸导管损伤为 0.25%～0.5%，食管手术为 0.9%～1.8%。患者术前多禁食，胸导管流量减少，乳糜液呈清水状，同时被手术中渗血所混染，使胸导管损伤不易辨认。其他如左锁骨上区手术、锁骨下或颈静脉穿刺术等均有可能损伤胸导管。

其他非创伤性乳糜胸将不在此讨论。

三、病理生理

大量乳糜液积聚于胸腔内，压迫肺使其萎陷，使纵隔移位，影响呼吸循环功能。由于大量乳糜液丢失，出现水、电解质紊乱，营养缺乏，体重下降，明显消瘦。此外，淋巴细胞及抗体成分丢失，周围血中淋巴细胞数减少，机体免疫力受损。如未及时治疗，可因大量丢失营养，在短期内造成全身消耗、衰竭或并发其他严重并发症而死亡。

四、临床表现及诊断

乳糜液无刺激性，故单纯乳糜胸患者体温不高或低于正常。由于严重胸部创伤，常常限制饮食，因而早期乳糜流量很少，待恢复进食后，乳糜流量增多，大量乳糜液进入胸膜腔内，压迫肺使其萎陷，纵隔向健侧移位。患者表现胸闷、气急、心悸等。由于大量乳糜液丢失，患者可在短期内造成全身消耗、衰竭，水、电解质紊乱或并发其他严重并发症而死亡。

1. 病史

询问患者受伤的方式、部位、时间均有助于诊断。闭合伤所致之胸导管撕裂伤易发生在饭后 6 h 以内。其临床特点：①有一"间隔期"（受伤距临床发病有一间隔的时间）；②突发性呼吸困难；③程度不同的休克；④经胸膜腔穿刺或引流症状迅速得以缓解，短期内又重出现；⑤手术后乳糜胸多在进食后出现胸腔引流液增多，手术的种类和部位本身对诊断就是一种提示。

2. 胸腔引流液的性状

①典型的乳糜液呈乳白色，放置后出现乳脂层，加乙醚后脂肪溶解，使乳状混浊液变清澈；②无菌生长；③无气味；④含有大量淋巴细胞；⑤苏丹Ⅲ染色后显微镜下可见直径为 5 μm 大小的橘红色脂肪球；⑥比重 1.012，呈碱性反应；⑦口服亲脂肪染料，可使流出的乳糜着色。

创伤与术后乳糜胸的胸引流液常呈血性或浆液性，禁食时呈清水样。苏丹Ⅲ染色阴性时早期不易确诊。若观察到胸腔引流量逐日增多，术后前 3 d 平均引流量高于一般开胸术后，波动范围大，不能如期拔除胸引流管，应高度怀疑乳糜胸。

3. X 线检查

除单侧或双侧广泛胸腔积液征外，创伤后早期可有纵隔包裹性积液，乳糜胸并发乳糜心包时，可见心影增宽。

4. 淋巴管造影

经下肢或精索淋巴管注入造影剂（如 Lipiodol）后，定时摄片观察造影剂是否漏入胸腔。此法不仅可以确定漏口位置，确定治疗方案，研究胸导管走行，而且对确定手术结扎胸导管的位置均有重要意义。术前、术中、术后均可应用。但此法可引起咳嗽、发热等不良反应，严重者可出现脂肪栓塞。

5. 胸腔乳糜液染色

文献曾介绍各种染料测试方法，但临床实际应用的经验不多。

6. 放射性同位素检查

用同位素诊断乳糜胸尚不普遍，大宗报道不多，有的尚在研究阶段。

五、治疗

创伤性胸导管损伤性乳糜胸的治疗，主要应根据胸腔引流量及患者的实际情况而定。关键是手术适应证和手术时机。多数学者认为胸腔引流量每日 < 1 000 mL，且有逐渐减少的趋势，可考虑非手术治疗。若每日引流量为 1 000 ~ 1 500 mL，且患者进行性消瘦、脱水及水、电解质紊乱，保守治疗 5 ~ 7 d 不见引流量减少者，应采取积极的手术治疗。过去人们对胸导管能否结扎还不清楚，仅采用胸腔穿刺或闭式引流及营养支持等保守治疗，其死亡率甚高，至 1948 年 Lampson 首次报道开胸结扎胸导管治疗创伤性乳糜胸获得成功，而使乳糜胸的死亡率降至 10% 以下。

开胸结扎胸导管操作比较简单，手术时间短，成功率高，对创伤或手术后乳糜胸较非手术治疗更为安全，且能迅速奏效。确也有部分病例经适当保守治疗，不需再手术可以治愈。实际上每一位患者自发病至手术治疗，都经过一段保守治疗的过程。

1. 非手术治疗

（1）支持治疗：给予高蛋白、高碳水化合物、低脂或无脂饮食，输血或血浆，维持水、电解质平衡，应用维生素及微量元素。可给予中链脂肪酸甘油三酯（MCT），其优点为吸收后可不经胸导管直接由静脉入血，既可增加热量，又可减少乳糜液漏出，有利于胸导管愈合。亦有学者主张采用全胃肠外营养，并加以胃肠吸引以减少胸导管引流，以利于创口愈合。

（2）保持胸腔闭式引流通畅，及时排尽胸腔乳糜，并鼓励患者咳嗽，必要时可以用 25 cmH_2O 的负压持续吸引，以促使肺及时膨胀。有利于脏、壁胸膜粘连，若同时 ARDS 的患者，可采用呼气末正压通气（PEEP），可减低胸导管淋巴流量，促使胸导管闭合。

保守治疗期间应每日检测血浆蛋白、电解质、白细胞和进行 X 线检查，必要时输入全血和血浆，保守治疗无效时应行外科手术治疗。

2. 手术治疗

经上述非手术处理后，若乳糜排出量不见减少，应及时准备手术。

（1）术前应做好充分准备，主要包括：①纠正水、电解质紊乱，输血输液及加强营养支持治疗。②排尽胸腔内积液，以利于肺膨胀，改善缺氧，防止手术时侧卧位对纵隔、心脏压迫引起的不良影响。③为术中辨认和寻找胸导管破口，可于术前 3~4 h 口服或胃管内注入牛奶、黄油等高脂肪食物 300~500 mL，使术中乳糜流量增加，色泽变白；或加入亲脂染料如橄榄油、苏丹Ⅲ或于腹股沟部皮下注射伊文氏蓝，使流出液着色，以利于术中破口寻找。目前认为只要解剖熟悉，注射染料并无必要，相反高浓度染料溢入胸腔内，使周围组织着色，反而影响观察解剖结构。

（2）结扎胸导管的有关技术问题。①进路：有人主张单侧乳糜胸经有胸腔积液侧进胸，双侧乳糜胸经右侧进胸为宜。更多学者主张不论乳糜胸在哪一侧均由右侧进胸，由膈裂孔上面主动脉右后与脊柱前缘间寻找并结扎胸导管。此处胸导管走行较为恒定，便于暴露，利于手术操作，亦可在附近不同平面加扎 2~3 道。②找到瘘口时，用"00"丝线缝扎其上下两断端，并用周围组织覆盖，不宜用电烙或银夹处理。无法找到瘘口时，只缝有乳糜液漏出的纵隔胸膜，同时于右膈上结扎胸导管。单纯结扎右膈上胸导管亦可。至于将胸导管移植于静脉或其他方法的吻合，从目前临床实践来看均无必要。③手术治疗时机的选择：对保守治疗的期限仍有争议，有学者认为胸乳糜液的引流量和速度并非判断手术时机的指标，乳糜液引流量的减少不是逐渐的，而是于某一时刻突然减少或停止，因此至少应进行 3~4 周的保守治疗。亦有学者认为，只要保守治疗的措施得到严格执行，有信心坚持，需行手术的患者为数不会太多。有的学者认为，成人每日胸乳糜液超过 1 500 mL，儿童超过 100 mL，持续 5 d 不停即应手术。多数学者主张保守治疗时间仍应依患者对丧失乳糜液的耐受性而定。引流量多的患者，保守治疗不应超过 2~3 周，以免发生严重的代谢紊乱和机体功能衰竭，反而失去良好的手术时机，尤其是对婴幼儿和糖尿病患者。2~3 周的保守治疗会增加手术的危险性，不可机械规定，应根据患者的具体情况而定。

（谢锐文）

第八章 纵隔肿瘤

第一节 胸内甲状腺腺瘤

一、胸内甲状腺腺瘤的来源

（1）胚胎时期在纵隔内遗存的甲状腺组织，以后发展成为胸内甲状腺腺瘤。
（2）原为颈甲状腺腺瘤，以后下坠入胸骨后间隙，一般多见于前上纵隔，亦可见于中、后纵隔。

二、临床特点

（1）气管受压症状，如刺激性咳嗽、呼吸困难等，此种现象在患者于仰卧位时表现明显。
（2）胸内闷胀感或胸背部疼痛。
（3）少数病例有甲状腺功能亢进症状。

三、诊断

（1）部分患者颈部有肿块历史。
（2）由于肿块存在，而致气管移位。
（3）在透视下可见肿块随吞咽动作上下移动（据统计此类肿瘤有40%可变为恶性）。
（4）X线照片检查，可见上纵隔有圆形或呈分叶状致密阴影，向胸内一侧或双侧突出。
（5）应用放射性碘检查伴纵隔扫描有助于确定胸内甲状腺肿瘤的诊断。

四、治疗

一般多采用手术摘除。
（1）如肿瘤位置靠上且肿块体积不大，行颈部切口摘除。
（2）如肿块下降进入胸腔，可行胸部前外侧切口摘除。
（3）如肿块较大且位置较深以后外侧切口进胸较好或行正中切口显露更佳。

（陈国标）

第二节 胸腺瘤

一、概论

在过去 30 余年,有关胸腺上皮性肿瘤的定义、诊断和治疗一直不断被细化。过去认为,凡是来源于胸腺的肿瘤,统统归类于"胸腺瘤"。现在它被分成几个临床病理分类不同的肿瘤,如胸腺瘤、胸腺癌、胸腺类癌、胸腺畸胎瘤、胸腺脂肪瘤等。真正胸腺瘤的形态学和生物学行为更为清楚,更加明确。临床医师迫切需要的是,深入讨论最常见的良性胸腺瘤和恶性胸腺瘤的病理特点和预后影响因素,特别是组织病理学与生物学之间的关系、胸腺瘤与其他肿瘤鉴别诊断、显微镜下鉴别特点等。

二、临床特点

胸腺瘤通常表现为前上纵隔肿块,有的是在常规体格检查时被偶然发现,但是多数患者表现为某些临床症状,如咳嗽、呼吸困难、心悸、胸痛及肩胛间疼痛。某些肿瘤外综合征也提示胸腺瘤存在,包括重症肌无力、纯红细胞障碍性贫血、获得性低 γ 球蛋白血症等。罕见的情况是胸腺瘤出现在异常部位,如出现在后纵隔、肺实质内及颈根部。出现在异位的胸腺瘤与胸腺胚胎发育移动过程有关,后纵隔胸腺瘤可以产生胸痛,肺内胸腺瘤可以并发重症肌无力,颈根部胸腺瘤可毫无症状。

三、临床表现

肉眼检查,胸腺瘤有包膜,界限清楚,呈分叶状。典型胸腺瘤切面较硬,粉褐色,质地均匀,由致密纤维结缔组织将肿瘤分隔成肉眼可见的小叶。包膜的特征为较厚、纤维性。约 50% 的胸腺瘤可能含有肉眼可见的小囊,这些小囊内通常含有液体或凝结成块的细胞碎片。此外,还可发现局限性坏死灶,但是广泛性坏死改变,并发有或无出血,较为少见,若发现此种情况,则需要考虑其他诊断。偶尔胸腺瘤也可能出现肉眼可见局限性钙化灶,或者周边不完全钙化嵴,甚至骨化。其他的胸腺瘤,特别是淋巴细胞上皮性胸腺瘤,有时缺乏明显的纤维性包膜和瘤内纤维性分隔,表现为均匀一致的鱼肉样粉褐色切面。极少的情况是在正常胸腺的某一小叶内,有一小结节状胸腺瘤,这是在为治疗重症肌无力而摘除胸腺时最常发现的情况。在胸腺囊肿囊壁上也可见到胸腺瘤样结节。

外科医师详细描述手术台上胸腺瘤肉眼所见是最有价值、最重要的资料。有完整包膜、容易全部摘除的胸腺瘤完全不同于侵犯周围纵隔结构的恶性胸腺瘤。肉眼观察胸腺瘤特点对估计预后有重要价值。胸腺瘤大小变化较大,从逻辑上讲,肿瘤大小与有无临床症状存在一定关系,Rosai 和 Levine 报道过直径仅 1 mm 的胸腺瘤;另一方面,Smith 描述一例巨大胸腺瘤,重 5 700 g,最大直径达 34 cm。一般来讲,约 2/3 的胸腺瘤直径在 5 ~ 10 cm,但是梭形细胞构成的胸腺瘤体积更大。

四、显微镜下特点

显微镜下可见胸腺瘤由不同比例的上皮细胞和淋巴细胞构成,在这类肿瘤内,上皮细胞是唯一的肿瘤细胞,上皮细胞体积较大,至少是成熟淋巴细胞的 3 倍,有中等量双染性细胞质。核膜呈锯齿状,染色质分布均匀,核仁不明显。在胸腺瘤上皮细胞内通常可见稀疏核分裂象,但无不典型核分裂。既往临床常采用"淋巴细胞为主型、淋巴 - 上皮混合型以及上皮细胞为主型"对胸腺瘤进行分类,这种分类方法较为武断,它的定义是胸腺瘤内淋巴细胞所占比例多少,占 2/3 或更多为淋巴细胞型,1/3 ~ 2/3 为混合型,不足 1/3 者为上皮细胞型。梭形细胞胸腺瘤是一种特殊类型的肿瘤,不属于上述三种类型范畴。显微镜下胸腺瘤组织学特点是,肿瘤由粗糙纤维组织分隔成无数小叶,少量细胞纤维束将小叶再交叉分隔。这些束带在小叶交界处形成锐角。肿瘤外周通常有纤维性包膜。在切除胸腺瘤标本内还可包含残余胸腺组织,残余胸腺有正常的皮质和髓质,可以与胸腺肿瘤进行鉴别。

肿瘤内淋巴细胞一般较小,发育较成熟,偶尔可表现为"激活"外貌,此时核增大、核膜皱褶、核分裂象增多。但是从不表现有淋巴母细胞迂曲外貌，核与胞质比例也无增加。偶尔淋巴细胞型胸腺瘤含有大量、散在染色的巨噬细胞，在低倍镜下呈现"天空繁星"样图像。因淋巴细胞已经成熟，不像脱离滤泡中心的小细胞淋巴瘤，此类淋巴瘤细胞较小。在各种类型胸腺瘤，通常上皮细胞很明显，犹如天空繁星。淋巴细胞型胸腺瘤其他局灶性或细微显微镜下特点，有助于将其与淋巴瘤区别开来。一个特点是称为"髓质样分化"（MD），因为它容易让人想起正常胸腺髓质。髓质样分化的胸腺瘤表现为低倍镜下在淋巴细胞中出现圆形低密度区，这些可能与生发中心，或与结节型淋巴瘤的瘤性滤泡相混淆。但是与生发中心不同的是，它不存在免疫母细胞，也无染色的巨噬细胞。结节型淋巴瘤的滤泡结构主要由小而紧密黏于滤泡中心的细胞构成，而胸腺瘤的 MD 区仅表现为疏松聚集的小的成熟淋巴细胞。此外，在 MD 局灶内也可能有明显小的哈氏小囊样结构。淋巴细胞型胸腺瘤区别于胸腺小细胞淋巴瘤的另一特点是：存在血管周围间隙（小湖）以及上皮性肿瘤微小囊改变。血管周围间隙围绕着位于肿瘤中心的毛细血管或微静脉大小的血管，在这些血管和上皮细胞基底膜之间充满蛋白样物质，染色稍呈嗜酸性，在浆液性液体内分布着淋巴细胞、散在红细胞或泡沫状吞噬细胞。偶尔，血管周围间隙可被透明样物质代替。另一方面，在肿瘤内微小囊与淋巴细胞混合存在，表现为小的，有时为簇状透明区，其内含有退变上皮细胞或淋巴细胞。全部胸腺瘤中大约 10% 可以发现真正的生发中心，通常是淋巴细胞型胸腺瘤。有学者认为，胸腺瘤内存在生发中心与临床重症肌无力密切相关。最早对这种病变诊断不是胸腺瘤，而是血管滤泡型淋巴结增生（Catleman's disease）。但是，胸腺瘤并不表现浆细胞和淋巴细胞围绕着生发中心呈"葱皮样结构"，细胞间也缺乏嗜酸性物质，这些均是滤泡型淋巴结增生的特点。

上皮细胞型胸腺瘤，组织学变异较大，诊断时容易与其他肿瘤混淆。胸腺神经内分泌肿瘤（胸腺类癌）常常含有真正玫瑰花结（细胞排列球形包围开放间隙）或假玫瑰花结（瘤细胞包围着小血管）。上皮型胸腺瘤可能采取某种细胞器生长类型以及表现有玫瑰花结或假玫瑰花结，某些情况下与胸腺类癌极为相似，因而需要特殊检查，如电镜、组织化学和免疫组化才能获得确切诊断。解决此难题的染色主要是 CAE（chloroacetate esterase）方法（用石蜡包埋组织），胸腺瘤 CAE 染色后整个表现为散射状山毛榉细胞，而胸腺类癌无此特点。

胸腺瘤常见鳞状化生，瘤细胞有嗜酸性玻璃样胞质，早期常排列成角化珠，除非小心确定鳞状细胞核表现温和，可能会漏掉胸腺癌的诊断。上皮型胸腺瘤出现腺样腔隙可达 1/5，它们内衬低柱状或立方状上皮细胞，外观类似甲状腺滤泡但无胶体存在，在这些包涵体内有时可见到乳头状上皮形成。这种腔隙代表构成胸腺上皮的真正上皮结构，诊断上可能与胸腺转移性腺癌造成混乱。通过观察整个肿瘤外观和细胞内容物可以排除转移癌，因为它有典型的胸腺瘤结构。

上皮型胸腺瘤的变异类型是梭形细胞瘤，细胞呈梭形外观，相似间质性肿瘤，如果有明显血管基质，或呈 storiform 生长并伴有梭形细胞改变，血管周围外皮瘤、内皮瘤或纤维组织细胞瘤都可能是诊断之一。经验表明，前上纵隔梭形细胞瘤大多数都来自胸腺上皮，在这种情况下，将具有短钝梭形细胞分在细胞器类型肿瘤一组，表现为上皮巢周围细胞彼此平行排列，呈栅栏状外貌，肿瘤内基质为浓密的纤维性。

五、核异型性

上皮型胸腺瘤可以发现核异型性，即核多形性、染色过深和核仁突出，这些变化可以是局灶性也可以是弥漫性。某些情况下，很难确定一种不典型上皮型胸腺瘤是称为胸腺瘤好还是胸腺癌好。胸腺癌通常表现核仁突出，大量核分裂，细胞核质比例明显增加以及多灶性自发坏死，此外，还有上述的细胞核异型性改变。鉴别胸腺瘤和胸腺癌非常重要，因为二者的临床行为差别很大。

六、电镜检查

胸腺瘤超微结构特点与正常腺体特点非常相似。因为这些肿瘤增生的主要成分是胸腺上皮细胞，电子显微镜下诊断胸腺瘤主要是鉴别出这些细胞特点。胸腺上皮细胞和胸腺瘤上皮细胞均有卵圆形或稍不规则细胞核，有均匀分布的异染色质和小核仁，这些与其组织学结构相应。细胞质内含有通常的代谢细胞器以及大量电子密度染色质丝，内含细胞角化中间微丝。胞质相互重叠是其特点，它们蔓延横穿经过很长距离才彼此融合。上皮细胞之间形成互相连接，有成熟的桥粒，偶尔可见微丝插于其中。沿着胞浆伸延的胞膜可见规则基底板。在淋巴细胞型和淋巴上皮混合型胸腺瘤，反应性淋巴细胞主要表现为边缘光滑、胞核完整和少量细胞器，这些与免疫学和免疫组织化学显示的胸腺瘤内淋巴细胞是T细胞相一致。需要仔细研究找出上皮细胞或它们的衍生物以确切诊断淋巴细胞型胸腺瘤。

七、免疫组化检查

免疫组化检查，应用PAP（peroxidase-antiperoxidase）或ABC（avidin-biotin-peroxidase complex）方法，在选择性病例确定纵隔内肿块是否为胸腺瘤有一定价值。胸腺瘤含有大淋巴细胞和组织细胞容易与淋巴瘤相混淆，但是胸腺瘤上皮细胞表达角蛋白，也表达上皮膜抗原（EMA），可用于鉴别。相反的是，胸腺上皮细胞缺乏白细胞共同抗原（CLA），而所有淋巴瘤均有表达。因此，通常用这些免疫组化方法，抗细胞角蛋白、抗EMA、抗CLA抗体足可以对淋巴型、上皮淋巴混合型胸腺瘤与小细胞、大小细胞混合型淋巴瘤进行鉴别诊断。这种鉴别诊断对于组织病理学家的诊断水平是一种挑战，特别是穿刺活检标本或针吸活检的细胞学标本进行诊断。对于单纯梭形细胞胸腺瘤与其他间充质肿瘤相鉴别，抗角化蛋白和抗EMA非常有用，梭形细胞瘤对角化蛋白和EMA反应，而其他间充质肿瘤则不反应，但它们对于抗Vimentin反应，胸腺瘤则不反应。

最近，利用淋巴细胞特异性抗原的单克隆抗体来研究淋巴细胞型胸腺瘤的淋巴细胞，这些研究表明大多数淋巴细胞是OKT60阳性细胞和终末（deoxynucleotidyl）转移酶（TdT）阳性细胞，它们完全缺乏OKT_3反应（成熟胸腺淋巴细胞），同时还观察到不同数目的OKT8细胞（抑制细胞）表型，初步结论是在并发重症肌无力的胸腺瘤中，淋巴细胞数目减少。已经显示淋巴细胞型胸腺瘤中有反应的淋巴细胞和上皮细胞对Leu-7和HLA-DR抗原有表达，前者在血管周围血清肿局部上皮细胞可以探测到。单独用OKT、Leu和HLA-DR免疫反应来评估纵隔肿块有可能造成诊断错误，淋巴母细胞型淋巴瘤和分化较好的淋巴细胞型淋巴瘤都可以分别对OKT6、TdT呈阳性反应和HLA-DR反应。强调评估胸腺瘤进行免疫反应时需要将上皮细胞标记物包括在内。对于胸腺"激素"的免疫反应，像正常胸腺上皮的胸腺素和血清胸腺因子，也已报道。但是胸腺瘤内是否存在这些激素尚缺乏肯定报道，它们作为胸腺上皮性肿瘤特异性标记物尚未确定。

八、穿刺活检和针吸细胞学

为了获得纵隔肿物组织学诊断，在过去数十年穿刺和针吸活检的研究明显增加，这些检查技术为外科医生制订治疗方案提供了有价值的参考，随着经验的积累，病理学家对针吸活检标本的诊断率也相应提高。在胸腺瘤穿刺活检中，已经确定的规律仍然应用，特别是对淋巴细胞型胸腺瘤和梭形细胞胸腺瘤。有时，采用普通显微镜检查不能排除小细胞恶性淋巴瘤或间质瘤，则需要免疫细胞化学特殊技术帮助做出确切诊断。此外，穿刺针吸活检细胞学无法判断肿瘤是否为侵袭性胸腺瘤，不像开胸手术可以确定侵袭与否。这不是主要问题，因为有包膜的或侵袭性胸腺瘤均需外科手术，后者更需要大块切除。

九、有包膜胸腺瘤和侵袭性胸腺瘤

预示胸腺瘤生物学行为最重要的因素是肿瘤有无包膜，有完整纤维性包膜且与纵隔结构无严重粘连的胸腺瘤，单纯外科切除85%~90%可以达到治愈，相反，侵犯周围软组织、肺、大血管外膜或心包，若未予辅助治疗，术后极容易复发。因此，在将所有切除标本送往病理检查之前，需要肉眼仔细观察肿瘤，并多处取材供显微镜下确定肿瘤有无包膜，这一点对每个病例都非常重要。此外，外科医师与病理学者有效沟通，共同确定肿瘤原位特点，也为病理诊断提供重要信息。

有关胸腺瘤4个临床分期已有描述：Ⅰ期包括胸腺瘤有完整包膜，显微镜下无包膜外侵；Ⅱ期为肉眼见肿瘤侵犯纵隔脂肪、胸膜，或显微镜下包膜有侵犯；Ⅲ期为肉眼见肿瘤侵犯邻近脏器（心包、大血管、肺）；Ⅳ期为胸膜或心包肿瘤种植或有远处转移。

小的胸腺瘤，即使有完整包膜，也存在确定的复发危险，Fechner 在 1969 年就报道了几例这样病例，Mayo 中心报道有包膜的胸腺瘤 15% 术后出现复发，这一情况提示需要再次手术和术后放疗的必要性。侵袭性胸腺瘤指肿瘤呈浸润性生长，但是保留典型温和的肿瘤细胞学特点。过去，这些病变常常被指作"恶性"胸腺瘤，这一名词经常与胸腺癌产生混乱，所以应该予以摒弃。侵袭性胸腺瘤术后需要放疗以有效控制复发，术后放疗和化疗现在已应用多年并取得良好的效果。但是，尽管术后辅助放疗，侵袭性胸腺瘤 10 年存活率也不如有包膜的胸腺瘤。需要制订更新的治疗方案来平衡这两组存活率，但至今尚未解决。

十、转移性胸腺瘤

外科手术时发现胸腺瘤有胸膜种植（脏胸膜或壁胸膜转移），或以后出现胸膜种植，此种情况最常见于侵袭性胸腺瘤，这种现象是否代表胸腺瘤的真正转移，还是胸腔积液介导的胸膜腔种植，至今尚是一个有争议的问题，但是胸腺瘤大块胸腔外转移发生率极低（< 5%）。Mayo 医学中心的经验显示，283 例胸腺瘤仅有 8 例表现为真正的胸膜腔以外转移，包括颈淋巴结、骨、肝、脑或周围软组织，1 例选择性仅侵犯脑神经和周围神经。骨转移影像学呈爆炸性表现，主要发生在上皮型胸腺瘤，少数表现有核异型性。许多学者一致认为没有可靠的组织学特点预示胸腺瘤将来是否发生转移，需要强调的是，上述论述中应将有恶性细胞学表现的胸腺瘤排除。恰当的诊断是简单的"转移性胸腺瘤"。近来 Needle 报道化疗对胸腺瘤胸膜腔外转移有一定疗效。

十一、肿瘤组织学特点与临床表现的关系

有关显微镜下胸腺瘤类型与其临床表现描述很多，题目列在显微镜下胸腺瘤类型，副瘤综合征发生率，复发和胸外转移的危险因素及整个存活率等标题之下。

以前发表的文章将胸腺瘤划分为淋巴细胞型、混合型和上皮型胸腺瘤，但是临床上很少实际应用。最近 Mayo 的文献复习发现淋巴细胞型整个死亡率为 44/1 000 例，混合型为 76/1 000，上皮型为 93/1 000（包括梭形细胞）。这一结果有统计学意义，与 Masaoka 的结果相似。Maggi 在研究 169 例胸腺瘤后发现淋巴细胞型胸腺瘤存活率明显低于上皮型，5 年存活率分别为 76% 和 88%。因此，对肿瘤标本进行多处切片才能对胸腺瘤做出显微镜下确切分类，分类对预后的影响一直有争议。过去认为，缺乏明显细胞学恶性时，上皮型胸腺瘤核异型性与临床结果无关，也没有显微镜下特点能可靠地预示胸腺瘤临床经过。而 Mayo 的 283 例结果提示无其他明显胸腺癌特点时，核异型性与更高局部复发率和胸外转移率密切相关（$P < 0.004$），这种情况并未全部超出人们预料，因为胸腺瘤与胸腺癌表现为相同的细胞学分化，在二者之间的中间型偶可表现为侵袭性行为。临床上可能发现镜下诊断为不典型胸腺瘤，其他方法诊断为明显胸腺癌。目前，尚不清楚镜下核异型性胸腺瘤的治疗方法，如上讨论，它应该作为一组而不是单个病例来处理。对所有核异型性胸腺瘤应定期监测密切随诊（一年两次）将是有益的。目前公认的做法是，术时无肉眼可见外侵或转移的胸腺瘤，也推荐术后辅助放疗或化疗。

关于镜下胸腺瘤分型与副瘤综合征的关系，仅有两种说法较为可信：①重症肌无力与胸腺瘤分型有关而与梭形细胞型胸腺瘤无关；②获得性红细胞发育不良或低 γ 球蛋白血症与梭形细胞胸腺瘤相关。

十二、鉴别诊断

如果已经排除了细胞学明显恶性病变，需要与胸腺瘤进行鉴别诊断的疾病有胸腺区小细胞型和混合型恶性淋巴瘤、胸腺类癌、梭形细胞间质瘤、血管滤泡型淋巴结增生（Castleman's disease）和胸腺囊肿。最后是胸腺囊肿，肉眼和显微镜下很容易将之与胸腺瘤囊性变相区别。囊肿含有单层鳞状或低柱状上皮，缺乏孤立的上皮增生灶，表 8-1、表 8-2 和表 8-3 显示这些鉴别诊断特点。

表 8-1 胸腺瘤光镜下鉴别诊断

	分叶	MD	PSL	微囊肿	淋巴细胞	玫瑰花	细胞器	基质出血胆固醇
淋巴型	++	++	+	±	+++	0	0	0
上皮型	++	0	++	±	±~+	±~+	0~±	0~++
梭型	++	0	±	±	±	0	0	0
淋巴结增生	0	0	0	0	+++	0	0	0
淋巴瘤	0	0	0	0	+++	0	0	0
血管外皮瘤	0	0	0	0	0	0	0	0
组织细胞瘤	0	0	0	0	0	0	0	0
胸腺囊肿	0	0	0	0	+~++	0	0	++
胸腺类癌	0	0	0	0	±	++	++	0

注：MD．髓质分化；PSL．血管周围血清湖；0．无；+．局灶性或非全部病例发现；±．可变化；++．全部存在。

表 8-2 胸腺瘤电镜下鉴别诊断

	ECP	PBM	微丝	CIF	ICJ	PCL	饮液作用	CDB	NSG
胸腺瘤	++	++	++	±	++（D）	0	0	0	0
恶性淋巴瘤	0	0	0	±	0	±	0	0	0
胸腺类癌	0	+	±	+	+（MA）	0	0	0	++
血管皮外瘤	±	+	0	+	+（AP）	0	+	++	0
组织细胞瘤	+	0	0	±	±（AP）	++	0	0	0

注：ECP．细胞突增长；PBM．基底膜；CIF．胞质间丝；ICJ．细胞连接；D．桥粒；MA．粘连斑；AP．对合斑；PCL．胞质溶解；CDB．胞质浓密体；NSG．神经分泌颗粒；a．胸腺类癌中间丝常局限性位于核周胞质，呈螺纹状。

表 8-3 胸腺瘤免疫组化鉴别

	EMA	CKER	NSE	VIM	ACT	AACT	CLA	染色粒
胸腺瘤	+	+	±	0	0	0	+	0
淋巴瘤	0	0	0	±	0	±	+	0
胸腺类癌	±	±	+	0	0	0	0	+
血管外皮瘤	0	0	0	+	±	0	0	0
组织细胞瘤	0	0	0	+	±	+	0	0
淋巴结增生	0	0	0	±	+	0	+	0

注：EMA．上皮膜抗体；CKER 角蛋白；NSE．神经特异性烯醇化酶；VIM．（Vimentin）波形蛋白；ACT．肌纤蛋白；AACT．α-抗凝乳蛋白酶；CLA．白细胞共同抗原；a．反应限于淋巴细胞；b．反应限于混合型淋巴瘤的大细胞；c．反应限于增生的血管成分。

十三、影响预后因素

在 Mayo 的研究中发现，60 岁以上患者因肿瘤生长死亡率更高，肿瘤直径超过 10 cm 死亡率亦增加，相反，直径 < 5 cm 的肿瘤无复发或因此而死亡，此外，研究也发现纵隔脏器移位也提示预后不佳。

早年报道胸腺瘤并发重症肌无力预后不良，但是最近研究显示这两种疾病与高死亡率之间无统计学意义。同时，并发纯红细胞再生障碍性贫血和低 γ 球蛋白血症的患者存活期也无明显缩短，但统计学上处于边缘状态。单纯梭形细胞胸腺瘤处于中间类型，很少产生致命结果，为判断预后之目的，不应当将其划归到上皮型胸腺瘤内。正如 Masaoka 和 Bergh 指出，诊断时分期较高的胸腺瘤（侵犯纵隔脏器，胸膜腔内种植，远处转移）对预后有更大影响。

十四、国内胸腺瘤治疗结果

几十年来，我国胸外科手术治疗胸腺瘤，特别是并发重症肌无力，已取得较大进步。自1965年北京协和医院首次施行胸腺瘤切除治疗重症肌无力以来，至今累积病例达数千例，胸腺瘤切除在全国各级医疗中心均已开展，尤其是单纯胸腺切除治疗重症肌无力已经做到无手术死亡，并发症发生率低于1%，重症肌无力症状改善超过80%。胸外科医师与神经内科医师密切合作，规范手术适应证，使得胸腺切除成为治疗重症肌无力的有效手段，越来越多地被神经内科医师和众多的MG患者所接受。

北京协和医院自1965年开展胸腺瘤和胸腺切除治疗MG以来，至今已切除单纯胸腺瘤270例（不包括胸腺摘除和胸腺其他肿瘤）。在1984年以前，8例单纯胸腺切除的近期和远期效果均不满意。自1984年后，采取多学科（神经内科、胸外科、麻醉科和加强医疗科）协作，结果有很大改进，无手术死亡，无手术并发症发生，长期随诊（超过3年）有效率达80%。提出影响预后的因素包括年轻女性，病程较短，躯干型并眼肌型，有胸腺增生者，经胸骨正中切口摘除胸腺，均获得良好结果。

北京协和医院于1995年总结了110例胸腺肿瘤的治疗结果，在此组内50.9%的患者并发各种综合征，其中最多的是重症肌无力，占44.5%。切除率与肿瘤大小以及是否侵犯周围脏器有明显关系，胸腺瘤与胸腺癌和胸腺类癌的切除率在统计学上有显著差别。胸腺瘤切除后3年、5年和10年生存率分别是82.7%、68.1%和40.0%。北京协和医院的经验认为，影响预后的因素主要是肿瘤病理学分期、周围组织和脏器受累严重程度。是否并发重症肌无力对于预后的影响并不重要，胸腺瘤患者主要死亡原因是肿瘤复发和远处转移。

自1995年国内开展电视辅助胸腔镜外科（VATS）治疗胸部疾病，包括各种胸部良性或恶性病变，其中应用最多、效果最好的是良性疾病，随着经验的积累，手术技巧完善，疗效不断提高。有关VATS胸腺切除或胸腺瘤切除报道的病例数虽然尚少，但也获取了有益的经验，VATS施行胸腺切除或胸腺瘤切除治疗重症肌无力，其优点是手术创伤小，恢复快，并发症少。但是对于VATS能否做到彻底摘除所有的胸腺及纵隔脂肪组织，部分人尚存有疑虑，因此，临床胸外科医师对于VATS摘除胸腺瘤或胸腺组织治疗重症肌无力仍有争论。无论如何，VATS是一种有益的探索，不失为一种外科治疗重症肌无力的有效方法。其指征为：体积较小的胸腺瘤、非侵袭性胸腺瘤，患者因各种原因不适合开胸手术，重症肌无力并发肺功能低下，患者采用激素治疗重症肌无力而不适宜开胸手术。

（陈国标）

第三节 纵隔生殖细胞肿瘤

纵隔为性腺外胚胎细胞肿瘤的好发部位。纵隔内生殖细胞肿瘤，包括畸胎瘤、精原细胞瘤、绒毛膜上皮癌、内胚窦瘤（卵黄囊瘤），具有的共同特点是：①组织学特征是与睾丸等生殖细胞来源相似，但并非睾丸肿瘤转移所致，即纵隔内生殖细胞肿瘤是原发的，证据之一是大多数睾丸原发肿瘤无向纵隔内转移的趋向；②12号染色体上的一种特殊等臂染色体异常；③纵隔生殖细胞肿瘤外科治疗原则是仅切除原发病灶和周围受累组织，禁忌盲目切除睾丸或行睾丸活检。

Cesar在1997年提出生殖细胞类肿瘤分类法，得到广泛认可。Cesar分类法将纵隔生殖细胞种类分为以下三大类：

（1）畸胎瘤：①成熟畸胎瘤（组织分化好，且成熟）；②非成熟畸胎瘤（含非成熟间叶组织或上皮组织）。

（2）含恶性成分的畸胎瘤：①Ⅰ型，含有其他生殖细胞肿瘤（如内胚窦瘤等）；②Ⅱ型，含有非生殖细胞上皮成分（鳞癌、腺癌等）；③Ⅲ型，含有恶性间叶成分；④Ⅳ型，上述各种成分混合。

（3）非畸胎瘤性肿瘤：①精原细胞瘤；②内胚窦瘤；③胚胎细胞癌；④绒毛膜癌；⑤混合性肿瘤。

一、纵隔畸胎类肿瘤

（一）概述

人们对畸胎类肿瘤的认识可以追溯到 19 世纪，早在气管麻醉和胸腔闭式引流技术问世之前的 1983 年，Baatianelli 就实施了一例经胸骨柄前纵隔皮样囊肿摘除术。

畸胎类肿瘤在纵隔肿瘤中发病率较高，国外的统计一般占第二位，仅次于神经源性肿瘤。而国内多数报道畸胎类肿瘤居首位。畸胎类肿瘤多见于 30 岁以下的青壮年，女性多见，绝大多数位于前纵隔，少数在后纵隔（3%～8%）。张大为报道 908 例纵隔肿瘤资料中，畸胎类肿瘤占 257 例，发生率为 28.3%，恶性例数为 7 例，恶性率为 2.7%；其中，男性 99 例，女性 158 例，男女之比为 1 : 1.6。在儿童原发纵隔肿瘤中，生殖细胞肿瘤占 1/4，儿童纵隔生殖细胞瘤发于各年龄段，占全身生殖细胞瘤的 7% 左右。儿童中不论良恶性纵隔肿瘤，男女比例接近。在纵隔生殖细胞瘤中，畸胎瘤在成人中占 60%，在儿童中占 70%。

（二）病因学

畸胎类肿瘤是由与其所在部位组织不相符的其他多种组织成分构成的肿瘤，可发生于身体多个部位。纵隔内畸胎类肿瘤发生的原因可能是：①原始生殖细胞未能完成从泌尿生殖嵴迁徙的全程，而最终停留在纵隔，因为是从全能性胚胎细胞而来，常发生在原线区域，因此，倾向于发生于中线和旁中线部位；②胚胎时期部分鳃裂组织（第 3 对）随着膈肌下降而入纵隔，来自胚胎期多能干细胞，在身体发育过程中，增殖发展而成畸胎类肿瘤。

（三）分类

纵隔内畸胎类肿瘤含有 3 个胚层的多种组织成分。①外胚层组织：占大多数（约 70%），可含有皮肤、毛发、毛囊、汗腺、皮脂样物质、神经胶质、牙齿；②中胚层组织：包括脂肪结缔组织、骨组织、软骨、肌肉、淋巴组织等；③内胚层组织：包括呼吸道上皮、消化道上皮和胰腺组织。另外，畸胎瘤内的某些组织成分兼有内分泌和外分泌两种功能，其中的某些消化酶可以导致肿瘤周围组织产生炎症、出血坏死，从而增加鉴别良恶性肿瘤的困难，并增加手术的危险性。

从组织发生学上可分为三类。①畸胎瘤：含有外、中、内三个胚层的组织。②皮样囊肿：含有外、中两个胚层的组织，不含内胚层组织；囊内有鳞状上皮性衬里，且含有会形成毛发及皮脂性物质的皮肤附件成分。③类上皮囊肿：只含有外胚层组织，不含有中、内胚层组织；囊内衬以单层鳞状细胞上皮。另外，从临床上可分为两类，即囊性和实性畸胎瘤。以囊性多见，多为良性。实性纵隔肿瘤以恶性为多。

（四）病理学

纵隔内畸胎类肿瘤可分为良性和恶性两类。

（1）良性畸胎瘤：占畸胎瘤的一半以上，成人多见，主要由成熟的上皮细胞和内皮细胞组成，但亦可见有分化不成熟或分化不良的组织。

（2）恶性畸胎瘤：可分为癌（来源于上皮组织）和肉瘤（来源于间叶组织）两类，儿童多见。以往的文献将恶性精原和非精原细胞肿瘤也归类于畸胎瘤，故恶性肿瘤比例偏高。

（五）临床特点

（1）年龄、性别：最常见于 20～40 岁的成人，男女比例无显著性差异。亦有学者报道女性偏高。

（2）肿瘤位置：好发于前纵隔，仅 3%～8% 位于后纵隔。

（3）典型症状：咳出毛发和皮脂样物质，提示畸胎瘤已经破入气管。

（4）最常见症状：胸闷、咳嗽等，多由于瘤体压迫、阻塞邻近器官或肿瘤刺激胸膜所致。肿瘤越大，越容易出现症状。

（5）少见症状：肿瘤破入心包腔可造成心包炎或急性心脏压塞；破入胸膜腔可造成胸腔积液，甚至急性呼吸窘迫，也可无任何症状。肿瘤侵及肺组织可反复咯血或咳出毛发。

（6）体检：明显的阳性体征少见。部分患者肺内哮鸣音、湿啰音。上腔静脉综合征偶见于恶性畸胎瘤。

（六）诊断与鉴别诊断

1. 诊断

临床上诊断纵隔内畸胎类肿瘤，除依靠上述症状和体征外，主要依靠以下辅助检查。

（1）胸部X线：是一个重要的筛选手段，多在前纵隔见肿物影，呈圆形或椭圆形，轮廓清晰但内部密度不均匀，可以向左或向右突出，肿瘤长轴多与身体长轴平行。特征是肿瘤内可有钙化、骨化或牙齿。

（2）胸部CT：是目前临床上最常用的诊断方法，进一步确定肿瘤的位置，并判定肿瘤与周围组织器官的关系，以指导手术方式的术前评估。

（3）超声波检查：可以用于鉴别肿瘤的囊性或实性。

2. 鉴别诊断

与纵隔内畸胎类肿瘤相鉴别的疾病很多，包括纵隔内其他原发肿瘤，纵隔型肺癌，来自肺、乳腺、子宫颈或其他器官癌症的纵隔转移灶、纵隔淋巴结结核等。

（七）临床分期

Ⅰ期：包膜完整，无论胸膜、心包是否有粘连，镜下无外侵。

Ⅱ期：包膜不完整，与胸膜、心包粘连但局限于纵隔内，无论镜下有无外侵。

Ⅲ期：肿瘤转移。A期：转移至胸内组织，如肺、淋巴结等；B期：转移至胸膜外。

（八）治疗

1. 手术治疗

手术是所有纵隔内畸胎类肿瘤的首选治疗方法。越早期诊断、早期手术，越容易处理。手术既是诊断性的，也是治疗性的。良性肿瘤体积可很大，压迫周围组织或引起感染、穿孔、出血等并发症，从而增加了手术难度。恶性肿瘤要力争切除或取活体标本行组织病理学诊断，并须术后放、化疗。

（1）麻醉：以静脉复合麻醉为主。

（2）切口：切口的选择要视情况而定，原则是选择暴露好、创伤小、便于沿长以利采取应急措施。①前外侧切口：较少采用，适于前纵隔偏于一侧的中小肿瘤，优点是暴露好、损伤小，必要时可横断胸骨以扩大切口。②正中切口：视野开阔，充分显露肿瘤边缘。另外，兼顾双侧胸腔，彻底清扫周围受累组织。③后外侧切口：适于大的畸胎瘤，优点是保证良好的显露，减少手术危险性。

（3）手术方式。①一期手术：良性、恶性肿瘤可以完整切除，肿瘤较小且与周围组织无密切粘连的可采用胸腔镜下肿瘤切除或胸腔镜辅助小切口切除肿瘤，对组织张力较大的可先将囊内液体放出，减压后增加手术视野后再仔细分离切除；②二期手术：严重广泛炎性粘连，强行切除可导致创面大量渗血或损伤重要脏器，这种情况可以先行引流或部分切除，待囊肿缩小后再行择期手术，双侧巨大囊性肿瘤，可先切除一侧肿瘤，引流对侧肿瘤，双侧畸胎瘤，患者一般情况较差的，可先行切除一侧肿瘤，待情况好转后再切除对侧肿瘤；③特殊情况的处理：破入支气管或肺内，或已有肺脓肿、支气管扩张等，可同时行肺叶切除或肺部病灶切除。破入心包腔导致急性心脏压塞，须急诊手术切除肿瘤的部分心包。与心包关系密切时，可将心包一并切除。纵隔囊性肿瘤或心包腔内有感染时，可先引流，待感染控制后，再行手术切除肿瘤和部分心包。肿瘤侵犯主动脉、上腔静脉，应以姑息切除为主，也可以在体外循环辅助下切除肿瘤，修复血管或行人工血管置换术。

2. 放射和化学治疗

有学者认为纵隔内畸胎类恶性肿瘤可以先进行化疗，化疗后待患者的甲胎蛋白和癌胚抗原水平降至接近正常时，再行手术治疗，可以延长生存时间。

（九）预后

良性肿瘤预后良好，一般无复发。恶性肿瘤预后不佳。

二、纵隔精原细胞肿瘤

（一）病因学

其来源与原始生殖细胞胚胎发育过程有关，原始生殖细胞未能完成从泌尿生殖嵴迁徙而最终停留在纵隔。

（二）病理学

精原细胞肿瘤的细胞体积较大，较早地侵入周围组织。肿瘤细胞呈圆形，边界清楚，胞质透明或有不等量的颗粒状，核居中，染色体丰富，含 1～2 个体积较大的核仁。

（1）精原细胞肿瘤的组织学特征是：①大细胞有圆形核；②少量胞浆；③大量糖原。

（2）转移：淋巴结转移最常见，也可血行转移或胸腔外转移，其中以骨、肺最常见，其次是肝、脑、脾、扁桃体、皮下组织等。

（三）临床特点

（1）发病率较高，占纵隔恶性生殖细胞瘤的 50%。

（2）多位于前上纵隔，其特点是通常保持在胸内，并易局部伸展到邻近纵隔内器官和肺。

（3）大多数患者有症状，最常见的为胸痛、呼吸困难、咳嗽、咯血、发热等。另外，有 10%～20% 的患者有上腔静脉综合征。

（四）治疗

治疗方案取决于患者就诊时的病期。Ⅰ期患者以手术治疗为主，Ⅱ期患者就诊时已有外侵或转移，手术效果不佳，多采用保守治疗为主。

1. 手术治疗

手术治疗适合于早期的、不损伤重要结构和器官的病例。

2. 放射治疗

（1）适合于手术不能切除或不能彻底切除的。

（2）大多精原细胞肿瘤对放射治疗敏感，能较好地控制局部疾病。

（3）基本方法：对纵隔包括锁骨上、颈部采用巨大电压放射。当颈部淋巴结受累时，照射范围扩展至颈部。

（4）剂量：6 周内 45～50 Gy。

（5）术前放疗提高手术切除率，放疗后 4～8 周有部分患者肿瘤可完整切除。

3. 化疗

（1）较敏感，化疗可使肿瘤完全消失。

（2）可做术前新辅助化疗，提高手术切除率并减少手术难度。

（3）适用于胸膜内、手术不能彻底切除或不愿手术、放疗不能完全有效的患者。

（4）适用于病变已侵及胸膜外的较晚期患者或治疗后复发的患者。

（5）手术未能彻底切除肿瘤患者的术后辅助化疗。

（6）化疗药物以顺铂为主，可用 BVP 化疗方案（长春新碱、博来霉素、顺铂）或 TP 方案（紫杉醇、顺铂）。

（五）预后

精原细胞瘤恶性程度较内胚窦瘤低，主要治疗为手术加放、化疗，有报道显示 5 年生存率可达 75%。

三、纵隔内恶性非精原细胞瘤

（一）概述

本病包括绒毛膜癌、胚胎细胞癌、内胚窦瘤（卵黄囊瘤）。恶性非精原细胞瘤与精原细胞瘤的主要区别是：①侵袭性更强，诊断时多已播散；②对放射治疗不敏感；③90% 以上产生甲胎蛋白（AFP）和人绒毛膜促性腺激素（hCG）；④90% 以上有广泛的胸内转移，也常转移至胸廓外。

恶性非精原细胞瘤与精原细胞瘤的相似之处：①大多数患者有症状，如胸痛、呼吸困难、咳嗽等；②发病多为 20 ～ 40 岁的男性。

恶性非精原细胞瘤与精原细胞瘤的相似之处除上述几点外，有两种特殊情况：①与许多染色体异常有关，如 Klinefeher 综合征、三体性 8 和 5p 缺失；②与某些恶性血液病有联系，如急性巨核细胞白血病、全身性肥大细胞病、恶性组织细胞增多病以及难治性特发性血小板减少症。

（二）治疗

普遍认为手术切除无太大价值，放射治疗不敏感，故首选以顺铂为主的联合化疗是治疗的基础，手术是其辅助治疗。有学者认为 BEP 方案（即博莱霉素、依托泊苷、顺铂）为一线方案，或采用 VIP 方案。①血清 AFP 或 hCG 水平不增高，手术是为取病理，明确诊断；②化疗后 hCG、APF 降至正常时，可手术，预后较好；③化疗后 hCG、AFP 仍不正常时，手术后早期复发率高；④化疗后，手术标本的病理见有活力的肿瘤，须加术后辅助化疗。

（三）预后

总的来说，预后不佳，尤其是内胚窦瘤。

（1）内胚窦瘤：是高度恶性的胚芽细胞肿瘤，80% 发源于生殖腺内，多发于青年男性，血清 AFP 升高（> 500μg/mL），胸液细胞学检查见瘤细胞内有透明小体，免疫组化染色 AFP（+）、α-AT（+）、CEA（-）、β-hCG（-）。首选化疗后手术治疗，术后放、化疗，预后极差。手术切除率低，多在术后 6 个月左右死亡。

（2）恶性畸胎瘤：呈膨胀性生长、瘤体增大较快，较早地压迫、刺激周围组织器官。临床上常误诊为纵隔型肺癌、肺脓肿、肺结核等。

（3）胚胎癌：是高度恶性肿瘤，常严重侵犯周围脏器和组织，较早出现淋巴结转移，也可血行转移至肺、骨和其他实质器官。病理学上，由致密成分、腺泡、腺体、腺管及大的肿瘤细胞构成乳头状结构组成。特征是由胚胎性未分化上皮细胞或间质成分组成。可先考虑化疗，再手术治疗。

（4）绒毛膜癌：纵隔内绒毛膜癌罕见，血清中 β-hCG 明显升高。肿瘤细胞由合体性滋养层上皮细胞和细胞性滋养层上皮细胞构成。男性患者常表现为男子女性型乳房，且常伴有隐性性腺原发性绒癌。无论原发、继发性肿瘤，均首选化疗。该病预后很差，多于 1 年内死亡。

（陈国标）

第四节　神经源性肿瘤

一、概述

（一）病因和分类

纵隔神经源性肿瘤包括所有发生于纵隔范围内的来自神经细胞、神经纤维、神经鞘细胞的各种良恶性肿瘤，以神经纤维瘤、神经鞘瘤和节细胞神经瘤三种为最常见。大多数纵隔神经源性肿瘤起源于脊神经和交感神经，故多位于后纵隔脊柱旁沟附近，上纵隔多于下纵隔。而位于前纵隔或内脏间隙、起源于膈神经和迷走神经者较为少见。神经鞘瘤发源于有髓及无髓神经的施万（Schwannoma）细胞，多来自迷走神经和膈神经，后纵隔多于前纵隔。节细胞神经瘤发源于交感神经节细胞，自颅底至尾骨均可发生，但以纵隔者最为多见。

纵隔神经源性肿瘤的准确发病率并不清楚，但在所有纵隔肿瘤病理报告中占 10% ～ 34%。国内文献报道多位居纵隔肿瘤首位。女性略多于男性，任何年龄均可发病。儿童中恶性肿瘤发病率约为 50%，成人中恶性者仅占 10% 左右。病理类型最常见的有神经纤维瘤、节细胞神经瘤、神经鞘瘤，较少见的有恶性施万瘤、神经母细胞瘤、交感神经纤维瘤、交感神经母细胞瘤、神经纤维肉瘤、节神经母细胞瘤、副交感神经母细胞瘤、化学感受器瘤、嗜铬细胞瘤等。

（二）临床表现

大多数成人神经源性肿瘤患者无明显症状，常在体检行胸部X线检查时意外发现。少数伴有轻微非特异症状，如咳嗽、胸痛、胸闷等。少数有声音嘶哑、Homer综合征、吞咽困难和脊髓压迫症状等。迅速出现的压迫症状和发热等表现常提示恶性肿瘤。

（三）诊断和鉴别诊断

1. 影像学表现

神经鞘起源肿瘤在胸部X线正、侧位胸片上常表现为脊柱旁圆形、椭圆形或半圆形阴影，密度均匀，边缘光滑锐利，可伴有钙化和相应椎间孔的扩大。儿童的肿瘤常为恶性，由于生长迅速，故体积通常巨大，中心常有坏死和钙化。神经节起源肿瘤常呈三角形或扁圆形，体积通常较大。X线胸片不易区分后纵隔神经源性肿瘤和囊肿，须进一步行CT或MRI检查进行鉴别。

2. CT

应强调所有后纵隔神经源性肿瘤均应常规行CT检查，以了解瘤体与椎管的关系。可见瘤体位于脊柱旁沟内，一般为均匀实性密度，少数可有囊性变。增强扫描肿瘤轻度均匀强化（囊性变者无强化）。后纵隔囊肿多为食管源性或支气管源性囊肿，囊壁薄而均匀，内为水样密度液体；而神经源性肿瘤即使囊巨变，其囊壁亦较厚，比较容易鉴别。

3. MRI

因为MRI可以多角度成像，所以不但能发现肿瘤是否侵入椎管，而且能了解长度及范围。此外，MRI对区分实性肿瘤和囊肿较CT更敏感。

（四）治疗

由于纵隔内空间狭小，重要器官多，故肿瘤无论大小或良恶性均应首选手术切除。体积较小的良性肿瘤可采用胸腔镜下切除，创伤小，疗效确实；体积较大或怀疑恶性者应开胸切除，恶性者术后还应辅以放疗。

二、神经鞘来源肿瘤

良性病变可被分为神经鞘瘤（良性神经鞘瘤）和神经纤维瘤，二者的区别见表8-4。恶性病变称为恶性神经鞘瘤或神经源性肉瘤。

表8-4 神经鞘瘤和神经纤维瘤的比较

特征	神经鞘瘤	神经纤维瘤
年龄高峰	20～50岁	20～40岁（神经纤维瘤年龄稍小）
常见部位	头、颈、肢体的屈侧，纵隔少见	皮肤、深部神经及内脏神经纤维瘤病
组织学形态	有包膜，包括Antoni A和B细胞，偶见丛状生长	局限，散在、局限弥漫或丛状生长
退行性改变	常见	偶见
S-100蛋白	在特定区域内呈一致深染	在一定区域内染色变化较大
CD-34活性	Antoni A区阴性，B区阳性	通常阳性
瘤病发生率	少见	多发
恶变	极少	多见

（一）神经鞘瘤

神经鞘瘤（施万瘤）经常是单发包裹性病变，包裹内细胞多来自神经鞘或施万细胞。

细胞在神经内膜内增殖，在神经束膜内形成包裹，细胞平行排列，与神经纤维没有交织，这一点与神经纤维瘤不同。肿瘤包膜完整，质地硬，外形呈灰色皮革状，在切面上呈涡漩状，常存在囊性变或钙化样的退行性变。神经鞘瘤的恶变罕见，据Crowwe及其同事（1956年）以及Enzinger和Weiss（1988年）认为恶变发生率大概为2%。

1. 网状神经鞘瘤

网状神经鞘瘤在患者中被称为神经纤维瘤病或称 Von Recldinghausen 病。这一系列的神经鞘瘤由非肿瘤结缔组织组成，典型的 Antoni 染色中 A 区含有栅栏状及 Verocay 小体，小体由两排具有栅栏状核细胞组成，而且与少细胞黏液的 Antoni 染色中 B 区相连。

2. 细胞神经鞘瘤

Woodruff（1981 年）、Fietcher（1987 年）和 Lodding（1990 年）描述了第三种神经鞘瘤——细胞神经鞘瘤。据 Kornstein（1995 年）报道，肿瘤存在一种纤维肉瘤样鲱鱼骨样生长方式，这种肿瘤由于其病理表现可能被考虑为恶性。这种梭形细胞细且常为波浪状，没有核的栅栏状形态，没有 Verocay 小体存在，而且具有多形性，但肿瘤分裂程度低，尽管表现为假肉瘤样形态，尽管有些学者认为它们有不典型或不确定有恶变可能，但却是良性的，在椎旁区好发。Fletcher 及其同事报道（1987 年）这些肿瘤不易复发，也不易转移。

3. 黑色素神经鞘瘤

Enzinger 和 Weiss（1988 年）发现，施万细胞和黑色素细胞均可由神经嵴发生，在一些施万细胞肿瘤中可以发现黑色素细胞分泌产生黑色素。这种细胞具有表皮黑色素的超微结构特征，通常少量色素存在不能改变神经鞘瘤的大体标本颜色，但也有一些大体标本上被染成黛青色神经鞘瘤的报道，黑色素神经鞘瘤主要起源于椎旁沟及脊椎管内。这些良性黑色素神经鞘瘤表现类似神经鞘瘤，可能有局部复发，但不发生转移。

（二）神经纤维瘤

与神经鞘瘤相对，施万细胞在神经纤维瘤中以不规则形态出现，细胞被神经纤维胡乱缠绕着，肿瘤是假包裹性的，包裹切开后组织是由灰间黄、白，缺乏退行性改变，看起来如同神经鞘瘤。从组织学上看，胡乱缠绕在一起的伸长了的肿瘤细胞其核深染，并含有一些过渡的核形态，在电镜下看，细胞看起来变长了，且有较厚的细胞质突起，可带有或不带髓鞘的轴突散在分布于胶原的基质中。在神经纤维瘤 S-100 蛋白染色不稳定，而神经鞘瘤则深染。Weiss 和 Nickolff（1993 年）报道在神经壳肿瘤 CD-34（血液干细胞）表达阳性，可是阳性细胞与施万细胞不同，17 个神经纤维瘤中有 14 个可测到，10/10 的神经鞘瘤的 AntoniA 区阳性，但在一个黑色素性施万细胞瘤的 Antoni A 区均为阴性。

1. 网状神经纤维瘤

网状神经纤维瘤是一系列神经纤维瘤，其定义为沿外周神经干有弥散的梭形膨大或多处团块，或两者兼而有之，在组织学上看，病变处的神经纤维呈簇状螺旋形形态，这有些像散在的神经纤维瘤。病变最多发生于胸外，但也可发生于椎旁沟走行的交感神经干或迷走神经和膈神经。神经纤维瘤的恶变比神经鞘瘤的恶变要高，为 4%～5%。

2. 颗粒细胞肿瘤

颗粒细胞肿瘤不常见，Fust 和 Custer（1949 年）提出颗粒细胞肿瘤可能起源于神经。几乎所有颗粒细胞瘤均为良性。Enzinger 和 Weiss（1988 年）认为癌变率仅为 1%～2%。

（三）恶性神经鞘瘤

在纵隔神经起源肿瘤中，恶性神经鞘瘤（神经源性肉瘤）发生率不足 1%～2%。但罹患 Von Recklinghausen 病的患者中有约 4% 的患者发生恶性神经鞘瘤。根据 Ducatman 和 Scheithauer（1983 年）的研究，它也可能是治疗性或职业放射后的一种晚期并发症，而无遗传相关性，所以纵隔淋巴瘤或生殖细胞瘤接受过放疗的长期存活的患者在放射野可能发生恶性神经鞘瘤。大多数恶性神经鞘瘤切面为白色或由于出血或坏死或两者兼有之而呈肉色。它们可能，但不一定，起源于典型形态的神经纤维瘤，镜下这些肿瘤与神经纤维肉瘤相似，但边界不规则。Enzinger 和 Weiss 发现，50%～90% 的肿瘤 S-100 蛋白阳性，这可以将它与其他软组织肉瘤区分开。

（四）神经鞘起源肿瘤的临床特征

胸腔内的神经鞘肿瘤多见于肋椎沟，很少发生于行走在内脏间隙的迷走神经和膈神经，它也可起源于臂丛或肋间神经。良性神经鞘肿瘤病变早期患者通常无症状。肿瘤压迫附近的神经则可产生一些症状，如胸痛、霍纳综合征、声嘶，偶见上肢乏力和疼痛、呼吸困难、咳嗽及其他呼吸道症状，肿瘤较大时可发生上腔静脉压迫综合征，一些患者可发生脊髓硬膜外压迫症状，这是由于肿瘤经椎间孔突入到脊髓腔内所造成的。Oosterwijk 和 Swierenga（1968 年）报道良性神经鞘瘤如发生于膈神经或迷走神经则可能位于内脏间隙。左侧迷走神经较右侧迷走神经更易患病，而且左侧迷走神经经常在胸部动脉弓水平及动脉弓以上的近端发病，约 20% 会发生声嘶，当肿瘤很大或为恶性时也会侵及气管。膈神经鞘瘤发生率低于迷走神经，膈神经肿瘤在男女患者中发病率相当，左右侧受累均等。

神经纤维肉瘤，特别是与神经纤维瘤病变 I 型相关的，年轻妇女易患。神经鞘瘤恶变多见于年龄较大者，常发生相邻骨组织破坏而产生疼痛，肿瘤可长入椎管内，淋巴结转移少见，大多数可发生远处转移。

（五）神经鞘起源肿瘤的影像学特点

1. 常规 X 线胸片

常规胸部后前位及侧位片是后纵隔肿瘤最基本的影像学诊断方法，可发现大多数后纵隔肿瘤。表现为胸椎前方或两旁的半圆形影，其上下缘与脊柱呈钝角，密度较均，边缘较清楚，肿瘤常压迫邻近肋骨使之变薄甚至破坏，偶可见椎间孔扩大。良性肿瘤的影像学特征是为孤立的边缘光滑的圆形肿块，通常位于邻近脊柱旁沟的上 1/3 或上半部分。偶尔可见分叶状及附近骨的改变（如骨破坏、肋骨外翻或椎间孔扩大），有时可见钙化及囊性改变。恶性病变肿瘤可呈弥散性或有邻近骨质破坏。

少见的迷走神经或膈神经的肿瘤，没有特异性影像学表现，多数位于左侧主动脉弓区域。神经纤维瘤病患者 CT 扫描示主动脉旁有肿块对诊断丛状神经纤维瘤最有帮助，然而，CT 扫描在排除脊柱旁区肿瘤是否向椎管内扩张时很重要，如果发现脊柱旁肿瘤已侵到椎管内，此时应做脊髓造影或 MRI 以了解椎管内病变的范围。

2. CT 表现

CT 应用于纵隔肿瘤的诊断价值，除了能确定病变的存在，判断病变的准确位置和范围外，还能明确地显示肿瘤对邻近脏器包括大血管的侵犯情况，因而为已知或疑有纵隔肿瘤者必不可少的检查方法。神经源性肿瘤的具体 CT 表现如下：神经源性肿瘤好发于脊椎旁沟内，大多为圆形或椭圆形肿块，分叶为少见表现。神经节细胞瘤往往长而扁，呈条形或三角形。肿瘤与纵隔缘的交角关系，CT 较胸部平片显示得更为清楚，其有多种表现：椭圆形或长条形者，其上下缘往往呈钝角；圆形或球形者，以锐角较多见；三角形者，往往一端为钝角，另一端为锐角。故在鉴别肿块位于纵隔内或肺内时须十分慎重，钝角改变者为纵隔肿瘤的可靠征象，锐角改变者则不能排除纵隔肿块。若肿块与肺的交界面十分光滑，肿块紧贴纵隔，中间无隔开时，不论交角如何，基本上属于纵隔内肿块。至于肿瘤密度，大多较均匀，但略低于邻近的胸壁组织，这主要是神经组织内含脂量较高的原因。若肿瘤发生坏死液化，含脂肪或钙化时，密度则可不均匀。由于良性肿瘤大多有包膜，因而边界较清楚，而恶性者则边缘不清。肿块的强化多不甚明显，有个体差异，强化近乎均匀也可不均匀。少见表现为肿块内出现钙化，呈斑点状，多寡不一。囊性变甚少见，囊壁也可钙化。

肿瘤对邻近器官的压迫与侵犯，最常见的是肋骨的受压侵蚀，表现为近脊柱旁肋骨吸收变细，少数情况下可伴骨质增生以及肋骨的溶骨性破坏。胸椎体也常受累，表现为压迫性侵蚀，往往呈扇形或不规则形破坏。肋骨和胸椎的压迫性侵蚀，主要见于良性肿瘤，恶性肿瘤者少见，但溶骨性不规则形破坏一律见于恶性肿瘤。相邻椎间孔的扩大表明肿瘤已伸入到椎管内形成所谓的哑铃状肿块，为胸内神经源性肿瘤的特征性改变。另外，肿瘤还可以压迫侵犯气管、食管、大血管、奇静脉、半奇静脉，使之与肿块融合或将其包绕其中。恶性神经源性肿瘤还常侵犯胸膜，产生胸腔积液、胸膜结节。另外还可发生远处转移，多见于肺转移。

3. MRI 表现

MRI 检查可同时获得清晰的横轴位、矢状位、冠状位或其他任意斜位图像，相对而言，它无须静脉内造影剂即能鉴别纵隔肿瘤与大血管的关系，对于肿块大小、范围，尤其是向椎管内的侵犯情况和脊髓受压程度等的显示较 CT 更好。

(六)神经鞘起源肿瘤的治疗

良性肿瘤治疗较为简单,神经鞘瘤可行肿瘤切除术,神经纤维瘤可行扩大切除术,根据需要切除邻近的神经结构。在20世纪90年代后期的许多报道中认为可用电视胸腔镜下切除肿瘤,但巨大肿瘤(直径>6 cm)者、脊柱动脉受侵者、肿瘤侵入脊柱者应列为电视胸腔镜手术的禁忌证。但也有一些学者持不同观点,尤其是后一个禁忌证,他们认为对哑铃状神经源性肿瘤在脊柱内的受侵病变进行松动术后,再用电视胸腔镜下切除胸腔内的肿瘤及松动的脊柱内病变。Nakamura及其同事以及Singer均用这种方法切除迷走神经的良恶性肿瘤。病变位于脊柱旁沟的顶端时,常可致外周神经损伤,此时可能发生星状神经节损伤导致霍纳综合征。特别值得注意的是,在胸腔内行肿瘤切除或留下椎管内肿瘤可能导致椎管内出血,随之脊髓受压甚至直接损伤脊髓,这两种情况都会导致Brown-Sequard综合征或完全性脊髓截瘫。对于恶性肿瘤患者,切除肿瘤的基本目的是预防或减轻脊髓的压迫,彻底切除肿瘤通常是不可能的。如做广泛切除肿瘤必须做脊柱固定,为控制局部病灶残存,术后可做放疗。对化疗的作用意见尚不一致,但病变已播散的患者可试用阿霉素等药物。

(七)神经鞘起源肿瘤的预后

良性肿瘤复发不常见,伴有Von Recklinghausen病的患者可能出现复发。临床上,脊柱旁区的恶性神经鞘瘤很少,但术后常有复发。Guccion和Enzinger(1978年)认为,任何部位的恶性神经鞘瘤并发Von Recklinghausen病的患者局部复发率为78%,远处转移率为63%,常见的转移部位有肺、肝、皮下组织和骨,大多在治疗两年内出现。

三、交感神经节肿瘤

绝大多数交感神经节肿瘤发生于婴儿和儿童,纵隔神经源性肿瘤几乎都生长于脊柱沟旁内,许多关于儿童纵隔肿瘤的文章认为,大多数起源于神经元细胞神经源性肿瘤,约占纵隔肿瘤的40%。在儿童最常见来源于神经节,只有少数来源于神经鞘,少见来源于神经外胚层,更少见来源于副神经节系统。

神经节瘤是良性肿瘤,主要见于3岁以上儿童,也可能在年轻人或中年人中发生。Reed及其同事(1978年)发现在Armed Forces病理研究所的160侧胸壁神经源性肿瘤患者中,38例为神经节瘤,其中几乎有一半(47%)年龄在20岁以上。这些肿瘤表现为大而圆或椭圆形的脊柱旁肿物。与神经鞘瘤相比而言,脊柱内扩展不常见,本病治疗主要为手术切除。

(一)成神经细胞瘤和成神经节细胞瘤

成神经细胞瘤主要是婴儿和幼儿的疾病,但在成人也有发生。在Bronson及Kihon的文献回顾中,大多数肿瘤位于胸部以外的任何地方,但也有少数位于脊柱旁沟。成神经节细胞瘤在儿童中很常见,成人少见,但这些肿瘤在成人表现出的临床行为恶性度明显高于儿童肿瘤。本病的治疗主要为手术彻底切除肿瘤。辅助性放疗不作为Ⅰ期患者的常规治疗,而Ⅱ期(如出现局部侵犯)患者需要放疗,但它的实际疗效不清,对播散性病变可试用化疗。

(二)交感神经节的原发恶性黑色素瘤

高度恶性的色素沉着性肿瘤可能来源于交感神经节,但真实的组织源性仍不清楚。Kayano和Katayama(1988年)回顾了黑色素瘤的文献,认为这个肿瘤被冠以各种各样的名字,已经与良性黑色素神经鞘瘤相混淆了。这些可能来源于交感神经节的恶性黑色素瘤在免疫组化上不仅作用于S-100蛋白而且作用于特异性烯醇化酶。所有色素沉着性恶性肿瘤的这种变化都是高度恶性肿瘤伴有广泛的局部扩散及邻近椎体的受侵和远处转移,且迅速死亡。若有可能可以尝试手术切除治疗。放疗及化疗未见有报道。

(陈国标)

第五节 纵隔淋巴瘤

淋巴瘤是原发于淋巴结和淋巴组织的恶性肿瘤，也称恶性淋巴瘤，是一种全身性疾病，恶性程度不一。淋巴瘤分类法众多，但最好的分类仍是将其分为霍奇金淋巴瘤和非霍奇金淋巴瘤。

恶性淋巴瘤是一种不太常见的肿瘤，霍奇金淋巴瘤的发病率为3/10万，非霍奇金淋巴瘤为15/10万。尽管淋巴瘤的病因学和发病机制迄今尚未阐明，但目前认为恶性淋巴瘤是起源于人类免疫细胞及其前体细胞的肿瘤，本质上是一类在体内、外各种有害因素作用下不同阶段免疫活性细胞被转化，或机体调控正常机制被扰乱而发生的异常分化和异常增殖的疾病。就直接的癌症病因来看：90%来自环境，10%与体质和遗传因素有关。淋巴瘤的病因学研究正在沿着体内、体外多种因素共同作用进行深入探讨，涉及各种技术的应用及多学科知识的重叠，内容错综复杂，使其成为癌症病因研究很具启发性和引导性的一个模式。

淋巴瘤患者在疾病的某个阶段累及纵隔，但纵隔通常不是疾病发生的唯一部位，只有5%~10%的恶性淋巴瘤患者以纵隔为原发部位。原发性纵隔淋巴瘤指临床和影像学上位于胸腔内的淋巴瘤，而且主要累及纵隔。周围淋巴结不肿大，纵隔以外其他部位没有类似疾病。根据这一定义纵隔恶性淋巴瘤包括霍奇金淋巴瘤、纵隔大细胞淋巴瘤和淋巴母细胞性淋巴瘤。它们占原发性纵隔淋巴瘤的90%，且有各自的临床表现、自然病程、治疗方法和预后特点。

原发性纵隔恶性淋巴瘤虽不常见，但在儿童原发性纵隔肿瘤中恶性淋巴瘤占50%，在成人中占6%~20%。原发性纵隔恶性淋巴瘤的好发部位依次为前、上、中纵隔。在中纵隔为最多见的肿瘤，下面分别描述。

一、纵隔霍奇金淋巴瘤

霍奇金淋巴瘤即霍奇金病，好发于青壮年期的成人，表现为浅表淋巴结肿大，组织学特点为出现典型的Reed-Sternberg细胞。1997年WHO造血和淋巴组织肿瘤分类中认为：既然近年的研究已经确立霍奇金淋巴瘤中肿瘤细胞为淋巴细胞性质，故更名为霍奇金淋巴瘤。它首先于1832年被Hodgkin所描述，但此病的名称却是由Samuel Wilks于1865年所命名的。国外报道霍奇金淋巴瘤发病率为3/10万。根据1983年上海市统计材料，霍奇金淋巴瘤男性及女性发病率分别为0.35/10万和0.26/10万，标化后为1.39/10万和0.84/10万，低于国外报道。在欧美国家，霍奇金淋巴瘤占全部恶性淋巴瘤的45%左右，而我国只占10%~15%。

与其他肿瘤不同，霍奇金淋巴瘤在发病年龄上有双峰现象。在美国，10岁以下发病少见；10岁以后发病率显著上升；20岁达高峰以后逐渐下降，至45岁；45岁以后霍奇金淋巴瘤发病率随年龄增长而稳定上升，达到另一高峰。第一高峰在我国和日本不明显，可能与其结节硬化型发病率低有关。

（一）病因及发病机制

霍奇金淋巴瘤在组织学上是很独特的，缺乏带有侵袭特征的优势恶性细胞，肿瘤在结构和细胞组成上的多形性是基于肿瘤细胞固有的性质和机体的反应性。正是这种组织学非典型性的共有性，表明霍奇金淋巴瘤所表现的是单纯的一个疾病整体。其与下面几个因素有关：①遗传学异常：许多研究都集中在组织相容性抗原方面，在患病的同胞之间，有人类细胞抗原成分的过度表达，而且在许多报道中发现同一家庭可能会由两人或更多的成员患病，而且发病时间很接近，现有充分证据说明，遗传与霍奇金淋巴瘤有关，患者的兄弟姐妹中，其发病率可增加5~7倍，本病患者可有染色体异常；②病毒感染：目前研究更多的是感染性因素，因为多数患者均以颈部淋巴结肿大为首发，其次为纵隔淋巴结，其他部位淋巴结肿大为首发少见。考虑霍奇金淋巴瘤与呼吸道为侵入门户的感染因素（病毒）之间存在一定的关系。病毒病因对于淋巴系统肿瘤虽然是重要的研究方向，但病毒不是肿瘤发生的唯一原因，而且体内病毒感染细胞的转化机制较想象的要更加复杂。

（二）临床表现

1. 症状

大约不到 10% 的原发性纵隔恶性淋巴瘤患者没有任何症状，常规体检和胸部 X 线检查没有阳性发现。25% 的患者有临床症状。在结节硬化型中 90% 有纵隔侵犯表现，可同时伴有颈部淋巴结肿大，受侵犯的淋巴结生长缓慢。其中 50% 的患者仅有纵隔占位的症状，他们大部分为妇女，年龄在 20～35 岁。患者表现为局部症状，如胸部疼痛（胸骨、肩胛骨、肩部、有时与呼吸无关），紧束感，咳嗽（通常无痰），呼吸困难，声音嘶哑，为局部压迫所引起。有时也会出现一些严重症状如上腔静脉综合征，但罕见，纵隔霍奇金病如侵犯肺、支气管、胸膜，可出现类似肺炎的表现和胸腔积液，部分患者还有一些与淋巴瘤相关的全身表现。

（1）发热：是最常见的临床表现之一，一般为低热，有时也伴潮热，体温达 40℃，多出现于夜间，早晨又恢复正常。在进展期有少数表现为周期热（Pel-Ebstein fever），这种发热一般不常见也非特异性表现。同时伴有盗汗，可持续一夜，程度较轻。正常人群也有表现，所以并不具有特异性。体重下降，尤其是病情较重的患者更加明显。若同时有发热、盗汗和体重下降约 10%，则说明预后差。

（2）皮肤瘙痒：这是霍奇金病特异的表现，出现于 5%～10% 的患者中。但许多患者在病情复发后会出现这一症状，如果十分严重可能是最异常的临床表现。夜间瘙痒严重，原因不明，可能是由于肿瘤分泌组胺的缘故。局部性瘙痒发生于病变淋巴结引流区，全身瘙痒大多发生于纵隔或腹部有病变的病例。

（3）乙醇疼痛：17%～20% 的霍奇金病患者在饮酒后 20 min，病变局部出现疼痛。其症状可早于其他症状及 X 线表现，具有一定的诊断意义。当病变缓解或消失后，乙醇疼痛即行消失，复发时又可重现，机制不明。

2. 体征

常见的体征包括胸骨和胸壁变形可伴有静脉扩张（不常见），可触及乳内淋巴结肿大（不常见），气管移位，上腔静脉梗阻，喘鸣，喘息，肺不张和实变，胸腔积液和心包积液的体征，声带麻痹、Horner 综合征及臂丛神经症状不常见。同时应检查浅表淋巴结有无肿大。

一般来说，霍奇金淋巴瘤患者临床表现出现较早，就诊几个月前就可能有所表现。

（三）诊断

1. X 线检查

除特别在意患者的各种主诉，肿大淋巴结的部位及大小外，胸部 X 线检查为重要的常规检查。从目前资料分析纵隔淋巴瘤没有明确的诊断性放射学特征，但或多或少可以辅助诊断。霍奇金淋巴瘤以上纵隔和肺门淋巴结对称性融合呈波浪状凸入肺野、淋巴结间界限不清为典型改变，累及气管分叉和肺门淋巴结较气管旁淋巴结为多。侵犯前纵隔和胸骨后淋巴结是霍奇金淋巴瘤又一特征性 X 线表现。

霍奇金淋巴瘤总是先有纵隔和肺门淋巴结病变，然后出现肺内病变。肺内特征性表现为呈光芒放射状的索条影，可能与肺内淋巴管向肺门引流受阻有关。霍奇金淋巴瘤可出现胸腔积液，但胸腔积液作为唯一的 X 线表现罕见。如肿瘤巨大会造成周围器官及组织压迫，导致上腔静脉梗阻，气管移位，肺不张，并侵入胸壁、胸骨和（或）胸壁同时受侵犯。可以是肿瘤直接侵犯也可以是乳内淋巴结肿大侵犯所致，为重要的放射学表现。肿瘤经乳内淋巴链转移可侵犯肋间淋巴结，并在脊柱旁形成肿块。同时胸壁淋巴结转移或心包受累可导致一侧心包旁淋巴结，膈肌淋巴结和（或）膈肌受侵犯。上述表现虽不是霍奇金淋巴瘤的特异性表现，但对诊断及制订治疗方案很有意义。

2. CT 扫描

有学者复习诊断明确的霍奇金淋巴瘤 CT 片后发现 70% 的患者有胸部侵犯，一般肿块边缘不规则密度不均，有时肿瘤包绕血管，并向四周纵隔浸润。它向外侵犯的方式为向心性表现，即从前纵隔或旁纵隔的淋巴结向四周淋巴结侵犯，然后到肺门区隆突下、横膈组和乳内淋巴结，极少累及后纵隔淋巴结。肺转移为后继表现并可侵犯胸膜、心包和胸壁，表现为胸腔积液，心包积液。胸壁受侵常为前纵隔和乳内淋巴结病变向胸壁蔓延，没有胸内淋巴结受侵而腋部淋巴结受侵者。

3. 实验室检查

常有轻或中度贫血，10%属小细胞低色素性贫血。白细胞多数正常，少数轻度或明显增多，伴中性粒细胞增加。除血常规外，红细胞沉降速率也是主要的检查指标，因为红细胞沉降率可指导预后。肝肾功能、血清免疫球蛋白的检查可以评价全身情况。

4. 创伤性检查

如果肿瘤位于前上纵隔或中纵隔气管前或气管旁，可以行纵隔镜活检和经皮穿刺活检。有时还同时伴有颈部、腋下淋巴结肿大需行淋巴结活检。必要时行前纵隔切开活检以明确诊断。

（1）经皮穿刺活检：经皮穿刺活检是有较长历史的一种诊断方法。穿刺活检针分为两类：①抽吸针：针细柔韧性好，对组织损伤小，并发症少；②切割针：针较粗，对组织损伤大，并发症较多。一般而论，应提倡22号针穿刺，20～22号针称为安全针，属于细胞学检查。18号针穿刺可取得较多的组织细胞，但并发症多，危险性大，18号针穿刺活检属于病理组织学检查。根据不同的部位可用抽吸或切割法分别施行。抽吸是当针尖达到病变区内后将针芯取出，与30 mL空针管相接，向上提针塞利于压力作用形成真空状态，做数次快速来回穿刺；针尖移动范围不能大于0.5～1 cm，呈扇形，使穿刺区抽吸的细胞组织进入针管中，将针管中的组织细胞做涂片，放到无水乙醇的器皿中固定，立即染色看涂片，明确是否真正抽吸到细胞组织，否则需重做抽吸，然后拉紧注射器针塞连同穿刺针和注射器一同拔除。切割法一般由套管、切割针头和针芯组成。在CT和B超引导下刺入合适的位置，将切割针头和针芯向前推进0.5～1 cm，拔出针芯，回拉并旋转切割针头，切取部分组织后再将针头和套管一起拔出。穿刺后再在同一部位做CT或B超检测，观察有无异常改变。穿刺术后严密观察2～4 h。

（2）纵隔镜检查：分为颈部纵隔镜检查、前纵隔镜检查、后纵隔镜检查。一般应用颈部及前纵隔镜检查两种标准的探查手术方式。颈部纵隔镜检查指征是气管旁肿物和纵隔淋巴结活检，以后者应用较多。潜在的危险是损伤大血管及左喉返神经损伤。前纵隔镜检查主要用于主肺动脉窗淋巴结或肿块活检，较常见的并发症为气胸。

（3）颈部淋巴结切除术：颈部淋巴结，有颏下淋巴结群、颌下淋巴结群和颈淋巴结群等几组。对于性质不明的淋巴结肿大，或可疑的淋巴结区域需做病理组织学检查以明确诊断。切口应根据病变部位选择，术中注意淋巴结周围多为神经、血管等重要组织，术中应做细致的钝性分离，以免损伤。锁骨上淋巴结切除时，应注意勿损伤臂丛神经和锁骨下静脉，还要避免损伤胸导管和右淋巴导管，以免形成乳糜胸。

（四）鉴别诊断

原发性纵隔恶性淋巴瘤一般临床症状少见，当出现胸部压迫症状时查体及X线胸片即能发现异常。恶性淋巴瘤共同的X线表现为纵隔及肺门淋巴结增大。霍奇金淋巴瘤（包括非霍奇金淋巴瘤）应与下列疾病相鉴别。

1. 胸腺瘤

恶性淋巴瘤中青年患者几乎占一半，而胸腺肿瘤一般均在40岁以上。小于40岁的胸腺瘤非常少见。胸腺瘤位于前上纵隔，而霍奇金淋巴瘤也常见于前纵隔，部位不是特异性的诊断依据，主要是以临床表现为依据。胸腺瘤有局部和全身重症肌无力，红细胞发育不良及低丙种球蛋白血症等临床特异性表现。胸腺瘤很少出现体表肿大的淋巴结，而恶性淋巴瘤经常出现体表不同部位的肿大淋巴结。恶性淋巴瘤大多表现为前中纵隔多发的肿大淋巴结和融合成团块的肿大淋巴结，CT增强扫描多为不均匀强化，其中有结节样明显强化区。胸腺瘤多表现为纵隔区密度均匀的肿块，有些伴低密度囊变和坏死区，增强扫描胸腺瘤一般表现为均匀强化。有报道恶性淋巴瘤强化值多超过30 HU，而胸腺瘤多低于30 HU。胸腺瘤钙化率为25%左右，恶性淋巴瘤的钙化绝大多数是放疗后出现的，原发肿瘤的钙化是非常少见的，未经治疗的肿瘤内钙化几乎均是胸腺瘤。胸腺瘤由直接侵袭的方式向邻近组织生长，侵犯纵隔间隙，甚至可沿人体的生理孔道和间隙侵入腹部和颈部，胸腺瘤还可类似胸腔间皮瘤一样沿胸膜、心包生长，很少穿透胸膜侵犯肺组织和胸壁结构，而恶性淋巴瘤则以浸润性生长，侵犯周围组织及结构，可向全身转移，出现不同部位肿大的淋巴结。

2.胸内巨大淋巴结增生

胸内巨大淋巴结增生是一种罕见的、病变局限于肿大淋巴结的原因不明的良性病变,又称为Castleman病、纵隔淋巴结样错构或血管滤泡样淋巴结增生。本病可沿淋巴链发生于任何部位,但70%见于纵隔,其次为肺门区肺血管水平,发病年龄为50~70岁。根据胸内巨大淋巴结增生的组织学表现分为3型:①透明血管型;②浆细胞型;③混合型。本病一度被认为是异位胸腺增生和胸腺瘤,目前这种看法被否定。患者多为40~50岁的青壮年,发病无性别差异。本病无侵袭性,亦不发生远处转移。90%的患者无症状,在常规体检和出现胸内器官结构的压迫症状后,经胸部X线发现。有部分患者伴有贫血、乏力、关节疼痛、盗汗和低热等全身症状,手术切除病变后症状消失。X线检查胸内巨大淋巴结增生可发生于纵隔的任一区域以及肺门和肺实质内。肿块可位于胸腔中线的一侧或两侧,X线表现无特异性。CT扫描和主动脉造影有一定的诊断价值。血管造影可显示肿块的滋养血管和发生部位。其滋养动脉显示较为清晰,但引流静脉显影不清楚。治疗以外科治疗为主,并发症很少,疗效满意,术后不易复发。

3.中央型肺癌

患者一般年龄较大,可有长期吸烟史,无任何诱因出现咳嗽、咯血和痰血同时伴有胸痛、胸闷、气急等临床症状。放射学影像检查发现肺门及纵隔有占位性病变。肺门肿块被认为是中央型肺癌最直接、最主要的影像学表现。肺门肿块表现为结节状,边缘不规则,也可有分叶表现,同时尚可见阻塞性肺炎、肺不张。有些恶性程度高的肺癌肿瘤可迅速侵入支气管壁伴肺门淋巴结转移,在受累支气管明显狭窄之前往往有明显占位。中央型肺癌肺门肿块边缘有毛刺,并且病变以支气管为轴心向周围浸润。中央型肺癌常同时伴有肺门、纵隔淋巴结肿大,淋巴结肿大与癌组织相融合,包绕周围血管、神经并对周围器官造成压迫。大部分患者经痰脱落细胞检查及支气管镜检查得到确诊。

4.结节病

纵隔原发性结节病比较少见,一般不容易确诊。结节病是一种非干酪性肉芽肿疾病,温带地区较热带地区多见,黑种人发病率较高,可发现于任何年龄,但多见于20~40岁。结节病症状多数较轻,或无症状,常于体检胸透时发现肺门淋巴结肿大。表现为肺门肿大的淋巴结大多双侧对称,多结节粘连可呈分叶状,边缘光滑锐利,常伴有气管旁、主-肺动脉窗、隆突下淋巴结肿大及肺部表现,两肺纹理增多,粗索条状,网状,小结节状肿块;结节病并胸内淋巴结肿大的一个特点是一般不压迫上腔静脉及其他大血管,淋巴结可发生钙化,呈蛋壳样,手术切除效果良好。

(五)治疗

霍奇金病在目前已经有了十分乐观的疗效,较轻的患者可以治愈,即便是进展期的患者也有治愈的可能。治疗有赖于正确的病理分型和临床分期,局部单纯淋巴结肿大可采用放疗,进展期的患者可加用化疗。在过去的15年中,放疗和化疗取得了重大进步。只有正确掌握这些原则才能为每一位患者制订合理的方案。

1.手术原则

手术不是治疗霍奇金淋巴瘤的必要手段,而且完整切除也是不可能的。外科医师的主要任务是提供足够诊断的组织标本以帮助病理分期,甚至以前对于一部分局限性淋巴瘤(胃肠道淋巴瘤、原发性骨淋巴瘤)治疗方案之一的手术现在也面临着巨大的挑战。因为原发性淋巴瘤与发生在其他部位淋巴结和非淋巴结性淋巴瘤没有多大的不同。对于外科医生来说,原发性淋巴瘤首先应明确诊断,以便制订进一步的治疗方案。

综上所述,外科手术的作用主要限于明确诊断。通过影像学检查,对已经明确病变范围的肿块采取适宜的手术方法,获取足够的材料以更好地明确诊断。由于对纵隔淋巴瘤的了解不很全面,往往误诊率很高,有时高达20%~70%。原发性纵隔淋巴瘤患者的治疗结果相差很大,主要问题是缺乏足够的资料来明确诊断,同时由于各亚型之间治疗与未治疗的情况缺乏合理分析,造成患者治疗的结果出入很大,因此外科医师首先需要考虑采用什么方法进行活检,如何取得和处理标本才能明确诊断。

2. 手术方法

外科医师根据影像学显示肿瘤的部位和范围来决定具体的手术方法，一般有以下几种：纵隔镜纵隔切开术、胸骨上部分切开术、胸骨正中切开术、后外侧标准开胸术。一般来说通过活检钳所获取的标本较小，很难取得高质量和有病理价值的材料，使病理科医师难以诊断，而且组织太少也无法进行诸如免疫化学、流式细胞仪分析、电镜检查等的进一步诊断。对反复穿刺还诊断不明的占位性病变可施行纵隔切开一类有创手术。无论采取什么方法，在取得标本后应快速病理切片以明确诊断。外科医师根据病理科医师的意见，决定所获标本是否满意，若可以取得明确诊断则不需要重复活检，以减少并发症及所造成的延误治疗等问题。除了进行活检之外，外科手术还可以了解纵隔受累情况，并能在手术野内对可疑之处进行活检，因此，对选择最佳治疗方法以及帮助确定放疗范围具有极大价值。由于切除部分肿瘤并不增加并发症，在必要的时候可扩大切除范围，但要注意检查和活检有引起胸内（肺、心包、胸壁、乳内淋巴结、膈肌）播散的可能性。

3. 保守治疗后的外科处理

霍奇金淋巴瘤保守治疗后 X 线胸片上显示纵隔中残存占位。这些异常包括主肺动脉窗变直，气管一侧或双侧饱满，44% 的患者有纵隔轻微增宽，41% 的患者肿块 > 6.5 cm，27% ~ 41% 的患者 X 线胸片异常持续 1 年以上。因为霍奇金淋巴瘤尤其是结节硬化型表现为前纵隔巨大肿块，其内有多量胶原纤维组织，治疗后即使已经没有存活的肿瘤细胞，也可有较大的残余物，这往往给诊断造成困难。临床医师应认识到肿瘤的消退有一个过程，因此要结合临床，连续监测，不能因为肿物未消失就认为还有存活肿瘤，或肿物大小稳定不变就认为是纤维化。因为如果有肿瘤残留造成治疗不充分，但肿瘤已全部杀死，仅剩纤维瘢痕组织，进一步治疗会造成治疗过度。大部分情况下这些肿瘤已消失，仅余纤维硬化性组织。文献报道治疗后纵隔影像正常者与仍有肿块残存阴影者复发率没有大的区别。据报道用 ^{67}Ga 闪烁法检测纵隔残存病变有极佳的临床应用价值。

治疗后纵隔内仍有占位阴影者的复发率为 20%，而且多见于那些单纯化疗的患者。所以对具体患者来说纵隔占位是否已经完全缓解还是仍有残余肿瘤需要组织学检查来确定。因为单凭影像学检查是不全面的，只有明确诊断才能决定进一步的治疗方案。手术方案与前述的方法相同，应当尽可能满意地暴露病变以获得足够的标本，并正确处理标本。经过保守治疗后纵隔肿块缩小，纤维组织增生，粘连紧密，血管组织脆弱，解剖层次不清可造成并发症增加，手术要格外仔细。

4. 放射治疗

照射方法有局部、不全淋巴结及全淋巴结照射三种。不全淋巴结照射除受累淋巴结及肿瘤组织外，尚需包括附近可能侵及的淋巴结区。例如病变在横膈上采用"斗篷"式，"斗篷"式照射部位包括两侧乳突端至锁骨上下、腋下、肺门、纵隔以至横膈的淋巴结，但要保护肱股头、喉部及肺部免受照射。剂量为 35 ~ 40 Gy，3 ~ 4 周为一疗程。霍奇金病ⅠA、ⅠB、ⅡA、ⅡB 及ⅢA 期首先使用放疗较合适。ⅠA 期患者如原发病变在膈上，可只用"斗篷"野照射；ⅠB、ⅡA、ⅡB 及ⅢA 期患者均需用全淋巴结区照射。

5. 化疗

自 Devita 创用 MOPP 方案（氮芥、长春新碱、丙卡巴肼、泼尼松）以来，晚期霍奇金病的预后已大有改观。初治者的完全缓解率由 65% 增至 85%。霍奇金病对 MOPP 有耐药性，加之 MOPP 方案中的氮芥可引起严重的静脉炎和呕吐，所以文献推荐了不同的治疗方案，其中以 ABVD 方案较为成熟（多柔比星、博来霉素、长春碱、达卡巴嗪）。该方案的缓解率为 62%，其对结节硬化型的疗效不亚于 MOPP。另一优点是方案中无烷化剂。也有采用在 MOPP 基础上加博来霉素和阿霉素。ⅢB 及Ⅳ期患者使用上述联合化疗方案后，最好对原有明显肿瘤的原发部位，局部加用 25 ~ 30 Gy 放射治疗。

二、纵隔非霍奇金淋巴瘤

恶性淋巴瘤除霍奇金淋巴瘤外都为非霍奇金淋巴瘤。非霍奇金淋巴瘤不是单纯的一个疾病整体，从形态学和免疫学特征来看，非霍奇金淋巴瘤是单克隆扩展的结果，其组成上的优势恶性细胞可来源于淋巴细胞整个分化进展的不同阶段，保持有与其分化位点相应的正常细胞极其相似的型态、功能特征和迁移形式，这就决定了不同类型非霍奇金淋巴瘤所表现在生物学、组织学、免疫学及临床表现和自然转归方面广泛的差异性。一般来说高度发达国家，非霍奇金淋巴瘤的预期发病率和死亡率均占全部恶性肿瘤的3%~5%，在西方主要发生于年龄较大的人群。我国为发展中国家，相应数字较低。

随着时间的推移和社会的进步发展，恶性淋巴瘤表现有增多趋势，其中霍奇金淋巴瘤相对稳定，而非霍奇金淋巴瘤的发病率和死亡率均在上升，可能是AIDS的传染引起B细胞淋巴瘤增多所致。从发病年龄来看，非霍奇金淋巴瘤发病率及死亡率均随年龄的增长而进行性上升。在我国非霍奇金淋巴瘤有两个发病年龄高峰，分别在10岁和40岁以后。近几年非霍奇金淋巴瘤的发病率显著上升。

（一）病因及发病机制

一般认为有以下几种原因。

1. 病毒感染

非霍奇金淋巴瘤有地理分布的特点，1958年在乌干达儿童中发现几例淋巴瘤病例，同时在巴布亚新几内亚也有类似报道，均是赤道地区的湿润地带，后来才认识到可能是EBV病毒感染所致。1977年日本学者报道以皮疹、肝脾肿大、血钙增高为特点的淋巴瘤患者，后证实是一种病毒感染，为C型逆转录RNA病毒，也称人T细胞白血病/淋巴瘤病毒（HTLV-1）；同时还发现HTLV-2病毒也可引起非霍奇金淋巴瘤，它也是一种逆转录病毒，类似HIV病毒。最近从有AIDS的B细胞和T细胞淋巴瘤患者体内分离出一种新的疱疹病毒，被认为是人B细胞淋巴肉瘤病毒或人疱疹病毒，与EBV无任何关联。1984年一项研究表明90个AIDS患者最后发展为非霍奇金淋巴瘤，几乎均为B细胞肿瘤，因为在HIV感染患者中B淋巴细胞会有过度增殖，但激发原因不明，EB病毒和巨细胞病毒被认为是可能的原因，类似于HTLV-1感染。

2. 遗传学异常

通过细胞遗传学研究发现，非霍奇金淋巴瘤患者存在染色体方面的异常，因而成为恶性淋巴瘤患病的高危群体。非霍奇金淋巴瘤最常见染色体易位表现为t（14；18）（q32；q21）和t（8；14）（q24；q32），在染色体结构中超过60%的断点集中在14q32。遗传学分析的结果表明，其结构的改变与恶性淋巴瘤之间为非随机性关系。

3. 免疫缺陷性疾病

严重临床免疫缺陷的原发免疫缺陷性综合征（PIDS），是人类发生恶性肿瘤的最高危险因素之一，而继发于人类免疫缺陷病毒（HIV）感染的获得性免疫缺陷性疾病，或同种器官移植和某些非肿瘤性疾病医疗所导致的免疫持续抑制状态，导致淋巴增生性疾病的发生明显上升。

遗传性和获得性免疫抑制的机体内，内部免疫调控的适合、病毒感染控制功能的潜能以及染色体不稳定性对基因重排错误的固定，是造成淋巴瘤高度易感性的生物学基础。随着器官移植的增加及免疫功能障碍患者的增多，这一类免疫力低下的患者中出现淋巴瘤的人数在增加。遗传与家族发病倾向的影响较小。

（二）临床表现

原发性纵隔非霍奇金淋巴瘤发病率＜20%。在T淋巴母细胞淋巴瘤中，纵隔淋巴结肿大是常见的首发症状，发生率＞50%。与霍奇金淋巴瘤不同的是纵隔肿块巨大，浸润性生长，生长速度快，常伴有胸腔积液和气道阻塞。上腔静脉梗阻较常见于纵隔非霍奇金淋巴瘤。其他局部表现同纵隔霍奇金淋巴瘤。原发性纵隔非霍奇金淋巴瘤全身症状少，无特异性。还有值得注意的是非霍奇金淋巴瘤起病较急，平均出现症状时间为1~3个月，就诊时往往已有结外转移，表现为该部位相应的症状。

（三）诊断

（1）临床检查：必须十分仔细。特别是颈部淋巴结应仔细检查，最好站在患者身后仔细触诊。耳前、耳后、枕后、锁骨上下区、胸骨上凹均应仔细检查。腹部检查时要注意肝脏的大小和脾脏是否肿大，可采取深部触诊法。还应注意口咽部检查及直肠指诊。

（2）X线检查：纵隔非霍奇金淋巴瘤累及上纵隔常表现为单侧非对称性淋巴结肿大，淋巴结间界限清楚，很少有融合征象。侵犯后纵隔淋巴结致椎旁线增宽，侵犯心缘旁淋巴结组织使心缘模糊，造成"轮廓征"阳性为非霍奇金淋巴瘤的特异性X线改变。非霍奇金淋巴瘤较霍奇金淋巴瘤更常见单个淋巴结或一组淋巴结肿大。非霍奇金淋巴瘤的肺内病变较多见。肺内病变主要在下肺野可见胸膜下斑块和胸膜下结节，胸膜下斑块在正位片上表现为境界稍模糊的团块影，在切线位片上表现为清晰的弧形团块影，基底宽并贴于胸膜表面，病变中央区向肺内突入。胸膜下结节在正位胸片上呈边缘粗糙的团块影，常邻近肺裂，外侧缘贴于胸膜表面，内侧缘突向肺野表面。胸膜下斑块和胸膜下结节均倾向于分散而非聚集，胸腔积液十分常见。

（3）CT扫描：胸部CT扫描也是常规的影像学检查。胸部CT上可见不规则占位并可侵犯静脉造成梗阻。而腹部及盆腔CT可明确侵犯部位为精确分期提供依据，并指导预后。

（4）创伤性检查：确诊依赖于淋巴结和组织活检。如果临床高度怀疑病变的存在，诊断性切除或纵隔活检非常必要。

原发于纵隔的非霍奇金淋巴瘤主要有以下两类。

1. 大细胞淋巴瘤

大细胞淋巴瘤有时也称硬化性弥漫性大细胞淋巴瘤，近年来应用表型及基因探针技术追踪其来源和分化，证实其组织学多样性。目前一般称为纵隔大细胞淋巴瘤，可伴有硬化，又可以分为以下三种亚型：伴有硬化的滤泡中心细胞型、B细胞免疫母细胞肉瘤、T细胞免疫母细胞肉瘤。

（1）B细胞免疫母细胞肉瘤：B细胞免疫母细胞肉瘤从组织学上看是由弥漫性、形态单一的大细胞组成。细胞大，胞质丰富，核呈圆形或卵圆形，染色质明显而分散，核仁突出。机化性硬化较少，可能与肿瘤坏死有关。

（2）T细胞免疫母细胞肉瘤：T细胞免疫母细胞肉瘤表现出更多的外周T细胞淋巴瘤的特征。细胞表现为多形性，从体积小核卷曲的淋巴样细胞到大细胞都有，大细胞胞质丰富，大而分叶的细胞核，核仁明显。基质富含毛细血管后小静脉，有明显的细小网状胶原纤维，机化性硬化虽然不很明显，见不到滤泡中心细胞淋巴瘤所具有的粗大的互相交错结合的纤维束。T细胞免疫母细胞肉瘤可表达高分化T细胞抗原，但不表达TdT（早期表现型），这一点与淋巴母细胞瘤正好相反。

（3）伴有硬化的滤泡中心细胞瘤：有别于全身性滤泡中心细胞淋巴瘤。它是B细胞表现型，伴有局限性硬化区。这种肿瘤更常见于女性，好发于30岁左右（许多非霍奇金淋巴瘤好发于50~60岁），常伴有上述腔静脉梗阻及淋巴瘤症状，易在纵隔内向周围浸润。细胞谱系为B细胞型，分化明显不同，从表面免疫球蛋白阴性的早期B细胞，到分化末期的浆细胞型，实际上这种肿瘤有些是原发性胸腺B细胞淋巴瘤。

肿块位于纵隔，常引起上腔静脉综合征。B细胞型有侵犯性，常有更广泛的胸腔内外侵袭。尽管非霍奇金淋巴瘤出现于任何年龄组，但纵隔占位多见于年轻人，大多小于35岁（大部分非霍奇金淋巴瘤患者好发于50~60岁），女性：男性为2：1。大约75%的患者有不同症状表现，这方面较霍奇金病比例高且更严重，气管受压引起呼吸困难、胸痛和较多见的上腔静脉症状，如咳嗽、体重下降、疲劳不适。胸部透视发现大的不规则前纵隔占位，胸膜增厚和胸腔积液是常见表现。CT上可见不规则占位并可侵犯静脉造成阻塞，组织活检可明确诊断。腹部CT扫描同时行骨髓穿刺可指导分期。单纯放疗对于Ⅱ期的患者并不合适，而在Ⅰ期的患者则有40%的复发率，所以目前对于Ⅰ期和Ⅱ期的患者采用联合化疗方案，是否额外增加放疗尚不明确。对于Ⅲ期和Ⅳ期的患者主要以强化联合化疗为主。CHOP方案是目前广泛使用的方案之一，但是容易产生耐药性。治疗持续6~8个月，此方案有明显的骨髓抑制。55%~85%的患者最初可缓解，但其中只有一半的患者2年后可治愈。若没有取得完全缓解则预后较差，大部分患者在2年内死亡。目前有学者正在研究细胞移植的可能性。

2. 淋巴母细胞淋巴瘤

淋巴母细胞是一个沿用了血液学中的习惯用语存在已久的名词，并没有表明它在淋巴细胞分化发育中的地位。通过免疫学对淋巴细胞转化的认识，知道小淋巴细胞经过抗原刺激可以发生母细胞转化，"母"与"子"的关系已不是原先所想象的那么简单。同样，"淋巴母细胞瘤"的概念也比较混乱，狭义上仅指 T 细胞的一小部分。"淋巴母细胞瘤"的共同特点如下：①来自"淋巴母细胞"，即在成人淋巴组织中没有相对应的一种细胞，这也是与其他各类淋巴瘤所不同的特点；②瘤细胞皆中等大，胞质少，核染色质粉尘样细，核仁不显著，核分裂象容易找到，由于瘤细胞的高度转换率，病变中往往可见"天星现象"（肿瘤组织中散在有细胞碎片的巨噬细胞）"；③常侵犯末梢血而成为白血病。

淋巴母细胞淋巴瘤见于 33% 非霍奇金淋巴瘤的儿童及 5% 的成人。40%～80% 的淋巴母细胞淋巴瘤患者表现为原发性纵隔占位。一般认为来源于胸腺组织，为具有浸润性表现的前纵隔占位，可侵犯骨髓并经常演变为白血病。淋巴母细胞淋巴瘤发病高峰在 10～30 岁，也可见于儿童，男女比为 2∶1。淋巴母细胞淋巴瘤的特征如下。

（1）发病时已为晚期病变，91% 的患者为Ⅲ或Ⅳ期病变。

（2）有早期骨髓损害，常发展为白血病。

（3）肿瘤细胞显示 T 淋巴细胞抗原。

（4）早期向软脑膜转移。

（5）最初对放疗有反应，但大部分患者会复发。淋巴母细胞淋巴瘤在组织学上可分为扭曲核淋巴细胞型、非扭曲核淋巴细胞型和大细胞型，其中扭曲核淋巴细胞型和非扭曲核淋巴细胞型首先侵犯纵隔，在大多数淋巴母细胞淋巴瘤中，有中间分化（$CD1^+$，$CD4^+$ 或 $CD8^+$）或成熟（$CD3^+$）的 T 细胞存在（分别为 62% 和 32%），那些有 T 细胞中间分化的患者常有纵隔肿块。急性 T 淋巴细胞白血病与淋巴母细胞淋巴瘤有相似的形态学和临床特点，接近 70% 的患者有纵隔占位。

大部分肿瘤细胞表现为弥漫性高度分化的特点，具有不充实的细胞质，较小的细胞核。有丝分裂象多见，有较强的磷酸酯酶活性。肿瘤一般位于胸腺部位，并表现出不同的症状，依靠常规透视及 CT 检查无法把它与其他类型的纵隔淋巴瘤鉴别开。治疗有赖于患者年龄及是否存在淋巴瘤和白血病。在儿童，以化疗为主常使用 LSAZ-L2 方案，但此方案只能治愈一半的患儿。非霍奇金淋巴瘤Ⅰ期和Ⅱ期对放疗比较敏感，但复发率高。由于非霍奇金淋巴瘤的蔓延途径不是沿淋巴区，因此"斗篷"和倒"Y"式大面积不规则照射的重要性远较霍奇金病为差，而且治疗剂量比霍奇金病要大。恶性度较低的Ⅰ～Ⅱ期非霍奇金淋巴瘤可单独使用放疗。化疗的疗效决定于病理组织类型，对于中度恶性组的患者均应给予联合化疗。联合化疗的成功关键在于：①避免过长的无治疗间歇期；②短时间的强化治疗；③中枢神经系统的防治。化疗方案有 COP、CHOP、C-MOPP（MOPP+环磷酰胺）和 BACOP（CHOP+博来霉素）等每月一疗程，可使 70% 的患者获得全部缓解，而 35%～40% 可有较长期缓解率。新一代化疗方案尚有 m-BACOD、ProM-ACE-MOPP 等，可使长期无病存活期患者增至 55%～60%。新方案中添加中等剂量甲氨蝶呤，目的是防止中枢神经系统淋巴瘤。更强烈的第三代化疗方案尚有 COP-PLAM-Ⅲ及 MACOP-B，可使长期无病存活增加至 60%～70%，但因毒性较大，所以不适于老年人及体弱者。高度恶性组都应给予强效联合化疗，因为它进展较快，如不治疗，几周或几个月内患者可死亡，目前治疗效果以第二代和第三代联合化疗较佳。外科手术不是初始方案，但为确诊而行活检也是必需的。

（陈国标）

第六节　上腔静脉综合征

上腔静脉综合征（superior vena cava syndrome，SVCS）临床表现为上腔静脉受压迫的症状和体征，80%～90% 是由恶性肿瘤引起的，最常见的是支气管肺癌及淋巴瘤。其临床严重程度取决于压迫范围和发展速度，压迫严重、发展快的 SVCS 可以迅速出现症状和体征；如上腔静脉逐渐缓慢受压，则症状和体征可以轻微而不明显。最早的病例由 William Hunter 于 1757 年报道，SVCS 由梅毒性主动脉瘤所引起。在此后的近两个世纪的临床报道中，SVCS 主要由动脉瘤、梅毒性主动脉炎、结核引起的慢性纵隔炎等非恶性肿瘤因素引起。然而，自 20 世纪 50 年代以来，由于支气管肿瘤的发病率日益增加，癌症已成为 SVCS 的主要病因。

一、病因学

SVCS 最常见的病因为胸内肿瘤，其中支气管肿瘤占 85%。值得注意的是，小细胞肺癌仅占肺癌的 10%～20%，但在所有的 SVCS 患者中，小细胞肺癌却占 65%。

非霍奇金淋巴瘤是 SVCS 的第二大主要发病原因。SVCS 最常见于弥漫性大细胞型和淋巴母细胞淋巴瘤，这两种淋巴瘤并发 SVCS 的患者分别为 7% 和 20%。小裂细胞淋巴瘤或霍奇金病很少引起 SVCS。

转移癌占 SVCS 的 5%～10%，其原发肿瘤多为乳腺癌、生殖细胞恶性肿瘤和胃肠道肿瘤，而肉瘤、黑色素瘤等则少见，但纵隔内任何转移性肿瘤都可能引起 SVCS。

在非肿瘤性疾病中，慢性纤维性纵隔炎最常引起 SVCS，约占 5%。胸骨后甲状腺肿、充血性心力衰竭较少见。近来一种新的原因是中心静脉导管诱发的静脉血栓。

二、临床表现

（一）症状

典型的 SVCS 发病过程相对缓慢。头颈、上肢、躯干上部血液回流受阻，患者常常主诉头胀、轻度呼吸困难、咳嗽、胸痛，有时有吞咽困难。喘鸣、躯体上部发绀、头痛及昏睡少见。神经系统危急症状如头痛、呕吐、意识改变是 SVCS 作为肿瘤内科急症的特征。不过，近来研究的结论是威胁生命的神经系统症状如癫痫发作、晕厥或昏迷很少发生。

（二）体征

主要体征可见颜面和上肢水肿、颈静脉及胸壁静脉曲张，其他如面部充血、发绀也不少见。肺癌患者可伴有胸腔积液和锁骨上淋巴结肿大。症状及体征均与体位有关，以头低位尤为明显。

三、诊断

当恶性肿瘤患者出现典型的 SVCS 症状和体征时，诊断为上腔静脉梗阻并不困难。但上腔静脉受阻往往发展缓慢，需要进行影像学检查及其他创伤性诊断措施以明确诊断。

（一）影像学检查

（1）胸部 X 线检查：X 线检查最常见的异常表现是纵隔增宽，上纵隔、右肺门或肺门周围，或右肺上叶肿块阴影；而胸腔积液、右肺上叶不张、肋切迹少见。然而，需要注意 SVCS 患者的胸部 X 线片也可以正常。

（2）增强腔静脉造影：在 CT 应用之前，常用增强腔静脉造影来确诊是否为 SVCS，至今在确定治疗方案，尤其考虑手术时，仍起着一定的作用。该方法主要通过外周血注射大量造影剂来进行，但可能引起静脉炎、血栓和出血时间延长等并发症。目前通过运用现代技术，在荧光屏引导下，可将小导管导入预想的血管位置，注射少量造影剂，能容易地确定静脉血流情况和 SVC 阻塞的程度，同时可了解侧支循环的情况，且很少发生并发症。

（3）核医学技术：现代核医学技术也可以进行腔静脉造影，并可同时显示某些少见的侧支循环，如大脑静脉窦、静脉与左心房之间的通道、肝内血管通路。

（4）CT 扫描：增强的 CT 扫描也可以显示侧支循环的情况，并且可以显示 SVC 血管内外的肿瘤以及血栓形成情况。CT 诊断依据为阻塞部位以下上腔静脉或头臂静脉增强效果减弱或消失；但是侧支静脉，特别是前胸壁皮下侧支循环明显强化。另外，CT 扫描准确的解剖定位有助于引导针刺活检或其他诊断措施。对绝大多数 SVCS 的患者来说，CT 扫描是最有价值的影像学检查。

（5）其他影像学检查：超声心动图可用于 SVC 内血栓形成和外部肿物的压迫的鉴别，单光子发射型计算机辅助断层扫描（SPECT）可用于鉴别血管内转移性腺癌引起的 SVC 阻塞。

（二）实验室检查

血清标记物如 β-hCG、AFP、CEA、LDH 等有助于确立原发肿瘤的初步诊断，并应常规检查血细胞、血小板及肝、肾功能。

（三）创伤性诊断检查

创伤性诊断检查主要用于获取病理学诊断。最常用的检查方法有以下几种：①纤维支气管镜检查，气管镜检查能直视气管及支气管内病变，并可以取活组织检查，有助于诊断支气管肺癌和明确 SVCS 的病因；②淋巴结活检，对于浅表肿大的淋巴结可行切取活检，深部肿大淋巴结可行针刺活检，有助于获得病理学诊断，明确病因；③胸腔镜检查，有助于明确胸腔内病变的性质；④纵隔镜检查，可用于难以定性的纵隔肿块或浸润性病变的诊断，可以直接窥见纵隔内病变，同时行活组织检查。

以往认为 SVCS 是肿瘤内科急症。考虑到绝大多数 SVCS 是由恶性肿瘤引起的，短时间的放疗对良性疾病和机体不会造成过度损害，而用于诊断 SVCS 的许多方法有危险性，因此往往在没有病理学诊断的情况下即进行治疗。但 Schraufnagel 等复习 62 例共 93 次上述创伤性检查，无一例出现致命性并发症。而对良性疾病进行放疗不仅是不明智的，并且放疗改变了活检标本，使之难以获得准确的病理学诊断。因此，除危急患者应针对引起 SVCS 的疾病给予初步相应的治疗外，其他情况下治疗之前均需要获得病理学诊断。

四、治疗

SVCS 属肿瘤急症，凡遇到呼吸道水肿、脑水肿、心排血量减少时均应及时抢救。首先解除症状，再尝试进行正确的诊断和对原发病整体的治疗。

（一）一般措施

患者取卧位，头部抬高，给氧气以减少心排血量和降低静脉压；限制盐的摄入，用利尿药以减少水肿。一般处理即可获得姑息性治疗效果。但应注意脱水后引起的血栓形成和电解质紊乱，故一般不主张积极的脱水治疗。有学者主张应用类固醇激素，作为短时姑息治疗，一般使用地塞米松 6～10 mg，每 6 h 1 次，口服或静脉注射，可以减轻肿瘤或放疗所致的炎症反应而改善梗阻。是否应用抗生素治疗，应根据患者是否存在感染等具体情况而定。在明确病因后立即进行原发病的治疗。

（二）抗凝和抗栓治疗

当中心静脉导管有血栓形成时用抗栓治疗较好。对于插入导管引起的 SVCS，应尽量在拔出导管时推入肝素以防栓塞，或在栓塞早期应用组织型纤溶酶原激活物（TPA）。一般用法为：负荷量 15 mg 静脉推注，然后以 0.75 mg/kg（最大量 50 mg）在 30 min 内静脉输注，再以 0.5 mg/kg（最大量 35 mg）在接下去的 1 h 内静脉输注，并同时使用肝素静脉维持量。抗凝治疗可用肝素负荷量 2 500～5 000 IU 静脉推注，然后以每小时 18 U/kg 静脉维持。使用上述药物时需监测 PT、KPTT。

（三）放射治疗

放疗是恶性肿瘤伴发 SVCS 最主要和最有效的治疗手段。70% 支气管肺癌和 95% 的恶性淋巴瘤伴 SVCS 者均能通过放疗得到缓解。除小细胞肺癌和非霍奇金淋巴瘤首选化疗外，放疗是大部分肿瘤伴 SVCS 患者的标准治疗。一般开始剂量要大，每日 200～400 cGy，2～4 d 后，按常规剂量（每日 150～200 cGy）分区、分次照射，总剂量达 3 000～5 000 cGy。肺鳞状细胞癌总剂量要大一些，应达到 5～6 周 5 000～6 000 cGy，局部病灶才能得到控制。照射野应包括肺部病变及邻近病变，一般应包括原发灶、整个纵隔区和两锁骨上区，定位时应注意将上腔静脉包括在照射野内。

（四）化学治疗

小细胞肺癌、非霍奇金淋巴瘤和生殖细胞肿瘤对化疗比较敏感，一般在化疗前应确定病理学诊断。然后根据原发病的病理学类型，采用对该病最有效的联合化疗方案进行治疗，具体化疗方案参阅有关肿瘤各论。另外可予以氮芥 0.4 mg/kg，避光静脉注射，然后静脉注射地塞米松 10～15 mg，每周 1 次，连用 3～4 周。

化疗辅用或不辅用放疗，是小细胞肺癌伴 SVCS 较理想的首选治疗方法，其 2 年生存率可达 20%，少数患者可以治愈。Kane 等首先认识到单纯联合化疗能成功治疗 SVCS。典型的患者治疗 7 d 之内，其症状和体征可部分消失，多数患者 2 周之内症状完全消失，并且由于胸部放疗并不引起症状的短暂恶化，因此可与化疗同时或连续使用。虽然约有 25% 的 SVCS 患者复发，但重新制订的单纯化疗、单纯放疗或放疗、化疗联合等补救治疗能使多数患者症状很快消失。

单纯应用联合化疗能有效地减轻非霍奇金淋巴瘤患者伴发的SVCS症状。虽然放疗或放疗合用化疗也能有效控制这些症状，但是，由于淋巴瘤是系统性疾病，局部病灶很少引起死亡，除非是复发肿瘤，一般不主张对淋巴瘤单独使用放疗。

SVCS应用化疗可遵循三个原则：①对化疗敏感的组织细胞学类型首先采用化疗；②病变广泛者先化疗，再对病变处及邻近淋巴结区域进行放疗；③化疗后再次发生的SVCS，宜选用放疗，并综合考虑进一步的联合化疗方案及放射治疗，以加强控制局部病灶。

非小细胞肺癌并发SVCS的患者也可采用化疗，但由于其化疗效果相对较差，一般先选用放射治疗。

（五）外科治疗

由于绝大多数SVCS可用放疗或化疗缓解，一般恶性肿瘤继发的SVCS应首先采用放疗和化疗，在所有治疗无效时才考虑手术治疗。手术治疗SVCS可以迅速有效地解除上腔静脉梗阻，并可获得病理学诊断，但术后并发症多，病死率较高。对于胸骨后甲状腺肿或主动脉瘤引起的SVCS，则用外科治疗较好；而良性病变如上腔静脉纤维化性狭窄，症状明显而保守治疗无效时可采取手术治疗。因直接为上腔静脉梗阻者移植一个侧旁通道受条件限制，有学者建议采用与上腔静脉相同大小的自体血管移植。Doty等报道应用患者的大隐静脉制成螺旋形移植物治疗9例良性上腔静脉梗阻患者，所有患者均得到缓解，其中7例一直保持通畅。

（六）腔内血管成形术（内支架技术）

用气囊或可扩张的金属丝经皮静脉至腔内狭窄或梗死处进行扩张，扩张后立即置放内支架，可成功打开上腔静脉通道并维持开放，短期疗效佳。恶性肿瘤所致SVCS，支架通常可在患者的生存期内维持上腔静脉开放；对于良性疾病所致的SVCS，静脉内支架的长期通畅率尚不明确。

（陈国标）

第九章 肺部疾病

第一节 肺癌

20世纪90年代以来，由于吸烟、被动吸烟、环境污染，特别是大气污染，在世界各地，肺癌的发病率和病死率不断上升。1992年北京地区肺癌的病死率为35人/10万人左右，预计到2001年将上升至54/10万，必将超过食管癌、胃癌及乳腺癌而居首位。近10年来，在上海市，肺癌的发病率已增加6倍。香港的肺癌病例已占全部恶性肿瘤的1/3以上。在美国，20世纪90年代死于肺癌的人数占恶性肿瘤总病死率的30%。

在我国，20世纪90年代以来肺癌流行病学的特点是：①年轻病例增多；②腺癌的发病率在女性继续增加，但男性鳞癌发病率减少，小细胞肺癌在年轻女性病例增多；③首发症状不明显，就诊时多偏中、晚期。

目前，外科手术仍是肺癌首选的治疗方法，但仅有20%的病例能接受根治性手术，即使经过综合治疗，术后5年生存率也只有30%～40%，实际上只有10%病例受益。总结我国20世纪60年代以来诊治肺癌的临床经验，早期诊断尤为重要，也正是尚未解决的难题。在21世纪，还要不间断地进行卫生宣传教育，提高人民群众对肺癌的认识，特别是要提高广大医务工作者对无临床症状肺癌病例的警惕性，继续开发新的诊断方法，以便能及时发现早期病例。

一、病因

肺癌的发病原因较复杂，目前公认与下列因素有关。

1. 吸烟

纸烟的烟雾中含有一氧化氮、亚硝胺、尼古丁、苯并芘和少量放射性元素钋，动物实验结果已证明上述物质可以致癌。国内外临床研究资料已表明长期吸烟与肺癌的发生有密切关系，愈早年开始吸烟、吸烟时间愈长、吸烟量愈大，肺癌的发病率和病死率就愈高，吸烟者肺癌的发病率较不吸烟者高10倍。吸烟者多患鳞癌和未分化大细胞癌，而被动吸烟者较多患腺癌和未分化小细胞癌。近年来病理研究发现重度吸烟病例的支气管上皮细胞纤毛脱落，鳞状上皮重度不典型增生及细胞核异形变等现象，上述均为癌前病变的表现。戒烟10年后的人群，其肺癌的发病率明显下降。

2. 接触致癌因素

根据国外资料统计，5%～10%肺癌患者与职业性致癌因素有关。石棉、无机砷化物、二氯甲醚、煤烟、焦油和烟草加热产物等已被公认为引起肺癌的职业因素，放射性铀、镭衰变产生的氡和氡子体、微波辐射、电离辐射及长期吸入粉尘的工作人员均易患肺癌。装修住房墙壁、隔板和天花板中渗入石棉纤维，致使住户长期吸入石棉或长期接触石棉的工人较易患肺癌，如又是吸烟者，则肺癌发生的危险性可增加 90 倍以上。

3. 空气污染

在世界各大城市，居民肺癌的发病率明显高于中、小城镇，更高于农村，其原因是汽车排出的废气和煤炭不完全燃烧产物中的致癌物质，主要是苯并芘污染空气，使城市居民长期吸入后致癌。室内取暖用煤、烧烤食物时所释放出的油烟雾，使家庭主妇易患肺腺癌。云南锡矿井下工人肺癌发病率高达 435/10 万。

4. 肺部慢性炎症

临床资料证明，患慢性支气管炎、肺间质纤维化的患者，其肺癌的发病率较正常人高，肺结核病灶所遗留的瘢痕可发生马乔林溃疡，在我国 20 世纪 90 年代末的肺癌患者中，约 10% 有肺结核病史。

5. 癌基因的变异

由于机体细胞调控失衡或机体外某些因素的影响，致使癌基因变异，导致肺癌。目前，已知与肺癌的发生和发展有关的基因已达 20 多种，其中显性癌基因的变异以 ras、myc 和 $C-erbB2$ 基因为主，几乎 1/3 的肺癌病例出现 rag 基因突变，其中以 $K-ras$ 突变最为明显，其突变点主要集中于密码子 12、13 和 16。$K-ras$ 基因突变多见于肺腺癌和大细胞肺癌。隐性癌基因在小细胞肺癌、鳞癌、大细胞肺腺癌的突变率分别为 70%、65% 和 33%。

6. 遗传因素

在住院患者中，有两代，甚至三四代人连续患肺癌的家族成员。此外，维生素 A 缺乏、机体免疫状态因精神受刺激后低下、病毒感染、真菌感染也被认为是导致肺癌的危险因素。

二、病理和分类

（一）病理

支气管肺癌多起源于支气管上皮细胞，也有起源于支气管腺体或肺泡上皮。长在段支气管以上者称中央型，发生在段支气管以下的肿瘤称周围型。在我国，前者约占 70%，后者约为 30%。支气管肺癌起源于黏膜上皮，一般向支气管腔内生长，或穿透管壁向外浸润周围脏器。肿瘤细胞可沿黏膜下蔓延，也可沿肺门淋巴结扩散至纵隔和锁骨上淋巴结，或侵犯血管沿血液循环或经血管栓塞途径转移到脑、肝、肾上腺及全身骨骼。肺泡细胞癌的癌细胞还可通过咳嗽，沿支气管扩散至同侧或对侧肺。

（二）分类

肺癌的组织学分型尚不统一。近 10 年来，我们采用 1981 年世界卫生组织（WHO）肺癌国际组织学分类。由于免疫组化及电镜对肺癌研究的新发现，已有 1999 年的修订方案（表 9-1）。

在临床实践中，我国胸外科医师多按癌细胞形态特征分型，肺癌有下列五种病理类型。

1. 鳞状上皮细胞癌（鳞癌）

鳞癌占支气管肺癌病例的 50%，多为 50 岁以上的男性患者，与吸烟密切相关，由于支气管黏膜的纤毛受损脱落、基底细胞化生、不典型增生而突变为癌，中央型多见。鳞癌分高分化、中分化和低分化三种，生长发展均缓慢，癌组织坏死后形成癌空洞，癌细胞经淋巴管转移到肺门、纵隔或颈部，到晚期也有血源性扩散。鳞癌对放疗较敏感，低分化鳞癌对化疗也敏感，预后相对较好。

2. 腺癌

腺癌女性多见，占肺癌病例的 25%，与吸烟关系不明显，但与肺组织炎性瘢痕有关。多长自肺边缘小支气管的杯状细胞和黏液腺，较多为周围型。肺腺癌有丰富血供，以局部浸润和血行转移为主，常转移至肝、脑和骨髓。如累及胸膜，可产生胸腔积液。腺癌对化疗较敏感，对放疗反应差，低分化腺癌预后最差。细支气管肺泡细胞癌是分化较好的原发性腺癌，占肺癌病例的 5%。男女发病率相近，与肺炎性瘢痕和肺间质纤维化有关，生长缓慢，有结节型与弥漫型两种，经淋巴或血行转移，还可沿支气管扩散至对侧肺。对放、化疗反应均差，但预后较好，5 年生存率可达 60%。

3. 大细胞未分化癌

大细胞未分化癌男性多见，多长自肺门，成巨块状，中央型多见，由大小不一的多边形细胞构成，呈实性巢状排列，常有大片组织出血坏死。大细胞肺癌有巨细胞型和透明细胞型，后者难以与转移性肾腺癌区分。由于细胞被挤压，有时被误诊为分化差的鳞癌或腺癌。大细胞肺癌以淋巴转移为主，其特性是较早侵犯周围脏器，难以根治性切除，对放、化疗欠敏感，预后较腺癌差，大细胞肺癌占肺癌病例的10%～15%。

表9-1　WHO肺癌组织学类型（1999年）

1. 上皮性肿瘤
  1.1 良性
  1.2 侵袭前病变
    1.2.1 鳞状细胞间变
原位癌
    1.2.2 不典型腺瘤性增生
    1.2.3 弥漫性特发性肺神经内分泌细胞增生
  1.3 恶性
    1.3.1 鳞状细胞癌
      1.3.1.1 乳头状
      1.3.1.2 透明细胞
      1.3.1.3 小细胞
      1.3.1.4 基底细胞样
    1.3.2 小细胞癌
变异型
      1.3.2.1 复合性小细胞癌
    1.3.3 腺癌
      1.3.3.1 腺泡性
      1.3.3.2 乳头状
      1.3.3.3 细支气管肺泡癌
        1.3.3.3.1 非黏液性
        1.3.3.3.2 黏液性
        1.3.3.3.3 混合性黏液性及非黏液性或不能确定性
      1.3.3.4 实性腺癌伴有黏液
      1.3.3.5 腺癌伴混合性亚型
      1.3.3.6 变异型
        1.3.3.6.1 分化好的胎儿型腺癌
        1.3.3.6.2 黏液性（胶样）腺癌
        1.3.3.6.3 黏液性囊腺癌
        1.3.3.6.4 印戒细胞腺癌
        1.3.3.6.5 透明细胞腺癌
    1.3.4 大细胞癌
变异型
      1.3.4.1 大细胞神经内分泌癌
        1.3.4.1.1 复合性大细胞神经内分泌

续表

1.3.4.2 基底细胞样癌

1.3.4.3 淋巴上皮样癌

1.3.4.4 透明细胞癌

1.3.4.5 具有骨骼肌样表型的大细胞癌

1.3.5 腺鳞癌

1.3.6 具有多形性、肉瘤样或肉瘤成分的癌

1.3.6.1 具有梭形和（或）巨细胞的癌

1.3.6.1.1 多形性癌

1.3.6.1.2 梭形细胞癌

1.3.6.1.3 巨细胞癌

1.3.6.2 癌肉瘤

1.3.6.3 肺母细胞瘤

1.3.6.4 其他

1.3.7 类癌

1.3.7.1 典型类癌

1.3.7.2 不典型类癌

1.3.8 涎液腺型癌

1.3.8.1 黏液表皮样癌

1.3.8.2 腺样囊性癌

1.3.8.3 其他

1.3.9 不能分类的癌

4. 小细胞未分化癌

近10年来小细胞未分化癌约占肺癌病例的10%，多为中青年病例，生物学特性为恶性程度高，长自大支气管，多为中央型，也有少数周围型病例。小细胞肺癌有燕麦细胞型、中间型和混合型三种，具有内分泌和化学受体功能，能引起各种副癌综合征。小细胞肺癌较早有血行播散和淋巴转移，对放、化疗均敏感，但极易因耐药复发，以往认为预后最差，但经综合治疗，近10年来也有长期存活的病例。

5. 混合型肺癌

由于病理学的发展，近年来国内外均发现在同一肿瘤标本有两种以上的肺癌细胞。以鳞癌、腺癌、肺泡细胞癌和小细胞肺癌混合型多见，其临床症状较复杂，预后较单一细胞类型肺癌的预后差。

三、分期

世界卫生组织按照肺癌原发病灶体积大小及外侵程度（T）、直接侵犯局部或全身远处淋巴结（N）及肺癌远处转移情况（M），判定病理分期以选择治疗方法和估计预后。目前，即使PET检查结果使病理分期更符合实际，但T、N、M分期必须有体检、影像学、支气管镜检查等的结果，并有手术标本的病理学资料。国际抗癌联盟1997年修订后的TNM分期方法被我国大多数医院所接受（表9-2）。

表9-2 肺癌的S分期

分期	对应的TNM分期
0	Tis
ⅠA	$T_1N_0M_0$
ⅠB	$T_2N_0M_0$
ⅡA	$T_2N_0M_0$
$T_2N_1M_0$	$T_3N_0M_0$
ⅡB	
$T_1N_2M_0$	
$T_2N_2M_0$	
$T_3N_2M_0$	
ⅢA	$T_4N_0M_0$
$T_4N_1M_0$	
$T_4N_2M_0$	
$T_1N_3M_0$	
$T_2N_3M_0$	
ⅢB	$T_3N_3M_0$
$T_4N_3M_0$	任何T和任何NM_1
Ⅳ	

此次修订版与1988年版相比有以下几点修改：①判定PN_0时标本内至少包含6个或6个以上淋巴结；②Ⅰ期原来笼统包括T、N_0M_0及$T_0N_0M_0$，本次改为分别属于ⅠA期及ⅠB期两亚期。

注：同样Ⅱ期将原含之$T_0N_0M_0$分为ⅡA亚期，$T_0N_0M_0$分为ⅡB亚期，将原ⅢA之$T_0N_0M_0$上移入ⅡB期。

T：原发肿瘤

Tx：原发肿瘤无法评估，痰中或支气管灌洗液中发现恶性细胞而证明有癌，但是影像学或内镜检查看不见。

T_0 无原发肿瘤证据。

T_{is}：原位癌。

T_1：肿瘤最大直径为3 cm，周围包以肺组织或脏层胸膜，支气管镜检查肿瘤尚未浸出叶支气管（即肿瘤未达主支气管）。

T_2：任何一个肿瘤具备下列体积或广度时，最大直径超过3 cm；累及主支气管，但距隆突2 cm或更远，累及脏层胸膜伴有延及肺门区的不张或阻塞性肺炎，但尚未包括全肺。

T_3：不论肿瘤体积大小，凡直接侵犯胸壁（包括肺上沟瘤）、膈肌、纵隔胸膜、壁层心包者；或肿瘤在主支气管内距隆突不足2 cm但尚未累及隆突；伴有全肺不张或阻塞性肺炎。

T_4：任何肿瘤凡侵及下列脏器者，纵隔、心脏、大血管、气管、食管、椎体、隆突，或同一叶内有其他肿瘤结节；肿瘤伴恶性胸腔积液。

N 区域淋巴结：包括胸内、前斜角肌及锁骨上。如判定PN_0则肺门或纵隔切除淋巴结标本中必须包含6个以上淋巴结。

Nx：区域淋巴结无法评估。

N_0：无区域淋巴结转移。

N_1：同侧支气管周围和（或）同侧肺门淋巴结。

N_2：同侧纵隔内和（或）隆突下淋巴结转移。

N_3：对侧纵隔，对侧肺门，同侧或对侧前斜角肌或锁骨上淋巴结转移。

注明：①不常见的表浅扩展型肿瘤，不论体积而其侵犯限于支气管壁时，虽可能延及主支气管，仍分为 T_1；②大多数肺癌的胸液是由肿瘤引起的，少数患者中胸腔积液多次细胞学检查阴性，既不呈血性又不是渗液。种种迹象包括临床判断说明胸液与肿瘤无关，则应将其排除在定期因素之外，患者仍应分为 T_1、T_2 或 T_3。

M：远处转移。

Mx：远处转移不能确定。

M_0：无远处转移。

M_1：远处转移，包括同侧或对侧其他肺叶内肿瘤结节。

四、临床表现

肺癌患者多为 50 岁以上，在我国，男性病例多于女性，约为 5∶1。肺癌的临床表现取决于肿瘤生长的部位和体积大小及侵犯程度，较小的周围型肺癌在早期常无症状，约 95% 的病例在常规体检摄 X 线胸片时发现，其余患者由于患其他疾病摄胸部 X 线片后转来外科就诊。

（一）肺癌早期

由于肿瘤刺激肺泡或细小支气管，干咳为首发症状。肿瘤组织血管丰富，随着其快速生长，咯血丝痰是最常见的症状。中央型肺癌引起顽固性咳嗽，服药不奏效，肿瘤阻塞支气管一半以上，以及可能并发局限性肺气肿、阻塞性肺炎或肺不张，患者伴发热、胸痛、严重胸闷、哮鸣，咳大量白色甚至脓痰。不少患者在此阶段才来就诊。

（二）肺癌中、晚期

肺癌中、晚期时肿瘤长出胸膜或压迫大支气管，累及邻近器官，可引起相应症状。

（1）右上肺癌或纵隔淋巴结转移癌累及上腔静脉，引起上腔静脉压迫综合征，头面部及上肢水肿，颈静脉及前胸壁和上肢静脉怒张，患者气短、头胀等症状较重。

（2）肿瘤组织在不同水平侵犯膈神经均可引起呃逆和膈麻痹。

（3）累及喉返神经引起声音嘶哑及饮水时呛咳。

（4）侵犯胸膜，并发胸腔积液，侵入胸壁引起剧烈胸痛。

（5）长自上叶肺尖部的各种病理类型肺癌（肺上沟癌）均可能侵犯臂丛神经，引起相应上肢剧痛及皮肤缺血或上肢水肿和静脉曲张；压迫及侵犯颈交感神经节引起上眼睑下垂、瞳孔缩小、眼球内陷及面部无汗等症状（Honer 综合征）。有些病例由于肿瘤组织刺激迷走神经分支，引起哮喘或心动过缓。晚期病例因肿瘤毒素被吸收和消耗，严重失眠和纳差，特别当肿瘤侵犯食管时，患者难以正常进食，致使患者逐渐消瘦，体重明显下降，很快发展到恶病质。晚期病例还有脑、肝、骨骼、锁骨上淋巴结及肾上腺转移癌的相应症状和体征。

（三）小细胞肺癌和低分化腺癌

在肺癌某些病例可引起肥大性骨关节病（杵状指、膝关节肿痛）、库欣综合征、重症肌无力、男性乳房发育和难以矫正的稀释性低钠血症。当切除肺癌后 1 周内，大多数症状逐步开始好转。

五、辅助检查

（一）X 线检查

X 线影像学诊断包括胸部 X 线平片、体层成像、胸部 CT、支气管造影和肺动脉造影。由于胸部 CT 诊断率不断提高，后两种检查方法已极少被采用。对怀疑有肺癌的病例，应首先做胸部 X 线的正、侧位胸片，如发现肺部结节或肿块影，应观察其位置、密度、边界、胸膜改变情况，有无中心液化等。继之，为明确其性质，应考虑做胸部 CT 检查，它能比较准确地判断病变的部位，小的胸膜种植和少量积液、节段性肺不张、肺门及纵隔淋巴结肿大及肺内微小病灶。早期周围型肺癌常呈小斑片状影或 1～2 cm 的小结节影，边缘模糊有毛刺，密度较淡。经动态观察，发现此类肺癌结节可长达 16 年无明显变化。一旦片状影或小结节阴影增大或呈分叶状，肺门和纵隔淋巴结则可肿大，病程多已达中、晚期。中央型肺癌显示肺门有不规则的球形影，其外周可见阻塞性肺炎或肺不张阴影，可见肿瘤结节突入支气管腔内及肺内、纵隔淋巴结肿大。鳞癌、腺癌及大细胞肺癌的肿块影均有可能发现癌性空洞，壁厚、偏心、内壁不整，偶有液面。胸部 CT 能较清晰地发现胸腔或心包积液、侵犯胸壁或肋骨的征象。近年来，对 CT 发现的小结节影进行放大，可发现肿瘤结节内有肺泡的空泡征，边缘呈分叶状，结节与胸膜粘连（鼠尾征）及与细小支气管粘连等微小征象；超薄层胸部 CT 检查对直径不足 1 cm 的微小结节的定性诊断有帮助；低放射量 CT 只需数秒就可将胸部扫描完成，操作简便，对诊断早期肺癌有价值；电子束 CT（EBCT）是目前最先进的电子束成像系统，扫描速度快，只需 50 s，较常规 CT 快 10 倍，实现了电影 CT；螺旋 CT 血管成像技术应用于肺癌的诊断，更清晰识别肿瘤可切除性。胸部 X 线胸片及 CT 的阳性检出率可高达 90%。

（二）MRI 成像

MRI 检查不需要造影剂，借助于流空现象，能更好地显示出大血管的解剖，分辨肿瘤与大血管的关系，以决定能否切除肿瘤，并能发现肺门及纵隔内肿大的淋巴结和肿瘤侵犯胸壁软组织的严重程度，以便更好地进行临床分期。MRI 检查对小病灶（直径 < 5 cm）的诊断不如薄层 CT，钙化灶难以发现，且成像易受呼吸动作伪影干扰。危重患者不宜做 MRI 检查，因为带金属的抢救和生命支持设备不能带进磁场，有心脏起搏器的患者也不宜做 MRI 检查。头颅 MRI 成像较 CT 检查对判断肺癌脑转移更准确。

（三）放射免疫显像

放射免疫显像是一种灵敏度高、无创的肺癌早期定性诊断的手段。近年来，在放射免疫技术基础上发展起来的放射免疫导向手术（RIGS）是核医学、免疫学与手术技巧的成功结合。将放射性核素标记的抗肿瘤单克隆抗体，注入拟做手术的肺癌患者体内，此抗体与肿瘤表面相关抗原结合，在肿瘤部位形成特异性的放射性聚集，术中用手持式 γ- 探测仪检测，判断肿瘤浸润范围及转移程度，以决定手术切除方案。

（四）骨显像或发射型计算机体层

肺癌转移至骨骼时，骨的转移灶血流增加，新陈代谢旺盛。给患者注射入亲骨的 $^{99m}TC-MDP$（二甲基二磷酸），经骨扫描，可发现核素在骨转移灶浓聚，在普通 X 线骨相片呈阳性之前 3 个月，即可发现骨转移灶。

（五）正电子发射断层显像（PET）

PET 是现代影像医学最先进的技术，它利用碳、氮、氧、氟等发射正电子的短寿命核素，从体外无创、定量、动态地观察人体内的生理及生物变化，从分子水平观察标记药物在患者体内的活动，可以一次获得三维的全身图像，甚至在 CT 未发现有形态学改变之前，早期诊断疾病及准确地评价其治疗结果。PET 可以发现早期原发性肺癌，转移癌灶，以指导临床分期及选择手术适应证和制订手术方案、切除范围，判断清扫哪组淋巴结；术后 PET 检查也可判断手术是否达到根治的目的，定期复查可及早发现转移或复发病灶。在肿瘤临床分期及疗效判断等方面，PET 优于任何影像学检查方法。

（六）纤维支气管镜检查

纤维光导支气管镜是诊断肺癌的一种重要手段，它采用光学纤维的照相放大图像，视野清晰，分辨率高，可进入大部分段支气管，70% 以上的亚段支气管和近 40% 的次亚段支气管进行检查。纤维支气管镜外径小可弯曲，患者易耐受，痛苦小。采用此类镜检可钳夹支气管黏膜的新生物做活检，阳性率可达 80% ~ 90%。为提高其阳性率，可采用血卟啉激光导入技术，血卟啉衍生物与癌细胞有特殊亲和力，导入激光后，在癌变的支气管黏膜区可呈现荧光；对浸润型支气管肺癌可刷检管壁病变的黏膜，转动毛刷使其与肿瘤组织的接触面积增大，可提高刷检的阳性率；对肿瘤表面覆盖有坏死组织或周围型肺癌病例，可在 CT 引导下穿刺吸引，所获得的组织或血水做细胞学和病理检查，也可使用带双关节刮匙，刮取侧壁的可疑病变黏膜做活检，其阳性率较高；对周围型肺癌，支气管镜检查未发现肿瘤组织，可用 10 mL 无菌生理盐水冲洗病变区支气管腔，回收液做细胞学检查。

纤维支气管镜检查对肺癌早期诊断有重要价值，它可以确定肿瘤的部位及病理类型，观察病变范围以判定手术适应证及制订治疗方案，支气管镜检查还可以定期监测术后是否复发。肿瘤在纤维支气管镜图像的表现如下。

（1）直接征象：黏膜型肺癌可见突入腔内的菜花样肿块、息肉或小结节状病灶。

（2）间接征象：黏膜下型肺癌表现为支气管壁被肿瘤浸润，黏膜充血水肿，管壁变硬，管腔狭窄或外压性改变，支气管嵴增宽，局部黏膜增厚、粗糙或呈众多的颗粒状隆起。

（3）黏膜正常未见肿瘤：周围型肺癌，细支气管肺泡癌或纵隔型肺癌，管腔或黏膜一般无异常。各种病理类型的肺癌在支气管镜图像中的表现各异，大多数鳞癌为增生型，以黏膜改变为主，多位于大支气管，向腔内突出，以菜花状或息肉状肿块常见。由于肿瘤生长缓慢，其表面有白苔，易造成管腔狭窄或堵塞，阳性率高。周围型鳞癌也可见黏膜下型的特征，腺癌大部分为周围型，也有中央型腺癌，图像中主要为黏膜下表现；小细胞肺癌绝大多数为中央型，纤维支气管镜下主要表现为管壁浸润，属黏膜下型特征，只少数病例呈增生型图像，钳夹或刷检阳性率均高；大细胞肺癌的瘤体大，支气管镜图像表现为黏膜下型特征。只少数病例可见肿瘤突入腔内，呈黏膜型特征。

纤维支气管镜检查可引起喉头、支气管痉挛，低氧血症，心律失常，心肌缺血，出血和肺不张等严重并发症，需行急救处理的病例约为10%，有严重肺动脉高压、低氧血症伴二氧化碳潴留者，心功能不全（射血分数＜40%），严重高血压、室性心律失常、半年内有急性心肌梗死或脑血管意外、有主动脉瘤及出凝血机制障碍的病例，严禁做支气管镜检查。有大咯血的患者最好先做支气管动脉栓塞，待咯血停止后再考虑做支气管镜检查；手术抢救咯血病例必须明确大咯血的来源，如急需做支气管镜检查，应备有吸引及其他抢救设备，最好在手术室进行操作。

（七）经胸壁穿刺活检

在CT引导下，用细针穿刺肺部，采取活检组织做病理学或细胞学检查，此方法适用于周围型、直径＞1 cm的肺部病灶以及不能耐受支气管镜检查或开胸活检的病例，阳性率可达80%。并发症有气胸、血胸及癌细胞沿针道播散至胸腔或胸壁等。穿刺获得病理报告，如需手术治疗，应尽快争取在2～3 d做开胸手术，术中用加入抗癌药物的双蒸馏水反复冲洗胸腔及穿刺针道。

（八）转移病灶做活检

已有颈部、腋下或头皮下及锁骨上肿块或结节的病例，应切除活检，以明确病理类型及转移情况，为选择化疗或放疗提供依据。

（九）纵隔镜检查

纵隔镜检查是一种内镜检查技术，1959年Carlens设计了一种带光源的内镜专门做纵隔镜检查并做活检。纵隔镜用于肺癌患者，以了解纵隔淋巴结有无转移，这一检查对肺癌的诊断、治疗和判断其预后相对其他器官的恶性肿瘤更有价值。肺癌患者的远期生存率与纵隔淋巴结有无转移紧密相关，如同侧纵隔淋巴结已有转移，只有鳞癌患者才考虑手术，而对侧淋巴结也有转移者，只宜做化疗或放疗。纵隔镜检阳性结果可使26%的肺癌病例避免不必要的开胸探查术。纵隔镜检查比较安全，不仅可以直接观察上纵隔的结构，还可检查上纵隔内和支气管、主支气管旁受累的淋巴结，经活检做出组织学诊断，估计手术可切除性，决定放疗范围，并判断患者的预后。纵隔镜检查也有局限性，转移到隆突后、主动脉弓下或前纵隔的淋巴结，纵隔镜难以发现，纵隔镜有8%左右的假阳性。前纵隔淋巴结有转移的病例，其原发肿瘤都位于左上肺叶或左肺门。所以，当左上叶和左肺门肺癌病例做纵隔镜检阳性时，应同时做前纵隔切开检查。

对于高度怀疑或已被证实的肺癌患者，是否做纵隔镜检查，尚有不同意见。在20世纪八九十年代，在国外建议对所有拟行手术的患者常规做纵隔镜检查，但有些总结性报道指出，常规做纵隔镜检查有70%～75%的结果为阴性，而且会引起某些并发症。在我国，一般要根据肿瘤的细胞类型、定位和影像学X线征象三个指标来选择患者做纵隔镜检查。有专家发现在各种细胞类型的中心型肺癌中，77%的病例有纵隔淋巴结转移，未分化型周边型腺癌和鳞癌的转移率高达63%，而周边型腺癌和鳞癌的转移率较低。临床资料还显示X线征象阳性患者，经开胸探查13%病例并无纵隔淋巴结转移；相反，X线征象阴性患者，而术后证明30%的病例已有转移。因此，只靠X线影像学检查是不够全面的。还应根据功能性的PET检查结果而定，结合细胞类型和肿瘤位置做全面考虑，选择适合做纵隔镜检查的病例。20世纪90年代末，一般认为任何细胞类型的中央型肺癌病例都应考虑做纵隔镜检查，未分化型周边型和有纵隔转移X线征象的任何类型肺癌，术前也应做纵隔镜检查。周边型腺癌或鳞癌无纵隔转移X线征象者，不做纵隔镜检查；细胞类型不详，X线征象无纵隔淋巴结转移的周边型肺癌也不做此项检查。心肺功能差，不能接受全麻者及已决定手术治疗的可不必做此项检查。并发有上腔静脉梗阻综合征的肺癌患者此项检查不是绝对禁忌，这组患者如能经纵隔镜检查取得病理学诊断，及时进行适当的治疗，可以避免试验性放、化疗及不必要的剖胸探查。近10年来，由于支气管镜检查、细针穿刺活检技术的普及和PET检查的准确分期，我国许多市镇医院均不使用此项检查作为获取病理学诊断及分期的常规方法。

（十）胸腔镜、开胸活检

周边型肺部病灶经各项检查均阴性而又不能排除肺癌诊断时，许多医院采用电视胸腔镜技术，甚至开胸活检，这是一种可靠的有创诊断方法，故不提倡。

在20世纪90年代末，诊断可疑的肺癌病例应采用哪种检查方法，一般要根据病情和医师的技术水平及医院的设备而定。一些医师倾向于先做X线影像学诊断，确认形态学表现后再争取做病理学的确诊检查，包括从简单的查痰找瘤细胞到各种有创检查。同时，要明确肺癌转移的情况及病理分期，以便选择合适的治疗方法和制订可行的治疗方案。由于现代尖端科技的发展，放射免疫显像及正电子发射断层显像检查方法逐渐应用于肺癌的诊断，必将促使肺癌外科诊断学进一步发展。

六、鉴别诊断

肺癌的临床症状和影像学形态与肺部某些疾病类似，也有时与其共存，易延误诊断，应及时鉴别。

1. 肺炎

当肺癌组织堵塞支气管，并发远端阻塞性肺炎、肺不张，甚至发展成肺脓肿时，患者常伴高热，咳大量黄痰或咯血，易被误诊为肺炎。一般肺炎经2～4周抗感染治疗后症状好转，肺部阴影吸收较快，而肺癌并发的肺炎阴影吸收缓慢，炎症阴影缩小，但其中央部出现团块影，抗感染治疗1个月也难以吸收。在肺野某一部位反复出现炎症块影，特别是老年患者，更要警惕肺癌。诊断性抗感染治疗不超过1个月，要及时多次查痰找瘤细胞，高分辨率胸部CT检查，有条件者应做PET检查，多能确诊。中叶肺不张可由慢性支气管炎和结核病后遗症，造成支气管狭窄引起，也可因肺癌组织堵塞中叶支气管或下叶肺癌淋巴结转移，压迫中叶支气管造成。应及时做纤维支气管镜活检确诊。

2. 肺结核

肺结核可累及任何肺叶，但仍以右肺上叶尖后段多见，大多数患者症状不典型，红细胞沉降率不快。肺癌也可长自肺尖后段的支气管或肺泡内。老年病例原发性支气管肺癌生长缓慢，有时与肺结核病难以鉴别。

（1）肺结核球：孤立的肺结核球有时难以区别于周围型肺癌。肺癌多见于老年患者，病程相对短，影像学显示球形结节边缘不整，有小毛刺影，呈分叶状。有些慢性肺结核病例，可在结核瘢痕周边发生马乔林溃疡。因此，当肺部团块状阴影长大，特别是呈分叶状，肺门阴影增大的老年病例，结核病症状不典型和实验室检查阴性时，应高度怀疑肺癌，除做痰细胞学检查、纤维支气管镜检查外，应及早做PET检查，如SUV值>3，应按肺癌处理，不必等待3个月的诊断性抗结核治疗失败后，才按肺癌处理。

（2）浸润型肺结核：有些周围型肺腺癌病例，特别是右上肺叶孤立型肺泡细胞癌，其早期肿瘤组织体积小，呈小片浸润或索条影，生长缓慢，常被误诊为浸润型肺结核。对这些病例应反复多次查痰找瘤细胞，抗感染、抗结核治疗不应超过1个月，最好及早做PET检查，其SUV值多在3～5。

（3）肺门淋巴结结核：中央型肺癌的影像学形态与并发感染融合成团的肺门淋巴结结核类似，但肺癌常并发咯血，肺瘤组织易堵塞支气管引起肺不张。做纤维支气管镜检查可鉴别。

（4）粟粒型肺结核：急性粟粒型肺结核病除全身中毒症状较肺癌严重外，其影像学形态与弥漫型肺泡细胞癌相似，应及早做痰细胞学检查。弥漫型肺泡细胞癌患者的痰较易找到癌细胞，粟粒型肺结核经过1个月严格的抗结核治疗后，中毒症状多可逐渐缓解，肺内阴影开始吸收。

3. 肺部良性肿瘤

肺部良性肿瘤年轻患者常见，病程较长，一般无症状，影像学形态为圆形块影，边缘光整，无毛刺影和胸膜皱缩，也不呈分叶状，病灶内可见钙化。钙化可位于圆块影中心，或以中心钙化为核心，形成同心圆（称公牛眼症）或如爆米花样，类似核桃内的结构，上述表现均为错构瘤的征象。

4. 纵隔恶性淋巴瘤

纵隔影增宽，呈分叶状，并发上腔静脉压迫综合征的病例，极难与中央型肺癌（纵隔型，肺上沟瘤）相鉴别，恶性淋巴瘤常伴发热，血象以淋巴细胞增高为主，全身淋巴结肿大，可摘取肿大的淋巴结活检，或经前胸壁做前纵隔肿瘤穿刺活检。纵隔淋巴肉瘤对放疗较敏感，可试用小剂量（5～7 Gy）放疗，如肿瘤影明显缩小，则可鉴别于肺癌。

临床实践证明，即使经过详细全面检查分析，临床 TNM 分期与病理 TNM 分期之间的符合率也只达 50%～80%。很多临床定为早期的病例术后很快死亡，估计为诊断分期过早的原因；而临床分期为Ⅲ、Ⅳ期的病例在术后 10 年内仍无肺癌局部复发或转移。所以，要特别慎重处理临床Ⅲ、Ⅳ期的肿瘤病例，特别是一般情况尚好，胸腔积液有可能为炎性渗出而非恶性，心包积液也为非癌性的病例，不要轻易放弃手术治疗。目前，PET 可以发现胸外转移灶或对侧纵隔、肺门及锁骨上淋巴结，无疑使临床分期更为准确。将来期望能在分子水平上判定淋巴结转移灶，使病理分期更符合实际。

七、治疗

肺癌的现代外科治疗原则仍是争取及早择期手术，对中、晚期肺癌病例，可先行化疗或放疗，待肿瘤病灶缩小后再择期手术，或先手术治疗，再行化疗或放疗。对部分伴有并发症的晚期患者，例如肿瘤压迫引起呼吸道梗阻、阻塞性肺炎，肿瘤侵蚀引起出血，如身体一般情况允许，应争取择期手术，术后加化疗或放疗，其主要目的是减少并发症，提高晚期患者的生活质量。术后化疗和放疗可减少肿瘤局部复发，但不能延长术后生存期。

近 10 年来，由于外科技术的改进，积极开展心包内处理肺静脉、心房部分切除，上腔静脉修补、搭桥和移植、袖式肺切除支气管成形及隆突切除重建等高难度手术操作，还有对老年患者术后监护系统的完善，使肺癌切除率提高到 80%～94%，并发症发生率降至 10% 左右，手术病死率也下降至 3% 以下，术后 5 年生存率达 30%～42%。

1. 肺癌外科治疗原则

尽可能切净肿瘤组织及争取最大限度保存健肺组织，近 10 年来，特别注重提高患者术后的生存质量。

2. 手术适应证

（1）临床分期为Ⅰ、Ⅱ及ⅢA 期的非小细胞肺癌。T 级肿瘤仅侵及横膈、心包、胸膜、胸壁及接近隆突；淋巴结上限为 N_2，即仅同侧纵隔内有淋巴结转移；M_0 尚无远处转移。

（2）小细胞肺癌只限于Ⅰ及Ⅱ期。如术中发现 N_2 病变，也可争取做根治性切除。

（3）对尚未定性的小结节影，即使观察 10 年以上，如影像学诊断偏向于肺癌，也应积极手术探查，术中做冷冻切片定性再决定手术方式。

（4）对晚期病例 T_4、N_3，甚至有少量恶性胸腔积液，中、大量心包积液的病例，为解除梗阻性肺炎、癌性高热和呼吸困难、低心排、低氧血症，也应考虑做姑息性切除，肺内孤立的转移性或复发性病灶应积极手术治疗。

（5）对肺癌并发孤立脑转移的病例，应先行脑转移灶手术，再考虑行原发肺癌切除术。

（6）肺癌并发心律失常或冠心病的病例，可同期或分期做射频消融，安置临时心脏起搏器，做冠状动脉旁路移植术或做冠状动脉球囊扩张及安放支架，然后行肺癌切除术。

（7）肿瘤已侵犯上腔静脉，引起上腔静脉压迫综合征，为避免损伤上腔静脉，应争取切除肿瘤，有条件时做静脉旁路移植术或部分切除肿瘤，缓解症状。

3. 手术禁忌证

（1）T_4 肿瘤已侵犯心脏、大血管、气管、食管、隆突或有大量恶性胸液，N_3 对侧已有淋巴结转移，锁骨上、腋下已有淋巴结转移。

（2）M_1 肝、肾上腺及骨骼已有转移。

（3）以下肺通气功能指标为手术禁忌：①最大通气量低于预计值的 50%；②第 1 秒末用力呼气量（FEV_1）< 1 L；血气分析：PO_2 < 9.3 kPa，PCO_2 > 5.7 kPa。当 FEV_1 > 2.5L 时才可考虑行全肺切除术，FEV_1 为 1～2.4 L 的病例，即使做肺叶切除也应慎重。

（4）3 个月内有心绞痛发作或心肌梗死病史、心力衰竭 3 个月内有脑血管意外病史均禁忌行肺癌切除术。

4. 肺癌切除手术方式

（1）肺癌肺叶切除术是外科治疗肺癌的标准术式，占全部手术病例的 70%～80%。由于外科手术的发展，采用袖式肺叶切除支气管成形术，使 10%～20% 的病例避免行全肺切除术。对侵犯隆突的肿瘤，可行隆突切除成形并发肺切除术。对 Tis 期肿瘤已侵犯胸壁的病例，应将相应肺叶及受累胸壁整块切除。缺损的胸壁可用 Maxlex 网等合成材料修复。

（2）心肺功能低下的老年患者，或因对侧肺已做过肺切除的患者，如肺内病变为周围型腺癌或鳞癌，肿瘤直径 < 5 cm，为提高术后生存质量，可考虑行肺段切除或楔形肺切除术。国内外均有报道，如为 Ⅰ 期病例，其术后 5 年生存率可达 30%，但局部复发率达 20%。

（3）全肺切除，如果肿瘤累及两个肺叶，侵犯中间支气管或主支气管，肺叶、双肺叶或袖式切除也不能达到根治目的时，如病情允许，可行全肺切除术。在三级甲等医院，全肺切除的病例不应超过 10% 的肺切除病例，但临床实践中，全肺切除的病例占全部肺切除病例的 15% 以上，这是由于术中因分离肿瘤或淋巴结转移灶过程中损伤肺门血管所致。

5. 手术操作

目前，对下列操作方法尚有不同的意见，应根据病情和胸外科医生的技术水平而定。

（1）肺血管处理的程序：为了减少术中出血及易于操作，一些专家认为应先处理肺动脉，但从处理肿瘤的原则考虑，应先结扎肺静脉，以免瘤栓因术中挤压流入心脏后扩散至全身。如麻醉插管采用双腔管，先结扎静脉后充血的肺不会给术者造成较大的困难。

（2）支气管切缘的选择：支气管切缘应距肿瘤 2 cm 以上，以避免残端阳性。由于低分化肺癌有跳跃式转移和沿黏膜下向上蔓延的特性，故术中应将切缘组织急送冷冻切片做病理检查，如呈阳性，则要向上再切再送病理检查。

（3）肺动脉切缘和长度：做肺动脉切除成形术时，为避免吻合口有张力，肺动脉切除的长度不应超过 3 cm，血管切缘距肿瘤的长度不少于 0.5 cm，要先做支气管成形再吻合肺动脉。

（4）淋巴结清扫：在 20 世纪 90 年代初，提倡常规清扫同侧纵隔，锁骨上、下区的淋巴结，甚至对侧纵隔的淋巴结也要进行清扫。这无疑增加创伤及并发症。在 20 世纪 90 年代末，我们根据 PET 检查结果的发现，只清扫有转移病灶的肿大淋巴结，而非所有纵隔及锁骨上、下区肿大的淋巴结。

（5）肺切除后残腔的处理：如果胸膜肺有结核病，纵隔固定不易向患侧移位，余肺扩张欠佳。患侧膈肌也不易升高，导致残腔，此残腔可能积液甚至感染，影响患者的通气功能。以往有挤压膈神经致瘫，使膈上升占据部分残腔的方法，对上肺叶切除后遗留的上胸残腔，如余肺膨胀欠佳，可同期做胸膜外胸廓成形术。20 世纪 90 年代末，国外建议采用多个小硅胶体填充残腔，以减少对呼吸功能的影响。

（6）支气管缝合方法及缝线：国内医院大多采用中丝线间断缝合支气管，支气管残端瘘的并发症小于 1%。1995 年以来，国内较多使用进口闭合器和肺切割器做肺切除术。

（7）胸腔镜技术在肺癌外科的作用：近 5 年来国内有专家采用电视胸腔镜技术做早期肺癌肺切除术，已获得良好的近期疗效。采用此项技术做广泛纵隔、肺门淋巴结清扫，会有一定困难，但它完全可以完成胸腔内选择性淋巴结局部清扫，将来医用机器人的应用，必将完善肺癌肺切除术。

（8）自体肺移植技术在肺癌外科的应用：20 世纪 90 年代末，北京医科大学人民医院报道 4 例中央型肺癌病例，采用自体肺移植技术做病肺切除，已获较好的近期疗效，由于术后不必使用免疫抑制剂，患者术后的生存质量得到改善，不过此项技术应用于肺癌外科治疗尚有较大的争论。

6. 综合治疗

肺癌外科治疗的疗效经过 50 年来的临床实践，胸外科医师已逐渐认识到除小细胞肺癌外，非小细胞肺癌对药物并不敏感，过量的化疗或放疗不但降低患者的生存质量，而且往往加速患者死亡。因此，对Ⅰ、Ⅱ期肺癌患者，不建议采用术前或术后化、放疗。推荐铂类药物加长春花碱类药物治疗 2 个疗程，加用放疗作为Ⅲ期小细胞肺癌的标准治疗方案；铂类药物化疗伴放疗（剂量 > 55 Gy），治疗Ⅲ期非小细胞肺癌已被国内外大多数医院所接受。其他治疗肺癌的辅助方案尚未得到国内外公认。

我国肺癌外科治疗经过 60 余年的努力，特别是近 10 年的发展，手术切除率明显提高，术后并发症的发生率、手术病死率逐年下降，治疗已达国际先进水平。但是术后 5 年生存率仍维持在 30% ~ 40%。为延长患者术后生存时间，仍需做许多工作。

根据全国近 1 000 例报道的资料分析，影响术后疗效的因素较多，但主要因素包括手术性质、淋巴结有无转移、肿瘤大小及侵犯程度、手术方式和病理类型。

（1）根治性切除其术后 5 年生存率为 42.9%，显著高于姑息性切除的 17.2%，不少报道证明支气管残端阳性者，无 1 例存活超过 5 年者。

（2）淋巴结转移对术后生存时间影响较大，术后 5 年生存率 N_0 组为 49.4%，N_1 组为 28.3%，N_2 组为 18.2%，N_3 组病例只有少数患者术后存活超过 5 年。

（3）肿瘤大小及侵犯程度的影响，T_1、T_2、T_3 组病例术后 5 年生存率分别为 54.7%、29.7%、22.5%。

（4）手术方式：袖式肺叶切除支气管成形术的术后 5 年生存率达 53.9%，肺叶切除术为 38.8%，全肺切除术为 31.2%，部分肺切除术为 29.4%。

（5）病理类型：国内资料显示鳞癌术后 5 年生存率为 40.5%，腺癌为 33%，小细胞肺癌为 36.8%，大细胞肺癌仅为 17%，腺鳞癌少于 15%。

（6）肺癌分期主要根据形态学表现，难免与肿瘤生物特性有不相符之处。据国内资料报道，其Ⅰ、Ⅱ、Ⅲ期的 5 年生存率分别为 54%、29.7%、22.5%，也有少数病例能存活 5 年。

（7）术后复发或转移：据国内资料报道，肺癌患者术后 20 年还会在局部复发或转移致死，说明原发肺癌细胞或转移细胞可长期处于静止期与机体共存，在某种条件下再次发作。

综合上述说明，早期诊断、及时治疗、争取根治性切除和长期随访是今后研究的重要课题。但是 20 世纪 90 年代以来，随着尖端科技的发展，在临床实践中已使用 X 线刀、γ 刀等放射治疗，激光医学、介入性治疗和内镜诊治肺癌技术也进一步得到推广和发展。

（陈国标）

第二节　肺大疱

肺大疱是由于肺泡组织破坏引起的肺实质内充满气体的空腔，其内有纤维壁和残余的肺泡间隔构成的分隔。往往由于引起自发性气胸或体积巨大需要外科手术以减轻气急症状，改善肺功能。但至今尚无一种术前检查可以精确评估手术对肺功能的改善程度。另外，未被切除的肺大疱的自然病程目前尚不明了，因为有些患者病情发展迅速，而有些患者可以长时间无变化。

一、病理分型

（一）肺小疱

小疱是在脏胸膜下，由于肺泡破裂引起的胸膜下气体聚集，包裹在脏层胸膜中，气体通过间质进入到胸膜薄弱的纤维层中，逐渐扩大形成一个小疱。此种小疱在临床上很容易发生破裂导致气胸，手术中多见于肺的脏胸膜下小于 0.3 cm 甚至更小的疱性病变。肺小疱通常位于肺尖部，少数可发生在下叶上缘。肺小疱可融合成较大乃至巨大的肺大疱。

（二）肺大疱

肺大疱又称大泡性肺气肿，是由于肺泡组织破坏引起的肺实质内充满气体的空腔，其内有纤维壁和残余的肺泡间隔构成的分隔，几乎都是多发，但多局限于一个肺段或肺叶。肺大疱的病理结构分内、外两层，内层由气肿的肺泡退变形成，外层则是脏胸膜形成的纤维层。肺大疱里面有由残余肺泡及其间隔形成的纤维小梁，小血管贯穿其内，数根细支气管开口于其基部。

Davies等建议将肺大疱分成3型，第1型为小部分肺过度膨胀所形成的肺大疱，特征是有一狭窄的颈部并与胸膜有明显界限；第2型肺大疱浅埋于薄层肺内；第3型肺大疱基底宽大并延伸到肺组织的深部。

然而，绝大多数学者倾向根据无大疱区肺组织有无明显阻塞性肺病对肺大疱进行分类，第1型约占20%，肺组织正常或接近正常，此型患者基本无症状，肺功能接近正常。从病理学角度看，此型有不同程度的间隔旁型肺气肿，巨大的肺大疱常常占据一侧胸腔至少1/2的容量。

第2、3型占80%，肺组织有弥漫性肺气肿。第2型事实上是弥漫性全小叶型肺气肿的局限性加重，多为双侧多发，大小不一；第3型为毁损肺，肺间质被多发性小肺大疱所取代，常伴有严重的呼吸困难、呼吸衰竭和肺心病。

二、病因和发病机制

经典的对肺大疱的起因及其生物学行为的理解都基于Baldwin和Cooke的早期观察得出的球瓣学说，他们认为支气管的炎性损坏导致其远端肺泡内气体只进不出，肺大疱因其内压的不断增高而进行性增大并压迫其周围的肺组织使之萎陷，即病变组织压迫正常功能的肺组织。

Fitzgerald进一步认为肺气肿引起的正常肺容量的减少及肺弹性回缩力的下降，将使其周围细小支气管受压变窄，而造成相对正常肺组织出现呼气性阻塞。

Morgan通过动态CT扫描观察、大疱内压测定及手术标本的病理学研究否定了上述理论，他认为肺大疱周围的肺组织其顺应性低于肺大疱，即肺大疱所需的膨胀压低于其周围肺组织，因而在同等的胸腔负压下肺大疱常常比其周围的肺组织优先完全膨胀。因此当某一部位的薄弱肺间质达到一定大小时，其周围肺组织的弹性回缩力将使其形成肺大疱并使之逐渐增大。根据这一理论，外科治疗的目的应更注重于恢复肺组织的结构和弹性，而不是单纯切除肺大疱病变。

尽管有大量报道认为肺大疱的病因与吸烟和α_1抗胰蛋白酶缺陷有关，但目前引起大疱性肺气肿的确切病因尚不详。

此外，原发性肺癌伴发于肺大疱较为常见，可能的机制是：①肺癌好发于诱发肺大疱的瘢痕；②被肺大疱压缩的肺间质易于癌变；③肺大疱通气差，致癌物质滞留诱发肺癌。因此，预防性肺大疱切除可能减少肺癌发生率。

三、临床表现

肺大疱可并发自发性气胸、感染、咯血、胸痛。

（1）自发性气胸：自发性气胸是大疱性肺气肿常见的并发症，由于限制性通气功能障碍，这类患者往往不能耐受少量的气胸，肺大疱引起的气胸复发率高达50%以上，明显高于肺小疱病变（12%～15%），而且这类气胸自然愈合时间长，易继发感染，因此常常需早期手术治疗。

（2）感染：事实上肺大疱本身的感染少见，多为大疱旁肺组织继发感染造成肺大疱内反应性积液，X线胸片显示液平，绝大多数的积液无菌，吸收后肺大疱可能自然消失。因而，肺大疱继发感染宜选择保守治疗。

（3）咯血：肺大疱继发咯血比感染少见，因此当肺大疱患者出现咯血时应排除伴发肿瘤及支气管扩张的可能，术前对出血部位也应做出评估。

（4）胸痛：胸痛是肺大疱的主要临床症状之一，多在胸骨后且疼痛性质类似心绞痛，手术切除肺大疱后疼痛即缓解。

四、诊断要点

较小的单发肺大疱可无任何症状，体积较大或多发的肺大疱可有气急、胸痛、胸闷、呼吸困难等症状，与慢性阻塞性肺病难以鉴别。当出现并发症时可有相应的症状。

诊断肺大疱主要靠影像学检查。X线胸片显示无肺纹理的薄壁空腔，可占据一个肺叶或整个胸腔，有时难以与气胸相鉴别。CT检查有助于明确诊断。

五、治疗

（一）手术适应证

1. 无症状的肺大疱

预防性手术可定义为切除无症状的肺大疱。尽管治疗并发症比预防手术难度要大，但由于肺大疱的自然转归的不确定性，导致目前对预防性手术尚存有争论。巨大的无症状肺大疱可因突发并发症如气胸（尤其是张力性气胸）、肺或大疱感染、呼吸衰竭及肺心病而导致患者死亡，绝大多数外科医师同意，当肺大疱占据胸腔容积50%或以上、正常肺组织受压或短期增大明显时应视为手术指征。

2. 慢性呼吸困难及活动能力下降

慢性呼吸困难及活动能力下降是主要的肺大疱切除指征。切除肺大疱可减轻限制性通气功能障碍，使大疱旁肺组织的弹性回复力得以恢复，改善通气血流比，减少生理无效腔以达到减小呼吸做功的目的。另外，切除肺大疱使胸腔内压下降，将纠正因高胸腔内压对肺动脉和体静脉回流的影响（气体压塞综合征）所造成的血流动力学失常，而这也是呼吸困难的主要原因之一。切除肺大疱还可恢复重要呼吸肌如膈肌、肋间肌等的长度、张力及收缩力的关系以改善其功能。

（二）术前评估

由于大疱性肺气肿与慢性阻塞性肺疾病的特殊关系，目前尚无检查手段精确评估肺大疱对其临床症状所产生的比例，因此切除肺大疱对肺功能的改善程度是无法预见的。

手术前至少应对下述三方面进行仔细分析评估。

1. 临床评估

临床上有明确慢性支气管炎、支气管痉挛或反复感染发作史的患者手术风险大而手术效果也差。极度呼吸困难者，不管有无缺氧和（或）低氧血症，都非手术禁忌，甚至有的学者认为是最佳手术适应证。是否对呼吸机支持的患者进行手术尚存争论。

有证据表明戒烟可增强手术疗效，而继续吸烟将加速肺大疱切除术后肺功能的恶化。术后体重的下降往往是手术效果良好的标志。

2. 解剖学评估

影像学检查可以较准确地反映肺大疱的大小、部位以及周边肺组织的受压情况。当单个肺大疱占据一侧胸腔容积的40%~50%，与周边肺组织有明确界限，且短期增大明显或病情恶化时，手术效果好。而弥漫性肺气肿患者即使切除较小肺大疱也可使其肺功能和症状得到明显改善。而影像学检查显示肺大疱旁肺组织无明显受压受限时，手术切除肺大疱可能使肺功能进一步受损并形成新的肺大疱。尽管标准胸片可对肺大疱做出较准确的诊断，但胸部CT可更为精确了解肺大疱情况。CT可以对肺气肿进行分型，了解肺大疱数量、大小、位置、X线胸片不能显示的较小肺大疱，以及肺部其他病变如肺癌等。

3. 肺功能评估

肺功能检查可以了解肺大疱以外肺组织功能情况，判断肺气肿严重程度，用力肺活量和FEV_1可以粗略估计肺大疱切除后的临床效果，因此尤为重要。当FEV_1低于预计值的35%时，手术效果明显下降；呼气流率下降，呼吸道阻力增高往往提示支气管树受肺大疱压迫，术后肺功能会明显改善。

慢性阻塞性肺疾病患者弥散功能障碍与肺气肿程度呈正相关，这类患者静息状态氧分压可能正常，运动耐量试验时氧分压将明显下降；有些重度肺动脉高压可能与肺大疱压迫血管床有关，因此这些患者并非绝对手术禁忌，应从多方面考虑。

(三)术前准备

这类患者术前准备极其重要,包括指导患者正确的咳嗽方法、深呼吸、呼吸功能锻炼器的正确使用、胸部理疗(CPT)等,戒烟,肺部感染的控制,停用阿司匹林及甾体激素,术前皮下注射小剂量肝素及 10~15 日的营养支持。

(四)手术方法

肺大疱切除手术的术式选择应遵循的原则是保护所有的血管和尽可能地保留有功能的肺组织。肺大疱局部切除可最大限度地改善肺功能。胸膜下肺大疱可电凝去除,窄基底的肺大疱可于基底部结扎、切除,基底宽的肺大疱可缝扎或折叠缝合,基底宽而巨大的肺大疱,要切开肺大疱,沿其正常边缘切除肺大疱壁。因肺大疱并不局限于解剖段内,故段切除很少采用。因肺叶切除可导致严重的肺功能损害,所以很少行肺叶切除术。

(五)术后处理

术后处理包括 ICU 密切监护,及时发现并处理并发症,早期下床活动,胸部理疗,合理用药,新法镇痛(如硬膜外阻滞等),纤维支气管镜或环甲膜穿刺吸痰等。与肺大疱切除直接相关的并发症包括肺膨胀不全、长时间漏气、胸腔肺感染及呼吸衰竭。如果病例选择得当,呼吸衰竭并发症并不常见,膨胀不全与漏气经过一段时间多能获痊愈。

(陈国标)

第十章　手汗症

一、多汗症的定义与分类

（一）定义

多汗症的临床表现因人而异，轻重不一，多汗的部位、程度和持续时间也不同，有的人可以全身多部位多汗，如头颈部、躯干部、四肢和手足同时并发多汗，称为多汗症；也有的人可以身体某部位多汗，如头部多汗称头汗症，手部多汗称手汗症。临床最为常见的是手汗症并发腋汗和足汗。本章所阐述的内容均为手汗症。

（二）分类

1. 原发性多汗

原发性多汗（primary hyperhidrosis，PH）是指无明显原因引起的汗腺分泌亢进的状态，实际上是一种外分泌腺过度分泌的自主神经功能性疾病。广义上的多汗症可划分为全身性多汗和局部性多汗两种（表10-1）。

表10-1　多汗症种类划分

种类	原因
全身性多汗（继发性）	全身疾病如甲状腺功能亢进、糖尿病、低血糖、中毒、药物、心血管疾病、呼吸衰竭、类癌综合征、霍奇金病
局部性多汗	
原发性（狭义）	无明显原因
继发性	局部炎症或损伤影响自主神经系统所导致，包括饮食性多汗、嗅觉性多汗、代偿性多汗等

（1）全身性多汗：常继发于一些神经内分泌及其他系统的疾病。

（2）局部性多汗：可分为原发性与继发性两种。原发局部性多汗，是指狭义上的多汗症，多无明显器质性病因，出汗部位以手掌、足底及腋窝最为常见，面部及会阴部少见，而身体其他部位则罕见。

原发局部性多汗特点是出汗部位双侧对称，睡眠期间不出汗。近来文献报道一种罕见的多汗症称为特发性单侧局限性多汗，其多汗特征为单侧局部体表汗液分泌亢进，也属于原发局部性多汗的范畴。

原发局部性多汗的出汗部位以手掌、足底、腋窝最常见，面部多汗较为少见，而身体其他部位则罕见，各个部位在多汗病例中出现的频率如表10-2所示。

除单个部位出汗外，临床上观察到的许多病例为多部位同时出汗，常见的组合为手掌+足底、手掌+腋窝、手掌+足底+腋窝三种，其他组合甚为少见。多汗症症状的出现与气候、季节以及外界温度、情感变化、剧烈活动等诸多因素有关，但也可能没有任何诱发因素。症状的出现具有突然性和间断性的特点，每次发作持续时间5～30 min，每日发作次数则不定。多数患者夏季症状较重，冬季时症状相对较轻。因多汗的部位不同，局部的症状也略有不同。

表 10-2　身体各个部位在多汗症中出现症状的频率

部位	频率
手掌	60% ~ 65%
足底	40% ~ 45%
腋窝	25% ~ 30%
脸部	1% ~ 5%
其他部位	少见

①面部多汗：面部出汗部位多集中在前额，汗液自上向下流淌，流入眼眶和颈部，需不断地擦拭以保持面部干燥，多数患者还伴有面部潮红，重者面部呈紫红色，呈现一种紧张不安的尴尬外貌。②手掌多汗：是多汗症中最常见的表现。轻度者仅表现为手掌湿润，重度者可分泌出肉眼可见的汗珠，出汗时多伴有手掌冰凉，仅少数病例出汗时手指能保持温暖。③腋窝多汗：腋窝汗液蓄积容易浸透衣服，其腋下部位呈大片汗斑状，外观上使人难以接受。因腋窝部位隐秘也容易导致该处皮肤细菌感染，严重时出现皮肤糜烂的情况。④足底多汗：足底多汗更容易蓄积，即使频繁更换鞋袜也不能及时清除汗液及其异味。因此足底最易发生皮肤继发性病变，如皮炎、足癣、皮肤角化脱落、皮肤疱疹等。

2. 继发局部性多汗

继发局部性多汗多为原发疾病（如炎症、肿瘤、损伤等）影响周围自主神经所致，如颈部或胸内病变刺激邻近交感神经干，可导致其所支配的一侧体表区域多汗。脊髓损伤后可表现为损伤平面以下体表无汗与多汗交替发生的情况。

（1）饮食性多汗：正常人在进食温热或辛辣的食物时会出现口周及前额汗液分泌增强的现象，但程度较轻微并呈双侧对称性。在某些病理情况下，如糖尿病神经病变、带状疱疹、腮腺手术创伤、腮腺感染等，可引起进食时一侧面部多汗，称为饮食性多汗。其中，Frey 综合征专指腮腺及邻近区域病变引起的饮食性多汗，其机制可能是进食时腮腺分泌（副交感支配）触发相同神经节的汗腺分泌（交感支配）。

（2）嗅觉性多汗：嗅觉刺激也可诱发多汗，Eady 曾报道一例 42 岁女性对香水嗅觉过敏而引起面部多汗，该例最终以抗抑郁药阿米替林（amitriptyline）治疗成功。

（3）代偿性多汗：代偿性多汗指部分体表区域因病变或手术导致无汗后，另一部分体表非对称性汗腺分泌亢进的状况。该症发病机制尚不明确。交感神经干损伤（包括交感神经干切断术）、脊髓损伤、糖尿病神经病变等均可引起代偿性多汗。

二、手汗症的流行病学

人们曾一度认为只有东南亚地区尤其是中国台湾地区是手汗症的高发区，其实，手汗症还常见于亚热带东方地区，如印度尼西亚、泰国、越南等。以日本为例，在九州以南相当常见，而北海道地区则少见这种病例。美国 Srutton 等于 2004 年在全美进行了一次 15 万个家庭的普查，结果患病率为 2.8%，这一结果引起了人们普遍的重视。

我国青少年中手汗症病例也相当常见，尤以福建、广东、浙江等江南沿海地区最多。2004 年我们在国内首次采用分层整群抽样的方法，对福州市 20 所大中学校 12 803 名大中学生进行手汗症情况及其相关因素横断面调查，资料显示手汗症在福州市大中学生中的患病率为 4.59%，患病率比较高，也印证了该疾病好发于东方人的观点。本次调查也证实了 95.6% 患者首次出现症状的年龄 ≤ 16 岁。

本次调查证实了 15.3% 的患者有家族史，这与中国台湾学者的调查结果（12.5%）较一致。而有家族史患者其就诊率高于无家族史者，这说明有家族史者对该病有比较深的认识。目前，遗传学研究认为手汗症的发病是一种常染色体显性遗传性疾病，其表型的外显率为 28%，即父母一方为手汗症患者，那么子女中大约有 1/4 的可能出现手汗症，因此，有学者报道多达 62% ~ 65% 的患者有明显家族倾向。目前对手汗症发病的分子生物学研究还较少，中国台湾学者曾对丁酰胆碱酯酶 K 亚型基因进行研究，但未能发现手汗症患者与正常人群之间的差异。

三、手汗症的发病机制

人体有超过400万个的汗液分泌腺，其中300万个为局泌汗腺，另外的为顶泌汗腺，前者主要密集分布在前额、下颏、手掌和足底，后者多分布在腋窝及会阴部等处。外分泌汗腺是由交感神经系统的胆碱能神经纤维支配的，其主要功能是通过汗液的挥发调节人体的体温。当人处在炎热的环境中，从事体力活动或新陈代谢率增高如甲状腺功能亢进时，靠大量出汗来调节体温，另外，精神紧张也会使出汗量增多。

目前手汗症的发病机制尚不明确。诸多的研究表明手汗症患者汗腺的组织病理学无明显异常，汗腺结构无肥大，汗腺数目也不增多，因此，手汗症的发病机制不在汗腺上。多数学者认为手汗症是一种复杂的自主神经系统紊乱现象。另有研究表明，手汗症不仅与交感神经系统兴奋性有关，还与副交感神经兴奋性相关联，而对于后者的研究目前极为少见。理论推测认为手汗症的发病机制在于胸交感神经节兴奋性亢进所致。因为胸交感神经节不仅仅是一个神经纤维的中继连接处，神经节细胞自身有信息处理功能，节内细胞间存在局部的神经回路以及复杂的神经电生理活动，所以神经节的结构和功能作为手汗症发病机制的一个主要环节在研究中备受关注。

近年采用电子显微镜对手汗症患者的交感神经节的超微结构进行了对比研究，结果初步证实手汗症发病机制确实是胸交感神经节兴奋性亢进所致，而基本结构变化是最主要的发病基础之一。通过正常对照组与手汗症患者胸交感神经节超微结构的观察对比，发现在手汗症病例中，T_2、T_3、T_4交感神经节有髓神经纤维数目增多，即节前纤维有增多的现象。由于节前纤维来源于交感神经的脊髓中枢，因此在手汗症病例中可能存在交感神经中枢对交感兴奋控制增强的倾向，与Sato等认为手汗症是由于交感神经中枢对交感神经节控制增强的病理机制相符合。另一方面，在手汗症病例胸交感神经节内有髓神经纤维中，可以观察到髓鞘明显增厚的病理变化。因髓鞘厚度与神经传导速度成正比，使得手汗症患者交感神经传导较正常人为快，在临床上手汗症患者表现为短时间内手部大量出汗，甚至手汗速率可达每分钟$15\mu g/cm^2$，这种临床表现可能与髓鞘增厚密切相关。由于髓鞘是在胚胎时期由神经膜细胞包绕而成，因此，这与手汗症还具有遗传倾向的特点相符合。

除上述神经节细胞超微结构观察的研究外，研究者在胸交感神经功能方面也做了一些探讨。试验研究结果显示：手汗症患者与正常人相比，T_2、T_3、T_4交感神经节中乙酰胆碱受体α_7亚单位表达水平均明显增高，表明手汗症患者胸交感神经节兴奋性增强，可能为手汗症的发病基础之一。此外，手汗症患者T_2、T_3交感神经节之间乙酰胆碱受体α_7亚单位表达水平无明显差异，但它们却均高于T_4交感神经节的乙酰胆碱受体α_7亚单位表达水平，提示T_2、T_3交感神经节兴奋性可能强于T_4交感神经节，从一个侧面印证了引起手汗分泌亢进的主要神经信号的传递通路是从胸脊髓段发出经过T_2或T_3交感神经节然后沿交感干上升最后到达手部。因此，切断T_2或T_3交感神经节都能有效治疗手汗症。Neumayer等仅通过钳夹T_4治疗手汗症就取得了很好的效果，研究数据也提示手汗症患者T_4神经节乙酰胆碱受体α_7亚单位表达水平高于正常人T_4神经节，说明T_4神经节在手汗发病中起到一定的作用，但T_4交感神经节α_7亚单位表达水平低于T_2、T_3交感神经节，这可能与上胸段神经节（$T_3\sim T_5$）节前纤维都有一部分沿交感链内上传，导致T_2、T_3神经节中有更多的节前纤维有关。但正常人T_2、T_3、T_4交感神经节乙酰胆碱受体α_7亚单位表达水平无明显统计学差异，并且在手术中发现仅切断T_4时患者手温上升不是很明显，因此，认为T_4交感神经节在手汗发病中所起的作用要比T_2、T_3交感神经节弱。虽然通过实验初步推测胸交感神经节兴奋性增高可能是手汗症的发病基础之一，以及对它的治疗做了些探讨，但其具体发病机制远较此复杂，还有待做更进一步的研究。

四、手汗症的临床表现

手汗症因出汗的程度不同而有不同的表现。轻度者仅表现为手掌湿润，重度者手掌汗珠呈滴沥状，出汗时多伴有手掌冰凉，仅少数病例出汗时手指能保持温暖。因手部皮肤常处于潮湿、浸泡状态，手掌蜕皮明显，常伴有皮炎。冬季时因肢端湿冷可导致冻疮、皮肤溃烂等症状。

（一）手汗症对个人社会生活的影响

单纯的多汗症状对人体的生理健康影响很小。但是相对而言，手汗症作为一种疾病会使个人活动受到很多局限，并对患者的心理和情感造成负面影响。

1. 手汗症对个人活动的影响

手汗症在很大程度上限制了个人活动。湿淋淋的手掌带来许多不便：患者因为手汗难以抓握诸如方向盘等光滑的物体，伴随手汗症的足底多汗、湿滑也会影响到机动车驾驶、蹬踩等动作；手汗对各类仪器键盘的操作也十分不利，甚至使精密仪器受损；大量的汗液分泌可使电器漏电，从而容易招致带电物体的电击；在诸多手工操作中，患者不得不戴着手套来完成操作，动作笨拙并容易失误。手汗症的青少年患者在使用笔和纸等学习用具过程中也有很大障碍，大部分患者主诉手汗严重影响学习效率，患者无法进行较大运动量的活动以及户外运动。在日常生活中，因为患者需要花大量时间来清理身体各部分的汗液，使工作学习和休闲的时间大幅度减少。此外，成年患者的多汗症状不利于对职业的选择：手汗症患者不得不避免选择与纸、金属、键盘、电器操作等有关系的职业，甚至无法从事需要有密切人际关系的职业。与正常人相比，他们在工作中难免出现工作效率低下、关键时刻倍受挫折的情况。

2. 手汗症对个人生活质量及情感活动的影响

手汗症所产生的症状不仅从各方面限制了患者正常工作、生活的范围，对个人的生活质量和情感活动也构成了很大的障碍。许多针对患者生活质量（QOL）的调查表明，患者生活质量的各个方面均有不同程度的减低。一项针对320例手汗症病例的调查显示，49%的调查对象在心理上感到压抑，30%的调查对象因信心不足和挫折感而影响了工作，而高达81%的患者认为与社会交往的机会减少，主要表现在人际间来往的减少，不敢出席重大的社交集会，影响工作面试的机会等，另有45%的调查对象无法培养适当的业余爱好和享受休闲时间。其他关于手汗症患者生活质量的调查也有类似的结果。

在精神表现方面，手汗症患者主要表现为担心、焦虑、压抑、自我孤立、社会恐惧及遭歧视感，这些精神障碍影响到日常工作和生活的各个方面。尽管诸多研究均认为这些表现并非严格意义上的精神疾病，但目前尚缺乏对手汗症患者精神表现的长期随访观察。手汗症多为青少年时期发病，因此长期的手汗症状对患者精神方面的影响尚待进一步研究。

此外，针对手汗症患者治疗前后的对比研究结果表明：90%接受胸交感神经切断术的患者以及76%接受肉毒杆菌毒素A注射治疗的病例，在治疗后生活质量有明显改善，各种精神障碍的表现也得以消除，这表明了及时的治疗能阻断各种症状的进一步发展。

（二）手汗症症状的分级与量化

手汗症症状在临床上表现为持续变异的特征，即症状的表现由轻到重，程度不一。轻症者仅表现为手掌面经常性的潮湿，并无明显的汗珠形成，而重度者则可见明显的汗珠从手掌上流淌而下。为了指导诊断和治疗，手汗症的病变程度需要加以分级和量化，以便于确定手术指征、比较疗效与随访结果。由于目前尚缺乏统一的分级量化标准，这方面的工作尚待进一步深入。

1. 分级标准

分级标准有着简单实用的特点，临床上易于实施（表10-3），其中，中、重度患者才有明确的手术指征。例如，Lai等将手汗症病变程度由轻到重分成3级。该分级对临床诊断与治疗起到一定的指导作用。

表10-3　Lai氏手汗症症状分级表

轻度	手掌潮湿
中度	手掌出汗时湿透一只手帕
重度	手掌出汗时呈滴珠状

2. 量化标准

量化标准多应用于疗效判断与观察随访，将多汗的症状及表现以数字量化表达后，使得治疗前后以及病例之间的相互比较成为可能。表10-4可用于患者自我评分，有更好的准确性。

表 10-4　多汗症量化评估表

1. 请自觉描述多汗的严重程度		轻	1234567	重
2. 多汗对学习、生活和工作的干扰程度		轻	1234567	重
3. 多汗导致皮肤不适的程度		轻	1234567	重
4. 因多汗更换衣服的次数（次/日）			123456	≥ 7
5. 因多汗需要入浴的次数（次/日）			123456	≥ 7
6. 因多汗而使用干燥粉剂的次数（次/日）			123456	≥ 7

3. 手汗症的家系特点与实验诊断

（1）手汗症患者的家系特点：30%~35%的患者具有阳性的家族史，有些文献报道的阳性家族高达62%~65%。

（2）实验诊断：手汗症的诊断主要依靠患者所提供的病史特征，但一些实验诊断手段可以作为判断病变范围以及病变程度的辅助手段，应用于临床诊疗或临床研究。下列为一些常用的实验诊断手段。

①碘-淀粉试验：先将2%的碘液涂布于被测试的干燥皮肤上，数秒后再喷洒上淀粉粉剂，随着汗液的分泌在多汗区域的碘剂与淀粉起反应使局部区域呈紫色。对于手掌和足底多汗的病例，可将手掌和足底印在预充有碘-淀粉或茚三酮的试纸上，以判断多汗的实际区域。该方法可以确定皮肤多汗的实际范围大小，对于腋窝多汗的病例，此法可用于指导腋窝组织刮除术的手术范围。

②汗液重量测定：事先将一片干燥滤纸称重，待手掌、足底或腋窝出现多汗症状后以滤纸吸取汗液并通过秒表计时，称重后计算单位时间内各解剖部位的汗液分泌量。表10-5为成人各部位汗液分泌量正常参考值以及多汗的参考诊断标准。

表 10-5　正常汗液分泌量及多汗症诊断标准

解剖部位	正常参考值（mg/mm）	多汗症诊断标准（mg/mm）
手掌	< 20	> 30~40
腋窝		
男性	平均 14.4	> 20
女性	平均 9.4	> 10

③体温调节出汗试验：Mayo Chine首先使用体温调节出汗试验来检测躯干等非常规的多汗部位。被检测者全身体表涂布一种黄绿色物质（Quimzarm）后，进入温度调节房内，逐渐提高房内温度，使全身各部位出汗，体表的黄绿色物质在多汗部位将变成紫色。此方法可以发现一些局限于躯干或其他非常见多汗部位的小面积多汗区域，也可用于代偿性多汗区域范围的判定。

五、手汗症的微创手术治疗

手汗症的微创手术治疗指的是在胸腔镜下行交感神经切断术（endoscopic thoracic sympathectomy, ETS）治疗手汗症的手术方法。ETS的主要特点是采用胸部微创方法，即通过腋下两侧1~3个小于1cm的切口，现又称"一孔法""二孔法""三孔法"，置入胸腔镜和电凝钩，电灼切断T_2~T_4胸交感神经干，以达到治疗的目的。ETS安全可靠，术后恢复快，疗效满意而持久，可同期完成双侧手术，因此，成为治疗手汗症唯一有效的微创方法。

（一）胸交感神经切断术的发展简史

胸交感神经切断术的发展与其他胸科手术一样，同样经历了探索、成熟和提高阶段，甚至充满了漫长曲折的过程。1920年Kotzareff设计并首次报道了应用开胸手术的方法进行胸交感神经切除治疗手汗症。在这9年之后Adson提出了经典的后径路手术，即经肩胛间胸膜外切口入路和切除部分肋骨，虽然该入路对胸顶弥漫性致密粘连有一定优势，但术后患者疼痛难忍。1935年Telford又提出经颈锁骨上径路，尽管避免了肋骨切除，但该径路局部骸剖复杂，手术难度大，需自颈部做深入解剖且暴露差，有损伤臂丛、膈神经、锁骨下动脉、椎动脉及胸膜顶的潜在危险，易发生严重并发症，尤其易发生 Horner 综合征。此后，Goetz 和 Mart 于 1944 年改为前胸径路，也因创伤大未能普及，直到 1954 年 Atkins 设计出腋窝径路（接近现代腋下切口），胸交感神经切断术治疗手汗症才得到了初步临床应用。

将直视胸腔镜应用于胸交感神经切除术的概念和设想，最早由 Hugher 于 1942 年提出。1944 年 Goetz 和 Marr 首次将此术式应用于临床并获得成功。直到 1978 年，Kux 才第一次发表了关于胸腔镜下胸交感神经切断术的大宗病例报告。然而，传统胸腔镜也有其自身的局限性：视野小、照明差，在交感神经干的定位上准确性差。这些缺点仍在一定程度上限制了这一技术的推广。至 20 世纪 90 年代，随着影像学技术的飞速发展，使胸腔镜手术通过电视显像成为可能，电视胸腔镜这一先进的技术出现后不久便应用到了交感神经切断术中；1992 年，Landreneau 等首先介绍应用电视胸腔镜切除胸交感神经治疗手汗症 10 例获得成功，此后经过 10 余年的实践，现代胸腔镜胸交感神经切断术得到飞速发展，现已到了提高阶段，手术技术已日趋成熟，术式和范围也多样化。其主要特点是采用胸部微创方法，即通过腋下两侧 1～3 个小于 1 cm 的切口，置入胸腔镜和电凝钩，电灼切断 $T_2 \sim T_4$ 胸交感神经干，一侧手术仅需数分钟，术后不必置胸腔引流管，手术达到立竿见影的效果，术毕手掌干燥无汗。由于电视胸腔镜手术创伤小、显露好、定位准确、安全可靠、术后恢复快、疗效满意而持久、可同期完成双侧手术，患者乐于接受。因此，在电视胸腔镜下行 ETS 目前已成为治疗手汗症唯一有效的微创方法。

（二）手术适应证

10～50 岁为 ETS 手术的最佳年龄，因 10 岁以下患儿术后不能很好地配合咳嗽、扩胸等，50 岁以上患者可能因主动脉硬化扩张甚至弯曲覆盖交感神经导致术中寻找困难，以下为 ETS 的手术适应证。

（1）重度手汗症。

（2）重度头面部、腋窝和足底多汗。

（3）反射性交感神经性肌营养不良表现出来的疼痛和营养失调，如经内科系统治疗或中西医结合治疗仍无效者，可考虑行 ETS 手术。

（4）对于缺血性上肢综合征如雷诺病，ETS 手术治疗仅为姑息性方法，它是一个补救措施，仅能获得暂时缓解，不能根治。尽管如此，某些紧急情况下仍可采用 ETS 术防治双手严重缺血造成的截肢。

（5）ETS 术能有效缓解晚期胰腺癌患者的疼痛，但是，该手术必须通过分离内脏大、小神经及迷走神经干切断术，才能使疼痛获得缓解，内脏大神经由 $T_5 \sim T_9$ 交感神经节发出，内脏小神经由 $T_{10} \sim T_{11}$ 交感神经节发出。

（6）胸交感神经切除术可有效治疗长 QT 综合征，其治疗机制在于彻底阻断交感神经兴奋性，永久性除去该病的诱发原因，而且术后心脏左心室功能并不受影响，目前认为胸交感神经切除术是治疗长 QT 综合征的理想方法。

（7）红斑性肢痛症是一种少见的综合征，临床表现主要以肢端间歇性烧灼样疼痛、伴红斑及温度升高为特征。主要治疗机制也是彻底阻断交感神经功能紊乱状态达到目的。

（三）手术禁忌证

虽然 ETS 为胸部微创手术，但需在气管插管全身麻醉下进行，尤其是在不开胸的条件下手术，因而除适应证外，对其他条件的选择应更为谨慎。

1. 一般手术禁忌证

过敏体质、多虑、智力障碍、精神病患者及凝血功能异常患者，以及并发有心、肝、肺、脑、肾等重要器官功能障碍者，有近期结核病、布鲁氏菌等引起的感染史，恶性肿瘤、内分泌紊乱或下丘脑中枢疾病史等患者。

2. 某些疾病的患者

戒毒、服用钙通道阻滞药、外伤所致手指对寒冷的病态反应、自身免疫性血管炎、胸廓出口综合征等应避免使用交感神经干切断术。

3. 不适合胸腔镜手术的患者

既往患过脓胸、肺炎、肺结核导致胸膜粘连、胸膜肥厚和曾行胸腔手术有胸膜粘连的患者。

手术方法为近年来通常应用的最新简易操作法，又称为局限性神经干切断术。其最大优点是保留神经节，仅切断神经节间的神经干。另一种方法是传统的广泛切除法，即术中采用内镜剪、镊子等常规器械，从第4肋骨下缘起向上游离和切除神经节及其神经干直至第2肋骨上缘。这种传统方法即 $T_2 \sim T_4$ 切除术，必须采用3~4个套管，还得分离胸膜，提起神经干，较易损伤肋间血管，所以此种方法也已弃用。

（四）术中及术后监护处理

与胸腔镜手术一样，常规监护患者心电图、血氧饱和度必不可少。此外，术中及术后监护处理特点如下。

（1）术前双侧手掌置体温测量计，并连接于麻醉机显示屏或使用简易测温计直接监测掌温，注意掌温变化并反复双侧比较，胸交感神经切断前手温一般在28~32℃，有时很低测不到，神经切断后掌温很快上升，当掌温上升2℃以上为有效，这是判断神经是否彻底切断的重要依据。注意术前慎用阿托品类药物，该类药物将影响掌温的变化。

（2）术毕常规拔除气管插管，返回病房做心电、血氧饱和度等监护。

（3）注意术后患者手汗情况以及是否因误伤星状神经节出现Horner综合征。

（4）个别患者可能术毕拔除气管插管后出现最大呼吸气量降低所致的一过性呼吸不畅，一般可在复苏室继续吸氧并对症处理。

（五）手术效果

胸交感神经干切断术后因创伤小、疼痛轻、恢复快，一般24 h后可以出院，3~5 d后便可恢复正常的工作与学习，由于具有美容迷你切口且罕有并发症，患者及其家属乐于接受。

几乎100%的患者术后都可取得立竿见影的满意效果。手掌及腋下多汗立即消失，同时手掌温度上升2℃以上，更有趣的是70%~80%的腋窝多汗和30%~50%的足底多汗症状也随之消失，其余病例一般均有不同程度减轻。这种现象目前仍无法解释清楚。偶有个别患者会在术后1~2周出现一过性双侧手掌再度出汗，告知患者不必担心，可以自行消失。

国内报道高达95.7%的患者术后出现除手掌外躯体不同程度的代偿性多汗，主要分布在胸部、背部、臀部和下肢。观察的结论是：多数患者代偿性多汗的症状较轻，一般在6个月内可以得到改善或减轻。代偿性多汗的发生可能与体温调节或自主神经功能紊乱有关。

（六）术后并发症及其预防

胸交感神经切断术后的并发症发生主要有三个方面的原因：①是术中损伤了周围脏器组织，术中未能发现，术后表现出来；②胸交感神经切除不够彻底导致的复发、效果不佳等问题；③胸交感神经功能受抑制后出现的一些机体反应。术后并发症可以在术后的数小时至数月内发生，有一些并发症是一过性的，或者经过处理可以完全治愈，但也有一些并发症是长期持续存在的，还有一些并发症的发生目前难以解释，需要在日后继续探索。

1. 术后短暂呼吸不畅

部分患者在胸交感神经切断术后麻醉清醒期出现呼吸不畅感，一般为时短暂，考虑与麻醉药品的后续反应及切口疼痛相关，但有时也是胸内排气不净的表现。应当在复苏室观察数小时，在给予这些患者吸氧、止痛、精神安慰等处理的同时，密切关注其肺呼吸音和血氧等情况。

2. 气胸

胸交感神经切断术后高达75%的手术患者胸内都有少许气体残留，但通常在术后3~5 d能被吸收，仅有0.4%~3%的患者需安置胸引流管排气，张力性气胸罕为发生。引起气胸的常见原因为：Trocar进胸时直接损伤肺组织，肺萎陷时胸膜顶撕裂，肺尖部原有的肺大疱在手术结束时因鼓肺压力高而破裂等所致。由于胸交感神经切断术术毕一般不常规做胸腔冲洗，肺破裂漏气较难以被发现。若术后排气发现气体排除不净，应予安置胸腔引流管；术后应严密观察患者的呼吸状况、胸壁皮下气肿及血氧饱和度情况，必要时及时安放胸腔闭式引流。手术当日或术后次日应常规做胸部X线检查。

3. 皮下气肿

可伴随气胸或单独出现，其发生率为2.7%。它通常出现在Trocar进胸切口的周围，并局限于胸部，涉及纵隔、腹膜后，甚至阴囊相当少见。轻度皮下气肿一般不需处理，但提醒注意有无并发气胸，尤其是张力性气胸，重度皮下气肿则多需放置皮下引流。

4. 肺不张

有学者报道1 390例胸交感神经切断术后患者有0.29%出现局限性肺不张或肺膨胀不全。防治的要点在于术毕彻底鼓肺排气、术后早期下床活动、多做深呼吸和拍背、咳痰。因疼痛致咳痰困难，引起支气管阻塞，是小儿患者术后出现肺不张的主要原因，应反复多次肺部听诊，观察有无鼻翼大扇动，并及时处理。

5. 霍纳综合征

霍纳综合征是最严肃的并发症，表现为术侧瞳孔缩小、眼球内陷、眼睑下垂、面色潮红无汗，是交感神经切除术后最严重的并发症之一，主要与术中星状神经节（特别是颈7神经节）完全毁坏致永久性神经功能丧失有关。若因术中施行电灼传导造成部分损伤，一般数月可自愈，据报道它的发生率约为17%，发生率差异比较大，与手术方法及医师的经验有关。防范这一并发症应在术中注意：①损伤与第2肋骨错误定位有关，一般胸膜顶最高能见到的常为第2肋，而第1肋与其表面的星状神经节常常被黄色脂肪垫覆盖，但术中有时很难确定，尤其瘦长型或肥胖型的患者，也有些胸膜肥厚者，均应予以鉴别，极个别患者第1肋骨在胸顶清晰可见，若误将第1肋骨误为第2肋骨，将直接误伤星状神经节；②损伤与电灼神经有关，若电凝不当致时间过长、过强，通过热传导波及星状神经节所致。所以有学者主张先以钛夹夹闭神经干，再沿夹闭处下缘以剪刀切断，不主张直接使用电刀灼断。目前国内外的学者越来越偏向于保留T_2胸交感神经节，这对进一步预防霍纳综合征的发生极其重要。

6. 乳糜胸

乳糜胸可能出现于胸交感神经切断时副胸导管的损伤，但并不常见。Gossot等报道2例，1例需要术后置胸引流管和肠道外营养6 d，另1例在术中被发现而行胸导管结扎术。

7. 切口血肿和感染

只要在术中注意无菌操作及关闭切口时仔细止血，这一并发症并不常见，并且原则上胸交感神经切断术后不需预防性应用抗生素。术后次日应常规检查胸壁切口情况并及时处理。

8. 术后疼痛

少数患者诉说在术后数小时内有比较剧烈的疼痛，特别是在深呼吸时明显。有部分患者在随后有轻微的疼痛，但更经常出现双侧背部疼痛，背部疼痛可能与术中电凝过强、过深、范围过大有关，这些患者偶尔也需要应用止痛药。有的学者也报道了沿着手臂尺侧走行的神经痛，一般可自行缓解。

9. 一过性手掌多汗

发生机制未明，在经颈径路行胸交感神经切断术时就为外科医师所认识。一过性手掌多汗常发生于术后1周内，表现为手掌多汗较术前严重或相似，出现时间不分白昼，持续时间为数分钟至数小时不等，一日可反复发作数次，可以无任何诱因。可能是汗腺去交感神经支配后，效应器在1~2周内可能出现"敏感化"或过度敏感，引起汗腺过度分泌。患者在术前应被告知此种现象可能发生，做好心理准备。

10. 味觉性出汗

味觉性出汗表现为胸交感神经切断术后闻到特殊香味或进食辛辣食物时面部会出汗，其发生率各家报道不一，为1%~51%。味觉性出汗机制尚不明确，推测可能与异常的神经再生和传导通路有关。

11. 术后复发

一般发生于术中交感神经切除未彻底，还遗留有侧支或变异的分支。特别是Kuntz神经未切除，或神经切除范围太小，神经再生等引起。目前可用测量手掌皮肤温度的增高及通过超声检测肱动脉血流及其内径变化来判断交感神经切除的彻底性。有学者报道，行胸交感神经切除术时，在神经节外缘烧灼1~2 cm，可有效降低术后复发率。

（七）其他类型微创手术

1. 电视纵隔镜胸交感神经切断术

近年国内有学者报道，应用电视纵隔镜实施胸交感神经切断术也取得良好效果，纵隔镜虽然一个切口，但切口长达 2 ~ 4 cm，还需切开胸壁肌层，创口似乎较大。胸腔镜仅两个 0.5 cm 小孔，创口似乎较小，但二者均为开展胸部微创手术的一种腔镜工具。究竟如何选择胸腔镜或纵隔镜施行手术，术者可根据自己的经验选择，没有必要硬性规定。电视纵隔镜的镜管像"鸭嘴式"内镜，长 16 cm，镜管下叶可打开，可以直接从镜管内伸入微创器械进行操作。管状纵隔镜和其下叶可打开的结构特点，使其对术中肺萎陷的依赖程度减少，便于在单腔管气管插管双肺通气下完成手术。

麻醉与体位和电视胸腔镜相同，取 30°~45° 半卧位，两臂外展 90°，将体温监测器贴在手掌心，对比术前术后了解掌温。于腋前线第 3 肋间做 2 ~ 3 cm 小切口，采用低潮气量或停止呼吸 2 ~ 3 min，使肺快速萎陷，插入纵隔镜，显露胸交感神经干，用电灼吸引器将其电灼切断。其余手术步骤与术中及术后监护处理同电视胸腔镜手术。

2. 胸腔镜下胸交感神经夹闭术

电视胸交感神经切断术（ETS）的传统标准术式是切除或切断 T_2 ~ T_4，并作为 ETS 手术的金标准。虽然传统的 T_2 ~ T_4 切断术效果可靠，但术后有较高的代偿性多汗发生率。为了减少代偿性多汗的发生率，近年又有报道开展了胸交感神经夹闭术，但效果有待进一步观察。具体方法是切开 T_2 ~ T_4 肋骨小头附近胸膜，分离交感神经干，通过 Trocar 置入钛夹钳，用小号钛夹夹闭神经干，具体夹闭位置术者根据不同情况选择，如果术中发现有神经交通支，予以电凝切断。其他方法与电视胸腔镜相同。

3. 电视胸腔镜胸交感神经交通支切断术

有报道胸交感神经切断术有较高的代偿性多汗发生率，国外学者近年已开展新的术式——胸交感神经交通支切断术，即胸交感神经既不切断也不用钛夹夹闭，而是在与 T_2、T_3 或 T_4 相应的肋骨表面寻找各节段分支予以切断，取得良好疗效，长期疗效有待进一步观察，这种保留胸交感神经主干的术式，目前国内尚无报道。

（谢锐文）

第十一章 胸部手术并发症

第一节 肺切除术并发症

一、手术后胸腔出血

大量持续的胸腔出血是肺部手术后的严重并发症，往往发生于术后早期。在 Peterffy 及其同事的一项大规模统计调查报告中，1 428 例肺部手术病例有 40 例由于胸腔出血需要再次剖胸手术止血，占 2.8%，而其中的 7 例患者又因出血导致死亡。Dart 也报道了其 284 例肺部手术后血胸的发生率为 2.1%，全肺切除术后的发生率为 2.6%（3/117），肺叶切除术后的发生率为 1.8%（3/167），而胸腔感染化脓性疾病术后血胸的发生率高达 60%。

（一）病因和发病机制

肺部手术后胸腔出血的来源可以是肋间血管、胸壁创面、粘连、肺部的大血管、支气管动脉或其分支、食管床动脉分支、肺实质等。

（1）肋间血管出血：尤其在后端近肋骨残端处，亦偶见于使用胸腔闭合器及放置胸腔闭式引流时对肋间血管的损伤，以及肋骨断端或关胸时缝针刺破肋间血管。肋间动脉出血是形成术后血胸最常见的原因。

（2）胸壁出血或渗血：常见于离断的胸壁粘连带、肿瘤累及胸壁手术剥离后的粗糙面、胸膜外剥离后的创面，一般多见于胸顶部。由于胸腔内为负压，因此此种情况的出血多于关胸后加剧。

（3）肺裸面、下肺韧带松解后的创面、膈肌、支气管残端处的出血：一般出血速度较慢，多为渗血而非活跃性出血。

（4）大出血：常见于肺动、静脉主干或其分支的结扎及缝扎线脱落或结扎线过紧引起血管壁的断裂。该种出血量大且迅猛，往往来不及抢救患者即死亡。

（5）术中部分血管切断后发生痉挛或因血压低而暂时止血，术后由于胸腔内为负压，使血管扩张或因血压回升导致出血。

（6）术前肝功能不良或其他原因所致的凝血机制异常未完全纠正、术中大量输血未予补钙、异型血的输入等所引起的出血。

（7）术后多种原因导致的弥漫性血管内凝血。

（二）临床表现

剖胸手术后因出血的量及单位时间内出血的速度不同，其临床所表现出的症状、体征亦不相同。

（1）急性大出血：会立即表现为低血容量性休克，迅速出现血压下降、脉搏细速或不可扪及等衰竭征象，有的甚至迅速发生心跳呼吸停止。胸腔闭式引流管可见有大量新鲜血液引出，纵隔移向健侧，此类大出血由于血液可很快在胸腔内凝固，有时仅出血开始时见有新鲜血液引出，很快并不见有血液引出，所以不能一味地根据引流量判断失血量，此时患者生命体征的变化、纵隔有无移位则更重要。应该说大出血的诊断并不困难，关键在于对瞬间时机的把握上，应不分时间、地点地紧急开胸止血，否则抢救的机会会稍纵即逝。

（2）术后出血速度稍慢但出血不断：患者多表现为烦躁不安、呼吸急促、脉搏细速、血压呈进行性下降等。胸腔闭式引流管中不断有较多量的新鲜血液引出，有时挤压引流管尚可见到小的血凝块流出，出血量每小时大于 200 mL。

（3）渗血：出血量较前两种明显少，且出血速度也慢，一般无明显的生命体征变化，如有血容量不足存在时，多仅表现为心率加快等。

（三）实验室检查和特殊检查

（1）血细胞比容和血红蛋白指数低下（失血时如果未及时补充晶、胶体液，血细胞比容和血红蛋白指数也可假性正常），有些情况下，对胸腔内是否存在活动性出血是较难判断的，可采用连续测定引流液中的血红蛋白含量及血细胞比容的方法，步骤虽显烦琐，但非常实用。正常情况下的引流液的血红蛋白应低于 50 g/L，血细胞比容为 5% ~ 20%，如有明显提高往往提示胸腔内有活动性出血的存在。有经验的临床医师都知道，在出血量很大时，往往胸腔内的残留量要大于引流量，也就是说引流量的多少与临床症状并不相符；出血量较大时，胸腔内的残留量基本等同于引流量；持续、小量渗血时，胸腔内的残留量小于引流量。所以，不能单一依靠引流管的引流量去判断是否胸腔内存在出血，应结合术后患者所表现出的临床症状、体征综合分析和判断。

（2）中心静脉压测定：中心静脉压是反映心功能和血容量相互关系的一项极为有用的指标，特别对于输血治疗具有非常重要的指导价值。术后怀疑患者有活动性出血，应立即行锁骨下静脉、股静脉或颈内静脉穿刺置管，只要置管于上腔或下腔静脉内即可，不必非要在右心房内。中心静脉压测定是观察血容量简单而有效的方法，通过它可行中心静脉压连续和动态的测定，而且必要时可经该通路快速输血。

（3）床旁 X 线胸片：床旁胸部 X 线片可明确诊断胸腔内有否积血、纵隔有否移位，并可作为有无必要再次剖胸止血的重要参考。有条件的单位应常规行床旁 X 线摄胸片。

（四）诊断和鉴别诊断

根据典型的临床表现，胸腔闭式引流管中引流液的变化情况，必要时参考中心静脉压的测定数值以及床旁 X 线胸片，术后出血一般不难诊断。有经验的术者往往通过出血量及患者生命体征的变化情况，即可正确判断出血的来源部位。

（五）治疗

遇肺手术后出血不止的患者，应严密观察患者的一般情况、生命体征和胸部体征，密切观察胸腔引流管的引流变化情况，动态观察引流液内的血红蛋白、血细胞比容等指标，快速采取补液补血等保守措施，当引流管中引流量每小时达 200 mL 且持续 3 h 以上时，应及时开胸止血。

1. 保守治疗

（1）详细记录各项检查指标，及时合理地输血输液，要保持两条静脉通路。

（2）物理治疗，术侧胸部放置冰袋。

（3）给予镇静剂，避免患者恐慌。

（4）给有效的止血剂，目前临床一般常用的止血药物有氨基己酸、维生素 K_1、酚磺乙胺（止血敏）、氨甲苯酸（止血芳酸）、巴曲酶（立止血）等药物，其中巴曲酶的止血效果更好，用法为巴曲酶 1KU 肌肉注射及静脉注射各 1 支，必要时 4 h 再重复 1 次。

2. 手术治疗

肺手术后出血需再次开胸止血者约占开胸手术的 1%，当出现下述任一情况时，应当机立断、毫不犹豫地再次剖胸止血。

（1）患者出现失血性休克，虽经输血、输液等抗休克治疗但血压仍不能维持者。

（2）术后胸腔闭式引流量 200 mL/h 以上，且持续 3 h 以上无明显减少者。

（3）术后短时间内引流出大量鲜红色血液、引流出血块或引流液快速凝固、引流液血红蛋白含量与体内相近者。

（4）术后有休克征象，无其他原因可以解释，气管移位，肺及纵隔出现受压症状，影响呼吸循环功能，床旁 X 线摄片显示患侧胸腔有大片状密实阴影者。

肺术后出血二次开胸止血，必须在准备足够量全血的情况下进行，要保持两条静脉通路，补充血容量，必要时也可动脉输血。麻醉采用气管插管，静脉复合麻醉，经原切口迅速开胸，清除胸腔内的积血及血凝块，充分显示术野，有顺序地查找出血部位。发现小的血管出血给予再次结扎或缝扎即可，若为大的血管出血，如肺动脉或肺静脉干的出血，应先紧急采取方法止住血，再缝扎止血，避免不必要的血液丢失。对于粘连剥离面的广泛渗血，可采用电凝、压迫、凝胶海绵、蛋白胶等方法止血。

值得重视的是，临床上约有 30% 术后出血的患者，二次开胸时并不能找到确切的出血部位，因此，在关胸前一定要做较长时间的观察，确认胸腔内各部位确实无明显出血后方可关胸。

（六）预后

及时发现、及时治疗是手术后胸腔出血治疗的关键，延误治疗可出现严重后果，甚至患者死亡。

二、手术后肺栓塞

肺栓塞（PE）是来自静脉系统或右心室内栓子脱落或其他异物进入肺动脉，造成肺动脉或其分支栓塞，导致肺动脉高压和肺通气血流失衡，产生急性肺性心力衰竭和低氧血症。如发生肺出血或坏死则称为肺梗死。肺切除术后肺动脉栓塞临床少见，是一种通常易被漏诊和误诊的术后并发症，如不及时治疗，10%～30% 的患者死亡，其在很大程度上是可预防和可治疗的疾病，及时诊断和治疗的患者预后相对良好，仅 8% 死亡。

（一）病因和发病机制

进入肺动脉的栓子多是来源于体静脉的血栓，静脉血栓形成的诱因主要在于凝血功能亢进、血流缓慢和静脉血管受损。

（1）手术创伤的应激反应使纤维蛋白溶解系统受到抑制、凝血功能亢进。

（2）恶性肿瘤组织可以分泌一些促进凝血功能的生物因子。

（3）术后入水量的不足亦可促进凝血功能的改变。

（4）术中、术后相对长时间的卧床及术中摆放体位的不当、固定器具的压迫使血流缓慢。

（5）肥胖、高龄或并发下肢静脉曲张的患者血流相对缓慢。

（6）术后静脉穿刺特别是对下肢静脉的损伤。

种种危险因素均可促使肺部手术后肺栓塞的发生。

为了防止肺栓塞的发生，应积极在术中、术后做好防范措施，尽可能消除栓塞的危险诱因。

（1）年龄：尸检资料证实，肺栓塞的发病率随年龄增长而增加。致命性肺栓塞常见于 50 岁以上的患者。

（2）心肺疾患：高血压、心房颤动、心力衰竭患者，特别是老年人，是肺栓塞的主要危险因素。

（3）恶性肿瘤：肿瘤细胞可产生凝血酶或合成多种促凝物质，因此，恶性肿瘤患者常并发高凝状态，具有较高的肺栓塞发生率。尸检资料显示，肺癌患者的肺栓塞发生率约为 20%。

（4）活动减少：卧床 7 d 后，血流速度减至最慢，随着卧床时间的增加，静脉血栓形成的发生率增加。深静脉血栓形成（DVT）是肺手术后发生肺栓塞最常见的危险因素，危重患者容易发生 DVT 与活动减少有关，据报道监护单位的患者 29% 发生 DVT，瘫痪患者肺栓塞的发生率可达 30%。

（5）手术：手术创伤（尤其在术后 15～30 d）可导致组织释放某种物质，该物质可使肺血管内皮损伤引起肺微血栓形成。有学者报道，急症手术有较高的肺栓塞发生率，而一般选择性手术肺栓塞发生率相对较低，胸部急症手术中肺栓塞发生率为 9.4%。

（6）肥胖：超过标准体重 20% 的患者，尸检资料显示 20% 并发肺栓塞。

另外，大量吸烟、口服第三代配方避孕药、激素替代疗法、糖尿病和真性红细胞增多症等都是发生肺栓塞的危险因素。

(二)临床表现

1. 症状

肺栓塞的临床表现差异很大，多数为非特异表现，与血栓大小、阻塞血管的范畴、部位、发作急缓以及栓前心肺功能有关，典型表现为胸膜性胸痛、咯血和呼吸困难（分别占肺栓塞的75%、30%和85%），即所谓的肺栓塞三联征。其他重要表现还有咳嗽和发热等。

轻度肺栓塞时可无任何症状或仅有短暂的呼吸困难，若肺血管栓塞超出60%，则出现明显的临床症状。

（1）最常见为呼吸困难：多为突然发作，呼吸浅而速，频率可达40~50次/min。巨大血栓可出现急性心源性休克、心室颤动、心搏骤停而猝死。

（2）胸痛：小的周围性肺栓塞或肺梗死可引起胸膜纤维素性炎症，表现为胸膜性痛，呼吸、咳嗽时加剧。大血管栓塞引起肺动脉急性扩张及冠状动脉缺血，类似心绞痛。

（3）咯血：多在肺栓塞后出现，为鲜红色痰。

（4）晕厥：小血管栓塞时可有阵发性头晕，急性大血管栓塞因心脏排血时急剧降低致脑缺血，可出现晕厥。

2. 体征

物理检查所见也往往是非特异性的。

（1）心脏表现：一般可出现窦性心动过速，肺动脉瓣区第二心音亢进（50%），肺动脉瓣区闻及响亮的收缩期杂音或舒张期杂音，心前区可闻第二心音或第四心音、奔马律、期前收缩、心房扑动或心房颤动。栓塞较大动脉可有急性肺源性心脏病体征：右心浊音界扩大，三尖瓣闻及收缩期杂音，颈静脉怒张，肝大等右心衰竭表现。

（2）肺部表现：因缺氧及神经反射导致呼吸急促，小支气管反射性痉挛、水肿及肺不张，可出现哮鸣音（15%），可有胸膜摩擦音（20%）或胸腔积液体征。

3. 分型

英国胸科协会（BTS）的急性肺栓塞分型，如表11-1所示。

表11-1 肺栓塞的主要临床表现

	循环衰竭型 （既往体健者）	肺出血型	单纯呼吸困难	循环衰竭型 （伴慢性心肺疾病）
比例	5%	60%	25%	10%
肺动脉栓塞	广泛	小或中等	中等或大血管	小或中等
体检	急性右心衰	可有局部体征	呼吸急促	无帮助
胸片	通常正常	有提示价值	常无异常	可能有提示价值
心电图	急性右心衰表现	正常	非特异性改变	无帮助
动脉血气	明显异常	可正常	通常异常	无帮助

（1）循环衰竭型：表现有低血压、胸壁压榨感、四肢湿冷、面色苍白、右心衰竭和（或）意识不清等体征。而X线胸片改变并不明显。血气分析示严重低氧血症，常常伴有低碳酸血症，超声心动图常见有急性右心室劳损表现，主要是因为此类型患者发生有非常广泛的血管阻塞。

（2）肺出血型：有胸痛和（或）咯血，常表现有胸部X线异常改变，一般定位于胸痛的部位，而心电图常正常。该类型患者的肺动脉造影显示栓子于肺周围血管而非中央大血管，血气分析正常。对既往无心肺功能异常的患者，胸部异常X线表现可迅速消散，提示肺内病理改变可能为肺出血而非肺梗死。

（3）单纯性呼吸困难型：指突发性呼吸困难而无上述一些症状。栓子常位于中央血管，因而常有低氧血症。正确的诊断要点是：有静脉血栓栓塞的易感因素患者发生突发无法解释的呼吸困难。

Herold 的肺栓塞分型：Herold 按血管阻塞范围又将肺栓塞分为大块肺栓塞、次大块肺栓塞和慢性血栓栓塞性肺动脉高压。

（1）大块肺栓塞：是指肺循环阻塞大于 60%～70%。临床常表现有明显的呼吸困难、心动过速，有时伴有低血压。发生晕厥、心源性休克、心脏停搏易导致死亡。但需与下列疾病相鉴别：急性心肌梗死、上腔静脉综合征、心脏压塞、循环血容量减少等。

（2）次大块肺栓塞。

①急性短暂性无法解释的呼吸困难和心动过速：肺栓塞时，当肺循环阻塞＜60%，则不会出现右心衰竭，心电图亦正常。若不发生肺梗死，则无胸痛，X 线胸片及心电图均无异常表现。此种情况下，临床医师必须依靠患者出现的突发性呼吸急促、心动过速和烦躁不安来怀疑本病，应与左心衰竭、肺炎和过度通气综合征等相鉴别。

②肺出血或梗死：肺梗死通常伴有胸痛，伴或不伴呼吸困难，可有咯血。除非 X 线胸片上出现肺部浸润，否则无法确定肺梗死的诊断。一般无右心衰竭体征。肺部体检可发现湿啰音、哮鸣音、胸膜摩擦音等胸腔积液体征。

③无症状型或沉默型肺栓塞：10% 的次大块肺栓塞可无任何症状。

（3）慢性血栓栓塞性肺动脉高压：反复发生的肺栓塞引起慢性肺动脉高压，从而导致进行性右心衰竭和肺源性心脏病。其发生隐匿，往往在疾病晚期时才确定诊断。

（三）实验室检查和特殊检查

1. 化验室检查

到目前为止，尚无可靠而特异的化验方法用以确诊肺栓塞。现有的化验均是非特异性的，有参考价值的是 LDH、磷酸肌酸激酶、血清胆红素的升高，但仅见于 4% 的患者，故酶学检查对肺栓塞的诊断意义极小。

（1）免疫技术：近年来许多实验室采用免疫技术来测定溶栓二聚体（D-Dimer）借以诊断肺栓塞。正常人血清 D-Dimer 的含量＜100 ng/mL，当体内有血栓形成时，D-Dimer 水平升高表现有继发纤溶的存在，由于纤溶作用，纤维蛋白被纤溶酶降解成可溶的片段，其中包括 D-Dimer。然而 D-Dimer 升高并非肺栓塞独有的特异表现，其他疾病如静脉血栓形成、DIC、血栓性血小板减少性紫癜、AMI、重症肝炎、慢性肾炎都可出现 D-Dimer 升高。陈旧性血栓形成一般 D-Dimer 正常。

（2）血气分析：肺动脉栓塞后不仅通气比例失调，通气功能、弥散功能也降低，肺动脉高压使动静脉吻合支开放，产生肺内右向左的分流，故 PaO_2 下降、$PaCO_2$ 正常或降低。有学者认为 $PaO_2 \geq 12$ kPa，可除外肺栓塞。

2. 心电图

多数肺栓塞患者的心电图表现异常，但多数改变仍是非特异性的。心电图大多有一过性变化，主要表现为非特异性的 ST-T 改变、窦性心动过速和右心劳损，约 20% 的患者出现急性肺源性心脏病心电图改变。典型的 $S_1Q_3T_3$ 改变仅见于 18% 的大块肺栓塞。电轴左偏与电轴右偏的机会相等。

3. 胸部 X 线

正常的 X 线表现不能除外肺栓塞的存在，因为大多数肺栓塞患者的胸部 X 线片可能完全正常，因此 X 线胸片正常并不能除外肺栓塞的诊断。异常的胸部 X 线表现均为非特异性的，代表肺梗死的楔形阴影仅见于不到 10% 的患者，典型特征为以胸膜为底、尖部朝向肺门的楔状肺浸润影。有时可见患侧膈肌升高及胸腔积液，胸腔积液多见于慢性肺栓塞患者，多是胸膜下肺栓塞或肺梗死的结果。

4. CT 检查

胸部 CT 检查对肺栓塞具有辅助诊断价值，但一般需做增强扫描，仅依靠平扫诊断肺栓塞较困难。螺旋 CT 可使患者在一次屏气的短时间完成 CT 扫描，可清晰显示主动脉和叶肺动脉中的栓子，对一部分段或亚段肺动脉也能较好地显示。

急性肺动脉栓塞最可靠的征象是血管中心充盈缺损，周围有造影剂环绕，中心充盈缺损与血管壁呈锐角，急性肺栓塞偶可表现为血管突然完全截断，并伴血管扩张。慢性肺栓塞常常表现为充盈缺损边缘光滑且与血管壁呈钝角。慢性小血管的肺栓塞可表现为管腔的闭塞。Rathbun 等对自 1986—1999 年发表的有关螺旋 CT 诊断肺栓塞的文章进行分析，发现螺旋 CT 诊断肺栓塞的敏感度为 53%~100%，特异度为 81%~100%，均高于放射性核素肺扫描。

螺旋 CT 除了可直接显示栓塞血管方面优于放射性核素肺扫描外，尚可显示肺内对诊断肺栓塞有辅助价值的征象，如楔状、条带状和线状密度增高阴影或肺实变征。目前许多研究认为对临床怀疑为肺栓塞的患者应选择螺旋 CT，而不是以传统的放射性核素肺扫描作为过筛性诊断检查。一些研究尚表明螺旋 CT 与肺动脉造影在诊断肺栓塞的敏感性和特异性方面并无差异，但 CT 用于诊断肺小动脉栓塞尚处于未成熟状态，目前还不能取代肺动脉造影。

5. 磁共振成像（MRI）

MRI 可鉴别肺动脉内缓慢的血流和不流动的栓子，可区别出血性和感染性肺浸润，而出血性常与肺栓塞有关，因此其对肺栓塞的诊断有多方面的价值。其缺点为：对小于 3 mm 的小血管假阳性率较高。据报道，MRI 检测中央肺动脉栓塞的敏感度为 70%~90%，特异度为 77%~100%。MRI 的优点在于它能在一次检查中，同时检测肺动脉和下肢深静脉的栓塞。目前多倾向于将 MRI 作为肺栓塞检查的二线方法。近年来发展的 MRI 超快速成像和血管造影技术，能够迅速完成 MRI 的肺动脉三维血管造影，有望成为诊断肺栓塞的新方法。

6. 放射性核素

肺扫描肺灌注扫描仍然是最为有用的影像学检查，其方法简单、安全而且具有无创性，目前临床应用广泛。肺灌注扫描常用的核素有碘 $^{-131}$、铟 $^{-113}$、锝 $^{-99}$、锶 $^{-87}$、碳 $^{-14}$，用同位素标记的人血清白蛋白静脉注射后进行肺扫描，如果肺动脉被栓塞，该动脉所供应区会出现话筒性缺损，当肺栓塞血管直径为 2.1~3.0 mm 时，其阳性率可达 92%，直径 ≥ 3 mm 者不能肯定。肺扫描或肺血管造影以及有对照剂的胸部螺旋 CT 最适合于近端肺血管的检查，但如果患者为临床高度可疑而 CT 检查结果正常，应行主要针对远端肺血管的对照性肺血管扫描。这对于区分出那些未被胸部螺旋 CT 发现的细小远端肺血管栓塞是很重要的。

然而，肺灌注扫描的缺点是缺乏一定的特异性，除肺栓塞外，其他因素亦可引起灌注扫描的异常，包括缺氧性肺血管收缩、肺气肿、肺炎、哮喘、肺不张、肿瘤、胸腔积液和慢性阻塞性肺疾病等。同时进行肺通气扫描有助于提高肺灌注扫描的准确性。因为 86% 的肺栓塞患者表现为大叶的灌注缺损，70% 的患者肺段的灌注缺损，而仅 37% 的患者表现为亚段的灌注缺损，所以许多学者认为，当肺灌注扫描显示多发的、段以上的沿血管走向的灌注缺损时，肺栓塞的可能性达 85% 以上。另外，部分学者指出，灌注扫描异常 + 下肢静脉炎 + 既往正常的 X 线胸片，90% 以上为肺栓塞。通气-灌注肺扫描应当在肺栓塞发生后 24~48 h 进行，否则有自发吸收的可能，从而减低扫描的敏感性。最近，国内外许多学者进行了肺栓塞诊断的前瞻性调查（PIOPED），所用诊断标准见表 11-2。

表 11-2 PIOPED 肺栓塞 V/Q 扫描诊断标准

（1）高度可疑	≥ 2 个大的段性（在于肺 75%）灌注缺损不伴相应通气或 X 线胸片异常，或整个灌注缺损大于相应通气或胸片异常的范围；≥ 3 个中性段性（大于肺段的 25% 而小于 75%）灌注缺损，不伴相应通气或 X 线胸片异常，同时有一个大的与通气不一致的段性灌注缺损；≥ 4 个中性段性灌注缺损不伴通气或 X 线胸片异常
（2）中度可疑	仅有一个中性段性灌注而胸片正常；不能分辨正常，低度和高度可疑范畴
（3）低度可疑	任何伴有较大 X 线胸片异常的灌注缺损；大的或中性段性灌注缺损所累及的区域不超过肺野的 50%，同时伴有相一致的通气缺损，胸片可正常，也可有明显大于灌注缺损范围的异常；> 3 个较小的段性灌注缺损，伴 X 线胸片正常
（4）正常	无灌注缺损，灌注肺轮廓与胸片的肺形状完全一样（胸处和通气可以异常）

7. 肺动脉造影

对照性肺动脉造影仍然是诊断肺栓塞最准确和最可靠的方法，它能反映肺动脉阻塞的准确部位和阻塞程度，并可测定肺血流动力学和心脏功能，了解右心室、右心房、肺动脉压力、肺动脉楔压和心排血量。但不能诊断血管内径≤0.2 mm 的细血管病变，而且该方法为一有创性检查，需要专门的知识和技术，严重的并发症发生率为 0.01%~0.5%，死亡率各家报道不同。因此此项技术的应用是有选择性的，其适应证为：①肺扫描结果不肯定；②不能进行肺通气-灌注扫描的患者，如机械通气的患者。

肺动脉造影常见异常表现有：①血管腔内充盈缺损；②肺动脉截断现象；③某一肺区血流减少，动脉远端无血流灌注，表现为"剪枝征"；④肺血流不对称，栓子不完全阻塞，造影剂充盈迟缓。判断方法：①+②可诊断为肺栓塞；③在肺栓塞时常见，但无特异性，③+④也可见于慢性肺部疾病或充血性心力衰竭。

数字减影血管造影（DSA）是一项较新的放射影像诊断技术，应用数字计算机程序产生图像，操作简便，副作用小，易为患者接受，将其与传统的造影方法比较可获得 85%~90% 对肺栓塞诊断的一致性。

8. 深静脉的检查

术后肺栓塞的栓子 95% 来自下肢深静脉，深部静脉血栓形成与肺栓塞的发生有着明显的因果关系，因此下肢深静脉血栓形成的早期发现对肺栓塞的发生和诊断是相当重要的。下肢静脉血栓形成多发生于术后的 2~5 d，其主要表现是患肢疼痛、红肿、静脉淤张和 Homan 征，但近半数患者可以表现正常。

（四）诊断和鉴别诊断

肺栓塞的临床、实验室、X 线、EKG 等表现均无特异性。早期诊断正确率低，死亡率高，症状容易与成人呼吸窘迫综合征、心律失常、肺不张等其他术后并发症相混淆，值得引起广大胸外科医师的高度重视和对术后患者病情变化的进行深入观察。在患者出现突然剧烈的胸痛、呼吸急促困难、心动过速、发绀、晕厥等症状时应首先想到肺栓塞的可能，肺灌注扫描是最敏感和最重要的检查，结果正常可以排除肺栓塞的诊断，但其特异性差，扫描结果应结合临床表现、X 线胸片等检查综合判断，通气扫描可增加灌注扫描的特异性。肺血管造影是诊断肺栓塞最为准确和可靠的方法，但该项创伤性检查存在一定的并发症和死亡率，不应作为常规检查方法。

（五）治疗

确认或高度可疑肺栓塞的患者立即给予治疗，积极的治疗可以使肺栓塞的死亡率降为 8%。治疗的目的是抑制血栓进一步形成，促进栓子溶解，防止复发，使患者平安度过危急期。治疗的选择依据栓子的大小和患者病情严重程度而定。对于中度或高度可疑的肺栓塞患者，需在做进一步检查前即可给予肝素抗凝治疗，因肺栓塞复发的危险性要超过抗凝治疗并发症的危险性。

1. 保守治疗

（1）一般治疗：通常包括供氧、镇痛、抗休克、抗心律失常、抗凝，维持水、电解质平衡等。特别是对肺栓塞的前 1~3 d 是最危险的时期，此时应加强支持治疗。

（2）抗凝治疗：肝素是治疗的基础。临床呈中度到高度怀疑肺栓塞且无肝素禁忌证的患者，应该在确认结果出来之前即给予足量的肝素治疗，不充足的肝素会导致反复静脉血栓栓塞。治疗前应详细检查基础血红蛋白（HB）、血小板（PLT）、凝血酶原时间和凝血活酶时间（APIT）。

肝素的应用方法：①连续静脉滴注法。首先静脉给予负荷量肝素 5 000 U，继而 1 000~2 000 U/h 静脉维持。②间歇静脉、皮下注射法。肝素 5 000 U 静脉注射，同时给予肝素 10 000 U 皮下注射，继而每 8~12 h 皮下注射肝素 10 000 U。

特别应注意的是，无论应用哪种方法都应在 APTT 检测下进行肝素剂量的调节。开始以 18U/(kg·h)，最多不超过 1 600 U/h，应当使试管法凝血时间延长为正常的 2~3.5 倍，APTT 应当延长为对照的 1.5~2.5 倍，或接近 50~80 s。首次 APTT 应在肝素治疗后 4 h 检测，然后每 6 h 1 次，直至达到理想的数值。自第 2 d 始，每日检测 APIT 1 次。血小板应隔日检测 1 次，以争取早期发现肝素引起的血小板减少症。当血小板 < $5×10^9$/L（50 000/mm^3）时应立即停药。肝素治疗的时间一般是 7~10 d，7~10 d 后改为口服抗凝剂，口服双香豆素，二者应重叠 1~2 d，开始 5 mg/d，以后参考凝血酶原时间来决定。采用负荷量的双香豆素能介导 C 反应蛋白水平下降，并能加速肢体静脉。一般要求凝血酶原时间达到对照的 1.5~2.5 倍为理想，疗程 3~6 个月，停药须逐渐减量以防反跳和血凝增加。对于第一次发生肺栓塞的

患者，经过6个月治疗比少于6个月抗凝治疗者可大大降低复发率。对于复发性肺栓塞的患者如无发生大出血的危险性则应采用终身抗凝治疗。

肝素治疗的禁忌证：亚急性感染性心内膜炎、恶性高血压、脑血管病、潜在出血性疾病。

肝素应用的并发症：①出血。小剂量肝素不影响APIT，很少引起出血的并发症，而当每日应用肝素＞10 000 U时可引起出血。据报道，肝素并发出血的发生率为17.5%，妇女、60岁以上的患者、合并严重疾病的患者以及同时应用其他影响凝血药物的患者应用肝素时容易引起出血。国际标准化比率（INR）达3.0，出血并发症可降低到最少。②血小板减少。发生原因主要与以下两方面因素有关：开始应用肝素时会出现血小板聚集，引起血小板暂时性减少；在应用肝素1周左右后会出现免疫介导的血小板破坏，同时伴有血清IgG升高。一般情况下，停用肝素1～2周后血小板水平会逐渐恢复正常。有人应用血浆提取法（plasmapheresis）祛除IgG来治疗肝素所致的严重血小板减少取得成功。③矛盾性血栓性并发症。此并发症主要包括心肌梗死、脑卒中、肢体坏死和肺栓塞，总死亡率可在40%。可能原因为血小板的聚集引起血栓形成，继而出现皮肤坏死或动静脉的栓塞。怀疑此并发症发生时应立即停用肝素。④骨质疏松。当每日应用肝素剂量＞10 000 U，连续应用治疗12 d以上时，易引发骨质疏松，严重者发生脊椎骨折，这是因为大剂量肝素会引起骨的胶原溶解活性增加。该并发症虽较少发生，但仍应引起重视。

（3）溶栓治疗：血栓溶解对于严重的肺栓塞、心源性休克或有明显血流动力学改变的不稳定患者可挽救生命。溶栓药物能激活纤维蛋白溶解酶原，使之变为纤维蛋白溶解酶，溶解血管腔内的纤维蛋白而溶解血栓。早期应用溶栓剂可以将肺栓子提早溶解，但长期应用的效果并不肯定，且易导致发生大出血的危险，因此对于大面积栓塞伴休克、右心衰竭而且2 d之内的肺栓塞患者使用溶栓治疗，最好在发病6 h内应用。

①溶栓治疗的优点：a. 快速溶解栓子，更迅速地改善肺血流灌注、气体交换及血流动力学改变；b. 消除静脉血栓，因而降低肺栓塞的复发；c. 防止慢性血管阻塞，减少肺动脉高压发生率；d. 降低肺栓塞死亡率。

②溶栓治疗的指征：a. 大块肺栓塞（超过2个肺叶血管）；b. 肺栓塞伴休克；c. 原有心肺疾患的次大块肺栓塞引起呼吸衰竭者。

③溶栓治疗常用药物：a. 链激酶（Streptokinase，SK）。以100 000 U/h的速度，应持续滴注24～72 h。b. 尿激酶（Urokinase，UK）。尿激酶较链激酶更具优越性，对大块肺栓塞效果更为明显。对血栓有中度适应性，无抗原性，出血并发症少。首剂4 000 U/kg，静脉滴注0.5 h，继之以每小时400 U/kg静脉滴注，维持24～48 h。用以每日测定纤维蛋白原量和优球蛋白溶解时间而定。溶栓治疗停止后测定凝血酶时间，当凝血酶时间小于正常2倍时，可继续常规抗凝治疗，以防治新血栓形成。c. 重组组织型纤溶酶原激活剂（recombinant tissue plasminogen Activator，rt-PA）。它是一种高效而且并发症少的新型溶栓制剂，溶栓效果比链激酶高1倍，无抗原性，重复给药不引起反应，也不因抗体产生而降低疗效。用药方法为：rt-PA 50 mg静脉滴注2 h后血管造影，若无明显溶栓再追加40 mg静脉滴注4 h，有效率可达94%。为提高疗效也可在应用的前后静脉滴注肝素12 500 U。

溶栓治疗的并发症：溶栓治疗的主要并发症是出血。最常见的是血管穿刺部位的出血，也可发生自发性出血，特别是胃肠道、腹膜后和颅内出血。据报道肺栓塞溶栓治疗大出血的发生率（21.7%）明显高于抗凝治疗（12.5%）。如发生严重大出血，则需中断溶栓并给予新鲜血浆。另外，其他并发症尚有发热、皮疹、低血压、恶心、呕吐、头痛等，这些并发症常与使用SK有关，可给予糖皮质激素和抗组胺药物治疗。

介入性血管内溶栓治疗：肺动脉造影显示肺栓塞的确切部位后，通过右心导管于栓塞的动脉内注入溶栓剂。该项治疗的优点是：①能更迅速和（或）更完全溶解血栓。②用药量小，效果好。由于局部高浓度，因而较少的药物剂量可获得与大剂量全身用药相同的溶栓治疗效果。③副作用少，即自发性出血危险性小。近些年来的研究表明，静脉注射溶栓和动脉导管溶栓均能迅速而显著地改善肺动脉压和肺灌注，而且大出血发生的危险性并未因此增加。

溶栓治疗前先行导丝穿行试验，导丝能顺利穿过阻塞部位者一般为新鲜栓子，反之则为陈旧栓子。遇陈旧的栓塞时，可将导管直接插入血栓内 1~2 cm 持续小剂量注射 UK，按速度 40 000~80 000 U/h 注入。对较新鲜栓塞则要用较大剂量 UK，一般为 240 000 IU/h，2 h 后推进导管，并继续注入 UK，直至栓子清除，血管再通。若 2 h 后仍未通，则表明栓塞较陈旧，应改为小剂量继续注入。

2. 外科治疗

（1）肺血栓切除术：对于溶栓和抗凝治疗失败或有禁忌者，可根据情况进行外科手术治疗，主要采用的手术是肺栓子取出术。手术要在体外循环下进行，手术死亡率甚高，有报道高达 70% 以上。肺血栓切除术的确可以挽救部分患者的生命，但多数患者未来得及手术即已经死亡。

（2）下腔静脉阻断术：适用于反复发作的肺栓塞或抗凝禁忌的患者。该法术后复发率仍很高，而且死亡率也很高，近年来基本废用。1988 年国外开始经皮放置 Treenfield 过滤器来防止肺栓塞的复发，使手术大大简单化，手术并发症亦明显降低。

（六）预后

小的肺栓塞对心肺功能影响较小，经积极治疗预后较好；大的肺栓塞预后凶险。

三、肺不张

肺不张是肺组织含气量过少，肺泡不能完全张开，手术后并发肺不张并不少见，但常被忽视，若不及时处理可引起肺部感染、胸腔积液，甚至呼吸衰竭等。

（一）病因和发病机制

1. 支气管内分泌物阻塞

在正常情况下，气管、支气管分泌物可被气管、支气管纤毛运动、咳嗽挤压和咳嗽冲力排出。而经过全身麻醉的手术患者气管内分泌物增多，由于咳嗽反射和纤毛运动被麻醉剂所抑制，分泌物不易排出。

手术前用阿片制剂和阿托品，使气管、支气管内分泌物和渗出物的黏度增加，同时也抑制咳嗽反射和纤毛运动，使分泌物更不易排出。开胸手术后，由于胸腹部相对压力失调，膈肌协助肺排液的作用受到阻碍，再加上支气管残端渗血、积血，则更易发生支气管分泌物阻塞。

2. 神经反射

有学者在对手术后肺不张的尸检中，并未发现支气管内有分泌物阻塞，故提出手术刺激，经过神经反射，可引起支气管痉挛和肺收缩，导致发生肺不张。

3. 呼吸量不足

手术后因疼痛患者不敢深呼吸和咳嗽，尤其是过量使用镇痛药或催眠药，使呼吸浅而快；胸部包扎过紧，胸、膈运动受限制；或体质较差，并发有慢性支气管炎、肺气肿、肺源性心脏病，肺自身弹性下降，小支气管容易被分泌物阻塞，引起肺不张。长期仰卧，后部肺呼吸量减少，可发生两侧肺后部支气管阻塞。长期卧于一侧，低下的肺段或肺叶呼吸量减少，也会发生相应的支气管阻塞。

手术后肺不张的发生率，可因肺手术的种类、手术前的准备、患者的年龄和身体健康状况、麻醉和手术持续的时间，以及手术后的处理和诊断方法的不同而不同，一般常易发生于全身麻醉、手术时间较长、年老或身体衰弱以及长期吸烟或有呼吸道慢性疾病的患者。

（二）临床表现

多在手术后 24~48 h 开始出现症状，一般表现为发热、胸闷、气短、气急，心电监护可见心率加快，血氧饱和度下降。如为小叶肺不张或肺段不张，可无任何症状或症状轻微。检查可能也无任何发现，有时叩诊有浊音，听诊呼吸音略低，且体征常有改变。

肺叶肺不张有时发作较慢，有时发作很急，可能与患者的肺的代偿功能有关。往往开始只感觉胸闷或发紧，呼吸不畅，继而出现咳痰困难、烦躁不安、体温增高、呼吸急促、脉搏加快等现象。胸部叩诊有浊音，听诊呼吸音低或无呼吸音。

一侧肺不张时发病较急，患者常突感呼吸困难、发绀。查体可发现气管移向患侧，叩诊呈浊音或实音，听诊可闻及管状呼吸音、呼吸音减低或消失。

（三）实验室检查和特殊检查

（1）X线表现为患侧肺密度增高影，膈肌上升及纵隔阴影移向患侧。

（2）行纤维支气管镜检查，这样既可明确诊断，同时亦进行了治疗。

（四）诊断和鉴别诊断

肺不张的诊断主要依靠X线检查。根据典型的X线表现，再结合临床症状及体征，术后肺不张的诊断并不困难。因病情不能行X线检查，患者痰液不能咳出，怀疑有肺不张发生者，应立即行纤维支气管镜检查。

（五）治疗

1. 解除呼吸道阻塞

帮助和鼓励患者咳嗽、吹气球、超声雾化吸入等，是清除呼吸道分泌物和解除呼吸道阻塞的首选方法，特别是对轻度肺不张者效果最佳。对重度肺不张者，如呼吸道内有大量分泌物潴留并造成呼吸道梗阻的患者以及顽固性肺不张的患者，用纤维支气管镜吸痰的效果最好，现已被临床广泛采用。其优点是操作简单、实用、刺激小，避免了鼻导管吸痰的盲目性，减少了不必要的气管切开或气管插管。另外，其最大的优点是可以有选择性地吸除发生肺不张的支气管腔内的痰液、痰块或血凝块，解除其对支气管腔的堵塞，使不张的肺得以复张，并在可直视下观察阻塞的部位、程度、痰液和分泌物的性质以及气管黏膜有无炎症等；对伴有感染和有脓性分泌物者尚可经镜下给药。

2. 促使肺复张

通过刺激咳嗽、咳痰、吹气球或纤维支气管镜吸痰，一般情况下可使肺复张，但对肺复张有困难者，可在吸净呼吸道分泌物的前提下，气管插管加压胀肺。

3. 改善通气

肺不张多造成通气障碍，可通过吸氧和呼吸终末正压呼吸来改善通气功能。

四、支气管胸膜瘘

支气管胸膜瘘（或支气管残端瘘）是气管、支气管和肺部手术后的又一严重并发症，尤其是一侧全肺切除术后。Malave等（1971年）报道的1 307例肺手术中，35例（2.7%）发生了支气管胸膜瘘；Vester等（1991年）总结了2 243例肺切除的手术，亦有35例发生了支气管胸膜瘘，发生率为1.6%。近年来，随着吻合技术的提高，特别是手术者对该并发症的重视程度的增加，其发生已非常少见，有时1年的几百例手术中无一例发生，总发生率不足1%。由于发生原因的不同，发生时间可早可晚，一般多发生于术后1周左右。

（一）病因和发病机制

1. 疾病因素

所有支气管黏膜本身的病变，如支气管残端内膜结核、残端癌灶的残留、炎症、放化疗后等，以及部分全身性疾病，如全身营养不良、贫血、糖尿病等，均可引起术后支气管黏膜愈合不良造成支气管胸膜瘘。

2. 技术因素

外科技术问题应是发生支气管胸膜瘘的主要因素，常见有支气管残端缝合过紧密或缝合不严，打结过紧造成撕裂，气管、支气管游离太广或剥离太光，残端的过度挤压等。另外，支气管吻合口对合不良造成吻合欠佳时，极易导致术后支气管胸膜瘘。因手术操作不当所致的支气管胸膜瘘，往往发生较早。

3. 感染因素

常见于术后胸腔的感染，脓液对支气管残端的长期腐蚀及浸泡所致；支气管残端保留过长，可在支气管残端形成一盲端，该盲端易使分泌物潴留导致感染，除可引起所谓的术后"残端综合征"（发热、咳嗽等）外，亦是诱发产生支气管胸膜瘘的潜在危险因素。

（二）临床表现

（1）咳嗽：主要为刺激性，往往随体位变化而出现刺激性剧咳，早期痰量多，有腥味，痰液中带陈旧性血液，性质与胸腔积液相似，以后则逐渐呈果酱色，当已发生脓胸时，可咳出胸腔内的脓汁痰。如向健侧卧位时，有稀薄水样痰咳出，应考虑瘘口较小；如平卧时出现呛咳，并有大量痰咳出，则说明瘘口较大，有窒息的危险。

（2）呼吸困难：液气胸及造成的余肺膨胀不全是引起呼吸困难的主要原因。

（3）高热：支气管残端瘘发生后，在咳嗽或体位变化时，可有液体进入支气管内；另外支气管内的分泌物，在吸气时也可进入胸腔，从而引起胸腔及肺部的感染，往往造成患者的高热。

（4）查体：液气胸体征。肺内可闻及湿啰音。

（三）实验室检查和特殊检查

（1）胸腔穿刺：抽出液与咳出痰液类似。

（2）亚甲蓝法：穿刺后向胸腔内注入 2 mL 亚甲蓝液，如果咳出蓝染的痰液即可确定诊断。

（3）胸部 X 线：显示有明显的液气胸及余肺膨胀不全。

（四）治疗

1. 引流

小的支气管胸膜瘘可以通过单纯胸腔闭式引流或开放引流的方式达到治愈的效果。Shamji 和同事早在 1983 年就报道了 1/3 的病例经胸腔开放引流术后支气管胸膜瘘自行愈合。上海胸科医院亦有通过胸腔闭式引流和胸腔冲洗使支气管胸膜瘘自行愈合的经验。

2. 气管镜辅助治疗

通过气管镜在瘘口处用硝酸银烧灼以促进肉芽生长，使用生物胶修补瘘口或在气管镜辅助下用血管硬化剂注射于瘘口周围的黏膜下，这些方法均有成功的报道。

3. 重新缝合残端

发生于术后早期（48 h 以内）瘘口较大的支气管胸膜瘘应考虑直接进胸重新缝合残端。由于感染和炎症反应，安全地暴露支气管残端变得困难。学者们尝试用不同的方式重新闭合残端。曾有报道经胸骨打开心包重新缝合右主支气管残端获得成功，因为此途径可以避开感染区域。但在使用这一方式前，必须确定残端应至少超过 10 mm。虽然也可以经胸骨打开心包到达左主支气管，但十分困难。另有报道可以经右胸重新缝合左主支气管残端。有趣的是，左全肺切除术后支气管胸膜瘘的发生率远低于右全肺切除术后，究其原因，由于两侧解剖结构的差异，左主支气管残端周围组织易覆盖残端，促进愈合。无论采取何种方式，部分切除支气管残端形成新鲜创面，再次缝合，应用血供良好的周围组织覆盖，并且辅以良好的残腔处理是促进支气管胸膜瘘愈合的关键。

4. 带血管蒂组织的应用

可以将带血管蒂组织缝合于已开放的支气管残端，如带蒂的肋间肌肌瓣、大网膜、横膈膜肌瓣或其他胸壁肌肉等。良好血供的组织可以关闭瘘口、填充残腔和促进感染的消除。

5. 激光治疗

国内谢再伦（1992 年）等报道，经纤维支气管镜找到瘘口，将局部脓性分泌物吸尽，经纤维支气管镜插入氩激光光导纤维，照射瘘口周围组织，对肺叶切除术后发生的支气管胸膜瘘取得了较好的效果。激光修补瘘口是利用光热效应达到治疗的目的。氩激光波长为 4 880 nm，能量集中，光斑小，准确性高，对组织渗透性较强，且对深部组织能发挥作用。氩激光照射支气管残端后，可引起残端内的黏膜损伤，机化粘连凝固，从而"焊接"瘘口。另外，深层组织由于渗透的光能转化为热能的热敷作用，使局部血管扩张，血液循环增强，达到改善新陈代谢，促进炎症吸收的目的。

五、心疝

术后心疝是心包内全肺或肺叶切除术后少见的并发症，且绝大多数发生心包内处理血管的全肺切除手术后，右侧比左侧更多见。通常见于心包缺损大于 5 cm 时，一般术后立即发生，疝出的心脏部位可能是心尖，也可能是心室或心耳，有时并无心脏疝出却由于心脏旋转伴大血管扭曲成角引起急性循环障碍，导致心源性休克的发生。

（一）病因

1. 直接原因

肺切除手术中，心包内处理肺血管，心包的切开及破损。

2. 其他因素

并非心包内处理肺血管均能引起心疝的发生，以下几种常见的因素不容忽视。

（1）胸腔引流管负压吸引：全肺切除术后胸腔引流管一般均采取持续半夹闭的状态，根据气管及纵隔移位的情况，尚需定期开放，开放时由于患侧胸腔负压的骤升，易导致心脏由缺损的心包处疝出。

（2）患者剧烈的咳嗽、气管内吸痰等刺激气道的操作都可能诱发心疝。

（3）不恰当地搬动患者或体位不当亦可诱使心疝的发生。

（二）临床表现

心疝常发生在术后 24 h 以内，起病骤急。由于左、右两侧胸腔的血流动力学改变不同，临床表现亦不尽相同。右侧心疝可引起上腔和下腔静脉的扭转甚至回流的梗阻，多表现为心慌、胸闷、气急、发绀、颈静脉怒张、肝大腹水等；而左侧心疝常由于心包缺损的边缘锐利，使左心室受到压迫，引起疝出的心肌缺血、水肿以及功能紊乱，有的可因心外膜血管被撕裂而引起出血，临床除表现为胸闷、憋气、心悸等症状外，常伴有 EKG 的改变，如心率加快、休克，甚至心搏骤停等。

（三）实验室检查和特殊检查

（1）紧急床旁胸部 X 线片：右侧心疝在 X 线片上很易诊断，常表现为明显的心脏向右侧半脱位。左侧心疝的 X 线征象相对难以判断，心影常常左移，左胸下半部可见一圆形阴影，为被绞窄的心室影像。

（2）床旁心脏 B 超检查可基本证实。

（四）诊断和鉴别诊断

由于心疝发病急骤，需要立即明确诊断和手术治疗。诊断依据除综合临床表现加以分析外，紧急床旁胸部 X 线片及床旁心脏 B 超检查可基本证实。

（五）治疗

心疝一经确诊，应立即采取手术治疗，否则待出现并发其他脏器功能障碍时，再选择手术治疗往往为时过晚。

手术前的一些紧急且恰当的处理措施至关重要。立即让患者取健侧卧位，加强心电监护，密切观察生命体征的各项指标，为减轻心脏负担，应严格限制液体的输入量，必要时给予强心、利尿治疗；患侧胸腔内可注入一定量消毒过的空气，可减轻心脏疝出的程度。

手术时需要把心脏还纳回心包，关闭心包缺损。常见关闭右侧心包缺损的方法有手术将心外膜与心包贴近（每隔 1~2 cm 将心包边缘用细丝线缝合于邻近的心房或心室），或用涤纶布牛心包修补心包的缺损。左侧心包缺损的补救措施大致与右侧相同，但如果缺损充分向膈肌敞开，虽然心脏疝也很厉害，但常不会发生绞窄和梗阻，此时可以不予处理。也有较多报道采取完全心包切除的方法，但此法并不理想。

（六）预后

心疝诊断和治疗及时预后良好，延误诊断将导致相当高的死亡率。

六、肺扭转

肺叶切除或两叶肺切除后，余肺扭转是一个罕见的并发症，其发生率约为 0.2%（Rogiers 等，1991年）。临床上比较常见的是右中叶扭转，偶可发生于左上叶尖后段切除术后左上舌段扭转，发生于左、右侧上、下肺叶的扭转则较为罕见。

（一）病因

（1）大多数肺叶扭转是由于术中操作不当，以及上中叶之间和中下叶之间肺裂完整所致。因为斜裂发育完全,同时中叶根部很细,所以右肺中叶是最常发生扭转的肺叶。

（2）余肺体积过小。

（3）肺门解剖过分干净,致余肺在胸腔内活动范围较大。

（4）使用双腔气管插管不当,偶可引起术中肺叶扭转（Eggers,1920年）。

（5）手术过程中余肺呈萎陷状态,关胸后才膨肺者易发生余肺扭转。

（二）临床表现

肺叶扭转发生后患者可很快出现临床上的中毒症状,表现为持续高热、胸闷、呼吸困难、咳嗽、咯血及支气管溢出大量黏液。

（三）实验室检查和特殊检查

（1）连续胸部X线检查可以发现受累的肺叶体积增大,密度增高,由于静脉回流受阻而产生肺水肿,X线胸片可见大量网状影像,还可见到特异性不强的胸腔积液及支气管血管移位,有时也能看到支气管截断现象。与分泌物潴留引起的肺叶密度增高可能难以鉴别。

（2）支气管镜可见管腔萎陷,但仍可以通过;拔出支气管镜后,受累支气管立即重新闭合,并且还可看到明显的黏膜充血水肿。

（3）CT及通气血流扫描有助于做出正确诊断。

（4）动脉血气可以表现为正常的假象,因为受累肺叶可能没有血流。

（四）诊断和鉴别诊断

余肺扭转是一个罕见的并发症,但根据典型临床表现和辅助检查,诊断应不困难。

（五）治疗

如果不及时诊断与治疗,扭转的肺将发生梗死,最终发生致命性坏疽。因此,一旦确诊肺叶扭转,应立即行气管插管,人工呼吸机正压膨胀,促使余肺复位;如无效果,则必须立即手术,沿原切口再次开胸,将扭转的肺叶复位,并观察其活力。如果早期诊断,扭转的肺可能仍然活着,只要把它与余肺固定在一起即可。如果严重缺血损伤,应毫不犹豫地将坏死的肺叶切除。

（六）预后

余肺扭转治疗及时,预后良好,延误治疗可造成严重后果,不得不切除发生坏疽的肺叶。

（王欢欢）

第二节 食管、贲门切除及重建术并发症

食管、贲门部恶性肿瘤患者,年龄往往较大,术前全身营养状况、免疫功能较差,常并发呼吸、循环及其他系统疾病,同时由于食管、贲门自身的解剖、生理特点,以及行肿瘤切除及重建术需在胸腔及腹腔内操作,有的患者甚至涉及颈部,因而对患者呼吸、循环、消化功能等影响较大,甚至出现术后严重的并发症及患者死亡。随着胸外科技术的发展、患者高龄化以及手术适应证的不断扩大,预防及有效治疗术后并发症是目前面临的主要课题之一。

以下讨论食管、贲门切除及重建术后的主要外科并发症及处理。

一、吻合口瘘

一旦发生吻合口瘘,处理不当,病情往往迅速恶化。由于多数患者全身情况较差,又处于术后生理紊乱阶段,吻合口瘘所引起的急性感染会加重这些紊乱。同时,吻合口瘘的存在常会造成营养摄入困难,营养情况恶化又影响了吻合口愈合。随着外科技术、诊断及治疗水平的提高,以及胃肠内和胃肠外营养的应用,吻合口瘘的发病率及死亡率已大幅度降低。吻合口瘘对患者的危害主要表现在以下几方面:①胸腔内感染,大量毒素吸收造成严重中毒症状,同时脓胸引起大量的能量消耗;②引发肺部并发症,包括肺炎、肺不张,肺功能进一步受损,严重者可以导致呼吸衰竭;③感染、发热、肺功能损害导致心脏负担加重,可表现为心律失常或心力衰竭。

（一）病因

吻合口瘘的发生原因较多，根据发生的时间分为早期瘘、中期瘘、晚期瘘。早期瘘发生在术后3 d以内，多与吻合技术和操作失误有关；中期瘘发生于术后4～14 d，多与局部组织愈合能力差、吻合口局部感染、术后处理不当等有关；晚期瘘发生在术后14 d后，与吻合口局部缝线反应导致感染有关。

（1）吻合口血运不良：胃动脉与静脉的损伤都会影响吻合口愈合。手术过程中对胃壁过分揉搓、牵拉致局部愈合能力降低。食管的血供为阶段性，一般要求食管近侧断端正常组织的游离长度不超过2 cm，如食管端游离过长，也会影响吻合口愈合。

（2）吻合口张力过大：术中代食管脏器游离不充分、高位吻合，术后胃排空障碍、胃肠减压不畅等原因造成吻合口直接承受拉力，部分缝线切割吻合口组织。

（3）吻合操作失误：①胃食管吻合缘对合不佳、两端口径不一；②缝合针距过小，缝线过密，局部缝线反应重及血运差；③缝合疏漏，一般发生在吻合口两个角上，也就是后壁缝合转为前壁缝合处，往往需在此处重叠加缝一针；④线结结扎过紧可以造成组织切割或撕裂；⑤缝合前壁时过深，连同后壁黏膜一并缝合造成后壁黏膜损伤。

目前，由于吻合器的普遍运用，上述失误基本可避免。

（4）吻合口周围有积液、感染。

（5）术前放疗：放疗剂量过大、放疗后手术时间选择不当等均造成组织愈合能力差。

（6）全身条件差：术前未予纠正的严重营养不良、贫血等。

（7）其他：断端癌组织残留等。

（二）临床表现

吻合口瘘发生越早，引流量越大，提示瘘口越大，感染、中毒表现越严重，死亡率高。颈部瘘表现差，胸内吻合口瘘表现强烈。

1. 颈部吻合口瘘

其主要表现为颈部皮下感染、蜂窝织炎。局部红肿、压痛或有轻度皮下气肿，很少有全身中毒症状。食管术后体温升高，一般3～4 d后逐渐降为正常，吻合口瘘的体温表现为持续性高热或低热，一般降温药物效果差。如发生瘘，除体温异常外，还有其他体征。如颈部切口愈合良好，患者仍有持续高热，X线检查发现胸腔或纵隔积液，也应想到颈部吻合口瘘的可能。

2. 胸内吻合口瘘

其主要表现为高热、心率增快、胸闷、胸痛、呼吸困难等全身中毒症状，严重者可产生中毒性休克甚至突然死亡。体检及胸部X线检查可见胸腔积液或液气胸。胸腔穿刺可抽出浑浊液体，有时带有臭味。

（三）诊断

（1）体征：胸腔内液气胸较重时，多有纵隔向健侧移位，叩诊上胸部鼓音，下胸部浊音，呼吸音减弱或消失。

（2）胸部X线检查：吻合口瘘出现的早晚不同，X线表现有差异。一般在1周内出现吻合口瘘者，因胸腔内未形成广泛粘连，肺被压缩萎陷，可见多个液气平，也可形成大的脓腔，纵隔向健侧移位。胸部X线片密度普遍增加，肺纹理不易辨认；也可出现纵隔增宽。钡餐透视，如果见钡剂外漏即可确诊。需要指出的是，钡餐透视没有发现钡剂外漏仍不能排除吻合口瘘。因吻合口周围可能已形成粘连，即使有小的包裹积液，由于腔内积液发酵形成较大压力，钡剂通过瘘口时没有外漏。

（3）胸膜腔穿刺：穿刺可抽出带有臭味的浑浊液体，有些患者由于瘘口较大或胸腔内胃壁坏死形成胃瘘，胸液含有食物残渣即可确诊。

（4）口服亚甲蓝试验：口服亚甲蓝后，胸腔穿刺液或引流液是否变蓝色，该方法为诊断吻合口瘘的常用且简便的方法。但对于瘘口较小者，往往需重复几次才能明确诊断。

（5）CT检查：无法证实吻合口瘘存在。但当发生吻合口瘘经引流后，仍有发热等中毒症状时，考虑脓液被分隔包裹，形成多个脓腔造成引流不彻底，CT检查可发现其他没有被引流的深层脓腔。

通过上述检查可明确瘘的存在、位置，除此之外还应该明确瘘的大小、类型。根据钡餐透视观察瘘口的大小；每日禁食引流量的多少也可帮助确定瘘的大小，如超过 200～400 mL，瘘口较大。

（四）治疗

根据吻合口的部位、瘘口大小、发生时间做及时处理。颈部吻合口瘘容易处理，一般经过敞开换药、勤换敷料即可；多数患者仍可经口进食，或经胃肠内营养或静脉高营养，多于 2 周左右愈合。对于瘘口较大、胸部吻合口瘘或伴有胃坏死时，处理比较复杂，少数患者甚至需二次开胸处理。

1. 保守治疗

原则包括充分引流、控制感染、营养支持、防治其他并发症等。

（1）充分引流、控制感染：引流包括胃肠减压、胸腔闭式引流、纵隔或颈部引流。多个分隔脓腔必须逐个彻底引流。同时引流液行细菌培养，选用有效的抗生素，控制感染。

（2）维持营养及水、电解质平衡：空肠造瘘能够保证充足营养，目前仍应用于基层医院或经济条件受限的患者。多数采用胃肠内、外营养，山东省立医院一直坚持术中放置十二指肠营养管，术后 2～3 d 开始胃肠内营养，实践证实是切实可行的方法。管饲食物常用牛奶、要素营养粉等。胃肠外营养通过静脉途径供给。

（3）防治其他并发症：注意防治肺部并发症，鼓励患者咳嗽、吹气球，一方面有效排出胸腔内脓液；另一方面促进肺复张，防止肺部感染。

2. 手术治疗

对胸内吻合口瘘再次开胸治疗一直存在不同意见。多数学者认为，胸内吻合口瘘一经诊断，除瘘口较小、引流满意、感染能够控制或发现已经失去二次开胸条件的患者，均应积极创造条件，尽早手术治疗。

根据瘘发生的时间，可分为先期及后期手术。先期手术指不经保守治疗，在发现瘘的 24 h 之内完成手术；后期手术指保守治疗 2 个月左右，再完成手术。方法有：带蒂组织瘘口修补；吻合口切除重建；食管颈部外置，二期手术，结肠代食管。

即使早期吻合口瘘，修补术也较难成功，一般将大瘘变为小瘘，为临床治疗奠定基础。具体操作上是将感染坏死组织切除，使断面新鲜；胃食管适当游离，吻合口充分对合修补，最后以大网膜等组织包埋。

（五）预防

吻合口瘘的原因很多，严把术前、术中、术后各个环节。

（1）充分的术前准备：大部分吻合口瘘的患者为中、晚期患者，营养状况差，食管梗阻严重，上端食管炎症水肿明显，愈合能力差。术前对这部分患者应行食管冲洗，应用消炎药物，以保证术中在无炎症水肿的食管部位吻合。

（2）注意手术操作，提高吻合技术：手术操作要轻柔、仔细，力争去除上述导致吻合口瘘的病因，减少吻合口瘘的发生。

二、乳糜胸

乳糜胸是指胸膜腔内有过量的淋巴液积存。其原因是由胸导管及其属支破裂所致。因其主要成分为脂肪，颜色通常为乳白色，故称为乳糜胸。最常见的原因是肿瘤、损伤、结核和静脉栓塞。其中外科损伤有升高趋势，常见于食管手术、肺切除术及心脏大血管手术；开胸手术乳糜胸的发生率为 0.6%～2.5%。

（一）胸导管的大体解剖

胸导管是全身最大的淋巴导管，通常于第 1 腰椎前面由左、右腰干汇合而成，或起于乳糜池上缘，经膈肌主动脉裂孔上行后进入后纵隔内，沿脊柱右前方上行，至第 5 胸椎处，斜经主动脉弓和食管后方偏向食管左侧，沿食管左侧缘上升，经胸廓上口达左颈根部，然后呈弓形弯曲注入左静脉角。全长 30～40 cm，是人体最大的淋巴管。此为一般型，另外有如下变异：①双干型，自腹段形成双干，于主动脉两侧上行，两干多在上胸段汇合成单干并上行至静脉角，占5%～20%；②分叉型，单干起始后于主动脉右侧上行，至中上胸段处分为两支，分别注入左、右侧静脉角，约占3%；③其他，如右位型、左位型等。在胚胎发生中，胸导管最初为双侧对称性，其间有许多交通支，奇静脉和肋间静脉在胸导管的形成中起很大作用，这些交通支保证了胸导管结扎后，乳糜仍能顺利回流到循环系统。

（二）乳糜的成分

由于胸导管收纳肠干及其他淋巴干的淋巴液，来自肠干的乳糜为其主要成分，此外还有来自胸、腹及其下肢的淋巴，包括蛋白质、电解质等。乳糜为乳白色、无异味的碱性液，禁食时，胸导管内的淋巴液是清亮的，脂肪餐后变为乳白色。在摄入的脂肪中，约有70%被肠道淋巴系统吸收，并通过胸导管送到血液中去。乳糜胸时，由于卵磷脂及脂肪酸的抑菌作用，以及乳糜液中大量抗体及淋巴细胞的抗菌作用，因此，乳糜胸较少发生感染。

（三）病因

由于胸导管与食管的解剖关系甚为密切，食管手术时易伤及胸导管，导致乳糜胸。一方面胸导管与食管伴行，下胸段胸导管位于食管右侧，上胸段胸导管转向脊椎左前方行于食管左侧，行胃食管弓上吻合将食管经主动脉弓后拉至弓上时，经常可看到胸导管，稍不注意便可造成损伤，若肿瘤较大时或侵及胸导管则手术损伤的机会更大；另一方面，由于胸导管变异较大，即使解剖层次清晰亦不能排除损伤变异胸导管的可能，因此有些医院或医生对这类手术常规进行结扎胸导管。

另外，胸导管内压力比较低，损伤胸导管或属支不易像血管那样喷射，且其颜色较淡或被术中渗血污染更不易为术者发现，而胸导管一旦损伤，不易愈合，导致术后发生乳糜胸。

（四）临床表现

乳糜液内富含蛋白质、脂肪及脂溶性维生素、凝血因子等，乳糜胸可导致严重代谢缺陷，甚至死亡。淋巴液及抗体丢失，可降低患者的免疫力。其临床症状与胸导管损伤的部位、严重程度及乳糜液在胸腔内蓄积的速度与量有密切关系。如果术中损伤的是胸导管的属支，乳糜液流出速度慢，乳糜液在胸腔内潴留的量不多，且随胸腔闭式引流管流出，患者可无任何症状，这种情况多能自行愈合。临床上多出现胸闷、气短、呼吸困难、心悸、心率加快等。

带有胸腔闭式引流管者，引流液可因胸导管损伤的程度及进食情况不同，致使引流量或引流液的性状颜色不同。一般术后8～72 h胸腔引流量仍不见减少，且每日引流量在500 mL以上。如果主干损伤，引流液一般在1 000 mL以上。禁食患者引流量明显减少，即使饮水亦可导致引流量增多，高脂饮食会大大增加引流量，最多可达数千毫升。术后引流液常为淡红色或淡黄色，随着进食或进食量的增加，转为典型的乳白色且引流量增加，分为三层，上层为黄色奶油样液体，中层为乳白色，下层为细胞沉淀物。

（五）诊断

食管切除术后乳糜胸的诊断多无困难，在胸腔闭式引流管拔除之前，引流液为乳白色液体，如果并非典型的乳糜液，但24 h引流量超过500 mL，尤其患者于进食后引流量明显增多，结合临床表现及其他检查便可诊断为乳糜胸。

1. 实验室检查

胸腔穿刺或胸腔引流管引流出不凝固的乳白色液体提示为乳糜胸。如果显微镜下发现游离的脂肪颗粒，或脂肪含量高于血浆，蛋白含量低于血浆的一半时，即可诊断为乳糜胸。脂肪颗粒溶于碱，可被苏丹Ⅲ染色，即为通常的乳糜试验阳性。乳糜有时被误诊为脓液，可通过液体的气味、细菌培养、血常规中白细胞含量及分类革兰染色加以鉴别。乳糜液中的细胞是淋巴细胞，而非白细胞，而且无细菌。另外，检测胸液中胆固醇和甘油三酯含量有助于鉴别。乳糜液中胆固醇/甘油三酯的比率＜1，非乳糜性胸腔积液的比值＞1。如果胸液中甘油三酯＞1.24 mmol/L，99%的可能性为乳糜液；如果甘油三酯含量＜0.56 mmol/L，乳糜胸的可能性为5%；若甘油三酯含量介于中间，则需要做脂蛋白电泳鉴定乳糜颗粒。

2. 影像学检查

对术后有引流管且引流通畅的患者，常规X线胸片检查常无特异性发现。有报道经下肢行淋巴管造影，可显示并确诊胸内胸导管的破口，是一种直接且准确的方法，可显示破口的大小及位置，进一步指导以后的治疗。但该方法操作有一定的困难，技术性较强，而且容易引起肺水肿、淋巴管炎，少数还可引起脑栓塞的危险，临床少用。

总之，对于胸部手术后 2～3 d，引流量不见明显减少，每天在 500 mL 以上的患者，无论引流液是否为乳白色，均应考虑到乳糜胸的可能，应进一步检查，一般可明确诊断。

（六）治疗

乳糜胸的治疗，尤其是手术时机的选择，大家有不同的意见，但总的治疗原则相同，即胸部手术后导致的乳糜胸先采取保守治疗，效果不好时再进行手术治疗，结扎或缝扎胸导管。近 30 年来，绝大多数胸外科医师经过临床实践观察认为，乳糜胸在保守治疗的基础上积极手术治疗值得提倡。尤其是胸腔镜开展以来，镜下结扎胸导管损伤小，患者容易接受。

1. 保守治疗

胸导管破裂或属支损伤，若进行合理的保守治疗，大多可以治愈，胸导管主干损伤往往保守治疗失败。保守治疗主要包括促进漏口愈合的措施及体液营养丢失的有效补充。

（1）促进漏口愈合的措施。

①体位：乳糜液的回流主要来自压力差，即胸腔负压和腹腔正压，患者处于立位或坐位时，乳糜回流要克服重力，因而不利于乳糜液的回流。若患者处于卧位时，乳糜液无须克服重力即可到达胸腔注入静脉系统，因而患者要始终保持坐位或半卧位，即使夜间休息也不能平卧。

②张肺：咳嗽、吹气球是张肺的有效措施。胸导管内压力低，而且壁薄，当有外界压力时容易闭合，即达到了治愈乳糜胸的目的。肺膨胀良好是压迫胸导管、促进闭合的有效方法。若术后肺不张，胸腔内负压加大，乳糜液外漏会增加，有效的咳嗽就更加重要，必要时行环甲膜穿刺，甚至气管镜吸痰。

在可能的情况下增大胸腔压力：有学者认为，一定量的胸腔乳糜积液可对破裂的胸导管漏口产生一定的压力，可对乳糜渗漏产生对抗。若患者胸腔引流为每天 200 mL 左右，虽无减少趋势亦无增加趋势，连续 2～3 d 无变化，可夹闭引流管，2～3 d 后再开放，多能自行闭合。

③饮食：禁食或进无脂或低脂、高蛋白、高糖饮食。胸导管内乳糜液越少，胸导管内压力越低，越有利于胸导管或属支破口的愈合，饮食中脂肪成分越少乳糜液就越少，但即使不进食而仅仅饮水，胸导管内的乳糜液也增加。因此，治疗乳糜胸最好的办法是禁饮食，尤其是引流较多时更应禁饮食，通过静脉提供营养。

④促进胸腔粘连：在咳嗽肺膨胀良好的情况下，经胸腔引流管注入高渗糖、滑石粉、碘等制剂，一方面可能促进胸导管漏口粘连愈合，另一方面可使胸膜腔粘连以消灭胸膜腔而治愈乳糜胸。该方式对于胸导管主干损伤可能无效，而对于胸导管属支损伤，乳糜胸不严重的患者，可能有效。

（2）体液营养补充：体液营养补充的措施包括肠道内营养和肠道外营养，尽管脂肪是乳糜的最主要成分，但乳糜引起的严重代谢紊乱与营养不良，是由于丢失蛋白质和维生素所致，在补充营养时应特别注意。

①肠道内营养：对乳糜胸不严重的患者，不必禁食，低脂、高蛋白、高糖饮食值得提倡，有条件可进食中链甘油三酯饮食，因中链甘油三酯经肠道吸收入淋巴系统后，可直接经门静脉吸收，不通过胸导管。饮食量应根据胸腔引流量进行调整，若胸腔引流明显增多，则应控制饮食，必要时禁食。

②肠道外营养：对于乳糜胸不太严重的患者因肠道内营养往往不足，静脉输液可有效补充能量及液体。对于严重的乳糜胸，则应全肠道外营养。通常采取锁骨下静脉置管，静脉输注高营养，包括脂肪、氨基酸、糖、维生素、无机盐、微量元素等，并间断输注血液成分，包括全血、血浆、白蛋白等。

2. 手术治疗

手术的开展使乳糜胸的死亡率明显下降，手术方式主要包括直接结扎胸导管、膈上大块结扎胸导管及其周围组织、胸膜固定术或胸膜切除术、胸膜腔腹腔转流术、缝扎纵隔胸膜瘘口、胸导管奇静脉吻合术、纤维蛋白胶粘堵术、胸腔镜下胸导管结扎术等。

（1）手术时机：①术后胸腔引流每天在 1 500 mL 以上；②胸腔引流量每天在 1 000 mL 以上，连续 3 d 无减少趋势；③胸腔引流量每天在 1 000 mL 以下，保守治疗 2 周不低于 500 mL。上述情况均需手术治疗。

（2）手术方式：手术应尽量从原切口进胸，一方面可了解手术损伤胸导管的部位，找到漏口，直接进行处理，准确性大，成功率高；另一方面可避免双侧开胸对患者肺功能的损伤。若原切口在右胸，手术过程中寻找胸导管比较容易，即便找不到，也可将膈上椎前-奇静脉-主动脉之间的组织大块结扎，操作方便。若原切口在左胸，宜行后外侧切口，若不能发现破口则可牵拉主动脉，打开主动脉与奇静脉之间的纵隔胸膜，于椎前较易找到胸导管，否则宜大块结扎。而双侧乳糜胸主要为纵隔胸膜破裂所致，患侧开胸应能达到治愈的目的。①局部缝合胸导管破口处：可于术前1 h口服牛奶200 mL，手术时可见有乳白色液体自胸导管破口处溢出，可将破口处用7号线缝扎。②膈上结扎胸导管：比较合理的方法是采用胸导管大块结扎，即紧靠膈肌上方，主动脉与奇静脉之间，紧贴椎体，用7号线缝扎，将胸导管周围的所有组织大块结扎。③胸腔镜下处理胸导管，可在镜下直接找到胸导管进行结扎；也可在电视胸腔镜下找到瘘口，于该处游离出胸导管用钛夹夹闭；对于小的破口，可用纤维蛋白胶封堵。

（七）预防

乳糜胸的预防非常重要，术者应根据手术情况预防胸导管损伤。预防措施如下：①熟练掌握胸导管的解剖是防止胸导管损伤的关键；②在胸导管走行的可疑区域，尽量避免钝性分离，锐性分离应边分离边结扎，术中及手术结束时应仔细检查；③预防性结扎胸导管：如肿瘤外侵较重，肿瘤可能侵及胸导管，应做预防性结扎。

三、术后胃食管反流

（一）病因

胃食管反流可使食管黏膜较长时间浸泡在反流液中，但实际上含有一定量的碱性反流液，而碱性液中某些胆盐及胰液成分破坏黏膜屏障及消化黏膜，即使没有胃酸及胃消化酶存在，也可导致食管黏膜损伤，久而久之，发生炎症、糜烂、狭窄、穿孔等。

1.手术所致的胃食管反流

食管癌及贲门癌切除胃食管吻合术后，均造成解剖学的重大改变，使正常食管的抗反流机制遭到严重破坏，如膈肌脚的"弹簧夹"作用，胃底与食管间的His角、腹段食管和食管下端括约肌作用等，而现行的吻合方法无明显的抗反流作用，残留食管与胸胃之间成为共同腔，胃内容物随压力梯度可自由涌入食管腔内。加之胸胃排空能力降低和胸腔负压的影响，使食管癌切除术后患者只要没有吻合口狭窄存在，就不可避免地发生胃食管反流。

2.长期留置胃管

长期留置胃管易引起恶心、呕吐，还常影响食管下括约肌的正常关闭。术后长期打嗝、昏迷，使贲门口经常处于开放状态。

（二）诊断

反流性食管炎的诊断主要根据以下几点确定。而食管、贲门切除术后均有不同程度的反流，诊断不困难。

1.症状

主要临床症状是疼痛、胃灼热感、反胃和吞咽困难，或者上述症状在体位改变时发生。疼痛开始在剑突下和胸骨后，然后向胸部两侧和背部扩散，向上放射到颈部、肩部、前臂，甚至到手部。反流物在食管内存留时间较长，对食管黏膜的腐蚀性大。有时误吸入气管内，还会引起支气管肺炎。反流性食管炎早期由于炎症刺激导致食管痉挛，有轻度性吞咽困难，伴有吞咽疼痛，病变进一步发展，出现持续性吞咽困难，甚至进流食困难，产生营养不良、贫血等。

2.X线检查

X线检查要区别正常胃食管反流与有症状的胃食管反流、反流性食管炎、消化性食管溃疡狭窄。拍片时，如果加压腹部才出现钡反流，那么这种反流可能是生理性的或轻度病理性的；如果同样体位不加压也出现反流，那么这种反流可能是病理性的。反流性食管炎的钡餐征象包括以下表现：①钡剂进入食管下段后行速突然减慢，停留，淤滞，扩张受限；②食管下段僵硬，管腔变细，黏膜破坏，皱襞模糊，边缘有小锯齿状；③有溃疡、狭窄，多能看到食管上段扩张和黏膜龛影；④钡剂显示明显狭窄。

3. 纤维内镜检查

食管镜检查对确定有无食管炎及其严重程度，以及与其他疾病鉴别诊断和治疗后随访都是很有价值的检查方法。如果有胃食管反流，食管镜通过食管入口可能见到较多的唾液和酸性胃液。内镜下典型的早期炎症多见于黏膜呈红斑样充血水肿，粗糙呈颗粒状，病变进行性发展，食管黏膜出现糜烂，组织变脆，触之易出血；严重炎症可见溃疡形成，炎症累及食管全层，纤维组织增生，瘢痕收缩，食管周径变短，纵轴变短。

4. 其他

如食管 pH 测定可以了解食管腔内 pH 的动态变化；食管腔内测压可了解食管下括约肌的功能及引起胃食管反流的原因；酸灌注试验用于测定食管的反应性和敏感度；食管闪烁照相术显示食管排空延迟；胃电图显示反流性食管炎患者的胃肌电活动频率可明显降低，通常表现为胃电节律过缓。上述方法基本不用于食管贲门切除术后反流性食管炎的诊断。

（三）治疗

反流性食管炎的治疗包括非药物治疗、药物治疗和手术治疗。各种治疗的目的是：减轻或消除胃食管反流的症状，预防和治疗严重并发症，防止胃食管反流复发。

1. 非药物治疗

非药物治疗是反流性食管炎诊断后的首先治疗，包括生活方式的改变，避免因体位引起的反流，忌食高脂肪餐、巧克力、咖啡、糖果等，戒烟和停止过量饮酒。餐后保持直立位，睡前 2~3 h 勿进食。研究证实胃食管反流后，胃内容物接触食管的最长时间发生在夜间，因此患者睡眠时可用背部垫枕的方法使躯干抬高 45°，主要目的是促进食管的重力廓清运动。平时不扎弹力腰带和不穿紧身衣服。少食多餐，每天 6~8 次，避免胃扩张。超重者应减轻体重，吞咽疼痛较重者可每小时进饮牛奶一次和应用抗酸剂。

2. 药物治疗

如经第一阶段治疗后（非药物治疗）症状不缓解，应进入下一阶段治疗（药物治疗）。由于反流性食管炎的发展较慢，绝大多数患者经内科治疗后可获得满意的效果。治疗目的：①减少胃食管反流；②降低反流液的酸度；③增强抗反流屏障的力量和食管清除能力；④保护食管黏膜，减少胃内容物接触食管黏膜；⑤增加胃排空和幽门括约肌的张力。禁用抗胆碱能药物，因为此类药物降低食管下括约肌的张力，减少食管蠕动，妨碍胃的排空。

目前常用的药物有抗酸剂，如乐得胃、复方铝酸铋、铝碳酸镁等。抗酸分泌剂：① H_2 受体阻滞剂，如西咪替丁、雷尼替丁、法莫替丁等；② H^+-K^+-ATP 酶抑制剂，如奥美拉唑克、达克普隆等，具有比 H_2 受体拮抗剂更强的作用。促胃动力药，如甲氧氯普胺、多潘立酮等。

3. 术后胃食管反流的预防

术中注意要点：恶性肿瘤（如食管癌、贲门癌）手术后由于正常解剖结构的变化，破坏了正常的抗反流机制，只要没有吻合口狭窄，就不可避免地造成胃食管反流，因而，选择一种术后胃食管反流轻、生活质量较高的重建方式十分重要。目前国内学者主张经食管床做胃食管吻合有防止反流的作用，主要是由于胃置于食管床，其容积相对减小，胃内物相对少，在减少胃对肺的挤压和肺功能损失的同时，也使患者在深吸气、咳嗽时肺对胃的挤压减轻，减少了反流量和每次反流持续的时间。同时认为有节律的搏动传至胃壁，加速了胃的排空，减少了胃潴留，主动脉弓对胃壁的压迫形成了第三个狭窄区。人们也试图改进食管胃吻合方式：插入式食管胃吻合术；黏膜对黏膜、肌层对肌层的两层吻合法；残胃与食管吻合后吻合口距残胃最高点有一定距离，形成人造胃底等都是为了减轻反流，取得了可喜的效果。

某些良性疾病术后发生胃食管反流，为预防其发生，术中宜做抗反流手术。抗反流手术失败的原因为：①手术适应证掌握欠佳；②外科医师经验不足，技术上有问题；③慢性食管炎引起食管缩短；④患者年龄问题，老年人与儿童术后复发率均高；⑤肥胖；⑥呼吸道梗阻性疾病；⑦有胃病手术史者。无论采取何种手术方法，都必须注意以下几点：①手术应使食管下括约肌静息压恢复到胃静息压的 2 倍水平。如胃静息压力为 0.8 kPa（6 mmHg），食管下括约肌静息压即为 1.6 kPa，高压带的长度不少于 3 cm。以胃底部包绕食管远端可以达到此目的，手术前、后测压结果表明，胃底折叠程度的大小与括约肌压力的增大成正比。胃底折叠 360° 的 Nissen 手术，术后压力升高最显著。②重建的贲门部在吞咽时应能松弛。正常情况下，吞咽时由迷走神经支配食管下括约肌和胃底的松弛，松弛持续 10 s 左右，继之快速恢复到吞咽前的张力。为了保证松弛，只有胃底部被用来包绕括约肌才可以，因为它与括约肌保持一致的松弛。所以，首要的是保护贲门部的支配神经，在游离食管下段时误伤迷走神经，可导致贲门部松弛能力丧失。③胃底折叠术不应增加括约肌松弛的阻力，使之超过食管蠕动所产生的推动力。括约肌松弛时的阻力与胃底部包绕的程度、长度以及腹腔内的压力等因素有关。④手术中应将胃底折叠部分无张力地放置于腹腔，并缝合膈脚。若把胃底折叠部分留在胸腔内，等于把一滑动型食管裂孔疝转变为食管旁疝，会发生食管旁疝所发生的各种并发症。如在有张力的情况下把折叠部分置于腹腔，会增加术后复发的机会。在此种情况下，轻度食管缩短尚可采用较短的胃底包绕方法，但多数情况下需应用胃成形术，以延长食管。

四、术后胃排空障碍

食管癌、贲门癌术后胃排空障碍是指胃排空胃食管吻合术后出现的幽门不能开启，也称幽门梗阻，是食管癌术后较常见的严重的并发症，多见于颈部和右胸顶吻合术，弓上吻合和弓下吻合术则很少发生。若处理不当可严重影响患者的心肺功能，引起一系列的呼吸循环生理改变，迁延不愈可造成死亡。实验表明食管癌患者术前就显示胃排空延迟，与正常人明显不同（$P < 0.01$）。这种现象是否因肿瘤侵犯迷走神经食管丛引起，尚难定论。几乎所有食管癌患者手术后排空率和手术前排空率相比都有明显下降（$P < 0.05$），但大部分患者并没有表现为明显的临床症状。

（一）病因

幽门梗阻根据病因可分为机械性幽门梗阻和功能性幽门梗阻。

机械性幽门梗阻又分为完全性机械性梗阻和不完全性机械性梗阻。在不少情况下，机械性因素和功能性因素可能同时存在，功能性幽门梗阻可能包含不完全性机械梗阻的因素。

1. 功能性幽门梗阻病因

（1）胃电生理改变：食管癌术后，由于双侧迷走神经切断，可以出现暂时性胃张力减低，胃蠕动缓慢、消失，多在术后 3～5 d 缓解。

胃食管吻合术后幽门梗阻的确切原因尚在研究中，由于我们对胃电生理的认识水平还不高，尤其是对大部游离后的胸胃电生理还缺乏认识；但有一点可以肯定，由于迷走神经的切断及术后对胃壁的揉搓，术后影响了胃的电生理活动。

正常人胃排空液体食物和固体食物各有不同机制，液体食物贮存于胃底部，胃底部的收缩提高胃内压力，是液体食物排空的主要机制。而胃窦部能混合和研磨固体食物，使之成为细小颗粒通过幽门。从理论上讲，仅切断胃近端迷走神经，胃底和胃体上部失去松弛能力，使之不能容纳较多液体食物，导致液体食物排空加速。胃远端迷走神经切断则引起胃窦部研磨食物功能减退，使固体食物排空延迟、胃食管吻合术中同时破坏了近端和远端迷走神经支配，则造成胸胃对液体食物排空和固体食物排空均延缓减慢。

胃电起步点位于大弯侧偏前壁中上 1/3 交界处。迷走神经切断和术中对该部位的揉搓必然导致术后起步点功能的改变，可能使术中胃壁肌层短期内失去蠕动功能。术后异位起步点的活跃则可能导致"胃动过速"，不能形成有效的胃蠕动。迷走神经切断后胃黏膜壁细胞泌酸功能减退，但是在实际工作中，幽门梗阻患者使用质子泵抑制剂等制酸药物效果较好，可能是由于幽门梗阻后胃液大量贮积，胃酸不断聚积致使胃内酸度上升影响了胃的排空。

（2）腹腔环境的改变：术后胃由原来的腹腔正压环境变为胸腔负压环境，胃腔内和十二指肠的压力梯度减小，不利于胃排空。

（3）幽门、十二指肠过度受牵拉：对颈部吻合和胸顶吻合患者只注意吻合口无张力，而忽略了幽门和十二指肠被牵拉过紧是导致幽门梗阻的另一重要原因。幽门过度牵拉使胃窦部和幽门呈扁平伸拉状态，使幽门开启困难并可能处于痉挛状态。

2. 机械性幽门梗阻病因

机械性幽门梗阻的主要原因有以下几方面。

（1）胃本身原因：胃扭转超过180°（未能正确辨认幽门位置、胃与膈肌固定位置不佳、大网膜复位错误、胃张力大幽门牵扯拉成角），胃牵拉过紧，使幽门变形或幽门拖至膈上。

（2）胃外因素：膈肌裂孔狭窄或胃与膈肌固定过紧；胃结肠韧带疝入胸腔形成缩窄环；粘连带或胃结肠韧带松解不彻底，过度牵拉胃窦部及幽门或十二指肠；十二指肠被牵入胸腔等，以上因素都与手术操作有关。完全性机械性幽门梗阻需手术解除梗阻原因。

不完全性机械性幽门梗阻包括幽门部轻度扭转、膈肌裂孔轻度狭小。胸胃过长垂于膈肌上、幽门被牵过紧，会造成术后近期内幽门梗阻，待水肿消退后梗阻可以缓解。机械性幽门梗阻发生部位不一定在幽门，有时候位置要稍高一些，功能性幽门梗阻则一定发生在幽门。

（二）诊断

幽门梗阻多发生在术后5 d至2个月。术前5 d可能没有梗阻症状，主要由于持续胃肠减压引流掩盖了梗阻的表现。也有的患者开始进食时无异常，但是以后又发生迟发性幽门梗阻，甚至可以反复出现。主要症状有胸闷、气短、心悸、恶心、呕吐，呕吐物中可以含有胆汁成分。严重者可出现心律失常、急性呼吸衰竭，予以胃肠减压后症状即可缓解。功能性幽门梗阻患者胃液引流量每日400～1 100 mL，平均700 mL，夹闭胃管24 h后症状重新出现。机械性幽门梗阻的胃液引流量要比功能性梗阻多，每日700～1 500 mL，平均900 mL。

功能性幽门梗阻，X线钡餐检查示胃蠕动波消失或仅有轻微蠕动，钡剂不能通过幽门。24 h后，可有少量钡剂排出，胃镜检查见胃蠕动消失或轻微蠕动，幽门关闭，黏膜水肿。大多数情况下胃镜通过幽门并无困难。

机械性幽门梗阻和功能性幽门梗阻因为治疗原则不同，鉴别诊断十分重要。①机械性幽门梗阻症状较重，胃液引流量较多；②钡餐检查示梗阻位置在幽门以上则可以确诊为机械性梗阻，且机械性梗阻蠕动波较强，功能性梗阻可见梗阻处钡剂较圆钝，蠕动波消失或较弱；③胃镜检查可以直接鉴别，功能性梗阻胃镜通过幽门并无困难，机械性梗阻在胃镜下找不到幽门或找到幽门后胃镜无法通过或通过阻力很大。

X线检查示胃高度扩张甚至达到胸壁，其内有气液平，需注意与胸腔积液的鉴别诊断。

如梗阻症状并非由于有效的处理而突然缓解，应高度怀疑出现胃瘘或吻合口撕裂瘘，需严密观察体温变化。

诊断标准：胃液常呈蓝绿色，胃管引流量每日超过500 mL。电解质化验在正常范围内。造影剂超过4 h不能通过幽门。胃镜示幽门呈关闭状态，但镜体可通过为功能性梗阻，不能通过者为机械性梗阻。

胃电图（EGC）可检测异常胃电节律，虽然目前其主要用于科研方面，但它仍为临床有价值的检查方法。正常胃电主频为2～4周/min，餐后应占75%以上。胃动力低下时，亦可见胃动过速（＞4周/min），或胃动过缓（＜2周/min）。

（三）治疗

幽门梗阻须及时治疗，延误治疗可能会造成心律失常、心力衰竭、呼吸衰竭甚至会造成胸胃穿孔，危及生命。对功能性幽门梗阻治疗早年走过了一些弯路，采取手术治疗被证实是不适当的。总的治疗原则是：功能性梗阻采取保守治疗，机械性梗阻采取手术治疗。

1. 保守治疗

（1）确诊幽门梗阻后，应即刻胃管减压，持续有效的胃减压引流是防止胃扩张造成严重呼吸循环生理紊乱的关键因素。有效的减压可以使胃处于较松弛的"休息"状态，减轻黏膜水肿，促进胃蠕动恢复。胃液引流量的逐日减少是治疗有效的可靠指标。

（2）注意水、电解质平衡，保证热量供应，对无力承担静脉营养的患者，如果短期内梗阻无法解除，应置十二指肠营养管或行空肠造瘘术。

（3）高渗盐水灌洗，每次100 mL，反复冲洗30 min，每日2次，冲洗完毕后可灌注50 mL高渗盐水，夹闭胃管1~2 h。高渗盐水灌洗可有效减轻胃黏膜水肿，促进胃蠕动恢复。

（4）药物治疗：可以口服胃肠动力药，对功能性梗阻者可以加大药量，有学者认为同时服用阿托品可以解除幽门痉挛。机械性梗阻不宜使用胃肠动力药。从理论上讲，迷走神经切断后胃泌酸功能下降，无幽门梗阻者胸胃pH白天略高于正常值，夜间则无明显差异。幽门梗阻患者由于胃酸贮积，胃液酸度加大，可以服用奥美拉唑等质子泵抑制剂，抑制胃酸分泌，奥美拉唑还具有明显的抗反流、消除黏膜水肿的作用。

红霉素广泛用于感染性疾病。专家近年来的研究发现，红霉素还是抗生素中唯一的胃动素受体激动剂，可促进胃肠蠕动。

（5）胃镜检查对幽门梗阻患者十分重要，不仅可以鉴别机械性和功能性幽门梗阻，对功能性梗阻还可以同时进行治疗。气囊扩张幽门水肿消退后梗阻一般可以缓解。还可以将导丝置入十二指肠，经过导丝再将细胃管置入十二指肠以保证胃肠道营养供给。同时对闭合的幽门起到一定的支撑作用，利于胃的排空。现在有一种螺旋形胃肠管经鼻腔插入胃中24 h后可自行进入十二指肠。

（6）针灸治疗：幽门梗阻是一种以胃排空延缓为特征的临床症候群，中医认为本病为气血亏虚，脾胃受损或情志不遂至肝气犯胃，胃失和降，使脾胃升降失司所致。选足三里、手三里及耳穴胃区针刺。选穴均以足三里为主，刺激该穴可使胃张力增加，胃排空时间缩短。

2. 手术治疗

一旦确诊为机械性幽门梗阻，在患者身体能承担手术的条件下应尽早手术治疗，解除梗阻因素。对那些不易鉴别诊断，经过一段时间保守治疗无效的患者，也应该手术探查。手术为剖腹探查，探明梗阻原因，解除梗阻因素一般需行扩大食管裂孔，切断幽门周围粘连带，应注意勿伤及结肠血管和胃网膜右血管。幽门处严重扭转的患者应行胃空肠吻合术、空肠-空肠侧侧吻合术，情况差的患者同期行空肠造瘘。也有学者主张术后幽门梗阻患者可先行剖腹探查幽门成形术，术后梗阻没有解除，再次行胃空肠吻合术。

（四）预防

机械性幽门梗阻的发生均与手术操作有关。在术中游离胃时既要充分又要避免游离过度，在胃长度足够吻合时，避免游离十二指肠，吻合前检查胃是否有扭转，吻合时既保证吻合口无张力又避免胃的过度上提。

完成颈部吻合或胸顶吻合后胸胃尽量置入食管床，将胸胃向下推入腹腔或经腹向下牵拉，将多余的胃窦部位拉入腹腔，避免胸胃过长在胸腔内垂在膈肌上形成"兜肚"，以保证幽门部不过度受牵拉而上提。

手术中如果造成对侧胸膜破裂，应该尽量予以修补，以避免形成胸胃疝进入对侧胸腔。

胃与膈肌固定的位置要合适，固定缝合位置不宜过低。术后胸腔负压造成膈肌抬高从而导致胃窦部进一步受牵拉而上提致使幽门被过分牵拉。

食管裂孔切开要足够松，容4指，保证不会压迫胃窦部又不会造成其他组织器官疝入胸腔。食管裂孔的切开应注意尤其要向后内侧切开以防止上提的胃在此形成拐角。

高位胃食管吻合术是否附加幽门成形术存在一定的争议，但有一点是肯定的，附加幽门成形术的患者可以基本避免幽门梗阻的发生。在术中应该探查幽门，幽门宽大者可以不行幽门成形，发现幽门狭小或有瘢痕的患者应行幽门成形术。也有学者提出术中以手指扩张幽门或钝性双指前后扩张幽门环。胸胃对半固体食物的排空减慢，且又不随术后时间的延长而恢复，也是引起厌食、反流、进食后饱胀感等症状的重要因素。因此，食管癌手术同期附加幽门成形或幽门肌层切开术，对患者术后生活质量改善是有益的。

五、吻合口狭窄

随着食管癌、贲门癌外科的广泛开展，吻合口狭窄的发生率较高，是主要的晚期并发症之一。据文献报道，食管贲门癌切除后吻合口狭窄的发生率为0.5%~5.9%，一旦发生吻合口狭窄，给患者造成较大的生理及心理负担，将直接影响患者的生存及生活质量。因而应充分了解吻合口狭窄的发生原因、诊断、治疗及预防。

(一) 原因

吻合口狭窄的原因较多，据文献报道，根据对食管胃吻合口狭窄病例的临床表现、X线、内镜所见以及患者对各种治疗的反应，综合分析吻合口狭窄的原因有以下几种。

（1）吻合时缝合不当：①吻合口缝边过宽（＞0.5 cm），针距过小，＜0.3 cm造成内翻过多；②食管胃两断端的口径过分悬殊，使缝边纠集，吻合口包埋过深，套叠过紧，压迫吻合口；③贲门癌经腹部切口手术时暴露不良，缝合困难，造成吻合口两边对合不良；④缝线残留：丝线在吻合口未脱落，长期刺激黏膜产生充血、水肿乃至形成糜烂、溃疡、小脓肿，使吻合口狭窄进食受阻，如果丝线长期不脱落，需要在内镜下拆除缝线，症状才能够消失；⑤吻合器的使用不当，尤其老式吻合器吻合口较小，金属钉过密，挤压食管胃壁组织，造成局部缺血、缺氧引起纤维化，瘢痕挛缩，造成吻合口狭窄。

（2）反流性因素：食管胃手术后，迷走神经切断，食管下段及贲门切除，使食管下段排除酸或碱的能力及贲门括约肌的功能丧失，幽门功能障碍，使胆汁或者胃液反流到食管，损伤吻合口处的黏膜，产生反流性的炎症及纤维增生性的狭窄。反流性的炎症在内镜下可以分为3级。Ⅰ级：食管末端可以见到沿纵轴排列的线状红斑。Ⅱ级：糜烂易碎性增加，线状红斑整合成片状并向近端扩展。Ⅲ级：狭窄形成。据文献报道大多数患者除了有进食受阻外，平时均有胸骨后烧灼痛，剑突下疼痛，呕吐黄苦水。内镜下均见到吻合口黏膜充血水肿及部分有胆汁黄染，病理报告为慢性炎症。

（3）其他因素：①异物阻塞。有些患者术后有慢性阻塞的发生，是由于暴食肉块、咸鸭蛋、黄豆等固体食物后突然发生急性梗阻，滴水不入，频繁呕吐。②全身因素。部分患者的吻合口狭窄可能与瘢痕体质、食物过敏、营养不良及长期进流质饮食、半流质饮食，吻合口得不到食物机械性扩张等因素有关。个别病例精神过多紧张产生特发性食管痉挛及食管反流，出现进食困难。③癌肿复发。吻合口处的癌肿复发可以引起吻合口的狭窄，从而引起进食梗阻症状。

(二) 诊断

吻合口狭窄的诊断主要依据患者有食管胃的手术病史，多数患者术后出现进食受阻，有的患者较重时滴水不入，并且出现嗳气、呕吐食物等症状。但我们认为早期的"吻合口狭窄"症状，多数为吻合口水肿所致，采用对症治疗往往症状好转，只有在吻合口愈合的成熟期后，一般在术后的2~3个月仍有狭窄症状，经食管造影证实方可确诊。在内镜下，吻合口狭窄的表现有多种异常形状，如漏斗状、水壶口样、凹凸扁平鸭嘴样及葡萄样隆起不平。

关于食管、贲门癌术后吻合口狭窄的分度，目前尚无统一标准，为了选择治疗方法，我们根据进食困难的程度，X线食管钡餐所见，以及食管镜所见狭窄口径分为轻、中、重度。①轻度：进普食困难，半流食有时不畅，其吻合口直径为0.5~1.0 cm；②中度：进半流质困难，流质顺利，吻合口宽度为0.3~0.5 cm；③重度：进流食困难或滴水不入，吻合口完全梗死到0.3 cm以下，一般需用碘油造影。

根据吻合口狭窄的形态分类。为了便于指导治疗方法的选择，有的学者根据食管钡餐造影和术中所见按狭窄的形态分类如下：①膜状型，狭窄长度＜5 mm，呈蹼质漏斗状，膜有弹性，孔洞较小；②环状型，狭窄长度在10 mm左右，呈戒指状，向腔内缩窄，紧韧而欠有弹性，上述两型适宜于扩张术（气囊扩张或金属食管镜下扩张术）；③管状型，狭窄长度＞15 mm，呈管状，壁厚坚韧，扩张甚难。

(三) 治疗

吻合口狭窄的治疗，应当根据不同病因选择不同的治疗方法，早期的吻合口狭窄，通过扩张术大多能缓解，对于重度吻合口狭窄及较难处理的吻合口狭窄可以行手术治疗。

1. 吻合口狭窄的扩张治疗

食管贲门癌术后吻合口狭窄的治疗主要依靠扩张治疗，扩张治疗的原理在于扩张器产生横向及纵向扩张作用使狭窄段瘢痕组织拉长、软化。扩张的方法有：①硬质食管镜下，用橄榄形金属扩张条进行，因有出血穿孔破裂的危险性已废弃；②气囊扩张治疗，因扩张治疗时仅产生放射状作用力，故狭窄再发生率较高，扩张效果差；③激光切割扩张治疗，因有出血穿孔的风险性，且复发率高，现多不采用；④目前多采用Calestin扩张器及Savary Gillavd扩张器。因这两种扩张器有以下几种优点：安全性高，不会发生穿孔、撕裂；扩张效果好，因为它有纵向及横向扩张力，适用于各种狭窄的扩张；经济负担轻，一般患者多次扩张均可承受；操作简单，可以不在 X 线透视下进行扩张。其缺点在于：吻合口肿瘤复发者扩张效果差，吻合口狭窄的治疗应当早期扩张，因早期狭窄瘢痕组织相对较少，且容易扩张，故其扩张次数少，吻合口不易回缩，在扩张中要严格操作规程及熟练地操作内镜技术，只有这样才能避免出血和食管破裂等并发症的发生。

2. 吻合口狭窄的再手术

严重的吻合口狭窄的治疗较为困难，经内镜下扩张较为困难，疗效不理想，这种情况下有的患者需要手术治疗，在手术以前必须明确患者的狭窄程度和有无癌远处转移，切忌盲目行吻合口切除原位重建术。有的学者认为食管胃吻合口狭窄再开胸手术适应证为：① X 线和内镜下见吻合口直径 < 0.5 cm 者；②经内镜行食管扩张术无效者；③吻合口成角畸形不宜行食管扩张术者；④远处无癌转移者。

食管胃吻合口狭窄的再手术方法很多，有的学者主张食管腔内置管术；狭窄吻合口纵行切开横行缝合术；胃腔内环形切除吻合口瘢痕组织；食管胃黏膜对拢缝合术；吻合口狭窄段切除原位食管胃端端吻合术。

（四）预防

吻合口狭窄的发生给患者造成生存期及生活质量的影响较大，因而预防吻合口狭窄的发生尤其重要，关键在于操作时应轻柔细致，黏膜对合整齐，尽量减少黏膜的损伤。胃的切口与食管大小相称，缝线不宜过紧，应用吻合器时不应过度挤压，同时尽可能缩短挤压时间，对术后反酸严重的患者，可适当给予胃酸分泌抑制剂。为了预防颈部吻合口狭窄，有的学者认为胸部入口的分离要足够大，否则易导致胃静脉回流障碍，如果胃上提颈部时有张力，此时宜做小弯侧成形，延长胃底上提长度以避免产生血运不良。有的学者报道，有选择地应用食管斜切口，对预防吻合口狭窄有使用价值。

六、胸胃瘘

胸胃瘘包括胸胃穿孔及胃残端瘘、胃壁大片坏死瘘，临床上常被误诊为吻合口瘘，多数患者未经手术治疗，很难证实是胸内吻合口瘘还是胸胃穿孔。

（一）病因

（1）胸胃的胃底部血运最差，如组织损伤较重，可使胃底缺血坏死，故常发生在弓上水平的吻合术后。

（2）胸胃腔内压力过高或有病变，如继发于胃排空功能障碍等。

（3）部分患者脾胃韧带过短，术中处理时，多数医师宁可损伤部分胃壁也不愿意看到脾胃韧带过短导致的大出血。术中损伤胃壁，且未有效处理。

（4）残胃断端吻合失误。

（5）胸管压迫胃壁等。

（6）胸胃缝缩或胃壁缝合固定于胸顶、纵隔时，缝线贯穿胃壁全层，术后胃管引流不畅，导致胃扩张，缝线处胃壁撕裂。

（7）应激性胃溃疡，特征为二次开胸见穿孔直径一般小于 1 cm，为圆形，黏膜外翻，周围胃壁无坏死。

（8）术后胸腔穿刺不当损伤胃壁，尤其是在胃扩张的患者。

（二）临床表现和诊断

同吻合口瘘。胸胃穿孔与吻合口瘘比较，症状更加急重，引流量更大。胸胃穿孔的患者引流瓶中有腐烂坏死组织碎片沉积。颈部吻合胃壁坏死穿孔者，打开颈部切口后，在吻合口处可以发现胃壁变黑，有大片带有缝线的坏死组织脱出。

（三）治疗

常因胃黏膜外翻，难以自行愈合，故保守治疗的危险性极大，部分胸胃穿孔被误诊为吻合口瘘予以保守治疗，贻误手术时机，预后差。在患者尚可耐受时，应尽早手术治疗，治愈率在 50% 左右。颈部胃壁坏死的患者保守治疗一般可以治愈。小的胸胃穿孔保守治疗的治愈率为 63.6%。

胸胃坏死穿孔病情变化快，短时间的延误可能导致严重后果，一旦诊断明确，在条件许可的前提下应争取尽早手术治疗。可选择的术式有瘘口切除、胃壁修补等一期治疗；也可行颈部食管外置，彻底切除胃壁坏死组织，胃体回纳，空肠造瘘，待患者恢复并充分术前准备后，二期再行消化道重建。对于局限的小瘘可行保守治疗或一期修补术。瘘口大、中毒症状重、未局限者应采用二期重建。手术的原则要求简单实用，复杂的修补反而会造成穿孔进一步扩大。

（四）预防

胸胃穿孔一旦发生，对患者危害性大。针对上述有可能发生胸胃穿孔的病因，尽量避免该并发症的发生。我们的体会是术中操作轻柔、尽量减少对胃壁的揉搓和牵拉，保持胃及食管断端良好的血运最为重要。

（王欢欢）

第三节　纵隔肿瘤切除并发症

纵隔内发生肿瘤种类繁多，形态各异，有良性和恶性、实质性和囊性、先天性和后天性之分。根据肿瘤大小、部位和病理类型可产生压迫症状或侵蚀邻近重要脏器，因此一旦确诊，不论良性生长缓慢或恶性进展迅速，都应尽早采取手术治疗。

多数国外文献报道，纵隔肿瘤的发病率以神经源性肿瘤最多，其次为胸腺瘤、畸胎类囊肿和肿瘤，再次为胸骨后甲状腺肿瘤。国内统计资料亦以神经源性肿瘤占第一位，其次为畸胎瘤，胸腺肿瘤和甲状腺肿瘤，各种囊性肿瘤最少。其中，神经源性肿瘤通常位于后纵隔，而胸腺瘤及胸骨后甲状腺肿瘤位于前纵隔，畸胎类肿瘤也以前纵隔最多见。

一、神经源性肿瘤手术并发症及预防

神经源性纵隔肿瘤占纵隔肿瘤的 15%～30%，儿童和成人的发病率大致相同，女性略高于男性，大多位于后纵隔脊柱旁。良性肿瘤有神经鞘瘤、神经纤维瘤和神经节细胞瘤。恶性肿瘤者儿童较多见，主要有恶性神经纤维瘤、神经母细胞瘤、神经节母细胞瘤、恶性神经鞘瘤等。副神经节瘤少见，偶尔可见神经节细胞瘤和嗜铬细胞瘤。由于该类肿瘤有一定的恶性变率，原则上一经发现，应及时手术切除。

（一）椎管内损伤

对后纵隔-椎管内哑铃状神经源性肿瘤，如采用开胸手术切除时，要十分小心地处理其蒂部，以防脊髓损伤或出血。宁可将蒂部保留，做部分或大部切除，切忌为了完整切除而进入椎孔。否则一旦出血，既不能填塞止血而压迫脊髓，又无法暴露出血点而行结扎出血，即使钳去骨质椎孔也难于寻找。部分残留肿瘤仍需严密随诊，观察其发展。所以，现对于该种肿瘤，无论有无症状，最好先采用椎板切开，取出椎管内肿瘤，然后再开胸切除后纵隔肿瘤。这样可避免单纯经胸切口手术剥离肿瘤时易出现的椎管内出血、脊髓损伤、脑脊液漏和残留肿瘤组织等并发症。

（二）Horner 征和喉返神经损伤

后纵隔位于脊柱旁的神经源性肿瘤切除后最常见的并发症是霍纳征，表现为星状神经节损伤而引起的单侧眼球下陷、眼睑下垂、瞳孔缩小及面部无汗症。有些患者术前可并发此症，术后恢复可能性很小。术中尽力避免损伤星状神经节和交感神经链。此外，对于来自迷走神经的神经源性肿瘤应尽力游离出迷走神经，避免过度牵拉损伤喉返神经。

（三）血管和臂丛神经损伤

对位于一侧胸腔顶附近同时又侵及颈部的神经源性肿瘤，由于肿瘤可能侵犯颈胸部重要动、静脉和臂丛神经，手术摘除时如果显露不佳，就有可能造成血管、臂丛神经损伤。必要时，可采用经胸骨"L"形切口加或不加胸锁乳突肌前缘切口充分显露颈胸部肿瘤。对于肿瘤包绕锁骨下动、静脉，臂丛神经者，应注意保护血管神经，避免损伤，力争彻底切除。若有残留，可予以标记，术后行补充放疗。

(四)巨大神经源性肿瘤手术并发症

对于占据一侧大部或全部胸腔的巨大神经源性肿瘤，因广泛粘连或压迫周围脏器，手术切除常较困难，术中危险性极高。术中巨大肿瘤可对心脏、大血管直接压迫而加重循环障碍；肿瘤血供丰富或贴近心脏和大血管，手术分离时可引起不易控制的大出血；手术切除肿瘤后，长期萎陷的肺组织膨胀时易引起复张性肺水肿。手术原则上应将瘤体及包膜全部切除，切口采用胸后外侧切口，必要时可切除切口上下沿的肋骨，以达到充分的术野显露，完整切除肿瘤，有效缩短手术时间，减轻肿瘤对心脏及大血管的压迫。术中注意寻找肿瘤的解剖间隙，如果解剖间隙不清，分离困难者可先行分块切除，迅速降低瘤内压；也可行包膜内快速剥离摘除肿瘤，解除肿瘤的压迫，减少术中渗血；对于贴近心脏及大血管的肿瘤，可从正常心包和血管外膜处解剖，连同心包及血管外膜一并切除；肿瘤累及肺脏无法分离时，应行肺叶部分切除或肺叶切除术；巨大肿瘤摘除后欲将长期萎陷的肺组织膨胀时，一定要注意缓慢、轻柔、逐渐膨胀。

二、胸腺瘤及重症肌无力手术并发症及预防

胸腺瘤的良恶性，主要依赖于术中手术所见，包膜完整者为良性，如包膜不完整侵及心包、胸膜、上腔静脉或邻近脏器，以及有胸内转移、胸腔积液或心包积液者，则为恶性。单靠病理学诊断有时很难鉴别良性和恶性。

胸腺瘤虽然生长相对缓慢，但肿瘤长大可产生压迫症状，而且良性胸腺瘤可恶性变，即使为良性，手术切除后仍可复发，即具有潜在恶性，故胸腺瘤的治疗原则应以手术为主。术中要求彻底切除胸腺组织，包括纵隔内各脏器间的脂肪结缔组织，尤其并发重症肌无力的患者。恶性胸腺瘤手术时要注意术野的保护。常有肿瘤细胞种植而局部复发者，远处转移不多见。

胸腺瘤和重症肌无力的发病有密切关系，胸腺癌患者约有15%并发重症肌无力，而重症肌无力患者约半数有胸腺瘤或胸腺增生或退化的胸腺残余中含有生长活跃的生发中心。虽然胸腺切除治疗重症肌无力的有效性仍然存在争议，但大多数胸外科医师和神经病学专家对这一方法用于可手术患者表示支持。重症肌无力经胸腺切除治疗，症状好转和完全缓解者可高达80%，而因危象出现而导致死亡者亦不在少数，但对比非手术治疗的结果仍有相当优势。

(一)胸腺瘤手术并发症及预防

1. 术中出血

胸腺瘤位于前上纵隔心底部、心脏与大血管交界处；恶性胸腺瘤向周围浸润粘连使解剖关系不清；肿瘤较大推挤邻近组织器官，使正常解剖关系发生改变；增厚的纤维组织与血管不易辨别，这些都可以造成术中误伤血管引起大出血。对于瘤体较大或粘连较重的肿瘤，术中可由浅入深，先易后难，逐步分离，先使其松动，再游离瘤体。对于解剖过程中每一纤维条索状组织均应在直视下钳夹后切断，勿盲目钝性和锐性游离，以免损伤血管增加手术困难。若意外损伤血管，需冷静处置，切忌盲目钳夹止血，以免造成更大的损伤，难以控制。可先用纱布或手指压迫出血破口，同时加快输血，吸净积血后，辨别损伤部位和范围，再决定直接缝合或补片修补。若术野暴露欠佳，可尽快切除部分或大部分肿瘤，暴露好术野，再行血管修复。

2. 病灶残留

绝大多数胸腺瘤与左右头臂静脉邻近，恶性胸腺瘤往往粘连致密，界限不清，甚至大血管被包裹在肿瘤组织内，彻底切除很困难，易造成病灶残留。术中注意左、右头臂静脉，前者常和胸腺黏附，稍有疏忽就有损伤危险，但左侧头臂静脉在无上腔静脉梗阻的情况下可以结扎阻断，影响不大。如果粘连致密可切开心包，内外结合进行解剖。若肿瘤侵犯上腔静脉，而上腔静脉通畅，血管重建则是可选择性的，亦可考虑行侧壁切除，用心包或补片修复。若双侧头臂静脉和上腔静脉均被累及，则至少要重建一条腔静脉与右心房通道，以防止严重的脑水肿。主动脉的分支大血管要妥善保护，暴露清楚，以免误伤。通过上述处理及小心操作，多可完整切除肿瘤。如果仍有病灶残留，可在行局部处理后，待术后行局部放疗。

3. 切除范围不足

在前纵隔脂肪组织中可能有散在或异位胸腺组织，在正常胸腺中也可能发现有微小胸腺瘤，因此仅仅行单纯胸腺瘤切除，复发率较高。临床中还时常发现单纯胸腺瘤切除术后反而出现重症肌无力的现象，有研究表明这与未完整切除胸腺组织有关。故手术切除范围是上自甲状腺下极，两侧达膈神经，下至膈肌平面，彻底清扫该范围内的所有前纵隔脂肪组织、肿瘤及胸腺组织，从而保证所有可能存在于脂肪组织中的胸腺组织或异位胸腺一并切除。

4. 膈神经损伤

在切除胸腺瘤时可能损伤一侧或双侧膈神经，手术前膈神经的功能要通过术前 X 线胸片或胸透观察膈肌上升的位置来估计。术中通过膈神经与肿瘤的关系进行估计，如果由于肿瘤浸润，一侧膈神经可能失去功能，可以将它与肿瘤一起切除，尽力保留对侧膈神经功能。相对于肺门，左侧膈神经较右侧膈神经更靠前，因而在术中更容易被损伤，要注意特别保护。绝大多数患者对膈神经损伤还能忍耐不需特殊治疗。如果膈肌显著突出或矛盾运动，可以实施膈肌折叠术。双侧膈神经损伤很难忍受，患者双侧膈肌功能紊乱需要双侧膈肌折叠术，或气管切开机械通气。

5. 术后乳糜胸

尽管乳糜胸的发生常见于食管切除术和肺切除术，但由于胸导管的畸形、多变及肿瘤的侵袭等原因，胸腺瘤等前纵隔肿瘤切除也有可能产生乳糜胸。切除胸腺瘤等前纵隔肿瘤引起的胸导管损伤多发生在主动脉弓水平，在此处，胸导管走行于左侧颈动脉后面，损伤也可能发生在胸导管汇入锁骨下静脉处。如果胸导管被肿瘤侵犯，或极易出现术中损伤，应预先结扎，而不是存在侥幸心理。术中未意识到胸导管损伤，术后通过引流液外观和对引流液进行乳糜试验检测即可确诊。对于乳糜液引流量不大的患者，在充分良好引流的前提下，给予低脂、高糖饮食以支持营养，同时注意保持水、电解质平衡，应用抗生素预防感染等保守治疗，动态观察，有时可以自愈。对于胸导管损伤且引流量较大或保守治疗失败的患者，最成功的办法是早期二次手术结扎胸导管，术前没有必要行淋巴造影来判断损伤的位置，为有利于术中判断损伤位置，可在术前经鼻导管注入牛奶或植物油。另外，在膈肌平面结扎右侧胸导管在绝大多数病例中获得了成功。

（二）重症肌无力手术并发症及预防

重症肌无力手术后除一般普胸外科手术的并发症外，常见也比较特殊的并发症是肌无力危象和胆碱能危象。这两种危象的发生又以前者多见。

1. 手术时机的选择

手术时机如果选择不当也会加重病情，造成严重并发症。一般应尽量选择在患者一般情况改善，病情稳定后手术。术前应特别注意合理使用胆碱酯酶抑制剂，掌握用药规律，以能稳定控制患者症状的剂量为宜。还应使患者了解药物疗效、剂量及服药时间，做到密切配合。肺部感染可诱发和加重肌无力危象，术前应及时合理应用抗生素治疗和预防。

2. 麻醉意外

重症肌无力胸腺切除术的麻醉处理关系到手术安全性和患者术后恢复，应避免因麻醉处理不当而增加术后的处理困难。重症肌无力患者对非去极化肌松剂高度敏感，术中应避免使用非去极化肌松剂。麻醉可选用小剂量新型中、短效非去极化肌松剂，可提供较为满意的肌松条件；也可用短效巴比妥类药物做麻醉诱导，再用静脉复合麻醉或并用吸入麻醉剂维持麻醉，禁用箭毒，慎用氯琥珀胆碱、吗啡、巴比妥类等中枢抑制剂。

3. 肌无力危象

该危象在围手术期发生的时间有术后 1~2 d，亦有长至 20 余天者，其主要临床表现是瞳孔无明显变化或略变大，患者口腔及呼吸道分泌物减少，咳嗽无痰，有喉舌干燥感，自觉腹胀难受，但体检无腹部压痛，无明显的肌束颤动，心率可明显偏快，将 Tensilon（依酚氯铵）10 mg 加入生理盐水 10 mL，每分钟静脉注射 2 mL，上述症状可缓解，患者的呼吸及吞咽能力增强。一旦发生肌无力危象，抢救处理的主要原则是支持呼吸功能，抗胆碱酯酶类药物及激素的应用；其次是预防感染，维持营养，纠正水及电解质、酸碱失衡等。支持呼吸功能的最有效方法是气管切开，人工呼吸机辅助呼吸。早期行气管切开对重症肌无力术后患者来说原则是宁早勿晚，一旦发生术后肌无力危象，患者有呼吸无力、胸廓及腹部无明显起伏、发绀、末梢氧饱和度明显下降、咳嗽排痰困难、呼吸道分泌物积聚不能有效清除的状况出现，或并发有休克、循环状况不平稳，有心力衰竭、肺部感染时，即应尽快进行气管切开。不要因寄希望于抗胆碱酯酶的药物能够改善呼吸功能而延误治疗的时机。同时，人工呼吸机辅助呼吸可使麻痹的呼吸肌得以充分恢复，机体免疫功能得以充分调整，有利于呼吸功能的重新建立。对有术后发生肌无力危象可能性大的患者应加强观察，及时发现并处理。

4. 胆碱能危象

大多数危重肌无力患者抗胆碱酯酶药物的治疗量与中毒量十分接近，故用药应极谨慎，一旦用药过量，即可能发生胆碱能危象。胆碱能危象的表现是患者瞳孔明显缩小，眼泪、唾液、呼吸道分泌物大量增加。体格检查可见有肌束颤动，肠鸣音亢进，心率减慢，如静脉注射阿托品，上述症状可有缓解。如发生胆碱能危象，应即时给拟胆碱药如阿托品，从小剂量开始，初起可给 0.5 mg，隔 3～5 min 再给 0.2～0.4 mg，同时减少或停止抗胆碱酯酶类的药物，适当加大肾上腺皮质激素类药量，直至症状缓解。所以在术后应用抗胆碱酯酶药物应小量、适量，长期使用，并持续给少量泼尼松。术前可置胃管，术后经胃管鼻饲给药是更为安全有效的途径。

三、纵隔生殖细胞瘤手术并发症及预防

纵隔生殖细胞瘤包括良性和恶性两类，起源于没有完成从尿生殖嵴移行的原始生殖细胞。这类病变在组织学上被认为是起源于性腺的生殖细胞瘤。

畸胎瘤是最常见的纵隔生殖细胞瘤，可分为成熟型、未成熟型和恶性三种。成熟型畸胎瘤多为囊性，称之为皮样囊肿；未成熟型畸胎瘤表现各异，含有内胚层、中胚层和外胚层三个胚层的各种成熟或未成熟组织；恶性畸胎瘤一般是由成熟或未成熟畸胎瘤恶变所致。

血清学 AFP 和 β-hCG 的检测有助于鉴别非精原细胞瘤与精原细胞瘤。精原细胞瘤很少产生 β-hCG，且不产生 AFP，而超过 90% 的非精原细胞瘤产生其中一种或两种激素。精原细胞瘤对放疗十分敏感，而非精原细胞瘤则相对不敏感。

生殖细胞瘤的诊断和治疗依赖外科手术切除。对于体积较大或波及周围结构的良性肿瘤，彻底切除有时非常困难。部分切除有助于减轻症状，减少复发概率。而对于恶性畸胎瘤，根据恶性肿瘤的特性，采用适当的化疗、放疗同时结合手术治疗的方案。

（一）手术时机的选择

对肿瘤并发感染者，应先抗感染治疗，待有效控制感染后再手术；对肿瘤破入支气管或肺内者，往往已致肺功能明显受损，并可并发肺脓肿、支气管扩张等，宜在控制感染后再行肿瘤及肺切除；对肿瘤破入胸腔者，如未并发感染，行一期肿瘤切除和胸腔廓清术，如已并发感染，则应行囊肿及胸腔引流，待感染控制后再行肿瘤切除，同时或分期处理脓胸；如肿瘤破入心包腔发生急性心脏压塞者应急诊手术，如未并发感染，行一期肿瘤切除和心包部分切除，如并发感染，则先引流，感染控制后再手术切除肿瘤。

（二）血管及邻近器官损伤

纵隔生殖细胞肿瘤往往与邻近器官如心包、肺、大血管和神经等紧密粘连，甚至可破入胸膜腔、心包腔、支气管和肺内，常使正常解剖关系变得难以辨认，术中分离时易误伤。术中应仔细耐心地解剖游离，粘连严重时尤其需要辨明肿瘤与邻近组织结构的位置关系，避免误伤。如果肿瘤与重要器官如大静脉严重粘连，可从囊内清除内容物，保留部分囊壁，残留囊壁可用 2% 碘酊烧灼，破坏其上皮。采用左后外侧切口行肿瘤切除时，如果损伤了头臂静脉或上腔静脉，一面压迫止血，一面迅速将患者后仰，向上向对侧延长切口，必要时切断所经肋软骨，并于第 3 肋间平面横断胸骨，取得暴露后，在直视下进行妥善止血。在未暴露之前，切忌慌乱钳夹，这样很可能会使情况复杂化，增加处理上的困难。

（三）病灶残留

肿瘤较大或与邻近器官致密粘连，甚至包绕大血管时，完整切除肿瘤比较困难，可能造成病灶残

留。对于几乎占满一侧胸腔或侵及对侧胸腔的巨大囊、实性生殖细胞瘤，如为巨大囊性肿瘤，可在开胸后先予以穿刺引流或切开肿瘤直接用吸引器吸出瘤内容物，对实性肿瘤可采用分块切除。如术中诊断为恶性畸胎瘤，应将不能切除的肿瘤范围用银夹做好标记，术后行放、化疗。如术中诊断为精原细胞瘤，尽可能切除病灶是上策，若手术完整切除危险性很大，则不必勉强行完整切除，增加手术的风险。因精原细胞瘤为中低度恶性肿瘤，对放疗和化疗十分敏感，且疗效较好，所以可在术后对肿瘤加行放、化疗即可。

（四）肺不张

术后常见并发症，与巨大肿瘤长期压迫肺组织及术中损伤膈神经造成膈肌功能不良等有关，临床表现包括肺内分流导致低氧血症，免疫反应降低，伴发肺炎和潜在永久肺功能丧失。术中切除肿瘤后充分胀肺，早期消除盘状不张非常关键。后期治疗包括充分止痛，胸部理疗，鼓励患者咳嗽、深呼吸、化痰及抗感染治疗等，必要时行气管切开。

四、胸内甲状腺肿手术并发症及预防

胸内甲状腺肿是指肿大的甲状腺部分或全部位于胸廓入口以下，其组织类型主要是结节性甲状腺肿或甲状腺腺瘤。临床上把胸内甲状腺肿分原发性和继发性，原发性来源于胚胎期甲状腺胚基离开原基并在纵隔内发育而成，这种情况很少见，约占胸内甲状腺肿的1%。继发性系甲状腺自身的重力作用，加上胸廓入口以下胸腔负压的吸引使肿大的甲状腺部分或全部向胸骨后坠入而形成。由于胸内甲状腺肿有压迫周围器官，引起呼吸困难、吞咽不适及上腔静脉压迫综合征，同时易恶变等特点，一旦发现胸内甲状腺肿宜早期手术治疗。

（一）喉返神经损伤

喉返神经与甲状腺下动脉分支交叉处到环状软骨下缘平面是甲状腺次全切除术中该神经最易被损伤的区域。术中直接损伤常发生在分离上、下极时在腺体内侧分离过深；分离腺体背面或解剖甲状腺下动脉时，过度向内牵拉腺体而伤及；分离结扎甲状腺下动脉时未靠近颈总动脉而离腺体太近；进行腺体残面止血时钳夹或贯穿缝扎过深。故手术分离甲状腺肿块时应在内外被膜间钝性分离，避免甲状腺背面部分包膜游离切除过多，缝合包膜时避免缝针过深而缝扎喉返神经造成声音嘶哑，术中尽量显露喉返神经，直视下操作，处理明显肿大或与周围粘连严重的甲状腺肿时，因正常的解剖关系已经改变，更应注意，尽量避免盲目钳夹。

（二）术中出血

术中要有效地控制甲状腺的血供。先游离颈部腺肿，后游离胸后腺肿：在颈部血管未处理前不应盲目的以手指伸入胸骨后各方探查，以防撕破血管引起大出血，因为此时锁骨对胸后腺肿表面的静脉起止血带作用，使静脉更为扩张，压力增加，一旦出血，将很快向纵隔流动积聚，难以控制。术中避免损伤颈总动脉、颈内静脉，手术时应随时触摸颈总动脉搏动位置和走行方向，以此为标志判断颈内静脉走行，甲状腺上极动脉供血丰富，处理血管时应先结扎后，再于其上、下各用止血钳钳夹，再行切断，继而上下分别缝扎，以防滑脱造成大出血。甲状腺的上下组动、静脉均应双重结扎并缝合。胸内甲状腺肿其血供主要来自甲状腺下动脉及其分支，极少数系因胚胎期甲状腺胚基离开原基并在纵隔内发育而成，出现迷走性胸内甲状腺，其血供来源于胸内血管，术中应注意异常血管的处理。分离腺体时一定要在甲状腺的内、外被膜之间分离解剖。在游离和切除腺体之前应先将大血管牵开后，再逐步一一游离，不宜粗糙盲目钳夹止血。巨大甲状腺肿可将颈总动脉、颈内动脉推移至后外侧，亦可包绕于瘤体后方，在游离和切除瘤体前应先将大血管游离牵开，即使动脉管腔缩窄一半也不影响血供，一旦遇到修补有困难，出血不易控制时，可将一侧结扎止血，术后不会有不良后果。巨大甲状腺肿的血管解剖变异较大，血液循环极其丰富，甲状腺表面静脉增粗，其直径可达2～8 mm，或形成网状静脉窦；动脉增粗并有许多变异分支，而且腺体常与颈部大血管粘连，若处理不当常可造成大出血，两侧叶和峡部巨大甲状腺肿切断峡部时易致大出血，所以应在将两侧叶腺体周围血管处理完毕后，再切断峡部，继而分别切除两侧叶腺体，可以减少来自对侧甲状腺和环甲动脉的出血。腺体与周围粘连严重者，由于牵拉或手指钝性分离不够细致，导致甲状腺表面多处出血，出血凶猛异常，又由于血管壁薄、脆弱，钳夹后依然破裂出血，无法钳夹止血。此时采用压迫止血，并快速输血，出多少快速补多少；并请操作熟练的外科医师参加手术，以加快手术速度，分秒必争，快速切除大部甲状腺后而止血。

（三）误伤甲状旁腺

误伤甲状旁腺多因术中误将甲状旁腺切除或甲状旁腺受到严重挫伤，有时为甲状旁腺的血供受阻而发生。其表现为患者术后 2～3 d 出现手足抽搐症状，轻者有面部或手足的强直或麻木感；心前区重压感，重者还可伴面肌抽搐，出现严重持久手足抽搐的较少。检测可见血钙明显下降而血磷相对升高，尿磷及尿钙含量则均偏低、术中注意切除甲状腺肿时尽量在包膜内或靠近腺体，切除腺体时应尽量保留多一些甲状腺上、下动脉内侧附近及气管旁包膜，以防损伤喉返神经及甲状旁腺等，瘤体切除后常规检查其表面有无甲状旁腺，一旦发现需立即移植至残余甲状腺内或颈前肌肉内。一旦临床上出现先兆或抽搐发作时，予以镇静，并立即静脉推注 10% 葡萄糖酸钙 10 mL，定时服用钙片及补充维生素 D_2，每天 15 万 U 分次服用，2～3 周后每天 5 万 U 维持，大部分患者可控制症状。

（四）巨大甲状腺肿处理

如伸入胸骨后 3 cm 以内的甲状腺肿，术中将下极向上牵引，手指钝性分离后多能将下极托出切口外，但超过 3 cm，用此法完成手术则相当困难；这时不应强行分离，因易撕破胸膜造成气胸或损伤喉返神经、锁骨下动脉及其他大血管等。为减少剔出时出血，可指压术侧颈总动脉于颈椎横突再处理同侧肿瘤，这样出血较少。同时加快输液，并严密监测生命体征变化、吸氧，再行甲状腺包膜"+"字形切开，将大部分瘤体用刮勺剔出，使术野空间加大。下极残留腺体和包膜一并以缝线缝合后向上牵拉，右手示指从外侧避开锁骨下动静脉，将瘤体向上抵挤，直视下结扎切断下极血管后，均能顺利地切除残留腺体，不必做胸骨切开术。由于手指抵挤不易损伤神经及血管，且肿瘤与胸膜间组织较疏松易于分离，故不易损伤喉返神经及锁骨下动静脉。切除腺体时应尽量保留多一些甲状腺上、下动脉内侧附近及气管旁包膜，以防损伤喉返神经及甲状旁腺等。

（五）术后呼吸困难或窒息

因创面较大，术后水肿、渗血或出血，均会引起呼吸不畅，术前气管狭窄患者因反复麻醉插管，易使喉头水肿，气管前的操作创伤又加重气管和咽部水肿，从而促使术后呼吸道梗阻。术毕注意放置纵隔引流，有利于创面渗血及时引流，并可观察有无活动性出血。对于术前气管狭窄患者，术后应做好气管切开准备。

（六）气管壁软化

当甲状腺肿巨大时可引起气管壁软化致术后突然窒息，或使拉长气管打折和扭曲致气道梗阻。术中若发现气管壁软化或气管被拉长，为预防术后气管壁塌陷、狭窄、打折或扭曲而发生窒息，可将气管前壁与颈前肌群缝合固定，术后保留气管导管 24～48 h 后再拔除。若气管壁软化较重，则需行气管切开术，保证呼吸道通畅。对有气管移位但无软化或狭窄者，不必做气管切开或悬吊。气管较大的缺损亦可用邻近组织修复，采用带蒂甲状软骨膜瓣修复气管缺损，效果良好。术中保留好带状肌膜，切除肿瘤后，取同侧带蒂甲状软骨膜，连同带状肌一起下移，用甲状软骨膜修复气管缺损。其优点是面积较大，即使大的缺损也可修复；不易坏死；操作较简单；可有效防止气管塌陷。术后常规应用抗生素及纠正水与电解质失衡等综合治疗措施，也是手术成功的重要环节。

（王欢欢）

第四节　胸部手术后肺部并发症

外科手术是一种有创性的临床干预措施。在手术治疗疾病的同时，手术创伤直接或间接对机体造成一定程度的损伤，从而导致手术后并发症出现。在诸多导致手术后并发症的因素当中，创伤和感染是最常见的危险因素。手术直接创伤及局部感染对机体的直接损伤作用所导致的临床表现比较明确，也容易引起临床医师的注意。而这些危险因素通过间接途径对机体的损伤往往表现为病因比较隐匿的远隔器官损伤。近年来，随着手术水平的提高和对手术后感染控制能力的增强，手术直接损伤导致的手术后并发症已经有显著下降趋势，与此同时，间接因素所导致并发症的危险性则占有越来越突出的地位。从更广泛的意义上讲，手术后危险因素的间接影响已经纳入创伤、感染等对机体器官功能影响的范畴。

外科手术后出现肺部并发症的发生率很高，是手术后最常见的并发症之一，也是导致患者手术后死亡的主要原因之一。这些并发症可以由胸部及邻近部位的局部原因引起，也可以由全身性因素引起。

一、由局部原因引起的肺并发症

胸部手术的围手术期中有多种因素都可导致肺部并发症，如麻醉药物、人工呼吸道、机械通气、手术创伤、肺脏或胸廓的直接损伤、手术中及手术后的制动和强迫体位、患者年龄、基础疾病等。手术后肺部病理生理改变的基础是肺容积减小，功能残气量减少，对呼吸道分泌物的清除能力减弱，咽喉部自我保护机制的削弱导致支气管误吸，等等。所以，这些患者在临床上很容易发生肺部感染、肺不张、肺水肿等，引起严重的通气/血流比例失调，临床表现为低氧血症等。胸膜腔可能受到手术上的直接或间接的损伤，发生创伤性或反应性胸膜炎，或由于致病菌的血行性侵入及直接侵入导致细菌性胸膜炎，甚至脓胸。

（一）手术后呼吸功能障碍

胸部手术通常可造成肺部组织不同程度的损伤。除肺脏手术对肺部的直接创伤外，其他开胸手术也可由于手术中的牵拉或错误操作等导致肺组织的损伤，受损伤的肺脏局部可出现创伤性肺水肿。这种肺水肿不但影响肺脏的气体交换功能，也是肺部感染的易感因素。胸部手术后患者的强迫体位或胸廓制动具有明确的特殊性。由于手术切口的疼痛，患者会保护性地减少患侧胸廓的运动。患者在根据医嘱做深呼吸或咳嗽时，尽可能地避免手术侧胸廓的活动，其结果是健侧肺得以较为充分的膨胀，而患侧肺出现膨胀不全。加之局部肺组织的水肿，而影响到肺脏的气体交换功能。这种现象通常在手术后 48 h 左右表现最为明显。重者可发生呼吸衰竭，并可发生肺部感染或肺不张。

创伤性肺水肿的预防和治疗，首先应当是手术中尽量减少对肺组织的损伤。虽然大多数胸腔手术不可避免地要伤及肺脏，但粗暴的手术操作通常会明显加重局部肺水肿的程度，加重手术后呼吸功能障碍的程度。手术后限制液体的入量和应用渗透性脱水药物可对肺水肿的缓解有一定的帮助，但不可能从根本上避免这种肺水肿的发生，仅仅是通过限制肺循环中静水压的过度升高而引起肺水肿的加重。应当强调的是，脱水和利尿决不应以牺牲足够的心脏前负荷为代价。胸部手术后早期的镇痛对患侧胸廓的呼吸运动有着特殊的意义。切实的镇痛与主动的深呼吸（或咳嗽）和被动的胸部物理治疗相结合通常能收到很好的效果。由于部分止痛药物可能抑制咳嗽或呛咳反射及有不同程度的镇静作用，使得有些医师对手术后镇痛药物的应用受到限制，也成为手术后镇痛不全的原因之一。随时注意病情变化，及时掌握主要的治疗目标，正确地选择适当的止痛药物是对手术后止痛的基本要求。

（二）肺部感染

在众多导致肺部感染的因素当中，手术后肺部通气量减少，支气管分泌物清除能力减弱及误吸是导致肺部感染的主要原因。诸如麻醉镇痛药物的影响、手术切口的疼痛及手术后的体位限制、胃肠道的功能受限而导致的腹部胀满和咽喉部及气管内异物（鼻胃管、气管插管）等因素，都在不同程度上限制了胸部的呼吸运动及减弱了支气管分泌物的清除能力。这些分泌物在肺内聚积，不但影响了肺的通气功能，而且为致病微生物的滋生创造了必要的条件，加之患者当时所处的应激状态及肺部原有的基础疾病，极易发生肺部感染。手术中及手术后的误吸往往会导致病情的急剧恶化。临床上通常所说的误吸常指"宏大误吸"。宏大误吸可以通过改变体位、胃肠减压、调整气管插管气囊、恢复咽喉反射等方法加以预防。另一种能导致肺部感染，但不易引起临床医师注意的是"安静误吸"（silence aspiration）。这种安静误吸之所以危险，是因为临床上不易被察觉及针对宏大误吸的预防措施对安静误吸基本无效。有人对手术后应用胃肠内营养支持的患者进行调查，发现尽管气管插管的气囊完好有效，但 80% 以上患者的远端支气管分泌物中的葡萄糖含量仍然明显升高，说明仍然有胃内容物进入支气管。

手术后肺部感染的防治，应首先从增强支气管分泌物的清除能力及早恢复肺脏的通气功能入手，而不应过分强调抗生素的应用。患者在手术前应进行胸式呼吸训练，尽可能地控制肺部基础疾病。手术后应注意及时清除呼吸道分泌物，如条件许可，应及早拔除气管插管。如果患者咳嗽运动受限，要规定患者进行深呼吸运动，鼓励患者及早下床活动。由于安静误吸物的主要来源是胃液，因此减少甚至清除胃液内的细菌含量已经被越来越多的学者认为是预防手术后肺部感染的有效措施。临床上可采用的方法主要有在围手术期应用选择性胃肠道灭菌治疗（SDD）及不用降低胃液酸度的药物。一般不提倡针对手术后肺部感染预防性应用抗生素。有些学者甚至提出抗生素根本不能预防手术后的肺部感染。手术后的肺部感染多为医院获得性感染。如果肺部感染诊断成立，应根据本单位细菌的流行病学资料及具体患者细菌学检查结果，针对性地选用治疗性抗生素。

（三）肺不张

手术后的肺不张可以是肺部感染的结果，或是由于痰栓阻塞支气管所致，也可以是因为胸腔内或腹上区异物（如积液等）的压迫所致。肺不张与肺部感染互为因果，相互转换。肺不张的发生与手术后呼吸运动受限、呼吸道分泌物清除能力下降有明显关系。分泌物在肺段支气管或主支气管内聚积，导致支气管阻塞，相应肺段或肺叶的通气量明显减少，直至完全消失。肺泡中残存的气体可以在数小时内被机体吸收，发生肺泡萎陷，临床上表现为肺不张。由于无通气状态和分泌物的无法排出，肺组织局部可表现出严重的炎症反应。局部炎症细胞的大量渗出和肺泡内分泌物的聚积导致肺实变。如果肺泡不能及时复张，局部细菌的生长及炎症反应的加剧可导致肺组织结构的破坏，如形成肺脓肿等。肺不张在导致局部改变的同时，也对循环、呼吸系统的功能产生不良影响。由于肺内分流的增加，大面积肺不张可发生低氧血症或二氧化碳蓄积，循环系统可出现心率和血压的改变。

胸部手术后肺不张的防治关键在于预防，在于增强患者清除呼吸道分泌物的能力。手术前应让患者进行胸式深呼吸锻炼。对于原有肺部疾病，应在手术前尽可能予以控制。应尽早让患者活动，并注意翻身、拍背，酌情给予雾化吸入，协助呼吸道分泌物的排出。这些工作看似简单烦琐，在临床上容易被忽视，但如果能予以足够的重视，可能会收到意想不到的效果，尤其是手术后早期的翻身拍背，不能交给患者家属去做，应该按照胸部物理治疗的原则严格执行。如果已经出现肺不张，应首先检查是否存有肺外压迫性因素、胸腔引流是否通畅等，并及时予以相应的治疗。如果肺不张是由痰栓阻塞呼吸道所致，且在针对性胸部物理治疗后不能缓解时，可在纤维支气管镜下进行支气管冲洗，将痰栓吸出，进行数次正压通气，如此操作通常都可以使不张的肺叶或肺段复张。对于手术后的肺不张应及早发现，立即处理，决不能持等待观望态度，以免出现肺局部组织结构的损伤，导致不可逆性改变。如果肺不张影响到呼吸和循环功能，应及时建立人工呼吸道，进行机械通气和循环功能支持。

（四）肺栓塞

肺栓塞是发生在手术后的致命性并发症，常见原因是下肢、腹腔及盆腔静脉内血栓脱落，沿静脉回流进入肺动脉所致。肺栓塞常突然起病，主要表现为呼吸困难和胸痛，有时可出现咯血。肺栓塞的临床表现和预后与栓塞的部位和程度有显著的相关性。如果脱落的栓子较小，仅栓塞在肺动脉分支的远端，受累肺组织的范围也较小，患者可能仅有轻微的胸痛和呼吸困难，有时甚至未引起注意。若栓塞位于肺动脉主干，则会导致突发的循环、呼吸功能衰竭，甚至导致突然死亡，所以早期诊断肺栓塞的困难在于轻症的肺栓塞临床表现不典型，难以早期确诊；而重症肺栓塞临床症状典型，容易诊断，但对于治疗可能为时已晚。诊断肺栓塞的可靠方法是进行肺动脉造影及肺部放射性核素通气血流扫描。

由于重症肺栓塞的严重性和治疗的复杂性，肺栓塞的预防在手术患者的临床管理中占有相当重要的地位。手术前应对出凝血功能进行常规检查，不仅注意患者的出血倾向，对于高凝状态的患者要予以高度重视。如果患者患有深静脉血栓，手术前应给予治疗，必要时可预防性实施下腔静脉置滤网手术。围手术期应用肝素进行抗凝治疗可减少血栓脱落的发生率，但由于可能加重出血倾向，临床上仍然有较大争议。如果出现肺栓塞，应在积极进行生命体征支持治疗的同时，选用溶栓、抗凝治疗，必要时应积极进行肺动脉血栓切除术。

二、由全身性因素引起的肺及胸腔并发症

（一）创伤与炎性反应

应该认为手术本身是一个使机体受到创伤的过程，若并发诸如感染等并发症，则使机体受到更为严重的损伤。20世纪90年代以来对损伤后机体反应的重新认识在很大程度上加深了对手术后并发症的理解，并对治疗也产生了巨大的影响。

当机体受到一定程度的损伤（insult）侵袭后，如大手术、多发性创伤、感染等，组织细胞受到直接损伤或发生缺血，影响组织器官的功能，引起机体的应激反应（host stress response）。这种反应如果是局部的或是适度的，可以增强机体的防御功能，加速伤口愈合和控制感染。但是，如损伤因素持续存在，尤其是细胞缺氧、再灌注损伤、组织器官功能已经受损或在原有基础病变存在的情况下，这些损伤因素通过刺激炎症细胞，释放出过多的细胞因子，使机体的反应进行性加剧，出现过度反应，形成一种自身损伤性的全身炎症反应，或称为全身炎症反应综合征（systemic inflammatory response syndrome，SIRS）。与此同时，机体亦可产生抗炎症介质，形成代偿性抗炎症反应综合征（compensatory antiinflammatory response syndrome，CARS）。这时.SIRS和CARS之间的平衡决定了机体内环境的稳定性。若这种平衡存在，损伤因素也被及时去除，内环境的稳定则得以保持。如果这种平衡不能被维持，一方面介质相对过多，这些介质相互作用，使反应过程进行性发展，形成一个呈失控状态，并逐级放大的连锁反应过程，通过直接损伤细胞膜，影响细胞代谢及造成器官的缺血等使机体受到再度损伤，形成二次打击（double-hit）。这时炎症介质的产生和释放要比单一的打击大得多，对机体的损伤程度也强得多，往往造成血流动力学的不稳定和组织损伤及器官功能的改变。机体在感染发生和发展的过程中已经不仅仅是受害者，还是积极的参加者，由此导致了机体多个器官或系统的功能损害进行性发展。

1991年8月美国胸病医生学会（ACCP）和危重病医学会（SCCM）举行会议，为更新与感染概念有关的名词进行了明确的定义。

感染（infection）：微生物侵袭机体正常组织的过程或机体对这些微生物的炎性反应。

菌血症（bacteremia）：血中有细菌存在。

全身炎症反应综合征（SIRS）：机体对不同的严重损伤所产生的全身性炎性反应。这些损伤可以是感染，也可以是非感染性损伤，如严重创伤、烧伤、胰腺炎等。如出现两种或两种以上的下列表现，可以认为有这种反应存在：①体温＞38℃或＜36℃；②心率＞90次/min；③呼吸频率＞20次/min，或$PaCO_2$＜4.3 kPa（32 mmHg）；④血白细胞＞12×10^9/L，以及＜4×10^9/L，或幼稚型细胞＞10%。

全身性感染（sepsis）：机体对感染所产生的炎性反应，或者说是由感染引起的全身炎症反应综合征。

全身性严重感染（severe sepsis）：全身性感染伴有器官功能不全、组织灌注不良或低血压。组织灌注不良包括乳酸过多、少尿、神志改变等表现。

感染性休克（septic shock）：可以认为是全身性严重感染的一种类型。在全身性感染时，虽然进行了充分的容量复苏，但仍然呈现持续性低血压并伴有组织灌注不良，或是必须应用正性肌力药物或血管收缩药物方能维持正常血压。

低血压（hypotension）：收缩压＜12.0 kPa（90 mmHg）或去除了其他可引起血压下降的因素之后较原基础值下降幅度超过5.3 kPa（40 mmHg）。

多器官功能不全综合征（multiple organ dysfunction syndrome，MODS）：急性疾病时出现器官功能的改变，机体的内环境必须靠临床干预才能维持。

从上述定义可以看出对机体损伤过程认识的发展。由于临床监测方法和生命支持手段的发展，使危重患者的主要致死原因不再是原发疾病或某个单一的并发症，而是因为发生了多个远隔器官进行性的从功能损害到衰竭的过程，也就是临床上所提及的MODS。这个过程可归纳为损伤、感染-机体应激反应→SIRS→MODS→MOF。这种理论上的发展明显更新了原有的创伤及感染等损伤因素对手术后患者机体影响的理解，也明显影响到所谓"手术后并发症"的内涵。手术后呼吸功能受损的最常见原因是急性

呼吸窘迫综合征。

（二）急性呼吸窘迫综合征

肺部损伤以急性呼吸窘迫综合征（acute respiratory distress syndrome，ARDS）最为常见。ARDS 可以由多种因素引起，通常可将这些因素分为直接病因和间接病因。直接病因是指那些对肺脏产生直接损伤的因素，主要包括误吸、弥漫性肺部感染、溺水、吸入有害气体、肺钝挫伤等。间接病因是指那些通过对全身其他器官或系统的损伤而间接导致肺脏损伤的因素，主要包括全身性感染、严重全身性感染、严重的非胸部创伤、大量输血、输液、体外循环等。有学者将引起 ARDS 的危险因素根据其常见程度依次排列为全身性感染、创伤、肺炎、休克、输血、误吸和急性胰腺炎。由此可见这些危险因素与外科手术创伤有着极为密切的联系。不难看出，大手术后患者是 ARDS 的高危人群，对这样一组患者应高度警惕ARDS 的发生。

1. 病理生理特点

ARDS 的病理生理特点为功能残气量减少、肺顺应性降低、肺内分流增加。病理解剖上可表现为广泛间质性肺水肿、肺不张和肺透明膜形成。临床上表现为呼吸窘迫和顽固性低氧血症。由于一度对 ARDS 的病因不甚了解，曾经根据 ARDS 主要表现及其与其他一些疾病的密切关系将 ARDS 称之为"白肺""休克肺"等。之后，为了与儿童呼吸窘迫相区别将 ARDS 称之为成人型呼吸窘迫综合征（adult respiratory distress syndrome）；近年来的临床观察及研究发现，ARDS 不仅发生于成人，也可发生在儿童。1992 年，危重病医学会及呼吸疾病学会在美国迈阿密及西班牙巴塞罗那召开 ARDS 联席会议，就有关 ARDS 概念达成共识，将 ARDS 中的"A"由成人（adult）改为急性（acute），即 ARDS 为急性呼吸窘迫综合征。

ARDS 实际上不是一种单一的疾病，而是一个综合征。或者说，ARDS 所描述的是一个临床病理生理过程的表现，是一个常伴随在大手术创伤或感染之后的临床表现过程。在 ARDS 发生发展的不同时期，表现出了不同的特点。这些特点对临床治疗有着明显的影响。ARDS 的早期是以肺部渗出性改变为特征，主要表现为双侧肺间质和肺泡的水肿。这种水肿导致了肺泡被压迫或被液体所充盈，形成肺不张，肺内气体交换减少，从而引起肺内分流增加，氧合功能受损，肺顺应性下降。ARDS 的这种改变曾被认为是弥漫性的，均匀存在于双侧肺部。但近年来经 CT 检查证实，这种改变并不是均匀一致的，而主要发生在低垂部位。位于非低垂部位的肺泡通气却是相对正常的。在重力影响下，低垂部位的肺泡更容易受到重力的影响和渗出液体的压迫，出现肺不张。根据这种不均匀的改变可将肺分为三个区域，即正常的区域、肺泡塌陷但有可能恢复的区域和肺实变且难以恢复的区域。由于病情严重程度的不同，ARDS 的肺部实变范围可占整个肺野的 70%～80%，从而导致正常的肺泡只有 20%～30%。由此，Gattlnonl 等提出了 ARDS 肺部改变的"婴儿肺"特征。"婴儿肺"的概念强调了在正常区域的肺泡可以保持相对正常的功能。若这部分肺泡未受到进一步的损害，则可维持正常的气体交换。这个阶段肺顺应性与正常区域的大小成正相关，而不像通常所认为的那样，顺应性的改变主要取决于实变的区域。所以说，ARDS 的肺是"小肺"，而不是"硬肺"。此时，肺的气体交换功能受损则明显与实变范围的大小有关。这是因为实变区域产生的肺内分流可能是导致 ARDS 低氧血症的主要原因。有学者在 ARDS 肺内改变不均一性研究中发现，虽然肺不张主要出现在低垂区域，但渗出性改变却在肺内均匀分布，即使在所谓正常区域，也有水肿出现。这种现象被认为与渗出液体无法在组织中自由移动和胸腔内压力梯度所致肺泡所受的外加压力不同有关。随着病程的进展，水肿可被部分重吸收，可通气的肺泡有所增加。但与此同时，肺组织纤维化也在逐渐加重。这种肺内气体的重新分布和肺组织结构的改变，使得 ARDS 在晚期表现出限制性肺疾病的特点，并可发生类似于肺气肿的改变，出现肺大疱。另外，低垂区域所易合并的感染、缺血和组织坏死也加重了组织纤维化和肺大疱的形成，从而形成了肺大疱和间质纤维化同时存在的 ARDS 晚期特征。组织纤维化使肺泡受压力的影响减小，肺不张反而有所缓解。这时，肺内无效腔通气增加、肺泡间血管减少或消失、气体弥散障碍，导致有效通气量减少，氧合能力严重下降。

2. 临床特点

ARDS 的临床表现虽然以呼吸窘迫为特点，但在不同阶段临床表现有明显不同。1968 年，Bone 将创伤后 ARDS 分为 4 期，目前仍然被临床上所接受。①创伤早期：创伤或感染后数天内，往往表现为呼吸频率增加，鼻翼扇动，动脉血二氧化碳分压降低，但动脉血氧分压多可维持在正常水平，X 线胸片正常；②相对稳定期：持续 1～3 d，该期患者呼吸逐渐平稳，X 线胸片正常；③急性呼吸衰竭期：出现于创伤感染后 1 周左右，呼吸窘迫明显，发绀，动脉血氧分压明显降低，二氧化碳分压亦下降，X 线胸片有非对称性的斑片状阴影；④终末期：表现为严重呼吸窘迫和发绀，动脉血氧分压明显降低，但二氧化碳分压明显升高，X 线胸片有较多的斑片状阴影，往往同时并发其他器官功能障碍或衰竭。从 ARDS 的临床表现可以看出，ARDS 的早期可以没有非常典型的临床表现，不容易引起临床医师的重视，或者被患者所表现出的暂时性病情稳定所迷惑，而影响早期预防和治疗。等到典型的临床表现出现，已经完全进入 ARDS，最佳的治疗时机已经错过。

3. ARDS 的诊断

多年来，不同学者对 ARDS 的诊断提出了不同的诊断标准，但都因为存在着这样或那样的不足而难以得到广泛的认可。1992 年，危重病医学会及呼吸疾病学会联席会议为急性肺损伤（ALI）和 ARDS 提出新的概念和诊断标准（表 11-3）后，逐渐成为临床学者的共识。

表 11-3 急性肺损伤和急性呼吸窘迫综合征的诊断标准

ALI	ARDS
急性起病	急性起病
$PaO_2/FiO_2 \leq 39.9$ kPa（300 mmHg，无论 PEEP 水平）正位 X 线胸片显示双肺对称斑片状阴影	$PaO_2/FiO_2 \leq 26.7$ kPa（200 mmHg，无论 PEEP 水平）
肺动脉嵌顿压 ≤ 2.4 kPa（18 mmHg），或无左心房压力增高的临床证据	肺动脉嵌顿压 ≤ 2.4 kPa（18 mmHg），或无左心房压力增高的临床证据

从此诊断标准中可以看出，ALI 和 ARDS 只是一个动态变化的过程，其区别只是器官功能受损程度的不同。以往的 ARDS 诊断将 $PaO_2/FiO_2 \leq 13.3～20.0$ kPa（100～150 mmHg）定为标准。相比之下，此诊断标准更为宽松，使得患者得以更早的诊断。在诊断 ARDS 的同时要排除心源性肺水肿，因为心源性肺水肿与 ARDS 的肺水肿在形成机制和临床治疗上有明显的不同。

4. ARDS 的治疗

对 ARDS 的治疗可分为病因性治疗和支持性治疗。积极进行病因性治疗，及时去除损伤因素是治疗 ARDS 的根本问题。病因治疗要强调早期、彻底，即使有些损伤因素不能立即被去除，也应该尽可能减轻损伤的强度（如减小手术打击、缓解患者的应激状态等）。感染的预防与控制是外科手术患者常出现的问题，及时彻底地脓肿引流、合理应用抗生素等都是病因性治疗的关键措施。调节机体的炎症反应近年来也被认为是病因治疗的一个重要方面。但是，这部分工作仍然是以基础医学研究为主，距离临床应用尚有一定距离。全身炎症反应综合征（SIRS）是导致 ARDS 的基本原因。通过维持机体促炎物质和抑炎物质作用的平衡，以避免产生过度的促炎反应或抑炎反应被认为是有效控制 ARDS 的基础。其中包括肿瘤坏死因子（TNF）、白介素-1（IL-1）和白介素-8（IL-8）等细胞因子、单克隆抗体或白介素受体拮抗剂（IL-Ira）直接中和炎症介质，以及糖皮质激素和环氧化酶抑制剂布洛芬、吲哚美辛对炎症反应的抑制作用等在动物实验中都曾取得令人兴奋的结果。但这些方法的临床应用尚待进一步验证。

ARDS 的支持性治疗包括呼吸功能支持、肺外器官功能支持和营养代谢支持。呼吸功能支持应以提高氧输送为基本原则。机械通气的应用是对 ARDS 患者进行呼吸功能支持的主要措施。对于具有高危因素的手术后患者，呼吸机的应用指征要放宽。要高度警惕 ARDS 早期临床表现的发生，决不允许患者出现低氧血症。患者一旦发生过度换气，甚至出现血氧下降的趋势，就应立即进行呼吸功能支持，酌情选用适当的支持呼吸功能的方法，如持续气道正压通气（CPAP）等。若病情仍然进行性恶化，则应果断建立人工气道，进行切实有效的机械通气支持。

进行机械通气支持应注意通气模式的选择，虽然目前在临床上有多种等级的呼吸机和众多的通气模式可供选择，但无论应用何种方法，机械通气都是通过对压力和容量的调节来完成呼吸功能支持的。一定水平的呼吸道内压是保持肺泡开放的基本要求。要使已经塌陷的肺泡开放则需要更高的呼吸道内压。应用呼气末正压（PEEP）是保持肺泡开放的重要手段。但是，肺泡的开放不仅取决于肺泡内的压力，而且更重要的是取决于肺泡本身的顺应性。由于 ARDS 时肺组织顺应性的不均一性，一定的呼吸道内压可能会导致一部分肺泡已经过度膨胀，而同时另一部分肺泡仍然处于塌陷状态。所以，几乎不可能有一个最佳的压力指标适合于整个肺脏的所有肺泡。理想的压力选择应该是，保持尽可能多的顺应性差的肺泡开放，不使顺应性好的肺泡过度膨胀。当呼吸机送气开始后，顺应性好的肺泡迅速膨胀，顺应性差的肺泡仍然处于塌陷状态。只有当压力达到一定的阈值时这些肺泡才突然开放。随着压力沿呼吸道向远端传导，这种压力在不同水平上形成巨大的剪切力。由此，在 ARDS 治疗中应用 PEEP 不仅增加肺容量，减少无效腔通气，达到减少分流提高氧合能力的作用，而且，还可以减少 VILI 的发生。需要注意的是，PEEP 在改善实变部位肺组织顺应性的同时也使正常区域肺组织的顺应性下降。尤其是在 ARDS 的晚期，由于肺纤维化的形成，使得压迫及渗出所致的肺不张不再是肺部的主要病理改变，同时又由于肺大疱及气肿样改变的存在，PEEP 的治疗效应会明显减弱而且容易导致肺泡破裂。ARDS 的病理生理特点中所表现的"婴儿肺"的概念强调了小潮气量的必要性。应该看到，目前临床上所应用的根据体重确定潮气量的方法对 ARDS 患者是不适用的，至少存在着明显的误区。很显然，ARDS 时的肺容量减少是与体重不相关的。从理论上讲，根据肺活量确定潮气量则更符合"婴儿肺"的特点。容量的调节同样也受到了顺应性不均一性的影响。选定潮气量的大小应与同时并用的压力指标相匹配，尤其应该注意 PEEP 的水平。单独应用大潮气量不但可引起肺泡的过度膨胀，而且可能使部分肺泡在呼气末发生容量性塌陷，使剪切力增加。在这种情况下，如果减小潮气量并同时应用一定量的 PEEP，应该是较好的选择。

近年来，随着对 ARDS 的病理生理改变了解的逐渐深入，出现了一些新的治疗方法。如改变患者的体位，尤其是采取俯卧位，目前已被众多的学者认为是治疗 ARDS 行之有效的方法。有报道表明，从仰卧位转为俯卧位后，在数分钟内就可出现肺部实变阴影的改变以及氧合指标的改善。体位改变的作用机制并不仅仅是实变区域的位移，而可能是因为俯卧位时胸腔内压力梯度的改变导致了肺功能残气量的增加、膈肌局部运动改善、血流重新分布和呼吸道分泌物能得到更好地引流等原因。虽然危重患者采取俯卧位需要一定的条件和措施，尤其是对手术后的患者采用俯卧位会有一定的不便，但应该看到这种方法与 ARDS 病理生理改变的相关性，以及对呼吸功能的改善作用。

一氧化氮（NO）吸入治疗 ARDS 是近年来争论最多的方法之一。NO 有明确的血管扩张、降低肺动脉压力的作用。NO 不仅可以使 ARDS 发生痉挛的肺毛细血管扩张，更重要的是吸入 NO 对肺毛细血管的扩张具有明确的选择性。吸入 NO 时，NO 比较容易到达通气正常或接近正常的肺泡并使其周围痉挛的毛细血管扩张，肺泡的血液灌注改善。与此同时，通气不佳，肺泡内的 NO 浓度相当较低，从而导致了血流更多地流向通气好的肺泡，使肺内通气/血流比例改善，肺内分流减少。NO 同时也有解除支气管平滑肌痉挛的作用，可改善肺泡通气，使肺内分流进一步减少。大多数报道认为吸入小剂量的 NO 对肺内气体交换功能有改善作用。另外，有学者注意到 NO 对肺内炎症反应有一定的抑制作用。但是，在另一方面，NO 及其代谢产物可导致血管内皮细胞的损伤，加重肺组织损伤。从临床治疗反应来看，吸入 NO 对儿童 ARDS 的治疗效果较为明确，而对成人 ARDS 治疗的效果往往不甚确实。所以，有些国家或地区的学者现在不提倡将吸入 NO 用于成人 ARDS 的治疗。

激素在用于 ARDS 的治疗方面效果一直有较大争议。由于目前对糖皮质激素在机体炎症反应过程中的作用位点及详细机制尚不十分清楚，临床上也缺乏特异性监测指标，因此，激素只能作为一种非特异性治疗方法。同时，又由于激素对创伤和感染患者所带来的不良反应，使得激素在对 ARDS 的治疗中的应用剂量、投药方法和作用效果方面尚缺乏较统一的认识。

手术后 ARDS 的治疗在针对肺脏本身进行支持性治疗之外，应注意对肺外器官或系统的功能进行支持。应当看到，手术创伤、感染等因素都是引起多器官功能不全综合征（MODS）的重要诱因。ARDS 则是 MODS 的组成部分，若手术后 ARDS 患者发生 MODS，则病死率明显提高。随着支持性治疗方法的改进和技术水平的提高，ARDS 患者死于顽固性低氧血症的比例逐渐减少。北京协和医院 ICU 报道只有

12.73% 的 ARDS 患者死于顽固性低氧血症，这类患者的大多数死于感染性休克和 MODS。

5. 呼吸机相关性肺损伤

近年来，呼吸机相关性肺损伤（ventilator-induced lung injury，VILI）越来越引起临床医师的重视。VILI 是指与机械通气有关的或由机械通气直接或间接引起的肺组织损伤。这种损伤可发生在原本正常的肺组织，也可表现为肺部原有的损伤加重。临床主要表现为纵隔气肿、皮下气肿、气胸、张力性肺大疱，甚至心包积气和腹腔积气等。有报道认为其临床发生率为 5%～15%。这种典型的临床表现曾在一定程度上引起了临床医师的困惑：一方面要强调认识 VILI 的重要性，而另一方面却感到临床上很少有患者发生 VILI。即便在严重 ARDS 并较长时间应用呼吸机的患者也很少出现上述的典型临床表现。形成 VILI 的主要机制包括四个方面：①过高的压力或容量导致局部肺泡的过度膨胀。无论是气压伤（barotrauma）还是容积伤（volume trauma），都可导致肺泡内气体破入肺泡以外的部位。②局部肺泡在膨胀的过程中产生过强的剪切力（shear forces）。剪切力是导致肺泡破裂的主要原因之一。过强的剪切力主要出现在肺泡过度膨胀时，尤其是在顺应性不同的肺组织的结合部位和肺泡的塌陷与开放反复发生时。③表面活性物质减少。机械性牵拉作用可损伤肺泡上皮细胞，影响肺泡 II 型细胞分泌表面活性物质。肺泡上皮细胞的断裂和肺泡的反复塌陷与开放交替出现又严重地影响了肺表面活性物物质的正常分布。④肺部的自身损伤。机械性损伤所致的炎性反应和实变组织中所并发的细菌感染都可导致肺组织的进一步损伤，并减弱表面活性物质的活性。一般认为，气体由破裂的肺泡溢出后首先进入支气管血管鞘。这是因为肺泡的过度膨胀使支气管血管鞘受到放射性牵拉，而使鞘内的压力下降。在深吸气时支气管血管鞘内的压力可低于大气压力 4.0 kPa（40 cmH_2O）以上。这时，血管周围组织的压力与肺泡的容积成反比。气体沿支气管血管鞘进入纵隔，形成所谓 VILI 的典型表现——纵隔气肿。然而，即使从纵隔气肿形成的过程中也可以看出，气体首先进入肺间质，形成间质气肿，之后才出现纵隔气肿。实际上，肺泡破裂的结果更主要的是出现肺泡的融合，导致局部肺组织中含气量增多。这些改变在机械通气数小时内就可发生，较所谓典型表现更早出现，也更为常见。但由于临床上 ARDS 患者常取仰卧位，实变多以低垂的背部为主。而 VILI 所致的肺间质气肿和肺泡融合则多发生在非低垂的前部。接受机械通气治疗的患者多采用床旁前后位 X 线检查，由于实变区域与气肿区域的重叠而使得病情变化难以被发现。有时因为肺内含气量的增加，X 线胸片示肺部的阴影变淡，而误以为肺内实变消散，病情好转。VILI 的另一种主要表现是肺水肿的形成。由于 ARDS 也表现为肺水的增加，临床上通常难以对 VILI 所致的肺水肿予以充分的认识。有报道发现，给动物进行机械通气 1 h，维持呼吸道峰压 4.5 kPa（45 cmH_2O），就可以发现肺泡内水肿和肺内血管周围的渗出。而在呼吸道峰压维持在 3.0 kPa（30 cmH_2O）的动物，1 h 的机械通气也可造成肺间质水肿。这是因为肺泡的过度膨胀使间质的毛细血管受压，肺动脉压力要维持更高的水平才能维持局部的血流。肺血管内压力的增高导致了滤出压力的增高。另一方面，肺泡的扩张使毛细血管受到较大的牵拉，血管的内皮细胞及上皮细胞受损，通透性增加。通透性升高甚至可引起大量蛋白成分的漏出，组织中渗透压力的改变加剧了毛细血管滤出压的增高。这些因素的共同作用导致了 VILI 的肺水肿形成。所以，一般认为的 VILI 典型表现实际上是在 VILI 的较晚期才开始出现，而且发生率不高。而真实的情况是，VILI 在应用呼吸机治疗的患者中很容易发生且较早出现，只是因为临床上不易鉴别，难以及时发现。

所以，在应用机械通气时应仔细小心进行压力、容量参数的调节。机械通气不仅应改善肺部的氧合能力，提高整体氧输送，而且要以防止 VILI 的发生为原则。在 ARDS 的早期，除尽量维持呼吸道内压在较低水平外，可选择适当小的潮气量，同时选用较高的 PEEP。若能监测肺活量的改变，则可为确定潮气量提供更为准确的依据。呼吸周期的压力-容积曲线也可提供更多的参考数据。潮气量的确定应以不出现高位转折点为上限，以防止呼吸道压力过高和肺泡过度膨胀。PEEP 的选择可以低位转折点为调节的依据。在 ARDS 的早期可选用较高的 PEEP（即使是在低位转折点不明确时）。尽可能低利用 PEEP 的治疗作用，同时减低肺泡所受的剪切力。随着病情的恶化，肺纤维化的发展及肺活量的减小，则应逐渐减低 PEEP 的水平，并相应地减少潮气量。机械机通气模式的选择和具体呼吸参数的确定应摆脱仅根据不同病种来设定呼吸机条件的方式。因为对于任何一种疾病来说，病程的不同阶段对机械通气的要求也不相同。要注意两个方面的内容：一方面要了解疾病的病理生理过程及其动态变化，另一方面要熟悉不同通气模式的特点和呼吸机参数的实际意义。这样真正做到知己知彼，才能切实地根据病情变化，最大限度地发挥机械通气的治疗效应。在病情加重的过程中如此，病情好转（所谓计划性脱机）时也应如此，而不必仅限于何种模式或某一参数，不同通气方法都有一定的局限性。

（三）手术后呼吸功能衰竭的防治

手术后呼吸功能衰竭的预防应首先从及早去除病因，减轻诱发因素，减少肺部损伤做起。如果患者在手术后表现为通气量不足，应积极寻找原因，如麻醉镇痛药物是否过强，肌松药的作用是否尚未消失，或是与疼痛及强迫体位有关。若这些因素被去除后症状仍不改善，则应积极进行呼吸机辅助通气。对于手术后的危重患者，尤其是有呼吸功能不全的高危患者应提倡手术后 12 h 的呼吸机辅助通气支持，即所谓"over night"。这时患者处于损伤后早期，机体的组织和多个器官对缺氧极为敏感。而同时肺部又处于低通气状态，非常容易出现低氧血症。即使肺脏能够维持动脉血氧在正常范围，过多的呼吸功也会导致机体在氧供需平衡的失常。麻醉药物作用的逐渐消失，由于顾及药物不良反应而不敢足量应用镇痛药物，导致患者处于镇痛镇静不全的状态，加强了患者的应激反应。所以说，手术后早期是危重患者的高危阶段。如果在这段时间内保留人工气道，给予机械辅助通气支持可以保证通气和呼吸道支气管分泌物的引流，充分应用镇痛镇静药物，保证氧输送，帮助患者度过危险期。人工气道的并发症与呼吸道保留时间和呼吸道的管理有极为密切的关系。所以，在手术后短时间保留人工气道的过程中要尽量发挥其优势，一旦情况允许则尽早拔除气管插管。撤除人工气道后要密切注意患者通气功能的改变。对于低通气量的患者可应用无创性辅助通气支持，如间歇正压呼吸（IPPB）或持续呼吸道正压（CPAP）通气。在一般情况下，机体受到创伤后（尤其是肺部损伤后）24～72 h 肺水肿呈加重趋势。在这段时间内，对于手术后的患者应放宽建立人工呼吸道进行机械通气支持的应用指征，决不允许出现低氧血症。

另外，对手术后患者进行胸部物理治疗，围手术期进行深呼吸锻炼，适当增加床上活动，并鼓励患者及早下床等对防治肺不张及肺部感染等并发症有积极作用。

（谢锐文）

第十二章 心血管外科疾病护理

第一节 心脏黏液瘤护理

一、概述

心脏黏液瘤（cardiac myxoma，CM）是目前临床最为常见的一种心脏原发性肿瘤，以良性肿瘤为主，恶性少见，可发生在所有心脏的内膜面，最常发生于左心房，约占75%。大多数肿瘤有瘤蒂与心房壁相连，90%的左心房黏液瘤附着于房间隔卵圆窝处。20%位于右心房，左、右心室各占2.5%。左心房黏液瘤多数肿瘤有瘤蒂，瘤体可随心脏收缩、舒张而活动，在临床上多因瘤体堵塞二尖瓣口引起二尖瓣关闭不全或二尖瓣狭窄，表现出相应的临床症状。大多数肿瘤为单发肿瘤，偶见多发，常伴有家族遗传的倾向，患者以中年女性居多。

黏液瘤在心腔内阻碍血流或导致瓣膜的功能障碍，产生血流动力学改变，也可因肿瘤的破裂产生栓塞症状，有时伴有全身症状。因此，黏液瘤的主要临床表现有心脏血流动力学紊乱、动脉栓塞和全身表现三个部分。

（一）血流动力学紊乱

心脏黏液瘤体积增大至一定程度，尤其是蒂有活动的长度者，能阻塞二尖瓣口，造成血流障碍，产生瓣膜狭窄的症状和体征，瘤体越大对其影响也越大，出现心悸、气短、端坐呼吸、晕厥、咯血等。发生间歇性发作时，可出现短暂的昏厥，常与体位的改变有关，部分患者可能会发生猝死。由于瘤体频繁的撞击也可产生瓣膜结构的破坏，从而导致反流。肿瘤也可阻塞肺静脉和腔静脉开口，引起肺静脉和腔静脉引流障碍。

（二）动脉栓塞

动脉栓塞是心脏黏液瘤的主要特征之一。栓子可来源于肿瘤的碎片，也可能是整个肿瘤随血流漂动，造成体动脉栓塞，栓塞的发生与肿瘤的大小无关，息肉状和葡萄状黏液瘤最易脱落导致栓塞发生。左房黏液瘤约有40%发生血栓，右房黏液瘤者栓塞少见。

（三）全身反应

大约30%的心脏黏液瘤患者常出现全身反应，表现为体温升高、消瘦、食欲差、乏力、关节或肌肉疼痛。瘤体大更易出现全身反应，这可能与黏液瘤的出血、变性、坏死，引发自身免疫反应有关，使用药物治疗无效。手术摘除肿瘤后，症状通常可立即消失或缓解。

手术适应证：要尽早或急诊，在全身麻醉低温体外循环下行心脏黏液瘤摘除术。对有栓塞、晕厥的患者更应积极手术，以免失去手术治疗的机会。手术禁忌证：此病本身无手术禁忌，但患者为恶病体质，多器官功能衰竭，或并发其他心脏畸形不能通过常规手术矫正，或昏迷不醒，以及体内有严重感染病灶未清除，不适宜单独做黏液瘤切除手术。

二、术前护理

心脏黏液瘤患者一般起病急骤，肿瘤的部位、大小、性质及瘤蒂导致患者出现一系列症状，引起心力衰竭、晕厥、栓塞、猝死等危象表现。因此患者入院后需尽早手术，患者入院后立即积极配合医师做好术前的所有准备工作。

（一）一般准备

1. 入院常规相关处置

安置患者于整洁、舒适、安静的病房内，介绍病区环境，给予详细的入院指导。要求患者严格卧床休息，减少体位改变，避免情绪激动。患者由于起病急骤，可出现心力衰竭、猝死或动脉栓塞等并发症，应尽早手术，所以在患者入院后，需要及时配合医生顺利完成手术前的一切准备工作，争取尽早手术。

（1）完善相关的术前检查：心电图检查、心脏彩超检查、X线检查、血常规、尿常规、肝肾功能、凝血象等。术前指导患者练习床上排便。

（2）协助患者洗头、洗澡、剪指（趾）甲，清除指甲油。注意休息，预防感冒。

（3）术前1 d内，测量患者身高、体重，进行抗生素皮试，根据结果准备抗生素。如遇阳性结果，及时准确标注于体温单及医嘱单上，通知医师及时换药。

（4）术前1 d给予术区备皮：手术切口选择，为胸部正中切口的患者，备皮范围上至颈部，下至肋缘连线，左右超过腋后线。术后需要留置尿管，会阴部也同时备皮。

（5）给予患者心理护理，减轻心理压力，心态平和地面对手术。

（6）术前晚餐进食软质易消化的饮食，晚24时后禁食水。如精神紧张无法正常入睡，报告医师，给予艾司唑仑协助入睡。

（7）术晨洗漱完毕后，使用开塞露清洁灌肠，排空大小便，更换清洁病服，取下首饰、手表、活动义齿等交给家属保管。

（8）测术晨体温：如遇发热，立即报告医师酌情变更手术日期。体温正常者佩戴手术腕带，给予术晨静点，避免过多家属探视，保持患者稳定情绪。

（9）术前30 min，根据麻醉医师医嘱，正确执行术前用药。

（10）与手术室人员接患者时，核对患者姓名、术中带药药名、剂量，将病历、药物同患者一起送入手术室。

2. 呼吸道准备

（1）评估患者有无呼吸道感染的症状和体征：有呼吸道感染者，或有慢性呼吸道疾病的患者，及时报告医师，遵医嘱给予相应的治疗；无呼吸道感染者，避免感冒，减少家属探视，预防呼吸道的感染。

（2）吸烟患者应立即戒烟。

（3）指导患者练习有效地咳嗽、排痰及深呼吸。有效咳嗽：深吸气后，屏住呼吸2~3 s后用力咳嗽，咳出气道深部痰液。深呼吸：尽量吸满气后，屏住呼吸2~3 s，用嘴慢慢吐气。如遇痰液黏稠，不易咳出，报告医师可给予雾化吸入，使痰液稀释，易咳出。手术后，不要因为担心切口疼痛或切口撕裂等原因，而抗拒或不敢用力咳嗽、咳痰，造成严重的并发症。

（4）为预防呼吸道感染，应适当减少家属探访的次数及探视人数。有呼吸道感染的家属拒绝探视。患者不要去人员密集的场所，如餐厅、门诊、候诊厅等，去此类场所应戴口罩，减少停留时间。

3. 病情观察

（1）观察有无动脉栓塞的症状和体征：监测神志、瞳孔、周围动脉搏动、四肢活动、肢端温度及患者的自我感觉等。

（2）观察生命体征的变化：监测心率、心律、呼吸、血压，患者是否有气促、呼吸困难、心悸、乏力，双下肢是否有凹陷性水肿等心衰的症状和体征。

（3）观察24 h的出入量：准确记录24 h尿量的变化。

4. 休息

（1）患者要绝对卧床休息，避免由于剧烈活动体位的变化引起晕厥。

（2）左心房黏液瘤患者取平卧位与右侧卧位交替，防止部分瘤体阻塞二尖瓣口引发间歇性晕厥。右心房黏液瘤应采取平卧位和左侧卧位交替。

5. 基础护理

（1）协助患者生活护理：洗脸、刷牙、梳头、洗脚等。

（2）指导患者进食高热量、高蛋白、营养丰富易消化饮食。

（3）指导患者采取最佳体位休息，并协助患者改变体位。

（4）协助患者排便，嘱患者勿用力排便，如排便困难可使用开塞露、甘油灌肠剂等药物。

（5）协助患者适当床上活动，避免发生静脉血栓和压力性损伤。

（二）心理护理

患者入院进入一个新的陌生环境，对疾病知识缺乏了解，又将面临大手术，患者往往心理压力很大，精神高度紧张，出现失眠、焦虑、恐惧等心理反应。由于疾病因素造成的心悸、气促、乏力、消瘦、食欲降低，活动后症状明显加重等带来的精神负担。因此，要求护士必须根据患者的情况做出相应的心理护理。

（1）加强病房巡视，及时满足患者的合理要求及需要。

（2）使用恰当的语言详细地讲解疾病的相关知识，以及手术的目的必要性、手术方法、术后的配合、注意事项等。

（3）教会患者自我放松的方法。

（4）进行针对性的心理护理。

（5）指导家属关心并鼓励患者。

（三）术前访视

开展术前访视，让患者和家属了解手术的基本情况、围手术期注意事项及手术室环境和监护室环境，手术方法、麻醉方式、术后监护期间的措施及常见问题，包括各类导管、约束用具及其目的、重要性，满足患者适应需要。术前访视对于缓解患者的压力，减轻手术所带来的应激反应有很大的帮助，使得患者能够主动配合麻醉和手术。首先向患者介绍自己，初步建立良好的护患关系。其次说明来访的目的，以及进入手术室的注意事项及术中有关情况，减轻患者对手术的恐惧心理，并详细介绍手术的重要性及安全性。通过术前访视对患者的心理状态、家属支持情况进行全面了解，在心理上能够对手术和术后出现的问题有正确的认识和充分的准备，加强护患之间的合作，在手术过程中才能充分配合。术前访视中了解到患者的各种隐私、许多患者不愿或不能公开的秘密必须为之严格保密，尊重患者，不能随便谈论。

三、术中护理

（一）手术要点和配合

（1）平车运送患者至手术室，直至麻醉摆放体位的过程中，忌频繁急剧翻动患者身体。

（2）麻醉医师宜按重症患者对待，重点关注肝素耐药，体外循环过程中，一般仍做上、下腔静脉插管。静脉端应加滤网，以防止脱落的肿瘤碎片进入体内，阻塞管道，发生静脉回流受阻。

（3）开胸心外探查建立体外循环，以及主动脉阻断之前应避免触碰和挤压心脏，摘除肿瘤时应避免盲目分离或暴力牵拉，防止肿瘤破裂脱落，争取完整摘除肿瘤。

（4）选择最佳的心脏切口，能充分暴露肿瘤（蒂）不同心腔的黏液瘤、瘤体过大者、特殊位置的瘤体（蒂），以及多发黏液瘤，都要采用不同的心脏切口，以充分显露瘤体、瘤蒂。

（5）注意保护心肌，维护正常的心脏功能，复苏顺利。

（6）纠正血液异常。心脏黏液瘤患者多有血液异常（如贫血、电解质紊乱、酸碱失调、肝素耐药等），术中给予适当调整，从而达到或接近正常状态，术后方能相对平稳。

（二）手术技术的关键及主要并发症的预防

1. 插管

（1）右房瘤：腔静脉插管应尽量靠近入口处房壁插入，如瘤体过大，疑侵及腔静脉口时，要解剖出上、下腔静脉（包括解剖膈肌），可直接从腔静脉壁插入。巨大黏液瘤完全充塞右房腔及腔静脉近心部，则不能从腔静脉壁插管，可从髂外静脉插管，同时转流深低温（＜20℃）停循环，切开右心房，切除肿瘤后，再置管于右心房转流升温。

（2）左房瘤：不需先插左心房减压引流管以免碰触瘤体，可以在右上肺静脉附近左房壁切一小口引出左心房血液至心包腔内，用低压吸引器在心包腔内吸血液回收入氧合器。待黏液瘤切除后，再从此小切口插左心房引流管，可监测左心房情况。

2. 心脏切口

（1）右房黏液瘤及一般左房黏液瘤：右心房前壁切口（右房瘤）和房间隔切口（左房瘤），既能切除黏液瘤又便于探查心脏各腔。

（2）巨大左房瘤或深处左房后壁瘤，适用左、右心房联合切口，即从右房前壁及房间隔的切口向后延伸切开左心房外侧壁。

（3）右室瘤近三尖瓣口的患者，适合通过右心房切口切除，右室流出道瘤、近心尖处的巨大肿瘤或粘连多者，可经右心室前壁切口切除。

（4）左心室流出道瘤且瘤蒂长者，可选择主动脉根部切口进行切除。如肿瘤靠近左心室心尖部，可选择做左心室心尖无血管区平行于左前降支的切口，肿瘤切除清洗后，用垫片条夹心饼干法缝合左心室切口。

3. 肿瘤切除

（1）避免直接钳夹、镊碰瘤体，特别是葡萄状或息肉状黏液瘤，以防将瘤体碰碎脱落。

（2）找出肿瘤蒂部附着处，连同瘤蒂及心肌组用牵引线或鼠齿钳夹住并提起，借助直角钳探测瘤蒂大小范围，沿瘤蒂周围做直径0.5～1cm圆形切除，缓慢地整块取出黏液瘤。

（3）若瘤体较大，则上下两端延长房间隔切口，然后用血管钳夹住瘤蒂；经左心房切口轻托瘤体，逐步提拉瘤蒂，然后慢慢取出。

（4）如瘤体附着于房壁或其他部位心内膜，应一律切除，不予姑息。

（5）心室黏液瘤不必做心肌全层切除；如附着于房室瓣上，也应适当地切除部分附着于周围的正常瓣膜组织，然后探查有无残留，检查房室瓣是否有损伤，监测瓣膜的关闭功能。

4. 肿瘤切除后处理

（1）检查心脏黏液瘤的切除是否彻底。

（2）检查切除的黏液瘤是否完好无损。

（3）充分吸尽各心腔内、肺静脉内残留的黏液瘤组织碎屑，用大量生理盐水反复冲洗心腔，避免残留肿瘤碎片。

（4）心肌组织切除后的缺失区，要细心修复。

（5）直接缝合或补片修间隔或心壁缺失区。

（6）确定房室瓣功能情况，如瓣膜受累，切除后，应通过成形重新建其功能。

（7）所有同期手术，应在肿瘤摘除后进行。

5. 黏液瘤碎屑栓塞的预防

（1）右心瘤做心脏切口前夹阻肺动脉，保证瘤体碎屑不进入肺动脉。

（2）瘤体切除后心脏彻底冲洗吸净。

（3）血液重新回吸心内应通过血液过滤装置，滤除微栓，以防发生栓塞。

四、术后护理

(一) 术后常规护理

患者全身麻醉术后转回监护室进行治疗与护理，一般24 h后病情平稳可转回普通病房。

1. 患者回室前的准备

（1）备床：患者回室前，更换清洁的床单、被罩、铺中单、备麻醉床、备约束带，防止意外损伤，麻醉清醒后解除约束。确定床挡能正常使用，防止患者坠床。

（2）仪器的准备：监护仪、呼吸机、微量泵、输液泵、氧气装置、吸引器装置、有创血压装置、中心静脉压装置、一次性吸痰包、无菌盐水等用物。约在患者回室前2 h启动呼吸机，由呼吸机治疗师根据患者的体重选择合适的膜肺，调节呼吸及参数备用。

（3）药品准备：备好各种血管活性药物、强心利尿药物、止血药，必要时备鱼精蛋白中和自体血。同时抢救车、抢救器材在备用状态。

2. 患者术后监护护理

（1）患者术后回室立即安置在备好的床单位上，迅速连接呼吸机、监护仪、微量泵，妥善固定心包纵隔引流管，并重新标记引流瓶的引流量，妥善固定留置导尿管。根据患者自身情况再次调节呼吸机，维持正常呼吸功能。重新固定并记录气管插管长度，以防脱出。防止意外损伤，四肢给予约束带保护性约束。记录重症患者护理记录单，包括患者的一般情况、术式、回室时间、生命体征、血管活性药、输血、输液、呼吸机参数及气管插管情况、引流管情况、留置导尿管情况、皮肤及四肢末梢情况。

（2）密切观察病情变化：生命体征的变化，心律、心率、血压、中心静脉压，发现异常及时报告医师。观察呼吸的频率、节律、深度，可根据血气分析及时调节呼吸机参数，注意气道温化、湿化，听诊双肺呼吸音，平均2 h吸痰1次，吸痰前后给纯氧，吸痰严格无菌技术操作，防止呼吸道感染。停止使用呼吸机前全面评价患者心脏功能及预后，达到停机指标者，在拔管前30 min静脉推射地塞米松5～10 mg，备好氧气鼻塞、面罩、雾化吸入装置，给予患者充分吸痰后拔出气管插管，使用鼻塞吸氧流量为2～3 L/min，面罩吸氧流量为4～6 L/min。拔出气管插管1 h后开始做体疗，以后每2 h 1次体疗。出现结膜水肿，眼睑无法闭合患者，可使用凡士林纱布条覆盖眼睑处，勿用胶布强行黏合双眼睑。患者清醒后，给予半卧位，将床头抬高45°颈下垫软枕。密切观察水、电解质的情况，其中最为重要的是血清钾浓度的变化，根据尿量及时补充钾离子，防止低钾血症的出现。

（3）引流口敷料的清洁、干燥：观察切口有无渗血、渗液，若有应及时更换敷料。做好基础护理，口腔护理、会阴护理、皮肤护理，定时翻身，预防压力性损伤出现。

（4）评估患者疼痛的程度：可在术后48～72 h遵医嘱给予镇痛药物，如哌替啶50～100 mg肌内注射，缓解疼痛，减轻心脏负荷。72 h后患者自诉疼痛者，给予口服镇痛药物。

（5）心理护理：由于手术创伤、疼痛，术后安置多根管道等原因，使患者自理能力受限，陌生的环境和各种仪器设备的报警声，医护人员同其他患者交流的声音，都是对患者的不良刺激，容易加重患者焦虑恐惧的心理。因此护士应做到：要主动关心患者，进行各种操作时须动作娴熟敏捷，操作前向患者解释操作目的，争取患者主动配合，操作中主动关心、安慰患者，操作后清楚讲解注意事项，注意保护患者个人隐私。加强与患者进行语言与非语言交流，使患者正确认识疾病及预后。

(二) 术后并发症的护理

1. 低心排综合征（LCOS）

临床主要症状有心率快、呼吸急促、烦躁不安、血压低、收缩压< 90 mmHg、脉压小、脉搏细弱无力、体温低、中心静脉压升高15 cmH$_2$O以上，尿量在0.5～1 mL/（kg·h）以下，面色苍白，皮肤湿冷或出现花纹，末梢发绀，动脉血气氧分压下降。出现低心排的原因有很多，有效血容量不足是最为常见的原因，除应精确计算血容量外，大量排尿也将影响血容量。因此，处理血容量不足时，应加快输血、输液速度，快速补充血容量。如输入羟乙基淀粉或低分子右旋糖酐等，必要时可输入血浆或

全血，维持稳定循环。中心静脉压升高，血压下降，则提示心脏功能不全、心脏压塞。排除心脏压塞原因，则应遵医嘱给予缩血管药物，如多巴胺或肾上腺素等药物静脉泵入，从而提高心肌收缩力，增加心排血量。

2. 出血

心包及纵隔引流管持续有新鲜血液流出，大于每小时 200 mL，持续 3 h 以上，患者伴有低心排表现。体外循环下心内直视手术术后渗血量比一般开胸手术渗血量多，因肝素化后凝血机制的改变和转流过程中血小板的减少、破损纤维蛋白原的减少及凝血因子的变性所致。出现引流量增多时，立即报告医生，严密观察并增加输血和输液速度。肝素中和不足者应根据 ACT 值追加鱼精蛋白，追加量为 0.5 ~ 1 mg/kg。遵医嘱给予止血药物，如巴曲酶、酚磺乙胺、氨甲苯酸等。使用止血药物后，须严密观察引流量及颜色，如引流短时间内突然增多，颜色鲜红提示胸腔内可能有活动性出血，做好二次开胸止血准备。呼吸机增加 PEEP 可减少渗血。

3. 低钾血症

血清钾浓度 < 3.5 mmol/L。血钾过低时，心肌的兴奋性增高，异位起搏点的自律性增强，传导性降低，容易发生各种心律失常及传导阻滞。术后低钾的主要原因为尿量增多，因此术前应充分补钾，术中注意补钾，术后尿量增多时及时检验血清钾，用高浓度的氯化钾按计算补充，预防出现低钾血症。

低钾血症患者表现为烦躁不安、表情淡漠或嗜睡，可出现心律失常，如室上性心动过速、房性或室性期前收缩，严重者可出现频发室性期前收缩、室性心动过速、心室颤动，用抗心律失常药物纠正效果差，纠正低血钾后好转，同时伴有恶心、腹胀、呕吐四肢无力等症状。护理时注意，严密观察患者的尿量、血清钾浓度的改变以及相关的症状和体征，发现异常及时报告医师处理。补钾时应注意：绝对禁止静脉推注氯化钾；单位时间内不可输入含钾溶液速度过快，成人每小时补钾量不宜超过 20 mmol，高浓度含钾溶液要从深静脉输入，不能从浅静脉输入。低血钾可伴有碱中毒，纠正碱中毒有利于纠正低钾血症。口服补钾最安全，能进食患者尽量口服补钾，必要时辅以少量的静脉补钾。补钾过程中注意监测心电图的变化。

4. 心律失常

常出现的心律失常为室上性心动过速、快速心房颤动、室性期前收缩、房室传导阻滞等。严密观察心电图变化，及时准确记录，发现异常立即报告医师，给予相应的抗心律失常的药物。室上性心动过速者，可刺激迷走神经，压迫眼球或按摩颈动脉窦，用压舌板或棉签刺激咽腔引起恶心，以反射性刺激迷走神经。遵医嘱给予毛花苷 C 静脉注药，对药物治疗无效者，可用心房起搏或同步直流电复律治疗。室性期前收缩遵医嘱给予利多卡因静脉注射。房室传导阻滞发生时，可使用异丙肾上腺素治疗，必要时安装心内临时起搏器。使用抗心律失常药物治疗时，注意观察药物的不良反应及药效。

5. 肺不张、肺感染

患者听诊时双肺呼吸音应清，对称，无干、湿啰音为正常。肺不张时其相应的部位呼吸音减弱或消失。早期可无明显的低氧血症，但伴有不同程度的呼吸困难或代偿呼吸的临床表现。严重者可出现端坐呼吸、呼吸困难、血氧饱和度 < 90%。患者使用呼吸机时不能顺利脱机，停机后血氧饱和度 < 90%，患者表现为大汗、呼吸困难、发绀等症状和体征。护理应注意：拔管前监测血氧饱和度及双肺呼吸音，定时吸痰，预防呼吸道感染。拔出气管插管后开始做体疗，定时翻身叩背，鼓励患者咳嗽、排痰，常规给予雾化吸入，每日 2 ~ 3 次，必要时进行气管内吸痰，肺不张时，要进行经鼻导管吸痰，应用支气管扩张剂，加强体疗，必要时用支气管镜吸痰。合理使用抗生素，早期床上活动，有利于预防肺不张、肺感染。

（三）术后康复护理

1. 饮食指导

拔除气管插管后 4 h，可试饮水每次 20 mL 左右，如无恶心、呕吐，可每次少量饮水或果汁 50 ~ 100 mL，拔管后 12 h，可进食半流质饮食逐渐过渡到普食。指导患者进食有营养易消化饮食，少食多餐。加强营养，合理饮食，忌吸烟饮酒，忌辛辣刺激性食物，以高蛋白、高维生素、低盐低脂、易消化饮食为主。多食用高纤维素饮食，预防便秘，养成规律的排便习惯。

2.活动

根据心脏功能恢复情况而定。术后 3 d 内应在床上活动，3 d 后无引流、导尿管，可增加床旁活动，根据机体的恢复程度逐渐增加活动量，要劳逸结合，以活动后无心悸气短、自我感觉良好为宜。避免过重的体力劳动，注意预防感冒。

3.用药指导

需要服用洋地黄类药物者，注意观察洋地黄药物中毒症状，如出现中毒现象，立即停药及时就医。服用利尿药物期间，注意补充钾剂，也可以多食用含钾高的食物。

五、健康指导

（1）保持心情舒畅，避免情绪激动。

（2）避免重体力劳动，活动事宜，预防感冒及呼吸道感染。

（3）进食营养丰富易消化饮食，忌烟酒及辛辣刺激性食物。多进食富含纤维素饮食，保持大便通畅。

（4）合理用药，勿自作主张停服或加服药物，如有不适及时与医师联系，遵医嘱用药。

（5）定期复查，保留复查结果。术后定期门诊复查，术后 3 个月复查 1 次，半年复查 1 次，以后每年复查 1 次。

（6）规律生活，保持充足睡眠。

（侯凤兰）

第二节　心脏损伤护理

心脏损伤是暴力作为一种能量作用于机体，直接或间接转移到心脏所造成的心肌及其结构的损伤，直至心脏破裂。心脏损伤又有闭合性和穿透性损伤的区别。

一、闭合性心脏损伤

心脏闭合性损伤又称非穿透性心脏损伤或钝性心脏损伤，实际发病率远比临床统计的要高。许多外力作用下都可以造成心脏损伤，包括：①暴力直接打击胸骨传递到心脏；②车轮碾压过胸廓，心脏被挤压于胸骨椎之间；③腹部或下肢突然受到暴力打击，通过血管内液压作用；④爆炸时高击的气浪冲击。

1.心包损伤

心包损伤是指暴力导致的心外膜和（或）壁层破裂和出血。

（1）分类：心包是一个闭合纤维浆膜，分为脏、壁两层。心包伤分为胸膜-心包撕裂伤和膈-心包撕裂伤。

（2）临床表现：单纯心包裂伤或伴少量血心包时，大多数无症状，若出现烦躁不安、气急、胸痛，特别当出现循环功能不佳、低血压和休克时，则应想到急性心脏压塞的临床征象。

（3）诊断：①ECG：低电压、ST 段和 T 波的缺血性改变；②二维 UCG：心包腔有液平段，心排幅度减弱，心包腔内有纤维样物沉积。

2.心肌损伤

所有因钝性暴力所致的心脏创伤，如果无原发性心脏破裂或心内结构，包括间隔、瓣膜、腱束或乳头肌损伤，统称心肌损伤。

（1）原因：一般是由于心脏与胸骨直接撞击，心脏被压缩所造成的不同程度心肌损伤，最常见的原因是汽车突然减速时方向盘的撞击。

（2）临床表现：主要症状取决于创伤造成心肌损伤的程度和范围。轻度损伤可无明显症状，中度损伤出现心悸、气短或一过性胸骨后疼痛,重度可出现类似心绞痛症状。

(3)检查方法。ECG,轻度无改变。异常 ECG 分两类:①心律失常和传导阻滞;②复极紊乱。X 线片:一般无明显变化。UCG:可直接观测心脏结构和功能变化,在诊断心肌挫伤以评估损伤程度最简便、快捷、实用。

(4)治疗:主要采用非手术治疗。①一般心肌挫伤的处理:观察 24 h,充分休息,检查 ECG 和 CPK-MD。②有 CDA 者:在 ICU 监测病情变化,可行血清酶测定除外 CAD。③临床上有低心排血量或低血压者:常规给予正性肌力药,必须监测 CVP,适当纠正血容量,避免输液过量。

3. 心脏破裂

闭合性胸部损伤导致心室或心房全层撕裂,心腔内血液进入心包腔和经心包裂口流进胸膜腔。患者可因急性心脏压塞或失血性休克而死亡。

(1)原因:一般认为外力作用于心脏后心腔易发生变形并吸收能量,当外力超过心脏耐受程度时,即出现原发性心脏破裂。

(2)临床表现:血压下降、中心静脉压高、心动过速、颈静脉扩张、发绀、对外界无反应,伴胸部损伤,X 线胸片示心影增宽。

(3)诊断:① ECG,ST 段和 T 段的缺血性改变或有心肌梗死图形;② X 线和 UCG,可提示有无心包积血和大量血胸的存在。

(4)治疗:紧急开胸解除急性心脏压塞和修补心脏损伤是抢救心脏破裂唯一有效的治疗措施。

二、穿透性心脏损伤

该损伤以战时多见,按致伤物质不同可分为火器伤和刃器伤两大类。

1. 心脏穿透伤

(1)临床表现:主要表现为失血性休克和急性心脏压塞。前者早期有口渴、呼吸浅、脉搏细、血压下降、烦躁不安和出冷汗,后者有呼吸急促、面唇发绀、血压下降、脉搏细速、颈静脉怒张并有奇脉。

(2)诊断。① ECG:血压下降 ST 段和 T 波改变;② UCG:诊断价值较大;③心包穿刺:对急性心脏压塞的诊断和治疗都有价值。

(3)治疗:快速纠正血容量,并迅速行心包穿刺或同时在急诊室紧急气管插管进行开胸探查。

2. 冠状动脉穿透伤

冠状动脉穿透伤是心脏损伤的一种特殊类型,即任何枪弹或锐器在损伤心脏的同时也刺伤冠状动脉,主要表现为心外膜下的冠状动脉分支,造成损伤远侧冠状动脉供血不足。

(1)临床表现:单纯冠状动脉损伤,可出现急性心脏压塞或内出血征象。冠状动脉瘘者心前区可闻及连续性心脏杂音。

(2)诊断:较小分支损伤很难诊断;较大冠状动脉损伤,ECG 主要表现为创伤相应部位出现心肌缺血和心肌梗死图形。若心前区出现均匀连续性心脏杂音,则提示外伤性冠状动脉瘘存在。

(3)治疗:冠状动脉小分支损伤可以结扎;主干或主要分支损伤可予以缝线修复,如已断裂则应行 CAB 术。

三、护理问题

1. 疼痛

与心肌缺血有关。

2. 有休克的危险

与大量出血有关。

四、护理措施

1. 维持循环功能，配合手术治疗

（1）迅速建立静脉通路。

（2）在中心静脉压及肺动脉楔压监测下，快速补充血容量，积极抗休克治疗并做好紧急手术准备。

2. 维持有效的呼吸

（1）半卧位，吸氧，休克者取平卧位或中凹卧位。

（2）清除呼吸道分泌物，保持呼吸道通畅。

3. 急救处理

（1）心脏压塞的急救：一旦发生，应迅速行心包穿刺减压术。

（2）凡确诊为心脏破裂者，应做好急症手术准备，充分备血。

（3）出现心脏停搏立即行心肺复苏术。

（4）备好急救设备及物品。

4. 心理护理

严重心脏损伤者常出现极度窘迫感，应提供安静舒适的环境，采取积极果断的抢救措施，向患者解释治疗的过程和治疗计划，使患者情绪稳定。

（侯凤兰）

第三节 冠心病护理

一、概述

冠状动脉粥样硬化性心脏病，是指冠状动脉发生严重粥样硬化性狭窄或阻塞，或在此基础上并发痉挛，以及血栓形成，造成管腔阻塞，引起冠状动脉供血不足、心肌缺血或心肌梗死的一种心脏病，简称冠心病。我国虽是冠心病的低发国家，但近年来冠心病发病率和死亡率的逐年上升趋势是不容忽视的。目前，在我国每年估计新发生的心肌梗死患者就高达300万之多。

冠状动脉的病变主要在动脉内膜，病变发展缓慢（一般需要10～15年才能发展成为典型的动脉粥样硬化斑块），在早期无症状，临床不易检出。发病时通常表现为胸骨后的压榨感、闷胀感，持续3～5 min，常发散到左臂、左肩、下颌、咽喉部、背部，也可放射到右臂。用力、情绪激动、受寒、饱餐等增加心肌耗氧情况下发作的称为劳力型心绞痛，休息或含服硝酸甘油缓解。若表现为持续性剧烈压迫感、闷塞感，甚至刀割样疼痛，伴有低热、烦躁不安、多汗和冷汗、恶心、呕吐、心悸、头晕、极度乏力、呼吸困难、濒死感，休息和含服硝酸甘油不能缓解，此种情况称为心肌梗死型。冠状动脉阻塞性病变主要位于冠状动脉前降支的上、中1/3，其次为右冠状动脉，再次为左回旋支及左冠状动脉主干，后降支比较少见。

冠心病的外科治疗主要是应用冠状动脉旁路移植术（coronary artery bypass grafting，CABG），简称"搭桥"。CABG为缺血心肌重建血运通道，改善心肌的供血和供氧，缓解和消除心绞痛症状，改善心肌功能，延长寿命。目前，CABG已成为治疗冠心病最常用和最有效的方法之一。自从美国临床上首例将大隐静脉应用在冠状动脉旁路移植术中取得成功后，大隐静脉作为冠状动脉旁路移植物被广泛应用。从1968年起，作为新发展的外科技术，乳内动脉（internal mammary artery，IMA）得到了广泛的应用。由于动脉移植物的远期通畅率明显高于自体大隐静脉，可提高手术的远期效果，因此，近年来大力提倡用动脉如胸廓内动脉、胃网膜右动脉、桡动脉等作为冠状动脉旁路移植术的移植物。并且，不用体外循环，在心脏跳动下进行的冠状动脉旁路移植术取得较大进展，加快了患者的恢复，缩短了住院时间，取得了良好的效果（图12-1）。冠状动脉旁路移植术后有90%以上的患者症状消失或减轻，心功能改善，可恢复工作，延长寿命。

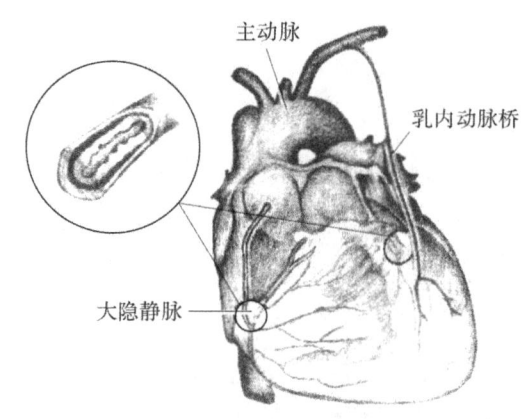

图 12-1 冠状动脉旁路移植术

二、术前护理

（一）一般准备

1. 完成各项检查

各项血标本的化验，包括全血常规、血型、凝血象、生化系列、血气分析、尿常规，如近期有心肌梗死者，加做血清酶学检查。辅助检查包括 18 导联心电图、胸部 X 线片、超声心动图、核素心肌显像和冠状动脉选择性造影。

2. 呼吸道准备

患者入院 3 天后，可教会患者练习深呼吸和有效咳嗽，每日进行训练直到手术。病情较平稳的患者（重度左主干狭窄和药物不能控制心绞痛的患者可先不参与此项训练），可进行吹气球训练。患者取卧位或坐位，吸氧（氧流量 4～5 L/min），深吸气后平稳呼气，吹鼓气球。吹的时间尽量长，但以不感憋气为度，以免诱发心绞痛，每次 5～10 min，每天 6～8 次。训练期间，应鼓励患者做腹式呼吸。吹气球训练是一种深呼吸运动操，在吸氧的情况下进行，可增加肺活量和肺部功能残气量，提高血氧饱和度，改善心肌缺氧。

3. 术前功能训练

冠状动脉旁路移植术常取用大隐静脉作为移植用材料，因此，术前必须保证其完好无损。患者入院后，向其健康宣教，了解保护好大隐静脉的重要性。同时指导患者切勿用手抓挠下肢，以免造成表面皮肤的损伤。如有下肢损伤、局部炎症等情况，需制订相应的护理方案。术前进行静脉注射时，为保证手术安全，禁忌选用双下肢血管进行静脉穿刺。对于长时间站立工作的患者，嘱咐其穿长筒弹力袜，休息时双下肢适当抬高，以预防下肢静脉曲张。对已发生下肢静脉曲张的患者，应及早治疗。对于长期卧床的患者，应适当协助其进行床上运动、按摩，经常用温水泡脚，以促进血液循环。

4. 常规准备

向患者介绍病情及注意事项，讲清楚避免情绪激动的重要性，向家属讲清手术的必要性及手术中、手术后可能发生的危险情况，术前请家属签字备同种血型。术野备皮，取下肢静脉，包括颈部以下所有部位均需准备，术前晚常规清洁灌肠。保证术前良好睡眠，必要时遵医嘱口服用药。

（二）其他疾病的治疗

患者如并发其他疾病，应内科治疗，做好如下准备。择期手术患者术前应停用抗血小板药 5 d，防止术后出血，糖尿病的患者术前应控制血糖在 6～8 mmol/L。高血压是冠心病的诱发原因之一，尤其是舒张压与冠心病的发作呈因果关系，故保持血压稳定至关重要，理想血压控制在 120/75 mmHg。药物控制血压同时，避免紧张、激动，不宜用力咳嗽、排便，注意卧床休息。

有心绞痛发作的患者，应将硝酸甘油片放置于患者易拿取的地方，并指导患者硝酸甘油的正确保存方法和重要性。吸烟患者，术前 3 周戒烟。呼吸功能不全者或出现呼吸道感染的患者，给予相应的治疗，控制感染、改善呼吸功能后方可手术。

对于急诊入院患者，应即给予吸氧 2～3 L/min，限制活动，绝对卧床休息。床旁心电监测，维持静脉通路，按医嘱使用硝酸甘油 0.5～2 μg/(kg·min) 持续微量注射泵泵入，使用时需用避光注射器、避光延长管及避光头皮针，定时巡视。严格控制液体的入量，避免加重心脏负荷。保持环境安静舒适，减少对患者的不良刺激，以免诱发心绞痛发作。紧急做好配血及备皮准备。

（三）术前心理准备

现代医学模式认为，冠心病是一种心身疾病，其发病、转归均与心理社会因素有关。因此，充分认识冠心病性格、心理特点，在冠心病的围手术期过程中加强心理护理，对促进冠心病患者的康复有着重要意义。我们需要做到以下几个方面：①热情接待新入院的患者；②关心体贴患者；③帮助患者，满足患者的需要，遵医嘱，坚持治疗，树立恢复健康的信心，增加应变能力，帮助患者合理使用健康的适应行为，制止不良的适应行为；④防止消极情绪，解除紧张情绪，避免因过度焦虑、恐惧而引起疾病的变化。

（四）术前访视

冠状动脉旁路移植术后的患者都需要进入 ICU 进行监护，待生命体征等各项指标平稳，符合转出标准时再返回普通病房。研究表明，不少患者进入 ICU 后，难以适应这个陌生、密闭、而且与外界隔绝的环境，往往容易产生恐惧、焦虑甚至谵妄等一系列精神障碍现象，这种现象在医学界被称为"ICU 综合征"。ICU 综合征即监护室综合征，是指患者在 ICU 监护期间出现的以精神障碍为主、兼具其他一系列表现，如谵妄状态、思维紊乱、情感障碍、行为和动作异常等的一组临床综合征。国内相关文献报道其发生率为 20%～30%，而机械通气患者的发生率高达 60%～80%。对 ICU 患者进行研究表明，发生谵妄的机械通气患者病死率较其他患者明显增高。ICU 综合征的出现不但影响患者的康复治疗，也会影响医护人员的工作效率和诊疗工作的开展。有关资料显示，加强术前访视的力度，应用人文护理可避免或减轻 ICU 综合征的发生。ICU 护士可于术前 1 d 前往心外病房访视，尽量避开患者进餐、治疗、休息的时候。首先，阅读病历，了解患者的一般情况。对患者的身体状况、个人性格、文化程度、经济条件有所掌握，对患者做出评估诊断。接下来再到床旁向患者做自我介绍，发放自制卡片，标明术前应注意的相关事项，具体为术前禁食水、防止着凉感冒并戒烟、术晨更换清洁病号服、义齿需在术前取下、贵重物品如首饰、手机、钱、物勿带入手术室，可在术前交家属妥善保管，术前一夜保证充足的睡眠，可遵医嘱适当应用艾司唑仑等药物，晨起排空大小便等，待手术室的护理员来接等内容。

请患者及家属翻阅 ICU 自制宣传画报，与患者逐条讲解，让患者充分理解术前准备的必要性，解除思想顾虑，轻松等待手术。由于冠心病患者以中老年患者为主，可交由患者自己阅读，记住照办。如果年纪很大，可让家人阅读解释、逐条落实。另外，画报可采用通俗易懂的少量文字，配以颜色鲜艳、生动的图片，可提高患者的阅读兴趣，使患者及家属了解 ICU 的工作流程，术后可能出现的不舒服、不适应症状，心里有所准备。同时，在宣传册中可加入针对患者家属的宣教内容，包括指导患者家属在患者入住 ICU 期间需要准备的物品和询问病情的方式，知道应该如何配合医护人员的工作等。另外，还可以集中患者和家属观看 ICU 自制宣传片，以消除对 ICU 环境的陌生和恐惧。有需要时，可带领患者更换隔离服进入 ICU 病房内，熟悉各种监护仪器设备，包括监护仪、呼吸机的报警声音，以免在术后导致患者恐惧。

耐心询问了解患者对手术的认知和顾虑，评估患者的心理状态，并根据评估内容针对患者的职业特点、文化程度、心理素质以及对健康和疾病的不同认识对症下药，有的放矢地进行心理疏导。介绍病房中的成功病例，树立患者的信心。详细解答患者提出的各种问题以提高术前访视的效果，可使患者准备充分积极主动应对手术。

随着医疗改革和医保的普及，患者对医院收费问题很敏感和很重视，所以术前应向患者及家属交代有关自费项目，让患者准备好这一部分费用，做到收费合理、实事求是、一视同仁，减少不必要的费用，避免经济纠纷的发生。

术前访视的工作是至关重要的，ICU 的术前访视已开展了很多年。并且，ICU 护士会不定时地对术前术后患者进行问卷调查，以便随时了解患者及家属关心和感兴趣的内容，根据内容随时调整和扩充访视所用的卡片和宣传手册。通过对患者的术前访视并进行护理干预，我们发现该方法可有效减轻患者的焦虑和恐惧情绪，让患者主动配合医护人员并平稳度过在ICU的监护阶段，增强了患者对医护人员的依从性和配合程度，同时也提高了患者及家属的满意度，有利于构建和谐的医患、护患关系。

三、术后护理

（一）术后常规处理

ICU近年有了重大的发展，已成为临床医学的一门新兴学科，专业技术队伍不断壮大，仪器设备不断更新，监测项目更加完善。冠状动脉旁路移植术后患者均被安置在心外监护室内进行严密监护。术后监护的目的是让患者尽快恢复到正常的生理状态，可转至普通病房开展治疗护理，并尽可能避免术后并发症的发生。

1. 术后早期处理

（1）术后患者入ICU前：应做好准备工作，包括清洁防压力性损伤床垫的床单位，准备妥当；运行正常的治疗和监测设备，如呼吸机（按照公斤体重已完成初调，并试用无误）、监护仪、负压吸引器、人工呼吸器、氧气装置、吸痰管等，使患者及时处于监测条件下，一旦出现意外时，能及时发现和得到处理；配备控制升压药或血管扩张剂的微量输液泵、急救复苏的电除颤等装置，急救或常规必用的药物、常用的输液及冲洗管道的肝素液、主动脉球囊反搏机，各种观察记录表格。

（2）术终回室：患者手术结束后会由手术室送至ICU。回室后，由平车搬到病床之前，要注意血压是否平稳，各管道是否连接牢固。搬动患者时要分工明确，专人托住患者头部，轻抬轻放，避免管道脱落。抬到病床上后，马上连接呼吸机、心电导线、动脉血压、血氧饱和度，听诊双肺呼吸音以确定呼吸机送气正常。待血压处于平稳状态后，更换术中带回药物至ICU输液泵上，理清并保持每条输液管道的通畅。选择中心置管较粗的分支监测中心静脉压，三通连接口处应标示该路输注液体。标示引流刻度，记录各项指标。回室30 min后采集血气分析，根据化验回报再次调节呼吸机。

（3）与术中工作人员的交接班：向麻醉师与外科医师了解手术过程是否平稳，术中所见冠状动脉病变程度、分布，冠状动脉血运重建的满意度以及是否经过体外循环。同时需要交接术中血压、心功能情况、尿量、电解质和酸碱，以及用药的反应及其用量，手术过程的特殊情况，目前正在使用的药物剂量及配制方法。与手术室护士交接患者的衣物、带回的血制品和药品，交接患者的皮肤情况、各管路是否通畅等内容，并共同填写交接记录单。冠心病患者在ICU的监护项目如表12-1所示。

表12-1 冠心病患者在ICU的监护项目

生命体征	血流动力学	特殊检查	化验检查	出入量	其他
体温	动脉压	心电图	血、尿常规	尿量	血氧饱和度
脉搏	中心静脉压	床旁胸片	电解质	胸腔引流量	呼气末二氧化碳
呼吸	肺动脉嵌压/左心房压	压床心脏彩超	血气		
神志	新排血量/新排血指数		血尿素氮/肌酐		
	外周血管阻力		心肌酶/肌钙蛋白		

2. 冠状动脉旁路移植术后处理

与一般心脏手术后的处理原则相同，即维持生命体征的平稳，其特殊性是必须保持心脏血氧供需平衡、水与电解质平衡及酸碱平衡。针对左心功能状态不同的患者，术后处理侧重点有所不同。左心功能良好的患者，术后生命体征大多平稳，处理的重点是保持心脏血氧供需平衡，减慢心率和放宽负性肌力药物的运用。左心功能不全的患者，如缺血性心肌病，并发大的室壁瘤及严重的瓣膜病变，术后着重维护和提高心功能，通过维持适当的血压水平及保证心脏供血来实现心脏血氧供需平衡，减慢心率。

（1）保持心脏血氧供需平衡，补充血容量：冠心病的病理基础是由于冠状动脉发生严重粥样硬化性狭窄或阻塞而引起的心脏氧供需不平衡，术后保证心脏氧供，减少氧的消耗非常重要。导致心脏供氧量减少的原因通常包括血容量不足、低心排综合征、心脏压塞、循环负荷过重、呼吸道阻塞、胸腔积液等。而血压高、心率快、躁动、高热等原因导致了旁路移植术后患者的氧耗量增多。针对上述原因，冠状动脉旁路移植术后早期应控制收缩压在 90～120 mmHg，观察患者引流量的多少，如无出血倾向，可控制收缩压至 150 mmHg 以下。由于冠心病患者术前多有高血压病史，术后可静脉应用硝酸甘油、亚宁定、硝普钠等药物控制血压，维持 CVP 在 6～12 cmH_2O，保持容量平衡，纠正低心排，保持呼吸道通畅，给予患者充分的镇静、镇痛，必要时可应用肌松剂。持续监测体温，如体温过高时，给予物理降温，若降温效果不佳时，可遵医嘱用药物退热。

（2）保持电解质和酸碱平衡：冠状动脉旁路移植术后，维持电解质平衡对于预防心律失常非常重要。通常每 4 h 查血钾 1 次，如果有异常，应 1～2 h 复查 1 次。血清钾的浓度应控制在 4.0～5.0 mmol/L。低血钾症应在短时间内纠正，可在中心静脉处持续泵入 6% 氯化钾溶液，在肾功能不良和尿量较少时，应适当减速。成人患者，每补给 2 mmol 氯化钾可提高血钾 0.1 mmol/L。当血钾＞6.0 mmol/L 时，则有心搏骤停的危险，应给予利尿剂、高渗葡萄糖加胰岛素、钙剂、碱性药物，使血钾迅速降至正常水平。临床上一般容易忽视对镁剂的补充，它对室性心律失常有抑制作用，并能扩张冠状动脉。血清镁应维持在 1.3～2.1 mmol/L，在 2～4 h 可补充硫酸镁 5 g。

（3）呼吸系统的管理：旁路移植术后患者，通常给予呼吸模式的设置为容量控制。术后早期，如果患者病情稳定，清醒并配合治疗的患者，可应用间歇通气，潮气量设置为 8～12 mL/kg，频率 10 次/min，呼气末正压（PEEP）5～8 cmH_2O，以防止肺不张。使用呼吸机期间必须加强气道湿化，湿化液须使用蒸馏水，有利于肺部气体交换，防止纤毛干燥而不利于痰液的排除。若湿化使用生理盐水，会导致氯化钠颗粒沉积在气管壁上，影响纤毛活动。湿化吸入温度要求控制在 28～32℃，相对湿度＜70%。调整呼吸机参数后，应定时复查血气分析。冠状动脉旁路移植术后的患者，患者清醒循环稳定时，应使患者尽早拔除气管插管，脱离呼吸机，脱机过程太长是最常见的错误。旁路移植术后早期拔管可改善静脉回流，降低右心负荷，并增加左心室充盈，从而增加心排血量。可促进患者更早咳痰，排出痰液，减少肺部并发症，缩短住 ICU 时间，最终节省医疗开支。拔除气管插管的指标，应根据患者的具体临床表现及各项监测指标决定，当患者神志清醒，可完全配合治疗，肌力正常后，即可考虑拔除气管插管。另外，需要血流动力学稳定、无出血并发症、无酸中毒及电解质紊乱，具体拔管指征如表 12-2 所示。

表 12-2 拔管指征

神经系统	意识清醒
	服从命令
	没有脑卒中并发症
血流动力学	稳定
	无出血并发症或胸腔引流量 ≤ 200 mL/h
	平均动脉压 70～100 mmHg
	适量肌松药物或主动脉球囊反搏并非禁忌证
呼吸系统	pH ≥ 7.32
	PaO_2 > 80 mmHg（FiO_2 = 50%）
	自主呼吸时 $PaCO_2$ < 55 mmHg
	潮气量 ≥ 5 mL/kg
	吸气负压 ≥ -25 cmH_2O
放射影像学	无大量积液、积气
	无大面积肺不张
生化指标	血清钾浓度 4.0～4.5 mmol/L

据文献报道，冠状动脉旁路移植术后患者常于术后 16～18 h 拔管。对于非体外循环下心脏不停跳

旁路移植患者，由于没有体温循环的打击，机体生理影响不大，平均拔管时间可缩短至术后 4～6 h。拔除气管插管后，可给予鼻导管吸氧或储氧面罩吸氧。每日给予雾化吸入 2～3 次，每次 15 min。在不影响患者休息的情况下，间断给予体疗。对于术前有慢性阻塞性肺疾病的患者，由于痰液多且黏稠，往往较难咳出，可遵医嘱静脉应用大剂量氨溴索化痰。拔除气管插管的患者，早期要严密观察生命体征。注意呼吸形态，观察是否存在鼻翼扇动，呼吸浅快、呼吸困难，三凹征、发绀、烦躁不安等缺氧现象。对于呼吸状态不佳的患者，可考虑使用序贯通气。序贯通气时，患者感觉舒适，可以经口进食，避免了气管插管带来的相关损伤，保护了气道的防御功能，降低了院内肺部感染的发生率。

（4）血流动力学的监测：冠状动脉旁路移植术后患者常需置入 Swan-Ganz 导管监测血流动力学和持续监测心排血量。对于血流动力学改变和处理如表 12-3 所示。

表 12-3 血流动力学改变和处理

血流动力学改变				处理	
MAP	CO	PCWP	SVR	首先	其次
↓	↓	↓	↓↑	补充容量	
↓	↓	↓	↑	补充容量	扩张血管药
↓↑	↓	↑	↑	扩血管药	正性肌力药 IABP
↓	↓	↑	N↑	正性肌力药	
↓	N↑	N	↑	缩血管药	
N	N	↑	↑↓	利尿药	

（二）术后并发症的观察与处理

1. 低心排血量综合征

冠状动脉旁路移植术后出现 LOCS 是非常危险的，它会引起血管收缩或移植血管的痉挛，加之血管移植物内血流量的减少，从而加重心肌缺血，进一步导致心排血量的减少，最后造成难以扭转的低血压状态。低心排血量可增加手术死亡率和术后并发症发生率，如呼吸衰竭、肾衰竭、神经系统并发症等。冠状动脉搭桥术后，发生 LOCS 的最常见原因为低血容量，可由过度利尿、失血、外周血管过度扩张、心肌收缩功能不良、外周循环阻力增强等原因造成。其他常见原因还包括心包压塞、心律失常和张力性气胸。

（1）临床表现：烦躁或精神不振、四肢湿冷发绀、甲床毛细血管再充盈减慢、呼吸急促、血压下降、心率加快、尿量 < 0.5 mL/（kg·h）、血气分析提示代谢性酸中毒。

（2）预防和处理：术后早期应用正性肌力药物（如多巴胺、多巴酚丁胺）等扩血管药，补足血容量，纠正酸中毒，预防 LOCS 的发生。一旦临床表现提示出现低心排血量综合征，应立即报告医师，详细分析，找出原因，尽早做出相应处理。补充血容量，纠正酸中毒，减轻组织水肿，保持容量平衡。每隔 30～60 min 复查血气，观察分析器发展趋势，给予相应治疗。若药物治疗无效，要及时应用 IABP，改善冠状动脉灌注，保护左心功能。

2. 心律失常

（1）心房颤动和扑动：心房颤动是冠状动脉旁路移植术后最常见的心律失常。美国胸外科学会（STS）报道，心房颤动发生率为 20%～30%，一般发生在术后 2～3 d，通常为阵发性，但可反复发作。多数心脏外科医生认为，冠状动脉旁路移植术后心房颤动是一个较严重的问题，它对血流动力学有一定的影响。心房颤动通常由以下几个方面引起：①外科损伤；②手术引起的交感神经兴奋；③术后电解质和体液失平衡；④缺血性损伤；⑤体外循环时间过长等。

预防和处理：①心律的监测。术后心律、心率的变化，对高龄、术前有心功能不良或心房颤动病史等的高危患者进行重点监护。②术后尽早应用 β-肾上腺素能受体拮抗剂，预防性给予镁剂。若患者已出现心房颤动，治疗的首要任务是控制心室率，然后再进行复律治疗，尽量恢复并维持室性心律。

（2）室性心律失常：冠状动脉旁路移植术后的偶发室性期前收缩，其通常不需要治疗。而出现室性心律失常如室性心动过速、心室颤动，术后并不常见，一般发生在术后 1～3 d。其产生的主要原因如下：①围手术期心肌缺血和心肌梗死；②电解质紊乱，如低血钾和低血镁症；③血肾上腺素浓度过高；④术前已有左心室室壁瘤和严重的收缩功能减退。对大多数患者来说，术后室性心律失常及其诱发因素是能被纠正的。

预防和处理：①维持水、电解质及酸碱平衡。术后早期常规每 4 h 检查血气离子 1 次，根据化验回报补充离子、调整内环境。常规应用镁剂，即使血镁正常，应用镁剂不仅可有效控制室性心律失常，还可以扩张冠状动脉，增加冠状动脉血流。②给予患者充分镇静，由于强心药物，并应用利多卡因等抗心律失常药物。

3. 急性心肌梗死

由于手术技术和心肌保护技术的改善，冠状动脉旁路移植术后的心肌梗死已不常见。不稳定型心绞痛患者其术后心肌梗死发生率高于稳定型心绞痛患者，发生的原因可能与以下因素有关：①心肌血管重建不彻底；②术后血流动力学不稳定；③移植血管病变。

预防和处理：减少心肌氧耗，保证循环平稳。血流动力学支持、标准的药物治疗、纠正电解质紊乱和心律失常。术后早期，给予患者保暖有利于改善末梢循环并稳定循环，继而保护心肌供血，能有效防止心绞痛及降低心肌梗死再发生。对于心肌梗死继发低心排血量的患者，应尽早放置主动脉内球囊反搏或心室辅助装置，提供血流动力学支持，减轻心脏负荷。

4. 出血

冠状动脉旁路移植术后的出血发生率为 1%～5%，主要原因为外科手术因素和患者凝血机制障碍、长时间体外循环、高血压和低温等。患者引流量大于每小时 200 mL，持续 3～4 h，临床上即认为有出血并发症。

预防和处理：术前对于稳定型心绞痛患者，提前 1 周停用抗血小板药物；对于不稳定型心绞痛患者，可改为低分子肝素抗凝。术后严格控制收缩压在 90～100 mmHg。定时挤压引流，观察引流的色、质、量，静脉采血检查（活化凝血酶原时间）ACT，使其达到基础值范围，确认肝素已完全中和。若出现大量快速出血、血压下降，应立即床旁紧急开胸止血。

5. 急性肾衰竭

患者行冠状动脉旁路移植术之前，若存在肾功能不全、高龄、瓣膜手术、糖尿病、严重左心室功能不全等情况，术后极易出现急性肾衰竭的并发症。它在术前血清肌酐正常患者的发生率为 1.1%，而术前血清肌酐升高患者的发生率为 16%，其中 20% 的患者需行 CRRT 治疗。急性肾衰竭增加手术死亡率，可高达 40% 左右，并延长住院时间，增加患者负担。

预防和处理：对于有肾衰竭危险因素的患者，术前应避免使用肾毒性的药物。若术前出现血清肌酐升高者，在病情允许的情况下，可适当延迟手术时间，待血清肌酐值控制在较合适的范围内时，再行手术治疗。术前需合理限制液体入量以减少肾脏损害。术后小剂量的应用多巴胺 2～3 μg/(kg·min)，可扩张肾动脉，增加肾灌注。若患者出现严重的急性肾衰竭症状时，应及早给予 CRRT 支持，不能等到出现血流动力学紊乱、多脏器功能衰竭时才开始应用，宜早不宜迟。

6. 脑卒中

脑卒中是造成冠状动脉旁路移植术后并发症和死亡的主要原因之一。据 Puskas 多中心调查研究，脑卒中发生率为 6%～13%。临床上将脑损害分为 Ⅰ 型和 Ⅱ 型。Ⅰ 型为严重的永久的神经系统损伤，发生率为 3%，死亡率可达到 21%。Ⅱ 型为轻度脑卒中，患者出院时可恢复神经系统和肢体功能，发生率为 3%，死亡率为 10%。

预防和处理：早期的脑卒中治疗只是支持疗法，预防才是关键。造成术后脑卒中的原因有：①升主动脉粥样硬化；②心房颤动；③术前近期心肌梗死和脑血管意外；④颈动脉狭窄；⑤体外循环等。术后需每小时观察并记录瞳孔及对光反射，麻醉清醒患者，观察其四肢活动情况；出现脑卒中的患者中，需给予头部冰帽降温，降低氧耗；防止或减轻脑水肿；使用甘露醇、激素、利尿药、白蛋白；神经细胞营养剂和全身营养支持。若患者出现抽搐时，应立即给予镇静药和肌松剂抑制抽搐。定时给予患者翻身、叩背，促进痰液排除，防止肺部感染。

7. 主动脉球囊反搏的应用

主动脉球囊反搏（intra-aortic balloon pump，IABP）是机械辅助循环方法之一，系通过动脉系统置入一根带气囊的导管到降主动脉内做锁骨下动脉开口远端，在舒张期气囊充气，主动脉舒张压升高，冠状动脉流量增加，心肌供氧增加；在心脏收缩前气囊排气，主动脉压力下降，心脏后负荷下降，心脏射血阻力减少，心肌耗氧量下降，以此起到辅助衰竭心脏的作用。对于冠状动脉旁路移植术后出现心力衰竭、心肌缺血及室性心律失常等并发症而药物不能控制者，应及早使用IABP。但是由于IABP是有创置入性操作，并且使用期间需维持ACT在较高的水平。因此，在使用IABP期间易出现并发症，延长患者的住院时间。据文献报道，应用IABP的并发症发生率为13.5%~36%，可出现下肢缺血、球囊破裂、感染、出血、血肿、栓塞、动脉穿孔、主动脉夹层等并发症。

预防与处理如下。

（1）下肢缺血：下肢缺血为多见的并发症，由于IABP管堵塞动脉管腔或血管内血栓脱落栓塞影响下肢供血有关。表现为IABP术后，患侧疼痛、肌萎缩、颜色苍白、末梢变凉、足背动脉消失。

术前应选用搏动较好的一侧置入导管；选择合适的型号；适当抗凝；持续搏动，不能停，以防止停搏时在气囊表面形成血栓在搏动时脱落。术后每15 min对比观察双侧足背或胫后动脉搏动，注意患肢皮肤的温度、颜色变化。抬高下肢，4~6 h行功能锻炼，以促进下肢血液循环。遵医嘱给予肝素化，每2~4 h监测ACT，调整ACT在正常值的1.5倍左右。给予患者翻身时，避免患侧屈膝屈髋，防止球囊管打折引起停搏。若出现机器报警，应立即处理，避免机器停搏导致患者出现生命体征变化。

（2）球囊破裂：主要原因为在插入气囊导管时，尖锐物擦划气囊；动脉粥样硬化斑块刺破气囊；动脉内壁有突出的硬化斑块，气囊未全部退出鞘管或植入锁骨下动脉内形成打折、弯曲，该部位膜易打折破裂。

术前应常规检查气囊有无破裂，避免接受尖锐、粗糙物品。了解患者血管造影是否有斑块，了解术中置IABP管是否困难。临床表现为反搏波形消失，导管内有血液流出。一旦发现，需立即停止反搏，拔出气囊导管，否则进入气囊内的血液凝固，气囊将无法拔出，只能通过动脉切开取出。

（3）感染：常见于动脉切开置入导管。术后需加强无菌操作，及时更换被血、尿污染的敷料，并密切观察IABP置管处伤口有无红、肿、热、痛等感染征象。同时每日监测体温、血象的动态变化情况，如有异常及时报告。遵医嘱全身及切口局部应用抗生素。

（三）术后康复护理

冠状动脉旁路移植术后患者，尽早进行科学的康复锻炼对术后顺利恢复有很大的帮助。有效的康复锻炼可以扩张冠状动脉，在一定程度上预防冠状动脉旁路移植术的狭窄和闭塞，促进血液循环，促进伤口愈合，促进心功能恢复，预防肺部、消化道等各器官并发症的发生，使患者尽快恢复正常生活。并且，随着患者活动量的逐步增加可有效预防深静脉血栓形成，还能改善血流动力学状态。患者在由ICU转回病房后，病情趋于平稳，除进行必要的抗生素和相关药物治疗外，需加强康复护理。

为了有效地进行肺部扩张，尽早恢复吹气球训练，方法同术前，可防止肺不张，减轻肺间质水肿。据报道，此项训练能明显改善缺氧和二氧化碳潴留。吹气球训练的同时，配合定时雾化吸入每日4次，每次15 min。雾化吸入后痰液稀释，较易咳出，此时可鼓励患者咳嗽，惧怕切口疼痛是患者不愿意咳嗽的主要原因，可采取胸带固定伤口、护士协助按压伤口等方法缓解咳嗽时引起的疼痛。同时，可教会患者采取"抱胸式"咳嗽的方法，即鼓励患者深吸气后双手交叉抱于胸前，每当用力咳出时，双手用力向身体内抱胸，此方法可减轻咳嗽时震动引起的疼痛，并且患者可自行控制抱胸的时机和力度。

鼓励患者进食高蛋白、高热量饮食，既为康复训练储备能量也可促进手术刀口的愈合。由ICU转回病房24~48 h后，在患者体力允许情况下，护士协助患者在床上慢慢坐起，待适应后再缓慢移到床旁，直到搀扶站起。切记，患者由于卧床时间较长，初次活动会感到乏力、头晕、四肢无力，同时还有谨防直立性低血压的发生。早期活动可搀扶离床短距离步行，72 h后根据患者体力和心功能的恢复情况逐渐加大活动量，可沿病房走廊步行。若扩胸运动导致患者牵拉伤口引起疼痛，为防止关节僵硬，可鼓励患者多做一些柔软的伸展运动。例如，上肢缓慢抬起，举过头顶或者两手缓慢平举，以不引起疼痛为宜，逐步增加动作幅度。

鼓励患者生活自理，包括洗脸、刷牙、自己进餐和排大小便等，可促进上肢功能锻炼，又在一定程度上增加了运动量。此时，嘱患者多进食蔬菜、水果等易消化饮食，排便时切勿用力，如厕时动作宜迟缓，防止血压骤升骤降发生意外。一旦生活自理能力恢复，既满足了患者自我实现的需求，也增加了患者的自信心，有利于患者心态的调整、病情的恢复。

在进行康复锻炼时，要求患者逐渐加大运动量，不可急于求成，应以患者能自我耐受、不感过度疲劳、无心慌气短、不诱发心律失常和剧烈胸痛为度。

四、健康指导

患者术后状态平稳，复查心电图、X线胸片、心脏超声如无异常，即可出院。向患者宣讲和发放出院健康指导手册，包括指导患者饮食、功能锻炼、合理用药、定期复诊等内容。

（一）饮食指导

冠状动脉旁路移植术后患者饮食宜清淡、高营养，应限制饮食中的高热量、高胆固醇食品如肥肉、动物脂肪、动物内脏、甜食等，可多食蔬菜、水果等富含维生素和膳食纤维的食物。一日三餐要规律，切勿暴饮暴食，合理控制体重，戒烟酒。

（二）功能锻炼

散步是一种全身性运动，可加快血流速度，保持血流畅通，防止冠状动脉狭窄，降低心脏并发症与再次手术率。对于冠状动脉旁路移植术的患者，这是一项很好的运动，鼓励患者出院后养成散步的好习惯，可根据自行情况和耐受程度逐渐延长散步时间、增加散步的距离。在完全恢复体力前，感觉乏力是正常的，若出现胸痛、气短、轻度头晕、脉搏不规则应立即停止锻炼，及时到医院复查。

（三）用药指导

患者即将出院，很多患者会认为手术过后症状消失或改善了就好了，此时需强调出院后定时服用口服药的重要性：减轻动脉硬化程度，延缓和控制病变的进程和冠状动脉再狭窄的发生。

服用口服药应注意：清楚了解和熟悉常用药物的名称和剂量；遵医嘱按时服药，禁忌自行调整服药剂量或擅自停药；按照药品的使用说明合理保存药物，防止药物在阳光下暴晒影响药效，延误治疗。

（四）定期复查

一般术后3~6个月回手术医院复查1次，以后1、3、5、10年复查1次，复查项目包括心电图、X线胸片、心脏超声、生化系列等。

（五）维持情绪稳定

实践表明，脾气暴躁、易怒、易紧张的人很容易出现血压增高，冠状动脉血管张力增加而患心脏病。手术治疗后，应指导患者时刻保持愉快的心情，避免争吵和过度兴奋。让患者多听音乐，参加社会活动以使精神放松，从而提高生活质量，延长寿命。

（侯凤兰）

第四节　风湿性瓣膜病护理

一、概述

（一）二尖瓣狭窄

二尖瓣狭窄是由于各种因素致心脏二尖瓣瓣叶及瓣环等结构出现异常，造成功能障碍、二尖瓣开放受限，引起血流动力学发生改变（如左心室回心血量减少、左心房压力增高等），从而影响正常心功能而出现的一系列症状。其中，由风湿热所致的二尖瓣狭窄最为常见。风湿性心瓣膜病中约有40%为不合并其他类型的单纯性二尖瓣狭窄。在我国以北方地区较常见，女性发病率较高，二尖瓣狭窄多在发病2～10年出现明显的临床症状。根据瓣膜病变的程度和形态，将二尖瓣狭窄分为隔膜型和漏斗型两类。

正常二尖瓣口面积为4～6 cm^2，当瓣口狭窄至2 cm^2时，左心房压升高，导致左心房增大、肌束肥厚，患者首先出现劳累后呼吸困难、心悸，休息时症状不明显，当瓣膜病变进一步加重致狭窄至1 cm^2左右时，左心房扩大超过代偿极限，导致肺循环淤血。患者低于正常活动即感到明显的呼吸困难、心悸、咳嗽，可出现咯血，表现为痰中带血或大量咯血。当瓣口狭窄至0.8 cm^2左右时长期肺循环压力增高。超过右心室可代偿能力，继发右心衰竭，表现为肝大、腹水、颈静脉怒张、下肢水肿等。此时患者除典型二尖瓣面容（口唇发绀、面颊潮红）外，面部、乳晕等部位也可出现色素沉着。

瓣膜狭窄病变不明显且症状轻、心功能受损轻者可暂时不手术，随诊观察。症状明显，瓣膜病变造成明显血流动力学改变致症状明显者宜及早手术，伴心力衰竭者在治疗控制后方可手术。单纯狭窄，瓣膜成分好者可行闭式二尖瓣交界分离术或球囊扩张术。伴左心房血栓、瓣膜钙化等，需在直视下行血栓清除及人工心脏瓣膜置换术。

（二）二尖瓣关闭不全

二尖瓣关闭不全是任何二尖瓣装置自身各组成结构异常或功能障碍致瓣膜在心室射血期闭合不完全，主要病因包括风湿性病变、退行性病变和缺血性病变等较为多见，50%以上病例并发二尖瓣狭窄。

左心室收缩时，由于二尖瓣两个瓣叶闭合不完全，一部分血液由心室通过二尖瓣逆向流入左心房，使排入体循环的血流量减少，左心房血流量增多，压力升高，左心房前负荷增加，左心房扩大，左心室也逐渐扩大和肥厚。同时二尖瓣环也相应扩大，使二尖瓣关闭不全加重，左心室长期负荷加重，最终发生左心衰竭，表现为咳嗽频繁，端坐呼吸，咳白色或粉红色泡沫痰。同时导致肺循环压力增高，最后可引起右心衰竭，表现为颈静脉怒张、肝大、腹水、下肢水肿。

二尖瓣关闭不全症状明显，心功能受影响，心脏扩大时应及时行手术治疗。手术方法分为两种：①二尖瓣成形术，包括瓣环重建或缩小，腱索和乳头肌修复及人工腱索和人工瓣环置入。这种术式可以最大限度地保存自身瓣膜功能，对患者术后恢复及远期预后有较大意义，但要求患者二尖瓣瓣环、腱索、乳头肌等结构和功能病变较轻。近些年来，随着手术技术及介入技术的飞速发展，经皮介入二尖瓣成形术也逐渐成为治疗二尖瓣关闭不全的一种方法。②二尖瓣置换术。若二尖瓣结构和功能严重损坏，如瓣膜严重增厚、钙化，腱索，乳头肌严重粘连，伴或不伴二尖瓣狭窄，不适于实施瓣膜成形的患者需行二尖瓣置换术。二尖瓣置换术后效果较好，但需严格抗凝及保护心脏功能治疗。临床常使用的人工心脏瓣膜有机械瓣膜、生物瓣膜两大类，各有其优缺点，根据实际情况选用（图12-2）。

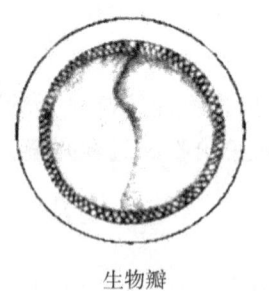
生物瓣

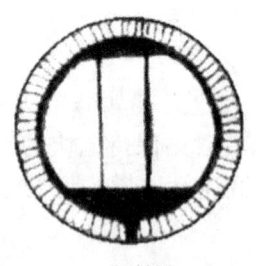
机械瓣

图12-2 机械瓣膜、生物瓣膜

（三）主动脉瓣狭窄

主动脉瓣狭窄（aortic stenosis，AS）是指由于各种因素所致主动脉瓣膜及其附属结构病变，致使主动脉瓣开放受限。单纯主动脉瓣狭窄的病例较少，常伴有主动脉瓣关闭不全及二尖瓣病变等。

正常成人主动脉瓣口面积约为3.0 cm^2，按照狭窄的程度可将主动脉瓣狭窄分为轻度狭窄、中度狭窄和重度狭窄。由于左心室收缩力强，代偿功能好，轻度狭窄并不产生明显的血流动力学改变。当瓣膜口面积< 1.0 cm^2时，左心室射血受阻，左心室后负荷增加，长期病变的结果是左心室代偿性肥厚，单纯

的狭窄左室腔常呈向心性肥厚。早期临床表现常不明显，病情加重后常出现心悸、气短、头晕、心绞痛等。心肌肥厚劳损后心肌供血不足更加明显，常呈劳力型心绞痛。心衰后左心室扩大，舒张末压增高，导致左心房和肺毛细血管的压力也明显升高，患者出现咳嗽、呼吸困难等症状。在主动脉区可闻及3～4级粗糙的收缩期杂音，向颈部传导，伴或不伴有震颤。严重狭窄时，由于心排血量减低，导致收缩压降低，脉压缩小。继而病情发展累及右心功能致右心衰竭时，出现肝大、腹水、全身水肿表现。重症患者可因心肌供血不足发生猝死。

主动脉瓣狭窄早期常没有临床症状，有的重度主动脉瓣狭窄的患者也没有明显的症状，但有猝死和晕厥等潜在的风险，因此把握手术时机很关键，临床上呈现心绞痛、晕厥和心力衰竭的患者，病情往往迅速恶化，故应尽早实施手术治疗，切除病变的瓣膜，进行瓣膜置换术，也有少数报道用球囊扩张术，但远期效果很差，易造成瓣膜关闭不全和钙化赘生物脱落，导致栓塞并发症，因此已基本不使用此方法。

（四）主动脉瓣关闭不全

主动脉瓣关闭不全是指瓣叶变形、增厚、钙化、活动受限不能严密闭合，主动脉瓣关闭不全不常单独存在，常并发主动脉瓣狭窄。它一般可由风湿热、细菌性心内膜炎、马方综合征、先天性动脉畸形、主动脉夹层动脉瘤等引起。

主动脉瓣关闭不全时左心室在舒张期同时接受来自左心房和经主动脉瓣逆向回流的血液，收缩力相应增强，并逐渐扩大、肥厚。当病变过重，超过了左心室代偿能力，则出现左室舒张末压逐渐升高，心排血量减少，左心房和肺毛细血管的压力升高，出现心慌、呼吸困难、心脏跳动剧烈、颈动脉搏动加强等症状。由于舒张压降低，冠状动脉供血减少，加上左心室高度肥厚，耗氧量加大，心肌缺血明显，心前区疼痛也逐渐加重，最后出现心力衰竭。听诊时可在胸骨左缘第3肋间闻及舒张期泼水样杂音，脉压增大。

人工瓣膜置换术是治疗主动脉瓣关闭不全的主要手段，应在心力衰竭症状出现前实施。风湿热和绝大多数其他病因引起的主动脉瓣关闭不全均宜施行瓣膜置换术，常用瓣膜机械瓣和生物瓣均可使用。瓣膜修复术较少用，通常不能完全消除主动脉瓣反流。由于升主动脉动脉瘤使瓣环扩张所致的主动脉瓣关闭不全，可行瓣环紧缩成形术（图12-3）。

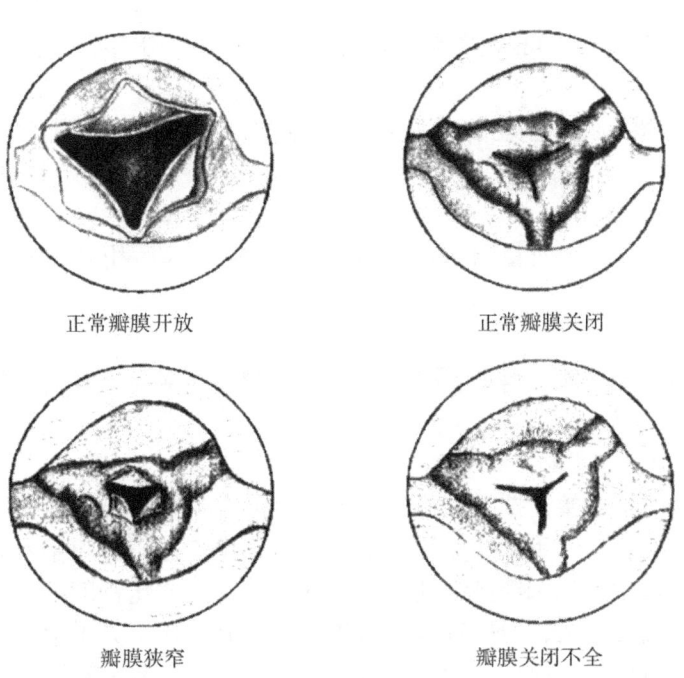

图12-3　各型瓣膜示意图

二、术前护理

（一）一般准备

1. 入院相关准备

护士应热情接待患者，介绍病区周围环境，负责医生、护士及入院须知，遵医嘱给予患者相应的护理及处置。

2. 完善术前检查

向患者讲解相关检查的意义及注意事项，并协助其完成。如心尖区有隆隆样舒张期杂音伴 X 线或心电图显示左心房增大，一般可诊断为二尖瓣狭窄；心尖区典型的吹风样收缩期杂音伴有左心房和左心室扩大，可诊断二尖瓣关闭不全，超声心动图检查均可明确诊断。

3. 心功能准备

根据心功能情况分级，严密观察病情，注意有无发热、关节痛等风湿活动症状，心律、心率的变化，如心律不齐、脉搏短绌，应及时记录并报告医师给予患者强心、利尿药物治疗，调整心功能，并检查血钾、钠等，发现电解质失衡应及时纠正。

4. 呼吸功能准备

避免受凉，防止呼吸道感染的发生。做好口腔清洁，并检查全身有无感染病灶，如有应治愈后方能手术，术前 1 周遵医嘱给予抗生素治疗。并发气管痉挛、肺气肿及咳痰者，使用支气管扩张剂及祛痰药，必要时给予间断吸氧。对于并发急性左心衰竭的患者吸氧时湿化瓶里加入适量的 30％乙醇，目的是降低肺泡表面张力，改善通气，改善缺氧。做深呼吸及咳嗽训练：指导患者将两手分别放于身体两侧，上腹部、肩、臂及腹部放松，使胸廓下陷，用口逐渐深呼气，每天 3 次，每次做 5~6 遍。有效咳嗽咳痰可预防呼吸道并发症的发生，尤其是对肺炎、肺不张有预防作用。可在深呼吸后，利用腹肌动作用力咳嗽，将痰液排出。

5. 练习床上大小便

患者术后拔除导尿管后仍不能下床者，要在床上进行排便。因此，术前 1 周应开始练习在床上排尿。成年人床上排尿比较困难，可指导患者用手掌轻压腹部，增加腹压，以利排尿。

6. 消化系统准备

告知患者于术前 12 h 起禁食，4 h 起禁水，以防因麻醉或手术引起呕吐导致窒息或吸入性肺炎。

7. 术区备皮准备

目的是清除皮肤上的微生物，预防切口感染。充分清洁术野皮肤并剃除毛发，范围大于预定切口范围。

8. 其他准备

备血、抗生素过敏试验。术前量身高、体重，为术中、术后用药和呼吸机潮气量的调节提供依据。

9. 活动与休息

适当进行活动，增强心肺功能，嗜烟者必须戒烟。术前晚上督促患者及时休息，充分的休息对于疾病的康复起着不容忽视的作用。

（二）心理准备

患者入院时，应主动热情迎接，护士应耐心听取患者的意见，向患者及家属讲解疾病的相关知识及手术治疗的重要性和必要性，介绍手术相关注意事项。告知患者心脏瓣膜手术是在全麻情况下进行的。另外，医院麻醉科的学术地位、临床经验都处于领先水平。针对文化程度不同的患者，负责医师应用恰当的语言交代手术情况及治疗方案，使患者深感医护人员对其病情十分了解，对手术是极为负责的。另外做过同类手术患者的信息，对术前患者的情绪影响较大，护士可有针对性地组织交流。护士还应介绍手术医师和护士的情况，在患者面前树立手术医师的威信，以增加患者的安全感，并可使患者正视现实，稳定情绪，配合医疗和护理。对术后如需用深静脉置管、引流管、鼻饲管、留置导尿管、呼吸机气管插管等，术前也应向患者说明，使患者醒来后不会惧怕。患者如需做气管插管，要耐心向患者解释由于个体的差异性，预后情况也各不相同，如保持良好的情绪、合理的饮食、充足的睡眠、适当的活动等，都有利于术后早日恢复。经常与患者交流与沟通，及时发现引起情绪或心理变化的诱因，对症实施心理疏导，建立良好的护患关系，以缓解和消除患者及家属的焦虑和恐惧。

（三）术前访视

开展术前访视，让患者及家属了解手术治疗的基本情况、围手术期注意事项及手术室环境和监护室环境，手术方法、麻醉方式、术后监护期间可能发生的问题，术后可能留置的各类导管、约束用具及其目的、重要性，满足患者适应需要，可在一定程度上缓解患者的压力，减轻手术所带来的应激反应，使患者主动配合麻醉和手术。

说明来访的目的，向患者介绍自己，建立良好的护患关系。告知患者进入手术室的注意事项及术中有关情况，并详细介绍手术的重要性及安全性。向患者讲解手术前的注意事项：①术前1 d洗澡更衣，注意保暖，成人术前6~8 h禁食，术前4 h禁饮；小儿术前4 h禁奶制品，术前2 h禁饮。②术晨洗脸刷牙，但不能饮水，将义齿、手表、首饰项链等贵重物品取下。③不化妆，不涂口红，以免掩盖病情变化，影响观察。④术日晨排空大小便，身着病号服，卧床静候，手术室人员将在7：30~8：00到床旁接患者。⑤患者告知手术室护士是否打了术前针，对药物及消毒液有无过敏史，如患者本身发热或来月经请告诉手术室护士。⑥因手术床较窄，在床上时不要随意翻身，以免坠床。⑦手术间各种手术仪器、麻醉机、监护仪发出声响时，不要紧张。⑧在手术过程中，如果有任何不适，请及时告诉医师、护士。⑨在病情及条件允许的情况下，可带领患者参观重症监护室，了解其环境，以消除术后回室后的紧张恐惧感，以防ICU综合征的发生。

三、术后护理

（一）术后常规护理

1. 置监护病房加强护理

完善呼吸机、心电监护仪、有创动脉血压监测、中心静脉压及肺动脉压监测。连接好胸腔引流瓶、导尿管、起搏导线和肛温探头等，保持各项监测处于良好工作状态。约束四肢至患者清醒，能合作者可解除约束。向麻醉医师和术者了解术中情况，如有无意外，如何处理，术中出入量（含胶体和晶体）、输血量、尿量、电解质平衡、血气分析和肝素中和情况等，目前特殊用药的用法和用量。

2. 循环功能的维护

注意监测动态血流动力学的变化，根据病情变化调整血管活性药物如正性肌力药（洋地黄类、米力农、多巴胺、多巴酚丁胺等）和扩张血管药物的用量并注意药物的不良反应。术后护理应注意维护心功能，控制输液速度和量，以防发生肺水肿和左心衰竭，对于单独二尖瓣狭窄的患者尤为重要。

3. 监测心率和心律的变化

术后应严密监测有无期前收缩、心房颤动、心房扑动及心动过缓等心律失常的发生。如有异常变化应及时通知医师，及时处理。

4. 补充血容量，维持有效循环血量

患者因术中失血、体外循环稀释血液、术后尿量多及血管扩张药物的应用，往往会造成术后血容量不足，应及时补充有效循环血量。

5. 呼吸道管理

术后常规应用呼吸机治疗，根据患者的性别、年龄及体重设定呼吸机参数；对于术前有肺动脉高压或反复肺部感染者，应延长机械通气时间，加强呼吸道管理，保证供氧。加强人工气道的湿化、温化，保持呼吸道内湿润通畅，避免气道黏膜损伤。

拔管指征：停机24~48 h患者未出现呼吸窘迫，患者主观上舒适，HR<120次/min或增加<20次/min，呼吸<35次/min，血气分析中无酸中毒或低氧血症。

6. 引流管的护理

水封瓶装置要密闭，胸管长度适宜，保持管内通畅，经常挤压，同时注意观察引流液的量、颜色、性质，如每小时引流液＞100 mL，持续达3 h，可能有活动性出血，应立即报告医师。

7. 泌尿系统护理

记录每小时尿量，注意观察尿的颜色、比重、酸碱度等变化。当尿量减少至每小时20 mL，持续2 h以上，可用利尿。若尿量仍不增加，应警惕急性肾衰竭的发生。若尿色为血红蛋白尿，应加强利尿。留置导尿管的患者保持管道通畅，每日进行会阴护理2次，以防尿路感染的发生。

8. 加强口腔护理

因应用机械通气24 h内88%的吸气管路被来自患者口腔部的细菌寄殖，并随某些操作（如吸痰）进入下呼吸道，成为肺部感染的原因之一，因此要加强口腔护理。建立人工气道前加强口、鼻腔的清洁，插管后每日检查口腔情况，用生理盐水棉球擦拭，每日2次。口腔护理液要根据口腔pH选择，pH高时应选用2%～3%硼酸溶液，pH低时选用2%碳酸氢钠溶液，pH中性时选用1%～3%过氧化氢溶液。对于长期应用机械通气的患者，应对口腔分泌物进行常规细菌培养（每周1次），根据培养结果适当选择口腔冲洗液和抗生素，及时清除呼吸道的分泌物。必要时行气管切开者，按气管切开护理常规护理。

9. 持续监测深部温度

低于36.0℃采取保暖复温措施，一般肛温达38.0℃，要积极做降温处理。术后常规预防感染治疗5～7 d，连续监测体温3 d，无发热后可改为每日1次测量。如有发热症状改换抗生素，必要时联合用药，发热时每日3次测量体温。待体温正常后，再监测3 d，如无异常，3 d后可改为每日1次测量。

10. 维持电解质平衡

瓣膜置换术后的患者对电解质特别是血钾的变化要求很严格，低钾易诱发心律失常，一般血清钾宜维持在4～5 mmol/L，为防止低血钾造成的室性心律失常，术后需高浓度补钾，注意补钾的原则，并及时复查血钾，以便为下一步诊疗提供依据。

11. 定期测凝血酶原时间

要求凝血酶原时间维持在正常值1.5～2倍。置换机械瓣膜患者必须终身服用抗凝血药物，注意观察患者有无出血倾向，如有血尿、鼻、牙龈出血、皮肤黏膜瘀斑以及女性患者月经量增多或栓塞偏瘫等症状出现，及时通报医师。口服华法林要掌握定时定量，药量准确原则。

12. 饮食护理

患者清醒后，拔除气管插管后4～6 h无恶心呕吐者，可分次少量饮水。术后18～24 h，如无腹胀、肠鸣音恢复可进流质饮食，并逐渐增加进食量和更改品种。

13. 疼痛护理

（1）切口疼痛影响呼吸的深度和幅度，不利于肺扩张，不利于患者休息，增加体力消耗。遵医嘱适当给予止痛镇静等处理，减轻患者的病痛。

（2）鼓励患者早期适度活动。

（3）抗风湿治疗。

（二）术后并发症护理

1. 出血

出血是心脏瓣膜置换术后最常见的并发症之一，多发生在术后36 h内，主要原因有两点：①凝血机制紊乱；②止血不彻底。

对于此类患者，由于凝血机制差，术前应给予肌内注射维生素 K_1，并检查凝血酶原时间及活动度。术后通过有创监测仪，监测血压、脉搏、中心静脉压、左心房压的变化，注意尿量的变化，观察心包及纵隔引流的情况，计算和比较每0.5～1 h引流量，若每小时＞100 mL，连续3～4 h，则考虑胸内出血。若出血较多或大量出血后突然中止，应警惕并发心脏压塞，注意心脏压塞的症状和体征，如胸闷气急、心搏过速、颈静脉怒张、中心静脉压逐渐上升、动脉血压和脉压逐渐下降、面色灰白、周围发绀、尿量减少等，后期会出现奇脉。另外，注意观察有无切口渗血、鼻腔出血、气管吸引时的血痰、血尿或皮下出血等。

2. 心律失常

心房颤动最为常见。早期有室上性心动过速、房性或室性期前收缩，可因创伤、应激、水和电解质紊乱所致。因此一旦出现心律失常，应首先明确病因并协助医师进行处理。可进行临时起搏或电复律等，包括给抗心律失常药，如利多卡因、维拉帕米、毛花苷C等，根据检验结果，及时补钾。

术后早期监测内容包括心率、心律、血压、脉搏、中心静脉压、尿量的变化，随时观测电解质的变化，动脉血气的分析，完善呼吸循环恢复。进入普通病房后仍然需注意病情的观察，保证饮食及睡眠良好，提供舒适安静的环境，稳定患者的情绪。

3. 低心排综合征

低心排综合征是心脏瓣膜置换术后常见严重并发症之一，也是术后造成死亡的最常见因素。心排血量的下降，需低至心指数 2.5 L/（min·m²）时才出现一些临床症状，如心率增快、脉压变小、血压下降（收缩压 < 12 kPa）、足背动脉脉搏细弱、中心静脉压上升、四肢末梢血管收缩、四肢末梢发冷苍白或发绀等。尿量每小时可减少至 0.5 ~ 1 mL/kg 以下。发生原因一般由心脏压塞、有效血容量不足、心功能不全所致。

术后严密监测患者各项生命体征，严格血管活性药物应用，保持心包、纵隔、胸腔引流管通畅，保证桡动脉及中心静脉置管通路通畅，根据病情合理安排晶体、胶体液，纠正水、电解质、酸碱失调。

4. 心包压塞

一旦确诊，需紧急再次开胸手术，清除血肿或血凝块，手术准备过程中，应继续反复挤压引流管，尽可能引流出部分积血。

5. 有效血容量不足

根据血细胞比容（HCT）、CVP 合理搭配晶体液和胶体液的比例，积极合理补液，维持水、电解质、酸碱平衡，必要时应用止血药物减少血容量丧失，参照激活全血凝固时间（ACT）值，合理应用鱼精蛋白。

6. 心功能不全

合理应用血管活性药物，如多巴胺、肾上腺素等，可提高心肌收缩力，增加心排血量；硝普钠、酚妥拉明等，可降低后负荷，减少心肌耗氧，增加心排血量，改善冠状动脉血供，并同时严格记录并控制液体出入量，必要时做主动脉球囊反搏术（IABP）辅助循环。

7. 感染

感染是心脏瓣膜置换术后较少见的并发症。术前有潜在性的感染来源或菌血症，如皮肤或鼻咽部的金色葡萄球菌感染、牙龈炎或尿路感染等应认真评估，查明并进行处理。术中牢固地对合胸骨，缩短手术时间，是预防继发纵隔感染最重要的环节。术后患者有创性插管很多，需严格遵守无菌操作原则，按规程做好管道护理；加强口腔护理，注意监测体温的变化；定时心脏听诊，以便及时发现新的杂音。当患者咳嗽时，应尽量加强胸骨固定，避免发生感染的机会。对术后长期、大量使用广谱抗生素的患者，常同时服用抗真菌药物如酮康唑等，以预防真菌引起的二重感染。

（三）术后康复护理

根据心外科手术治疗护理常规，密切观察患者体温、心率、呼吸和血压，进行心电监护，并观察胸管及心包引流管的通畅情况和引流液颜色等，术后需记录尿量，观察尿液颜色，持续心电监护，若心率 > 100 次/min，给予对症处理；若心率 < 60 次/min，可按医嘱给予阿托品或异丙肾上腺素等，必要时用体外临时起搏器调控，适当补充血容量，尿量每小时维持在 > 1 mL/kg。

患者从复苏室转入病房后开始进行床边康复护理，勤翻身，鼓励患者深呼吸及做有效的咳嗽，拍背排痰，当患者咳嗽时，用双手或枕头按着伤口深吸气后，用力咳痰。痰多伴黏稠不能咳出时，采用吸痰管将痰液吸出，保持呼吸道通畅。协助患者进行各关节屈伸运动，直至离床活动。在病情稳定情况下，鼓励并协助患者早期离床活动，教会患者测量脉搏。先平台慢步行走后再走阶梯，每次从 60 m 增至 300 m，每天 2 次，每次 20 ~ 30 min，以休息状态心率为基础值，运动强度保持在基础值心率加

20次/min，运动应循序渐进，指导患者纠正术后不正确姿势。

四、健康指导

（一）生活指导

（1）术后早期是恢复手术及其造成的创伤、改善体质、稳定各系统和器官平衡的重要阶段，原则上患者应充分休息和静养，可适当进行室内和室外活动，但要量力而行，以不引起心慌气促为度。

（2）预防感冒及肺部感染，同时要保证充足的睡眠，防止过度劳累。

（3）出院后，一般不限制饮食，饮食注意多样化、少食多餐，进食清淡易消化食物，保证蛋白质和维生素的摄入。

（4）瓣膜置换术后患者存在不同程度的心理压力，指导患者要保持精神愉快，心情舒畅，生活乐观，尽量消除来自生理、心理的压力，正确认识、对待抗凝治疗，有利于病情的稳定和康复。

（5）生活要有规律，早睡早起，不要过度劳累，避免酗酒与吸烟。

（二）用药指导

抗凝治疗将终身伴随心脏机械瓣膜置换术后的患者，而抗凝治疗的不足或过量都会引发严重的并发症。因此要将坚持按时按量服用抗凝血药的重要性及必要性告诉患者及家属，不能擅自更改抗凝血药的剂量。同时，告知患者增加抗凝血作用的药物，如氯霉素、阿司匹林等；减弱抗凝作用的药物，如维生素K_1、雌激素、口服避孕药等，必须在医师指导下服用上述药物，尽量避免盲目服用活血化瘀类中药，教会患者自我监测出血征象，如有不适，及时来院就诊及监测PT值，以免抗凝过量引起出血或抗凝不足引起血栓形成。

（三）病情观察指导

指导患者有下述情况应尽快就医复查：身体任何部位有感染，不明原因的发热、呕吐、腹泻；有明显心慌气短，并出现水肿；咳泡沫血痰；有皮下出血、血尿、鼻血及牙龈出血、大便带血或暗黑色柏油状等出血倾向；巩膜及周身皮肤出现黄染；发生新的心律不齐、突然晕厥、偏瘫或下肢疼痛、发凉、苍白现象发生；女性怀孕或计划怀孕，经血或阴道流血量增加或不规则；严重摔伤或遭受严重创伤；某部位疼痛、红肿不适或任何其他不正常症状或体征。

（四）复查指导

心脏手术患者出院时应保管好出院诊断证明书及相关病历，复查时应携带出院通知书和其他医院所做的各项检查结果，如心电图、X线胸片、化验检查等为参考。华法林抗凝治疗时PT值早期波动较大，出院后定期定点检查PT，开始每周1次，逐渐延长至每个月1次，6个月后病情稳定者延长至3个月1次，1年后3~6个月1次，正确记录PT的测定值。

（侯凤兰）

第五节　胸主动脉瘤护理

胸主动脉瘤是指从主动脉窦、升主动脉、主动脉弓、降主动脉至膈水平的主动脉瘤，是由于各种原因造成主动脉局部或多处向外扩张或膨出而形成的包块，如不及时诊断、治疗，死亡率极高。

由于先天性发育异常或后天性疾病，引起动脉壁正常结构的损害，主动脉在血流压力的作用下逐渐膨大扩张形成动脉瘤。胸主动脉瘤可发生在升主动脉、主动脉弓、降主动脉各部位。

胸主动脉瘤常见发病原因：①动脉粥样硬化；②主动脉囊性中层坏死，可为先天性病变；③创伤性动脉瘤；④细菌感染；⑤梅毒。胸主动脉瘤在形态学上可分为囊性、梭形和夹层动脉瘤三种病理类型（胸主动脉瘤分类）。

一、临床表现

胸主动脉瘤仅在压迫或侵犯邻近器官和组织后才出现临床症状，常见症状为胸痛，肋骨、胸骨、脊椎等受侵蚀以及脊神经受压迫的患者症状尤为明显。气管、支气管受压时，可引起刺激性咳嗽和上呼吸道部分梗阻，导致呼吸困难；喉返神经受压时，可出现声音嘶哑；交感神经受压时，可出现Horner综合征；左头臂静脉受压时，可出现左上肢静脉压高于右上肢静脉压；升主动脉瘤体长大后可导致主动脉瓣关闭不全。

急性主动脉夹层动脉瘤多发生在高血压动脉硬化和主动脉壁中层囊性坏死的患者，症状为突发剧烈的胸背部撕裂样疼痛；随着壁间血肿的扩大，继之出现相应的压迫症状，如昏迷、偏瘫、急性腹痛、无尿、肢体疼痛等。若动脉瘤破裂，则患者很快死亡。

二、评估要点

（一）一般情况
观察生命体征有无异常，询问患者有无过敏史、家族史、高血压病史。

（二）专科情况
（1）评估并严密观察疼痛的性质和部位。
（2）评估、监测血压变化。
（3）评估外周动脉搏动情况。
（4）评估呼吸系统受损的情况。
（5）评估有无排便异常。

三、护理诊断

（一）心排血量减少
与瘤体扩大、瘤体破裂有关。

（二）疼痛
与疾病有关。

（三）活动无耐力
与手术创伤、体质虚弱、伤口疼痛有关。

（四）知识缺乏
缺乏术前准备及术后康复知识。

（五）焦虑
与疾病突然发作、即将手术、恐惧死亡有关。

四、诊断

胸部 CT、MRI、超速螺旋 CT 及三维成像、胸主动脉造影、数字减影造影等影像学检查可明确胸主动脉瘤的诊断，可清楚了解主动脉瘤的部位、范围、大小、与周围器官的关系，不仅为胸主动脉瘤的治疗提供可靠的信息，并且可以与其他纵隔肿瘤或其他疾病进行鉴别诊断。对于主动脉夹层动脉瘤的诊断，关键在于医师对其有清晰的概念和高度的警惕性，对青壮年高血压患者突然出现胸背部撕裂样疼痛，以及出现上述症状应考虑该病并选择相应的检查以确定诊断。

五、治疗

（一）手术治疗
手术切除动脉瘤是最有效的外科治疗方法。

（1）切线切除或补片修补：较小的囊性动脉瘤，主动脉壁病变比较局限者可游离主动脉瘤后，于其颈部放置钳夹，切除动脉瘤，根据情况直接缝合或用补片修补缝合切口。

（2）胸主动脉瘤切除与人工血管移植术：梭形胸主动脉瘤或夹层动脉瘤若病变较局限者，可在体外循环下切除病变胸主动脉，用人工血管重建血流通道。

（3）升主动脉瘤切除与血管重建术：对于升主动脉瘤或升主动脉瘤并发主动脉瓣关闭不全的患者，应在体外循环下行升主动脉瘤切除人工血管重建术，或应用带人工瓣膜的复合人工血管替换升主动脉，并进行冠状动脉口移植（Bentall手术）。

（4）对主动脉弓部动脉瘤或多段胸主动脉瘤的手术方法，主要在体外循环并发深低温停循环状态下经颈动脉或锁骨下动脉进行脑灌注，做主动脉弓部切除和人工血管置换术（图12-4、图12-5）。

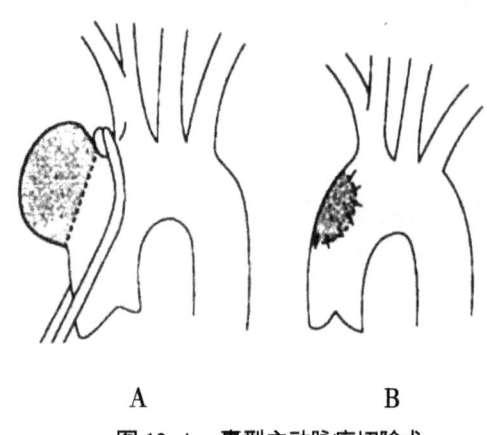

图12-4　囊型主动脉瘤切除术

A．放置钳夹，切除动脉瘤；B．主动脉壁补片修补。

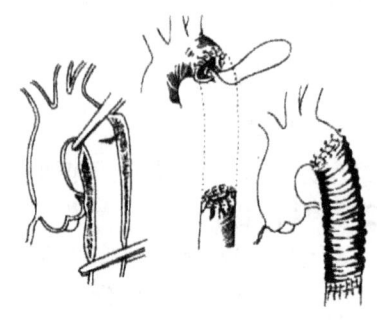

图12-5　降主动脉瘤切除及人工血置换术

（二）介入治疗

近年来由于覆膜人工支架的问世，为胸主动脉瘤的治疗提供了新的治疗方法和手段。一大部分胸主动脉瘤均可通过置入覆膜人工支架而得到治疗，且手术成功率高，并发症相对手术明显减少。

六、护理措施

（一）术前准备

（1）给予心电监护，密切观察生命体征改变，做好急诊手术准备。

（2）卧床制动，保持环境安静、情绪稳定。

（3）充分镇静、止痛，用降压药控制血压在适当的水平。

（4）吸烟者易并发阻塞性呼吸道疾患，术前宜戒烟，给予呼吸道准备。

（二）术后护理

（1）持续监测心电图变化，密切观察心率改变、心律失常、心肌缺血等，备好急救器材。

（2）控制血压稳定，防止术后吻合口漏，血压的监测以有创动脉压监测为主，术后需分别监测上下肢双路血压，目的是及时发现可能出现的分支血管阻塞及组织灌注不良。

（3）术后保持中心静脉导管通畅，便于快速输液、肠外营养和测定中心静脉压。

（4）监测尿量：以了解循环状况、液体的补充、血管活性药物的反应、肾功能状况、肾灌注情况等。

（5）一般情况和中枢神经系统功能的观察：皮肤色泽与温度、外周动脉搏动情况是反映全身循环灌注的可靠指标。术后瞳孔、四肢与躯干活动、精神状态、定向力等的观察是了解中枢神经系统功能的最基本指标。术中用深低温停循环的患者常苏醒延迟，这时应注意区分是麻醉状态还是昏迷状态。

（6）体温的监测：体温的监测能反映组织灌注状况，特别是比较肛温与末梢温度差别更有意义。当温差＞5℃时，为末梢循环不良，间接反映血容量、心功能状况。同时，应注意低温体外循环后体温反跳升高，要进行必要的降温处理。

（7）观察单位时间内引流液的颜色、性质、量，准确记录。

（8）及时纠正酸中毒和电解质紊乱：术后早期，每4h做1次动脉血气分析和血电解质测定。根据血电解质测定和尿量，及时补钾。

七、应急措施

胸主动脉瘤破裂可出现急性胸痛、休克、血胸、心脏压塞，患者可能很快死亡，所以重点应在于及时的诊断和治疗，预防胸主动脉瘤破裂的发生。

八、健康教育

（1）注意休息，适量活动，循序渐进地增加活动量，若运动中出现心率明显加快，心前区不适，应立即停止活动、药物处理，并及时与医院联系。

（2）注意保暖，预防感冒，及时发现和控制感染。

（3）出院后按医嘱服用药物，在服用地高辛时要防止中毒。

（4）合理膳食，多食高蛋白、高维生素、营养价值高的食物，如瘦肉、鸡蛋、鱼类等食物，以增加机体营养，提高机体抵抗力，不要暴饮暴食。

（5）遵医嘱定时复查。

（侯凤兰）

第六节　主动脉夹层动脉瘤护理

一、概述

主动脉夹层动脉瘤的准确定义是：主动脉壁中层内裂开，并且在裂开间隙有流动或凝固的血液。中层裂开通常是在中层内 1/3 和外 2/3 交界面。夹层将完整的主动脉壁一分为二，即由主动脉壁内膜层和中层的内 1/3 组成的夹层内壁和由中层外 2/3 和外膜层组成的夹层外壁。夹层内、外壁间隙为夹层腔，或称为假腔，主动脉腔称为真腔。主动脉夹层的病因尚不明确，但其基本病变为含有弹性纤维的中膜的破坏或坏死，常与以下情况有关：高血压、遗传性结缔组织病（如马方综合征、Turner 和 Ehlers-Danlos 综合征）、多囊肾病、主动脉中膜变性、主动脉缩窄、先天性主动脉瓣病、妊娠、动脉硬化、主动脉炎性疾病、钝性或医源性创伤或肾上腺诱导性病变有关。

在夹层形成和发展过程中，主动脉壁中层撕裂导致的疼痛和主动脉夹层动脉瘤三个常见并发症（主动脉破裂、主动脉瓣反流、主动脉及其分支血管的阻塞）相应的表现是急性主动脉夹层动脉瘤常见的症状和体征。慢性主动脉夹层动脉瘤患者，主动脉扩大但常无症状。当扩大的主动脉侵犯邻近结构，则表现为相应部位的疼痛。扩大的主动脉压迫邻近组织也产生症状，如声音嘶哑、Horner 综合征、反复肺炎。近端主动脉发生慢性夹层时，多并发主动脉瓣关闭不全，严重者发生急性左心衰竭症状。慢性主动脉夹层患者也可出现组织灌注不良，如慢性肾衰竭、跛行等。慢性夹层患者出现低血压，多是由于主动脉破裂或严重的主动脉瓣关闭不全、心力衰竭所致。慢性病症外周脉搏消失较急性常见。主动脉瓣关闭不全时，除典型的舒张期泼水样杂音外，多有外周血管征，如毛细血管搏动、枪击音、脉压增大，腹部体检可发现扩大的主动脉。

未经治疗的主动脉夹层动脉瘤预后很差。急性主动脉夹层动脉瘤患者，50% 在夹层发生后 48 h 内死亡，75% 的患者在 2 周内死亡。慢性夹层患者，5 年生存率低于 15%。主动脉夹层动脉瘤患者绝大多数死于主动脉破裂。临床实践结果表明，人造血管置换术是主动脉夹层动脉瘤外科治疗的最有效方法。理想的置换术是在一次手术中能用人工血管置换所有夹层病变累及的主动脉段，即所谓完全治愈。然而这是难以达到的，因为大范围的替换手术创伤大，术后并发症多，死亡率高。因此，绝大多数仅置换破裂的、危险性很高的主动脉段，而通常是近端主动脉应尽可能大范围替换。

二、术前护理

(一)一般准备

1. 休息

绝对卧床休息,减少不必要的刺激,限制探视的人数。护理措施要相对集中,避免搬动患者,操作时动作要轻柔,避免发出噪声,尽量在患者床旁完成相关的检查。

2. 术前常规准备

术前停止吸烟,术前 8 h 禁食水,以免麻醉或手术过程中引起误吸。术前晚应常规清洁灌肠,术前 1 d 备皮,剃去手术区及其附近的毛发,术前一晚按照医嘱给镇静药物。完善各项血、尿标本的化验,包括血常规、血型、凝血象、生化系列、血气分析、尿常规。辅助检查包括 18 导联心电图、胸部 X 线片、超声心动图、CT 或 MRI、主动脉造影等。

3. 疼痛

主动脉夹层动脉瘤难以忍受的剧烈疼痛本身可引起血压的升高,因此要做好疼痛护理。可以适当应用镇静和镇痛药物,止痛药物要选择对呼吸功能影响小的药物,通常是 10 mg 吗啡皮下或肌内注射,必要时 4～6 h 后可重复给药,年老体弱者要减量。如果疼痛症状不明显,但是患者烦躁不安可给地西泮等镇静药物。在使用镇静药物后要观察患者的呼吸状况,如有异常立即通知医师。

4. 吸氧

患者持续低流量吸氧,增加血氧含量。吸氧也可以改善心肌缺氧及应用血管扩张药而引起的循环血容量减少导致的氧供应不足。另外,疼痛也会增加机体的耗氧量,吸氧后可增加患者的氧供应量,改善患者的不良情绪。

5. 防止便秘

对于主动脉夹层动脉瘤的患者来说,绝对卧床休息和心理的焦虑和抑郁是导致便秘发生的主要原因,另外患者的饮食结构和生活习惯也是造成便秘的原因,还有一部分患者因为怕用力排便造成动脉瘤破裂而不愿排便。患者要多食素食少食荤,多吃蔬菜水果软化粪便,给胃肠道休息的时间,减少胃肠道的负担,保持胃肠的正常蠕动。多饮水,促进新陈代谢,缩短粪便在胃肠道停留的时间,减少毒素的吸收。安排合理科学的饮食结构,粗细搭配,避免以猪肉、鸡肉等动物性食物为主食。每日睡前或晨起喝一杯温蜂蜜水或淡盐水以保持大便通畅。一旦发生便秘,给予开塞露灌肠,此方法作用迅速有效。服用麻仁软胶囊、蜂蜜水及香蕉虽然有效但作用较慢。禁忌做腹部按摩及运动疗法,以免诱发夹层动脉瘤破裂。因患者绝对卧床,要求床上排便,嘱患者建立定时排便的习惯,每日早餐后排便,早餐后易引起胃－结肠反射,此时锻炼排便,以建立条件反射。另外,患者排便时要注意环境隐私,用屏风遮挡,便后要帮助患者做好清洁工作,病室通风,保持空气清新。

6. 其他疾病统治疗

(1)心血管系统的常见疾病。

①缺血性心脏病:动脉瘤手术对患者心脏供血、供氧和氧耗影响都很大,术前如有缺血性心脏病,术中、术后易并发心肌梗死,一旦发生心肌梗死则死亡率极高。术前应了解患者有无心绞痛症状或者有无心电图的异常改变,但半数以上的冠心病患者无任何症状,因此对有冠状动脉疾病的患者,可做冠状动脉造影检查。

②高血压:轻度高血压并不构成动脉瘤手术的危险因素,中度以上的高血压除必须做急诊手术外,术前应控制好血压再行择期手术。长期服用降压药物的,要一直服药到术前,术后也要尽早恢复服药。术中要特别注意防止血压忽高忽低,术后要口服降压药维持血压平稳。

③心律失常:房性期前收缩一般不需要特别处理。房颤者术中及术后应控制心率,偶发单源性室性期前收缩不需特殊处理,但频发或多源期前收缩需要用利多卡因或胺碘酮等有效药物治疗。新出现的恶性心律失常则应检查有无血生化异常、酸中毒、低氧血症、贫血等。

④心脏瓣膜疾病:升主动脉瘤时常伴有主动脉半环扩大或瓣膜附着缘撕脱,一旦因此而出现主动脉

瓣关闭不全，常出现急性左心功能不全的表现，因此应尽早进行手术治疗。这种患者不能平卧，心功能Ⅲ级或Ⅳ级，药物控制效果不佳的也应尽早手术或急诊手术，而不必等待心功能改善后再手术治疗。并发轻度主动脉瓣狭窄或轻度二尖瓣脱垂，术中可不处理，如中度以上的病症，术中应同时处理。

（2）呼吸系统疾病。

①急性呼吸道、肺部炎症：呼吸系统急性炎症，气管分泌物或痰液增多，再加上麻醉和手术的侵袭，术后感染易扩散，发生肺不张和肺炎并发症的危险性增大。所以，除急诊手术外，术前应先治疗呼吸系统急性炎症，待炎症完全治愈后1~2周再行择期手术。

②慢性支气管炎：首先要去除诱因，其次慢性支气管炎时气管内黏液分泌过多和易引起气管支气管痉挛，因此术前准备应以祛痰、排痰和解痉为中心，使用祛痰药物及雾化吸入。

③慢性肺气肿：术前应锻炼呼吸以促进呼气，通常采用吹口哨及锻炼腹式呼吸改善肺内气体交换。其次术前也要口服祛痰解痉药物，并发感染要选用敏感抗生素。

（3）糖尿病：并发糖尿病的患者术后易发生感染，主要是因为机体免疫力下降，微血管病的血液循环障碍以及白细胞功能降低等原因。术前要正确调节葡萄糖和胰岛素的用量，使血糖值在允许的范围内波动，防止发生酮症酸中毒。通常要求控制空腹血糖在正常范围或7.5 mmol/L以内。但要注意防止发生低血糖。另外还要纠正患者的营养状态，特别是低蛋白现象，并消除潜在感染灶。

7. 用药护理

目前临床上常用的药物有三类：血管扩张剂、β-肾上腺素受体阻滞剂和钙离子阻滞剂。主动脉夹层动脉瘤的急性阶段（发病初48 h），主动脉破裂的危险性最大，应选择静脉途径给药方法，待病情控制后再改为口服长期维持量。慢性主动脉夹层动脉瘤而无症状的则可提倡口服药物治疗。硝普钠应用输液泵准确输入体内。从小剂量[0.5 μg/（kg·min）]开始，然后根据血压的高低逐渐增加用量，但一般不超过[10 μg/（kg·min）]。当用大剂量硝普钠仍达不到满意的效果时，改用其他血管扩张剂。应用硝普钠时要现用现配，避光泵入，输液泵控制速度。应用硝普钠同时可应用β-肾上腺素受体阻滞剂，如艾司洛尔，注射时要稀释并使用输液泵控制速度。值得注意的是艾司洛尔有很强的降压作用，如患者仅应用艾司洛尔就能维持满意的血压和心率，则不需要同时使用硝普钠。在应用艾司洛尔的过程中要密切观察患者的心率。普萘洛尔有很强的心肌收缩抑制作用，需要急诊手术的患者应避免使用或用量应小。临床中常用的钙离子阻滞剂是乌拉地尔，应用输液泵泵入，也可稀释后静脉注射。

8. 预防瘤体破裂

夹层动脉瘤破裂引起失血性休克是导致患者死亡的常见原因。预防主动脉夹层破裂，及时发现病情变化是术前护理的重要内容。尤其是患者主诉突然发生的剧烈腰背部疼痛，常常是夹层动脉瘤破裂的前兆。高血压是夹层分离的常见原因，导致夹层撕裂和血肿形成的常见原因与收缩压和射血速率的大小有关。因此术前要将血压控制在100~130/60~90 mmHg，心率70~100次/min。血压下降后疼痛会明显减轻或消失，是主动脉夹层停止进展的临床指征，而一旦发现血压大幅度下降，要高度怀疑夹层动脉瘤破裂。

9. 周围动脉搏动的观察和护理

当主动脉夹层累及分支血管会引起相应脏器的缺血症状，主动脉分支急性闭塞可导致器官的缺血坏死，要预见性观察双侧桡动脉、足背动脉的搏动情况，要注意观察末梢的皮肤温度及皮肤颜色，要勤巡视、勤观察，严格交班，做到早发现，早报告，早救治。

10. 胃肠道及泌尿系统

观察动脉瘤向远端发展，可延伸到腹主动脉下端，累及肠系膜上动脉或肾动脉，引起器官缺血和供血不足症状，夹层累及肾动脉会出现腰痛、血尿、急性肾衰竭、尿量减少。夹层累及肠系膜上动脉时会出现恶心、呕吐、腹胀、腹泻等症状。每小时记录尿量，尿色，记录24 h出入量。

11. 休克的观察

患者因刀割样疼痛而表现为烦躁不安、焦虑、恐惧和濒死感，且为持续性，一般镇痛药物难以缓解，患者会伴有皮肤苍白、四肢末梢湿冷、脉搏细速、呼吸急促等休克症状。护士要迅速建立静脉通路，抗休克治疗，观察患者尿量、皮肤温度、血压及心率变化。

12. 其他并发症的观察

主动脉分支闭塞会引起器官的缺血坏死，如颈动脉闭塞表现为晕厥，冠状动脉缺血表现为急性心肌梗死，累及骶髂神经可出现下肢瘫痪，累及交感神经节可出现疼痛，累及喉返神经可发生声音嘶哑，因此护士要严格观察有无呼吸困难、咳嗽、咯血、头痛、偏瘫、失语、晕厥、视物模糊、肢体麻木无力、大小便失禁、意识丧失等征象。

（二）心理护理

绝大部分患者在住院时可以了解自己的病情，对手术和疾病充满了紧张和恐惧，同时夹层动脉瘤的首发症状是胸背部剧烈疼痛，难以忍受的撕裂样。刀割样疼痛伴有濒死感，严重者伴有短暂的晕厥，因此患者会有烦躁和焦虑，但是患者期盼着手术治疗以减轻痛苦，顾虑重重，同时也担心手术是否成功，这些心理问题会影响患者的休息，同时会使交感神经兴奋，血液中儿茶酚胺含量增加，使血压升高、心率加快，加重病情。不良的心理问题还会降低机体的免疫力，抵抗力下降，对手术治疗不利。首先我们要倾听患者的主诉，鼓励患者说出自己内心的不快、顾虑以及身体的不适，与患者建立信任关系。向患者讲述成功病例，组织经验交流会，观看图片，讲解疾病相关知识，增强患者战胜疾病的信心。与家属配合鼓励患者增强战胜疾病的信心。

（三）术前访视

术前1 d ICU护士到病房对拟进行手术者进行访视，术前访视采用视频和发放宣传册以及一对一咨询的方式进行，以确保患者及家属能够理解，并且在访视过程中一定要注意询问他们是否能听懂。护士除了常规介绍ICU工作环境外，还需要向患者及家属解释患者在这里的这段时间内可能会发生什么，他们可能会有什么样的感受以及会听到什么并看到什么；气管内插管的存在会对他们产生什么影响，以及如何用另一种方式进行交流；重症监护室护士的角色，重症监护设备，以及重症监护室的探视制度。所有这些信息都应记录细节备份，以便患者回顾需要说明或提醒的要点。护士需要评价患者心理生理状况，确定可能影响术后恢复的问题。

（四）急诊手术术前准备

急诊的主动脉夹层动脉瘤患者，绝大多数是主动脉瘤濒临破裂危险或已发生破裂，有严重的组织、器官灌注不良，病情危重。为了挽救患者的生命，应在密切的监护和药物治疗的同时，在最短的时间内进行必要的术前检查和做出明确的诊断，以便及早接受手术治疗。

1. 监测

所有夹层动脉瘤或可能急诊手术的患者，都必须送至重症监护室或直接到手术室，进行血流动力学连续监测。为了方便静脉应用药物治疗、快速输液和监测中心静脉压，要求建立中心静脉通路。建立动脉连续直接测压，达到实时监测血压的目的。放置导尿管，便于对尿量进行监测，这是对液体的补充，抗高血压治疗效果判断的一个很好的观察指标，在双侧肾无灌注时常产生无尿症。定时触摸并对比四肢动脉搏动的强弱，在监护过程中，护士用这种简单的方法判断有无组织灌注不良。有条件者还可放置Swan-Ganz漂浮导管，进行肺动脉、压肺毛细血管楔压、心排血量等监测。除上述监测外还要观察患者的神经系统功能及腹部状况，同时还要密切观察患者的动脉血气分析结果。

2. 药物治疗

临床实践中，仅有极少数主动脉夹层动脉瘤患者需要急诊手术。假如已在其他医院确定了主动脉夹层动脉瘤的诊断和明确了夹层累及的范围和有无并发症，来院就诊时可直接送入手术室进行治疗。药物治疗主要是静脉给药，普萘洛尔有很强的心肌收缩抑制作用，需急诊手术的患者应避免使用。需要急诊手术而又出现组织灌注不良的患者，术前是否进行降血压治疗仍存在分歧，反对者认为降低血压加重组织缺血，赞成者认为组织灌注不良是由于夹层所致，降低血压是可以防止夹层发展、预防夹层破裂的有力措施。在术前准备过程中，有些患者仍出现难以忍受的疼痛，则应肌内或静脉注射止痛药和镇静药。

三、术中护理

由于夹层动脉瘤起病急骤，加上剧烈的疼痛，往往使患者出现恐惧、焦虑的情绪，在拟定手术方案后，手术室护士应当尽快到病房做好术前访视，以亲切的态度介绍手术成员及手术的成功经验，鼓励患者以放松的心态准备手术。洗手护士在术前准备好常规心脏大血管手术器械和敷料包，准备各种类型的人造血管及心血管补片、特殊血管缝线和可吸收缝线，大银夹钳和特殊鼻式针持，胸骨锯、骨蜡、无菌冰泥、除颤器、生物胶、止血粉、止血纱布，特细神经拉钩等。检查各种备用插管、手术器材的有效期，准备好充足的手术器械、用物、药品，保障术中及时准确的配合。

患者进入手术室后，巡回护士要热情接待，仔细核对患者姓名、床号、手术部位及术前用药。安慰关怀患者，减轻其紧张情绪。迅速建立两条良好的静脉通路。麻醉完成后，将患者放置平卧位，头下垫软头圈，胸后垫胸枕，肩胛骨、髂尾部、足跟处分别贴减压贴，减少因手术时间长和深低温体外循环导致皮肤压力性损伤。由于手术位置在主动脉，而且是深低温环境条件下，会引起血流动力学和内环境的变化，术中密切配合麻醉医师、体外循环灌注师工作，观察血压、血氧饱和度、尿量及体温的变化。遇异常情况，及时遵医嘱做好相应处理。

心脏大血管手术器械种类繁多，要求器械护士提前 30 min 刷手，与巡回护士一起仔细清点缝线、敷料和器械等物品。考虑到手术大，影响术式的不确定因素较多，皮肤消毒范围要足够大。消毒范围原则上同冠状动脉旁路移植手术，但双耳郭、乳突和双上肢也应充分消毒。铺单还是应预留双侧锁骨下动静脉和股动脉切口位置。暴露右侧腋动脉备体外循环插管用。大血管手术开胸时的风险较大，尤以二次开胸行大血管手术为甚。从开胸到完成心脏血管游离的过程中应做好随时应对大出血、心律失常和启动体外循环的准备。

四、术后护理

（一）常规护理

1. ICU 常规护理

准备好麻醉床、心电监护仪、呼吸机、简易呼吸器、吸痰器、除颤仪等急救监测设备。患者回 ICU 后立即给予患者心电、血压、血氧饱和度监测。连接呼吸机进行机械辅助通气。与麻醉师进行交接包括患者使用药物如何配制、血气分析结果以及术中是否出现异常情况。同时还要交接患者的衣物、带回的血制品及药物，血制品要严格交接，双人核对。病情允许可与手术室护士共同为患者翻身查看皮肤情况，出现异常要记录在重症护理记录单上，填写压力性损伤评估表，并且要把情况告知家属。

2. 体位

麻醉未醒时采取平卧位，尽量减少搬动患者，生命体征不稳定患者要禁止翻身。麻醉清醒后生命体征稳定的患者可将床头抬高 30°。

3. 管道护理

与麻醉师一起确定气管插管的位置，听诊呼吸音，观察双侧是否对称，常规进行 X 线检查，了解气管插管的位置及双肺的情况。交接深静脉及动脉压管路的位置，检查管路是否通畅。妥善固定导尿管、引流管，在引流瓶上贴好标记，以便观察患者的引流量。保持各管路通畅，避免打折、扭曲、脱出、受压，每班需要确定各种管路的位置，每小时记录深静脉及气管插管的位置。

4. 保证外出检查安全

患者外出做检查时要备好抢救设备及药物，准备简易呼吸器、氧气袋、负压吸引器、吸痰管、除颤仪、肾上腺素，以保证患者发生意外情况能够给予及时的救治。

5. 血糖监测

术后监测血糖每小时 1 次，连续 3 h，如有异常立即应用胰岛素，以控制血糖在正常范围。

6. 心理护理

患者进入 ICU 后要掌握患者的心理动态，及早告知患者手术成功，现在正在 ICU 接受治疗，对患者实施周到的护理及热情的鼓励。积极指导自我放松训练，转移注意力，使其配合治疗，促进康复。对患者提出的问题，要耐心细心解答，让患者信任ICU护士。

（二）并发症的观察与护理

1. 控制血压

维持理想的血压，减少血压的波动是大血管术后护理的难点。术后难以控制的持续高血压可增加脑出血、吻合口出血及冠状动脉痉挛，有心肌缺血危险。术后要给予患者镇痛、镇静，加强心理护理，使患者有安全感，防止由于过度焦虑和烦躁而引起的血压升高。术后要给予缓慢复温，防止由于体温过低引起的外周血管收缩而导致血压升高。当患者麻醉苏醒时，可应用丙泊酚镇静，同时血压有升高趋势时，要遵医嘱给硝普钠、乌拉地尔、利喜定等降压药物，使血压缓慢降低，收缩压维持在120 mmHg左右。术后早期血压低多是因为渗血多、术中出血、失液，血容量不足引起的，应用药物血压仍控制不理想时，要警惕是否发生低心排。所有患者均采用有创血压监测，妥善固定穿刺针的位置，每班都要校对零点，保证测量血压的真实可靠。使用血管扩张药物要单路给药，使用微量注射泵时避免应用"快进"键，以免血压骤然降低。

2. 心电监测

全主动脉置换涉及主动脉根部的置换及头臂干血管的再造，术前主动脉瓣关闭不全，冠状动脉病变，长时间的体外循环及心肌阻断，都会导致术后心律失常、心肌缺血，低心排甚至心搏骤停。术后立即给予多参数的生理监测及血流动力学监测，定时观察心率、中心静脉压及心电图的变化。高龄患者中心功能较差、心排血量降低，易发生充血性心力衰竭，对于这样的患者术后可以给予IABP辅助心脏功能，增加心脏射血、心脏灌注，改善肾脏的血液灌注。

3. 纠正电解质紊乱、酸碱平衡失调及出入量失衡

术中血液稀释、利尿药的应用、低流量灌注、应用呼吸机等都会引起酸碱平衡失调及电解质的紊乱。术后也要参照多方面的因素：心率、血压、中心静脉压、尿量、引流量、血气分析结果及心肺功能。血容量不足时要以补充胶体为主，维持血红蛋白＞100 g/L，血浆可以预防由于凝血因子减少而造成的引流多，补充胶体还可以防止由于胶体渗透压降低而造成的肺内液体增多，护理过程中不能机械地控制入量小于出量。

4. 意识的监测

脑部的并发症是人工血管置换常见的并发症之一，临床表现为苏醒过缓、偏瘫、昏迷、抽搐等。护士在患者未清醒前要观察并记录患者双侧瞳孔是否等大等圆，是否有对光反射及程度如何，清醒后要记录清醒的时间及程度，密切观察患者的认知情况、精神状态及有无脑缺氧。患者清醒后护士要观察和记录四肢的活动情况、皮肤的温度、感觉动脉搏动情况。

5. 胃肠道的护理

留置胃管持续胃肠减压是术后常见的护理措施，留置胃管禁食水的患者常有口渴、咽部疼痛等不适，每天要给予两次口腔护理，以促进患者舒适。每班听诊肠鸣音，观察腹部体征，有无腹胀、腹痛，定时测腹围，观察有无腹腔脏器缺血的表现。患者肠道功能恢复后可给予胃肠道营养，以促进患者体力的恢复。

6. 呼吸道的护理

（1）术后呼吸机辅助呼吸：根据血气分析结果及时调整呼吸机参数。术后带管时间长，不宜长时间持续镇静的患者易出现呼吸机对抗，随时监测呼吸频率、潮气量、气道压及患者的呼吸状态。调整呼吸机模式为SIMV + PS（压力支持）或者压力控制通气（PC），在PC情况下要注意观察患者的潮气量变化，及时调整压力。

（2）预防呼吸机相关性肺炎（VAP）：呼吸机相关性肺炎是指经气管插管行机械通气48 h以后发生的肺部感染，或原有肺部感染发生新的病情变化，临床上高度提示是一次新的感染，并经病原学证实者。机械通气是ICU常用的一种治疗方法，由于人工气道的建立破坏了呼吸道正常的生理防御机制，使机械通气并发的呼吸机相关性肺炎发生率增加4～12倍。呼吸机相关性肺炎的发生使得患者治疗时间

延长,住院费用增加,死亡率增高,影响疾病的预后。

①ICU 环境管理:严格限制探视,减少人员流动,同时也要减少可移动设备的使用。必要探视时家属需要穿隔离服、戴口罩帽子、更换拖鞋后才能进入。每日要进行通风,地面每天用含氯消毒液拖擦,监护仪等设备定期消毒液擦拭,患者转出后对所用物品进行终末消毒处理。ICU 应设立隔离病房,以收治特殊感染患者。使用空气层流装置时要定期清理排风口出的污物,以免影响空气质量。定期对 ICU 工作人员进行手消毒效果监测,洗手后细菌数 < 5 cfu/cm^2,并以未检出致病菌为合格。此外,还要进行定期体检,尤其要进行口咽部细菌培养,带有致病菌株者应停止治疗工作或更换工作岗位。

②保持人工气道的通畅:保持人工气道通畅最有效的方法是根据分泌物的颜色、量和黏稠度等情况,按需进行气管内吸痰。吸痰是利用机械吸引的方法,将呼吸道分泌物经口、鼻或人工气道吸除,以保持呼吸道通畅的一种治疗方法。

吸痰手法:可按照送、提、转手法进行操作。a. 送:在左手不阻塞负压控制孔的前提下,或先反折吸痰管以阻断负压,右手持吸痰管,以轻柔的动作送至气道深部,最好送至左、右支气管处,以吸取更深部的痰液。b. 提:在吸痰管逐渐退出的过程中,再打开负压吸痰,或左手阻塞吸痰管负压控制孔产生负压,右手向上提拉吸痰管,切忌反复上下提插。c. 转:注意右手边向上提拉时,边螺旋转动吸痰管,能更彻底地充分吸引各方向的痰液,抽吸时间段使用负压,可减少黏膜损伤,而且抽吸更为有效。

吸痰后护理:与呼吸机连接,吸入纯氧。生理盐水冲洗吸痰管后关闭负压。检查气管套管和气囊。听诊。安慰患者取舒适体位,擦净面部,必要时行口腔护理。观察血氧饱和度变化,调节吸入氧浓度(FiO_2)。整理用物、洗手和记录:吸痰前后面色、呼吸频率的改善情况,痰液的颜色、性质、黏稠度、痰量及口鼻黏膜有无损伤。

③保持人工气道的湿化:人工气道的建立使患者丧失了上呼吸道对气体的加温和加湿的作用,吸入干燥低温的气体未经过鼻咽腔易引起气管黏膜干燥和分泌物黏稠,造成分泌物潴留,发生肺不张,增加了肺部感染的机会。所以,必须保证人工气道充分的湿化。

④雾化吸入治疗:有些呼吸机本身有雾化装置,使药液雾化成 3~5μm 的微粒,可达小支气管和肺泡,发挥其药理作用。昏迷患者也可将雾化吸入的面罩直接置于气管切开造口处或固定于其口鼻部,每日 4~6 次,每次 10~20 min,患者清醒时嘱其深呼吸,尽量将气雾吸入下呼吸道。常用的药物有 β_2 受体激动剂和糖皮质激素等,以扩张支气管。更换药液前要清洗雾化罐,以免药液混淆。使用激素类药物雾化后,及时清洁口腔及面部。

7. 并发症的观察及护理

(1)观察有无截瘫:密切观察患者的下肢肌力及感觉,一旦发现异常立即通知医师。胸降主动脉和胸腹主动脉远端的血管置换术,脊髓缺血时间长或者供给脊髓血液的肋间动脉和腰动脉没有重建等因素导致的偏瘫、截瘫等是主动脉夹层动脉瘤术后常见的严重并发症,迄今为止尚未有解决的方法。

(2)观察有无栓塞征象:主动脉人工血管置换术后,在重建血管吻合口、动静脉腔内易发生血栓和栓塞。为防止人工血管内发生血栓,术后 3 个月内给予抗凝治疗,抗凝药物的应用通常在术后 6~12 h,如果引流多要推迟使用。

(3)预防出血和渗血:主动脉人工血管置换的创伤大,吻合技术难,吻合处多,术中和术后发生出血和弥散性渗血往往能够致命。术后对出血的观察和早期发现尤为重要。勤挤引流,保持引流通畅,观察记录引流的色、质和量,如果发现术后 1 h 引流量 > 10 mL/kg,或者任何 1 h 的引流量 > 200 mL,或 2 h 内达 400 mL,都提示有活动性出血,一旦发现要立即报告医师,给予开胸止血。同时术后控制血压也是预防出血的关键,主动脉人工血管置换手术复杂,技术难度大,吻合口多,吻合口出血是术后致死的首要原因。控制血压在 90~120/50~80 mmHg,以保证组织灌注,皮肤温度正常,以尿量为准,保证每小时尿量 > 1 mL/kg,避免血压过低导致的组织灌注不足。早期引流偏多要排除血液稀释、鱼精蛋白不足、凝血功能障碍等原因,及时给鱼精蛋白、新鲜血浆、血小板、纤维蛋白等,有效地减少术后渗血。

（4）肾功能监测：肾脏是对缺血最敏感的腹腔脏器，肾衰竭是主动脉术后常见的并发症之一，发生率为10%～20%，常在术后48 h内发生。防止血容量不足引起的少尿、无尿，每小时观察并记录尿量、颜色及性质，查肌酐、尿素氮，出现出入量失衡时及时汇报医师。补足血容量，血细胞比容低于35%时适当输血，维持血压稳定，必要时应用硝普钠降压，必须保持稳定的肾动脉灌注压，舒张压不低于60 mmHg。血压过低者可应用小剂量多巴胺、肾上腺素以提高血压，扩张肾动脉，起到强心利尿的作用。发生血红蛋白尿时要给予碱化尿液，防止管型尿形成，保持水、电解质酸碱平衡，控制氮质血症，当尿量连续2 h < 1 mL/kg时，及时报告医师，应用利尿药，必要时应用肾替代疗法。

8.预防感染

主动脉夹层人工血管置换手术时间长、创伤大，人工血管置入和术后带有引流管，中心静脉导管等侵入性导管多，易发生感染。术后各项操作要严格遵循无菌操作原则，应用广谱抗生素，严格按医嘱时间给药，以维持最佳的血药浓度。有发热的患者要根据血培养的结果选择应用抗生素。要密切观察体温，痰液的色、量及性质，观察皮肤有无红肿、疼痛，尿液有无浑浊，一旦发现上述症状，要及时找到原因并及时处理。

（三）康复护理

患者病情平稳后可进行各关节的被动运动，清醒脱机后指导患者进行主动关节运动，练习床上坐起进食，为下床活动做准备。从术后第1天起按摩双下肢，每日2次，每次半小时。翻身叩背促进患者痰液排出，防止呼吸道感染的发生。鼓励患者早期下床活动，促进体力的恢复，初次下床时要注意保护患者安全以免发生摔伤。

五、健康指导

（一）生活指导

减少家庭生活中的不安全因素，防止跌倒，避免体力活动，从事比较轻松的职业。指导患者养成良好的饮食习惯，给予低盐、低胆固醇、富含粗纤维素且清淡易消化饮食，少食多餐，不食刺激性以及易引起腹胀的食物，如饮料和咖啡等，以免加重心脏负担。限制摄盐量，限制高胆固醇、高脂肪食物，并适量摄取蛋白质饮食，多吃新鲜的蔬菜和水果，戒烟限酒，保持大便通畅，防止发生便秘而引起腹内压增高。根据天气增减衣物，避免感冒。

（二）用药指导

按医嘱服药，漏服后不能补服，缓释片不可掰开服用。控制血压，定期监测血压是药物治疗的关键。合理降低血压，保持血压平稳，防止动脉破裂。每日定时、定部位、定血压计、定体位测量血压并记录数值，以便调整药物用量。

（三）卫生保健

急性期或恢复期患者都有可能因便秘而诱发夹层范围扩大或破裂。应指导患者养成床上排便习惯，必要时给予缓泻剂。加强腹部按摩，减轻患者精神上和心理上的不安，避免排便时用力屏气，可嘱患者食用蜂蜜、香蕉等，每1～2天排便1次，同时注意及时记录排便情况，排便时应在旁密切观察血压和心电图变化。

（四）病情观察

一旦出现心前区或胸部、腹部等疼痛立即来医院就诊。

（五）复查指导

术后半年内每3个月门诊随访1次，半年复查增强螺旋CT，了解夹层愈合情况，如有不适随时就诊。

（彭宇阁）

第七节 射频消融术及护理

射频消融术（RFCA）是一种新兴的介入性治疗技术，是经外周血管插管，将射频消融导管送至心脏内的特定部位，在局部产生阻抗性热效应，使局部心肌细胞干燥性坏死，从而达到治疗各种快速性心律失常的目的。随着导管的改进及技术的进步，射频消融的应用范围不断扩大，是目前最常见、最安全、最有效、最理想的心律失常根治方法，特别在治疗室上性心动过速方面获得令人满意的效果。

一、适应证

1. 旁路消融的适应证
（1）伴有症状的房室折返性心动过速，药物治疗无效或不能耐受药物。
（2）心房颤动伴有预激综合征且不能耐受药物治疗。
2. 房室结折返性心动过速的消融适应证
（1）伴有症状的房室结折返性心动过速。
（2）电生理检查发现房室结呈双通道生理特征。
3. 快速性房性心律失常的消融指征
（1）伴有症状的房性心动过速、心房扑动、心房颤动。
（2）心室率控制不理想或不能耐受控制其心室率药物的快速心房扑动、心房颤动。
4. 其他适应证
（1）窦房结折返性心动过速。
（2）频率过快的窦性心动过速。
（3）伴有症状的非阵发性交界区心动过速，患者又不能接受药物治疗。
（4）室性心动过速。

二、禁忌证

（1）严重出血性疾病。
（2）外周静脉血栓性静脉炎。
（3）严重肝、肾功能不全。

三、术前准备

1. 物品准备
（1）穿刺针、尖刀片1个，7~8F动脉鞘管4~5根、6F多极电极导管3根以及根据心脏大小、靶点部位选择不同的消融导管（大头电极）。
（2）射频发生仪、心内程序刺激仪、多导电生理仪、C形臂X线机。
（3）无菌敷料包内含手术衣2件、小洞巾1块、心导管特制大单1条。不锈钢中盆1只、小碗2只、小药杯2只、蚊式钳2把、大小纱布数块。
2. 药物准备
（1）与RFCA相关的药物有利多卡因、生理盐水500 mL数瓶、异丙肾上腺素、三磷腺苷及肝素。
（2）与RFCA相关的抢救药物：抢救车内有利多卡因、肾上腺素、阿托品、多巴胺、碳酸氢钠、低分子右旋糖酐、硝苯地平、呋塞米、地塞米松或氢化可的松等。

四、操作方法与配合

1. 消融前准备
手术床上安放特制橡胶床垫，以防患者与周围金属直接接触，造成短路，粘贴体表心电图电极片，同时将导电糊均匀涂抹于无干电极上,并准备安放到患者腰水平以上背部正中处,使电极板均匀地与皮肤接触。

2. 消毒铺巾

患者取平卧位,用安尔碘常规消毒双侧腹股沟上至脐部,下至大腿中部,左右至两大腿侧面包括会阴部,同时消毒右侧颈部皮肤。然后铺洞巾有心内导管特制大单于双侧腹股沟、右侧颈部,暴露相应部位皮肤。

3. 穿刺动、静脉,插入动脉鞘

局部麻醉后分别穿刺左右侧股静脉、右颈内静脉或锁骨下静脉、右股动脉(左侧旁道消融时)。并分别置入动脉鞘管,肝素水冲洗鞘管,一次注入肝素 2 000 U,每隔 1 h 补注肝素 1 000 U,以防血栓形成。

4. 电极到位

将一根普通多极电极导管的顶端送到左心室心尖,另一根电极顶端送至希氏束,记录到希氏束电位,另外自颈内静脉的鞘脉内送入冠状窦电极,动作尽量轻柔,以免损伤冠状窦。

5. 消融

上述三根电极到位后,首先进行心腔内电生理检查(EPS),初步确定靶点位置;再插入大头导管,并将其送至相应心腔内(房室结双径改良术、右侧旁道和房颤消融时大头导管从股静脉插入,左侧旁道和左心室室性心动过速时大头导管从股动脉内插入),再用大头导管证实电生理检查的结果,并找到更精确的靶点位置。定位后将消融导管尾端与射频消融仪输出端相连,打开射频仪放电,记录每次的电功、时间及阻抗。

6. 拔管及压迫止血

由旁道引起的房室折返性心动过速,经检查证实旁道已被阻断;房室结折返性心动过速的房室结双径的慢径已改良,则可拔管压迫止血。压迫止血的时间为 10 ~ 15 min,如无出血,则在穿刺点上放置纱布并加压包扎,最后用盐袋压迫 4 ~ 6 h。患者平卧 24 h,手术肢体制动 6 ~ 8 h。

五、消融成功的判断标准

(1)房室旁路的前传被阻断。

(2)窦性心律失常时 delta 波消失,各种频率起搏刺激和心房程序刺激无旁路前传的证据。

(3)房室旁路逆向传导被阻滞。

六、护理要点

1. 术前护理

(1)知识宣教:根据患者的年龄、文化程度、心理素质,采用适当形式向患者及家属说明所治疾病的发病机制,RFCA 治疗目的、意义及大致过程,术中术后注意事项和术中配合,使患者心中有数,从而解除其紧张心理。对精神过度紧张的患者术前遵医嘱可给予地西泮 10 mg 肌内注射。

(2)皮肤准备:术前 1 d 备皮,清洁双侧腹股沟、欲穿刺的锁骨下静脉及同侧的颈部和腋下部位。

(3)术前停药:术前要求患者停用抗心律失常药物,对于依赖抗心律失常药物控制症状的患者可收入院后监护下停药。

(4)其他准备:术前 1 ~ 2 d 训练床上大小便,心房颤动术前 6 h 禁食禁水,术前 1 h 遵医嘱预防性使用抗生素。

(5)术前检查:常规检查血型、血小板、凝血酶原时间、肝肾功能、电解质、血糖、血脂、心电图等,必要时行电生理检查。

(6)做好解释:使患者了解导管室环境,如导管室有很多电子设备,以及工作人员身着手术衣、X 线防护铅衣、铅脖套等,可向患者说明各种设备的用途;另外,由于 RFCA 手术时间偏长,接触 X 线偏多,常常成为患者关心的另一问题,患者如有疑问,可向其说明电极到位及大头电极找精确靶点均需要在透视下进行,短时、小量的 X 线对身体危害极微,并告知患者导管室监护设备先进可靠,抢救措施及时高效，以赢得患者的最佳配合。

（7）知情同意：患者及家属应签署知情同意书及介入治疗同意单。

2. 术中护理

（1）严密监护，预防并发症：术中监测生命体征及血氧饱和度的变化，尤其是心率的变化。重视患者的主诉，如出现恶心、呕吐、胸闷、出冷汗、血压下降、心率增快、奇脉、心音低应高度怀疑心脏压塞、心脏穿孔或心律失常，应及时撤出导管，更换导管位置。房室结折返性心动过速在发放射频电波过程中，应非常小心，严防房室传导阻滞的发生。

（2）告知患者术中会出现的一些不适：如 ATP 应用后出现的一过性胸闷、头晕、黑蒙、恶心；阿托品应用后会出现口干、头痛、心悸等症状；以及电生理检查时，由于调搏而出现的心悸等，可与患者交谈，缓解患者的紧张与不适。

3. 术后护理

（1）密切观察生命体征：严密监测生命体征并做好护理记录。术后 2 h 内每 15 min 测血压、脉搏、呼吸 1 次，以后每 30～60 min 监测 1 次；每日测体温 4 次，连续 3 d；查心电图每天 1 次，连续 3～5 d；密切观察有无心脏压塞及心律失常的发生。

（2）饮食护理：患者因卧床，肠蠕动减弱，易出现腹胀，给予低盐、低脂、清淡易消化吸收的饮食，补充适量纤维素、新鲜水果蔬菜，进食不宜过饱，同时保持大便通畅，切忌排便屏气用力，以免加重心脏负担，为避免患者发生便秘，必要时可给予通便药。

（3）穿刺局部伤口护理：术毕拔除鞘管，局部按压 10～15 min，并用盐袋压迫止血，患者咳嗽、用力排尿时压紧穿刺部位。严密观察局部有无出血、血肿，及时更换敷料。手术肢体制动 6～8 h，平卧 24 h。卧床期间保持大腿伸直，切勿屈腿，为减轻局部僵硬、麻木感，指导患者活动足趾关节，避免长时间卧床，以防发生深静脉血栓。同时嘱患者 1 周内避免抬重物及特殊劳动如给自行车打气，这样可有效预防出血的发生。嘱患者勿用手触摸穿刺处，密切观察体温变化及伤口处有无红、肿、热、痛，以监测有无伤口感染的发生。

（4）预防栓塞的护理：观察足背动脉搏动及肢体末梢循环状况。若出现足背动脉搏动减弱或消失，肢体皮肤颜色发绀或苍白，两侧肢体温度不一致，感觉麻木或疼痛，提示下肢动脉或静脉栓塞。血管超声检查可确诊。

（5）拔管综合征的预防及护理：由于 RFCA 手术时需要插鞘管较多，术毕拔除动、静脉内的鞘管。局部压迫止血时，有些患者会因心理过度紧张或疼痛反射引起迷走神经兴奋，而出现心率减慢、血压下降、恶心、呕吐、出冷汗，甚至低血压休克。拔管前对紧张患者给予心理安慰，按压伤口的力度不宜过大，以触摸到足背动脉的搏动为准，多根鞘管最好不要同时拔除，同时准备好阿托品及抢救用药等。

七、注意事项

（1）电生理检查和射频消融可同时进行，不必在消融前单独进行电生理检查。

（2）标测时可用单极标测或双极标测。

（3）电流能量选择左侧旁路消融选择 15～30 W，右侧旁路选择 25～40 W。

（4）放电时可先试验性放电 5～10 s，如 5 s 内阻断旁路，应继续放电 30～60 s。10 s 内未阻断旁路说明定位不准确，应重新标测。

八、并发症的预防和护理

1. 房室传导阻滞

早期房室结改良快径消融，房室传导阻滞的发生率高达 10%，严重者需置入永久性心脏起搏器。改用房室结改良慢径消融后，放电时密切监护心电图变化，及时终止放电，大大降低了房室传导阻滞的发生率。一旦发生较严重的房室传导阻滞，则视病情轻重给予异丙肾上腺或临时起搏，以防阿-斯综合征的发生。术后如有心包腔内积液增多，观察患者的主观感受及积液增加的速度，轻者无须处理，重者应立即心包穿刺。观察有无气胸的发生，如患者胸闷不适、胸痛经透视检查确诊后，准备胸腔穿刺包，行胸腔穿刺抽血抽气。

2. 心包积液

应严密观察患者有无呼吸困难、烦躁不安等症状，听诊有无心音低纯、遥远，监测生命体征，尤其是血压的变化。怀疑心包积液时，取半卧位、给氧，开放静脉通路，行床旁超声心动图检查，必要时配合医生行心包穿刺引流术。

3. 周围血管损伤和血栓形成

多发生于穿刺部位，表现为股静脉血栓和股动脉内血栓形成。

4. 其他少见并发症

感染、局部出血、误穿锁骨下动脉、冠状动脉损伤与急性闭塞、心房内血栓形成、主动脉瓣损伤等。

九、健康教育

（1）消融成功后停用所有抗心律失常药物，需遵医嘱服用抗凝血药。

（2）如有心悸、胸闷等症状时，应行动态心电图监测，以确定是原有疾病复发，还是存在不同机制的心动过速。

（3）术后数日可能发生严重房室传导阻滞，应严密观察，防止意外情况发生。

（4）出院后不要负重或做剧烈运动，如有心悸，及时在当地医院做心电图检查；如有复发，来院就诊，必要时可重新手术。

（常俊丽）

第八节　冠状动脉造影术及护理

冠状动脉造影术是指经皮穿刺外周动脉将冠状动脉造影管送至主动脉根部或左、右冠状动脉口，推注造影剂，用X线机连续摄像，用电影胶片或光盘记录下来供医师分析。它可以清楚显示心脏冠状动脉的结构，尤其是显示血管畸形以及血管远端走向、回流等情况，为冠心病的诊断、治疗方案的选择和预后判断提供科学依据。它是目前冠状动脉疾病最准确的确诊方法，被称为诊断冠心病的"金指标"。

一、适应证

（1）已知或怀疑冠心病的情况，包括稳定型心绞痛、冠脉综合征等。

（2）非心脏手术者无创检查提示冠心病老年高危患者。

（3）已确诊为冠心病者，判断其严重程度与预后，并决定治疗方案。

（4）主动脉 – 冠状动脉搭桥术后观察吻合口通畅程度。

二、禁忌证

（1）不明原因的发热及未被控制的感染。

（2）主要脏器功能衰竭。

（3）严重贫血及出血性疾病者。

（4）精神病患者及不能配合手术者。

三、物品准备

1. 治疗盘

治疗盘包括注射器、输液器、环柄注射器、多极三通管、高压连接管两根、动脉鞘管、冠脉导丝、冠状动脉造影管。

2. 手术包

手术包包括手术衣、弯盘、手术刀片、刀柄、小洞巾1块、特制大单1条、不锈钢中盆1只、小碗2只、小药杯3只、蚊式钳1把、纱布数块。

3. 药物准备

药物准备硝酸甘油、阿托品、肾上腺素、多巴胺、利多卡因、肝素钙、肝素盐水、造影剂等。

四、操作方法与配合

目前动脉穿刺常选用股动脉、桡动脉，也可取肱动脉。下面重点介绍股动脉径路。

1. 选择穿刺点

右腹股沟韧带下1 cm处或腹股沟韧带处股动脉搏动最强点为穿刺点。

2. 消毒铺巾

用碘常规消毒双侧腹股沟，上至脐部，下至大腿中部。铺洞巾及心导管特制大单，暴露腹股沟。

3. 动脉鞘插入

确定右侧腹股沟动脉搏动最明显处，用2%利多卡因做股动脉两侧局部麻醉。用刀尖切开穿刺点皮肤2 mm长，持直血管钳自穿刺点方向扩张皮下组织和筋膜。用示指、中指确定股动脉走行方向及长轴中线，右手持穿刺针与皮肤成30°～45°斜行刺向股动脉搏动最强点，可见动脉血液呈搏动性射出。左手示指和拇指固定穿刺针，右手将软头导丝插入穿刺针内15～20 cm，拔出穿刺针，用左手压迫股动脉以防止血肿形成，助手用湿纱布轻擦导引丝，再沿导引丝插入动脉鞘管和扩张管，术者左手在穿刺点下部固定股动脉，右手拿动脉鞘与扩张管并左右转动捅入动脉。最后退出扩张管的导引丝，动脉鞘则留在动脉内，用肝素水冲洗动脉鞘内腔。

4. 造影导管的插入与连接

将长导丝放入冠状动脉造影管内，并使导丝尖端与冠脉造影导管顶端平齐，一起进入动脉外鞘管内。然后用软头J形导丝引路，在荧光屏监视下经降主动脉逆行将导管送到升主动脉后退出导丝，在加压输液下迅速将导管与三通加压注射系统连接，将三通保持在压力监护状态持续观察动脉压力。注入少量造影剂充盈导管，轻轻将导管向前推送至主动脉窦上方约2 cm处。

5. 选择造影方位

（1）左冠状动脉插管和造影，常采用右前斜位5°～20°和左前斜位45°加头位30°或左前斜位45°加足位25°～50°，此方位可观察到冠状动脉主干、左回旋支及左前降支的开口处。左前降支近、中端以及角支和室间隔穿支病变时，常采用较小角度的右前斜位加头位和左前斜位加头位。左回旋支病变时常采用右前斜位或左前斜位加头位。

（2）右冠状动脉插管和造影常采用较大角度的左前斜位或右前斜位加头位，而对右冠状动脉远端，则常采用左前斜位或右前斜位加头位。

6. 注射造影剂

根据患者冠状动脉直径的大小及血流速度决定注射造影剂的剂量与力量。当冠状动脉直径粗大、血流较快时，造影时常需较大力量注射较大剂量的造影剂（8～10 mL）；反之，当冠状动脉直径<1.5 mm时，注射造影剂的力量宜减少。

7. 拔管与压迫止血

冠状动脉造影结束后，即可从动脉鞘内拔出导管和动脉鞘管，用左手的示指和中指压迫止血10～15 min。如无出血，则在穿刺点上放置纱布加压包扎，最后用盐袋压迫4～6 h，患者平卧24 h，手术肢体制动6～8 h。

五、护理要点

1. 术前护理

（1）心理护理：如充分了解患者的心理状态，向患者及家属讲解CAG检查的目的、必要性和简单的操作过程、注意事项、可能发生的并发症等情况，解除患者及家属的恐惧心理，签署知情同意书。

（2）完善各项检查，如血常规、出血时间、凝血时间、血型、凝血酶原时间、体重、心脏超声、正侧位X线胸片等。

（3）详细询问患者有无碘或其他药物过敏史，既往冠状动脉造影、介入治疗或旁路移植病史。

（4）检查穿刺部位的搏动情况，桡动脉径路要行Allen试验。

（5）训练患者深吸气、憋气和咳嗽动作以及卧位大、小便。

（6）术前1 d行穿刺部位同侧腹股沟备皮，做碘过敏试验。

（7）于手术当日可正常进食，但不宜过饱，不进食难消化、生冷食物，术前一顿五六成饱为宜。

（8）心力衰竭患者去导管室前应静脉注射毛花苷C、呋塞米等药物，使心率≤80次/min，高血压患者血压应控制在≤160/100 mmHg。

2. 术中护理

（1）体位：患者平卧X线诊断床上，暴露穿刺部位。连接心电监护仪，建立静脉输液通路，并保持肝素化状态。

（2）心导管的选择：根据患者年龄、血管情况及不同检查部位选择不同的导管。左心导管检查选用双丁管，右心导管检查选用Cournand导管。选择性冠状动脉造影最常用的导管Judkins冠状动脉导管。每一种导管分为3.5、4.0、4.5、5.0、6.0几种型号。根据导管的粗细，每一型号又分为5 F、6 F、7 F、8 F和9 F。

（3）观察与配合：术中应密切观察患者的生命体征，尤其是在导管通过瓣膜口时，极易发生各种心律失常，应密切观察，发现异常及时报告术者对症处理。配合医师供给术中所需物品，确保检查顺畅、安全地进行，测定各部位的压力，留取标本等。注射造影剂时可出现全身发热、恶心、心悸等症状，应提前告知和安抚患者。

3. 术后护理

（1）严密心电监护和观察：监测ACT，严密观察有无术后心绞痛，穿刺局部有无出血、淤血、血肿，足背动脉搏动情况，并详细记录。外周血管并发症较为常见，总发生率为6%，包括血管损伤、出血及血肿、动静脉瘘及血栓性并发症等。血管并发症可能导致永久的损伤和致残，甚至发生死亡，因此，应引起临床的重视。术后密切观察血压、脉搏等情况及患者有无腹痛等主诉，及时配合输血等其他各项措施。严密监测心电图和血压动态变化，严重心律失常是老年急诊经皮冠脉介入术（PCI）后死亡的重要原因，而持续心电监护对预防心律失常及早期处理至关重要。PCI术后易发生低血压，部分患者因焦虑、紧张而出现高血压，因此应动态观察血压变化。血栓脱落造成的周围血管栓塞常会出现神志及瞳孔的改变（脑梗死）或不明原因的相关部位剧烈疼痛。护士要严密观察患者的精神意识状态及相关症状。

（2）拔管后按压穿刺部位：经股动脉途径的患者取平卧位，穿刺术肢自然但直或微外展制动12 h，局部弹力绷带加压包扎，盐袋压迫4~6 h。观察局部伤口有无渗血或血肿和足背动脉搏动情况，以及远端肢体皮肤颜色、温度和感觉变化。避免增加腹压，如咳嗽、打喷嚏、用力大便、恶心、呕吐时协助按压穿刺部位，以防穿刺点出血，发生血肿。注意保护局部皮肤，防止张力性水疱的发生。

（3）术后适量补充液体：根据造影剂剂量适当补液，以促进造影剂的排出，防止继发性肾损害。如患者出现尿潴留，遵医嘱给予导尿。

（4）加强基础护理。

①经股动脉造影患者术后给予舒适卧位，床头可抬高20°~30°，术侧下肢自然伸直或外展，避免暴力性屈伸动作。为防止下肢静脉血栓形成，我院自编了冠状动脉造影术后下肢活动操。具体方法为：脚部正勾绷运动6~8次；脚部侧勾绷运动6~8次；踝部旋转运动6~8次；被动下肢屈伸4~8次，每日2~3次；下肢被动按摩，次数不限，有静脉曲张者切勿用力捏挤下肢。经桡动脉路径，术后无须严格卧床，术侧手臂自然放置，适当做手指活动，但切忌用力过大。

②饮食给予低盐、低脂，进食不可过饱。卧床期间应进易消化的食物，少食或不食产气食物如奶制品，以免引起腹胀。有糖尿病者应进糖尿病饮食。

③卧床消化功能减退及不习惯床上排便等造成排便困难者，可反射性影响心率和动脉血流量而引起意外，因此，术后对于便秘者应用缓泻药。急性心肌梗死患者排便时护士要在床旁观察心率、血压的变化，并为患者创造一个安静、舒适、整洁的休养环境，满足患者的生理需求。

六、健康教育

（1）保持穿刺部位清洁、干燥，必要时及时换药。告知患者术后第1天即可进行擦浴，待伤口完全结痂愈合后方可沐浴。

（2）告知患者冠状动脉造影检查仅是解决诊断问题，不能起治疗作用，应正确理解其适应证和检查目的。根据冠状动脉造影检查结果建议患者选择恰当的治疗措施，如介入治疗、手术治疗等。

（3）饮食、休息与活动：告知患者冠状动脉造影检查术后，可按原来的饮食习惯进食（不可过饱）。术后第2天可下床活动，1周内应避免从事重体力劳动或剧烈运动。

（4）如穿刺侧肢体出现发冷、发麻、刺痛感等症状时，应立即来院复诊。

七、并发症的预防和护理

1. 心律失常

心律失常是冠状动脉造影检查中最常见的并发症，多与导管在冠状动脉口反复刺激导致冠状动脉痉挛，或一次注射造影剂的量过大或两次注射造影剂的间隔时间过短，导致造影剂在血管内滞留有关，以室性期前收缩最为常见。护理：冠状动脉造影时，注射造影剂后，嘱患者用力有效地咳嗽，可加快造影剂从冠状动脉内排出，从而缓解症状。术中尽量减少造影剂的用量，尤其是老年患者。术中应密切观察心电示波，出现异常情况，立即报告医生，迅速将导管撤出瓣膜口或冠状动脉口，并做好除颤及急救的准备。

2. 心肌梗死

心肌梗死是冠状动脉造影的严重并发症，多与导管堵塞冠状动脉时间较长、冠状动脉痉挛、血栓形成或栓塞以及导管直接造成冠状动脉内膜撕裂和夹层形成有关。护理：术前肝素化一般穿刺股动脉后，立即从动脉外鞘管注入肝素 2 500～3 000 U。操作务必轻巧，尽量降低冠状动脉内注射造影剂的次数。术中、术后出现心前区疼痛立即记录心电图，并与术前心电图比较，及时发现异常变化，立即给予抗凝、溶栓、止痛、镇静治疗或紧急行经皮冠脉腔内成形术（PTCA）。

3. 栓塞

血栓脱落造成周围血管栓塞，栓子主要源于导管、导丝表面的血栓或因操作不当致粥样斑块脱落或因股动脉较细加上外在因素的刺激引起动脉痉挛所致。护理：如果在拔管后观察该侧足背动脉搏动消失、皮肤苍白、远端肢体发冷或不明原因的局部剧烈疼痛，立即报告医生，给予抗凝、溶栓等处理，必要时请血管外科会诊急诊手术治疗。

4. 造影剂反应

造影剂引起反应的原因尚不清楚，其反应过程与过敏性疾病相似，如荨麻疹、咳嗽、打喷嚏、喉头水肿等。造影剂过敏所致的过敏性休克，也可能在应用造影剂数分钟发生。护理：术前口服异丙嗪12.5 mg，预防过敏和镇静。注意观察患者心电、血压、呼吸等，如出现低血压应考虑过敏性休克的可能性，立即静脉注射氢化可的松 100 mg 或地塞米松 5 mg，皮下注射肾上腺素。对因害怕排尿多而不愿多饮水的患者，护士要做好解释工作，定期帮助饮水与排尿。对于糖尿病和肾功能不全的患者，必要时给予利尿药，以利于造影剂的排出。应用造影剂在 300 mL 以上者，可有不同程度的恶心、呕吐、腹胀、食欲缺乏等胃肠道反应，可给予肌内注射甲氧氯普胺 10 mg，及时清理呕吐物，并给予心理安慰。

5. 尿潴留

术前未训练床上排尿，术后患者不习惯床上排尿引起。护理：术前训练患者床上排尿，并做好心理疏导，消除患者床上排尿的紧张心理，可给予温水冲洗会阴部，听流水声，按摩膀胱区，必要时行无菌导尿术。

（尤补婷）

第十三章 胸外科疾病护理

第一节 胸外科疾病护理常规

一、胸外科疾病手术一般护理常规

（1）按外科疾病手术一般护理常规。

（2）全身麻醉术后患者未清醒前取平卧位，头偏向一侧。麻醉醒后，可采取高半坐卧位，有利呼吸和引流。

（3）根据患者的耐受程度，鼓励其术后早期活动，逐渐增加活动量。麻醉清醒后，鼓励患者床上活动，如深呼吸、四肢主动活动及间歇翻身等。手术后第 2～3 天开始尝试下床活动。先坐床沿片刻，做深呼吸和咳嗽，再床旁站立，试着站立排尿，并稍走动或椅子上略坐片刻，再逐渐增加活动量。

（4）患者术后全身麻醉清醒，恶心、呕吐消失后，可逐步进食。其他术后 6 h 也可逐渐恢复饮食。

（5）保持呼吸道通畅，预防肺部感染。术前戒烟、戒酒 2 周以上。鼓励患者咳嗽、排痰，给予翻身、叩背，必要时吸痰及雾化吸入。

（6）密切观察病情变化，定期测量生命体征。注意有无发热、血压下降、伤口疼痛、咳嗽、咳痰、呼吸困难、发绀、肺部啰音等，预防各种并发症的发生。

（7）遵医嘱予以补液、抗感染等治疗，维持水、电解质平衡。

（8）注意手术切口敷料清洁、干燥，观察有无渗血、渗液，预防切口感染。一般胸部切口 7～9 d 拆除缝线。

（9）保持各引流管通畅，注意引流液的性质和量。安置胸腔闭式引流装置者按其护理常规。禁食及留置胃管患者做好口腔护理，留置导尿管的患者做好会阴部护理。

（10）保持急救物品、药品的完好。

二、胸部损伤护理常规

按普通胸外科疾病手术一般护理常规。

（一）护理评估

（1）评估患者受伤经过、暴力大小、受伤部位与时间，有无昏迷、恶心、呕吐史等。

（2）评估生命体征，了解有无呼吸困难、发绀、休克及意识障碍、肢体活动障碍。

（3）评估疼痛的部位与性质，骨折的部位与性质，有无开放性伤口，气管位置有无偏移，有无反常呼吸运动，有无咳嗽、咳痰、咯血，了解痰量与性质、咯血量与次数。

（4）了解患者的心理状态，有无恐惧、害怕等。

（二）护理措施

（1）帮助患者取半坐卧位，并发休克者取平卧位。

（2）给予高热量、高蛋白、丰富维生素饮食。病情危重、诊断不明确或须手术者暂禁食。

（3）吸氧，一般流量为 2～4 L/min，根据氧饱和度调节氧流量，并观察患者缺氧情况是否改善。

（4）密切观察病情变化，及时发现和预防休克、心脏压塞等。①病情不稳定时每 15～30 min 测量生命体征 1 次，稳定后改每 4 h 测量 1 次并记录；②观察缺氧的表现，如呼吸频率、节律、有无反常呼吸及氧饱和度等。

（5）减轻疼痛。对于多发性肋骨骨折患者，应用胸带加压包扎胸部，以减轻疼痛和抑制反常呼吸。

（6）保持呼吸道通畅，纠正反常呼吸，加强肺部理疗及雾化吸入。必要时施行吸痰或气管切开。

（7）放置胸腔引流管者按胸腔引流护理常规。

（8）根据病情备好抢救药品及器材。如需手术，积极做好术前准备和术后护理。

（三）健康指导

（1）指导患者进食高热量、高蛋白、丰富维生素饮食，促进损伤恢复。

（2）交代肋骨骨折患者 3 个月后复查 X 线片，以了解骨折愈合情况。

三、脓胸手术护理常规

按普通胸外科疾病手术一般护理常规。

（一）护理评估

（1）评估患者有无急、慢性感染病史。

（2）评估患者营养状况，有无全身乏力、长期低热、消瘦、贫血、低蛋白血症病史，有无杵状指、咳脓痰等，有无胸痛、胸闷、气促、咳嗽、咳痰、呼吸急促等。

（3）了解患者血常规，白细胞计数及中性粒细胞是否增高等。

（4）了解患者对疾病和手术的认识，有无不良心理反应。

（二）护理措施

（1）术前患者取患侧卧位。脓胸行胸廓成形手术后，取术侧向下卧位，用厚棉垫、胸带加压包扎或加沙袋 1～3 kg 压迫。协助患者定时翻身和肢体活动，保持皮肤清洁，预防压力性损伤。

（2）提供高蛋白、高热量和丰富维生素饮食。

（3）术后严密观察生命体征，有无胸痛、胸闷、气促、咳嗽、咳痰、呼吸急促等。一旦发现术后有出血的表现，立即通知医生，遵医嘱做好快速止血、输血等处理，必要时做好再次开胸止血术准备。

（4）有呼吸困难者，给予吸氧。

（5）胸腔闭式引流者按胸腔闭式引流护理常规。

（6）指导患者胸廓成形术后进行康复功能锻炼。鼓励患者咳嗽、深呼吸（有支气管胸膜瘘者除外），恢复肺功能。坚持采取上直立姿势，练习头部前后左右回转运动、上半身前屈运动及左右弯曲运动。

（7）做好心理护理，尤其是对反复胸腔穿刺者，应给予精神支持，做好解释。

（三）健康指导

（1）指导患者进食高蛋白、高热量和丰富维生素饮食，促进早日康复。

（2）指导患者出院后继续进行术后康复锻炼。

四、肺叶切除手术护理常规

按普通胸外科疾病手术一般护理常规。

（一）护理评估

（1）评估患者有无吸烟史、吸烟时间和数量，家族中有无类似病史。

（2）评估患者全身营养状况，有无体重减轻、贫血、低蛋白血症；肺部疾病表现，如发热、咳嗽、咳痰及痰的量和性状；有无咯血、咯血量和次数；有无放射痛、牵涉痛；有无呼吸困难、发绀、杵状指等。

（3）了解患者X线胸片、CT、MRI等检查结果。

（4）评估患者对疾病和手术的认识以及心理状态。

（二）护理措施

1. 术前护理

（1）给予患者高蛋白、高热量及维生素丰富饮食，纠正营养不良和水、电解质紊乱。

（2）评估患者病情变化，观察有无发热、咳嗽、咳痰、咯血、呼吸困难、发绀等。

（3）遵医嘱给予支气管扩张剂、祛痰剂等药物，以改善呼吸状况。若痰液黏稠不易咳出者，可行雾化吸入。

（4）遵医嘱做好术前准备。劝告患者戒烟，保持呼吸道通畅。

（5）指导患者术后康复训练。

2. 术后护理

（1）了解手术、麻醉等术中情况，测血压、脉搏、呼吸并记录。

（2）患者取去枕平卧位。麻醉清醒、血压平稳后改半坐卧位至胸腔引流管拔除。

（3）术后禁食6 h后改进流质饮食，而后根据患者情况逐步改为普食。

（4）持续吸氧48 h，氧流量2～4 L/min或用呼吸机辅助呼吸。老年人及肺功能差者，48 h后给予间断吸氧。

（5）采用多功能监护仪监护心率、心律、呼吸、血压、血氧饱和度等。观察病情变化，及早发现心律失常、出血、感染、支气管胸膜瘘等并发症。一般监护24～48 h，病情需要时延长监护时间。

（6）保持呼吸道通畅。鼓励腹式呼吸，增强健侧肺功能；协助患者取坐位，做有效咳嗽排痰；观察呼吸音及肺膨胀情况；排痰困难者，行气管内吸痰或纤维支气管镜下吸痰。

（7）全肺切除术后护理：①术后尽量避免搬动，更换体位时应轻、缓。②视病情取半坐卧位2～4周，每2～4 h更换1次体位。不宜完全平卧，以1/4侧卧为宜，平卧时尽量偏向患侧，以防压迫健侧肺致反常呼吸。③钳闭胸腔引流管，遵医嘱定时开放，每次放液500～700 mL，以防纵隔摆动。④准确记录24 h出入水量。遵医嘱控制输液量及速度，输液总量每日不超过2 500 mL，滴速以30～40滴/min为宜，防止心力衰竭。⑤如发现患者体温升高、脉速、气急、咳痰多等，提示支气管胸膜瘘，应立即报告医师及时处理，并协助患者侧向手术侧，避免剧烈咳嗽。

（8）胸腔闭式引流者按其护理常规。

（三）健康指导

（1）指导患者做深呼吸、吹气球等，促进肺膨胀。

（2）指导患者进行抬肩、抬臂、手达对侧肩部、举手过头或拉床带活动，以预防术侧肩关节强直。

（3）定期复查。若有伤口疼痛、剧烈咳嗽及咯血等症状，或出现进行性倦怠情形，应立即就诊。

五、缩窄性心包炎手术护理常规

按普通胸外科疾病手术一般护理常规。

（一）护理评估

（1）询问患者发病前有无呼吸道感染、既往病史、吸烟史等。

（2）评估患者全身营养状况、饮食状况、胃肠吸收功能、水肿及腹水程度，评估生命体征、中心静脉压、末梢循环情况等。

（3）了解患者的心搏出量、尿量、血气分析和血电解质检测结果。

（4）评估患者对疾病的认识和心理状态。

（二）护理措施

1. 术前护理

（1）给予低盐、高热量、高蛋白、丰富维生素饮食。

（2）限制活动量，嘱患者多卧床休息。病情重者取半坐卧位。

（3）吸氧，保持呼吸道通畅。

（4）严密观察心率、心律、血压、中心静脉压，测量尿量、腹围等，记录 24 h 出入水量，了解病情变化。使用强心剂及利尿药者应警惕洋地黄中毒反应及低血钾表现。

（5）给予术前指导和协助患者做好术前准备。

2. 术后护理

（1）病情允许后提供低盐、高热量、高蛋白、丰富维生素、易消化饮食。

（2）根据心功能情况逐渐增加活动量，注意劳逸结合。

（3）严密监测心功能指标，如血压、中心静脉压、心搏出量、心脏排血指数，了解心脏功能，监测末梢循环。

（4）遵医嘱积极改善心功能，使用微电脑输液泵泵入多巴胺、多巴酚丁胺等正性肌力药物，避免药物剂量不足或过量引起的血压波动，确保血压稳定。使用强心剂、利尿药时，注意监测血清钾，预防洋地黄中毒及低血钾发生。

（5）严格控制液体入量，滴速不超过 20 滴 /min，防止短时间输入过量液体增加心脏负荷。记录 24 h 出入水量，保持出入水量平衡。

（6）给予皮肤护理，预防压力性损伤。

（7）鼓励患者积极治疗，保持乐观心态。

（三）健康指导

（1）指导患者出院后进食低盐、高热量、高蛋白、丰富维生素、易消化饮食。

（2）对于结核性或细菌性心包炎者，交代患者遵医嘱继续服用抗结核或抗炎药物治疗 3～6 个月。

（3）指导患者自我测量每日尿量并记录，发现异常，及时就医，定期复查。

六、食管癌手术护理常规

按普通胸外科疾病手术一般护理常规。

（一）护理评估

（1）询问患者既往病史、饮食习惯、特殊嗜好、吸烟史、起病时间及病情进展等。

（2）评估患者营养状况，有无体重下降、消瘦、贫血、脱水或衰竭等；了解食管梗阻情况，有无吞咽困难或呕吐，能否正常进食等。

（3）了解患者的心、肺等重要脏器功能及血气分析和血电解质检测结果，有无糖尿病、高血压、冠心病等，评估患者对手术的耐受程度。

（4）评估患者对疾病的认识和心理状态，有无焦虑、抑郁及程度如何。

（二）护理措施

1. 术前护理

（1）根据患者具体情况调整饮食，改善营养状况。对能进食者给予高蛋白流质饮食，对食管高度梗阻不能进食者按医嘱静脉补充营养。

（2）遵医嘱做好术前准备

①积极治疗口腔疾病，保持口腔卫生。

②呼吸道准备：劝患者戒烟，训练有效咳嗽、咳痰或腹式深呼吸，加强排痰。遵医嘱使用抗生素，控制呼吸道感染。

③胃肠道准备：a. 术前 3 d 进流质饮食，术前一晚禁食；b. 进食后滞留或进食后反流者，术前 3 d 留置胃管，并用生理盐水经鼻胃管冲洗食管和胃，以减轻局部充血水肿，减少术中污染，防止吻合口

瘘；c.结肠代食管手术患者，术前行肠道准备；d.术晨常规留置胃管，如遇梗阻部位，切不可强行进入，以免食管穿孔，可将胃管置于梗阻部位上端，待手术中直视下再继续置于胃中。

（3）给予术前指导和心理护理，稳定患者情绪，争取亲属在心理上和经济上的积极支持配合，解除患者的后顾之忧。

2.术后护理

（1）了解手术及麻醉情况，加强呼吸道管理。及时清除呼吸道分泌物，促进肺扩张。

（2）饮食护理：①术后3～6 d吻合口处于充血水肿期，应严格禁食。②禁食期间持续胃肠减压，给予静脉营养支持。停止胃肠减压24 h后，若无吻合口瘘症状，开始进食。自少量饮水开始，依次为少量流食、第8日进全量流质饮食、第10～12天进半流质饮食、3～4周进普食。③以高热量、高蛋白、丰富维生素、易消化食物为宜，避免刺激性食物。④宜少食多餐、由稀到干、细嚼慢咽，防止进食过多及速度过快，防止术后吻合口瘘。⑤注意观察进食后的反应，如梗阻、疼痛、呕吐、腹泻等。进食后2 h内避免平卧、低头弯腰等，以免食物反流。睡眠时宜高枕卧位。

（3）严密观察生命体征等病情变化，及时发现和处理并发症。其术后可能的并发症：①术后吻合口瘘：如出现发热、呼吸困难等，应警惕，一旦确诊，立即禁食，行胸腔闭式引流术，遵医嘱抗感染及营养支持；②乳糜胸：若术后血清样胸液过多，或粉红色中伴有脂肪滴，应警惕乳糜胸。

（4）维持有效的胃肠减压。①保持胃管通畅，抽吸胃液每2 h 1次。若胃管不通畅，可用少量生理盐水冲洗并及时回抽，避免胃扩张增加吻合口张力，并发吻合口瘘。②妥善固定胃管，防止脱出。如胃管脱出，应严密观察病情，不应再盲目插入，以免穿破吻合口，造成吻合口瘘。③严密观察引流液量及性状并记录。术后6～12 h内从胃管内可吸出少量血性液或咖啡色液，以后引流液颜色将逐步变淡。若引流出大量血性液体，患者出现烦躁、血压下降、脉搏增快等血容量不足的表现应考虑有活动性出血，立即报告医生处理。

（5）禁食期间加强口腔护理，每日早、中、晚3次，保持口腔清洁。

（6）安抚和关心患者，使患者保持良好的心理状态，树立战胜疾病的信心。

（三）健康指导

（1）指导患者进行适当活动，注意休息，避免劳累。

（2）告知患者术后饮食要求，指导患者自我观察进食后的反应。若进食后出现梗阻、疼痛、呕吐、腹泻等不适，应暂停进食，及时报告医护人员。若术后3～4周再次出现吞咽困难，考虑吻合口狭窄，立即就诊或告诉医护人员。

七、纵隔肿瘤手术护理常规

按普通胸外科疾病手术一般护理常规。

（一）护理评估

（1）了解有无周围脏器受压症状：①肺和支气管受压出现的胸闷、胸痛、前胸部不适、咳嗽、呼吸困难、吞咽困难等；②心脏、大血管受压出现的心悸，以及上腔静脉梗阻出现的上肢、颈部、面部水肿等表现；③压迫喉返神经导致声音嘶哑。

（2）了解有无肿瘤侵犯胸膜腔和心包、肺而出现的胸腔积液、心包积液及相应的症状。如胸内甲状腺肿时，是否并发有甲状腺功能亢进症状。评估有无并发重症肌无力症状等。

（3）了解X线胸片、CT、MRI等检查结果。

（4）了解患者及家属对疾病和手术的认识及心理反应。

（二）护理措施

1.术前护理

（1）保持呼吸道通畅，必要时负压吸痰。

（2）胸腺瘤并发重症肌无力者，需观察呼吸情况，并督促患者按时服用溴吡斯的明，注意观察有无药物过量的症状。

（3）做好术前准备和术前指导。

2. 术后护理

（1）了解手术中及麻醉情况，按相应护理常规。

（2）保持呼吸道通畅，鼓励咳嗽、排痰。病情严重者术后用呼吸机辅助呼吸，保持呼吸道通畅与良好的气体交换，维持动脉血气正常。对行气管切开者，协助医生完成气管切开术，护理按气管切开术后护理常规。

（3）并发重症肌无力者，密切观察呼吸情况，警惕肌无力危象和胆碱能危象。

（4）术后继续遵医嘱服用溴吡斯的明者，注意药物反应。

（5）对于行纵隔肿瘤切除，同时又行左（右）头臂静脉结扎术者，避免患侧上肢输液；同时行血管置换术者，服用华法林等抗凝剂时，注意监测凝血酶原时间（PT）。

（6）给予心理支持，鼓励患者战胜疾病的信心。

（三）健康指导

（1）指导需长期服用华法林等抗凝剂者遵医嘱服药，定期复查PT。

（2）交代患者如有任何不适，及时就医。

（尤补婷）

第二节　胸外科常见护理诊断及护理措施

一、清理呼吸道无效

（一）定义

个体处于不能有效清除呼吸道分泌物而导致呼吸道受阻的状态。

（二）诊断依据

（1）痰液不易咳出甚至无法咳出。

（2）听诊肺部有干、湿啰音，气管部位有痰鸣音。

（3）可伴有发绀、呼吸困难等表现。

（三）预期目标

（1）患者掌握了有效咳痰的方法。

（2）听诊痰鸣音、啰音减少或消失。

（3）发绀、呼吸困难等表现减轻。

（4）无因痰液阻塞而发生窒息。

（四）护理措施

（1）观察患者痰液的性质、量、颜色、是否易咳出，以及干、湿啰音和痰鸣音的变化情况。

（2）观察患者是否有呼吸困难、发绀加重、烦躁不安、意识障碍等呼吸道阻塞的情况发生。

（3）指导患者每2~4h做几次深呼吸，同时护士可协助患者翻身或行胸、背部叩击。

（4）教给患者有效咳嗽的方法，具体方法是让患者尽量取坐位或半坐位，先进行几次深呼吸，然后再深吸气后保持张口，用力进行两次短促的咳嗽，将痰从深部咳出。

（5）保持病室清洁，维持室温在18~22℃，湿度在50%~60%。

（6）对于咳嗽时疼痛的患者，护士可用双手协助或教给患者用枕头按住疼痛部位。

（7）有大量脓痰的患者应做好体位引流，每日1~3次，每次15 min。体位引流应在餐前进行，引流时注意观察患者的反应，严防窒息发生。

（8）气管插管、气管切开、使用呼吸机或昏迷的患者应及时吸痰。

（9）对于痰液黏稠的患者，应保证摄入足够的液体，若患者不伴有心、肾功能障碍，每日摄水量应在1 500 mL以上；遵医嘱进行雾化吸入。

二、清理呼吸道无效

(一) 定义
个体处于不能清理呼吸道中的分泌物和阻塞物以维持呼吸道通畅的状态。

(二) 诊断依据
（1）呼吸音异常，呼吸频率或深度的变化。
（2）呼吸增快。
（3）有效或无效的咳嗽和有痰或无痰的咳嗽，发绀、呼吸困难。

(三) 预期目标
患者呼吸道保持通畅，表现为呼吸音清，呼吸正常；皮肤颜色正常；经治疗和深呼吸后能有效地咳出痰液。

(四) 护理措施
（1）保持室内空气新鲜，每日通风2次，每次15～20 min，并注意保暖。
（2）保持室温在18～22℃，湿度在50%～60%。
（3）经常检查并协助患者摆好舒适的体位，如半卧位，应注意避免患者翻身滑向床尾。
（4）如果有痰鸣音，指导患者如何有效咳嗽，遵医嘱给予雾化吸入和湿化吸氧，预防痰液干燥。排痰前可协助患者翻身、拍背，拍背时要由下向上，由外向内。在操作前，用绷带固定切口或伤口部位，必要时遵医嘱给镇痛药。
（5）向患者讲解排痰的意义，指导有效的排痰技巧。尽量坐直，缓慢地深呼吸；做腹式呼吸；屏住呼吸2～3 s，然后慢慢地尽量由口将气体呼出；做第二次深呼吸，屏住气，用力地自肺的深部咳出来，做两次短而有力的咳嗽；做完咳嗽运动后休息。
（6）如果咳嗽无效，必要时吸痰。向患者解释操作步骤；使用软的吸痰管预防损伤呼吸道黏膜；严格无菌操作；指导患者在每一次鼻导管吸痰前后进行几次深呼吸，预防吸痰引起的低氧血症；如果患者出现心率缓慢、室性期前收缩，停止吸痰并给予吸氧。
（7）如果病情允许，鼓励患者多饮水。指导患者经常交换体位，如下床活动，至少2 h翻身1次。必要时进行体位引流，注意体位引流的时间应在饭前或进食后至少间隔1 h，以预防误吸。

三、低效性呼吸形态

(一) 定义
个体处于因呼吸形态发生改变而引起实际或潜在丧失充足换气的状态。

(二) 诊断依据
1. 主要依据
①呼吸速率和形态发生改变；②脉搏的速率、节律发生改变。
2. 次要依据
①端坐呼吸；②呼吸急促、呼吸过快、过度换气；③呼吸不均匀；④不敢有呼吸动作。

(三) 预期目标
（1）表现出有效的呼吸速率，并感到肺部气体交换有了改善。
（2）个体说出致病因素并说出适当的应对方式。

(四) 护理措施
（1）使患者相信，正在采取措施以保证生命安全。
（2）使患者与你保持目光接触，以分散患者的焦虑状况，可以说"现在看着我，像这样缓慢地呼吸"。
（3）考虑使用纸袋，进行再呼吸呼出的气体。
（4）留在患者身边，训练更缓慢的、更有效的呼吸。

（5）解释一个人即使在原因尚不明确的时候，也可以通过有意识地控制呼吸来避免过度换气。

（6）讨论可能的身体上的和情绪上的原因，以及有效的应对方法。

四、活动无耐力

（一）定义

个体处于在生理能力降低，不能耐受日常所希望或必要的活动的状态。

（二）诊断依据

1. 主要依据

①活动中：虚弱、头晕、呼吸困难；②活动 3 min 时，头晕、呼吸困难，精疲力竭，呼吸＞ 24 次 /min，脉搏＞ 95 次 /min。

2. 次要依据

①面色苍白或发绀；②意识模糊；③眩晕。

（三）预期目标

（1）确定降低活动耐力的因素。

（2）患者能描述活动节省体力的方法。

（3）逐渐增加活动以确定可能的最大活动程度。

（四）护理措施

1. 评估个体对活动的反应

（1）测量静息时的脉搏、血压和呼吸。

（2）若生命体征异常，需增加活动时，应与医生协商。

（3）活动后马上检查生命体征。

（4）休息 3 min，然后测量生命体征。

（5）若有生命体征异常及不适症状，应中断活动 / 降低活动的程度、频率及时间。

2. 逐渐增加活动

（1）制订活动安排和目标。

（2）对于长期卧床患者，在床上进行主动或被动的肢体活动，一日 3 次，以保证肌肉张力和关节活动范围。

（3）合理安排休息活动时间。

（4）从床上活动逐渐过渡到在房间内行走，根据患者耐力决定。

（5）活动时穿舒适的鞋以给足部支持。

（6）准备好日常活动的环境 / 设备，帮助增加活动量，鼓励其进展情况。

3. 认识活动时保存能量的方法

（1）活动中间要休息，1 d 休息数次，饭后休息 1 h。

（2）将用品放在易拿到的地方。

（3）协助生活或活动。

（4）出现疲倦 / 心肌缺血症状立即停止活动（脉搏加快、呼吸困难、胸痛）。

4. 慢性肺功能不全

有慢性肺功能不全的人，鼓励患者在活动增加、情绪及身体有压力时，使用控制呼吸的技巧（包括缩唇呼吸法和腹式呼吸法），鼓励每日增加活动以防"肺功能下降"，以及使用适应性呼吸技巧以减少呼吸所需的力气。

五、疼痛

（一）定义

个体经受或叙述有严重不适的感觉。

（二）诊断依据

患者主诉疼痛或不适，可伴有痛苦表情、烦躁不安、活动受限或保护性体位。

（三）预期目标

（1）主诉疼痛消失或减轻。

（2）能运用有效方法消除或减轻疼痛。

（四）护理措施

（1）观察、记录疼痛性质、程度、时间、发作规律、伴随症状及诱发因素。

（2）遵医嘱给予镇痛药，观察并记录用药后效果。

（3）调整舒适的体位。

（4）局部炎症处理，如冷敷、针灸、换药等。

（5）指导患者和家属正确使用镇痛药，保护疼痛部位，掌握减轻疼痛的方法。

（6）精神安慰和心理疏导。

六、营养失调：低于机体需要量

（一）定义

非禁食的个体处于营养物质摄入不足，不能满足机体代谢需要的状态。

（二）诊断依据

1. 主要依据

①形体改变；②按身高与体重之比值计算，较正常平均值下降 10%～20% 或更多。

2. 次要依据

①不能获得足够的食物；②有吞咽和咀嚼的肌肉软弱无力、口腔疾患不能进食；③各种引起厌恶进食的患者；④不能消化食物和肠道吸收/代谢障碍；⑤缺乏饮食知识。

（三）预期目标

（1）患者能描述已知的病因。

（2）患者能叙述保持/增加体重的主要措施。

（3）患者能叙述保持/增加体重的有利性。

（4）患者接受所规定的饮食。

（5）患者体重增加。

（四）护理措施

（1）监测并记录患者的进食量。

（2）按医嘱使用能增加患者食欲的药物。

（3）和营养师一起商量确定患者的热量需要，制订患者饮食计划。

（4）根据患者的病因制订相应的护理措施。

（5）鼓励适当活动以增加营养物质的代谢和作用，从而增加食欲。

（6）防止餐前发生不愉快或痛苦的事件，提供良好的就餐环境。

七、有感染的危险

（一）定义

个体处于易受内源或外源性病原体侵犯的危险状态。

（二）诊断依据

1. 主要依据

有利于感染的情况存在，并有明确的原因，有促成因素和危险因素存在。

（1）第一道防线不完善：如皮肤破损、组织损伤、体液失衡、纤毛的作用降低、分泌物 pH 变化、肠蠕动变化。

（2）第二道防线不完善：如粒细胞减少、血红蛋白下降、免疫抑制、免疫缺陷或获得性免疫异常等。

2. 次要依据

（1）有急、慢性疾病，营养不良。

（2）药物因素。

（3）避免与病原体接触的知识了解的不足。

（4）新生儿及缺少母体抗体，老年人与感染性增加有关。

（三）预期目标

（1）患者住院期间无感染的症状和体征，表现为生命体征正常，伤口、切口和引流周围无感染。

（2）患者能描述可能会增加感染的危险因素。

（3）患者表示愿意改变生活方式以减少感染的机会。

（4）患者能保持良好的生活卫生习惯。

（四）护理措施

（1）确定潜在感染的部位。

（2）监测患者受感染的症状、体征。

（3）监测患者化验结果。

（4）指导患者/家属认识感染的症状、体征。

（5）帮助患者/家属找出会增加感染危险的因素。

（6）帮助患者/家属确定需要改变的生活方式和计划。

（7）指导并监督搞好个人卫生；对患者进行保护性隔离的各项措施；加强各种管道护理，仔细观察各种引流管及敷料的消毒日期，保持管道通畅，观察引流液的性质。

（8）各种操作严格执行无菌技术原则，避免交叉感染。

（9）给患者供给足够的营养、水分和维生素。

（10）根据病情指导患者做适当的活动，保持正确体位。

（11）观察患者生命体征及有无感染的临床表现（如发热、尿液浑浊、脓性排泄物等）。

八、有体温改变的危险

（一）定义

个体处于可能无法维持体温在正常范围内的危险状态。

（二）诊断依据

1. 主要依据

①年龄过大或过小；②体重过重或过轻；③暴露在冷、凉、暖、热的环境中；④各种原因引起脱水；⑤活动过多或过少；⑥药物引起血管收缩或血管扩张；⑦新陈代谢率的变化；⑧脑部疾患；⑨有感染存在。

2. 次要依据

①疾病与创伤；②惯于久坐的生活方式。

（三）预期目标

（1）使患者的体温维持在正常范围内。

（2）患者/家属能采用适当的方法使体温维持在正常范围内。

（3）患者/家属能说出体温过高/体温过低的早期表现。

（四）护理措施

（1）监测体温变化。

（2）保持环境温度稳定。

（3）评估患者体温过高、过低的早期症状和体征。

（4）指导患者识别并及时报告体温异常的早期症状和体征

①体温过低：体温<36℃，虚弱，思维能力障碍，头痛，脉搏和呼吸减慢，脉搏加快，血压降低，皮肤干燥，定向力障碍，意识模糊，易怒，嗜睡。

②体温>37℃：情感淡漠，皮肤摸着硬而冷，腹部凉而硬，低血糖。

（5）评估可能改变体温的家庭环境因素。

（6）指导患者及家属将体温波动范围降到最低的方法。穿上合适的衣服，保持适当的营养，肥胖者减肥，保持环境温度稳定，增加活动量，在温暖的环境洗澡，采用物理降温，炎热夏季调节室内温度。

（7）对出院患者及家属提供出院指导。

九、便秘

（一）定义

个体处于一种正常排便习惯有改变的状态，其特征为排便次数减少、大便干结。

（二）诊断依据

1. 主要依据

①干、硬的粪便；②排便次数少于每周3次。

2. 次要依据

①肠蠕动减弱；②自述在直肠部有饱满感和下坠感；③腹部可触及硬块；④活动量减少。

（三）预期目标

（1）患者排便正常。

（2）患者及家属能描述预防便秘的措施和治疗便秘的方法。

（四）护理措施

（1）与营养师商量增加饮食中的纤维素含量，并介绍含纤维素多的食物种类；讲解饮食平衡的重要性。

（2）鼓励每天至少喝1 500～2 000 mL的液体（水、汤、饮料）。

（3）鼓励患者适当的活动以刺激肠蠕动促进排便。

（4）建议早餐前30 min喝一杯水，可刺激排便。

（5）要强调避免排便时用力，以预防生命体征发生变化、头晕或出血。

（6）患者排便期间，提供安全而隐蔽的环境，并避免干扰。

（7）告知可能会引起便秘的药物。

（8）指导患者进行腹部按摩以增加肠蠕动。

（9）向患者解释长期使用缓泻剂的后果。

（10）记录大便的次数和颜色、形状。对儿童、孕妇、老年人，根据不同的原因制订相应的措施。

十、腹泻

（一）定义

个体正常排便习惯的改变，其特征为排便次数增多，大便呈松散的、不成形的或水样便。

（二）诊断依据

1. 主要依据

①排便次数、量增加，形状呈水样或松散便，每日在3次以上；②腹部疼痛。

2. 次要依据

①食欲减退；②恶心、腹部不适；③体重下降。

（三）预期目标

（1）描述所知道的致病因素。

（2）患者主诉排便次数减少。

（3）患者能够描述为保持正常大便形状所需饮食以及有关克服药物副作用的知识。

(4)食欲逐渐恢复正常。

(四)护理措施
(1)评估记录大便次数、量、性状及致病因素。
(2)根据致病因素采取相应措施,减少腹泻。
(3)观察并记录患者肛门皮肤情况,有无里急后重感。
(4)评估患者脱水体征。
(5)注意消毒隔离,防止交叉感染。
(6)提供饮食指导,逐渐增加进食量,以维持正常尿比重,注意摄入钾、钠的饮食。
(7)按医嘱给患者用有关药物。
(8)按医嘱给患者补足液体和热量。
(9)告诉患者有可能导致腹泻的药物。
(10)指导患者良好卫生生活习惯。
(11)对患儿采取相应措施,如指导正确的母乳喂养知识。

十一、恐惧

(一)定义
个体或群体在感知到可识别的危险时所经历的生理或情绪困扰状态。

(二)诊断依据
1. 主要依据
(1)恐惧、惊骇、焦虑和警戒的感觉。
(2)退缩行为、专注于危险的事物、注意缺陷、操作、控制、自我安慰。

2. 次要依据
(1)主诉恐慌和不能摆脱的感觉。
(2)行为表现:哭泣、攻击、逃脱、过度警觉、功能损害性制动、强迫性举止、疑问增多。
(3)内脏与躯体活动:骨骼肌抖动、肌肉紧张、四肢无力。
(4)心血管表现:心悸、脉快、血压增加。
(5)呼吸系统表现:气短、呼吸频率加快。
(6)消化系统表现:食欲减退、恶心、呕吐、腹泻、急迫便意、口干、喉干。
(7)泌尿生殖系统表现:尿频、尿急。
(8)皮肤表现:潮红或苍白、出汗、感觉异常。
(9)中枢神经系统表现:晕厥、失眠、注意力集中困难、情绪激惹、心不在焉、做噩梦、瞳孔增大。

(三)预期目标
(1)识别和表达恐惧的感觉。
(2)采取一种准确的应对方法。

(四)护理措施
(1)鼓励患者表达自己的感受,对患者的恐惧表示理解。
(2)给予可以帮助患者减轻恐惧状态的言语性和非语言性安慰,如握住患者的双手、抚摸患者等。
(3)对新入院的患者,详细介绍环境、主管医师和责任护士,消除患者的陌生感,减轻患者对住院的恐惧。
(4)指导患者使用放松方法,如缓慢呼吸、全身肌肉放松、练气功、听音乐等。
(5)提供患者有关医院常规、治疗、护理方面的信息。
(6)在患者感到恐惧时或治疗过程中,留在患者身边以增加安全感。
(7)帮助患者确认以前曾使用过的能有效对付恐惧的方法。

(尤补婷)

第三节 胸外科手术前后护理

一、术前护理常规

1. 术前评估

术前充分评估患者，了解患者病情及全身营养情况、自理能力等。

2. 心理护理

护士态度热情，加强与患者的沟通，宣教入院须知、探视制度、作息时间，以及讲解术前注意事项，建立良好的护患关系，消除患者的紧张与恐惧。

3. 卫生处置

协助患者洗头、理发、剪指（趾）甲、沐浴、带好手腕带、更换病员服。

4. 术前呼吸道的准备

（1）戒烟：术前2周戒烟，减少气管分泌物，预防肺部并发症。

（2）维持呼吸道通畅：痰多者行体位引流，必要时雾化祛痰剂及支气管舒张剂，以改善呼吸状况。

（3）预防和控制感染：保持口腔清洁。有肺部感染者，术前3~5d起应用抗生素。

（4）呼吸功能训练：指导患者进行呼吸功能训练，教会患者有效咳嗽。

5. 补充营养

改善营养状况，增强机体抵抗力，对于食管疾病患者尤其重要。

6. 胃肠道准备

食管疾病患者积极准备胃肠道。保持口腔清洁，每日认真刷牙，必要时给予漱口液漱口。术前3d改流质饮食，餐后用温开水漱口，以冲洗食管，减轻食管黏膜的炎症和水肿。不能进食者，做口腔护理每日2次。手术当日早晨常规留置胃管，通过梗阻部位时不能强行进入，以免穿破食管。

7. 其他准备

（1）术前检查：手术前，协助医生采集标本，完成各项术前检查，做好血型鉴定和交叉配血试验。

（2）物品：准备手术需要的医疗物品，如胸带、水封瓶、术中用药、X线片。

（3）皮肤准备：根据手术方式，完成术前皮肤准备。

①后外切口：手术侧的前胸正中线至后脊柱线，包括腋下，上从锁骨水平至剑突下。

②正中切口：前胸左腋后线至右腋后线，包括双侧腋下。

③食管三切口：左颈部、右胸部（同后外切口）、腹部（包括脐孔、会阴部）。

④胸腹联合切口：左胸部（同后外侧切口）、左上腹部。

（4）宣教指导：给予讲解手术前注意事项及术后所需生活用品。

（5）肠道准备：手术前一晚给予开塞露或磷酸钠盐灌肠液（辉力）1支灌肠，术前6~8h禁食水。

（6）保证睡眠：手术前一晚，为保证患者的睡眠，按医嘱给予催眠药，给予10%水合氯醛10 mL口服。

（7）病情监测：手术当日早晨测体温、脉搏、呼吸、血压、体重，观察有无病情变化，如遇有感冒发热或女性患者月经来潮应报告医生择期手术。

（8）术前用药：术前30 min遵医嘱给予术前镇静药肌内注射。

二、术后护理常规

1. 环境

创造整洁、安静、舒适、安全的病区环境。

2. 手术交接

妥善安置患者回病房，与手术室（或麻醉术后苏醒室）护士认真交接；认真进行术后病情、危险因素、皮肤状况评估并记录；向医生及麻醉师了解术中病情及术后注意事项，认真填写手术交接记录单。

3. 体位

应根据疾病性质、全身状况和麻醉方式，选择有利于患者康复及舒适的体位。全身麻醉患者取去枕平卧位，头偏向一侧，避免口腔分泌物或呕吐物误吸，清醒且病情稳定后取半坐卧位，有利于引流。全肺切除术后平卧位或 1/4 侧卧位。

4. 生命体征观察

根据手术大小、方式及术中情况，给予持续心电、血压及血氧饱和度监护，密切观察体温、脉搏、呼吸、血压及氧饱和度的变化并记录。

5. 吸氧

持续氧气吸入，维持血氧饱和度90%以上，必要时面罩吸氧。

6. 呼吸道的管理

麻醉未清醒前头偏向一侧，防止呕吐物吸入呼吸道，24 h 内每 1～2 h 叫醒患者翻身、咳嗽、做腹式深呼吸运动，避免肺部并发症。给予指导咳嗽、咳痰的有效方法，必要时给予叩背咳痰，遵医嘱给予雾化吸入，咳痰无力、气道梗阻者可给予吸痰。

7. 引流管的护理

妥善固定各种引流管。做好胸腔闭式引流护理，保持胃肠减压通畅，保持十二指肠营养管或空肠造瘘管通畅。认真观察记录引流液的颜色、量及性质，及时更换引流瓶（袋）。

8. 预防肺栓塞

大手术后或手术时间超过 45 min 或患者年龄＞60岁，术后给予穿抗血栓弹力袜，给予双下肢气压治疗预防下肢深静脉血栓。鼓励患者早期下床活动，如果生命体征平稳，术后第 1 天常规下床床边活动。

9. 疼痛的护理

给予心理护理，加强护患沟通，耐心倾听患者的诉说，分散患者的注意力；给予安置舒适体位；咳嗽时协助患者按压手术切口减轻疼痛，必要时遵医嘱应用镇痛药物。

10. 胃肠道不适

患者出现恶心、呕吐、腹胀、呃逆等，鼓励患者早下床活动，给予腹部按摩，必要时给予肛管排气、灌肠或胃肠减压。镇痛药物敏感所致者，给予减慢镇痛药泵速或暂停用镇痛泵，必要时遵医嘱给予甲氧氯普胺等药物治疗。

11. 健康宣教

有针对性地进行健康宣教，向患者及家属说明术后饮食、活动等有关注意事项，食管患者告知胃肠减压与肠内营养的重要性，严防脱管发生。

（尤补婷）

第四节　胸腔闭式引流术护理

一、概述

胸腔闭式引流术（closed thoracic drainage）是指在胸腔内插入引流管，引流管置于水封瓶的液面下，将胸膜腔内的气体和（或）液体引流到体外，以重建胸膜腔负压的一种方法。

1. 目的

（1）引流胸膜腔内的积气、积液、积血、积脓，重建胸膜腔内负压。

（2）保持纵隔的正常位置。

（3）促使术侧肺膨胀，防止感染。

2. 插管位置与引流装置

（1）插管位置：排除胸膜腔积气时，插管位置在患侧锁骨中线第2肋间；引流血胸或胸腔积液时，插管位置在患侧腋中线或腋后线第6～8肋间；脓胸常选择脓液积累的最低位置放置引流管。

（2）引流装置：胸腔闭式引流装置有单腔、双腔、三腔装置三种。

二、护理措施

1. 保持管道的密闭

（1）引流管安装准确，随时检查引流装置是否密闭及引流管衔接紧密，有无脱落。

（2）水封瓶长管没入水中3～4 cm，并始终保持直立。

（3）搬动患者或更换引流瓶时，需双重夹闭引流管，以防空气进入。

（4）引流管连接处脱落或引流瓶损坏，应立即双钳夹闭胸壁引流导管，并按无菌操作原则更换引流装置。

（5）若引流管从胸腔滑脱，立即用手捏紧伤口处皮肤，消毒处理后，用凡士林纱布封闭伤口，并协助医师做进一步处理。

2. 严格无菌操作，防止逆行感染

（1）引流装置应保持无菌。

（2）保持胸壁引流口处敷料清洁干燥，一旦渗湿，及时更换。

（3）引流瓶应低于胸壁引流口60～100 cm，以防瓶内液体逆流入胸膜腔。

（4）按规定时间更换引流瓶，更换时严格遵守无菌操作规程。单腔水封瓶每日更换生理盐水，单腔、双腔和三腔水封瓶均需每周更换水封瓶1次。

3. 保持引流管通畅

（1）体位：患者取半坐卧位。

（2）挤压：定时挤压胸膜腔引流管，防止引流管阻塞、扭曲、受压。

（3）深呼吸、咳嗽：鼓励患者做咳嗽、深呼吸运动及变换体位，以利胸腔内液体、气体排出，促进肺扩张。

4. 观察和记录

（1）观察水柱波动：一般情况下水柱上下波动4～6 cm。若水柱波动过高，可能存在肺不张；若无波动，则提示引流管不畅或肺组织已完全扩张；若患者出现胸闷气促、气管向健侧偏移等肺受压的状况，应疑为引流管被血块堵塞，需设法捏挤或使用负压间断抽吸，促使其通畅，并立即通知医师处理。

（2）观察引流液情况：注意观察引流液的量、性质、颜色，并准确记录。若引流液≥100 mL/h，连续≥3 h，引流液呈鲜红色且有血凝块，同时伴有低血容量表现，提示有活动性出血，及时报告医师协助处理。

5. 拔管

（1）拔管指征：一般置引流管48～72 h后，临床观察无气体逸出；引流量明显减少且颜色变浅，24 h引流液＜50 mL，脓液＜10 mL；X线胸片示肺膨胀良好无漏气；患者无呼吸困难，即可拔管。

（2）拔管的方法：拔管时患者取健侧卧位或坐在床边，拔管时应嘱患者先深吸气后屏气，在屏气时迅速拔管，并立即用凡士林纱布封闭胸壁伤口，外加包扎固定。

（3）拔管后注意事项：观察患者有无胸闷、呼吸困难、切口漏气、渗液、皮下气肿等，如发现异常应及时通知医师处理。

三、健康教育

1. 休息与运动

适当活动，根据患者的病情指导患者进行深呼吸及有效咳嗽。

2. 饮食指导

加强营养，进食高热量、高维生素、高蛋白饮食。

3. 用药指导

遵医嘱用药。

4. 心理指导

了解患者思想状况，解除顾虑，讲解胸腔引流管的目的及重要性，增强战胜疾病的信心。

5. 康复指导

指导患者及家属在活动或搬动患者时注意保护引流管，勿脱出、打折；引流瓶应低于胸部水平，避免引流瓶过高，瓶内引流液倒流造成逆行感染。

（尤补婷）

第五节 胸部损伤护理

胸廓由胸椎、胸骨、肋骨和肋间组织组成，外有胸壁和肩部肌肉，内有胸膜。上口由胸骨上缘和第1肋组成，下口为膈所封闭，主动脉、胸导管、奇静脉、食管和迷走神经及下腔静脉穿过各自裂孔进入腹腔。膈是重要的呼吸肌，呼气时变为圆顶形，吸气时变为扁平以增加胸腔容量。

纵隔为两肺间的胸内空隙，前为胸骨，后为胸椎，两侧为左右胸膜。除两肺外，胸内器官均居于纵隔。纵隔的位置有赖于两侧胸膜腔压力的平衡。

胸膜腔左右各一。胸膜有内外两层，即脏层和壁层，两层间为潜在的胸膜腔，只有少量浆液。腔内压力 $-0.79 \sim -0.98$ kPa（$-8 \sim -10$ cmH$_2$O），如负压消失肺即萎陷，故在胸部损伤或开胸手术后，保持胸膜腔内的负压，至关重要。

一、病因与发病机制

胸部损伤（chest trauma）一般根据是否穿破壁胸膜，造成胸膜腔与外界相通而分为闭合性和开放性损伤两类。闭合性损伤多由暴力挤压、冲撞或钝器打击胸部引起，轻者造成胸壁软组织挫伤或单根肋骨骨折，重者可发生多根多处肋骨骨折或伴有胸腔内器官损伤；开放性损伤多为利器或枪弹伤所致，胸膜的完整性遭到破坏，导致开放性气胸或血胸，并常伴有胸腔内器官损伤，若同时伤及腹部脏器，称之为胸腹联合伤。

二、临床表现

（一）胸痛

胸痛是胸部损伤的主要症状，常位于受损处，伴有压痛，呼吸时加剧。

（二）呼吸困难

胸部损伤后，疼痛可使胸廓活动受限、呼吸浅快。血液或分泌物堵塞气管、支气管，肺挫伤导致肺水肿、出血或淤血，气、血胸使肺膨胀不全等均导致呼吸困难。多根多处肋骨骨折，胸壁软化引起胸廓反常呼吸运动，则加重呼吸困难。

（三）咯血

小支气管或肺泡破裂，出现肺水肿及毛细血管出血者，痰中常带血或咯血；大支气管损伤者，咯血量较多，且出现较早。

（四）休克

胸内大出血、张力性气胸、心包腔内出血、疼痛及继发感染等，均可导致休克的发生。

（五）局部体征

因损伤性质和轻重而不同，可有胸部挫裂伤、胸廓畸形、反常呼吸运动、皮下气肿、骨摩擦音、伤口出血、气管和心脏向健侧移位征象。胸部叩诊呈鼓音或浊音，听诊呼吸音减低或消失。

三、护理

（一）护理目标

（1）患者能采取有效的呼吸方式或维持氧的供应，肺内气体交换得到改善。
（2）患者掌握正确的咳嗽排痰方法，保持呼吸道通畅和胸腔闭式引流的效果。
（3）维持体液平衡和血容量。
（4）疼痛缓解或消失。
（5）患者情绪稳定，解除或减轻心理压力。
（6）防治感染，并发症及时发现或处理。

（二）护理措施

1. 严密观察生命体征和病情变化

如患者出现烦躁、口渴、面色苍白、呼吸短促、脉搏快弱、血压下降等休克时，应针对导致休克的原因加强护理。失血性休克的患者，应在中心静脉压的监测下，迅速补充血容量，维持水、电解质和酸碱平衡。对开放性气胸，应立即在深呼气末用无菌凡士林纱布及厚棉垫加压封闭伤口，以避免纵隔扑动。张力性气胸则应迅速在患者锁骨中线第2肋间行粗针头穿刺减压，置管行胸腔闭式引流术，以降低胸膜腔压力，减轻肺受压，改善呼吸和循环功能。

经以上措施处理后，病情无明显好转，血压持续下降或一度好转后又继续下降，血红蛋白、红细胞计数、血细胞比容持续降低，胸膜腔穿刺抽出血很快凝固或因血凝固抽不出血液，X线显示胸膜腔阴影继续增大，胸腔闭式引流抽出血量≥200 mL/h，并持续3 h，应考虑胸膜腔内有活动性出血，咯血或咳大量泡沫样血痰，呼吸困难加重，胸腔闭式引流有大量气体溢出，常提示肺、支气管严重损伤，应迅速做好剖胸手术准备。

2. 多肋骨骨折

应紧急行胸壁加压包扎固定或牵引固定，矫正胸壁凹陷，以消除或减轻反常呼吸运动，维持正常呼吸功能，促使伤侧肺膨胀。

3. 保持呼吸道通畅

严密观察呼吸频率、幅度及缺氧症状，给予氧气吸入，氧流量2～4 L/min。鼓励和协助患者有效咳嗽排痰，痰液黏稠不易排出时，应用祛痰药以及超声雾化或氧气雾化吸入。疼痛剧烈者，遵医嘱给予止痛剂。及时清除口腔、上呼吸道、支气管内分泌物或血液，可采用鼻导管深部吸痰或支气管镜下吸痰，以防窒息。必要时行气管切开呼吸机辅助呼吸。

4. 解除心脏压塞

疑有心脏压塞患者，应迅速配合医生施行剑突下心包穿刺或心包开窗探查术，以解除急性心脏压塞，并尽快准备剖胸探查术。术前快速大量输血、抗休克治疗。对刺入心脏的致伤物尚留存在胸壁，手术前不宜急于拔除。如发生心搏骤停，须配合医生急行床旁开胸挤压心脏，解除心脏压塞，指压控制出血，并迅速送入手术室继续抢救。

5. 防治胸内感染

胸部损伤尤其是胸部穿透伤引起血胸的患者易导致胸内感染，要密切观察体温的变化，定时测体温。在清创、缝合、包扎伤口时注意无菌操作，防止伤口感染，合理使用抗生素。高热患者，给予物理或药物降温。患者出现寒战、发热、头痛、头晕、疲倦等中毒症状，血象示白细胞计数升高，胸膜腔穿刺抽出血性浑浊液体，并查见脓细胞，提示血胸已继发感染形成脓胸，应按脓胸处理。

6. 行闭式引流

行胸膜腔穿刺或胸腔闭式引流术患者，按照胸腔闭式引流常规护理。

7. 做好生活护理

因伤口疼痛及带有各种管道，患者自理能力下降，护士应关心体贴患者，根据患者需要做好生活护理。协助患者床上排大小便，做好伤侧肢体及肺的功能锻炼，鼓励患者早期下床活动。

8.做好心理护理

患者由于意外创伤的打击，对治疗效果担心，对手术恐惧，表现为心情紧张、烦躁、忧虑等。护士应加强与患者沟通，做好心理护理；向患者及家属解释各项治疗、护理过程，愈后情况及手术的必要性，提供有关疾病变化及各种治疗信息，鼓励患者树立信心，积极配合治疗。

（彭宇阁）

第六节　肋骨骨折护理

一、概述

肋骨共有12对，肋骨骨折常为闭合性损伤，以第4~7肋为多见。第1~3肋有锁骨及肩胛骨保护；第7~10肋不连接于胸骨，弹力较大；第11~12肋为浮动肋，故骨折少见。

肋骨骨折（图13-1）多由于胸部钝性创伤引起，少数情况也可以是胸部穿透伤。胸部在受撞击时，折断的肋骨可以移位而导致邻近结构如胸膜、肺等的损伤。肋骨骨折的结果，除骨折部位特别是在受压或深呼吸时的疼痛外，常常表现为局部或广泛的皮下气肿、气胸、血胸、血气胸和（或）呼吸困难。根据骨折的数目、程度及病理生理的改变，临床上分为单纯性肋骨骨折和多根多处肋骨骨折（包括连枷胸）。

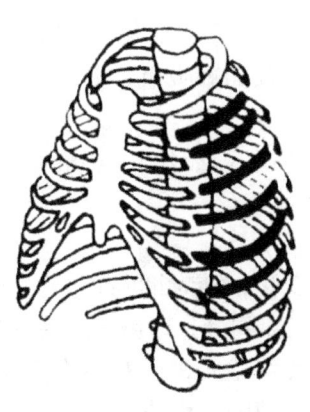

图13-1　肋骨骨折（侧壁型）

二、护理评估

1.临床症状的评估与观察

（1）询问病史及骨折原因：常因外来暴力引起，有直接或间接暴力。

（2）评估患者的疼痛：肋骨骨折主要的临床表现为胸骨疼痛在呼吸和咳嗽时加重，局部压痛有骨摩擦感是主要体征。

（3）评估患者的呼吸运动：患侧呼吸音减弱，可能由于疼痛限制呼吸运动而引起。如多根多处肋骨骨折，该处胸壁软化浮动，呼吸运动时与其他部分胸壁活动相反；呼气时向外凸出，严重影响呼吸功能，称反常呼吸运动。

（4）评估患者皮下气肿的情形：触诊时皮下气肿的组织有捻发感，定时在该处皮肤上做记号并评估后期消退情况。

2.辅助检查

体检发现骨折部有压痛或挤压痛，做X线检查是最直接、最可靠的诊断方法，可显示骨折部位、数量、程度及血气胸。

三、护理问题

1. 疼痛

与骨折引起的不适有关。

2. 低效性呼吸形态

与疼痛、胸壁完全受损及可能并发有肺实质损伤有关。

3. 气体交换障碍

与肺实质损伤及惧怕疼痛有关。

4. 有感染的危险

与惧怕疼痛致分泌物淤积在肺内有关。

四、护理措施

1. 缓解疼痛

移动患者要小心，以减少不必要的疼痛。咳嗽时协助按压胸部，减少胸部张力，减轻疼痛。保守疗法：非必要时并不采取黏性胶布条、弹性绷带或胸带来固定肋骨，以免影响肺的扩张，尤其应重视镇痛药物的应用，如果口服镇痛药效果不佳，可加用肌内注射或使用镇痛泵以及肋间神经封闭法，从而缓解疼痛，预防肺部并发症。

2. 维持正常的呼吸功能

（1）半卧位，卧床休息：膈肌下降利于肺复张，减轻疼痛及非必要的氧气需要量。

（2）吸氧：根据缺氧状态给予鼻导管及面罩吸氧，并及时发现患者有无胸闷、气短、烦躁、发绀等缺氧症状以及皮肤、黏膜的情况。

（3）协助患者翻身，鼓励深呼吸及咳痰。及时排出痰液可给予雾化吸入及化痰药，必要时吸痰排出呼吸道分泌物，预防肺不张及肺炎的发生。

3. 病情观察

（1）观察患者呼吸频率深浅及形态变化，随时询问有无胸闷、气短、呼吸困难等不适主诉。如发现患者有浮动胸壁，要用大棉垫胸外固定该部胸壁，以减轻反常呼吸运动。

（2）定时监测生命体征，定期胸部X线检查，以观察有无血气胸等并发症。

（3）皮下气肿的处理：皮下气肿在胸腔闭式引流第3～7天可自行吸收，也可用粗针头做局部皮下穿刺，挤压放气。纵隔气肿加重时，要在胸骨柄切迹上做一2cm的横行小切口。

4. 预防感染

（1）保持伤口清洁干燥，更换伤口敷料时严格遵守无菌操作。保持胸腔引流管通畅，防止发生逆行感染。

（2）防止肺部感染：及时有效地清除呼吸道分泌物，以及观察分泌物的性状，评估是否有感染的症状及征象，若有立刻通知医生处理。

（3）遵医嘱应用抗生素，并了解抗生素的不良反应。

5. 心理护理

（1）减轻焦虑：适时地给予解释及心理支持。

（2）教会患者腹式呼吸和有效咳嗽、排痰。

6. 危重患者的护理

（1）严密监测病情变化，必要时做好急救准备。如患者窒息，应立即清除呼吸道分泌物及异物。如心跳停止，应立即行心肺复苏术。

（2）做好气管插管、气管切开、呼吸机使用的配合及护理。

（3）协助医生尽快明确有无复合性损伤及其性质，排除食管或腹部脏器损伤之前，患者禁止饮水。

7.做好心理护理

患者由于意外创伤的打击,对治疗效果担心,对手术恐惧,表现为心情紧张、烦躁、忧虑等。护士应加强与患者沟通,做好心理护理。向患者及家属解释各项治疗、护理过程,愈后情况及手术的必要性,提供有关疾病变化及各种治疗信息,鼓励患者树立信心,积极配合治疗。

(彭宇阁)

第七节 血胸护理

一、概述

胸部穿透性或非穿透性创伤,由于损伤了肋间或乳内血管、肺实质、心脏或大血管而形成血胸。成人胸腔内积血量在 0.5 L 以下,称为少量血胸;积血 0.5~1 L,称为中量血胸;积血 1 L 以上,称为大量血胸。内出血的速度和量取决于出血伤口的部位及大小。肺实质的出血常常能自行停止,但心脏或其他动脉出血需要外科修补。根据出血的量分为少量血胸、中量血胸、大量血胸(图 13-2)。

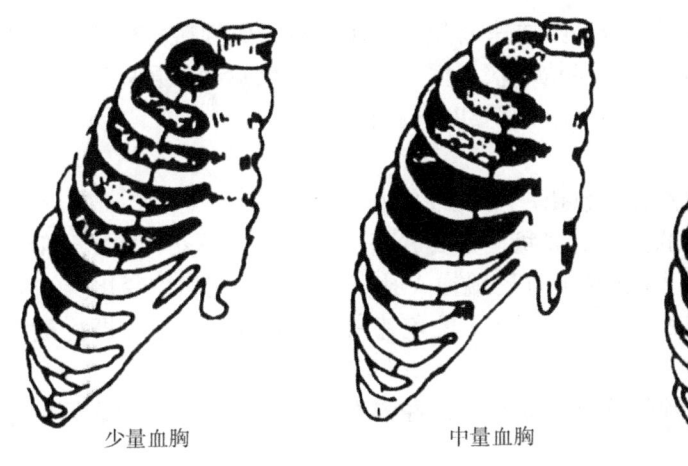

少量血胸　　　　中量血胸　　　　大量血胸

图 13-2　血胸示意图

二、护理评估

1.临床症状的评估与观察

患者多因失血过多处于休克状态,胸膜腔内积血压迫肺及纵隔,导致呼吸系统循环障碍,患者严重缺氧。血胸还可能继发感染引起中毒性休克,如并发气胸,则伤胸部叩诊鼓音,下胸部叩诊浊音,呼吸音下降或消失。

2.辅助检查

根据病史体征可做胸膜腔穿刺,如抽出血液即可确诊,行 X 线胸片检查可进一步证实。

三、护理问题

1.低效性呼吸形态

与胸壁完全受损及可能并发有肺实质损伤有关。

2.气体交换障碍

与肺实质损伤有关。

3.恐惧

与呼吸窘迫有关。

4. 有感染的危险

与污染伤口有关。

5. 有休克的危险

与有效循环血量缺失及其他应激生理反应有关。

四、护理措施

1. 维持有效呼吸

（1）半卧位，卧床休息。膈肌下降利于肺复张，减轻疼痛及非必要的氧气需要量。如有休克应采取中凹卧位。

（2）吸氧：根据缺氧状态给予鼻导管及面罩吸氧，并及时发现患者有无胸闷、气短、烦躁、发绀等缺氧症状以及皮肤、黏膜的情况。

（3）协助患者翻身，鼓励深呼吸及咳痰。为及时排出痰液可给予雾化吸入及化痰药，必要时吸痰以排出呼吸道分泌物，预防肺不张及肺炎的发生。

2. 维持正常心排血量

（1）迅速建立静脉通路，保证通畅。

（2）在监测中心静脉压的前提下，遵医嘱快速输液、输血、给予血管活性药物等综合抗休克治疗。

（3）严密观察有无胸腔内出血征象：脉搏增快，血压下降；补液后血压虽短暂上升，又迅速下降；胸腔闭式引流量＞200 mL/h，并持续2 h以上。必要时开胸止血。

3. 病情观察

（1）严密监测生命体征，注意神志、瞳孔、呼吸的变化。

（2）抗休克：观察是否有休克的征象及症状，如皮肤苍白、湿冷、不安、血压过低、脉搏浅快等情形。若有立即通知医生并安置一条以上的静脉通路输血、补液，严密监测病情变化。

（3）如出现心脏压塞（呼吸困难、心前区疼痛、面色苍白、心音遥远）应立即抢救。

4. 胸腔引流管的护理

严密观察失血量，补足失血及预防感染。如有进行性失血、生命体征恶化应做开胸止血手术，清除血块以减少日后粘连。

5. 心理护理

（1）提供安静舒适的环境。

（2）活动与休息：保证充足睡眠，劳逸结合，逐渐增加活动量。

（3）保持排便通畅，不宜下蹲过久。

（彭宇阁）

第八节　气胸护理

一、概述

胸膜腔内积气称为气胸（图13-3）。气胸是由于利器或肋骨断端刺破胸膜、肺、支气管或食管后，空气进入胸腔所造成。气胸分为以下三种。

（1）闭合性气胸：即伤口伤道已闭，胸膜腔与大气不相通。

（2）开放性气胸：胸膜腔与大气相通，可造成纵隔扑动：吸气时，健侧胸膜腔负压升高，与伤侧压力差增大，纵隔向健侧移位；呼气时，两侧胸膜腔压力差减少，纵隔移向正常位置，这样纵隔随呼吸来回摆动的现象，称为纵隔扑动。

（3）张力性气胸：即有受伤的组织起活瓣作用，空气只能入不能出，胸膜腔内压不断增高，如抢救不及时，可因急性呼吸衰竭而死亡。

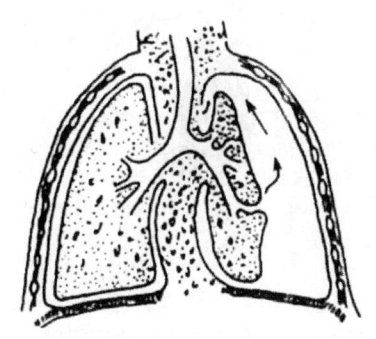

图 13-3 气胸示意图

二、护理评估

1. 临床症状评估与观察

（1）闭合性气胸：小的气胸多无症状。超过 30% 的气胸，可有胸闷及呼吸困难；气管及心脏向健侧偏移；伤侧叩诊呈鼓音，呼吸渐弱，严重者有皮下气肿及纵隔气肿。

（2）开放性气胸：患者有明显的呼吸困难及发绀，空气进入伤口发出"嘶嘶"的响声。

（3）张力性气胸：重度呼吸困难，发绀常有休克，颈部及纵隔皮下气肿明显。

2. 辅助检查

根据上述指征，结合 X 线胸片即可确诊，必要时做患侧第 2 肋间穿刺，常能确诊。

三、护理问题

1. 低效性呼吸形态

与胸壁完全受损及可能并发有肺实质损伤有关。

2. 疼痛

与胸部伤口及胸腔引流管刺激有关。

3. 恐惧

与呼吸窘迫有关。

4. 有感染的危险

与污染伤口有关。

四、护理措施

1. 维持或恢复正常的呼吸功能

（1）半卧位，卧床休息。膈肌下降利于肺复张、疼痛减轻及增加非必要的氧气需要量。

（2）吸氧：根据缺氧状态给予鼻导管及面罩吸氧，并及时发现患者有无胸闷、气短、烦躁、发绀等缺氧症状以及皮肤、黏膜的情况。

（3）协助患者翻身，鼓励其深呼吸及咳痰，及时排出痰液，可给予雾化吸入及化痰药，必要时吸痰，排出呼吸道分泌物，预防肺不张及肺炎的发生。

2. 皮下气肿的护理

皮下气肿在胸腔闭式引流第 3~7 天可自行吸收，也可用粗针头做局部皮下穿刺，挤压放气。纵隔气肿加重时，要在胸骨柄切迹上做一 2 cm 的横行小切口。

3. 胸腔引流管的护理

（1）体位：半卧位，利于呼吸和引流。鼓励患者进行有效的咳嗽和深呼吸运动，利于积液排出，恢复胸膜腔负压，使肺复张。

（2）妥善固定：下床活动时，引流瓶位置应低于膝关节，运送患者时双钳夹管。引流管末端应在水平线下 2~3 cm，保持密封（图 13-4）。

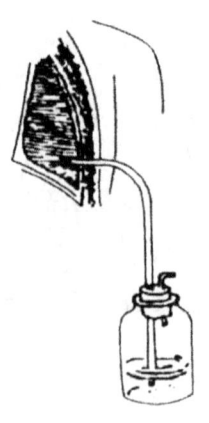

图 13-4　胸腔闭式引流

（3）保持引流通畅：闭式引流主要靠重力引流，水封瓶液面应低于引流管胸腔出口平面 60 cm，任何情况下不得高于胸腔，以免引流液逆流造成感染。高于胸腔时，引流管要夹闭。定时挤压引流管以免阻塞。水柱波动反映残腔的大小与胸腔内负压的大小。其正常时上下可波动 4～6 cm。如无波动，患者出现胸闷气促，气管向健侧移位等肺受压的症状，应疑为引流管被血块堵塞，应挤捏或用负压间断抽吸引流瓶短玻璃管，促使其通畅，并通知医生。

（4）观察记录：观察引流液的量、性状、颜色、水柱波动范围，并准确记录。若引流量≥200 mL/h，并持续 2 h 以上，颜色为鲜红色或红色，性质较黏稠、易凝血则疑为胸腔内有活动性出血，应立即报告医生，必要时开胸止血。每天更换水封瓶并记录引流量。

（5）保持管道的密闭和无菌：使用前注意引流装置是否密封，胸壁伤口、管口周围用油纱布包裹严密，更换引流瓶时双钳夹管，严格执行无菌操作。

（6）脱管处理：如引流管从胸腔滑脱，立即用手捏闭伤口处皮肤，消毒后油纱封闭伤口协助医生做进一步处理。

（7）拔管护理：24 h 引流液＜50 mL，脓液＜10 mL，X 线胸片示肺膨胀良好、无漏气，患者无呼吸困难即可拔管。拔管后严密观察患者有无胸闷、憋气、呼吸困难、切口漏气、渗液、出血、皮下气肿等症状。

4. 急救处理

（1）积气较多的闭合性气胸：经锁骨中线第 2 肋间行胸膜腔穿刺，或行胸膜腔闭式引流术，迅速抽尽积气，同时应用抗生素预防感染。

（2）开放性气胸：用无菌凡士林纱布加厚敷料封闭伤口，再用宽胶布或胸带包扎固定，使其转变成闭合性气胸，然后穿刺胸膜腔抽气减压，解除呼吸困难。

（3）张力性气胸：立即减压排气。在危急情况下可用一粗针头在伤侧第 2 肋间锁骨中线处刺入胸膜腔，尾部扎一橡胶手指套，将指套顶端剪一约 1 cm 的开口起活瓣作用（图 13-5）。

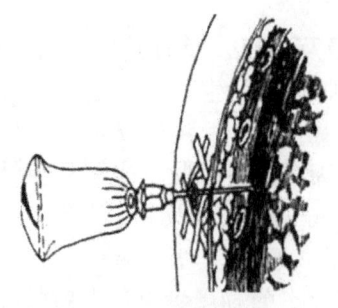

图 13-5　气胸急救处理

5. 预防感染

（1）密切观察体温变化，每 4 h 测体温 1 次。

(2）有开放性气胸者，应配合医生及时清创缝合。更换伤口及引流瓶应严格无菌操作。
(3）遵医嘱合理应用化痰药及抗生素。
6.健康指导
(1）教会或指导患者腹式呼吸及有效排痰。
(2）加强体育锻炼，增加肺活量和机体抵抗力。

（彭宇阁）

第九节 脓胸护理

一、概述

脓胸是指脓性渗出液集聚于胸膜腔内的化脓性感染。按病程长短不同，其可分为急性脓胸和慢性脓胸。按感染致病菌不同，其可分为化脓性脓胸、结核性脓胸和特异性脓胸。按脓胸的范围大小，其可分为局限性脓胸和全脓胸。

1.病因
(1）急性脓胸。
①化脓病灶直接侵入：最常见的原发感染来自肺，主要致病菌为金黄色葡萄球菌，其次是肺炎双球菌、链球菌、大肠埃希菌和厌氧菌。肺炎、肺脓肿等病灶直接侵入胸膜或破溃至胸膜腔，膈下脓肿等邻近器官感染侵入胸膜腔。
②外伤、异物、手术污染等：胸部开放性损伤或手术后，致病菌直接经伤口侵入胸膜腔。
③淋巴途径：膈下脓肿、肝脓肿、纵隔脓肿、化脓性心包炎等，致病菌通过淋巴管侵犯胸膜腔。
④血源性播散：全身化脓性感染时，致病菌随血液侵入胸膜腔。
(2）慢性脓胸：常因急性脓胸未及时治疗、急性脓胸处理不当、脓腔内有异物存留、并发支气管或食管瘘未及时处理及特殊病原菌存在。
2.病理
(1）急性脓胸：感染侵犯胸膜后，引起胸腔积液大量渗出，早期脓液稀薄，呈浆液性。随着病情进展，渗出液逐渐转为脓性，纤维蛋白沉积于脏胸膜、壁胸膜表面，随着纤维素层不断加厚，韧性增强而易于粘连，将会使肺膨胀受到限制。
(2）慢性脓胸：毛细血管及炎性细胞形成肉芽组织，纤维蛋白沉着、机化，形成纤维板，紧束肺组织，牵拉胸廓内陷，纵隔向患侧移位，限制胸廓活动，减低呼吸功能。

二、护理评估

1.健康史
了解胸膜腔细菌感染来源、途径及胸部创伤手术史。
2.临床表现
(1）急性脓胸：有高热、脉快、发绀、呼吸急促、胸痛、咳嗽、食欲缺乏、乏力、白细胞计数增高等中毒症状，胸膜腔积液多时胸闷、咳嗽、咳痰症状加重。患侧呼吸运动减弱，气管、纵隔移向健侧，语颤减低，叩浊音，呼吸音减弱或消失。
(2）慢性脓胸：有长期低热、食欲缺乏、消瘦、贫血、低蛋白血症等慢性全身中毒症状，可伴有气促、咳嗽、咳脓痰。患侧胸廓塌陷畸形、呼吸动度受限、肋间隙变窄，叩浊音，呼吸音减低或消失，气管及纵隔偏向患侧。
(3）心理－社会状况：患者可出现烦躁不安，慢性脓胸病情反复，患者可能出现悲观及抑郁的情绪。
3.辅助检查
(1）X线检查：急性脓胸大量积液时显示患侧有致密积液影，纵隔向键侧移位。慢性脓胸显示患侧胸廓内陷，肋间隙变窄，气管移向患侧。

（2）B超检查：可明确积液范围和准确定位。

（3）胸腔穿刺：急性脓胸患者可抽出脓液，明确诊断，同时脓液可做细菌培养和药物敏感试验，可指导用药。慢性脓胸怀疑有支气管胸膜瘘者，慎重穿刺。

（4）CT检查：可明确脓腔位置和范围，同时可了解胸膜腔内有无其他病变。

三、治疗要点

1. 急性脓胸

（1）局部治疗：胸膜腔穿刺抽脓，每日1次或隔日1次，抽脓后注入抗生素，必要时行胸膜腔闭式引流。

（2）全身治疗：根据脓液细菌培养和药物敏感试验结果，使用有效抗生素，并给予外科营养支持和对症处理。

2. 慢性脓胸

（1）全身治疗：加强营养，纠正贫血、低蛋白血症。

（2）局部治疗：包括改进胸膜腔引流和手术治疗，常用纤维板剥脱术、胸廓成形术、胸膜肺切除术等，去除病因，促使肺复张，恢复肺功能。

四、主要护理诊断及合作性问题

1. 体温过高

与感染有关。

2. 低效性呼吸形态

与肺纤维病变、胸壁活动受限等有关。

3. 营养失调

与长期感染或发热有关。

4. 其他

潜在并发症：感染性休克、慢性肺脓肿。

五、护理措施

1. 一般护理

取半卧位，鼓励并协助患者咳嗽、排痰，必要时给予吸氧。加强营养，主要进食高蛋白质、高热量和富含维生素的饮食。必要时少量多次输注新鲜血液，以纠正贫血和低蛋白血症。

2. 病情观察

严密细致地观察病情变化和生命体征，如有呼吸、血压、脉搏、体温、神志、瞳孔变化；若有血压下降、脉率增快、呼吸困难者，提示感染性休克，应及时通知医生。

3. 应用抗生素控制感染

遵医嘱应用有效的抗生素，注意各类抗生素的过敏情况及不良反应。

4. 胸膜腔闭式引流

适合脓液稠厚、抽吸困难者，详见本节胸膜腔闭式引流患者的护理。

5. 配合治疗

协助医生做好胸膜腔穿刺抽脓，抽脓后注入合适抗生素。注意每次抽脓不要超过1 000 mL，穿刺时注意观察患者有无不良反应。

6. 手术后患者的护理

观察生命体征及引流液的量和性状，观察有无支气管胸膜瘘发生。

六、健康教育

（1）指导患者加强营养，注意休息。
（2）指导患者多进行深呼吸锻炼和吹气球训练。
（3）胸廓成形术后要注意功能锻炼，练习头部的回旋运动、上半身的前屈及左右弯曲运动等。

（彭宇阁）

第十节　漏斗胸护理

漏斗胸（pectus excavatum, funnel chest）是一种先天性胸骨凹陷型畸形，占小儿胸壁畸形的90%，多自幼发病，临床表现为以胸骨体下端及剑突为中心，胸骨连同两侧肋软骨向内凹陷，形似漏斗。目前普遍采取微创漏斗胸矫治术（Nuss手术）。

一、临床特点

（1）胸骨连同两侧肋软骨向内凹陷。除胸廓畸形外，常伴有颈肩部前倾、驼背、腹部凸出等体型。轻度漏斗胸对循环、呼吸影响不大；严重的漏斗胸下陷的胸骨和肋骨压迫心脏、肺等胸腔内脏，易发生呼吸道感染、活动后心悸、气短，耐受力差，婴儿期可发生反常呼吸和缺氧，儿童期表现为生长发育落后，形体瘦弱。

（2）辅助检查：后前位X线胸片可见下部肋骨后肋较平直，前肋向下倾斜度增加。侧位X线胸片见胸骨下部明显向后凹陷。CT扫描可明确凹陷范围和心肺受压程度。肺功能可有限制性通气功能减退。

二、护理评估

1. 健康史

评估患儿有无家庭遗传倾向，是否在新生儿时期即出现胸廓畸形而压迫心肺易发生呼吸道感染，患儿有无生长发育落后状况。

2. 症状与体征

评估患儿有无气促、心悸等心肺压迫症状，胸骨凹陷程度，评估患儿有无消瘦、耐力差、体重减轻等状况。

3. 社会－心理评估

胸廓畸形除对患儿生理上的影响外，更重要的是对患儿和家长造成较大的精神负担和心理压力，这些儿童常羞于当众暴露前胸，不敢在公共浴室洗澡、游泳池游泳，夏天不敢穿背心，个别甚至形成心理上的孤僻。护士要充分评估疾病对患儿及家长带来的不良影响、患儿及家长对疾病的认知及家庭的社会支持情况。

4. 辅助检查

了解胸部X线、CT检查和心肺功能测定结果。

三、常见护理问题

（1）清理呼吸道无效：与手术麻醉、伤口疼痛、咳嗽无力有关。
（2）疼痛：与手术切口、强迫体位有关。
（3）恐惧：与疾病困扰、担心手术预后有关。
（4）营养失调（低于机体需要量）：与长期疾病影响有关。
（5）有感染的危险：与手术切口、机体抵抗力下降有关。
（6）合作性问题：气胸。

四、护理措施

(一) 术前

1. 心理护理

患儿及家长往往因身体缺陷产生自卑心理。护士要及时与患儿及家长进行沟通,了解患儿的心理状况,倾听患儿及家长的感受,配合医生进行疾病知识宣教。根据不同患儿的年龄和心理特点,讲解手术的必要性、简要过程和术后效果。提高患儿的心理承受能力,减轻患儿和家长的焦虑、恐惧心理。

2. 一般准备

根据气温变化增减衣服,防止受凉感冒。指导患儿练习有效咳嗽、咳痰和腹式呼吸,练习在床上大小便。手术区备皮,术前6~8h禁食,保证患儿睡眠,必要时遵医嘱给予镇静药物。

(二) 术后

1. 体位

漏斗胸矫形术后体位特殊而重要,术后一定要选择硬板床,保持平卧。不要使用海绵等软床垫。年长儿童可枕一薄枕,盖被轻薄,避免胸部负重。同时严禁翻身侧卧,不屈曲转动,胸腰不滚翻,以防胸廓受压变形,影响矫形效果。麻醉清醒后可逐渐抬高床头,1d后可下床活动。注意扶患儿坐起时应平托其后背,保持胸背部挺直,不要牵拉上肢。

2. 呼吸道护理

保持呼吸道通畅,手术后,患儿多不敢用力呼吸、咳痰,因此及时吸出呼吸道分泌物十分必要(胸壁矫治术后早期吸痰不做拍背)。可遵医嘱定时雾化吸入,使痰液稀释,易于咳出,较大儿童鼓励其咳嗽吐痰。

3. 饮食护理

患儿术后当日禁食、禁水,如无腹胀、恶心、呕吐症状者术后第2天可进食,一般先进食流质、半流质饮食,并逐渐过渡到正常饮食。指导患儿加强营养,多进食营养丰富的肉类、蛋、奶类、新鲜水果和蔬菜。

4. 疼痛护理

Nuss手术钢板放置可能刺激骨膜和肋间肌,故患儿术后均有中重度疼痛,需要密切观察,除遵医嘱给予镇痛药,可采用分散注意力如讲故事、听音乐、看图片等方式缓解疼痛。

5. 术后并发症观察

密切观察患儿的呼吸形态、频率和节律;评估有无反常呼吸运动,有无鼻翼扇动、口唇发绀等缺氧征;定时听诊双肺呼吸音是否清晰、对称。禁翻身拍背和肺部叩打,以免造成支架移位,损伤肺脏,并发气胸。

(三) 健康教育

(1) 告诉家长及患儿加强营养的重要性,鼓励进食高蛋白、高热量、高维生素饮食,提高手术的耐受力,预防呼吸道感染。

(2) 教授患儿深呼吸、咳嗽的方法,以利于肺泡扩张、术后肺功能的恢复及防止肺不张。

五、出院指导

(1) 经常进行行走训练,每日早晚做深呼吸运动,手术1周后可沐浴。

(2) 术后1个月内不可弯腰、扭腰或滚翻,必须做到背部挺直。

(3) 术后2个月内不搬重物,3个月内不进行对抗性运动如足球、篮球。

(4) 在植入物取出前,不进行胸部和上腹部磁共振成像(MRI)检查,如需进行心脏除颤,要将电极板置于前后位置进行心脏电击。

(5) 定期复查,术后2~3年回医院行钢板取出术。

(彭宇阁)

第十一节 肺大疱护理

一、概述

（一）定义
肺大疱（bullae of lung）是指发生在肺实质内的直径超过 1 cm 的气肿性肺泡，一般继发于细小支气管的炎性病变，如肺炎、肺气肿和肺结核，临床最常见与肺气肿并存。

（二）病因
肺大疱一般继发于细小支气管的炎性病变，如肺炎、肺气肿和肺结核，临床上最常与肺气肿并存。

（三）临床表现及并发症
1. 临床表现
小的肺大疱可无任何症状，巨大肺大疱可使患者感到胸闷、气短。当肺大疱破裂，产生自发性气胸，可引起呼吸困难、胸痛。
2. 并发症
自发性气胸、自发性血气胸。

（四）主要辅助检查
1. 胸片 X 线检查
胸片 X 线检查是诊断肺大疱的主要方法。
2. CT 检查
CT 检查能显示大疱的大小，有助于与气胸的鉴别诊断。

（五）诊断和鉴别诊断
1. 诊断
根据临床表现及辅助检查可诊断。
2. 鉴别诊断
局限性气胸、肺结核空洞、膈疝。

（六）治疗原则
（1）体积小的肺大疱多采用非手术治疗，如戒烟、抗感染治疗等。
（2）体积大的肺大疱，并发自发性气胸或感染等，应采取手术治疗。

二、常见护理诊断

1. 气体交换受损
与疼痛、胸部损伤、胸廓活动受限或肺萎陷有关。
2. 疼痛
与组织损伤有关。
3. 潜在并发症
肺部或胸腔感染。

三、护理措施

1. 术前护理
（1）戒烟：术前戒烟 2 周，减少气管分泌物，预防肺部并发症。
（2）营养：提供高蛋白、高热量、高维生素饮食，鼓励患者摄取足够的水分。
（3）呼吸功能锻炼：练习腹式呼吸与有效咳嗽。
（4）用药护理：遵医嘱准确用药。

（5）心理护理：与患者交流，减轻焦虑情绪和对手术的担心。

（6）术前准备。

①术前2～3d训练患者床上排尿、排便的适应能力。

②术前清洁皮肤，常规备皮（备皮范围：上过肩，下过脐，前后过正中线，包括手术侧腋窝），做药物过敏试验。

③术前1d晚给予开塞露或辉力纳肛，按医嘱给安眠药，术前6～8h禁饮食。

④手术日早晨穿病员服，戴手腕带，摘除眼镜、活动性义齿及饰物等，备好水封瓶、胸带、X线片、病历等。

2. 术后护理

（1）全身麻醉术后护理常规：麻醉未清醒前去枕平卧位，头偏向一侧，以防误吸而窒息，意识恢复血压平稳后取半卧位。

（2）生命体征监测：术后密切监测生命体征变化，特别是呼吸、血氧饱和度的变化，注意有无血容量不足和心功能不全的发生。

（3）呼吸道护理：①鼓励并协助深呼吸及咳嗽，协助叩背咳痰；②雾化吸入疗法；③必要时用鼻导管或支气管镜吸痰。

（4）胸腔闭式引流的护理：按胸腔闭式引流常规进行护理。

（5）上肢功能康复训练：早期手臂和肩关节的运动训练可防止患侧肩关节僵硬及手臂挛缩。

（6）疼痛的护理：给予心理护理，分散患者的注意力；给予安置舒适体位；咳嗽时协助患者按压手术切口减轻疼痛，必要时遵医嘱应用镇痛药物。

四、健康教育

1. 休息与运动

适当活动，避免剧烈运动，防止并发症发生。

2. 饮食指导

加强营养，多食水果、蔬菜，忌食辛辣油腻，防止便秘。

3. 用药指导

遵医嘱准确用药。

4. 心理指导

了解患者思想状况，解除顾虑，增强战胜疾病信心。

5. 康复指导

戒烟，注意口腔卫生，继续进行手术侧肩关节和手臂的锻炼。

6. 复诊须知

告知患者术后定期门诊随访。若出现胸痛、呼吸困难等症状应及时与医生联系。

（彭宇阁）

第十二节　支气管扩张护理

一、概述

（一）定义

支气管扩张是由于支气管壁及其周围组织的炎性破坏所造成的一根或多根支气管异常性、永久性扩张的慢性呼吸道疾病。

（二）病因

支气管扩张的主要病因是支气管-肺组织感染和支气管阻塞，可能与先天发育障碍、遗传因素、免疫失衡或解剖缺陷等因素有关。

（三）临床表现及并发症

1. 临床表现

主要为咳痰、咯血，慢性咳嗽、大量脓痰和反复咯血为典型的症状。

2. 并发症

胸膜炎、慢性肺源性心脏病、肺脓肿。

（四）主要辅助检查

1. CT 检查

CT 检查为支气管扩张的主要诊断方法，特征性表现为管壁增厚的柱状扩张或成串、成簇的囊样改变。

2. 纤维支气管镜

纤维支气管镜有助于支气管扩张的直观或病因诊断。

3. 支气管造影

支气管造影可明确扩张的部位、范围和形状。

（五）诊断和鉴别诊断

1. 诊断

根据临床表现及 CT 影像学的改变与支气管造影，即可明确诊断支气管扩张。

2. 鉴别诊断

肺脓肿、慢性支气管炎。

（六）治疗原则

支气管扩张症的内科治疗主要是控制感染和促进痰液引流，必要时应考虑外科手术切除。

二、常见护理诊断

1. 清理呼吸道无效

与肺部感染、肺组织破坏等有关。

2. 营养失调：低于机体需要量

与营养素摄入不足、消耗增大有关。

3. 潜在并发症

窒息、肺部感染或胸腔感染。

三、护理措施

1. 术前护理

（1）控制感染，减少痰液，清除慢性感染灶。

（2）保持呼吸道通畅，指导患者体位引流，咯血患者除外。

（3）戒烟：术前戒烟 2 周，减少气管分泌物，预防肺部并发症。

（4）营养：提供高蛋白、高热量、高维生素饮食，鼓励患者摄取足够的水分。

（5）呼吸功能锻炼：练习腹式呼吸与有效咳嗽。

（6）心理护理：多与患者交流，减轻焦虑情绪和对手术的担心。

（7）术前准备。

①术前 2～3 d 训练患者床上排尿、排便的适应能力。

②术前清洁皮肤，常规备皮（备皮范围：上过肩，下过脐，前后过正中线，包括手术侧腋窝）。

③术前 1 d 晚给予开塞露或辉力纳肛，按医嘱给安眠药。术前 6～8 h 禁饮食。

④手术日早晨穿病员服，戴手腕带，摘除眼镜、活动性义齿及饰物等，备好水封瓶、胸带、X 线片、病历等。

2. 术后护理

（1）生命体征监测：术后密切监测生命体征变化，特别是呼吸、血氧饱和度的变化，注意有无血容量不足和心功能不全的发生。

（2）呼吸道护理：①鼓励并协助深呼吸及咳嗽，协助叩背咳痰；②雾化吸入疗法；③必要时用鼻导管或支气管镜吸痰。

（3）胸腔闭式引流的护理：按胸腔闭式引流常规进行护理。

（4）上肢功能康复训练：早期手臂和肩关节的运动训练可防止患侧肩关节僵硬及手臂挛缩。

四、健康教育

1. 休息与运动
术后尽早下床活动，活动量逐渐增加，劳逸结合。

2. 饮食指导
维持良好的进食环境及口腔清洁，提供高蛋白、高热量、富含维生素、易消化的食物。

3. 用药指导
遵医嘱准确用药。

4. 心理指导
了解患者思想状况，解除顾虑，树立信心。

5. 康复指导
戒烟，注意口腔卫生，避免感冒。继续进行手术侧肩关节和手臂的锻炼，多做深呼吸以扩大肺活量。

6. 复诊须知
告知患者术后定期门诊随访，若出现发热、血痰、胸痛等表现应及时与医生联系。

（彭宇阁）

第十三节　贲门失弛缓症护理

一、概述

（一）定义

贲门失弛缓症（cardiac relaxation loss）是指由于食管贲门部的神经肌肉功能障碍所致的食管功能性疾病。

（二）病因

贲门失弛缓症的病因至今尚未明确，可能与患者情绪激动、不良饮食习惯、进食刺激性食物等多种因素有关。

（三）临床表现及并发症

1. 临床表现

阵发性无痛性吞咽困难是本病最典型症状，可有胸骨后疼痛、食物反流和呕吐、体重减轻等。

2. 并发症

反流性食管炎、吸入性肺炎。

（四）主要辅助检查

1. 食管钡餐 X 线造影

可见食管扩张、食管末端狭窄呈鸟嘴状。

2. 食管镜检查

食管镜检查可排除器质性狭窄或肿瘤。

（五）诊断和鉴别诊断

1. 诊断

贲门失弛缓症的诊断可依据病史、临床表现及辅助检查。

2. 鉴别诊断

①食管癌；②食管炎；③食管良性肿瘤。

（六）治疗原则

对症状较轻者可采取保守治疗，如缓解紧张情绪，服用抑制胃酸分泌药物等，对中、重度应行手术治疗。

二、常见护理诊断

1. 营养失调：低于机体需要量

与吞咽困难、手术后禁食有关。

2. 焦虑/恐惧

与对手术的危险及担心疾病预后有关。

3. 潜在并发症

胃液反流。

三、护理措施

1. 术前护理

（1）饮食护理：能进食者给予高蛋白、高热量、富含维生素的流质或半流质饮食，不能进食者静脉补充液体，纠正水、电解质紊乱。

（2）口腔护理：指导患者正确刷牙，餐后或呕吐后，立即给予温开水或漱口液漱口，保持口腔清洁。

（3）术前准备。

①呼吸道准备：术前2周戒烟，训练患者深呼吸、有效咳痰的动作。

②胃肠道准备：术前3 d给流质饮食，在餐后饮温开水漱口，以冲洗食管，以减轻食管黏膜的炎症和水肿。术前1 d晚给予开塞露或辉力纳肛，术前6~8 h禁饮食。

③术前2~3 d训练患者床上排尿、排便的适应能力。

④皮肤准备：术前清洁皮肤，常规备皮（备皮范围：上过肩，下过脐，前后过正中线，包括手术侧腋窝）。

⑤术前1 d晚按医嘱给安眠药。

⑥手术日早晨穿病员服，戴手腕带，摘除眼镜、活动性义齿及饰物等，备好水封瓶、胸带、X线片、病历等。

（4）心理护理：解说手术治疗的意义；解释术后禁食的目的，并严格遵照医嘱恢复饮食。

2. 术后护理

（1）按全身麻醉术后护理常规，麻醉未清醒前去枕平卧位，头偏向一侧，以防误吸而窒息，意识恢复血压平稳后取半卧位。

（2）病情观察：术后加强对生命体征的监测，防止出现血容量不足或心功能不全。

（3）呼吸道护理。

①观察呼吸频率、幅度、节律及双肺呼吸音变化。

②氧气吸入5 L/min，必要时面罩吸氧。

③鼓励患者深呼吸及有效咳嗽，必要时吸痰。

④疼痛显著影响咳嗽者可应用镇痛药。

（4）胸腔闭式引流管护理：按胸腔闭式引流护理常规护理。

（5）胃肠减压护理。

①严密观察引流量、性状、气味并记录。

②妥善固定胃管，防止脱出，持续减压。

③经常挤压胃管，保持通畅。引流不畅时，可用少量生理盐水低压冲洗。

④术后3～4 d待肛门排气、胃肠减压引流量减少后，拔出胃管。

（6）饮食护理。

①食管黏膜破损者：按食管癌术后饮食护理。

②食管黏膜未破损者：术后48 h左右拔除胃管，术后第3天胃肠功能恢复后进流食，少食多餐。术后第5天过渡到半流食。术后第7天可进普食，以易消化、少纤维的软食为宜，细嚼慢咽。避免吃过冷或刺激性食物。

（7）并发症的观察与处理。

①胃液反流：是手术后常见的并发症，表现为嗳气、反酸、胸骨后烧灼样痛、呕吐等，应准确执行医嘱给予制酸药和胃动力药。

②肺不张、肺内感染：术后应保持呼吸道通畅，鼓励患者深呼吸和有效咳嗽，及时使用镇痛药，保持引流管通畅，以预防肺部并发症的发生。

四、健康教育

1. 休息与运动

术后尽早下床活动，活动量逐渐增加，劳逸结合。

2. 饮食指导

指导患者进高蛋白、高热量、富含维生素饮食，少食多餐。

3. 用药指导

按医嘱准确用药。

4. 心理护理

与患者交流，增强战胜疾病的信心。

5. 康复指导

告知患者保持口腔卫生，出院后继续进行手术侧肩关节和手臂的锻炼，以恢复正常的活动功能。

6. 复诊须知

告知患者术后需要定期门诊随访，若出现发热、胸痛、咽下困难等表现应及时与医生联系。

（彭宇阁）

第十四节　食管平滑肌瘤护理

一、概述

（一）定义

食管平滑肌瘤（esophageal leiomyoma）是指由于食管贲门部的神经肌肉功能障碍所致的食管功能性疾病。

（二）病因

食管平滑肌瘤的病因至今尚未明确，多发生于食管固有肌层，以纵行肌为主。

（三）临床表现及并发症

1. 临床表现

吞咽困难是最常见症状，呈间歇性发作，可伴有上腹部不适、反酸、呕吐及食欲减退等。

2. 并发症

反流性食管炎、吸入性肺炎。

（四）主要辅助检查

1. 食管钡餐 X 线造影

食管钡餐 X 线造影是本病的主要诊断方法。

2. 食管镜检查

食管镜检查可明确肿瘤的部位、大小、形状和数目。

（五）诊断和鉴别诊断

1. 诊断

食管平滑肌瘤的诊断可依据病史、临床表现及辅助检查。

2. 鉴别诊断

纵隔肿瘤、食管癌。

（六）治疗原则

一旦诊断明确，主张手术治疗。

二、常见护理诊断

1. 营养失调：低于机体需要量

与吞咽困难、手术后禁食有关。

2. 焦虑 / 恐惧

与对手术的危险及担心疾病预后有关。

三、护理措施

1. 术前护理

（1）饮食护理：能进食者给予高蛋白、高热量、富含维生素的流质或半流质饮食，不能进食者静脉补充液体，纠正水、电解质紊乱。

（2）口腔护理：指导患者正确刷牙，餐后或呕吐后，立即给予温开水或漱口液漱口，保持口腔清洁。

（3）术前准备。

①呼吸道准备：术前 2 周戒烟，训练患者深呼吸、有效咳痰的动作。

②胃肠道准备：术前 3 d 给予流质饮食，在餐后饮温开水漱口，冲洗食管，以减轻食管黏膜的炎症和水肿，术前 1 d 晚给予开塞露或辉力纳肛，术前 6～8 h 禁饮食。

③术前 2～3 d 训练患者床上排尿、排便的适应能力。

④皮肤准备：术前清洁皮肤，常规备皮（备皮范围：上过肩，下过脐，前后过正中线，包括手术侧腋窝）。

⑤术前 1 d 晚按医嘱给催眠药。

⑥手术日早晨穿病员服，戴手腕带，摘除眼镜、活动性义齿及饰物等，备好水封瓶、胸带、X 线片、病历等。

（4）心理护理：解说手术治疗的意义；解释术后禁食的目的，并严格遵照医嘱恢复饮食。

2. 术后护理

（1）按全身麻醉术后护理常规，麻醉未清醒前去枕平卧位，头偏向一侧，以防误吸而窒息，意识恢复血压平稳后取半卧位。

（2）病情观察：术后加强对生命体征的监测，防止出现血容量不足或心功能不全。

（3）呼吸道护理。

①观察呼吸频率、幅度、节律及双肺呼吸音变化。

②氧气吸入 5 L/min，必要时面罩吸氧。

③鼓励患者深呼吸及有效咳嗽，必要时吸痰。
④稀释痰液：用雾化稀释痰液、解痉平喘、抗感染。
⑤疼痛显著影响咳嗽者可应用镇痛药。
（4）胸腔闭式引流管护理：按胸腔闭式引流护理常规护理。
（5）胃肠减压护理。
①严密观察引流量、性状、气味并记录。
②妥善固定胃管，防止脱出，持续减压。
③经常挤压胃管，保持通畅。引流不畅时，可用少量生理盐水低压冲洗。
④术后3～4 d待肛门排气、胃肠减压引流量减少后，拔出胃管。
（6）饮食护理
①食管黏膜破损者：按食管癌术后饮食护理。
②食管黏膜未破损者：术后48 h左右拔除胃管，术后第3天胃肠功能恢复后进流食，少食多餐。术后第5天过渡到半流食。术后第7天可进普食，以易消化、少纤维的软食为宜，细嚼慢咽。避免吃过冷或刺激性食物。

四、健康教育

1. 休息与运动
术后尽早下床活动，活动量逐渐增加，劳逸结合。
2. 饮食指导
指导患者进高蛋白、高热量、富含维生素饮食，少食多餐。
3. 用药指导
按医嘱准确用药。
4. 心理护理
与患者交流，增强战胜疾病的信心。
5. 康复指导
告知患者保持口腔卫生，出院后继续进行术侧肩关节和手臂的锻炼，以恢复正常的活动功能。
6. 复诊须知
告知患者术后需要定期门诊随访。若出现发热、胸痛、咽下困难等表现应及时与医生联系。

（常俊丽）

第十五节　膈疝护理

一、概述

（一）定义

膈疝（diaphragmatic hernia）是内疝的一种，是指腹腔内脏器等通过膈肌异位移动到胸腔内的疾病状态，可分为创伤性和非创伤性膈疝。

（二）病因

与先天性膈肌发育不良、肥胖、胸腹腔内的压力差异和胸部损伤等因素有关。

（三）临床表现及并发症

1. 临床表现
（1）腹腔脏器疝入胸腔引起的功能变化：如胀饱、反酸、腹痛和呕吐等。
（2）胸腔内脏器受压引起呼吸循环功能障碍：如胸闷、呼吸困难和心悸等。

2. 并发症

反流性食管炎、肠梗阻。

（四）主要辅助检查

1. 食管钡餐 X 线造影

食管钡餐 X 线造影是本病的主要诊断方法。

2. 胃镜检查

胃镜检查可判断疝的类型和大小，并可与其他病相鉴别。

（五）诊断和鉴别诊断

1. 诊断

膈疝的诊断可依据病史、临床表现及辅助检查。

2. 鉴别诊断

反流性食管炎、心肌梗死。

（六）治疗原则

无症状或症状很轻可保守治疗，如促进食物排空、减少胃液分泌等。症状重者或创伤性膈疝，一旦诊断明确，通常主张手术治疗。

二、常见护理诊断

1. 气体交换受损

与肺组织受压或胸外伤有关。

2. 焦虑/恐惧

与对手术的危险及担心疾病预后有关。

3. 潜在并发症

低氧血症、出血、心律失常等。

三、护理措施

1. 术前护理

（1）心理护理。

①加强与患者及家属的沟通，减轻焦虑情绪。

②讲解各种治疗护理的意义方法，手术过程和配合注意事项等。

（2）营养支持。

①口服：给予进食高热量、高蛋白、含丰富维生素的流质或半流质饮食。

②肠内、外营养：适用于仅能进食流质或长期不能进食且营养状况较差者。

（3）呼吸道准备：术前 2 周戒烟，训练患者深呼吸、有效咳痰的动作。

（4）胃肠道准备：术前 3 h 改流质饮食，餐后饮温开水漱口，以冲洗食管，减轻食管黏膜的炎症和水肿，术前 6～8 h 禁饮食。术前 1 d 晚给予辉力纳肛，预防术后便秘。手术日早晨常规留置胃管，通过梗阻部位时不能强行进入，以免戳破食管。

（5）口腔护理：指导患者正确刷牙，餐后或呕吐后，立即给予温开水或漱口液漱口，保持口腔清洁。

（6）术前准备。

①术前 2～3 d 训练患者床上排尿、排便的适应能力。

②皮肤准备：术前清洁皮肤，常规备皮（备皮范围：上过肩，下过脐，前后过正中线，包括手术侧腋窝）。

③术前 1 d 晚给予开塞露或辉力纳肛，术前 6～8 h 禁饮食，按医嘱给催眠药。

④手术日早晨穿病员服，戴手腕带，摘除眼镜、活动性义齿及饰物等，备好水封瓶、胸带、X 线

片、病历等。

2. 术后护理

（1）按全身麻醉术后护理常规，麻醉未清醒前去枕平卧位，头偏向一侧，以防误吸而窒息，意识恢复血压平稳后取半卧位。

（2）病情观察：术后加强对生命体征的监测，防止出现呼吸、循环功能障碍。

（3）胸腔闭式引流管护理：按胸腔闭式引流护理常规护理。

（4）胃肠减压护理：术后胃管应妥善固定，防止脱出，持续减压。经常挤压胃管，防止堵塞。若引流不畅时，可用少量生理盐水冲洗。待肠蠕动恢复、肛门排气后方可拔除胃管。

（5）饮食护理：术后48 h左右拔除胃管，术后第3天胃肠功能恢复后进流食，少食多餐。术后第5天过渡到半流食。术后第7天可进普食，以易消化、少纤维的软食为宜，细嚼慢咽。

四、健康教育

1. 休息与运动

术后尽早下床活动，活动量逐渐增加，劳逸结合。

2. 饮食指导

指导患者进高蛋白、高热量、富含维生素饮食，少食多餐。

3. 用药指导

按医嘱准确用药。

4. 康复指导

告知患者保持口腔卫生，出院后继续进行手术侧肩关节和手臂的锻炼，以恢复正常的活动功能。

5. 复诊须知

告知患者术后需要定期门诊随访，若出现发热、胸痛、咽下困难等表现应及时与医生联系。

（常俊丽）

第十六节　纵隔肿瘤护理

一、概述

（一）定义

纵隔肿瘤（mediastinal tumor）是一组起源于纵隔的肿瘤，包括胸腺瘤、畸胎瘤、神经源性肿瘤等。

（二）病因

原发纵隔肿瘤的病因尚不明确。部分肿瘤因为异位细胞或组织种植纵隔腔，异常增生而形成肿瘤。

（三）临床表现及并发症

1. 临床表现

纵隔肿瘤早期可无任何症状，常于体检时发现；侵犯、压迫邻近器官可出现胸痛、胸闷、声音嘶哑、霍纳综合征、重症肌无力等。

2. 并发症

上腔静脉压迫综合征、重症肌无力。

（四）主要辅助检查

1. 活组织检查

活检可确定肿瘤性质。

2. 胸部CT检查

胸部CT检查可明确纵隔肿瘤的部位、大小、范围等。

（五）诊断和鉴别诊断

1. 诊断

纵隔肿瘤的诊断主要根据病史、临床表现和辅助检查。

2. 鉴别诊断

胸壁结核、主动脉瘤、胸内肿瘤。

（六）治疗原则

手术为主要治疗方法，除恶性淋巴源性肿瘤适宜放疗外，绝大多数原发性纵隔肿瘤只要无其他禁忌证，均应外科治疗。

二、常见护理诊断

1. 疼痛

与肿瘤压迫及浸润周围组织、手术创伤有关。

2. 焦虑

与疼痛、疾病预后有关。

3. 潜在并发症：窒息的危险

与胸腺瘤并发重症肌无力有关。

三、护理措施

1. 术前护理

（1）戒烟：术前戒烟2周，减少气管分泌物，预防肺部并发症。

（2）营养：提供高蛋白、高热量、高维生素饮食，鼓励患者摄取足够的水分。

（3）呼吸功能锻炼：练习腹式呼吸与有效咳嗽。

（4）用药护理：遵医嘱用药。

（5）心理护理：与患者交流，减轻焦虑情绪和对手术的担心。

（6）术前准备。

①术前2～3 d训练患者床上排尿、排便的适应能力。

②皮肤准备：术前清洁皮肤，常规备皮（备皮范围：上过肩，下过脐，前后过正中线，包括手术侧腋窝）。

③术前1 d晚给予开塞露或辉力纳肛，术前6～8 h禁饮食，按医嘱给催眠药。

④手术日早晨穿病员服，戴手腕带，摘除眼镜、活动性义齿及饰物等，备好水封瓶、胸带、X线片、病历等。

2. 术后护理

（1）按全身麻醉术后护理常规，麻醉未清醒前去枕平卧位，头偏向一侧，以防误吸而窒息，意识恢复血压平稳后取半卧位。

（2）生命体征监测：术后密切监测生命体征变化，特别是呼吸、血氧饱和度的变化，防止重症肌无力危象发生。

（3）呼吸道护理。

①观察呼吸频率、节律、双肺呼吸音。

②鼓励并协助深呼吸及咳嗽，协助叩背咳痰。

③雾化吸入疗法。

④必要时用鼻导管或支气管镜吸痰。

（4）纵隔引流者连接胸腔引流瓶，按胸腔闭式引流常规进行护理。

（5）做正中切口者，应注意引流通畅，以及有无血肿压迫引起呼吸困难和颈静脉怒张。

（6）功能锻炼。

①鼓励患者早下床活动，预防肺不张。
②指导卧床患者被动肢体按摩和主动背曲和肩关节运动，预防关节强直和失用性萎缩。
（7）重症肌无力患者，遵医嘱床头备新斯的明，以备肌无力危象发生时急救。

四、健康教育

1. 休息与运动

患者出院后继续进行上肢功能锻炼，范围逐渐增大，以恢复正常的活动功能。

2. 饮食指导

维持良好的进食环境及口腔清洁，提供高蛋白、高热量、富含维生素、易消化食物。

3. 用药指导

遵医嘱准确用药。

4. 心理指导

了解患者思想状况，解除顾虑，树立信心。

5. 康复指导

戒烟，注意口腔卫生，宣传咳痰重要性，训练有效的咳痰方法，多做深呼吸以扩大肺活量。

6. 复诊须知

告知患者术后定期门诊随访，若出现发热、血痰、胸痛等表现应及时与医生联系。

（常俊丽）

第十七节 肺癌护理

一、疾病概述

（一）概念

肺癌（lung cancer）多数起源于支气管黏膜上皮，因此也称支气管肺癌。全世界肺癌的发病率和死亡率正在迅速上升，发病年龄大多在40岁以上，以男性多见，居发达国家和我国大城市男性恶性肿瘤发病率和死亡率的第一位。但近年来，女性肺癌的发病率和死亡率上升较男性更为明显。

（二）病理生理

肺癌起源于支气管黏膜上皮，局限于基底膜内者称为原位癌。癌肿可以向支气管腔内和（或）邻近的肺组织生长，并可以通过淋巴、血行转移或直接向支气管转移扩散。

肺癌的分布以右肺多于左肺，上叶多于下叶。起源于主支气管、肺叶支气管的癌肿，位置靠近肺门，称为中心型肺癌；起源于肺段支气管以下的癌肿，位置在肺的周围部分，称为周围型肺癌。

（三）病因与诱因

肺癌的病因至今尚不完全明确，认为与下列因素有关。

1. 吸烟

吸烟是肺癌的重要致病因素。烟草内含有苯并芘等多种致癌物质。吸烟量越多、时间越长、开始吸烟年龄越早，则肺癌发病率越高。资料表明，多年每日吸烟40支以上者，肺鳞癌和小细胞癌的发病率是不吸烟者的4~10倍。

2. 化学物质

已被确认可导致肺癌的化学物质包括石棉、铬、镍、铜、锡、砷、二氯甲醚、氡、芥子体、氯乙烯、煤烟焦油和石油中的多环芳烃等。

3. 空气污染

空气污染包括室内空气污染和室外空气污染，室内空气污染主要指煤、天然气等燃烧过程中产生的致癌物，室外空气污染包括汽车尾气、工业废气、公路沥青在高温下释放的有毒气体等。

4. 人体内在因素

如免疫状态、代谢活动、遗传因素、肺部慢性感染、支气管慢性刺激、结核病史等，也可能与肺癌的发病有关。

5. 其他

长期、大剂量电离辐射可引起肺癌。癌基因（如 ras、$erb-b2$ 等）的活化或肿瘤抑制基因（$p53$、RB 等）的丢失与肺癌的发病也有密切联系。

（四）临床表现

肺癌的临床表现与癌肿的部位、大小、是否压迫和侵犯邻近器官及有无转移等密切相关。

1. 早期

早期多无明显表现，癌肿增大后常出现以下表现。

（1）咳嗽：最常见，为刺激性干咳或少量黏液痰，抗炎治疗无效。当癌肿继续长大引起支气管狭窄时，咳嗽加重，呈高调金属音。若继发肺部感染，可有脓痰，痰量增多。

（2）血痰：以中心型肺癌多见，多为痰中带血点、血丝或断续地少量咯血；癌肿侵犯大血管可引起大咯血，但较少见。

（3）胸痛：为肿瘤侵犯胸膜、胸壁、肋骨及其他组织所致，早期表现为胸部不规则隐痛或钝痛。

（4）胸闷、发热：当癌肿引起较大支气管不同程度的阻塞，发生阻塞性肺炎和肺不张，临床上可出现胸闷、局限性哮鸣、气促和发热等症状。

2. 晚期

晚期除发热、体重减轻、食欲减退、倦怠及乏力等全身症状外，还可出现癌肿压迫、侵犯邻近器官、组织或发生远处转移的征象。

（1）压迫或侵犯膈神经：引起同侧膈肌麻痹。

（2）压迫或侵犯喉返神经：引起声带麻痹、声音嘶哑。

（3）压迫上腔静脉：引起上腔静脉压迫综合征，表现为上腔静脉回流受阻，面部、颈部、上肢和上胸部静脉怒张，皮下组织水肿，上肢静脉压升高，可出现头痛、头昏或晕厥。

（4）侵犯胸膜及胸壁：可引起剧烈持续的胸痛和胸腔积液。若侵犯胸膜则为尖锐刺痛，呼吸及咳嗽时加重；若压迫肋间神经，疼痛可累及其神经分布区；若侵犯肋骨或胸椎，则相应部位出现压痛。胸膜腔积液常为血性，大量积液可引起气促。

（5）侵入纵隔、压迫食管：可引起吞咽困难，支气管-食管瘘。

（6）上叶顶部肺癌：亦称Pancoast肿瘤，可侵入纵隔和压迫位于胸廓上口的器官或组织，如第1肋间、锁骨下动静脉、臂丛神经等而产生剧烈胸肩痛、上肢静脉怒张、上肢水肿、臂痛和运动障碍等；若压迫颈交感神经则会引起同侧上眼睑下垂、瞳孔缩小、眼球内陷、面部无汗等颈交感神经综合征（霍纳征）表现。

（7）肿瘤远处转移征象：①脑：头痛最为常见，出现呕吐、视觉障碍、性格改变、眩晕、颅内压增高、脑疝等；②骨：局部疼痛及压痛较常见，转移至椎骨等承重部位则可引起骨折、瘫痪；③肝：肝区疼痛最为常见，出现黄疸、腹水、食欲减退等；④淋巴结：引起淋巴结肿大。

3. 非转移性全身症状

少数患者可出现非转移性全身症状，如杵状指（趾）、骨关节痛、骨膜增生等骨关节病综合征、Cushing综合征、重症肌无力、男性乳房发育、多发性肌肉神经痛等，称为副癌综合征。副癌综合征可能与肺癌组织产生的内分泌物质有关，手术切除癌肿后这些症状可消失。

（五）辅助检查

1. X线及CT检查

X线及CT检查是诊断肺癌的重要手段。胸部X线和CT检查可了解癌肿大小及其与肺叶、肺段、支气管的关系。5%~10%无症状肺癌可在X线检查时被发现，CT可发现X线检查隐藏区的早期肺癌病变。肺部可见块状阴影，边缘不清或分叶状，周围有毛刺；若有支气管梗阻，可见肺不张；若肿瘤坏死液化，可见空洞；若有转移，可见相应转移灶。

2. 痰细胞学检查

痰细胞学检查是肺癌普查和诊断的一种简便有效的方法。肺癌表面脱落的癌细胞可随痰咳出，故痰中找到癌细胞即可确诊。

3. 纤维支气管镜检查

纤维支气管镜检查诊断中心型肺癌的阳性率较高，可直接观察到肿瘤大小、部位及范围，并可钳取或穿刺病变组织做病理检查，亦可经支气管取肿瘤表面组织检查或取支气管内分泌物行细胞学检查。

4. 正电子发射断层扫描（PET）

PET 利用 $^{18}F-$ 脱氧葡萄糖（FDG）作为示踪剂进行扫描显像。由于恶性肿瘤的糖酵解代谢高于正常细胞，FDG 在肿瘤内聚积程度大大高于正常组织，肺癌 PET 显像时表现为局部异常浓聚，可用于肺内结节和肿块的定性诊断，并能显示纵隔淋巴结有无转移。目前，PET 是肺癌定性诊断和分期的最好、最准确的无创检查。

5. 其他

如胸腔镜、纵隔镜、经胸壁穿刺活检、转移病灶活检、胸腔积液检查、肿瘤标志物检查、剖胸探查等。

（六）治疗原则

尽管 80% 的肺癌患者在明确诊断时已失去手术机会，但手术治疗仍然是肺癌最重要和最有效的治疗手段。然而，目前所有的各种治疗肺癌的方法效果均不能令人满意，必须适当联合应用，现在临床上常采用个体化的综合治疗，以提高肺癌治疗的效果。一般非小细胞癌以手术治疗为主，辅以化学治疗和放射治疗；小细胞癌则以化学治疗和放射治疗为主。

1. 非手术治疗

（1）放射治疗：是从局部消除肺癌病灶的一种手段，主要用于处理手术后残留病灶和配合化学治疗。在各种类型的肺癌中，小细胞癌对放射治疗敏感性较高，鳞癌次之，腺癌最差。晚期或肿瘤再发患者姑息性放射治疗可减轻症状。

（2）化学治疗：分化程度低的肺癌，尤其是小细胞癌对化学治疗特别敏感，鳞癌次之，腺癌最差。化学治疗亦单一用于晚期肺癌患者以缓解症状，或与手术、放射治疗综合应用，以防止癌肿转移复发，提高治愈率。

（3）中医中药治疗：按患者临床症状、脉象、舌苔等辨证论治，部分患者的症状可得到改善；亦可用来减轻患者放射治疗及化学治疗带来的不良反应，提高机体的抵抗力，增强疗效并延长生存期。

（4）免疫治疗：①特异性免疫疗法：用经过处理的自体肺癌细胞或加用佐剂后，做皮下接种治疗；②非特异性免疫疗法：用卡介苗、短小棒状杆菌、转移因子、干扰素、胸腺素等生物制品或左旋咪唑等药物激发和增强人体免疫功能，以抵制肿瘤生长，增强机体对化疗药物的耐受性而提高治疗效果。

2. 手术治疗

手术治疗的目的是彻底切除肺部原发癌肿病灶和局部及纵隔淋巴结，尽可能保留健康的肺组织。目前基本手术方式为肺切除术加淋巴结清扫。肺切除术的范围取决于病变的部位和大小。周围型肺癌，实施肺叶切除加淋巴结切除术；中心型肺癌，实施肺叶或一侧全肺切除加淋巴结切除术。

二、护理评估

（一）一般评估

1. 生命体征（体温、脉搏、呼吸、血压）

早期肺癌时，患者多无任何症状，生命体征一般表现正常，当癌肿继续长大引起较大支气管不同程度的阻塞，发生阻塞性肺炎和肺不张时，患者可出现体温偏高（发热）、心率和呼吸加快、胸闷、气促症状。

2. 患者主诉

有无咳嗽、血痰、胸痛、胸闷、气促、倦怠、乏力、骨关节疼痛等症状。

3. 相关记录

体重、体位、饮食、有无吸烟史、吸烟的时间和数量，有无其他伴随疾病，如糖尿病、冠状动脉粥样硬化性心脏病（冠心病）、高血压、慢性支气管炎等记录。

（二）身体评估

1. 全身

患者有无咳嗽，是否为刺激性；有无咳痰，痰量及性状；有无痰中带血或咯血，咯血的量、次数；有无疼痛，疼痛的部位和性质；有无呼吸困难，全身营养状况。

2. 局部

患者面部颜色有无贫血，口唇有无发绀，有无杵状指（趾），有无声音嘶哑，有无面部、颈部、上肢肿胀，有无持续胸背部疼痛、吞咽困难，甚至患侧上睑下垂等晚期肺癌侵犯邻近器官、组织的表现。

3. 听诊肺部

早期肺癌患者，大部分听诊双肺呼吸音清，当并发肺炎时可有啰音，若晚期肺癌引起肺实变，则呼吸音强；若出现胸腔积水，则呼吸音弱（结合病例综合考虑）。

4. 叩诊

有胸腔积水时叩诊呈浊音。

（三）心理-社会评估

患者在疾病治疗过程中的心理反应与需求，了解患者对疾病的认知程度，对手术有何顾虑，有何思想负担。了解朋友及家属对患者的关心、支持程度，家庭对手术的经济承受能力。引导患者正确配合疾病的治疗和护理。

（四）辅助检查阳性结果评估

（1）血液检验：有无低蛋白血症。

（2）胸部X线检查：有无肺部肿块阴影，而CT检查因密度分辨率高，可发现一般X线检查隐藏区（如肺尖、膈上、脊柱旁、心后、纵隔处）的早期肺癌病变，对中心型肺癌的诊断有重要价值。

（3）PET/CT检查：肺部肿块经^{18}F-脱氧葡萄糖（FDG）吸收、代谢显影是否明显增高（因为恶性肿瘤的糖酵解代谢高于正常细胞），并能观察纵隔淋巴结有无转移。

（4）各种内镜及其他有关手术耐受性检查等有无异常发现。

（五）治疗效果评估

1. 非手术治疗评估要点

咳嗽、血痰、胸痛、胸闷、气促等症状是否改善或消失，肺部肿块阴影有无缩小或消散，放、化疗引起的食欲减退、骨髓造血功能抑制等毒副作用有无好转。

2. 手术治疗评估要点

术后患者生命体征是否平稳，呼吸状态如何，有无胸闷、呼吸浅快、发绀及肺部痰鸣音等；伤口是否干燥，有无渗液、渗血，伤口周围有无皮下气肿；各引流管是否通畅，引流量、颜色与性状等；术后肺膨胀情况；术后有无大出血、感染、肺不张、支气管胸膜瘘等并发症的发生。患者对术后康复训练和早期活动是否配合，对出院后的继续治疗是否清楚。

三、主要护理问题

1. 气体交换障碍

气体交换障碍与肺组织病变、手术、麻醉、肿瘤阻塞支气管、肺膨胀不全、呼吸道分泌物潴留、肺换气功能降低等因素有关。

2. 营养失调：低于机体需要量

营养失调与肿瘤引起机体代谢增加、手术创伤等有关。

3. 焦虑与恐惧

焦虑与恐惧与担心手术、疼痛、疾病的预后等因素有关。

4. 潜在并发症

（1）出血：与手术时胸膜粘连紧密、止血不彻底或血管结扎线脱落，胸腔内大量毛细血管充血及胸腔内负压等因素有关。

（2）感染、肺不张：与麻醉药的不良反应使患者的膈肌受抑制，患者术后软弱无力及疼痛等，限制了患者的呼吸运动，不能有效咳嗽排痰，导致分泌物滞留堵塞支气管有关。

（3）心律失常：与缺氧、出血、水电解质酸碱失衡有关。

（4）支气管胸膜瘘：与支气管缝合不严密、支气管残端血运不良或支气管缝合处感染、破裂等引发有关。

（5）肺水肿：与患者原有心脏疾病或病肺切除、余肺膨胀不全或输液量过多、速度过快，使肺泡毛细血管床容积明显减少有关，尤以全肺切除患者更为明显。

四、护理措施

（一）术前护理

（1）做好心理护理：护士应关心、同情患者，向患者讲解手术方式及注意事项，告知患者术后呼吸锻炼排痰，帮助患者消除焦虑、恐惧心理。

（2）指导患者戒烟：吸烟使气管分泌物增加，必须戒烟2周方可手术。

（3）教会患者正确呼吸方法：指导患者行缩唇式呼吸，平卧时练习腹式呼吸，坐位或站位时练习胸式呼吸，每天2～4次，每次15～20 min，以增加肺通气量。

（4）指导行有效咳嗽、咳痰方法。频繁咳嗽、痰多者遵医嘱应用抗生素，雾化吸入治疗。

（5）加强营养：指导患者进食高热量、高蛋白质、富含维生素的饮食，以增强机体手术耐受力。

（6）术前准备：术前1 d备皮，做好交叉配血，洗澡以保持皮肤清洁。指导患者练习床上排便，术前晚22时后禁食，术前4～6 h禁饮。

（7）遵医嘱执行术前用药。

（二）术后护理

（1）严密观察生命体征的变化。

（2）呼吸道的管理：①保持呼吸道通畅，给予氧气吸入（流量为2～4 L/min）。术后第2天给予间断给氧或根据血氧饱和度监测结果，按需给氧。②协助患者有效排痰。患者取坐位或半卧位，进行5～6次深呼吸后，于深吸气末屏气，用力咳出痰液，同时指导家属双手保护伤口。③鼓励患者术后2～3 d做吹水泡、吹气球运动，以促使患侧肺早期膨胀，利于呼吸功能的恢复。

（3）体位指导：①肺叶切除术后，麻醉未苏醒时采取去枕仰卧位，头偏向一侧；麻醉苏醒后应尽早改半卧位，患者头部和上身抬高30°～45°，以利膈肌下降，胸腔容量扩大，利于肺通气，便于咳嗽和胸腔液体引流；也可与侧卧位交替。但病情较重、呼吸功能差者应避免完全健侧卧位，以免压迫健肺，限制肺通气，从而影响有效气体交换。②一侧全肺切除术后患者取半卧位或1/4侧卧位：避免使患者完全卧于患侧或搬运患者时剧烈震动，以免使纵隔过度移位，大血管扭曲而引起休克；同时避免完全健侧卧位，以免压迫健侧肺，造成患者严重缺氧。

（4）做好皮肤护理：每1～2 h更换卧位1次，防止压力性损伤发生。

（5）指导及早有效清理呼吸道痰液，术后第1天方可行拍背排痰，排痰机辅助排痰，防止肺不张及肺部感染发生。

（6）胸腔闭式引流的护理：①保持胸腔闭式引流瓶连接正确。将胸腔引流管与引流瓶管连接紧密，固定，防止松动拉拖。保持其通畅，防止扭曲，确保引流瓶内长管被水淹没3～4 cm。②保持引流通畅。如液面随呼吸运动而波动，表示引流良好；如液面波动消失，表示胸腔引流管不通或提示患侧肺已膨胀良好。如不通，可挤压引流管使之复通，仍然不通则立即通知医生处理。③保持引流处于无菌状态并防止气体进入胸腔；每日更换胸腔引流瓶 1 次。更换时注意无菌操作，先夹闭引流管再更换，以防气体进入胸腔。④术后密切观察胸腔闭式引流瓶内情况，监测生命体征，记录 24 h 胸腔引流量。可疑有活动性出血时，应立即夹闭胸腔引流管，通知医生给予止血、快速补液输血，必要时行二次开胸止血。⑤做好患者下床活动时的指导。指导患者下床活动时避免引流连接处脱落，防止气体进入胸腔；活动时胸腔引流瓶不要高于患者腰部，防止引流液倒吸进胸腔。外出检查或活动度大的时候应给予预防性夹管。

（7）疼痛的护理：开胸手术创面大，胸部肌肉肋骨的牵拉，会导致术后伤口疼痛感明显，而患者可能会为了避免疼痛不敢做深呼吸运动和咳嗽排痰。因此，术后 48 h 内给予 PCA 镇痛泵，协助患者采取舒适体位，妥善固定引流管，避免牵拉引起疼痛，给患者创造安静、舒适的环境是非常必要的。

（8）输液的护理：严格控制输液的速度和量，防止心脏负荷过重，导致肺水肿和心力衰竭；一侧全肺切除者应控制钠盐摄入，24 h 补液量控制在 2 000 mL 以内，速度控制在 30～40 滴/min。

（9）并发症的护理：当患者术后出现大面积肺不张时，会出现胸闷、发热，气管向患侧移位等表现；出现张力性气胸时表现为严重的呼吸困难，气管向健侧移位；在术后第 7～9 天易发生支气管胸膜瘘，护士应观察患者有无发热、刺激性咳嗽、咳脓痰等感染症状。如有发生，应立即报告医师进行处理。

（三）活动与休息

适当的活动，进行呼吸功能训练是提高患者手术的耐受性，减少手术后感染的重要方法之一，术前可采用缩唇呼气训练、爬楼梯、吹气球和有效咳嗽排痰训练等改善患者的肺功能。而术后则鼓励及协助患者尽早活动，术后第 1 天，生命体征平稳后，可在床上坐起，坐在床边、双腿下垂或在床旁站立移步。术后第 2 天起，可扶持患者围绕病床在室内行走 3～5 min，以后根据患者情况逐渐增加活动量。活动期间，应妥善保护患者的引流管，严密观察患者病情变化，一旦出现头晕、气促、心动过速、心悸和出汗等症状时，应立即停止活动并休息。术后第 1 天开始做肩、臂关节运动，预防术侧胸壁肌肉粘连、肩关节强直及失用性萎缩。

（四）合理饮食

饮食对肺癌手术患者的康复非常重要，对术前伴营养不良者，除了经肠内增加高蛋白饮食外，也可经肠外途径补充营养，如脂肪乳剂和复方氨基酸等，以改善其营养状况。若术后患者进食后无任何不适，改为普食时，饮食宜高蛋白、高热量、丰富维生素、易消化，以保证营养，提高机体抵抗力，促进伤口愈合。

（五）用药护理

应严格按医嘱用药，严格掌握输液量和速度，防止前负荷过重而导致急性肺水肿。全肺切除术后应控制钠盐摄入量，24 h 补液量控制在 2 000 mL 内，速度宜慢，以 20～30 滴/min 为宜。记录出入液量。对于非手术综合治疗的患者，应注意观察药物的不良反应，发现问题及时处理。

（六）心理护理

多关心、体贴患者，对患者的担心表示理解并予以安慰，给予患者发问的机会，并认真耐心地回答，以减轻其焦虑或恐惧程度。指导患者正确认识癌症，向患者及家属详细说明手术方案，各种治疗护理的意义、方法、大致过程、配合要点与注意事项，让患者有充分的心理准备。说明手术的安全性、必要性，并介绍手术成功的实例，以增强患者的信心。动员家属给患者以心理和经济方面的全力支持。

（七）改善肺泡的通气与换气功能

1. 戒烟

指导并劝告患者停止吸烟。让患者了解吸烟会刺激肺、气管及支气管，使气管、支气管分泌物增加，支气管上皮纤毛活动减少或丧失活力，妨碍纤毛的清洁功能，影响痰液咳出，引起肺部感染。因此术前应戒烟 2 周以上。

2. 保持呼吸道通畅

对于支气管分泌物较多、痰液黏稠者，可给予超声雾化、应用支气管扩张剂、祛痰剂等药物，并发肺部感染者，遵医嘱给予抗生素，术后则及早鼓励患者深呼吸、咳嗽、排痰；对于咳痰无力者，必要时行纤维支气管镜吸痰，术后常规吸氧 2～4 L/min，可根据血气分析结果调整给氧浓度。

（八）维持胸腔引流通畅
（1）按胸腔闭式引流常规护理。

（2）病情观察：定时观察胸腔引流管是否通畅，注意负压波动，定期挤压，防止堵塞。观察引流液量、色和性状，一般术后 24 h 内引流量约 500 mL，为手术创伤引起的渗血、渗液及术中冲洗胸腔残余的液体。

（3）全肺切除术后胸腔引流管的护理：一侧全肺切除术后的患者，由于两侧胸膜腔内压力不平衡，纵隔易向手术侧移位。因此，全肺切除术后患者的胸腔引流管一般呈钳闭状态，以保证术后患侧胸壁有一定的渗液，减轻或纠正纵隔移位。随时观察患者的气管是否居中，有无呼吸或循环功能障碍。若气管明显向健侧移位，应立即听诊肺呼吸音，在排除肺不张后，可酌情放出适量的气体或引流液，气管、纵隔即可恢复中立位。但每次放液量不宜超过 100 mL，速度宜慢，避免快速多量放液引起纵隔突然移位，导致心搏骤停。

（九）健康教育
1. 早期诊断
40 岁以上人群应定期进行胸部 X 线普查，尤其是反复呼吸道感染、久咳不愈或咳血痰者，应提高警惕，做进一步的检查。

2. 戒烟
使患者了解吸烟的危害，戒烟。

3. 疾病康复
（1）指导患者出院回家后数周内，坚持进行腹式深呼吸和有效咳嗽，以促进肺膨胀。出院后半年不得从事重体力活动。

（2）保持良好的口腔卫生，如有口腔疾病应及时治疗。注意环境空气新鲜，避免出入公共场所或与上呼吸道感染者接近。避免居住或工作在布满灰尘、烟雾及化学刺激物的环境。

（3）对需进行放射治疗和化学治疗的患者，指导其坚持完成放射治疗和化学治疗的疗程，并告知注意事项以提高疗效，定期返院复查。

（4）若有伤口疼痛、剧烈咳嗽及咯血等症状或有进行性倦怠情形，应返院复诊。

（5）保持良好的营养状况，注意每日保持充分休息与活动。

五、护理效果评估
（1）患者呼吸功能改善，无气促、发绀等缺氧征象，咳嗽咳痰减少或消失。

（2）营养状况改善，体重有所增加。

（3）焦虑减轻。

（4）未发生并发症，或并发症得到及时发现和处理。

（常俊丽）

第十八节　食管癌护理

一、疾病概述

（一）概念
食管癌（esophageal carcinoma）是常见的一种消化道癌肿。全世界每年约有 30 万人死于食管癌，我国每年死亡达 15 万余人。食管癌的发病率有明显的地域差异，高发地区发病率可高达 100/10 万以上，低发地区则只在 3/10 万左右。国外以中亚、非洲、法国北部和中南美洲为高发区。我国以太行山地区、秦岭东部地区、大别山区、四川北部地区、闽南和广东潮汕地区、苏北地区为高发区。

（二）相关病理生理

临床上将食管分为颈、胸、腹三段。胸段食管又分为上、中、下三段。胸中段食管癌较多见，下段次之，上段较少。95%以上的食管癌为鳞状上皮细胞癌，贲门部腺癌可向上延伸累及食管下段。

食管癌起源于食管黏膜上皮。癌细胞逐渐增大侵及肌层，并沿食管向上下、全周及管腔内外方向发展，出现不同程度的食管阻塞。晚期癌肿穿透食管壁、侵入纵隔或心包。食管癌主要经淋巴转移，血行转移发生较晚。

（三）病因与诱因

病因至今尚未明确，可能与下列因素有关。

1. 亚硝胺及真菌

亚硝胺是公认的化学致癌物，在高发区的粮食和饮水中，其含量显著增高，且与当地食管癌和食管上皮重度增生的患病率呈正相关。各种霉变食物能产生致癌物质，一些真菌能将硝酸盐还原为亚硝酸盐，促进二级胺的形成，使二级胺比发霉前增高 50~100 倍。少数真菌还能合成亚硝胺。

2. 遗传因素和基因

食管癌的发病常表现家族聚集现象，河南林县食管癌有阳性家族史者占 60%。在食管癌高发家族中，染色体数量及结构异常者显著增多。

3. 营养不良及微量元素缺乏

饮食缺乏动物蛋白、新鲜蔬菜和水果，摄入的维生素 A、维生素 B_1、维生素 B_2、维生素 C 缺乏，是食管癌的危险因素。食物、饮水和土壤内的微量元素，如钼、铜、锰、铁、锌含量较低，亦与食管癌的发生相关。

4. 饮食习惯

嗜好吸烟、长期饮烈性酒者食管癌发生率明显升高。进食粗糙食物，进食过热、过快等因素易导致食管上皮损伤，增加了对致癌物的敏感性。

5. 其他因素

食管慢性炎症、黏膜损伤及慢性刺激亦与食管癌发病有关，如食管腐蚀伤、食管慢性炎症、贲门失弛缓症及胃食管长期反流引起的 Barrett 食管（食管末端黏膜上皮柱状细胞化）等均有癌变的危险。

（四）临床表现

1. 早期

常无明显症状，但在吞咽粗硬食物时可能有不同程度的不适感觉，包括咽下食物哽噎感，胸骨后烧灼样、针刺样或牵拉摩擦样疼痛。食物通过缓慢，并有停滞感或异物感。可能是局部病灶刺激食管蠕动异常或痉挛，或局部炎症、糜烂、表浅溃疡等所致。哽噎停滞感常通过饮水后缓解消失。症状时轻时重，进展缓慢。

2. 中晚期

食管癌典型的症状为进行性吞咽困难。先是难咽干的食物，继而只能进半流食、流食，最后水和唾液也不能咽下。常吐黏液样痰，为下咽的唾液和食管的分泌物。患者逐渐消瘦、脱水、无力。若出现持续胸痛或背部肩胛间区持续性疼痛表示为晚期症状，癌已侵犯食管外组织。当癌肿梗阻所引起的炎症水肿暂时消退，或部分癌肿脱落后，梗阻症状可暂时减轻，常误认为病情好转。若癌肿侵犯喉返神经，可出现声音嘶哑；若压迫颈交感神经节，可产生霍纳综合征。若侵入气管、支气管，可形成食管、气管或支气管瘘，出现吞咽水或食物时剧烈呛咳，并发生呼吸系统感染。后者有时亦可因食管梗阻致内容物反流入呼吸道而引起。最后出现恶病质状态。若有肝、脑等脏器转移，可出现黄疸、腹水、昏迷等状态。

（五）辅助检查

1. 食管吞钡造影检查

食管吞钡造影检查是可疑食管癌患者影像学诊断的首选，采用食管吞钡 X 线双重对比造影检查方法，早期可见如下。

（1）食管黏膜皱襞紊乱、粗糙或有中断现象。

（2）局限性食管壁僵硬，蠕动中断。

（3）局限性小的充盈缺损。

（4）浅在龛影，晚期多为充盈缺损，管腔狭窄或梗阻。

2.内镜及超声内镜检查（EUS）

食管纤维内镜检查可直视肿块部位、形态，并可钳取活组织做病理检查；超声内镜检查可用于判断肿瘤侵犯深度、食管周围组织及结构有无受累，有无纵隔淋巴结或腹内脏器转移等。

3.放射性核素检查

利用某些亲肿瘤的核素，如 ^{32}P、^{131}I 等检查，对早期食管癌病变的发现有帮助。

4.纤维支气管镜检查

食管癌外侵常可累及气管、支气管，若肿瘤在隆嵴以上应行气管镜检查。

5. CT、PET/CT 检查

胸、腹CT检查能显示食管癌向管腔外扩展的范围及淋巴结转移情况，而PET/CT检查则更准确地显示食管癌病变的实际长度，对颈部、上纵隔、腹部淋巴结转移诊断具有较高的准确性，在寻找远处转移灶比传统的影像学方法如CT、EUS等具有更高的灵敏性。

（六）治疗原则

以手术为主，辅以放疗、化疗等综合治疗。主要治疗方法有内镜治疗、手术、放疗、化疗、免疫及中医中药治疗等。

1.非手术治疗

（1）内镜治疗：食管原位癌可在内镜下行黏膜切除，术后5年生存率可达86%～100%。

（2）放射治疗：放射和手术综合治疗，可增加手术切除率，也能提高远期生存率。术前放疗后间隔2～3周再做手术较为合适。对手术中切除不完全的残留癌组织处作金属标记，一般在手术后3～6周开始术后放疗。而单纯放射疗法适用于食管颈段、胸上段食管癌，也可用于有手术禁忌而病变不长、尚可耐受放疗的患者。

（3）化学药物治疗：食管癌对化疗药物敏感性差，与其他方法联合应用，有时可提高疗效。

（4）其他：免疫治疗及中药治疗等亦有一定疗效。

2.手术治疗

手术治疗是治疗食管癌的首选方法。对于全身情况和心肺功能良好、无明显远处转移征象者，可采用手术治疗；对估计切除可能性小的较大的鳞癌而全身情况良好的患者，可先做术前放疗，待瘤体缩小后再手术；对晚期食管癌、不能根治或放射治疗、进食有困难者，可做姑息性减状手术，如食管腔内置管术、食管胃转流吻合术、食管结肠转流吻合术或胃造瘘术等，以达到改善、延长生命的目的。

二、护理评估

（一）一般评估

1.生命体征（体温、脉搏、呼吸、血压）

有食管癌的患者生命体征常无变化。如肿瘤较大压迫气管，可引起呼吸急促、心率加快。

2.患者主诉

患者在吞咽食物时，有无哽噎感，胸骨后烧灼样、针刺样或牵拉摩擦样疼痛；有无进行性吞咽困难等症状。

3.相关记录

体重有无减轻、饮食习惯改变、吸烟、嗜酒、排便异常情况。有无其他伴随疾病，如糖尿病、冠心病、高血压、慢性支气管炎等记录。

（二）身体评估

1.局部

了解患者有无吞咽困难、呕吐等；有无疼痛，疼痛的部位和性质，是否因疼痛而影响睡眠。

2. 全身

评估患者的营养状况，体重有无减轻，有无消瘦，面色（贫血）有无变化、有无脱水或衰弱；了解患者有无锁骨上淋巴结肿大和肝肿块；有无腹水、胸腔积液等。

（三）心理-社会评估

患者对该疾病的认知程度以及主要存在的心理问题，患者家属对患者的关心程度、支持力度、家庭经济承受能力如何等。引导患者正确配合疾病的治疗和护理。

（四）辅助检查阳性结果评估

（1）血液化验检查：食管癌患者若长期进食困难，可引起营养失调低蛋白血症、贫血、维生素、电解质缺乏，但该类患者多有脱水、血液浓缩等现象，血液化验检查常不能正确判断患者的实际营养状况，应注意综合判断、科学分析。

（2）了解食管吞钡造影、内镜及超声内镜检查、CT、PET/CT等结果，以判断肿瘤的位置、有无扩散或转移。

（五）治疗效果评估

1. 非手术治疗评估要点

胸痛、背痛等症状是否改善或加重，吞咽困难是否改善或加重，放、化疗引起的食欲减退、骨髓造血功能抑制等毒副反应有无好转。

2. 手术治疗评估要点

术后患者生命体征是否平稳，有无发热、胸闷、呼吸浅快、发绀及肺部痰鸣音等；伤口是否干燥，有无渗液、渗血；各引流管是否通畅，引流量、颜色与性状等；术后有无大出血、感染、肺不张、乳糜胸、吻合口瘘等并发症的发生；患者术后进食情况，有无食物反流现象。

三、主要护理诊断（问题）

1. 营养失调：低于机体需要量

与进食量减少或不能进食、消耗增加等有关。

2. 体液不足

与吞咽困难、水分摄入不足有关。

3. 焦虑

与对癌症的恐惧和担心疾病预后等有关。

4. 知识缺乏

与对疾病的认识不足有关。

5. 潜在并发症

（1）肺不张、肺炎：与手术损伤及术后切口疼痛、虚弱致咳痰无力等有关。

（2）出血：与术中止血不彻底、术后出现活动性出血及患者凝血功能障碍有关。

（3）吻合口瘘：与食管的解剖特点及感染、营养不良、贫血、低蛋白血症等有关。

（4）乳糜胸：与伤及胸导管有关。

四、护理措施

（一）术前护理

（1）心理护理：患者有进行性吞咽困难，日益消瘦，对手术的耐受能力差，对治疗缺乏信心，同时对手术存在着一定程度的恐惧心理。因此，应针对患者的心理状态进行解释、安慰和鼓励，建立充分信赖的护患关系，使患者认识到手术是彻底的治疗方法，使其乐于接受手术。

（2）加强营养：尚能进食者，应给予高热量、高蛋白、高维生素的流质或半流质饮食；不能进食者，应静脉补充水分、电解质及热量。低蛋白血症的患者，应输血或血浆蛋白给予纠正。

（3）呼吸道准备：术前严格戒烟，指导并教会患者深呼吸、有效咳嗽、排痰。

（4）胃肠道准备：①注意口腔卫生；②术前安置胃管和十二指肠滴液管；③术前禁食，有食物潴留者，术前晚用等渗盐水冲洗食管，有利于减轻组织水肿，降低术后感染和吻合口漏的发生率；④拟行结肠代食管者，术前需按结肠手术准备护理。

（5）术前练习：教会患者深呼吸、有效咳嗽、排痰、床上排便等活动。

（二）术后护理

（1）严密观察生命体征的变化。

（2）保持胃肠减压管通畅：术后24～48 h引流出少量血液，应视为正常，如引出大量血液应立即报告医生处理。胃肠减压管应保留3～5 d，以减少吻合口张力，以利愈合。注意胃管连接准确，固定牢靠，防止脱出。

（3）密切观察胸腔引流量及性质：胸腔引流液如发现有异常出血、浑浊液、食物残渣或乳糜液排出，则提示胸腔内有活动性出血、食管吻合口漏或乳糜胸，应采取相应措施，明确诊断，予以处理。

（4）观察吻合口漏的症状：食管吻合口漏表现为高热、脉快、呼吸困难、胸部剧痛、不能忍受；患侧呼吸音低，叩诊浊音，白细胞升高甚至发生休克。其处理原则：①胸膜腔引流，促使肺膨胀；②选择有效的抗生素抗感染；③补充足够的营养和热量，目前多选用完全胃肠内营养（TEN）经胃造口灌食治疗，效果确切、满意；④严密观察病情变化，积极对症处理；⑤需再次手术者，积极完善术前准备。

（三）休息与活动

适当休息，保证充足的睡眠，进行呼吸功能锻炼，对手术后康复有重要的意义，可指导患者进行深呼吸、腹式呼吸、吹气球及呼吸功能训练仪（三球型）的训练，鼓励患者爬楼梯及进行扩胸运动，以不感到疲劳为宜。

（四）饮食护理

1. 术前

大多数食管癌患者因不同程度的吞咽困难而出现摄入不足，营养不良，水、电解质失衡，使机体对手术的耐受力下降，故术前应保证患者营养素的摄入。

（1）能进食者，鼓励患者进食高热量、高蛋白、维生素丰富的饮食；若患者进食时感食管黏膜有刺痛，可给予清淡无刺激的食物，告知患者不可进食较大、较硬的食物，宜进半流食或含水分多的软食。

（2）若患者仅能进流食而营养状况较差，可给予肠内营养或肠外营养支持。

2. 术后饮食

（1）术后早期吻合口处于充血水肿期，需禁饮禁食3～4 d，禁食期间持续胃肠减压，注意经静脉补充营养。

（2）停止胃肠减压24 h后，若无呼吸困难、胸内剧痛、患侧呼吸音减弱及高热等吻合口瘘的症状时，可开始进食。先试饮少量水，术后5～6 d可进全清流食，每2 h 100 mL，每日6次。术后3周患者若无特殊不适可进普食，但仍应注意少食多餐，细嚼慢咽，进食不宜过多、过快，避免进食生、冷、硬食物（包括质硬的药片和带骨刺的鱼肉类、花生、豆类等），以防后期吻合口瘘。

（3）食管癌、贲门癌切除术后，胃液可反流至食管，致反酸、呕吐等症状，平卧时加重，嘱患者进食后2 h内勿平卧，睡眠时将床头抬高。

（4）食管胃吻合术后患者，可由于胃拉入胸腔、肺受压而出现胸闷、进食后呼吸困难，建议患者少食多餐，1～2个月后症状多可缓解。

（五）用药护理

严格按医嘱要求用药，注意控制输液速度和用量，必要时使用输液泵输注液体。注意观察有无药物不良反应，发现问题及时处理。

（六）心理护理

食管癌患者往往对进行性加重的吞咽困难、日渐减轻的体重感到焦虑不安；对所患疾病有部分认识，求生欲望十分强烈，迫切希望能早日手术，恢复进食，但对手术能否彻底切除病灶、今后的生活质量、麻醉和手术意外、术后伤口疼痛及可能出现的术后并发症等表现出日益紧张、恐惧，甚至明显的情绪低落、失眠和食欲减退。

（1）加强与患者及其家属的沟通，仔细了解患者及其家属对疾病和手术的认知程度，了解患者的心理状况，并根据患者的具体情况，实施耐心的心理疏导。讲解手术和各种治疗与护理的意义、方法、大致过程、配合与注意事项。

（2）营造安静舒适的环境，以促进睡眠。必要时使用催眠、镇静、镇痛类药物，以保证患者充分休息。

（3）争取亲属在心理上、经济上的积极支持和配合，解除患者的后顾之忧。

（七）呼吸道管理

食管癌术后患者易发生呼吸困难、缺氧，并发肺不张、肺炎，甚至呼吸衰竭，主要与下列因素有关：年老的食管癌患者常伴有慢性支气管炎、肺气肿、肺功能低下等；开胸手术破坏了胸廓的完整性；肋间肌和膈肌的切开，使肺的通气泵作用严重受损；术中对肺较长时间的挤压牵拉造成一定的损伤；术后迷走神经功能亢进，引起气管、支气管黏膜腺体分泌增多；食管胃吻合术后，胃拉入胸腔，使肺受压，肺扩张受限；术后切口疼痛、虚弱致咳痰无力，尤其是颈、右胸、上腹三切口患者。护理措施包括以下几点。

（1）加强观察：密切观察呼吸形态、频率和节律，听诊双肺呼吸音是否清晰，有无缺氧征兆。

（2）气管插管者，及时吸痰，保持气道通畅。

（3）术后第1天每1～2h鼓励患者深呼吸、吹气球、使用深呼吸训练器，促使肺膨胀。

（4）痰多、咳痰无力的患者若出现呼吸浅快、发绀、呼吸音减弱等痰阻塞现象时，立即行鼻导管深部吸痰，必要时行纤维支气管镜吸痰或气管切开吸痰，气管切开后按气管切开常规护理。

（八）胃肠道护理

1. 胃肠减压的护理

（1）术后3～4d持续胃肠减压，妥善固定胃管，防止脱出。

（2）加强观察：严密观察引流液的量、性状及颜色并准确记录。术后6～12h可从胃管内抽吸出少量血性液或咖啡色液，以后引流液颜色逐渐变浅。若引流出大量鲜血或血性液，患者出现烦躁、血压下降、脉搏增快、尿量减少等，应考虑吻合口出血，需立即通知医生并配合处理。

（3）保持通畅：经常挤压胃管，避免管腔堵塞。胃管不通畅者，可用少量生理盐水冲洗并及时回抽，避免胃扩张使吻合口张力增加而并发吻合口瘘。胃管脱出后应严密观察病情，不应盲目再插入，以免戳穿吻合口，造成吻合口瘘。待肛门排气、胃肠减压引流量减少后，拔除胃管。

2. 结肠代食管（食管重建）术后护理

（1）保持置于结肠袢内的减压管通畅。

（2）注意观察腹部体征，了解有无发生吻合口瘘、腹腔内出血或感染等，发现异常及时通知医生。

（3）若从减压管内吸出大量血性液或呕吐大量咖啡样液伴全身中毒症状，应考虑代食管的结肠袢坏死，需立即通知医生并配合抢救。

（4）结肠代食管后，因结肠逆蠕动，患者常嗅到粪便气味，需向患者解释原因，并指导其注意口腔卫生，一般此情况于半年后可逐步缓解。

3. 胃造瘘术后的护理

（1）观察造瘘管周围有无渗液或胃液漏出。由于胃液对皮肤刺激性较大，应及时更换渗湿的敷料，并在瘘口周围涂氧化锌软膏或置凡士林纱布保护皮肤，防止发生皮炎。

（2）妥善固定用于管饲的暂时性或永久性造瘘，防止脱出或阻塞。

（九）并发症的预防和护理

1. 出血

观察并记录引流液的性状、量。若引流量持续2h都超过4 mL/（kg·h），伴血压下降、脉搏增快、躁动、出冷汗等低血容量表现，应考虑有活动性出血，要及时报告医生，并做好再次开胸的准备。

2. 吻合口瘘

吻合口瘘是食管癌手术后极为严重的并发症，多发生在术后 5～10 d，病死率高达 50%。发生吻合口瘘的原因有：食管的解剖特点，无浆膜覆盖、肌纤维呈纵形走向，易发生撕裂；食管血液供应呈节段性，易造成吻合口缺血；吻合口张力太大；感染、营养不良、贫血、低蛋白血症等影响吻合口愈合。应积极预防。术后应密切观察患者有无呼吸困难、胸腔积液和全身中毒症状，如高热、寒战，甚至休克等吻合口瘘的临床表现。一旦出现上述症状，立即通知医生并配合处理，包括嘱患者立即禁食；协助行胸腔闭式引流并常规护理；遵医嘱予以抗感染治疗及营养支持；严密观察生命体征，若出现休克症状，积极抗休克治疗；再次手术者，积极配合医生完善术前准备。

3. 乳糜胸

食管、贲门癌术后并发乳糜胸是比较严重的并发症，多因伤及胸导管所致，多发生在术后 2～10 d，少数患者可在 2～3 周后出现。术后早期由于禁食，乳糜液含脂肪甚少，胸腔闭式引流可为淡血性或淡黄色液，但量较多；恢复进食后，乳糜液漏出量增多，大量积聚在胸腔内，可压迫肺及纵隔并使之向健侧移位。由于乳糜液中 95% 以上是水，并含有大量脂肪、蛋白质、胆固醇、酶、抗体和电解质，若未及时治疗，可在短时期内造成全身消耗、衰竭而死亡，必须积极预防和及时处理。其主要护理措施包括以下几点。

（1）加强观察：注意患者有无胸闷、气急、心悸，甚至血压下降。

（2）协助处理：若诊断成立，迅速处理，即置胸腔闭式引流，及时引流胸腔内乳糜液，使肺膨胀。可用负压持续吸引，以利于胸膜形成粘连。

（3）给予肠外营养支持。

（十）健康教育

1. 疾病预防

避免接触引起癌变的因素，如减少饮用水中亚硝胺及其他有害物质，防霉去毒；应用维 A 酸类化合物及维生素等预防药物；积极治疗食管上皮增生；避免过烫、过硬饮食等。

2. 饮食指导

根据不同术式，向患者讲解术后进食时间，指导选择合理的饮食及注意事项，预防并发症的发生。

（1）宜少食多餐，由稀到干，逐渐增加食量，并注意进食后的反应。

（2）避免进食刺激性食物与碳酸饮料，避免进食过快，避免进食过量及硬质食物；质硬的药片可碾碎后服用，避免进食花生、豆类等，以免导致吻合口瘘。

（3）患者餐后取半卧位，以防止进食后反流、呕吐，利于肺膨胀和引流。

3. 活动与休息

保证充足睡眠，劳逸结合，逐渐增加活动量。术后早期不宜下蹲大小便，以免引起直立性低血压或发生意外。

4. 加强自我观察

若术后 3～4 周再次出现吞咽困难，可能为吻合口狭窄，应及时就诊。定期复查，坚持后续治疗。

五、护理效果评估

通过治疗与护理，患者是否：

（1）营养状况改善，体重增加；贫血状况改善。

（2）水、电解质维持平衡，尿量正常，无脱水或电解质紊乱的表现。

（3）焦虑减轻或缓解，睡眠充足。

（4）患者对疾病有正确的认识，能配合治疗和护理。

（5）无并发症发生或发生后得到及时处理。

（韩记真）

第十九节 胸腺瘤合并重症肌无力护理

一、概述

（一）定义
胸腺瘤（thymoma）是最常见的前上纵隔原发性肿瘤，起源于胸腺上皮，但不包括起源于生殖细胞、淋巴细胞、神经内分泌细胞及脂肪细胞的肿瘤，占成人所有纵隔肿瘤的20%~40%，常合并副瘤综合征，以重症肌无力最为常见。

（二）病因
病因尚不明确，为胸腺上皮细胞异常增生时形成肿瘤。

（三）临床表现及并发症
1. 临床表现

侵犯、压迫邻近器官可出现咳嗽、胸痛、胸闷、声音嘶哑、霍纳综合征等，合并肌无力者可出现眼睑下垂、复视、咀嚼无力、吞咽困难、易疲劳等症状。

2. 并发症

重症肌无力、单纯红细胞再生障碍性贫血。

（四）主要辅助检查
1. 活组织检查

活检可确定肿瘤性质。

2. 胸部CT检查

胸部CT检查明确肿瘤的部位、大小、范围等。

（五）诊断和鉴别诊断
1. 诊断

肿瘤的诊断主要根据病史、临床表现和辅助检查。

2. 鉴别诊断

畸胎瘤、主动脉瘤。

（六）治疗原则
胸腺瘤一经诊断应外科手术切除治疗，无论良性或恶性胸腺瘤都应尽早切除。

二、常见护理诊断

1. 疼痛

疼痛与肿瘤压迫及浸润周围组织、手术创伤有关。

2. 焦虑

焦虑与疼痛、疾病预后有关。

3. 潜在并发症

窒息的危险与胸腺瘤合并重症肌无力有关。

三、护理措施

1. 术前护理

（1）按胸外科术前一般护理常规。

（2）心理护理：患者进行密切的交流，取得患者信任，使其树立战胜疾病的信心。

（3）术前戒烟：吸烟会使术后痰液增多、黏稠不易咳出，并可降低呼吸道抵抗力，增加气道阻力，因此应嘱吸烟患者术前绝对戒烟2周。

（4）呼吸功能训练：通过呼吸功能训练可改善通气、换气功能，提高肺的顺应性，减少或避免术后并发症的发生。

（5）纠正营养障碍：对于吞咽乏力和长期食欲低下者术前应给予高蛋白、高营养、高维生素、易消化的流质或半流质饮食，必要时给予静脉营养以纠正营养不良。

（6）病情观察：观察患者有无眼睑下垂、复视、咀嚼无力、吞咽困难等眼肌及脊神经受累情况。重症肌无力患者可出现：①面部肌肉无力，常导致面部表情扭曲及苦笑；②舌肌萎缩可导致舌表面沟纹增多；③颈部屈肌无力，可导致患者长时间用手支撑头部；④呼吸肌受累，可导致患者呼吸困难，严重时引起死亡；⑤对称性的四肢骨骼肌无力，近端多于远段，上肢多于下肢。感觉正常，深肌腱反射存在，但随着重复刺激而反射消失。

（7）术前用药：术前为改善患者基本情况，缓解症状，口服溴吡新斯的明 60 mg，每日 3 ~ 4 次，以维持其正常的自主呼吸，手术日早晨加服 1 次。术前应用激素的患者应将激素量控制在最低维持量。服药期间密切观察用药后反应，出现情况及时处理。

（8）床旁常规备急救车、新斯的明、气管切开包和人工呼吸机等以备不时之需。

2. 术后护理

（1）按胸外科术后一般护理常规。

（2）做好心理护理，讲解疾病的相关知识，积极配合治疗。

（3）指导饮食护理，给予低盐低脂低糖富含钾、钙及维生素的食物。

（4）保持呼吸道通畅，预防肺部并发症。

（5）维持营养和电解质平衡：术后不能进食者应给予鼻饲，必要时可适当静脉滴注脂肪乳、氨基酸、白蛋白等以改善机体营养状况。注意维持血清电解质平衡，及时纠正由于各种原因出现的电解质紊乱。

（6）术后并发症的观察与处理。①重症肌无力危象：疾病恶化、感染、手术创伤或胆碱酯酶类药物用药不足或突然停药均可引起乙酰胆碱受体相对缺乏，出现重症肌无力危象，表现为全身无力、呼吸困难、咳嗽无力、缺氧、烦躁甚至呼吸衰竭。出现以上症状应立即在依酚氯铵（腾喜龙）试验指导下肌肉注射新斯的明加阿托品（心率明显增快者不注射阿托品）。如呼吸功能仍不恢复，且频繁发生重症肌无力危象，应及早行气管切开，迅速给予正压辅助呼吸，必要时可行大剂量激素冲击治疗。在进行激素冲击治疗时患者重症肌无力症状可能暂时加重，应引起重视。②胆碱能危象：常因胆碱酯酶药物用量过大而引起，表现为瞳孔缩小，唾液、眼泪、呼吸道分泌物增加，肌肉颤动等毒蕈碱样反应，可通过依酚氯铵试验与重症肌无力危象的鉴别。

四、健康教育

1. 休息与运动

术后早期下床活动，逐渐增加活动量，保证充分的睡眠，避免着凉，劳逸结合。

2. 饮食指导

维持良好的进食环境及口腔清洁，提供高蛋白、高热量、富含维生素、易消化的食物。

3. 用药指导

指导患者按时、按量服用胆碱能药物。

4. 心理指导

了解患者思想状况，解除顾虑，树立信心。

5. 康复指导

戒烟，注意口腔卫生，宣传咳嗽的重要性，训练有效的咳嗽方法，多做深呼吸以扩大肺活量。

6. 复诊须知

告知患者术后定期门诊复查，若出现发热、血痰、胸痛等表现应及时与医生联系。

（杨　云）

第二十节　肺移植护理

肺移植（lung transplantation）是治疗晚期肺实质疾病及晚期肺血管疾病的唯一有效方法。

一、术前护理常规

1. 心理护理

术前进行3个月科普宣教和心理疏导，以提高患者配合医护人员的积极性。

2. 加强呼吸康复训练

训练缩唇呼气和有效咳嗽，避免连续咳嗽。

3. 营养支持

加强营养，体重不低于标准体重的70%。

4. 术前病房准备

在监护室的基础上使用单间，强调术前1 d用高锰酸钾1.5 g加甲醛（3 mL/m³）对监护病房及物品熏蒸12 h以上，有效开窗通风后紫外线消毒1 h后备用。

二、术后护理常规

（一）血流动力学监测与缺血再灌注（IR）损伤监护

肺移植后供肺部有不同程度的IR，主要表现为大量泡沫样痰、肺功能减退等肺水肿表现。通过中心静脉压监测控制输液总量和速度（4～8 cmH₂O），增加胶体液的比例，降低左心室前负荷。

（1）保留Swan-Ganz管，监测心功能及维持合理的脱水状态。

（2）严格控制液体平衡，避免输液过多或过快，可随时用利尿药。

（3）术后2～3 d，静脉维持低浓度多巴胺每分钟3～4 μg/kg，可减低左心室后负荷，扩张肾血管。移植肺液体渗出量与肺楔压成正比，故应注意肺楔压，防止肺水肿。

（4）肺动脉高压患者术后血流动力学常不稳定，如术后移植肺有明显的V/Q失调，通气一般仅能达50%左右，而灌注可达95%以上，由于绝大部分灌注到移植肺，使术后肺水肿的危险性增大，应严密监护。

（二）呼吸功能监测和机械通气的应用

呼吸功能监测和机械通气模式的调整依靠呼吸体征、无创动脉血氧饱和度和动脉血气分析的动态观察来进行。

（1）机械通气原则是采用保护性辅助通气，通常采用SIMV + PSV通气模式，使用呼吸机时应遵循两个原则：

①最低浓度氧，吸氧浓度初始为60%，以后根据监测指标逐步下调。

②最低吸气压力峰值，吸气压力峰值控制在30 mmHg以下。如肺活量及吸气力量足够，氧浓度在30%～50%，检查血气稳定，应尽早拔管。多数患者数小时至24 h即可拔管，拔管后应及时拍摄X线胸片。

（2）在患者自主呼吸期间，仍需密切监测呼吸频率、幅度、肺部呼吸音等，每日雾化吸入3～4次，必要时协助叩背咳痰，配合口服祛痰药物，保持呼吸道通畅，防止肺部感染。

（三）泌尿系统护理

（1）观察尿量、尿密度、pH及尿色，记录每小时尿量，尿量过多时需注意纠正电解质紊乱，及早补充钾、钠、镁离子，防止引起心律失常，尿量＜30 mL/h，须及时查明原因。

（2）会阴护理每日2次，保持局部干燥，防止逆行感染。

（四）饮食护理

（1）在气管插管拔除4～6 h后可少许饮水，若无呛咳且肠蠕动恢复好，可进半流食，给高蛋白、高碳水化合物、高维生素的少渣饮食。

（2）卧床期间应进富含纤维食物，预防便秘发生，如3d不排便者，可给润肠药物或开塞露通便。

（五）术后并发症的观察与护理

（1）急性排斥反应：一般出现在1周以后，最早可出现在术后第5天，主要表现为体温上升，超过原体温的0.5℃，胸痛，疲乏，全身不适，咳嗽和程度不等的呼吸困难。一旦出现或怀疑需使用大剂量激素冲击治疗。

（2）慢性排斥反应：病变为不可逆性，随着病程加长，病变进行性加重，肺功能不断破坏，虽给大量免疫抑制剂、激素，仍继续恶化，严重者则长期依赖氧气。

（3）移植肺功能衰竭。

①发生率最高可达20%，如术后严重低氧血症，难以脱离呼吸机，需较高氧浓度，表现为ARDS。

②X线示肺内持续浸润性改变，肺活检有严重弥漫性肺泡病变，一般可保守治愈，严重者可使用膜肺，或用双腔气管插管、双肺独立通气治疗，如仍无效，则需再移植。

（4）肺部感染的预防。

①严密执行保护性隔离，病情稳定后尽早拔除各种插管以减少医源性感染。

②吸痰时严格执行无菌操作原则，严密观察气道分泌物的量、颜色及性质，随时做痰培养加药敏。

③注意叩背、咳嗽不能用力过度，防止吻合口张力过大影响愈合。

（5）其他脏器功能监护：严密监测心、肝、肾及造血系统的功能。

（六）疼痛的护理

本手术创伤大，如镇痛效果不佳，患者不能进行有效的咳嗽、咳痰，会增加肺部感染的概率。应多与患者沟通，使其保持乐观积极的情绪，分散其注意力，提高对疼痛的耐受性，遵医嘱应用镇痛药。

三、健康教育

1. 用药指导

需终身、按时、按量服用免疫抑制剂。

2. 消毒隔离

（1）保持居住环境干净和整洁。

（2）进食时注意分开餐具，煮食要熟，避免生冷、辛辣食物。注意均衡饮食，多进食高蛋白、高维生素食物。避免烟酒和浓茶。

（3）注意日常卫生和口腔卫生，勤洗手，三餐后清洁牙齿。

（4）在人群集中的公共场所和医院，要戴口罩，禁止探视患有传染性疾病的患者。

3. 心理指导

保持心情舒畅、情绪稳定。

4. 休息与运动

坚持适量运动和避免劳累，维持机体良好免疫状态，避免感染的发生。

5. 随访指导

严格按照医师要求随访X线胸片、胸部CT、肺功能、气管镜等。

（杨　云）

第十四章 乳腺外科疾病护理

一、概述

(一) 乳房的解剖

成年妇女乳房是两个半球形的性征器官，位于胸大肌浅面，在第2、3至第6肋骨水平的浅筋膜浅层和深层之间。

乳房的主要结构是腺体、导管、结缔组织和脂肪。每一乳房有15～20个腺叶。每一腺叶分成很多腺小叶，腺小叶由小乳管和腺泡组成。乳管开口于乳头，在靠近开口的1/3段略膨大，是乳管内乳头状瘤的好发部位。若病变侵犯导管，可导致乳头凹陷、位置不对称或溢液。腺叶间有许多与皮肤垂直的纤维束，上连接浅筋膜浅层，下连接浅筋膜深层，称为Cooper韧带，又称乳房悬韧带，起支持与固定乳房的作用。

乳房的淋巴网甚为丰富，淋巴转移是乳腺癌最主要的转移途径。

(二) 乳腺的生理和病理

乳腺是许多内分泌腺的靶器官，其生理活动受腺垂体激素、肾上腺皮质激素和性激素的影响，呈周期性改变，其中雌激素可促进乳腺导管发育，孕激素促进腺泡发育，催乳素促进乳汁生成及分泌，催产素促进乳汁排出。生理性的变化包括：①随月经周期的变化，月经来潮前乳房稍微变大、胀痛、有硬结感，但月经后即可恢复；②妊娠期乳房变大、腺体明显增生、乳头变大、颜色变深、乳晕颜色加深，产后腺体缩小、乳房稍微下垂；③停经后，腺体逐渐萎缩，为脂肪组织代替，乳房变小、松弛，乳头周围的腺管容易触及。

二、乳房的评估

(一) 健康史

（1）月经及生育史：月经初潮和闭经年龄、婚否、生育及哺乳史。

（2）末次月经的日期：乳房检查的最佳时期是在月经后的7～10 d。

（3）在月经周期中是否有乳房肿胀感或疼痛，是否触及肿块以及肿块的位置、大小、出现时间，是否固定和疼痛等。

（4）乳头是否有分泌物以及分泌物的颜色、量、气味。

（5）妊娠、哺乳状况。

（6）是否了解乳房自我检查知识，是否实施，方法是否正确。

（7）遗传因素：母系近亲如母亲、外祖母及姐妹中有无乳腺癌患者。

(二) 乳房检查方法

乳房检查可以早期发现乳房疾病。乳房检查时间一般选择在月经后7～10 d，此时乳腺最松软，乳腺组织较薄，病变较易被检出。乳房检查应在光线明亮处，受检者端坐，放松胸部，双臂下垂，使两侧乳房充分暴露，检查时注意环境的隐私性。乳腺检查一般先查健侧，后查患侧。

1. 视诊

视诊主要是观察两侧乳房的大小、外形、位置。

（1）乳房大小、形状，两侧是否对称，有无局限性隆起或凹陷。

（2）正常时双侧乳头对称，指向前方。若有乳头方向改变和位置高低改变，提示有乳腺病变。注意是否有凹陷（近期出现凹陷有意义）、位置改变（一般左侧乳头稍低，平第4肋间，有肿块牵拉可两侧乳头高低不一），是否有皲裂、渗出、溢液，乳晕有无糜烂、有无湿疹样改变。

（3）乳房皮肤，注意有无红肿（首先考虑化脓性炎症、大面积发红伴充血水肿应警惕炎性乳腺癌）、破溃、凹陷"酒窝征"（乳房悬韧带受癌侵犯，Cooper韧带收缩而致）、"橘皮征"（癌细胞侵入表浅淋巴管引起阻塞，导致淋巴水肿）、浅表静脉是否扩张（单侧有意义为晚期乳癌或肉瘤的征象，妊娠、哺乳或颈部静脉受压时为双侧）。

2. 触诊

用手指掌面而不是指尖触诊，不要用手抓捏乳房组织，应按顺序对乳房内上、内下、外下、外上象限及中央（乳头、乳晕）区做全面检查。轻挤乳头，观察有无溢液，若有溢液，依次挤压乳晕四周，并记录溢液来自哪个乳管。

（1）乳房发现肿块时，注意肿块有无压痛及与月经关系，数目、大小、硬度，外形是否整齐，边界是否清晰，表面是否光滑，有无粘连及活动度。

（2）腋窝淋巴结有4组，即锁骨下和上组、胸肌组、中央组、肩胛下组。

（三）特殊检查

（1）X线检查：钼靶X线及乳腺腺管造影术。

（2）其他检查：B超、热像图及红外线扫描。

（3）乳头溢液涂片。

（4）活组织病理检查：此方法最可靠。

三、急性乳腺炎的护理

急性乳腺炎是乳房的急性化脓性感染，多见于初产妇哺乳期，有积乳、乳头破损史，一般发生在产后3~4周。

（一）病因

急性乳腺炎的发病，有以下两个方面原因：①乳汁淤积；②细菌入侵：主要为金黄色葡萄球菌，乳头破损或皲裂是感染的主要途径。预防和治疗乳腺炎要从这两个病因着手。

（二）辅助检查

血白细胞计数及中性粒细胞比例均升高。化脓时诊断性脓肿穿刺抽出脓液。

（三）治疗原则

（1）患乳停止哺乳，用吸乳器吸净乳汁；热敷或理疗。

（2）用25% $MgSO_4$ 湿敷或采用中药水调散局部外敷。

（3）应用抗生素。

（4）脓肿形成后及时切开引流。

（5）出现乳瘘时（切口出现乳汁）需终止乳汁分泌，可口服己烯雌酚，每次1~2 mg，每日3次，共2~3 d；或中药炒麦芽，每日60 g，煎服，分两次服用，连服2~3 d。

（四）护理

1. 评估

（1）临床表现：①局部表现。初期乳房肿胀疼痛，压痛性肿块，局部皮肤可有红热。若病情进一步发展，症状可加重，并形成脓肿，压之有波动感和疼痛，局部皮肤表面有脱屑，穿刺可抽出脓液。腋窝淋巴结肿大、疼痛。②全身表现。高热、寒战、食欲缺乏、全身不适、白细胞计数明显升高。

（2）健康史：患者有无乳头发育不良造成新生儿吸吮障碍，有无乳头破损等。

（3）心理和社会状态。

2. 护理诊断

护理诊断主要包括：①体温过高；②疼痛；③知识缺乏。

3. 护理措施

（1）预防措施：①避免乳汁淤积。养成定时哺乳、婴儿不含乳头睡觉等良好的哺乳习惯，每次哺乳时尽量让婴儿吸净，哺乳后应清洗乳头。②在妊娠后期，每日用温水擦洗乳头，用手指按摩乳头，并用70%乙醇擦拭乳头，防止乳头破损。③妊娠期应经常用肥皂水及温水清洗两侧乳头；妊娠后期每日清洗；哺乳前后应清洗乳头，并应注意婴儿口腔卫生，如有乳头破损，应停止哺乳，定期排空乳汁，局部涂抗生素软膏，待伤口愈合后再哺乳。④妊娠期应每日挤捏、提拉乳头，多数乳头内陷者可以纠正，哺乳时有利于婴儿吸吮，防止乳汁淤积。

（2）炎症的护理措施：①适当休息，注意个人卫生；给予高热量、高蛋白、高维生素、低脂、易消化饮食，并注意水分的补充。②用乳罩托起肿大的乳房。③消除乳汁淤积，保持乳管通畅。患乳停止哺乳，用吸乳器吸净乳汁。④监测体温、脉搏、呼吸及白细胞变化；注意用药反应，高热患者可给予物理降温。全身应用抗生素。⑤初期未成脓，局部理疗或热敷促进炎症吸收：每次20～30 min，每天3～4次。⑥脓肿形成后及时切开引流，切开引流应注意：为避免损伤乳管，乳房浅部脓肿应循乳管方向做放射状（轮辐状）切口至乳晕处止，深部或乳房后脓肿沿乳房下缘做弧形切口，乳晕下脓肿应沿乳晕边沿做弧形切口，切开后要注意分离多房脓肿的房间隔膜以利引流，切口要大，位置要低，引流条要深入放置，术后保持伤口引流通畅，及切口敷料清洁等。出现乳瘘，须回乳，停止乳汁分泌，可服用中药炒麦芽、口服已烯雌酚或肌内注射苯甲酸雌二醇。

四、乳腺良性肿瘤的护理

（一）乳腺纤维瘤

乳腺纤维瘤以18～25岁发病最多。其发生与雌激素水平过高有关，故多见于性功能旺盛时期的年轻妇女。临床特点为：①患者常无自觉症状，但妊娠期及哺乳期时因受雌激素刺激可迅速增大。②肿块好发于乳房外上象限，多为单发。③肿块无压痛；质坚韧，有弹性和包膜，边界清楚，光滑，活动度大；无腋窝淋巴结肿大；肿块变化与月经周期无关。应早期手术切除，并行病理检查，以明确有无恶变。

（二）乳管内乳头状瘤

乳管内乳头状瘤多见于经产妇，好发于40～50岁，多发生在大乳管近乳头的膨大部位。临床特点为：以乳头血性溢液为主要临床特点，溢液为鲜血、血清样或浆液，肿块小，常不能触及，有时乳晕区可触及较小肿块。轻压乳晕区从乳头排出血性液体，对诊断有帮助。可行乳管X线造影及溢液涂片检查。应尽早手术切除，行肿块切除或单纯乳房切除。术中快速冷冻病理检查。

（三）乳腺囊性增生病

乳腺囊性增生病好发于25～40岁的女性，其发生与卵巢功能失调有密切关系。临床特点为：①周期性乳房胀痛，月经来潮前发生或加重，月经过后疼痛消失或减轻，胀痛程度不一。②一侧或双侧内有大小不等、质韧、边界不清的结节性肿块，可推动，与皮肤和基底不粘连。少数有轻压痛，偶有乳头溢液。腋窝淋巴结不肿大。③B超、X线、活组织切片等可助诊断。一般不做手术。症状明显者可口服药物，缓解疼痛；若病变严重或疑有恶变者，做活组织切片。

五、乳腺癌的护理

（一）病因

病因尚不清楚，易患因素有：①性激素变化；②激素因素作用，初潮早于12岁，绝经晚于50岁，未婚，未哺乳，35岁以上未育者发病率高；③遗传因素，母女关系高10倍、姐妹高2~3倍；④饮食习惯，高脂饮食者发病多，肥胖人发病率高；⑤癌前期病变，如乳房囊性增生病、乳腺纤维腺瘤及乳管内乳头状瘤等与乳腺癌发生也有关系；⑥其他因素，如放射线、致癌药物等。

（二）病理

1. 乳腺癌分型

乳腺癌分型方法较多，目前我国多采用以下方法。

（1）非浸润性癌：包括导管内癌（癌细胞未突破导管壁基膜）、小叶原位癌（癌细胞未突破末梢乳管或腺泡基膜）及乳头湿疹样乳房癌（伴发浸润性癌者，不在此列），属早期，预后较好。

（2）早期浸润性癌：包括早期浸润性导管癌（癌细胞突破管壁基膜，开始向间质浸润）及早期浸润性小叶癌（癌细胞突破末梢乳管或腺泡基膜，开始向间质浸润，但未超过小叶范围），仍属早期，预后较好。

（3）浸润性特殊癌：包括乳头状癌、髓样癌（伴大量淋巴细胞浸润）、小管癌（高分化腺癌）、腺样囊性癌、黏液腺癌、大汗腺样癌、鳞状细胞癌、乳头湿疹样癌等。此型癌细胞一般分化程度高，预后尚好。

（4）浸润性非特殊癌：包括浸润性小叶癌、浸润性导管癌、硬癌、髓样癌（无大量淋巴细胞浸润）、单纯癌、腺癌等。此类癌是乳腺癌中最常见的类型，占70%~80%，一般分化低，预后较上述类型差。

（5）其他罕见癌：包括分泌型（幼年型）癌、富脂质型（分泌脂质）癌、纤维腺瘤癌变、乳头状瘤癌变等。

2. 转移途径

（1）局部扩散：癌细胞沿导管或筋膜间隙蔓延，继而侵及Cooper韧带和皮肤，后期可皮肤破溃形成癌性溃疡。深部癌肿可侵及胸肌筋膜及胸肌。

（2）淋巴转移：可循乳房淋巴液的4条输出途径扩散。转移部位与乳腺癌细胞原发部位有一定的关系，原发癌灶位于乳头、乳晕区及乳房外侧者，约80%发生腋窝淋巴结转移；位于乳房内侧者，约70%发生胸骨旁淋巴结转移。癌细胞也可通过逆行途径转移到对侧腋窝或腹股沟淋巴结。

（3）血运转移：乳房癌细胞可经淋巴途径进入静脉或直接侵入血液循环而发生远处转移，一般易侵犯肺、骨骼和肝脏。血运转移除见于晚期乳腺癌患者外，亦可见于早期乳腺癌患者。

（三）临床分期

临床上根据癌肿的大小，与皮肤粘连程度以及腋窝淋巴结转移情况，将病程分为以下4期。

一期：肿块直径＜3 cm，与皮肤无粘连，无腋窝淋巴结肿大。

二期：肿块直径＜5 cm，与皮肤粘连，尚能推动，同侧腋窝有可活动散在肿大淋巴结。

三期：肿块直径＞5 cm，与皮肤广泛粘连或有溃疡，与深部筋膜、胸肌粘连固定，同侧腋窝肿大淋巴结融合成团，但尚能推动。

四期：癌肿广泛扩散，与皮肤或胸肌、胸壁粘连固定，同侧腋窝肿大淋巴结已融合固定，或锁骨下淋巴结肿大，或有远处转移等。

（四）评估

1. 临床表现

（1）乳房肿块：多见于外上象限，其次是乳头、乳晕和内上象限。早期表现为无痛、单发、质硬、表面不光滑、与周围组织分界不清、不易推动。一般无自觉症状，常于洗澡、更衣或查体时发现。

（2）皮肤改变：癌肿块侵犯Cooper韧带，可使韧带收缩而失去弹性，导致皮肤凹陷，即所谓酒窝征；癌细胞阻塞皮下、皮内淋巴管，可引起局部淋巴水肿，皮肤呈"橘皮样"改变（晚期多见）。晚期，癌细胞侵入皮肤，可出现多个坚硬小结节，形成卫星结节在癌细胞侵入背部、对侧胸壁，可限制呼吸，称铠甲胸，有时皮肤破溃形成溃疡呈菜花状。

（3）乳头改变：乳头扁平、回缩、凹陷，若外上象限癌肿可使乳头抬高，乳头深部癌肿侵入乳管使乳头凹陷、两侧乳头不对称等。

（4）区域淋巴结肿大：常为患侧腋窝淋巴结肿大。

（5）全身症状：早期一般无全身症状，晚期患者可有恶性肿瘤转移表现，如肺转移时出现胸痛、咳嗽、咯血、气急，骨转移时出现腰背痛、病理性骨折（椎体、骨盆、股骨），肝转移时出现肝大、黄疸等。

（6）特殊乳腺癌表现。①炎性乳腺癌少见，一般发生于年轻女性，尤其在妊娠期及哺乳期，发展迅速，转移早，预后极差；表现为乳房增大，皮肤红、肿、热、痛，似急性炎症表现，触诊整个乳房肿大发硬，无明显局限性肿块。②乳头湿疹样癌（又称Paget病）：少见，恶性程度低，发展慢。发生在乳头区大乳管内，后发展到乳头。表现为乳头刺痒、灼痛、湿疹样变，以后出现乳头、乳晕粗糙糜烂、脱屑，如湿疹样，进而形成溃疡。病变发展则乳头内陷、破损。淋巴转移出现晚。

（7）特殊检查：主要是疾病的特有检查及必要的术前检查。

2. 健康史及个人史重点评估危险因素

其内容包括既往史、月经史、生育史与哺乳史、家族史、乳腺外伤史、手术史、疾病史、内分泌治疗史、盆腔手术史、甲状腺疾病史等。

（五）治疗

治疗以手术为主的综合治疗。手术术式包括乳腺癌根治术、乳腺癌扩大根治术、乳腺癌改良根治术及乳房单纯切除或部分切除术。

1. 手术治疗

（1）乳腺癌标准根治术。切除乳腺+癌肿周围至少5 cm的皮肤+乳腺周围脂肪，胸大、小肌和筋膜+腋窝、锁骨下脂肪组织后和淋巴结，适用于一、二期的患者。

（2）乳腺癌改良根治术：单纯乳腺切除，同时做腋窝淋巴结清扫，保留胸肌，适用于腋窝淋巴结无转移或仅少数尚能推动淋巴结转移的患者。

（3）乳腺癌扩大根治术：根治术+2～4肋软骨及肋间肌+胸廓内动静脉及周围淋巴结，适用于肿瘤靠内侧的早期有胸骨旁淋巴结转移的患者。

（4）乳房单纯切除或部分切除术：全部或部分切除乳房，适用于晚期或年老体弱不能耐受根治术者。

2. 化疗

化疗是一种必要的全身辅助治疗，应在手术后及早应用，主要化疗反应有呕吐、静脉炎、肝功能异常、骨髓抑制等。化疗期间应定期检查肝肾功能，每次化疗前检查白细胞计数，如白细胞$< 3 \times 10^9$/L，应延长用药间隔时间。

3. 放疗

放疗是乳腺癌局部治疗手段之一，以防止术后复发。①术前放疗可用于局部进展期乳腺癌，杀灭癌肿周围的癌细胞；②术后放疗可减少腋窝淋巴结阳性患者的局部复发率，提高5年生存率；③一般术后2～3周进行放疗，在锁骨上胸骨旁及腋窝等区域进行照射，可缓解症状。

4. 激素治疗

对激素依赖的乳腺癌可进行内分泌治疗：①去势治疗：年轻妇女可采用卵巢去势治疗，包括药物、手术或X线去势；②抗雌激素治疗：适用于绝经前后妇女，常用三苯氧胺；③雌激素治疗：适用绝经5年以上的患者。

（六）护理

1. 护理诊断

护理诊断主要包括自我形象紊乱、体液过多、上肢活动受限、知识缺乏、潜在并发症。

2. 护理措施

（1）监测生命体征，尤其扩大根治术患者注意呼吸，及时发现气胸（胸闷、呼吸困难），鼓励患者深呼吸，有效咳嗽，防止肺部并发症。

（2）引流管接负压吸引，妥善固定，保持通畅；观察引流液的量、颜色，注意有无出血。一般引流管在术后3d拔除。若出现积血积液，可无菌操作下穿刺抽液，然后加压包扎。

（3）麻醉清醒后取半卧位，有效止痛。

（4）用弹性绷带加压包扎伤口，松紧合适，观察患侧手臂血液循环情况。如包扎过紧，可出现脉搏扪不清，皮肤发紫、发冷等；术后3d内患肢肩关节制动，防止腋窝皮瓣移动而影响伤口愈合。

（5）抬高患肢，并按摩，适当活动；保护患肢，避免意外伤害，不在患肢量血压、注射及抽血，患肢负重不宜过大，不宜用强力洗涤剂，不宜佩戴首饰或手表。

（6）功能锻炼：无特殊情况应早期进行功能锻炼，术后24h内开始活动手指及腕部，可做伸指、握拳、屈腕等活动；3~5d活动患肢肘关节；7d后活动肩部，鼓励患者自己进食、梳理头发、洗脸等活动；10d左右进行手指爬墙活动、画圈、滑轮运动、手臂摇摆运动、用患侧手梳头或经头顶摸至对侧耳郭等。原则是在上肢活动在7d以后，7d之内不要上举，10d之内不外展，上肢负重不宜过大过久。

（7）健康教育：①患肢功能锻炼；②保护伤口，避免外伤，患肢不能过多负重；③遵医嘱继续化疗及放疗；④手术后5年之内避免妊娠；⑤定期检查，每月进行健侧乳房自我检查。

六、乳腺疾病的健康教育

（一）乳房自我检查

1. 视诊

脱去上衣，面对穿衣镜，两臂下垂放在身体两侧，观察两侧乳房的大小、形状，轮廓是否对称，有无局限性隆起、凹陷或"橘皮样"改变；乳头有无回缩、抬高及分泌物；乳晕有无湿疹。然后改换体位，双手撑腰、上举、稍微侧身，从不同角度观察上述内容。

2. 触诊

平卧或侧卧触摸乳房，乳房较小者平卧，乳房较大者侧卧，肩下垫软薄枕，左手手臂置于头下，右手手指并拢，用手指掌面轻柔平按，触摸左侧乳房，切忌重按或抓捏。检查一般是从乳房内上、内下、外下、外上象限，最后触摸乳房中央（乳头、乳晕）区。注意乳头有无溢液。然后左臂放下，用右手触摸左侧腋窝淋巴结有无肿大。

用同样的方法检查另一侧。如发现肿块，应及时到医院做进一步检查，以便明确诊断。

（二）乳癌根治术后康复指导

（1）保护伤口处皮肤，患侧上肢避免搬、提重物。

（2）遵医嘱定期复查，按时放疗及化疗。

（3）继续功能锻炼，改善患肢功能。

（4）每月行乳房自我检查。

（5）术后5年内避免妊娠。

（侯凤兰）

第十五章 小儿心胸外科疾病护理

第一节 先天性心脏病护理

先天性心脏病是孕妇在妊娠的最初 3 个月内因受病毒感染、放射性辐射、服用某些药物、缺乏营养以及某些遗传因素的影响，使胎儿的心脏发育异常，而引发先天性心脏病。先天性心脏病（以下简称先心病）的发病率为 7‰～8‰。有学者估计，围生期死亡中有 20% 是由于先心病畸形，而新生儿死亡中 50% 以上是由致命的心脏畸形引起的。如不经治疗，有 20%～50% 先心病患儿于出生后 1 年内死亡，其中 1 周内死亡占 30%，1 个月内死亡占 50%。所以，及时的救治与护理非常重要。先天性心脏病通常分为三大类：①非发绀型（左向右分流）先天性心脏病：此种先心病患者的畸形不造成未氧合血进入体循环，因此不表现出发绀，如动脉导管未闭，房、室间隔缺损等；②发绀型（右向左分流）先天性心脏病：此类患者的静脉血，即未氧合血混入体循环中，所以表现出发绀，此类先心病的畸形往往比较复杂，如重度肺动脉瓣狭窄、法洛二联症、法洛四联症、大动脉转位等；③梗阻型（无分流型）先天性心脏病：如主动脉缩窄、主动脉弓中断等。本节我们将根据先心病三大分类，重点阐述各病症的疾病特点，术前、术中、术后护理，以帮助专科护士提高护理质量。

一、左向右分流型先天性心脏病

（一）概述

1. 房间隔缺损

房间隔缺损（atrial septal defect，ASD）是胚胎发育期的原始心房间隔在发生、吸收和融合过程中出现异常，致左、右心房存在血液分流的先天性畸形，是最常见的先天性心脏病之一。房间隔缺损可以单独存在，也可以与其他畸形一同存在，此病多见于女性，男女比例为 1∶2～1∶4。根据发生机制不同分为原发孔房间隔缺损和继发孔房间隔缺损。原发孔房间隔缺损缺损位置位于冠状静脉窦的前下方，缺损下缘靠近二尖瓣瓣环。继发孔房间隔缺损，依据缺损发生位置不同分为四种类型，即中央型、上腔静脉型、下腔静脉型、混合型（图 15-1）。其中以中央型最常见，占 75%，缺损直径一般为 2～4 cm，多数为单孔，少数为多孔。

该疾病适宜的手术年龄为 3～5 岁，出现艾森门格综合征者是手术禁忌证。治疗上分为手术治疗和介入治疗，手术治疗方法为在全身麻醉、低温体外循环下经胸部正中切口行房间隔缺损修补术，可以直接缝合缺损或采用自体心包片修补。此手术在国内 20 世纪 70 年代初就开展外科治疗，近 20 年发展迅猛，治疗效果已经达到国际先进水平。手术安全性高，术后可获得与正常人一样的生活、工作和寿命。介入治疗（图 15-2）不需开胸，体外循环，创伤小，适用于缺损四周边缘完整的病例。近年来很多医院开展介入和手术相结合的方法，即在胸骨旁第 4 肋间小切口，在食管超声引导下将封堵器置于缺损处，使缺损闭合。此方法与传统的手术相比，不需要体外循环装置、操作简单、创伤小、安全性高、并发症少。与介入导管封堵相比，操作直接、路径短、易于控制封堵器，应用范围更广些。

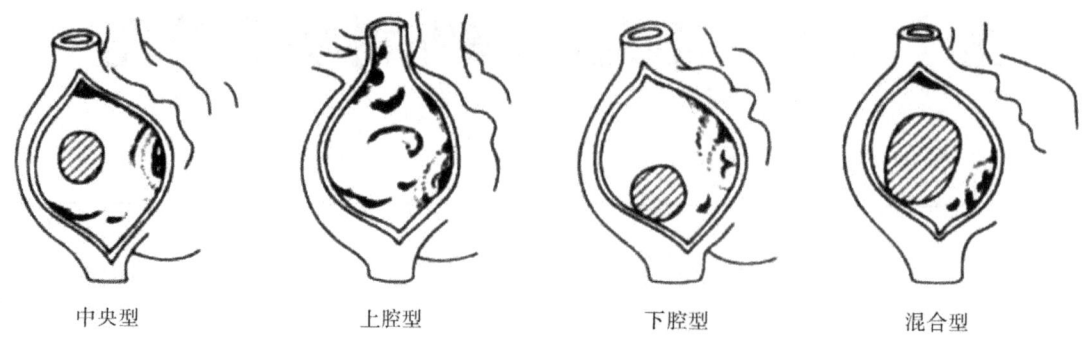

图 15-1　房间隔缺损分型

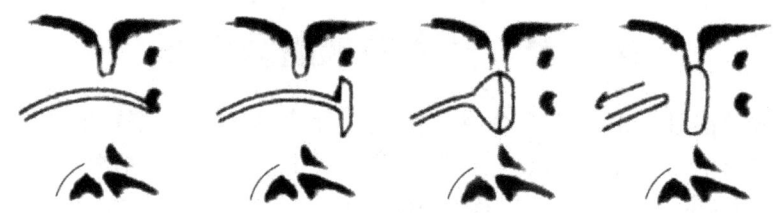

图 15-2　房间隔缺损介入治疗

2. 室间隔缺损

室间隔缺损（ventricular septal defect，VSD）是胚胎期室间隔发育不全形成单个或多个缺损，致左、右心室异常交通。室间隔缺损可以单独存在或与其他畸形并存，占先天性心脏病的 12% ~ 20%。发病原因尚不明确，目前认为与遗传、孕母接触放射线、宫内感染有关。依据发生部位的不同分为膜部缺损、漏斗部缺损、肌部缺损，其中膜部缺损占 80%。

3. 动脉导管未闭

动脉导管是胎儿期连接主动脉峡部和肺动脉根部之间的生理性血流通道。出生后 80% 的患儿两个月内自行闭合，成为动脉韧带。若过期未闭合者称为动脉导管未闭（patent ductus arteriosus，PDA），占先天性心脏病总数的 15% ~ 21%，男性多于女性，比例为 3∶1。根据未闭的动脉导管解剖形态，分为管形、漏斗形、窗形、哑铃形和动脉瘤形五种（图 15-3）。其中以漏斗形最多见，窗形较少见。导管通常长 5 ~ 10 mm，直径从数毫米至 1 ~ 2 cm 不等。动脉导管未闭由 Galen 首先描述，并于 1628 年被 Harry 首次证实了其在胎儿血液循环中的作用。

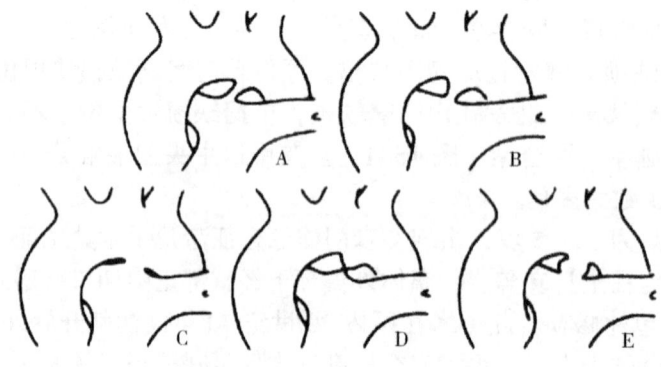

A. 管形　B. 漏斗形　C. 窗形　D. 哑铃形　E. 动脉瘤形

图 15-3　动脉导管未闭分型

4. 主动脉-肺动脉间隔缺损

主动脉-肺动脉间隔缺损（APSD）是胚胎期动脉干分隔为主动脉和肺动脉发育不全，在升主动脉和肺动脉之间遗留口径不等的缺损，导致半月瓣以上主动脉与肺动脉间的异常交通，也叫主动脉-肺动脉瘘或主动脉-肺动脉窗，是一种罕见的先天性血管畸形，往往并发一些复杂畸形，占先天性心脏病的0.03%～1%，与22q11染色体异常有关。自1830年Flliotson首次描述该病以来已有将近200年的历史。目前分型方法有多种，1978年Mon等提出的将主-肺动脉间隔缺损分为3型。Ⅰ型：主-肺动脉间隔近端缺损，约占70%；Ⅱ型：主-肺动脉远端缺损，约占25%；Ⅲ型：主-肺动脉间隔完全缺损，约占5%。1979年Richardson等提出新分型法，其中Ⅰ、Ⅱ型与Mori分型法相同，Ⅲ型为右肺动脉异常起源于升主动脉的后壁外方。

5. 主动脉窦瘤破裂

主动脉窦瘤破裂（ruptured sinus of valsalva aneurysm, RSVA）由于主动脉窦壁的环形纤维管状带局部发育不良，缺乏中层弹性组织，长时间承受高压血流冲击，逐渐向外膨出而形成主动脉窦瘤。动脉瘤呈乳头状囊袋，一般长为0.5～3.5 cm，直径为0.5～1.2 cm，瘤体顶端薄弱处破裂血流至邻近心腔者，称为主动脉窦瘤破裂。破裂多发生于右冠状动脉窦，且破入右心室。其次为无冠状动脉窦，多破入右心房，是一种少见的先天性心脏病，约占先天性心脏病的0.31%～3.56%。多并发其他心脏畸形，其中并发室间隔缺损最多见，亚洲国家发病率高，男性多于女性，年龄在20～40岁的占80%，儿童甚少。极少数的主动脉窦瘤由于后天原因所致，多为感染，如细菌、真菌或风湿等侵蚀，后天者不多见，更罕见破裂。

（二）术前护理

1. 一般准备

（1）入院常规处置。

①安排及准备床位、用具，并按病情危重程度安排。热情接待患者，态度和蔼可亲，尽快建立护患关系，排除生疏和恐惧感。

②介绍病房的内外环境、负责医生、责任护士、医疗工作，同时向家属介绍病区的作息时间、探视制度、四防安全等相关制度。保管好自带物品，非必需品或"危险"玩具请家长带回。防范发生意外事故，禁止爬、坐、靠、倚窗台，以免不慎滑坠楼下。凡是可能造成烫伤、刺割伤、误吸或窒息的物件均应由专人代为保管，告诉家长绝不要给患儿。及时沟通了解患儿的生活习惯、性格特点等，争取家属的理解和配合。

③按医嘱定时测量体温、脉搏、呼吸，密切观察和分析病情变化，尽可能找出变化的原因。经常巡视病房，观察液体滴速，严格防止输液过快、入量过多或不足，观察药物的作用及不良反应。

④长期卧床的患儿，每日按摩身体受压部位，保持床单、被褥、尿布等清洁、干燥、平整，无渣屑。

⑤患儿的餐具或奶具定期严格消毒，每周为患儿洗澡一次，更换衣裤，危重或卧床患儿床上擦浴。每日早晚洗脸、洗脚，每周修剪指甲一次。

⑥备齐各种急救物品及药品，组织及安排好实施抢救的人力。

（2）术前评估全身情况。

①观察患儿的生命体征：小儿年龄越小，心率越快（表15-1），在哭闹、不安时心率明显增快，所以测心率时应在患儿安静状态下测量。小儿体层薄，容易显露异常的搏动，如颈根前部胸骨上窝的异常搏动可能提示有动脉导管未闭、主动脉瓣关闭不全、主动脉缩窄等畸形。

表15-1 各年龄组心率情况

年龄	心率（次/min）		
	平均	最小	最大
出生~1 d	115.9	81	159
1~7 d	127.1	98	162
7 d~1个月	145.8	111	193
1~3个月	139.0	113	176
3~6个月	123.2	98	168
6~12个月	117.8	91	164
1~3岁	109.1	83	158
3~5岁	97.0	78	125
5~8岁	90.0	65	125
8~12岁	87.3	65	115
12~16岁	79.4	57	123

小儿年龄越小，血压越低（表15-2）。婴儿上肢血压多高于下肢，儿童则下肢血压高于上肢血压10~20 mmHg，动脉导管未闭患儿需注意测量四肢血压，对比上下肢血压，以排除可能并发的主动脉弓中断和主动脉缩窄，以确定手术方案。

表15-2 各年龄段血压

年龄段	平均收缩压（mmHg）	平均舒张压（mmHg）
新生儿	80±16	46±16
婴儿（1~2岁）	96±30 及 99±25	66±25 及 64±25
幼儿（3~4岁）	100±2 及 99±20	67±23 及 65±20
小儿童（4~6岁）	99±20 及 100±15	65±20 及 56±8
大儿童（7~12岁）	102±15 及 115±19	56±8 及 59±10

婴幼儿肋间肌不发达，不同于成人，为腹式呼吸，以浅而快的呼吸作为代偿（表15-3）。体温升高提示有感染、炎症存在或散热不好，体温过低则提示循环功能不良或保温不够。出生一般为40~44次/min。

表15-3 不同年龄小儿呼吸次数的平均值

年龄	每分钟呼吸平均次数	年龄	每分钟呼吸平均次数
出生~1岁	30	4~7岁	22
1~3岁	24	8~14岁	

②发育和营养：手术应准确测量患者的身高和体重，并计算出体表面积。体重应以患者空腹、卸除厚重衣物且排尿后测定。体重和体表面积的测定不可忽视，可评价患者的发疗和营养状况。

③评估患者面色和表情，熟悉每个患者的症状，有利于根据病情进行治疗及护理。

④检查全身各部位情况：包括胸部、腹部、四肢、神经系统、消化系统等，如有异常应明确诊断，并确定是否影响心脏手术。

⑤注意询问既往病史、家族史、有无药物过敏史、输血史及手术史等。

⑥新小儿需注意评估：出生后1周内，应每日评估患儿的基本状态，如皮肤、胎脂、肤温、神经反射、体重等情况。

（3）协助患者完善术前相关辅助检查：实验室检查包括全血细胞计数、凝血功能、血清电解质水平、肝肾功能、血气、血糖、心肌酶、尿液分析、血型检测和交叉配血等。

①心电图：评价心率、心律、心电轴、心肌肥厚、传导异常及心肌梗死等。

②X线胸片：后前位和侧位X线胸片检查是重要的术前检查，可提示心室扩张、肺水肿、主动脉位置。

③超声心动图：可提供心腔大小和功能，显示血流的方向，并可测出流速及压差，并发肺动脉高压者，可测量肺动脉压力，瓣膜形态和功能，心脏缺损或畸形等资料。房间隔缺损的患者做此项检查，尤应注意左心室大小，高度警惕左心发育不良。

④心脏导管检查：并发肺动脉高压者，而心导管检查可评估肺血管病变程度，作为选择手术适应证重要参考。

⑤CT和磁共振成像：对于大血管病变、脑部病变、肺内占位病变有诊断意义。

⑥食管超声检查：拟行经皮介入导管封堵术的患者术前需做此项检查。

（4）呼吸道准备：保持室内空气清新，温度适宜。温度不宜大于30℃，以免引起患者脱水和出汗。预防和控制感染，并发呼吸道感染者应积极使用抗生素治疗，待感染控制后再手术。术前指导患者戒烟，冬、春季节保暖，防止感冒和呼吸道感染。避免去公共场所，病室内限制探视。

（5）心功能准备：对并发有肺动脉高压而无明显手术禁忌的患者，术前应遵医嘱给予吸氧和血管扩张药的治疗，采用低流量、低浓度鼻导管吸氧，每日2~3次，每次1~2h。并发复杂畸形的患者，动脉导管未闭是作为体循环重要供血来源，在未纠正其他畸形前关闭PDA通常是致命的，如果SaO_2能维持在70%以上，尽量不吸氧，如吸氧浓度<10%，静脉持续泵入前列腺素E_1，保持PDA开放。心力衰竭患者先强心利尿治疗来改善心功能，再积极纠正心力衰竭，补足营养，增强体质。心肌酶增高时，可使用心肌营养药物治疗，待结果正常后再进行手术。

（6）加强营养状况：指导患者合理调配饮食，进食高热量、高蛋白及丰富维生素食物，保证充足的热量和补充足够的营养成分。对食欲差、摄食少、免疫功能低下的患儿指导合理喂养，改善营养状况。喂奶时可用滴管滴入，以减轻患儿体力消耗，喂哺后轻轻拍背后置于侧卧位，以防呕吐时引起窒息。

（7）用药护理：指导患者遵医嘱服用药物，不能擅自添加或停服药物，口服地高辛者应注意观察有无恶心、呕吐、黄绿视等不良反应。口服利尿药的患者，注意观察尿量及检测离子情况。应用血管扩张药如硝普钠、酚妥拉明、前列腺素E_1等药物，可降低心脏前后负荷及肺动脉压力，改善循环状况。用药期间要严密观察血压的变化，预防低血压的发生。术前纠正各种并发症，如贫血、营养不良、肺动脉高压等。

（8）胃肠道准备：出生后6个月以下的小儿，术前4h禁奶；6个月~3岁小儿，术前6h禁食，但2h前可进糖水；3岁以上小儿，术前8h禁食，3h前可进糖水。成人术前6~8h禁食水。

（9）其他准备：术前备血，剃除手术区皮肤毛发并清洁消毒，操作时动作要轻，避免划伤皮肤引起感染，注意保暖，避免受凉。做相关药物过敏试验。术前1d晚间保证充足的睡眠。

（10）术前功能训练。

①深呼吸训练：手术后由于胸部伤口疼痛患者不敢用力呼吸，使用腹式呼吸可提高呼吸效率，吸气时腹部鼓起，呼气时腹部收缩，在深而慢的吸气后缩唇呼气。指导患者在手术后拔除气管插管后用以上方法进行深呼吸锻炼，每小时5~10次。

②咳嗽训练：患者可以取坐位或半卧位，双手交叉按在胸壁切口部位，咳嗽可用手支托伤口，令患者做一个深吸气，在呼气时用力咳嗽1~2次。有效的咳痰可促进手术后肺扩张，预防肺不张和肺部感染。

③腿部运动：收缩小腿和大腿肌肉，持续几秒后再放松，如此重复至少10次为一组。膝关节弯曲90°至足掌平踏在床面上，再将腿部伸直置于床上，至少重复5次为一组练习床上翻身和起床。手术后身体上有各种管道，身体活动受限。但是翻身可促进呼吸道分泌物引流，促进胸腔引流，促进肠蠕动及预防皮肤压力性损伤。

④指导患者利用床档翻身和坐起，指导患者床上使用便器，经过练习可使患者适应在床上大小便，消除心理压力和思想顾虑。

2.心理准备

患者及其家属对心脏手术均有不同程度的恐惧和焦虑情绪，担心手术的风险、预后、治疗效果、家庭经济状况等。护士应根据每个患者的心态和接受能力，用易于接受的语言，形象地讲解该疾病的特点和对身体的影响，详细讲述手术的必要性，手术方法及效果，围手术期注意事项，使其了解不手术将会妨碍健康，只有通过外科治疗才能使其康复和继续成长，尽力让患者以平静乐观的心态接受手术，消除恐惧焦虑和紧张心理，增强战胜疾病的信心，配合治疗和护理。与患儿及其家属交谈，了解患儿的举动、情绪、态度及患病后的想法和对疾病的认知态度，对心脏手术的顾虑，给予患儿适当的帮助、安抚，使患儿了解心脏手术的目的和效果，取得对手术成功的信心和对医护人员的信任。

3. 术前访视

手术前患者大多对手术产生恐惧心理，使血压升高，体内儿茶酚胺增加，不利于围手术期维持稳定的循环状态。因此，手术前 1 d 巡回护士访视患者，根据其年龄特点、文化程度、手术方式，有针对性地做好患者的心理护理。尽量使患者处于最佳的生理和心理状态接受手术。访视时需向患者及家属介绍手术室环境、术前须知、麻醉方式、治疗方法，进出手术室过程及要求，监护室的环境，治疗经过，术后在监护室期间常用的监测设备，医师、护士人力资源的配备情况，要向家属强调术后禁止探视的原因和必要性。在病情及条件允许的情况下，可带领患者参观监护室，了解其环境，以消除术后回室后的紧张恐惧感，以防 ICU 综合征的发生。通过术前访视护士了解患者的身体状况、现病史、既往史、药物过敏史、手术史、家庭史等，便于术后病情的观察和治疗护理工作的进行。接受患者及家属的咨询，讲解以往手术成功的病例可增加亲属对手术的认识和理解，树立信心，减少不安与猜测，避免不必要的担忧。与手术医生沟通，了解手术方式，熟悉手术步骤，必要时参加手术讨论，做好充分的术前准备，特殊的器械和物品准备齐全，以免术中出现差错事故。

（三）术中护理

1. 环境准备

做好术前手术间的消毒工作，严格控制手术室内的人员数量和人员进出，严格执行无菌操作技术与消毒隔离制度，室温 18～24℃，湿度 50%～60%，手术床上铺好电温毯以备术中升温。

2. 物品和器械准备

器械护士根据患者的病情、诊断、手术方式、年龄等备好相应的手术器械、物品，如器械包、敷料包、不同型号的各类血管缝线、冰屑、补片等，认真清点数量。

3. 配合要点

（1）巡回护士。

①巡回护士与麻醉师共同核对患者的各项信息，由于先心病患者以未成年人居多，如患儿年龄较小，需做好安抚工作，诱导麻醉之前，巡回护士要站于手术床旁扶持，以防患儿坠床。

②协助麻醉医师做好辅助工作，严格执行医嘱，核对麻醉药。

③根据手术方式摆放好体位，背后垫一软枕，垫高约 30°，颈部不宜过伸、悬空，注意避免因压迫颈部血管而影响脑部血供和血管内损伤，而致脑梗。患者两手置于身体两侧，防止上肢受挤压，注意支撑臂部。避免患者直接接触金属物，防止电刀灼伤皮肤，注意保暖。

④手术台距离地面高于 1 m，有利于体外循环引流。

⑤先建立一路外周静脉通路，施行麻醉后再进行导尿、动脉、深静脉穿刺，减轻患者的痛苦。

⑥术中注意各监测仪器的变化，手术进展，必须保持静脉通畅，观察各管路是否通畅，及时提供手术中所需药品、物品，详细填写手术护理记录单，如手术开始时间、转机时间、尿量、术中用药等。

⑦体温的监测：婴幼儿体温调节中枢发育不完善，体表面积与体重之比较大，体温容易受到周围环境影响，体温监测与调节在婴幼儿体外循环手术中尤为重要。手术前需要正确放置并固定测温探头，术中根据不同的手术及体外循环方式配合降温，复温过程遵循缓复温、慢复温、复透温的原则。

⑧肝素和鱼精蛋白的应用管理：对于肝素和鱼精蛋白的用量根据术中 ACT 的测定进行管理，术中应及时监测 ACT 并向灌注医生报告监测结果。体外循环结束时，予以鱼精蛋白中和肝素，一般肝素与鱼精蛋白之比为 1∶1。术前应注意询问患儿有无过敏史，注射鱼精蛋白时注意观察有无气道压力增高等异常反应。

（2）器械护士。

①心脏手术对器械护士的要求很高，既要求速度快又要求精确度高，同时随着手术变化做出正确的判断及时调整手术所需器械、物品。器械护士应提前20～30 min刷手上台，按照手术步骤备好各种器械物品。电刀、吸引器、胸骨锯等用物，在切皮前应全部就位并试好。体外循环各种管道也应分别连接好接头，备好骨蜡、冰屑、垫片和各种带垫片的缝针。术中要高度集中注意力，做到忙而不乱，心中有数，预知下一步所需要的器械物品，每一个步骤必须配合得准确、迅速、到位，避免不必要的问答。如并发亚急性细菌性心内膜炎或有赘生物者，用自体心包补片修补，以免术后感染。器械护士应密切关注手术进程和方式，如需用自体心包，立即告知巡回护士协助配制0.5%戊二醛，注意浸泡心包片的时间。

②认真清点器械，应特别注意清点橡皮蚊钳以及上、下腔管上的橡皮是否齐全，如橡皮管松动一定要立即更换，防止术中脱落难以寻找。术中使用的带针缝线较多，要随时清点。

4. 手术完毕

手术室护士和麻醉师一起护送患者回监护室，注意安全与保暖，并与监护室护士详细交接所施手术、麻醉方法、术中用药、手术和麻醉过程中患者的基本情况、麻醉后的注意事项等。

（四）术后护理

1. 术后常规护理

（1）ICU常规准备工作：包括床单位、心电监护仪、呼吸机、除颤仪的准备，根据病情备好各种抢救仪器及药品。

（2）体位：全身麻醉未清醒患者取去枕平卧位，头偏向一侧。气管插管期间，头颈保持平直位，防止扭曲。

（3）各种管道管理：患者返回ICU后护士需与麻醉师共同检查气管插管的位置是否正确，听诊肺部，判断气管插管是否在气道内。测量气管插管距门齿及鼻尖的距离，便于及时发现气管插管是否脱位。必要时拍X线胸片，了解气管插管在气道内的位置。妥善固定松紧要适度，如过紧可造成人为的气道梗阻，过松则起不到固定的作用。其他管道包括输液管、测压管、深静脉置管、引流管、导尿管、胃管等，应保持管路的通畅，勿打折、扭曲、脱出、受压，严密观察各引流液的颜色性质和量，如有病情变化及时报告医生。动脉导管未闭的患者术中损伤胸导管可产生乳糜胸，胸液呈典型的乳白色乳糜样。为减少乳糜的产生，应禁食或进低脂饮食。胸液引流＜20 mL/（kg·d），采取非手术治疗，保持胸腔闭式引流通畅，提供良好的营养支持及维持电解质酸碱平衡。如胸液引流＞20 mL/（kg·d），可考虑开胸结扎胸导管。

（4）呼吸道管理：良好的呼吸支持是术后顺利恢复、减少各类并发症的关键环节。

①插管患者：当呼吸机与患者连接后，需观察胸廓起伏的幅度、节律及双侧是否对称，机械通气期间应密切观察呼吸的频率、幅度、胸廓运动的对称性、有无鼻翼扇动、口唇发绀等。通过观察末梢皮肤、黏膜的色泽和温度，了解是否存在气体交换障碍。注意呼吸机管道的湿化，及时清除呼吸道分泌物。并发有肺动脉高压的患者，需延长呼吸机使用时间，患者需定时膨肺，避免恒定的潮气量，导致限制性肺不张，及时检测血气分析，根据血气分析结果调整呼吸机参数。同时患者应充分保持镇静，可间断使用镇静药、肌松剂（吗啡、地西泮、哌库溴胺等），避免因躁动损伤气管黏膜，减少拔管后的喉头水肿，减少回心血量，改善心功能。

②拔管后呼吸道管理：气管插管拔除后采用鼻塞或面罩吸氧，密切观察患者有无呼吸困难的表现和缺氧征象。嘱患者做深呼吸和自行咳痰，同时配合体疗，叩击和震颤胸背部，每侧不少于10 min。使肺泡膨胀，预防肺不张。一般情况下不行气管内吸痰，以免刺激过度诱发气道痉挛，导致缺氧，引起呼吸暂停，或心搏骤停，适当清理后鼻道分泌物即可。不会咳嗽的婴幼儿可定时按压胸骨上凹刺激咳嗽。如进行气管内吸痰，需有负责医师在床旁，并准备面罩加压给氧装置。吸痰时间应选择在餐前或餐后2 h为宜，以免引起患儿呕吐误吸。新生儿拔管后4 h可喂水，喂水时注意有无呛咳，喂后及时抱起或托起患儿拍背，将胃内气体排出，取半卧位头偏向一侧，防止患儿呕吐、溢奶、误吸，甚至窒息。

（5）心功能监测。

①维持有效的循环血量：持续监测 LAP、CVP、有创动脉压和尿量。在术后早期，有效血容量减少，前负荷降低是低心排血量综合征（low cardiac output syndrome，LCOS）最常见的原因，为预防或纠正 LCOS，应适当补充胶体液，以提高胶体渗透压，输入白蛋白或血浆，以利于循环稳定和减轻组织水肿。常规使用降低心脏前后负荷药物及正性肌力药物，改善心功能，如硝普钠、多巴胺、多巴酚丁胺、米力农。循环稳定的情况下 CVP < 8 cmH$_2$O，LAP < 5 mmHg，补充晶体液量为 2 mL/（kg·h）以免液体输入过多而增加心脏负担。所有静脉通路均采用微量泵 24 h 泵入，同时帮助患者经口摄入。

②房间隔缺损修补术后出现的心律失常：常见有房性或室性期前收缩、心房颤动，较少有房室传导阻滞。应严密监测心律、心率变化，心动过缓者，需备好异丙肾上腺素，必要时使用临时心脏起搏器支持。

③及时纠正电解质紊乱和酸碱失衡：特别注意保持正常的血钾水平，当血清钾 < 3.5 mmol/L 时可配制成 3% 或 6% 的氯化钾溶液用微量泵从中心静脉内补入。

（6）中枢神经系统观察。

①瞳孔：观察和记录患者双侧瞳孔的大小、是否对称、对光反射是否存在。如发现异常，应及时报告医生，并密切观察病情变化。

②意识：观察和记录患者清醒的时间，清醒后对周围事物、时间、人物、位置的定向力的表现，是否有头痛、头晕。注意检查患者有无肌张力减退、肢体运动功能障碍、抽搐、惊厥等临床表现。

（7）尿量监测：尿量是反映循环功能是否良好的指标之一，婴幼儿越小，未成熟的肾单位越多，肾脏对水钠调节功能越差，肾小球对水分再吸收和浓缩功能差，加之术后心功能差，左心静脉压高而导致水肿，应积极利尿，以维持血管内外水平衡。术后维持尿量 1～2 mL/（kg·h），如果持续 2 h 尿量 < 0.5 mL/（kg·h），观察尿量、尿色、尿比重和血钾的变化。

（8）体温监测：防止体温过高或过低，小儿的体温调节中枢发育不成熟，对外界环境的适应能力差，容易随着环境温度及病情的变化而变化，一个适宜的温度环境是令小儿保持最低新陈代谢水平的重要因素，因此要做到：

①监护室应保持室内恒温 26～28℃。

②患儿回监护室后，要注意盖好被子，特别是四肢末端，可用特制的棉套或锡纸保暖，进行各种护理操作时应尽量减少暴露时间。当肛温 < 36℃要积极复温，当肛温 > 39℃时应采取降温措施，如乙醇湿敷或凉水袋置婴儿颈下。对于 5 kg 以下的婴幼儿禁用乙醇，温水擦浴即可。

（9）口腔护理：患儿受手术打击，同时为预防细菌感染应用大剂量的抗生素，气管插管时间较长，故患儿极易患口腔的真菌感染。因此要进行口腔护理，不给或少给甜性饮料。每 4 h 用 0.9% 氯化钠或 5% 碳酸氢钠清洁口腔，以免发生鹅口疮。对已出现鹅口疮的患儿，除涂 5% 碳酸氢钠外，还可以用制霉菌素粉剂或液体涂口腔。

（10）皮肤护理：术后要约束四肢，以防患儿用手抓气管插管。需做好皮肤护理，尤其患儿发育较差、瘦弱者，平卧位易于出现压力性损伤，经常按摩骨隆突部位，并在肩胛骨、臀部、足跟等处垫以常温水袋。

（11）疼痛护理：疼痛如不能减轻将导致不良的身体和心理影响，而且疼痛使呼吸急促、心动过速、肺膨胀不全、活动减弱以及组织缺血。充分的止痛是必要的，可使患儿舒适和防止有害的机体反应。在使用传统药物止痛的同时，应鼓励用非药物的止痛方法。对婴儿可使用安抚奶嘴、抚慰、摇晃、抱、低调的声音等，对年长儿可根据年龄选择适合的游戏、活动、深呼吸、放松技术和抚摸以帮助和控制疼痛。

2. 术后并发症的观察与护理

（1）低心排血量综合征：患者可表现为血压低、心率快、脉搏细弱、面色苍白、口唇发绀、皮肤花斑、尿少等。术前应积极改善心肌功能，术中尽量缩短心肌缺血时间，术后注意积极纠正低血容量，维持满意的中心静脉压，改善内环境，控制液体入量，并遵医嘱给予正性肌力药物支持。

（2）肺动脉高压危象：是 APSD 患者最常见的并发症，处理不及时可危及生命。表现为患儿清醒或吸痰刺激后，突然出现低氧、低血压、外周低灌注。治疗措施包括镇静、肌松、呼吸机辅助通气、吸入 NO 支持等。护士需注意减少对患儿的刺激，吸痰操作轻柔，根据痰液多少决定吸痰间隔时间，保证充分给氧。

（3）残余漏：听诊有无残余分流的心脏杂音，一经确诊房间隔缺损应尽早手术，术后心功能良好，无慢性心力衰竭，即使有较小的残余分流但无血流动力学意义，无须再次手术，小的残余漏隙常可自行闭合。极少数较大的残余分流需要再次手术。

（4）心律失常：注意观察心律变化，保持好输入抗心律失常药物的静脉通路。

（5）应激性溃疡：为消化系统常见并发症，发生于胃十二指肠的急性浅表性黏膜糜烂和溃疡，临床主要表现为出血，可通过放置胃管观察胃液的颜色、性质和量等，了解是否有此并发症的发生。

（6）动脉导管结扎术后需注意观察有无喉返神经损伤：全身麻醉清醒后同患者对话，观察有无声音嘶哑和呛咳。如发现声音嘶哑，应报告医生处理。进食时头偏向一侧，以免进食时呛咳，食物误入气管。同时应用维生素 B_{12}、谷维素等营养神经药物。由于导管离断后内脏血液重新分配的反应，术后早期出现短暂高血压，应及时处理。密切观察血压变化：遵医嘱及时使用降压药物，如硝普钠等。用药后密切观察血压变化，遵医嘱随时调节药物用量。更换药液时要迅速、准确，避免因更换不当引起患者的血压波动。如收缩压高于 120 mmHg，脉搏超过 140 次/min，应立即通报医生处理。

3. 术后康复护理

（1）动脉导管未闭的患者：需注意左上肢的功能锻炼，避免失用综合征。

（2）术后拔出气管插管后：即可适当床上翻身，坐起。逐渐过渡到床旁活动。

（3）加强营养的供给：进食有营养的新鲜水果蔬菜、少食多餐，忌食生、冷、硬、刺激性食物。

（五）健康指导

1. 药物指导

指导患者严格按照医嘱按时服药，如卡托普利、地高辛、氢氯噻嗪等。不可随意停药，增减药物用量，并注意观察尿量，以免发生危险。

2. 饮食指导

儿童应加强营养的供给，饮食以高蛋白、高纤维素饮食为主，少食多餐，勿暴饮暴食，避免胃部抬高而影响心脏功能，建议一天至少用餐 5 次。加强对家属的培训指导，手术后应告诉家属婴幼儿喂养注意事项，喂奶的体位。如何防止窒息，如何分时喂养，防止引起心功能不良，回家后如何喂药。

3. 活动

出院后 3～6 个月要限制剧烈活动和重体力劳动，逐步增加活动量，以免发生心力衰竭。

4. 保健

注意气候变化，防止受凉，尽量避免到公共场合，预防感染。术后 1 年内尽量平卧，不宜侧卧，以至胸骨畸形愈合。

5. 复查

术后 3～6 个月去医院复查心电图、X 线胸片、心脏彩超等。

二、右向左分流型先天性心脏病

（一）概述

1. 法洛四联症

法洛四联症（tetralogy of fallot，TOF）是常见的先天性心脏病之一，早在 1672 年 Stenson 首先发现此症。1888 年 Fallot 全面阐述该疾病四种心脏畸形，肺动脉狭窄、室间隔缺损、主动脉骑跨和右心室肥厚，故此病称为法洛四联症。本病在先天性心脏病中约占 10%，在儿童发绀型心脏畸形中占 50%～90%。其病因尚不清楚，可能有少数病例与母亲妊娠期感染和遗传有关。

法洛四联症的病理生理改变主要取决于右心室流出道和肺动脉系统的狭窄程度、体循环阻力和室间隔缺损的大小。典型临床表现为发绀，表现在唇、指（趾）甲、耳垂、鼻尖、口腔黏膜等毛细血管丰富的部位，蹲踞（特征性姿势），缺氧发作，呼吸急促，生长受限，杵状指。其中缺氧发作多发生于早晨，或受外界不良刺激之后，表现为烦躁、发绀严重、呼吸急促，如不及时处理，可发展为呼吸窘迫，最终意识丧失，反复或严重的缺氧发作可有不同程度的大脑损害，轻则智力减退，重则发生偏瘫等严重神经系统并发症，甚至死亡。

2. 右心室双出口

右心室双出口（double-outlet right ventricle，DORV）是指主动脉和肺动脉均起自形态右心室，室间隔缺损是左心室唯一的出口，无主动脉瓣和二尖瓣纤维连接的一组复杂心脏畸形。早在1793年Abenethy和1898年Vierordt发现此畸形，1957年Withiam将此畸形命名为右心室双出口。它是一种少见的先天性心脏病，占先心病的1%~2%。该疾病的分型方法很多，临床常见的三种类型有艾森门格型、法洛四联症型、Taussing-Bing型。

绝大多数右心室双出口患者有非限制性室间隔缺损，罕见无室间隔缺损者，室间隔缺损位于主动脉下或双动脉下者易并发肺动脉狭窄。DORV伴有主动脉下室间隔缺损不伴有肺动脉狭窄，血流动力学变化主要为左向右分流，肺循环血流量增加，表现为充血性心力衰竭，有心悸、气短和呼吸道感染，无发绀。并发肺动脉狭窄者，有不同程度的发绀，严重狭窄出生后即出现明显的发绀、生长发育迟缓、活动后呼吸困难和蹲踞的症状。

3. 单心室

单心室（single ventricle）是指一个共同的心室腔同时接受左、右心房的血液，可能存在两组房室瓣或共同房室瓣，两大动脉均起自一个泵血功能的单心室，占先天性心脏病的1.5%~3%，是一种罕见、复杂的先天性心脏畸形，男女比为（2~4）：1。根据Van Praagh分类法分为四类，A类：只有左心室发育，无右心室窦部残腔与单独左心室相连；B类：单纯右心室，无左心室窦部；C类：室间隔未发育或仅有残余室间隔组织；D类：左、右心室窦部及室间隔均未发育。

外科治疗分为三大类，生理矫治（Fontan类手术、全腔静脉-肺动脉连接术）、姑息手术（Blalock-Taussing分流手术和体-肺动脉分流手术、双向Glenn手术、肺动脉环缩术）、解剖矫治术。

4. 完全大动脉转位

完全大动脉转位（transposition of great arteries，TGA）是一种心房与心室连接一致、心室与大动脉连接不一致的圆锥动脉干畸形。它是一种较常见的发绀型心脏病之一，发病率仅次于法洛四联症，占先天性心脏病的5%~8%。治疗不及时，50%会在出生后1个月死亡，80%~90%的病例死于1岁以内，在22岁以内全部死亡。病因尚未完全清楚，胚胎学家认为由于胚胎期心球与其间隔吸收及旋转发生障碍，主、肺动脉与左、右心室的正常连接关系倒置。1979年Baillie首次阐述此畸形的病理解剖，主要特点为主动脉起自于解剖右心室，位于肺动脉前方，偏右；肺动脉起自解剖左心室，位于主动脉后方，偏左。主动脉与肺动脉也可呈正前正后排列。大部分患者并发动脉导管未闭、房间隔缺损或卵圆孔未闭，如无此通路则难以生存；还可能存在其他心脏畸形包括主动脉弓缩窄或中断、冠状动脉畸形等。此畸形分为单纯型和复杂型两种，主要临床表现为发绀、低氧血症和充血性心力衰竭。

治疗应尽早手术，出生后3周内可行：①解剖矫治大动脉调转术（动脉Switch术）；②Lecompte和Rastelli手术；③生理矫治心房内调转术Senning和Mustard手术。近10~20年由于婴幼儿和新生儿心血管外科的迅猛发展，大动脉调转术的近期和远期治疗效果越来越好，现治疗首选为手术。手术死亡率为2%~5%。

5. 永存动脉干

永存动脉干（persistent truncus arteriosus，PTA）又名共同动脉干或主动脉肺动脉共干，是胚胎发育期，原始的动脉干发育过程中早期停顿，未能正常分隔为主、肺动脉而遗留下的共同动脉干，是一种非常少见的先天性心脏畸形，发病率占先天性心脏病的0.5%~3%。1949年Collett和Edwards根据肺动脉的起源及主动脉的关系分为四种类型（图15-4），Ⅰ型：左、右肺动脉通过共同的肺动脉干起自共干，此型为最多见的类型（47%）；Ⅱ型：左、右肺动脉起于肺动脉干后壁（29%）；Ⅲ型：左、右肺动脉分别起于动脉干侧壁（11%）；Ⅳ型：共干上没有左、右肺动脉，肺循环由降主动脉发出的支气管动脉供血。

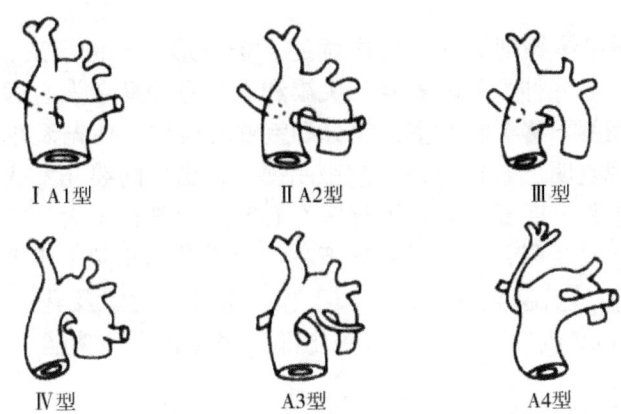

图15-4 根据肺动脉的起源及主动脉的关系分型

本病的自然预后极差，如不及时手术，75%于出生后早期死亡。一旦确诊，应考虑手术治疗。1962年Behrendt等成功地应用室间隔缺损修补术和无瓣膜导管建立右心室肺动脉通道的方法治疗此病。1967年McGoon进一步应用带瓣管道纠治获得满意效果。1982年曾报道了应用单瓣补片矫治永存动脉干的方法，1987年Barbero Marcial等加以改进，使单瓣补片矫治术进一步获得了较好效果。目前主张对患者尽早行根治手术，年龄原则上越早越好。手术方法有主动脉重建、带瓣管道连接右心室和肺动脉、共干瓣成形或置换。

6. 三尖瓣闭锁

三尖瓣闭锁（tricuspid atresia，TA）是指右心房与右心室之间没有血流通道，取而代之的是隔膜组织，多数病例并发房间隔缺损或卵圆孔未闭和室间隔缺损，是一种少见先天性心脏病。1817年Kreysig首次发现该畸形的病理解剖。1861年Schuberg首次命名为三尖瓣闭锁。此病的病因尚不清楚，往往发现该畸形胎儿的羊水过多和母亲患毒血症有关。又有报道在早期，患儿母亲服用沙利度胺。

三尖瓣闭锁分为五种类型（图15-5）：①肌肉型（占76%~84%）；②隔膜型（占8%~12%）；③Ebstein畸形（占6%）；④房室间隔缺损（占2%）；⑤瓣膜型（占6%）。

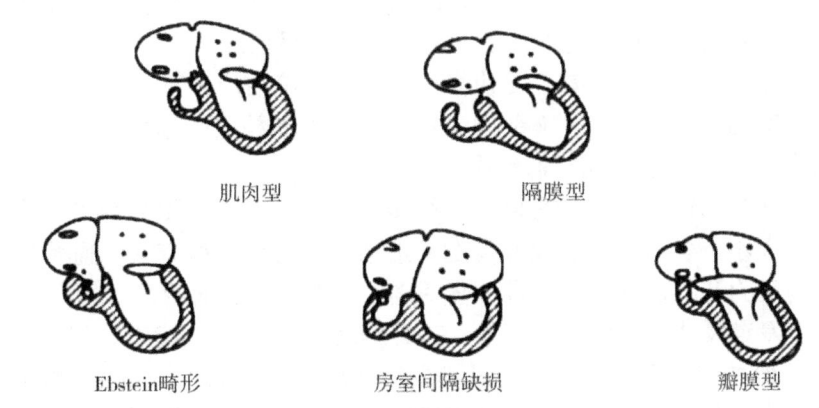

图15-5 三尖瓣闭锁分型

三尖瓣闭锁的患者自然预后不佳，50% 6个月内死亡，66% 1岁内死亡，90% 10岁内死亡。早在1945年Blalock和1962年Waterston应用手术治疗可以消除或减轻发绀。1955—1958年Meshakin和Glenn先后为三尖瓣闭锁患者应用上腔静脉与右肺动脉分流术，后人称为Glenn分流术。1972年Azzolina首次应用双向腔肺动脉分流术，又称双Glenn分流术。在我国1984年江曾炜首次报道传统改良Fontan手术，1992年报道全腔静脉与肺动脉连接手术治疗三尖瓣闭锁获得成功，并向全国推广。近10年三尖瓣闭锁的外科治疗发展很快，应用双向腔肺动脉分流术和全腔静脉与肺动脉连接手术。

7. Ebstein 畸形

1866 年德国 Ebstein 根据尸体解剖资料，首次阐述了该畸形的病例解剖，故后人称为 Ebstein 畸形（又称为三尖瓣下移畸形），是一种少见的累及三尖瓣和右心室的复杂先心病。其主要病理特征为：三尖瓣隔瓣或后瓣起源处不同程度下移至右心室，部分心室壁心房化。在先天性心脏病中占 0.5%～1%。本病的发病原因尚不清楚，现查明母亲在妊娠早期服用锂片，出生的婴儿发病率高。Ebstein 畸形分为 4 型：A 型，前叶位置正常无下移，后瓣、隔瓣下移，右心室房化部分不大，功能右心室容量大；B 型，前瓣下移、发育不良、瓣叶活动受限，后瓣、隔瓣下移，但瓣叶面积减少不严重；C 型，瓣叶面积严重减少，如隔瓣和后瓣仅为膜样残迹甚至缺如，前瓣下移，瓣叶、腱索及乳头肌严重发育不全，前瓣仅为条索状膜样组织且阻塞右心室流出道，右心室房化部分明显扩大，功能右心室发育不良，心脏显著扩大。

1963 年 Barnard 首次采用三尖瓣置换术治疗，获得成功。1964 年 Hardy 和 Danielson 应用不同术式的房化心室折叠术和三尖瓣环成形术治疗，得到推广和广泛使用。1980 年凌宏深首次报道 3 例应用生物瓣做三尖瓣置换术，获得成功。随着我国心脏外科治疗迅速发展和生物瓣不断改进，Ebstein 畸形的瓣膜置换术效果逐渐提高。该疾病的手术适应证取决于三尖瓣叶前叶活动度及隔叶下移的严重度，严重发绀伴红细胞增多症及心律失常者应尽早手术。A、B 型可做瓣膜成形术，C 型可行三尖瓣成形加双向 Glenn 手术或全腔静脉肺动脉连接术，或者行瓣膜替换术或心脏移植术。

（二）术前护理

1. 一般准备

（1）入院常规处置：详见本节"左向右分流型先天性心脏病"中的入院常规处置。本组患儿表现为缺氧、心力衰竭、休克等，往往很危重，随时有死亡的危险，可根据病情，入院后即可收入 ICU，进行监护及紧急处理和术前的诊断。

（2）术前评估全身情况：详见本节"左向右分流型先天性心脏病"中的术前评估全身情况。

观察患儿生命体征时需注意：

①呼吸：呼吸加快时应注意是否缺氧、心力衰竭或呼吸道感染，呼吸浅慢时应注意是否呼吸抑制或呼吸衰竭。

②体温：体温升高提示有感染、炎症存在或散热不好，体温过低则提示循环功能不良或保温不够。

③脉搏：心率过快时应注意发热或心力衰竭，过缓时则应注意心律失常、药物影响等。

④血压：监测上、下肢血压，血压过低应注意心力衰竭的可能。

（3）协助患者完善术前相关辅助检查，尽快做出诊断，明确治疗方案。

向患者及其家属讲解相关辅助检查（胸部 X 线检查、心电图检查、超声心动图、右心导管检查、右心造影检查、磁共振检查等）的意义和注意事项。

主要根据病史、体征和超声心动图检查可做出初步诊断，超声心动图检查可初步了解动脉的位置关系，各个心腔的位置、大小，各瓣膜功能及并发的畸形情况。心导管检查和心血管造影也是术前的必需项目，需测定心室腔内压力及肺血管阻力，进一步明确心内畸形及肺血管发育情况。Ebstein 畸形右心造影可见增大的右心房、发育及功能不良的右心室、三尖瓣反流、右室房化部分的反常活动等。

（4）呼吸道准备：保持病区空气清新，通风不少于 2 次/天，每次 15 min。预防和控制感染，加强呼吸道护理，定时给予患者拍背、雾化吸入、鼓励咳嗽，必要时吸痰，有利于术后缩短辅助通气时间，减少呼吸道并发症。新生儿免疫系统发育不够成熟，极易引起感染，应保持病室整洁卫生，每日空气消毒 2 次，桌面及物表用 500 mg/L 含氯消毒剂擦拭。室内温度应保持在 24℃。危重的患者或产儿应置入保暖箱中严密监护。医务人员严格遵守无菌操作规程，护理新生儿前后必须洗手，有呼吸道感染者禁止进入病室，减少探视人群，同时避免与呼吸道感染居一室。奶瓶每日消毒，奶粉现配现用。脐带未脱落前每日行脐部护理。必要时必须使用足量有效的抗生素，加强对感染的控制。术前 1 周对患者进行有效的咳嗽训练，以及减轻切口疼痛的咳嗽方法。

（5）改善心功能，预防和控制缺氧发作：减轻心脏负荷，遵医嘱给予强心利尿药，用心脏营养液或极化液保护心脏，提高心脏的耐受力。患儿术前均有不同程度发绀，在小儿啼哭、进食及活动后气喘及缺氧发作可发绀加重，呼吸急促，同时有不同程度的意识改变。预防缺氧发作，常规给予低流量吸氧，每次1~2 h，每日3次，分别于清晨、中午、晚上患儿入睡后进行。只要患儿出现哭闹、屏气或异常紧张等状态应警惕缺氧发作，需及时将患儿直立抱于大人的肩膀上，屈曲膝关节，并让膝关节紧贴于患儿的胸腹部，即膝胸位团抱，给予4~6 L/min高流量吸氧，安抚患儿，可根据医嘱给予肌内注射吗啡0.1~0.2 mg/kg，发作时间较长者，需遵医嘱给予5%碳酸氢钠3~5 mg/kg静脉注射纠正酸中毒，必要时应气管插管，辅助通气。经常发作的患儿给予普萘洛尔1~2 mg/(kg·d)，每日3次口服。同时尽量避免患儿哭闹，必要时应用镇静药。重症患者应卧床休息，限制活动，避免寒冷等环境刺激因素。

（6）预防血栓形成：发绀型先天性心脏病患儿因长期动脉血氧饱和度过低，血红蛋白较高，血液黏稠，容易发生栓塞，表现有头痛、烦躁不安、厌食、呼吸困难等，所以鼓励患儿多饮水，小儿3~4 h喂糖水或淡奶一次，如喂水困难可考虑静脉输液，婴幼儿可以留置胃管，鼻饲前应确定胃管的位置，喂奶速度不宜过快。每次喂奶量10~30 mL，每3 h 1次。喂奶前观察吸收情况，若吸收不良应延迟喂奶。

（7）改善营养状况：提高和改善患儿的营养状况，精心喂养，正确添加辅食，减少零食摄入，少食多餐，保证足够的热卡及补充必要的营养成分，必要时进行静脉高营养。达到尽可能好的营养状态迎接手术。

（8）用药护理：严重发绀的患儿，可用前列腺素E提高动脉血氧饱和度，一般应用0.01~0.02 μg/(kg·min)，应用微量泵输入，此药物对血管的刺激性大，易导致静脉炎，应深静脉单一管道输注。

（9）胃肠道准备：详见本节"左向右分流型先天性心脏病"术前护理的胃肠道准备。

（10）其他准备：详见本节"左向右分流型先天性心脏病"术前护理的其他准备。

2. 心理准备

由于婴幼儿年龄小，无法用语言进行心理护理和指导。医护人员应有意识地多与患儿接触，全心爱护和关怀患儿，减少其陌生感，使之能获得像母亲一样的温暖、爱抚、安全感和舒适感，以较好的心态配合治疗。患儿家长自得知自己的孩子患有先天性心脏病起，整个家庭都陷入不安与担忧之中，医护人员应当同情和理解家长的处境，帮助其面对现实，主动、耐心地协助家长了解病情，讲解其疾病的病理改变、对身体的影响，充分理解手术的迫切性和必要性。鼓励家长提问题，解除各种疑虑和担心，使他们与医护人员密切配合，共同争取患儿有最好的治疗。

3. 术前访视

术前诊断重症先天性心脏病多为疑难病症，患儿家长多焦急地想给患儿尽早做手术，挽救患儿的生命，同时又担心手术的风险，因此特别要注重术前访视，护士应用多媒体或图片向家长讲解手术室环境。详见本章节"左向右分流型先天性心脏病"中的术前访视。

（三）术中护理

1. 物品准备

手术室护士须参加术前讨论，并进行详细记录，了解手术程序，熟悉手术步骤，以及手术中所需的特殊物品，并提前做好准备，备好所需要的物品、器械等，以免延误手术。手术开始前要认真清点各物品的数量，无损伤缝线若干，起搏器、心外膜起搏导线、除颤器、心电监护仪、氩气刀等，术前将各种仪器摆放到位，进行调试，消毒灭菌待用。Switch手术特殊物品准备：备心内精细镊子，角度剪，执笔式针持，小儿阻断钳，细小直角钳及术中用的5×12无损伤缝线，5-0、6-0、7-0 Prolene缝线，起搏导线及延长线，止血用的止血纱布，凝胶海绵，生物蛋白胶。

为了提高手术质量，器械护士要具有处理心脏外科手术意外的应急能力。当心脏手术术式与术前诊断不符的情况发生时，对于瞬间变化的术式要尽快理顺配合思路，及时将术式变更后所需物品、器械准备齐全，能随机应变地跟上手术配合的步骤，传递器械要稳、准、快，配合工作要做到主动、积极，争分夺秒。手术中要注意眼观手术野，耳听医生讨论手术方案，快速准备好手术需要的器械及缝线，与手术医生默契配合，不延误手术时机。术中使用电刀止血和游离组织时，为防止电刀头过长而灼伤周边组织，需套上一段硅胶管在电刀头上，使前端露出 3 mm 左右。由于新生儿的心肌发育很不成熟，术中操作应轻柔，避免过度牵拉。合理选用精细易于操作的器械，并做好精细器械的检查工作，保证锐利、咬合好、无脱扣，并在手术过程中注意维护，避免前端的硬性接触，确保手术成功。

2. 巡回护士配合

（1）体位：安置取仰卧位，肩背部（心脏区域）用软枕垫高 10° 左右，以利于手术视野暴露，便于操作。两上肢平放于身体两侧，并加以固定。由于新生儿或婴幼儿皮肤娇嫩、深低温低流量体外循环、手术时间长等因素，易产生压力性损伤，故放置手术体位时体位垫要求平整柔软，在枕下、臀部、足跟放置海绵垫。

（2）尽快建立静脉通路：协助麻醉师完成麻醉诱导，全麻后配合气管插管、锁骨下静脉或颈内静脉的深静脉穿刺及留置导尿管。

（3）温度调节：术前依据手术方式的要求调节室温及变温毯温度，在患儿鼓膜与直肠两处分别放置测温探头，此两处温度分别代表脑部和内脏的温度。低温一般分为两种，一种为常规低温即肛门温度 25～28℃（水毯温度为10℃），另一种为深低温即肛门温度 18～20℃（水毯温度为4℃），待心脏手术结束复温时，根据体温回升情况，提高室温和变温毯温度，直至体温恢复到正常范围。

（4）建立全程多项生命体征监测：主要有心电图、血氧饱和度、体温、动脉压、左心房压和尿量等。术中应密切观察各参数变化，随时与手术医师、麻醉师、体外循环工作人员联系。注意保护患者，防止坠床、注意保暖。注意保护患者的眼睛，采取眼部保护罩。

3. 手术完毕

手术结束认真清点针、线、纱布、器械、各种带子、绳线钢丝断头等物品。详见本节"左向右分流型先天性心脏病"的术中护理。

（四）术后护理

1. 术后常规护理

（1）患者的交接及评估：患儿手术结束返室前 30 min，监护室医师应向手术医师了解手术过程，并指导呼吸机治疗师调试好呼吸机，护士准备好监护仪，配置必要的血管活性药物。患者返回监护室后，按先接呼吸后接循环的顺序交接。快速连接好呼吸机，妥善固定同时观察呼吸情况，听诊双侧呼吸音是否对称，特别应注意婴幼儿上呼吸道较短，气管插管过深可因刺激隆突，诱发急性呼吸、循环衰竭。护士需与麻醉师共同检查气管插管的位置是否正确，必要时重新调整气管插管位置。循环按心电－血压－血氧－液路顺序进行。各管道保持通畅，妥善固定。安置好患者后，可与手术医师和麻醉师了解患者的手术过程，体外循环时间，术中用药情况，有无心律失常、出血或其他意外情况。

（2）体位：术后 3～5 d 取"V"形体位，即上身抬高 45°，下半身抬高 30°。利用重力关系，有利于静脉血液回流，血液顺利由腔静脉到达肺动脉，使肺血增多，改善循环，促进氧合，同时也利于胸液引流。

（3）呼吸系统的监测：保证呼吸机工作正常，每班交接时测量气管插管暴露部分长度，以防止脱出或移位，气管导管的气囊，每 6 h 放气 1 次。维持动脉血气于偏碱状态，PCO_2 20～30 mmHg。法洛四联症患儿术后禁用呼气末正压（PEEP），以减少肺血管痉挛，有助降低肺血管阻力，避免增加胸腔内力而影响上腔静脉血液的回流。对并发肺动脉高压及肺血管发育差的患儿，可应用 N_0 吸入和适当的过度换气，以降低体－肺循环阻力。保持呼吸道通畅，15～30 min 听诊双肺呼吸音 1 次，2～4 h 吸痰 1 次。及时清除呼吸道分泌物，吸痰前充分吸氧、膨肺，吸痰时严格无菌操作。呼吸机辅助呼吸期间加强翻身拍背，良好的护理可缩短呼吸机使用时间。

术后 48～96 h 拔管时机的选择：在心、肺功能及体液平衡调整满意的基础上，拔管前要先停用各种镇静、镇痛、肌松药物，使患儿恢复正常的呼吸和肌力，重点观察心率（律）变化，左心房压、尿量及呼吸机参数变化。若出现心率增快或左心房压明显增高，提示心、肺储备功能尚不足，需要延迟脱机，1～2 d 后再评估。

拔管后保证充分的中流量吸氧，对于成人或可配合的患儿督促其做有效的深呼吸和咳嗽，取半卧位，2～4 h拍背1次，刺激咳嗽或深呼吸，不会咳嗽的婴幼儿可定时按压胸骨上凹刺激咳嗽。延长吸氧时间3～5 d，持续雾化吸入，每日3次，可采用面罩雾化吸氧，如进行气管内吸痰，须有负责医师在床旁。密切观察患儿的呼吸情况并监测血氧饱和度，监测血气分析结果，定时听诊呼吸声并记录。若烦躁严重时可给予少量镇静药，如水合氯醛或地西泮。拔管后4 h可给予5 mL 5%葡萄糖口服，观察是否有呛咳。

（4）循环系统的监测：持续监测患者的生命体征、中心静脉压、动脉血压、左心房压、肺动脉压、血氧饱和度，每30～60 min记录1次，观察心律、心率的变化。Fontan类术后CVP可允许提高到25 cmH$_2$O，患儿的CVP维持在20～25 cmH$_2$O，以增加右室舒张末容量，提高心排血量。为提高CVP，除应补充术后出血、渗血及引流液丢失的量外，仍需输注大量血浆、白蛋白等。Switch术后患儿血压不宜过高，平均动脉压不低于6 kPa即可，持续监测左房压，严格控制在0.8～1.07 kPa或5～8 mmHg。根据患儿体重计算入量，记录每小时出入量及24 h总量，应用微量泵输入血管活性药物，扩血管药物硝酸甘油0.5～1.5 μg/（kg·min）或硝普钠0.5～1.0 μg/（kg·min）。正性肌力药物，如多巴胺2～5 μg/（kg·min）、米力农0.5 μg/（kg·min）、肾上腺素0.05～0.2 μg/（kg·min），保证管路通畅，如药物浓度过大时，应泵对泵更换，尽量减少换药对循环系统的影响。注意观察患儿面色、口唇颜色及末梢肢体温度、湿度，毛细血管充盈度。有心脏临时起搏器的患者，应妥善固定好导线，查看起搏器的设置、电源电量等。Switch手术需注意观察，及早发现有无冠状动脉供血不足和低心排的表现，严密监测心电图，注意心率和心律的变化。

（5）消化系统监测：应用呼吸机期间持续镇静，常规留置胃管，注意观察胃液及其颜色，如有咖啡色胃液，及时给予奥美拉唑、西咪替丁或复方谷氨酰胺。术后第2天开始保证患儿每天大便通畅，必要时给予开塞露灌肠，观察大便性状，如发现黑便则提示发生消化性溃疡，需及时处理。拔管后鼓励患儿经口进食，如进食欠佳可给予胃管鼻饲奶30～40 mL，每3～4 h 1次，以及小儿氨基酸静脉输入。每次喂奶前先抽吸胃液，观察其颜色，如有咖啡色胃液需禁食，若有未消化的奶瓣需将每次喂奶量减少或改喂藕粉。

（6）泌尿系统的监测：严密监测每小时尿量，计算累计尿量，正常尿量＞1 mL/（kg·h），若尿量＜0.5 mL/（kg·h），诊断为少尿，临床上发现少尿或无尿，应结合患者全身情况进行处理。观察尿液的颜色、性质，若出现严重的血红蛋白尿或肉眼血尿，应报告医师处理，用5%碳酸氢钠碱化尿液，防止酸性血红蛋白尿阻塞肾小管。测量尿比重，了解肾功能情况，若尿量少而且尿比重低时，可能是急性肾衰竭的表现，应提高警惕。准确记录24 h出入量，注意出入量是否平衡。

（7）神经系统的监测：患儿返回ICU后，观察和记录双侧瞳孔的大小、是否对称、对光反射是否存在。如两侧瞳孔不对称、对光反射迟钝或消失，提示有脑损害的可能，应及时向医师报告，并观察病情变化。记录患儿清醒的时间，对周围事物、人物、时间、位置的定向力以及是否有头痛或再次出现嗜睡、昏迷、谵妄等临床表现，注意检查患者有无颈强直、肌张力减退、单侧肢体运动障碍等表现。拔除气管插管后患者有无异常举动，或小儿异常哭闹。

（8）胸腔引流的观察：患儿术前低氧血症、侧支循环丰富及术中抗凝等，容易造成凝血功能紊乱，术后应妥善固定并严密观察胸腔引流量、颜色及性质。术后4 h内每15～20 min挤压引流管1次，如发现血性引流液2～4 mL/（kg·h），连续2 h以上，应警惕是否有活动性出血，立即报告医师并做好二次开胸准备。

（9）体温监测：详见本节"左向右分流型先天性心脏病"术后护理的体温监测。

（10）维持水、电解质酸碱平衡：观察患儿囟门、眼睑、球结膜、皮肤皱褶，判断患儿体内水分分布情况。输入液体应用微量输液泵输入，严格控制输液量，冲洗管道肝素液计入总入量。胃管引流量，计入总出量。

2. 术后并发症的观察与护理

（1）低心排血量综合征：是复杂先心病术后常见的并发症，是术后死亡的高危险因素之一。低心排血量综合征的治疗包括优化心肌收缩力，改善舒张功能，维持足够的心脏前负荷，减轻后负荷。应用正性肌力药物和扩血管药物来重建适宜的心肌功能，增加心排血量，降低体、肺血管阻力，改善心室舒张功能。及时应用儿茶酚胺类药物：多巴胺、多巴酚丁胺 3～10μg/（kg·min），肾上腺素 0.01～0.05μg/（kg·min），米力农 0.1～0.5μg/（kg·mm）支持循环功能，减轻后负荷。在护理上要严密监测各项生命体征指标，包括体温、心率、心律、血压、四肢末梢温度、尿量、血气分析和电解质，及时纠正酸碱失调，保持平衡；及时输入全血、血浆，使中心静脉压维持在 10 cmH$_2$O 以上。

（2）灌注肺：法洛四联症患者由于丰富的侧支循环，体外循环期间可引起体循环血液向肺循环的分流，导致术后灌注肺综合征，表现为急性进行性呼吸困难、发绀、血水样痰和难以纠正的低氧血症，处治原则是延长呼吸机辅助时间、注意气道压变化，及时吸出呼吸道分泌物。严格控制液体入量，强心利尿。尽早应用肾上腺皮质激素，可抑制肺血管内血小板聚集，防止微血栓形成。保证患儿充分的镇静，防止躁动。

（3）肺动脉高压及肺高压危象：临床表现为低氧血症，X 线胸片表现为肺血明显减少且分布不均匀、透光度增加。患儿可因体疗、烦躁等各种刺激导致急性肺血管痉挛、支气管痉挛。肺动脉压力持续升高导致右心衰竭。术后早期应用芬太尼持续镇静，尽量避免不必要的刺激，减少体疗、吸痰时间与次数。在进行各项操作前保持镇静，如气道内吸引，动、静脉穿刺，拔心内测压管等，气道内吸引前后用呼吸皮囊纯氧加压，使患儿处于短时高氧过度通气状态，吸引时间 < 15 s，同时监测肺动脉压力变化。适当延长呼吸机辅助时间，吸入一氧化氮（NO），降低肺阻力，提高肺血流量，改善肺通气 - 血流比例，在应用 NO 治疗期间，严密监测高铁血红蛋白水平 < 3%，以减轻 NO 的不良反应。停用时，应逐渐降低 NO 浓度，直至微量吸入至停用，以防肺动脉压力反跳并使患者内源性 NO 的产生逐渐恢复至接近正常水平，渡过术后危险期。

（4）心律失常：术后 48 h 内，多与传导组织的破坏及手术损伤窦房结有关。在护理中，要严密观察心率、心律变化，避免各种诱发因素，及时发现，及早干预。

3. 术后康复护理

（1）在患者渡过手术危险期意识清醒，生命体征稳定，各项监测指标趋于平稳状态后，即转回普通病房进一步康复治疗，并做好出院前各项检查的复查工作。

（2）保持病室环境清新，注意监测生命体征，观察病情变化，如发现异常应采取积极的治疗和护理措施。

（3）饮食原则上以清淡、少盐为主，蛋白质适中，富含维生素，宜消化食物。服利尿药时可多吃含钾的水果、蔬菜，如香蕉、橘子、番茄等，以补充因服用利尿药物而引起的低钾。教会家长母乳喂养的方法。

①采用母乳喂养，分段喂食，一次不能喂太多，中间应给予休息及排气数次。
②喂奶时随时注意患儿面部情况，如出现发绀、呼吸过快时，应立即停止喂奶。
③喂奶最好抱着喂，采用半坐卧姿 45°，而发绀型患儿采取膝胸体位（膝盖靠近胸口），有助于增加吸吮力和消化能力，婴儿吸吮不易疲倦。
④喂奶完毕之后，应抱起婴儿轻拍背部排气，予以右侧卧位，抬高床头并观察有无溢奶现象出现。
⑤呛奶现象严重的婴儿可改喂婴儿米粉，以免奶呛入气管，造成窒息或引发肺部感染。呕吐或大量出汗的体弱小婴儿可用鼻饲法喂养。
⑥吐奶处理：把婴儿的头侧到一边，轻拍其背部，让口腔内残余的液体流出，以防吸入气管，并清洁口腔。

（4）活动：遵循个性化、兴趣性、全面性、持之以恒的原则，鼓励练习床上坐起和翻身，进行关节主、被动运动，从床边站立开始，先克服直立性低血压，站立无问题后开始步行，病房内走动，逐渐到走廊内走动，走动时要扶着东西。然后，感觉没有困难时，可以开始散步，最开始行走的速度、步伐以感觉舒适为标准，以后逐渐加快步伐。早期下床活动时，注意体力的恢复情况，先平台慢步行走再走楼梯。

（5）预防感染：指导注意休息，保证充足睡眠。

(五）健康指导

1. 用药指导

严格按医嘱服用强心利尿药，强调服药的重要性，不可随意服药或增减剂量，并注意观察尿量，以免发生危险。

2. 预防和控制呼吸道感染

注意气候变化，尽量避免到公共场所，如发生急性感染者，需合理使用抗生素治疗，必要时需要住院、吸氧、输液等治疗。

3. 饮食

以普食、高蛋白、高纤维素饮食为主，少食多餐，勿暴饮暴食，避免胃部抬高而影响心脏功能，建议一天至少用膳5次。加强对家长的培训指导，手术后应告诉家长婴幼儿喂养注意事项、喂奶的体位。如何防止窒息，如何分时喂养，防止引起心功能不良，回家后如何喂药。

4. 智力和运动

大多数先天性心脏病患儿智力和运动发育正常。有充血性心力衰竭或由于低氧血症显示出运动能力和发育能力很差，不爱说话，需要父母保护。鼓励家长尽早对高危患儿进行治疗，以促进患儿发育达到理想的智力和运动能力。

5. 活动

出院后3~6个月要限制剧烈活动和重体力劳动，逐步增加活动量，以免发生心力衰竭。术后1年内尽量平卧，不宜侧卧，以致胸骨畸形愈合。

6. 免疫接种

一般在手术前后1个月内应避免免疫接种。

7. 复查

术后3~6个月去医院复查心电图、X线胸片、心脏彩超等。

（王晓梅）

第二节 胸部损伤护理

胸部损伤（thoracic trauma）是指各种直接或间接暴力致伤胸部，导致从胸部皮肤到胸腔内部各种组织结构和脏器的损伤。无论平时或战时都很常见。由于胸内有心、肺等重要器官，损伤后往往引起呼吸和循环障碍，严重者危及生命。

一、解剖生理

胸廓由胸椎、胸骨、肋骨及肋间组织组成。外有胸壁及肩部的肌肉，内是胸膜。胸廓上口有气管、食管和大血管通过；胸廓的下口为膈肌封闭，有几个裂孔，分别有下腔静脉、主动脉及食管通过。胸骨位于前胸壁正中，由胸骨柄、胸骨体和剑突三部分组成。柄、体间形成一嵴，称胸骨角，正对第2肋软骨，可作为计数肋骨的标志。肋骨共12对，第1~7肋软骨与胸骨相连，称为真肋。第8~10肋靠肋软骨与上一肋下缘相连，称为假肋。第11及12肋前端游离，称为浮肋。在肋骨之间，有肋间血管及肋间神经。肋间动脉的主干，在肋间肌之间，沿肋骨下缘的肋间沟前行，在做胸腔穿刺时，应在肋骨上缘进针，以免刺伤肋间动脉主干。肋间神经12对，行走于肋沟内，故在做肋间神经封闭时，应在肋骨下缘注药。

胸壁、膈肌、纵隔及肺的表面，覆盖有胸膜。胸膜分脏层及壁层，形成一个密闭的腔隙，即胸膜腔。其间是少量浆液，具有润滑作用，以减少呼吸时两层胸膜的摩擦。胸壁胸膜与膈胸膜交接处称为肋膈窦，是胸膜腔最低部位。胸膜腔内压力低于大气压，吸气时压力为 –8 ~ –10 cmH$_2$O，呼气时负压减小，为 3 ~ 5 cmH$_2$O。胸膜腔内负压的存在，对保持肺的扩张和通气功能十分重要，胸腔负压也促使静脉血液及淋巴液向心回流。因此，如破坏胸腔的完整使负压消失，将导致呼吸循环功能障碍。

二、分类

胸部损伤,一般根据是否穿破壁胸膜,造成胸膜腔与外界相通,而分为闭合性和开放性两大类。

闭合性损伤多因暴力挤压撞击胸部造成。胸膜完整,胸膜腔不与外界相通,常见的有胸壁软组织挫伤和肋骨骨折,严重的伴有胸内器官或血管损伤引起气胸、血胸。多根多处肋骨骨折,可使胸壁软化,引起呼吸和循环功能障碍。强烈的暴力挤压胸部,可使静脉的血液逆流到头、颈及上肢毛细血管,造成上述部位皮肤发绀,口腔黏膜和睑结膜淤血,称为损伤性窒息。高压气浪、水浪冲击胸部,可引起肺水肿和肺毛细血管出血,称为肺爆震伤,闭合性损伤还可造成心脏挫裂伤。

开放性损伤常为刃器伤或弹片伤,胸膜腔与外界相通,产生开放性气胸或血胸。

闭合性或开放性胸部损伤,无论膈肌是否穿破,都可能同时伤及腹部脏器,这类损伤称为胸腹联合伤。

(一) 肋骨骨折

幼儿和青少年时期,由于肋骨本身富有弹性,不宜折断。严重创伤常导致肋骨骨折。第1~3根肋骨较短,受锁骨、肩胛骨和肌肉的保护,很少骨折;第8~10根肋骨虽较长,但前端以肋软骨与胸骨相连,形成肋弓,弹性较大;第11和12肋为浮肋,均不易折断;骨折常发生于第4~7肋。第1肋骨与臂丛神经和锁骨下动脉较接近,骨折时宜伤及邻近重要的血管神经,导致严重后果。

1. 病因和发病机制

(1) 直接暴力撞击胸部,使受力部位的肋骨向内弯曲折断,骨折断端向内移位,可刺破胸膜、肺及肋骨间血管而并发血胸和气胸。间接暴力,可使肋骨向外过度弯曲而折断。

(2) 肋骨骨折可发生于单根或多根,同一肋骨可发生多处骨折,多根多处骨折,因其前后两端失去支持,局部胸壁软化,产生反常呼吸运动。吸气时软化区胸壁内陷,限制了肺的扩张,空气不能进入,影响肺血的氧合。呼气时软化区向外突起,使部分应排出的含二氧化碳浓度较高的气体又进入该肺内,久之造成体内缺氧和二氧化碳潴留;如果软化区范围较广泛,由于两侧胸膜腔内压力不平衡,纵隔随呼吸左右摆动,影响静脉血回流,造成循环障碍。严重的可发生呼吸和循环衰竭。

2. 临床表现

局部疼痛,尤其在深呼吸、咳嗽或转动体位时疼痛加剧,可有气急、呼吸困难、发绀、休克等。检查时在骨折处及其周围软组织常有肿胀及压痛,可以摸到骨折端及骨摩擦感;用手挤压胸部,可引起骨折处疼痛。在多根多处骨折者,可见胸壁扁平、反常呼吸运动。胸部X线检查可以协助诊断。

3. 治疗

(1) 闭合性单处肋骨骨折:治疗的重点是止痛、固定和防治肺部并发症。止痛可口服止痛片或肌肉注射布桂嗪、哌替啶,或用普鲁卡因肋间神经封闭,还可用胶布固定胸壁,鼓励患儿咳嗽、排痰,以减少呼吸系统的并发症。

(2) 闭合性多根多处肋骨骨折:此类骨折常有胸壁软化和反常呼吸,严重影响心、肺功能,必须紧急处理。①维持呼吸道通畅,避免窒息;②纠正因血气胸或张力气胸所引起的休克;③用大棉垫胸外固定浮动胸壁,减轻反常呼吸运动,严重的浮动胸壁要用牵引。

(3) 开放性肋骨骨折:彻底清创,清除挫伤严重的胸壁软组织、异物和碎骨片,注意有无胸膜或内脏损伤,如有胸膜破裂应做胸腔闭式引流,如有多根肋骨骨折,可用钢丝在两断端做内固定,术后给予抗生素控制感染。

4. 护理措施

(1) 对重症肋骨骨折患儿要严密观察病情,如临床表现、肋骨损伤程度与范围、呼吸运动方向、呼吸困难、意识障碍等。及时测血压、脉搏、呼吸、血氧饱和度,除观察胸部病变外,还须注意有无其他脏器损伤,如在前胸部损伤要注意有无并发心包或心肌损伤。下胸部肋骨骨折要注意有无脾、肝或肾脏损伤。发现低血压、面色苍白、脉搏增快,应引起重视,做到早期发现,及时处理。

(2) 对一般肋骨骨折患儿,多采用胸带包扎或胶布固定胸部法,以减轻胸部活动时的疼痛,并利于咳痰。包扎时间稍久后常易松脱，随时检查包扎固定情况，发现固定不紧时应重新包扎。对多根多处肋骨骨折，以厚敷料铺于骨折部位压紧后用胶布固定，并用胸带捆扎，也可用牵引固定法，以控制胸壁反常呼吸。对开放性骨折应做好清创准备。

（3）行胸腔闭式引流术患儿，按胸腔闭式引流常规护理。

（4）患儿血压平稳后可取半坐卧位，有利于呼吸、咳嗽排痰及胸腔引流。当患儿从平卧改为半卧位时，头要逐步抬起，以免引起直立性低血压。

（5）保持呼吸道通畅，预防肺炎、肺不张，胸部外伤后由于神经反射作用引起支气管痉挛，分泌物增多。肺部挫伤造成肺出血水肿也亦引起痰液增多。由于胸壁活动带来剧烈疼痛，使患儿不敢咳嗽，造成呼吸道分泌物聚集并发肺不张，更加重了患儿的呼吸困难。因此，必须及时协助和鼓励患儿咳嗽、咳痰。疼痛剧烈者，遵医嘱给予镇痛药。具体方法：深呼吸，拍背，雾化吸入，指压环甲膜，环甲膜穿刺，鼻导管吸痰，纤维支主管镜吸痰及时清除分泌物，必要时气管插管或气管切开呼吸机辅助呼吸。

（6）鼓励患儿早期下床活动有利于肺复张；增强胃肠蠕动，促进食欲；增强体质，利于康复。

（二）气胸

创伤后，空气由胸壁伤口、肺或支气管裂口进入胸膜腔称为损伤性气胸（traumatic pneumothorax）。在胸部损伤中，气胸的发生率仅次于肋骨骨折。

1. 病因和发病机制

气胸有三种：①闭合性气胸（closed pneumothorax），气体多来自肺组织的裂口，空气进入胸膜腔后，肺的裂口即闭合，空气不再继续进入胸膜腔。②开放性气胸（open pneumothorax），因枪弹、弹片或刃器等所致的胸壁损伤，其伤口组织缺损，直接与胸膜腔相通，空气经伤口自由出入。③张力性气胸（tension pneumothorax），又称高压性气胸或活瓣性气胸，常见于较大肺气泡的破裂或较大较深的肺裂伤或支气管破裂，其裂口与胸膜腔相通且形成活瓣。吸气时活瓣开放，空气进入胸膜腔，呼气时活瓣关闭，空气不能排出，胸膜腔内压不断增高，形成张力性气胸。

空气进入胸膜腔后，使伤侧肺萎陷，纵隔器官被推向健侧，使健侧肺也受压缩，伤侧胸膜腔内负压消失使回心血减少，导致不同程度的呼吸循环障碍。在闭合性气胸时，上述改变较轻。开放性气胸时，患侧胸膜腔内压与大气压相等，而健侧吸气时负压增大，呼气时减小，使纵隔随呼吸左右摆动（称纵隔扑动），不仅减少回心静脉血，使大血管扭曲，还刺激肺门及纵隔神经丛，引起反射性胸膜肺休克。此外，由于伤侧肺萎陷，吸气时健侧肺可吸入无效腔残气，呼气时健侧肺的残气也可排至伤侧肺，造成更严重的缺氧。在张力性气胸时，因胸膜内压越来越大，使肺受压及纵隔移向健侧，如抢救不及时，可因呼吸循环衰竭而死亡。

2. 临床表现

（1）闭合性气胸：小量气胸可无症状，超过30%的气胸可有胸闷和呼吸困难，气管向健侧移位，伤侧叩诊呈鼓音，听诊呼吸音弱。严重者有皮下及纵隔气肿。

（2）开放性气胸：患儿有明显的呼吸困难及发绀。胸壁有伤口，呼吸时能听到空气出入胸膜腔的响声。气管和心脏明显向健侧移位。

（3）张力性气胸：患儿极度呼吸困难、发绀、休克。颈部的皮下及纵隔气肿明显，胸膜腔穿刺有高压空气向外冲出，抽气后，短时间内张力性气胸又复出现。

3. 诊断

根据上述体征，结合X线检查即可确诊，必要时做患侧第2前肋间穿刺，常可确诊。

4. 治疗

（1）闭合性气胸：小量气胸不需治疗要点，可于1～2周自行吸收；>30%的气胸，需进行胸膜腔穿刺抽气，如症状加重应置胸腔闭式引流，促使肺膨胀，同时应用抗生素预防感染。

（2）开放性气胸：立即封闭伤口，使其转变为闭合性气胸，然后清创缝闭胸壁伤口，并做胸腔闭式引流术，应用抗生素预防感染。

(3) 张力性气胸：立即排气，降低胸腔内压力，以解除对肺和纵隔的压迫。急救时，用粗针头在伤侧第 2 肋间锁骨中线处插针排气。转运患者时，在插入针的连接处，绑扎一橡胶手指套，末端剪一 1 cm 裂口，呼气时能排气，吸气时关闭，防止空气进入胸腔。纠正休克，安置胸腔闭式引流并进一步处理脏器损伤。

5. 护理措施

(1) 全面掌握病情，及时准备好用物，协助医生紧急处理。

(2) 严密观察生命体征及病情变化。如患儿出现烦躁、口渴、面色苍白、呼吸急促、脉搏细弱、血压下降等，应考虑患者已进入休克状态，立即通知医生，查找原因，积极处理。

(3) 观察皮下气肿范围及变化趋势、有无气管移位等情况并记录。

(4) 观察胸腔闭式引流管是否通畅，呼吸或咳嗽时引流管溢出气体的多少和变化趋势，如引流出的气泡由多变少，水柱的波动也变小，肺部呼吸音已改善，说明肺已复张。反之，虽然水柱波动变小或无波动，但患儿呼吸困难并不改善，往往是引流管不通。如引流瓶的气泡越来越多，并在咳嗽时冒气明显增多或引流虽然通畅，呼吸困难仍不缓解应注意有无气管断裂或较深的肺挫裂伤，必要时通知医生做好开胸的准备。

(5) 保持呼吸道通畅，指导患儿进行有效的咳嗽排痰，使患儿了解咳痰方法及重要性。

6. 出院指导

(1) 出院后饮食方面应加强营养，少食多餐，多进高蛋白、高热量、高维生素、易消化饮食。

(2) 充分休息，逐步增加活动量，注意室内空气调节，避免接触粉尘、烟雾及化学刺激品的环境。

(3) 预防上呼吸道感染。保持精神愉快，情绪稳定。

(4) 如出现疼痛、剧烈咳嗽、咯血等症状，应及时返院治疗。

(三) 血胸

胸部损伤后造成胸膜腔积血称为血胸（hemothorax），与气胸并存，称为血气胸。

1. 病因和发病机制

血胸多为刃锐器或肋骨骨折断端刺破胸部血管所致。血胸来源：①心脏和大血管损伤；②肋间血管或胸廓内血管损伤；③肺组织裂伤。

大量失血，患儿可因休克而死亡。胸膜腔积血，使肺受压萎陷，纵隔向健侧移位，严重影响呼吸和循环功能。因心、肺、膈肌运动有去纤维蛋白作用，使血液失去凝固性。如出血快而量多，去纤维蛋白作用不完全，则血液凝固成块，形成凝固性血胸，进一步机化成为纤维胸，呼吸功能严重受限，伤侧肺功能明显降低。血胸受到细菌感染，形成脓胸。

2. 临床表现及诊断

(1) 小量血胸一般无明显症状，中量血胸及大量血胸则有急性失血及休克症状。伤侧胸部呼吸运动减弱，胸壁饱满，肋间隙平展，气管移向健侧，叩诊呈实音。心浊音界向健侧移位，呼吸音减弱或消失，胸腔穿刺抽出血液即可明确诊断。

(2) X 线检查，可见伤侧密度均匀的不透光阴影，纵隔向对侧移位。血气胸时可见到液平。

3. 治疗

小量血胸不需特殊治疗，可自行吸收。中、大量血胸，应实行胸腔闭式引流术，可动态观察是否进行性血胸，如：①经输液、输血等处理休克症状不见好转；②血红蛋白不见上升；③胸膜腔穿刺因血液凝固抽不出血液，胸穿血液放置后很快凝固，胸部 X 线检查显示胸膜腔阴影持续增大；④胸腔闭式引流出血量每小时引流量超过 200 mL，连续 2 h 以上，应认为是进行性血胸，需开胸止血。凝固性血胸，应开胸取血块。机化性血胸，应做纤维层剥脱术。血胸感染，按脓胸处理。

4. 护理措施

(1) 严密观察患儿神志、生命体征及病情变化，注意观察受伤部位有无渗血、有无气管移位等情况。

(2) 保持胸腔引流管通畅，观察单位时间出血量并记录，认真观察胸内出血是否停止，还是继续出血。

（3）积极防治休克，迅速建立良好的静脉通路，补充血容量。

（4）注意观察患儿的体温、胸痛等感染征象。如胸液呈浑浊或脓性，说明血胸已继发感染，按脓胸处理。

（5）饮食护理，出血较多时，应禁饮食，尤其是在出血期间，不能饮热水、热粥等。一般情况下，早期饮食以清淡易消化，避免辛辣刺激食品；后期多进高蛋白、高热量、高维生素、易消化饮食，增加营养。

（四）心脏损伤

心脏损伤（cardiac injury）可有心脏挫伤、心脏裂伤、室间隔破裂、瓣膜撕破、腱索断裂等。

1. 病因和发病机制

心脏损伤，常见于刀、剪、匕首等所致的开放胸伤，也有挤压、坠落发生的心脏破裂。心脏破裂，如果裂口较大，大量血液从心脏涌出，伤员迅即死亡。若心脏破口不大，血液积存在心包内，形成血心包。此时，心包腔内压力急剧升高，直接压迫心脏，临床上成为心脏压。首先压迫心房和腔静脉，引起静脉回流受阻，静脉压升高，同心血量减少，心排血量降低，动脉收缩压下降，脉压减小，以至循环衰竭。

2. 临床表现

胸部损伤后，出现面色苍白、烦躁不安、呼吸困难，心搏微弱、心音远而轻，动脉压下降、脉压小、有奇脉，颈部静脉怒张，中心静脉压升高。外伤的入口，多见于胸骨左缘第3～5肋间。

3. 诊断

根据受伤部位和心脏压塞的临床表现，应考虑心脏裂伤的诊断。心包穿刺若抽出新鲜血液可以证实诊断。X线检查可见心影明显扩大，搏动减弱，正常形态消失。X线检查必须在床旁进行，不得挪动病员，以免再度大出血而致死。

4. 治疗

急救措施包括抗休克治疗要点及心包腔穿刺减压，同时准备开胸探查。手术原则是切开心包腔清除积血和修补心脏裂口。术中、术后输血输液补充血容量。观察患儿血压、脉搏和胸腔引流情况，给予大剂量抗生素控制感染。

5. 护理措施

（1）护士要熟悉心脏压塞的临床表现，严密观察病情变化，备好穿刺吸引针及注射器，做好心肺复苏术抢救准备。疑有心脏压塞的患儿，迅速配合医生实行心包穿刺或剖胸探查。如心包积血增长的速度很快，也可造成患儿心搏骤停，立即进行胸外按压或除颤或配合医生行床旁开胸挤压心脏。

（2）卧床休息，按休克的护理，补充血容量，输液、输血、补充电解质，输液速度不宜太快，因血液积在心包内压迫心脏，尤以心房和腔静脉受压明显，血液回流受阻，如补液速度太快，可增加心脏负担。

（3）协助心包穿刺减压前，护士应嘱患儿于术中勿剧咳或深呼吸。穿刺时，给予患儿吸氧，严密监测生命体征，做到及时发现，及时处理。症状不见好转，迅速准备用物，配合医生行开胸术。

（王晓梅）

第三节　脓胸护理

胸膜腔因致病菌感染而积脓称为脓胸（empyema）。根据病程脓胸可分为急性和慢性脓胸两种。

一、急性脓胸

（一）病因和发病机制

脓胸大多是继发性感染，常见的致病菌有金黄色葡萄球菌、肺炎双球菌、链球菌，其次是大肠埃希菌、结核杆菌和厌氧菌。常见感染途径为：①肺部病灶（肺炎、肺脓肿等）直接侵及胸膜或破溃至胸膜腔；②邻近器官感染（膈下脓肿、肺脓肿等）侵入胸膜腔；③全身化脓性感染时，致病菌随血流侵入胸膜腔；④胸部开放性损伤或胸膜腔内手术时，致病菌直接经伤口侵入胸膜腔。

胸膜腔感染后，先有胸膜充血、水肿和浆液性液体渗出，继而胸膜腔渗液的炎症细胞和纤维蛋白增多，形成脓液。急性脓胸早期，渗出液多，一侧胸膜腔大部或全部积脓称为全脓胸；当纤维组织使脏胸膜和壁胸膜或膈肌发生粘连时，脓液局限于一部分胸膜腔内，称为局限性脓胸或包裹性脓胸。局限性脓胸多在肺与胸壁之间，少见于肺叶之间。慢性脓胸腔内，可有纤维间隔，形成多房性脓胸。脓胸并发支气管胸膜瘘，则有气胸同时存在，称为脓气胸。

（二）临床表现

急性脓胸主要表现为急性炎症和呼吸困难。患儿常有胸痛、高热、脉快、咳嗽、呼吸急促，严重者呼吸困难、发绀，甚至休克等。白细胞计数及中性粒细胞增高。如伴有支气管胸膜瘘，常有刺激性呛咳和咳大量脓痰。体格检查，可见患侧肋间隙饱满，呼吸运动减弱，语颤降低，叩诊呈浊音，听诊呼吸音减弱或消失。大量积脓时，纵隔、气管被推向健侧。局限性脓胸体征则在病变相应部位。

（三）诊断

根据病史和临床表现可以做出诊断，胸腔穿刺抽出脓液即可确诊，同时做涂片、细菌培养和药物敏感试验，以指导临床用药。胸部外伤引起的脓胸，则有胸部外伤史。怀疑支气管胸膜瘘者可向脓腔内或引流口内注入少量亚甲蓝，若咳出蓝色痰液，即可证实。X线检查：如为全脓胸，患侧全部呈现浓密影；脓液量较少时，于肋膈角见到斜向上方的弧形阴影；如为脓气胸，则见到液平。

（四）治疗

①根据致病菌对药物的敏感性，选用有效的抗生素；②彻底排净脓液，使肺早日复张；③控制原发感染，全身支持治疗，如补充营养和维生素、注意水和电解质的平衡、矫正贫血等。排净脓液的方法：及早反复胸腔穿刺，并向胸膜腔内注入抗生素。若脓液稠厚不易抽出，或经过治疗脓量不见减少，患儿症状无明显改善，或发现有大量气体，疑伴有气管、食管瘘或腐败性脓胸等，均易及早施行胸膜腔闭式引流术。其方法有两种，一种是经肋间插管法，另一种是经肋床插管法。急性脓胸经全身和局部治疗后，感染症状消失，肺已复张，脓液引流量每 24 h 小于 10 mL 时，可拔除引流管。

（五）护理措施

（1）急性脓胸患儿应卧床休息，减轻机体耗氧量，但要注意按时翻身，预防压力性损伤的发生。

（2）中毒症状严重，而全身情况较差者，应增加营养，给予高热量、高蛋白、高维生素饮食，不能进食者，应查血化验，根据结果补充电解质和支持疗法，输血、输液。

（3）保持患儿水、电解质平衡，记录 24 h 出入量，定时查血电解质。

（4）防止低蛋白血症，患儿蛋白丢失较多，且消耗增加，应鼓励患儿进食富含蛋白质的食物，并定时查肝功能，注意有无低蛋白血症，测量体重每周 1 次。

（5）严密观察体温的变化，高热应给予冷敷、乙醇擦浴等物理降温措施，按医嘱用药，鼓励多饮水，注意口腔卫生，保持患儿衣物干燥。

（6）观察病情，注意生命体征及临床表现，胸腔急性大量渗液可使肺和纵隔移向健侧，引起呼吸循环功能的改变，如出现胸闷、心悸、气促、脉搏增快、口唇发绀、鼻翼扇动，应立即给氧，协助医生处理。

（7）保持胸腔引流管通畅，脓液黏稠，要经常挤压靠近切口处的引流管，防止脓液阻塞。有阻塞时，可用无菌等渗生理盐水冲洗。如脓腔明显缩小、脓液不多、纵隔已固定，可将闭式引流改为开放式引流。开放式引流局部应保持清洁，按时更换敷料，妥善固定引流管，防止滑脱。引流口周围皮肤涂氧化锌软膏，防止发生皮炎。

（8）改善肺功能，指导患儿有效地咳嗽排痰，使痰液及时排出，咳痰较多时，应观察痰量及性质，如颜色、气味等，并记录 24 h 痰量。咳嗽无力者，给予协助，如拍背、雾化吸入。鼓励患儿做深呼吸，训练肺功能。

（9）协助患儿做体位引流，每天2次。体位引流的方法：上肺病变取半坐卧位，下肺病变取头低足高位，中肺病变取仰卧与平卧交替位，并保持呼吸道通畅。

（10）长期卧床者应定时协助患儿翻身和床上肢体运动，帮助按摩骨隆突部位，以改善局部血液循环，预防压力性损伤。

（六）护理指导

（1）注意休息，防止受凉感冒。

（2）加强营养，合理调整饮食结构。

（3）适当增加活动量，多做户外活动，不能剧烈活动。

（4）定期门诊复查。

二、慢性脓胸

（一）病因和发病机制

①急性脓胸治疗不及时、不彻底，如引流管位置过高或过深，管腔过细、扭曲、拔管过早等；②脓胸并发支气管胸膜瘘，细菌不断侵入；③肺脓肿、支气管扩张、肺癌等肺实质性病变引起胸膜腔积脓；④有特殊病原菌存在，如结核分枝杆菌、放线菌感染；⑤胸膜腔毗邻的慢性感染病灶，如胸壁结核，膈下脓肿的扩散；⑥胸膜腔内异物存留。

慢性脓胸的特征是脏、壁胸膜纤维性增厚。由于脓腔壁坚厚，肺不能膨胀，脓腔不能缩小，感染也不能控制。壁胸膜增厚的纤维板使肋骨聚拢，肋间隙变窄，胸廓塌陷。脓腔壁收缩使纵隔向患侧移位。这些都严重影响呼吸功能。

（二）临床表现和诊断

常有长期低热、食欲减退、消瘦、贫血、低蛋白血症等慢性全身中毒症状，有时尚有气促、咳嗽、咳脓痰等症状。体格检查及X线胸片均可见前述病理特征。曾做引流术者胸壁可见引流口瘢痕或瘘管。根据病史、体检和X线胸片，诊断慢性脓胸并不困难。若未做过引流者，需做胸腔穿刺，化验培养脓液，明确致病菌种。脓腔造影或瘘管造影可明确脓腔的范围和部位，若疑有支气管胸膜瘘宜慎用或禁忌。

（三）治疗

①改善全身情况，消除中毒症状和营养不良；②消灭致病原因和脓腔；③尽力使受压的肺复张，恢复肺的功能。

常用手术有以下几种：①改进引流手术：针对引流不畅的原因，如引流管过细、引流位置不在脓腔最低位等予以改进。②胸膜纤维板剥脱术：将壁和脏胸膜上的纤维板剥除，或只剥除脏层纤维板，达到消灭脓腔使肺复张的目的，适用于慢性脓胸，病程不长，肺内无病变，术后肺能重新扩张者。③胸廓成形术：去除胸廓局部的坚硬组织，使胸壁内陷，以消灭两层胸膜间的无效腔。这种手术不仅要切除覆盖在脓腔上的肋骨，而且也要切除增厚的壁胸膜纤维板，但需保留肋间神经血管、肋间肌和肋骨胸膜。这些保留的胸壁软组织可做成带蒂的移植瓣用来充填脓腔和堵塞支气管胸膜瘘。术毕骨膜外放置引流，并且妥善加压包扎。④胸膜肺切除术：将纤维板与肺一并切除，适用于慢性脓胸，并发肺病变者。

（四）护理措施

（1）慢性脓胸患儿因长期感染和消耗，常有体质虚弱和营养不良，甚至出现恶病质。合理调配饮食，加强营养，增强抵抗力，纠正贫血、低蛋白血症和水、电解质紊乱，指导患儿进食高蛋白、高热量、富含维生素的食物；必要时给予少量多次输血或静脉高营养。

（2）注意观察生命体征变化，如出现胸闷、心悸、气促、脉搏增快、口唇发绀、鼻翼扇动，应立即给予吸氧，协助医生进行胸腔穿刺抽液处理。

（3）高热者给予冰敷、乙醇擦浴等物理降温措施，鼓励患儿多饮水，及时更换衣物及被服，防止着凉。遵医嘱使用抗生素，并观察疗效及副作用。

（4）胸腔闭式引流护理同急性脓胸。

（5）协助患儿做体位引流，每天 2 次。体位引流的方法：上肺病变取半坐卧位，下肺病变取头低足高位，中肺病变取仰卧与平卧交替位，并保持呼吸道通畅。

（6）改善肺功能，指导患儿有效地咳嗽排痰，使痰液及时排出，咳痰较多时，应观察痰量及性质，如颜色、气味等，并记录 24 h 痰量。咳嗽无力者，给予协助，如拍背、雾化吸入。鼓励患儿做深呼吸，训练肺功能。

（7）胸膜纤维板剥脱术的患儿，因术中剥离面广泛，渗血较多，且有剥破肺组织的可能，因此应注意引流瓶中有无大量出血或气体逸出，如不见好转，应及时报告医生处理。

（8）胸廓改形术因切除多根肋骨，使胸廓失去支持，可出现反常呼吸，术后局部加压包扎。

（五）出院指导

（1）注意休息，防止受凉感冒。
（2）加强营养，合理调整饮食结构。
（3）适当增加活动量，多做户外活动，不能剧烈活动。
（4）定期门诊复查。

（王晓梅）

第四节　漏斗胸护理

漏斗胸（funnel chest，pectus excavatum）又称为胸骨凹陷畸形，是常见的胸骨畸形。1977 年 Ravitch 报道出生活婴的发生率为 1/300～1/400，男性较女性多见，男女比例为 4∶1。其特征是从胸骨柄开始向下向背侧倾斜，胸骨连同肋骨向内向后凹陷，呈舟状或漏斗状，胸骨体剑突交界处凹陷最深，有时两侧不对称，胸骨向右旋转。

一、病因和发病机制

漏斗胸的病因学研究目前仍没有定论。漏斗胸可作为某些综合征的一部分，如 Marfans 综合征、Prune-belly 综合征、Pierre-Robin 综合征等。漏斗胸可单独存在，此类型多见。其病因有如下几种学说。

（1）膈肌中心腱缩短：虽然该学说能直观解释漏斗胸的形成，但手术中并未发现缩短的中心腱，影像学结果也不支持，与临床表现也不符合，所以该学说的支持者很快减少。

（2）呼吸道梗阻：如果呼吸道存在梗阻，因吸气性呼吸困难而用力吸气，长时间会形成漏斗胸。但多数呼吸道梗阻患儿并没有发生漏斗胸，漏斗胸的患儿也不一定存在呼吸道梗阻，这说明呼吸道梗阻只是形成漏斗胸的一个诱因。

（3）部分前方膈肌肌肉纤维化：Brodkin 于 1953 年提出，但不能解释一些临床表现，只是形成漏斗胸的部分原因。

（4）骨及肋软骨发育障碍：目前虽然未获得漏斗胸患儿肋软骨和胸骨发育不良的直接证据，但也发现肋软骨的生化检测异常，光镜下观察有异常，软骨胶原蛋白氨基酸序列发生了突变。

（5）结缔组织异常：因漏斗胸常并发骨骼肌肉系统的疾病，特别是近来发现漏斗胸患儿皮肤纤维母细胞胶原合成异常，提示漏斗胸患儿存在全身结缔组织疾病的可能。

（6）漏斗胸有一定的遗传因素：11%～37% 的患儿有家族史。漏斗胸与免疫功能下降有关。漏斗胸是由佝偻病引起的说法不成立。

二、临床表现

因为漏斗胸畸形自出生后逐渐加重，所以在婴儿期可不甚明显。幼小儿自觉症状少，稍大儿童才可能出现呼吸和循环系统的障碍，但畸形较轻者，可无明显症状。多数婴幼儿漏斗胸是无症状的。

呼吸系统的影响是肺活量减少、残气量增多，反复出现呼吸道感染的症状，尤其是活动时气喘。循环系统的障碍是呼吸困难、脉频、心悸等症状。体征是胸廓畸形，伴有颈前屈、轻度驼背、腹部突出。

特别值得重视的是，年长儿由于胸廓畸形而产生的心理障碍，变得性格内向，严重者患儿精神忧郁而导致精神失常。

三、诊断

本症通过外观检查即可诊断。即胸骨肋骨凹陷，腹部前凸，颈肩前倾，驼背，年长儿可有脊柱侧弯。但需对漏斗胸的程度、心肺功能和患儿心理精神状态做出全面评价。

1. 漏斗胸的程度。

（1）漏斗胸的容积：患儿仰卧位，用注入漏斗部位的水量来表示。

（2）漏斗胸指数：FI =（a b c/A.B.C）。a：凹陷的纵径；b：凹陷的横径；c：凹陷的深度；A：胸骨的长度；B：胸廓的横径；C：胸骨角至椎体的最短距离。FI > 0.3 为重度，FI < 0.2 为轻度，FI = 0.2 ~ 0.3 为中度。

（3）胸脊间隙：胸骨与脊柱的距离（L）。L > 7 cm 为轻度，L = 5 ~ 7 cm 为中度，L < 5 cm 为重度。

2. 胸部摄片

正位片示肋骨平直，前肋向前下方急剧倾斜下降；侧位片显示胸骨下端明显向后凹陷；脊柱有侧弯，心影向左移位，膈肌位置正常。

3. 肺功能

用力呼气量和最大通气量明显减少。但小儿不能很好地配合此项检查。

4. EKG

提示心脏移位。

5. CT

CT 能更准确地了解畸形的程度，对术前及术后畸形改善情况能清晰显示，并可判断手术效果。

四、治疗

1. 手术适应证

（1）美容及心理需要：胸部外形不正常，患儿有消极自卑心理，一般应在学龄前予以纠正。

（2）有呼吸功能不全、活动受限和反复呼吸道感染者。

（3）漏斗胸并发其他心脏畸形，可同时矫正。

（4）手术时间：1 ~ 2 岁有明显畸形者，即可手术矫正。最佳手术年龄为 2 ~ 5 岁，此时畸形局限在肋软骨，肋骨受累较小，且尚未形成继发性脊柱侧弯。

（5）手术治疗的指征一般为 FI > 0.25，漏斗胸凹陷深度 > 2 cm，或置水容量 20 mL 以上。

2. 手术治疗目的

（1）矫正畸形，预防畸形所致的心理障碍。

（2）矫正畸形，纠正已有的症状或预防症状的发展。

3. 治疗方法

漏斗胸的治疗方法较多，过去使用的胸骨翻转法因损伤过大已不被大多数儿外科医师所采用。目前国际上被多数学者采用的是 Ravitch 手术，近年来随着技术设备的不断改进，漏斗胸的手术治疗更趋向于微创手术，其中典型的代表是 Nuss 手术。

五、护理措施

（一）术前护理

1. 心理护理

漏斗胸患儿由于体型的改变，变得自卑、内向，情绪低落，多不愿与外界交往。多与患儿沟通交流，用温暖爱抚的语言感染患儿，拉近护患距离以取得信任；取得家属的积极配合，并针对患儿的心理特征，给予有效护理，改善患儿的不良情绪；详细介绍疾病的相关知识，以消除患儿及家属的恐惧心理，提高其对治疗护理的依从性。

2. 营养支持

因胸骨压迫心脏、肺、食管，部分漏斗胸患儿发育迟缓，体质瘦弱，易发生呼吸道感染。术前要评估患儿的营养状况，讲解术前营养支持的重要性及必要性；指导患儿进食高蛋白、高热量、高维生素饮食，如肉、蛋、奶类，新鲜水果和蔬菜等。

3. 功能训练

由于术后卧床时间较长，活动幅度小，易发生肺不张及肺部感染。故术前应加强呼吸功能训练，每日吹气球、吹口哨、深呼吸和有效的咳痰，以利于肺泡扩张，防止发生肺不张；并训练患儿在床上排尿排便。

（二）术后护理

1. 常规护理

实施全身麻醉术后的常规护理，持续低流量吸氧（1～2 L/min），以纠正全身麻醉术后和术中二氧化碳弥散入血所产生的高碳酸血症和呼吸性酸中毒。持续心电监护，术后 24 h 内 30 min 测血压、脉搏和呼吸 1 次。持续血氧饱和度检测，观察有无呼吸性酸中毒、低氧血症的发生。

2. 呼吸道管理

保持呼吸道通畅，及时清除呼吸道分泌物。减少气道阻力，维持通气功能。给予鼻导管或面罩吸氧，氧流量 1～2 L/min，维持氧浓度在 90% 左右。指导并鼓励患儿进行有效咳嗽和深呼吸。经常协助患儿坐起，翻身拍背；改变体位，给予雾化吸入，必要时给予吸痰。

3. 体位与活动

麻醉清醒后即采取平卧位，睡硬板床，不用海绵等软床垫。术后 24 h 内患儿严禁翻身、侧卧，不能翻滚、屈曲及转动胸腰；术后第 2～3 天可在护士及家长的协助下下床活动，但须避免自主用力支撑翻身下床，同时加强深呼吸运动。在扶患儿坐起或下床活动时应以两手托颈部、背部及臀部保持背部挺直，严禁牵拉患儿的双上肢，亦勿抱患儿胸腰部；站立、行走时注意要保持上身平直，不能侧弯，以防发生脊柱侧弯。

4. 切口护理

观察切口有无渗血、渗液，切口周围有无皮下气肿，以及渗血、渗液、皮下气肿有无改善。术后切口疼痛，不耐受漏斗胸矫形器，可卧床 2～3 d，注意骶尾部皮肤护理。

5. 饮食

患儿术后当日禁食、水，无腹胀、恶心呕吐症状者术后第 2 天可进食，一般先进食流质、半流质饮食，并逐渐过渡到正常饮食。给予高蛋白、高热量、高纤维素饮食，以防便秘。

6. 输液

术后给予静脉输液，补充能量、维生素，应用抗生素和止血药物。

（三）出院指导

（1）增强营养，预防感冒，行走时保持直立姿势，挺胸，睡觉时需平卧。

（2）加强呼吸功能训练，如练习深呼吸、吹气球、吹口哨等。

（3）适当体育锻炼，手术 3 个月后每天定时做扩胸运动。

（4）出院后前 4 周不要弯腰、扭腰，或翻滚。第 1 个月尽量做到背部挺直，第 2 个月不搬重物，第 3 个月不做对抗性运动（如打篮球、踢足球等）。由于置入物需在患儿体内保持 2～3 年，需注意以下几点：①不进行胸部和上腹部的 MRI（磁共振成像）检查；②如需心脏除颤，将电极板置于前后位置进行心脏电击；③若出现钢板摆出、胸闷、胸痛等情况，应及时就诊。

（王晓梅）

第五节　先天性肺囊肿护理

先天性肺囊肿（congenital lung cyst）是指肺内支气管囊肿，是肺先天性畸形中最常见的一种，可以单发，也可以多发。本病发病率较低，为3‰~4‰。

一、病因和发病机制

胚胎第4周后，原始前肠开始分隔成喉气管与食管，分离出来的支气管组织形成异常的囊性组织；以及支气管树发育过程中发生障碍，使肺芽分支发生畸形，而多数是邻近肺泡的细支气管出现畸形，在发育不良的基础上，部分支气管由于炎性渗出，阻塞了支气管，肺实质中肺泡增多而最后形成囊肿。

二、病理分类

①以囊肿数目分类可分为单发性肺囊肿、多发性肺囊肿；②以囊肿内容分类：含气性囊肿、含液性囊肿、气液混合性囊肿；③以囊肿是否与支气管相通分类：开放性囊肿与支气管完全相通，闭合性囊肿与气管不通，张力性囊肿呈活瓣样囊肿张力大。

三、临床表现

先天性肺囊肿症状主要是呼吸窘迫，发生较早，并且症状发生较紧急或甚危急。肺囊肿与支气管相通很容易发生感染，则表现为发热、咳嗽、气促、发绀等呼吸道感染症状。严重者出现咯血。感染可反复发作，迁延不愈。若是张力性肺囊肿，由于囊肿逐渐增大，压迫邻近组织，甚至出现纵膈疝、纵隔移位，而出现明显的气促、发绀，不能平卧，若未及时处理，可危及患儿生命。而在较小肺囊肿，特别是未与支气管相通，无感染者，可无明显症状。

在严重病例，可发生在新生儿生后几日，由于囊肿巨大而出现患侧肋间隙增宽、胸廓饱满、叩之鼓音。而症状较轻微者，肺囊肿较小，可无明显体征。

四、诊断

反复呼吸道感染或迁延不愈的肺内感染，以及新生儿呼吸窘迫表现者均应怀疑是否有肺囊肿。X线检查进一步确定胸内是否有原形或椭圆形阴影，呈束状，边界光滑，压迫周围肺组织。

肺囊肿一旦感染与肺脓肿、肺气胸、肺炎较难鉴别。连续动态观察X线表现可帮助诊断。

五、治疗

小儿先天性肺囊肿确定诊断后，应及时治疗，应在控制炎症后及时手术。

开胸手术不受年龄限制，手术应尽量保留正常的肺组织，可行囊肿摘除或肺楔形切除。囊肿位于肺段可行肺段切除，超过肺段可行肺叶切除。

经胸腔镜微创手术切除肺囊肿已有成功且成熟的经验，手术效果同开胸手术。

位于气管或气管旁的小囊肿，应用穿刺抽吸治疗，效果良好。

六、护理措施

（一）术前护理

1. 心理护理

患儿及家长普遍存在对手术的恐惧心理，所以常常不能主动配合治疗，首先向家长讲清手术的目的是根治疾病，对年龄较小的患儿讲清手术是无痛的，消除其抵触心理，而对年长儿则重点让其理解手术的意义和术后如何配合治疗，特别要指导患儿训练咳嗽、排痰和深呼吸，这样对其术后恢复有很重要的作用。

2. 术前应用抗生素治疗

同时配合体位排痰，嘱患儿健侧卧位，有利于痰液排出。

3. 术前备皮

范围要够大，并且彻底减少皮肤伤口感染的可能。

4. 术前准备

常规术前检查，做好术前禁饮食。

（二）术后护理

1. 麻醉后护理

去枕平卧6 h，头部偏向健侧，低流量面罩吸氧，一般为3～4 L/min，保持呼吸道通畅，严密观察生命体征的变化，胸部手术后呼吸和循环系统受到一定的影响，必须持续监测呼吸、心率、血压及血氧饱和度，对生命体征的变化做出分析并及时与医生联系，及时处理。

2. 呼吸道管理

麻醉清醒后取半卧位，保持呼吸道通畅，注意观察患儿呼吸频率、节律，有无气促、吸气三凹征等表现。鼓励患儿有效地咳嗽、深呼吸，协助翻身叩背，咳痰时不要用力过猛，以免因动作剧烈造成血管结扎残端处破裂。对痰液黏稠者，给予雾化吸入，促进痰液稀释，有利排痰。

3. 胸腔引流管护理

妥善固定胸腔引流管，防止其折叠、扭曲、脱出或血凝块堵塞，定时挤压引流管；鼓励患儿采取坐位或半卧位，深呼吸或咳嗽，促使胸膜腔内气体及液体排出，使肺复张；保持胸管的通畅，及时观察引流管的波动情况，是否随着呼吸和咳嗽而波动。正常水柱上下波动4～6 cm，若无波动，应及时查找原因，是否管腔脱至皮下、管腔阻塞等；密切观察引流液的性质、量、颜色及气味，如患儿引流量每小时＞50 mL，并且颜色较鲜红，连续2 h以上，说明胸膜腔内有活动性出血的可能，若伴有愈来愈多的气泡逸出，表示有肺裂伤或支气管裂伤的可能，应及时通知医生处理。

4. 静脉抗生素的应用及注意事项

术后患儿肺功能相对较差，应在保证抗生素及其他药物充分应用基础上匀速输液，以避免出现肺水肿等输液并发症。

5. 心理护理

年龄小的患儿对疼痛的感觉不敏感，但对监护的环境不容易接受，应重点解除恐惧心理，分散注意力，让他能积极配合治疗要点，而年长儿则重点向其讲道理，并教会其配合的方法以达到最好的配合效果。

（三）出院指导

（1）注意休息，防止受凉感冒。

（2）加强营养，合理调整饮食结构。

（3）适当增加活动量，多做户外活动，不能剧烈活动。

（4）定期门诊复查。

（李 冰）

第六节 隔离肺护理

隔离肺（pulmonary sequestration）是以血管异常为基础的胚胎发育缺损所造成的肺先天性畸形，多见于新生儿到18岁，13岁以下占80%。肺隔离症分为两种类型：叶内型和叶外型。

一、病因和发病机制

肺隔离症是一种少见的先天性肺发育异常，其特点是一部分胚胎肺组织（肺叶或肺段）与正常的支气管不交通，并与正常的肺组织隔离开来。隔离部分是未发育的支气管肺组织，无呼吸功能和炭末沉着，或炭末沉着极少，其动脉血来自体循环的血管，静脉血常注入肺静脉，也可以注入体循环的静脉。隔离肺的发生可能与肺囊肿相似，即在人胚胎发育期间，胚胎肺组织的一部分与肺的气管支气管分离，同时亦与其他肺叶分离，其周围有自身的胸膜包绕或缺乏胸膜。一般认为隔离肺是某一部分肺组织发育停止的较原始的形式。隔离肺最常见于左侧，而且往往并发先天性膈疝。隔离肺内常有大小不等的单发或多发囊腔，囊壁由柱状纤毛上皮和结缔组织构成，腔内含有黏液。

二、病理分型

根据隔离肺组织有无独立脏胸膜所包裹，分为叶内型和叶外型，两型亦可同时存在。

（1）叶内型较多见，位于正常的肺叶内，有共同脏胸膜，多发生在下叶基底段，尤以左肺下叶多见。供应动脉多来自主动脉分支，静脉回流入肺静脉。组织结构正常，支气管和肺泡可辨识，与邻近正常的肺组织有交通，常有慢性感染。

（2）叶外型较少见，常称为副肺叶或副肺段，位于肺外，具有独立的脏胸膜，与正常肺组织之间被胸膜隔开，偶可与气管、支气管、食管或小肠相通。血液供应来自主动脉分支，静脉回流入奇静脉。

三、临床表现

叶内型有反复肺部感染，原因是隔离肺组织与支气管相通的感染，严重时可有寒战、发热、咳嗽、咳痰，甚至咯血，酷似肺炎或肺脓肿，但早期不与正常肺支气管相通时，可无任何临床症状。叶外型多无感染症状，除非发生隔离肺的血源性感染。

四、诊断

肺隔离症的术前诊断主要依靠影像学检查。

1. 胸部 X 线检查

胸部 X 线检查可发现肺下叶后基底段内有单发或多发的圆形囊性病变阴影，囊壁厚薄不等，边缘比较清楚，并多邻近心膈角、靠近脊柱。若病变与支气管相通，可见其内有气液平。

2. CT 扫描

CT 扫描表现为密度较均匀的实性病变或囊性病变，呈三角形或肺叶状影，常与纵隔及膈肌有较宽的接触面，增强后可发现异常动脉的存在及其分支。

3. MRI

MRI 可显示叶内型隔离肺的体循环供血动脉。

五、治疗

肺隔离症应手术治疗，预后良好。叶内型者行肺叶切除，叶外型者做隔离肺单独切除。有感染症状者应先以抗生素控制感染再行手术。

六、护理措施

（一）术前护理

1. 心理护理

多数患儿及家长因术前难以明确诊断，心理负担较重，应关心、疏导、安慰患儿及家长。一旦明确诊断，及时向患儿及家长解释疾病有关知识及手术过程，消除其焦虑、恐惧心理，使其树立信心，配合术前、术后治疗与护理，提高手术成功率。

2. 术前呼吸功能训练

患儿术前有反复咳嗽咳痰等感染征象，为防止术后肺不张或肺实变等并发症，加强呼吸功能的训练和管理，鼓励并督促患儿每天 3 次深呼吸锻炼，吸呼比为 1：（2～3），呼吸频率 8～10 次/min，早、中、晚各1次，每次5~10 min。深吸气训练是使患儿学会做深腹式或深胸式呼吸，是预防肺泡萎陷及低氧血症简单有效的方法。

3. 指导

年长儿练习床上排便、排尿、深呼吸，术前1 d备皮，做青霉素试验，抽血交叉。

（二）术后护理

1. 卧位

术后平卧，头偏向一侧，待麻醉清醒、血压平稳后给予半坐卧位，利于引流及肺的扩张。术后1~3 d尽量不采用患侧卧位，取半卧位和健侧卧位交替，增加患儿的舒适度，促进身体恢复，防止并发症的发生。

2. 病情观察

术后24 h内予以心电监护，严密观察患儿的血压、心率、血氧饱和度、神志、面色、尿量、体温的变化。术后48 h内，警惕胸腔大出血的发生，其临床表现为脉搏细速、心率加快、血压下降等失血性休克征象，胸腔引流量骤增，一旦发生需立即做好再次开胸手术的准备。

3. 呼吸道护理

常规吸氧，流量2~3 L/min，注意观察有无气促、发绀等呼吸困难情况，定时听诊两肺呼吸音。因患儿术前均有反复咳嗽、咳痰等肺部感染症状，所以术后保证患儿有效咳嗽排痰、保持呼吸道通畅非常重要。每2~3 h协助患儿翻身、拍背。术后6 h患儿清醒后，指导做深呼吸，鼓励有效咳嗽排痰，痰多黏稠者给予沐舒坦、普米克令舒等雾化吸入，每日3次，以稀释痰液，利于痰液排出。

4. 胸腔引流管护理

保持引流管连接的密封、正确、无菌；保持引流管的通畅，持续低负压吸引，定时挤捏，防止血凝块堵塞管腔，掩盖抽取血情况；引流管妥善固定，防止脱出、扭曲。床边备有两把血管钳，以防意外，如引流管滑脱、折断等，观察并记录引流液的颜色、性状、量，如有异常及时通知医生。

5. 并发症的观察及处理

（1）大出血：其原因主要是缝扎过紧、缝线脱落或血管裂口。该并发症常发生于术后4~5 h，表现为脉搏细速、心率加快、血压下降等失血性休克征象，胸腔引流量骤增，表明胸腔内有较明显的出血。由于主动脉压力高，畸形血管残端部分的出血往往量多且猛，一旦发生此种出血，常需立即再次进胸止血。

（2）食管胸腔瘘：此类情况较少见，一旦发生则预后较差。其原因一是手术损伤食管，二是潜在支气管食管瘘术中未发现，残端未处理，一旦出现，宜充分引流，必要时再次开胸处理。

（三）出院指导

（1）出院1个月后门诊复查。

（2）加强营养，增强体质，适当户外活动，锻炼呼吸功能。

（3）定期复查X线胸片、肺功能、血常规。

（李 冰）

第七节 先天性食管裂孔疝护理

食管裂孔疝（hiatus hernia）是一种先天性发育异常，主要病理为膈食管裂孔扩大，环绕食管之膈肌脚薄弱，致使腹段食管、贲门和胃底随腹压增高经宽大的裂孔而进入纵隔，从而导致不同的临床症状。

一、病因与发病机制

由于先天遗传和环境因素，使食管周围韧带、组织结构的弹性减退，左、右膈肌角肌纤维发育障碍，失去正常的钳夹作用。膈肌裂孔开大，特别是膈食管韧带与食管周围失去紧密接触的关系而变为松弛，腹腔食管失去控制变成无稳定性。当膈肌运动时，腹腔食管由于活动性强，可向上突入胸腔形成疝。食管和胃小弯的纵轴所成的夹角称之 His 角，正常呈 30°～50°。此角的形成是由于胃肌层表面有一层强壮的悬带，又称胃悬带，它从胃小弯远端沿胃小弯上升到贲门，在贲门前分裂包绕贲门的前后面，在胃底和贲门间的贲门切迹处会合。

临床上根据食管裂孔开大的不同程度及食管胃疝入胸腔的多少，分为滑动性疝、食管旁疝和混合性疝。

二、临床表现

部分小型的滑动性疝可无临床症状。但因多发生在婴幼儿，临床表现多样化，儿科医生应重视本症。

1. 呕吐

呕吐是最常见的症状，占 80% 以上，可发生在出生后 1 周；常以平卧和夜间为重，有时轻微呈现溢奶状，严重者呈喷射状，可为胃内容物，可伴有胆汁，甚至出现呕血。

2. 呕血、便血

呕吐严重者除呕吐咖啡样物外还出现呕血，便柏油样和黑便，可导致贫血，生长发育受影响。

3. 咳嗽、气喘等呼吸道感染症状

由于 GER 往往造成误吸，结果反复出现上呼吸道感染症状，可反复发作不能治愈。

4. 吞咽困难、滑动性疝食管炎

逐渐加重，炎症已侵到肌层，使食管下端纤维化，结果造成短食管 - 贲门胃底疝入胸腔，且出现食管狭窄。早期抗感染治疗可好转，晚期不能进食，呕吐白色黏液，为食管重度狭窄表现。

5. 食管旁疝

由于胃排空不良造成潴留性胃炎、溃疡、出血，胃扭转过久发生嵌顿，出现梗阻症状，胸骨后疼痛、胸闷、呼吸急促以至严重胃坏死的症状。

6. 食管裂孔疝

反复有症状者，多表现为营养状况差，贫血貌，甚至上腹部腹膜炎表现。

三、诊断

在了解食管裂孔疝的病因病理及临床表现后，凡有频繁呕吐并影响生长发育的患儿都应想到本症。进一步确定诊断需做以下辅助检查。

1. X 线检查

X 线检查是主要手段，可全面了解食管和胃的形状、位置，食管裂孔大小，胃蠕动改变等。

2. 胃镜

胃镜对其食管和胃的病理改变及轻重有重要意义，可直接观察食管黏膜的外观、充血、水肿、糜烂、出血、狭窄等，还能观察贲门胃的情况。

3. ^{99m}TC 核素扫描

此检查可确定食管裂孔疝的类型，还可以确定 GFR 的程度。

4. 24 h pH：动态监测

对判定 GER 及是否有碱性液反流，对术式的选择及预后判断有十分重要的意义。

5. 食管测压

食管测压是诊断食管裂孔疝并发 GER 的一个客观指标。

四、治疗

治疗分为非手术治疗和手术治疗。非手术治疗，包括体位与喂养，即采用半卧坐位，饮食要少量多次，以配制较稀薄饮食为主。手术治疗为食管裂孔疝修补术。

五、护理措施

(一)术前护理

(1) 观察呕吐情况,记录呕吐物的颜色、性质、量。呕吐频繁剧烈者暂时禁食。

(2) 指导家长患儿呕吐时注意头偏向一侧,保持呼吸道通畅,防止呕吐物呛入气管引起窒息。及时清除呕吐物,使患儿舒适。

(3) 观察有无脱水、电解质紊乱症状,及时补液,维持水、电解质平衡,有营养不良者,可静脉补充营养液。

(4) 观察有无胃翻转形成梗阻症状,如气急、胸闷、腹痛。

(5) 观察有无吸入性肺炎的症状,如发热、咳嗽、咳痰呼吸困难等。

(6) 有炎症者,积极遵医嘱予以消炎治疗。

(7) 体位:经常保持竖直体位,给予抬高床头30°俯卧位,可减少反流。

(8) 饮食:柔软易消化、较稠厚饮食,少食多餐。

(二)术后护理

(1) 禁食口腔护理,注意有无呕吐,防止呕吐物呛入气管引起窒息。观察呼吸、面色、血压等情况。

(2) 胃肠减压的护理,妥善固定胃管,保持胃管通畅,观察并记录胃液的颜色、性质、量。禁食期间,做好口腔护理。

(3) 伤口护理:保持伤口清洁干燥,如有渗血、渗液情况及时告知医生。

(4) 观察肠蠕动恢复情况,有无呕吐、腹胀及大便情况。

(5) 维持水、电解质平衡。

(6) 进食后,观察患儿有无呕吐、呛咳。

(7) 肺功能锻炼。

(三)出院指导

(1) 生活有规律、少食多餐、不宜过饱,不吃坚硬、粗糙、过冷、过热等刺激性食物,多食营养丰富易消化的软食。

(2) 预防呼吸道感染,避免用力咳嗽,术后 4~10 d 易引起食管裂孔旁疝的发生。术后 1~3 周若有不适,如胸痛、呼吸困难、咳嗽、咯血,立即就诊。

(3) 出院后出现吞咽困难,3 周后可以逐渐缓解,且随着时间的延长而逐渐改善,持续出现吞咽困难症状不缓解,应立即复诊。

(4) 定期复查,若出现反酸、腹痛等症状,及时就医。随访 1~3 年。

(李 冰)

第八节 先天性胸腹裂孔疝护理

胸腹裂孔疝又称为先天性后外侧膈疝(congenital post-lateral diaphragmatic hernia,CDH)。由于疝孔相当于胚胎期的 Boch-dalek 孔,故也称 Boch-dalek 疝。

一、病因及病理

胸腹裂孔疝是在膈肌形成过程中后外侧胸腹膜未能愈合,形成缺陷,一般认为是遗传因素和环境因素相互作用的结果。

膈肌缺陷的裂口大小不一,形状近似三角形。三角形的尖端指膈中央,三角形底在胸侧壁肋缘处。小者仅有 1 cm,大者可占整个半侧膈肌缺损,缺损的膈肌一般都有光滑的边缘,而且边缘增厚,用手触摸有光滑的棱状感,但有时由于膈肌缺损过大,后缘很狭小或完全缺失,这就给膈肌修补带来困难,术后容易复发。

左侧胸腹裂疝多见，占90%。男女比例为2：3。其中25%并其他先天性异常，如先天性心脏病，肠旋转不良。右侧者被肝脏填充。多数胸腹裂孔疝没有疝囊，占85%~90%。有疝囊者对肺发育异常影响小，症状发生晚，预后好。左侧的胸腹裂孔疝进入胸腔的内容物主要是小肠，其次是胃、结肠和脾。

肺发育不良是胸腹裂孔疝的主要病理改变。由于腹腔内容物进入胸腔，使患侧肺在胚胎10周时就受压，导致患侧肺发育成熟障碍，并可波及对侧肺发育障碍。发育障碍的肺外观呈萎缩状，体积小，重量轻，肺动脉也发育异常，与术后肺动脉高压、呼吸困难、严重呼吸窘迫有关。

二、临床表现

先天性胸腹裂孔疝的临床表现有呼吸道和消化道症状，但临床表现主要是呼吸道症状。出生后的血液氧合，气体交换完全依靠患儿自己的肺脏，由于腹腔脏器的压迫，肺萎缩并发育不良，同时纵隔向健侧移位，也压迫了健侧肺脏，就可以产生明显的换气不足。其表现为出生后发绀，呼吸困难，二氧化碳分压（PcO_2）升高，动脉氧分压（PO_2）明显降低。缺氧和二氧化碳在体内滞留的结果，反射性地增加呼吸频率，开始发生呼吸性酸中毒，以后出现代谢性或混合性酸中毒。新生儿期病情进展迅速，危险性大，死亡率高。

1. 新生儿期

①呼吸系统症状：严重者出生数小时内即出现呼吸急促，并有明显的发绀，发作往往是阵发性，即在哭闹、吸奶和变动体位时加重。哭闹时呼吸更为用力，患侧胸腔产生更大负压，将使更多的胸腔脏器纳入胸腔，造成呼吸极度困难，吃奶后有更多的液体、气体进入消化道，更加重了呼吸窘迫，不及时和不恰当的处理可发生死亡。出生后48h反复发生呼吸危象者，预后更为恶劣。②消化系统症状：呕吐较少见，伴有肠旋转不良或突入胸腔的肠段发生嵌闭时才发生。③体征：患侧胸部呼吸运动减低，心尖冲动移向对侧；胸壁叩诊呈浊音时疝入胸腔内容物为肝、脾或胃肠内液体较多；胸壁叩诊为鼓音则疝入胸腔内容物为胃肠气体较多。有时胸部闻及肠鸣音。由于较多腹腔脏器疝入胸腔，腹腔几乎空虚，可出现舟状腹。

2. 年长儿和幼儿期

许多患儿新生儿期症状不明显，与膈肌缺损较小，腹腔内容物疝入胸腔较少，肺发育尚可有关。多数小儿有反复呼吸道感染史，常有咳嗽、发热、气喘，偶有呼吸困难。另外，有些患儿平时没有明显的临床症状，特别是右侧胸腔裂孔疝，肝脏充填缺损的膈肌裂孔，肠管很难疝入胸腔，故无症状。仅在体检或胸部X线摄片时偶尔发现。消化系统症状可有呕吐、食欲减退，较大儿童可述模糊的胸痛或腹痛。检查时见患侧胸腔饱满，呼吸运动减弱，心尖冲动移向健侧，肋间隙增大，其胸部变形成桶状。叩诊为浊音或鼓音，听诊患侧肺下野呼吸音减弱，可闻及肠鸣音。

三、诊断

胸腹裂孔疝由于膈肌缺损的大小不一，临床症状出现之早晚有很大差异。新生儿期，特别是出生后24h之内出现急性呼吸窘迫和发绀、喂奶呕吐、呛咳等症状严重，病情凶险，变化快，死亡率高。幼儿和儿童临床症状和体征是反复出现咳嗽、气促，随体位变动有呼吸困难。进饮食后呕吐、呛咳、呕血或黑便，营养发育受限均应高度怀疑本病。检查时患儿呼吸急促，有时出现发绀，患侧胸部饱满，肋间增宽，叩之浊音或鼓音。呼吸音减弱，偶闻及肠鸣音。

四、治疗

1. 经腹手术

经腹手术适用于新生儿和婴幼儿，对可能存在的肠道畸形如肠旋转不良可以一并解除。用左上腹的旁正中或左肋弓下斜切口，去除胸腔内负压后首先还纳疝内容物。然后修补膈肌缺损，必要时解剖肝脏左侧三角韧带，使左半肝拉向右侧。亦可将肠管暂时保护好，置腹腔外，均有助于修补膈肌。

2. 经胸修补术

经胸修补术适用于年龄大的小儿。由于肺受压时间长，膈肌疝内容物有粘连，且年长儿经腹修补膈肌较困难。经第7、第8肋间后外侧切口进入胸腔，首先分离粘连，还纳疝内容物，必要时切开疝环至中心腱。

3. 腔镜技术

治疗胸腹裂孔疝有了成功的经验。用胸腔镜或腹腔镜修补膈肌，手术创伤小，美容效果好。

术后处理重点是对肺发育不良的监护。常规应用呼吸机保持呼吸通畅，注意气胸的发生，监测血气指标。使用药物来改善肺动脉高压状态，常用的药物：①妥拉唑啉，是α-肾上腺能阻断剂，首次剂量是1~2 mg/kg，于10 min内由静脉滴入，以后1~2 mg/kg小剂量维持；②前列腺素E_1的血管扩张作用最强；③供氧纠正酸中毒。

先天性胸腹裂孔疝的严重程度取决于肺发育不良的程度和疝入胸腔内容物对呼吸道和消化道的影响大小。由于对肺动脉高压的扩张血管药物的应用，高频呼吸机的应用以及膜式氧合器的应用，该病的生存率明显提高。近年报道对本症及早诊断，用手术期监护及应用先进设备辅助呼吸等正确处理，获得了较满意的治疗效果。

五、护理措施

（一）术前护理

（1）按小儿外科术前护理常规护理。患儿入院后均予半卧位，减轻疝内容物对心脏和肺的压迫，改善呼吸困难。

（2）呕吐频繁时，给予持续胃肠减压，每小时抽吸胃管并保持管道通畅，防止胃内容物反流误吸及胃肠道积气膨胀加重呼吸困难。

（3）建立静脉通路，通过静脉补液及静脉营养，输入速度完全用输液泵控制，供给足够的热量和水分，改善全身状况，提高手术耐受力。

（4）注意保暖，避免受凉、感冒，以免术后因剧烈咳嗽增加腹压使膈肌修补破裂。

（5）监测患儿心率、呼吸及血氧情况，注意观察精神、哭声、腹部和消化道症状如呕吐、排便等情况。

（6）对呼吸困难、发绀患儿给予氧气吸入，一般采用鼻导管吸氧，流量1~2 L/min。

（7）向家长交代病情，说明手术的必要性和预后等。

（二）术后护理

（1）为使患儿患侧肺膨胀，预防并发症，定时翻身，拍背，雾化吸入每日2次；及时清除呼吸道分泌物，注意无菌操作。

（2）卧位：采取有效半卧位（包括睡眠时），使膈肌下降，尤其饭后2 h避免平卧。

（3）术后注意观察心率、呼吸、血氧饱和度等呼吸循环症状，消化道症状（腹胀、肠蠕动、排便、呕吐等）、感染症状（体温、精神状态、哭声等）。

（4）引流管的护理。

①胃管的护理：患儿术后均留置胃管连接引流袋，并用注射器每小时抽吸胃内容物1次，有效地持续胃肠减压，既可减轻肺受压引起的通气功能障碍，又可减少胃肠内气体和液体潴留，利于术后胃肠功能早日恢复。所以应固定妥当。若发现引流出来的胃液伴有血性，应及时报告医生，及时处理。术后早期避免大声哭叫，必要时使用腹带扎紧腹部以防腹压升高。

②胸腔引流管患儿术后置胸腔引流管，以恢复胸腔负压，有利于肺复张，引流管妥善固定，防止受压、打折、扭曲，保持引流管通畅，注意观察引流量、性质，若引流液>4 mL/(kg·h)要及时报告医生处理。

（5）准确记录24 h出入量，为输液提供依据。

（6）患儿消化道功能恢复后，开始哺乳，要少食多餐，每次20~30 mL，每2~4 h 1次，以免进食过多致胃扩张而使腹压增高；观察患儿进食后消化道症状，并保持大便通畅。

（7）避免剧烈的哭闹，必要时给镇静药，防止腹压增高。同时，注意预防切口感染、切口裂开、肺部感染、硬肿症等的发生。

（8）定期胸部 X 片检查，观察有无肺不张及肺炎，必要时腹部 X 片检查以观察肠管有无胀气、液平等。

（三）出院指导

（1）告知家长耐心、细致照顾患儿，注意保暖，预防感冒，按时预防接种。

（2）多做户外活动，增强体质。

（3）科学喂养，及时添加辅食，饮食以高蛋白、高维生素、易消化为宜。继续观察患儿有无呕吐、呕血等症状，注意贫血及营养不良有无改善。

（4）术后 1 个月及半年应回医院复诊。

（李　冰）

第九节　先天性食管狭窄护理

先天性食管狭窄（congenital esophago stenosis，CES）是指出生后即已存在的因食管壁结构内在狭窄的畸形。特征表现为进餐后的食物反流，摄取半固体或固体食物时症状更加明显。反流物中主要为唾液和消化不良的乳汁或食物，并无酸味亦不含胆汁。患儿可出现呛咳或发绀。年长儿受食物压迫气管或支气管，产生喘息。

一、病因和发病机制

先天性食管狭窄发生原因是胚胎发育异常。

（1）食管壁内气管软骨异位是胚胎期气管食管分离障碍，食管壁内气管软骨残留造成。

（2）肌层肥厚是在胚胎期食管肌层形成过程中，中胚成分过度增生造成。

（3）食管膜性蹼是在胚胎 8 周食管腔形成过程中，空泡融合不全残留蹼造成。

（4）前肠演变而来，形成初期表面覆有单层柱状上皮，胚胎 16 周起柱状上皮逐渐为鳞状上皮所取代，最初发生在食管中段，以后向两侧延伸，到初生前完成。如这一过程发生障碍导致胃黏膜异位。主张后天性者认为是继发于胃食管反流所致食管黏膜慢性损伤，鳞状上皮为柱状上皮所取代，而形成 Barrett 食管（BE）。

二、临床表现

先天性食管狭窄的特征性表现是进餐后的食物反流，摄取半固体或固体食物时症状更加明显。反流物中主要为唾液和消化不良的乳汁或食物，并无酸味亦不含胆汁。反流食物进入气管，患儿可出现呛咳或发绀。有些年长儿，由于近端食管异常扩大，成为存有食物的囊袋，可以压迫气管或支气管，发生喘息。查体：无特殊病理体征，有些患儿可有营养不良或贫血。

三、诊断

幼儿反复发生食物反流或餐后呛咳，年长儿出现餐后喘息等表现，应高度怀疑本病。X 线食管钡餐造影和食管镜检查显示食管狭窄或有膜状蹼等，可明确诊断。

（1）食管钡餐造影根据钡餐造影的影像特点，食管狭窄可分为两型。

①长段型：狭窄发生于食管中下段，长约数厘米。狭窄边缘欠光滑，狭窄段以上食管扩张，钡剂下行缓慢，可见逆蠕动，本型临床症状出现较早，与反流性食管炎相似，X 线难以鉴别。

②短段型：常发生于食管中、下段交界处，狭窄段长数毫米至 1 cm，边缘光滑，黏膜规则。狭窄段

以上食管轻度扩张，钡剂下行尚可，狭窄远段食管形态正常。有时于狭窄之上易发生异物或食物块存留。狭窄段不能扩张。本病常并发吸入性肺炎，钡餐检查时要常规胸透。

（2）食管镜：小儿显微镜检查对于狭窄的性质可提供主要的客观依据。

（3）食管测压。

（4）实验室检查：可行24 h食管pH监测，必要时取食管黏膜活体组织进行病理学检查，以辅助诊断。

四、治疗

1. 保守治疗

抑酸剂，如西咪替丁、止吐剂及体位治疗。

2. 手术治疗

（1）胃造瘘术不能进食、营养情况不佳者，可先做胃造瘘术。

（2）食管扩张术适用于大多数早期先天性食管狭窄和轻度到中度酸碱水灼伤及术后狭窄。每1～2周1次，视情况可能需要多次。有胃造瘘者也可在食管镜下插入丝状引导管到胃腔，从造瘘口钩出末端，将线缚上，然后通过此线做牵引进行逆行扩张；也可行球囊扩张。

（3）食管狭窄切除术不长的狭窄扩张术无效者，可做狭窄段切除、食管端端吻合术。

（4）食管替代术狭窄段较长和消化性食管炎瘢痕形成并有食管周围炎者，可做胸骨后右结肠或横结肠代食管术，颈食管切断其近端与结肠端端吻合、结肠远端与胃做端侧吻合术，也有学者主张切除狭窄段，引结肠、胃或空肠一段入后纵隔代食管。

五、护理措施

（一）术前护理

（1）了解患儿食管狭窄的程度和进食情况，评估患儿的营养状况，能进食者给予高蛋白、高热量和丰富维生素的流食或半流食，对不能进流食而营养状况差的患儿，采取静脉高营养疗法，或空肠造瘘进食而改善全身状况。纠正水、电解质和酸碱平衡的紊乱，增加体内蛋白质和改善贫血状态，以免影响手术吻合口、切口的愈合。

（2）做好口腔护理，保持口腔清洁，减少定植菌，尤其对于胃造瘘、术后不能经口进食的患儿护理。

（3）了解患儿的心理动态，有针对性地做好心理护理。

（4）做好术前宣教、禁食和术前用药的准备。严格执行术前空腹6 h的禁食时间。重视对患儿进行手术相关的解释宣教工作。

（5）术前半小时常规予阿托品肌内注射给药，以松弛食管平滑肌，减少呼吸道分泌物。

（6）结肠代食管者，术前3～5 d口服肠道灭菌药物，如甲硝唑等，以保证肠道清洁，并注意服药后的反应；术前2 d进无渣饮食；按医嘱给以缓泻剂或中药番泻叶，术前晚、晨灌肠1次，用甲硝唑保留灌肠。

（7）胃食管吻合术，术前插胃管、营养管。

（8）其他按小儿外科手术前护理。

（二）术后护理

1. 按全身麻醉术后护理

密切观察生命体征变化。将胃管、营养管分别固定好，防止患儿在清醒前拔出或自行脱出，维持胃肠减压保持通畅，以免引起急性胃扩张，使吻合口撕裂，注意观察胃液的性质和量。

2. 呼吸护理

由于颈、胸和上腹部切口疼痛，或胃已拉入胸内使肺受压缩，术后均有不同程度的呼吸困难，为减轻切口疼痛，必要时应给予镇痛药物。鼓励患儿做深呼吸和有效地咳嗽，保持呼吸道通畅，促使肺膨胀。

3. 饮食管理

禁食 24～48 h 后，可经营养管鼻饲糖水 200～400 mL，温度 39～41℃，观察患儿有无腹胀、胸闷等，若无不适，术后 3 d 可给予牛奶或全能素、安素 2 h 每次，同时减少静脉输液，注意观察胸、腹部情况。如无不适，可在术后第 6 天给予半量流食，若无不适于第 7 天改全流质饮食，进 3 d 流食后改为半流质，约 12 h 可改进普通饮食。

4. 胃肠减压的护理术

术后 3～4 日持续胃肠减压，保持通畅，妥善固定，防止脱出，观察引流液的量、性质、味并准确记录。术后 6～12 h 内可从胃管内抽吸出少量血性液或咖啡色液，以后引流液颜色将逐渐变浅，若引流出大量鲜血或血性液，患儿出现烦躁、血压下降、脉搏增快、尿量减少等，应考虑吻合口出血，需立即通知医生并配合处理。经常挤压胃管，勿使宫腔堵塞。胃管不通畅时，可用少量生理盐水冲洗并及时回抽，避免胃扩张增加吻合口张力而并发吻合口瘘，胃管脱出后应严密观察病情，不应再盲目插入，以免戳穿吻合口，造成吻合口瘘。

5. 胃肠造瘘术后护理

观察造瘘管周围有无渗出液或胃液漏出，胃液对皮肤刺激大，应及时更换敷料并在瘘口周围外涂氧化锌或置凡士林纱布保护皮肤，防止发生皮炎。暂时性或用于鼻饲的永久性胃造瘘管均应妥善管理，防止脱出、阻塞。

6. 结肠代食管术后护理

保持置于结肠襻内的减压管通畅，注意观察腹部体征，发现异常及时报告医生。若从减压管内吸出大量血性液体或呕吐大量咖啡色液并伴全身中毒症状，应考虑代食管的结肠襻坏死，应立即通知医生并配合抢救。结肠代食管的患儿，因结肠逆蠕动，患儿常闻到粪便气味，需向患儿解释原因，并指导注意口腔卫生，一般此情况半年后可逐步缓解。

7. 并发症的护理

（1）吻合口瘘：是食管烧伤手术后极为严重的并发症原因：①食管的解剖特点，如无浆膜覆盖、肌纤维呈纵形走向，易发生撕裂；②食管血液供应呈阶段性，易造成吻合口缺血；③吻合口张力太大；④感染、营养不良、贫血、低蛋白血症等。吻合口瘘的表现有呼吸困难、胸腔积液、全身中毒症状，包括高热、血白细胞计数增高，休克甚至脓毒血症，多发生于术后 5～10 d。其护理措施包括：①嘱患儿立即禁食，直至吻合口瘘愈合；②行胸腔闭式引流并常规护理；③加强抗感染治疗要点及肠外营养支持；④严密观察生命体征，若出现休克体征，应积极抗休克治疗要点；⑤需再次手术者，应积极配合医生完善术前准备。

（2）乳糜胸：食管术后并发乳糜胸是比较严重的并发症，多因伤及胸导管所致。乳糜胸多发生在术后 2～10 d，少数病例可在 2～3 周后出现。术后早期由于禁食，乳糜液含脂肪甚少，胸腔闭式引流可为淡血性或淡黄色液，但量较多；恢复进食后，乳糜液漏出量增多，大量积聚在胸腔内，可压迫肺及纵隔并使之向健侧移位，患儿出现胸闷、气急、心悸，甚至血压下降。由于乳糜液中 95% 以上是水，并含有大量脂肪、蛋白质、胆固醇、酶、抗体和电解质，若未及时治疗，可在短期内造成全身消耗、衰竭而死亡。因此术后应密切观察有无上述症状，若诊断成立，应迅速处理，即置胸腔闭式引流，及时引流胸腔内乳糜液，使肺膨胀。注意以下几点：①给予患儿高蛋白、高糖、低脂饮食，以减少乳糜液的生成和外溢；②保持引流管通畅，排出胸腔内的积液，防止激发感染；③支持疗法、输血、血浆，并纠正水和电解质紊乱。

（三）出院指导

（1）嘱患儿少食多餐，进食高维生素、高热能、富营养、易消化、清淡饮食，禁油炸、粗糙及刺激性食物，细嚼慢咽。

（2）观察患儿进食情况，若出现呛咳、反酸、呕吐现象，应及时到医院就诊。

（李　冰）

第十节 膈膨升护理

膈膨升（eventration of the diaphragm）可以是先天性的，亦可为后天获得性。先天性膈膨升是胚胎时期膈肌发育不良引起的，男孩多见，男女发病之比为 8∶1。全膈膨升以左侧多见，部分性膈膨升则以右侧多见，双侧者少见。后天性膈膨升主要是膈肌损伤所致。

一、病因和发病机制

无论是先天性还是获得性膈膨升，其病理解剖学改变均为受累膈肌变得薄弱、张力低、收缩力减弱或无收缩能力，但通常肌肉的结构和分布都正常。因胸腹腔间压力差的存在，膈膨升时薄弱的膈肌上升到胸腔使患侧肺受压，纵隔被推向对侧，使健侧肺亦被压迫；同时，因呼吸时胸腹腔压力的变化，膈肌出现反常呼吸运动及纵隔摆动。较大儿童的获得性膈膨升因纵隔较固定，不易移动和摆动，同时其辅助呼吸肌较发达，能通过扩张胸廓代偿膈肌上抬的影响，故对其呼吸功能损害较轻。先天性膈膨升神经功能正常，而获得性者则相反。

左侧严重膈膨升时，胃固定不良突入胸腔，可发生不同程度的梗阻，甚至扭转、坏死；食管抗反流机制受损，易发生胃食管反流。全膈膨升不会发生嵌顿，但左侧部分性膈膨升可发生肠管嵌顿。右侧部分性膈膨升因多被肝脏堵塞，不易出现嵌顿，肺功能损害亦较轻。

二、临床表现

膈膨升出现症状者仅占少数，甚至严重的膈膨升亦可无症状。新生儿患者出现症状者较多。

1. 呼吸系统症状

轻者仅有活动后气促；较大患儿可发生反复上呼吸道感染或复发性肺炎；严重者可有明显呼吸困难，哭闹或进食后发绀、气喘（以新生儿、婴儿多见）。

2. 消化道症状

可有呕吐、胃胀及腹痛，营养发育障碍。若有明显胃肠道梗阻症状，应考虑有胃或肠道嵌顿的可能。

3. 体征

除发绀、气急外，可有患侧胸壁呼吸运动减弱，叩诊浊音，气管和纵隔向对侧移位，患侧呼吸音降低或消失，有时有肠鸣音，还可有呼吸道感染体征。此外，获得性膈膨升可有同侧臂丛神经受损的表现以及颈、胸手术史和相应疾病的表现。

三、诊断

（1）反复肺部感染的病史。
（2）呼吸困难、发绀等症状。
（3）患侧呼吸运动减弱，纵隔移位、呼吸音减弱或消失，有时胸部可闻及肠鸣音。
（4）X 线检查：①胸片可见一侧横膈明显抬高，膈的弧度光滑不中断，其下方为胃肠阴影；②胸透可观察膈肌运动情况。

四、治疗

（1）膈膨升婴儿开始治疗时包括直立体位，吸氧，营养支持。呼吸机辅助呼吸常不必要，但应注意供给足够的氧吸入。
（2）手术治疗指征：呼吸窘迫而需要呼吸支持者，反复发生肺部、呼吸道感染者，有消化道症状或发育迟缓者，或有其他相关的原因者。小的膈膨升没有症状或不适者，可以不必手术。

新生儿膈膨升应尽早接受膈肌折叠术，姑息治疗没有好处，特别是影响到呼吸、消化或肺和全身发育状况者。获得性膈膨升的新生儿，若呼吸道症状较重，呼吸机辅助呼吸，连续正压换气可能是需要的，若持续 2～3 周都无效果，仍应及时做膈肌折叠术，膈肌折叠术不会妨碍膈肌功能的恢复。医源性膈神经的横断可引起半边膈神经的永久性瘫痪，但对大婴儿及儿童已有膈神经成功修复的报道。

五、护理措施

（一）术前护理

（1）严密监测呼吸、心率、血压、体温、肌张力、哭声、刺激反应、面色等指标，注意呼吸节律、频率、胸廓运动、两肺呼吸音及经皮氧饱和度等的变化，并及时做详细记录。采取半高卧位使膈肌适当下降，增加胸腔空间，对呼吸困难起到一定的缓解作用。有利于呼吸及胸腔引流，减少反流，防止误吸。

（2）观察呕吐情况，记录呕吐物的色、质、量。呕吐频繁剧烈者给予暂时禁食。

（3）指导家长在患儿呕吐时注意头偏向一侧，保持呼吸道通畅，防止呕吐物呛入气管引起窒息。及时清除呕吐物，使患儿舒适。

（4）观察有无脱水、电解质紊乱症状。及时补液，维持水、电解质平衡，有营养不良者，可静脉补充营养液。

（5）观察有无胃翻转形成梗阻症状，如气急、胸闷、腹痛等。

（6）观察有无吸入性肺炎的症状，如发热、咳嗽、咳痰、呼吸困难等。

（7）有炎症者，积极遵医嘱予以消炎治疗。

（8）体位经常保持竖直体位，给予抬高床头 30° 俯卧位，可减少反流。

（9）饮食柔软易消化、较稠厚饮食，少食多餐。

（二）术后护理

1. 一般护理

密切观察患儿的生命体征，24 h 持续心电、脉搏氧饱和度监测，注意呼吸的频率、节律、深度。按医嘱予鼻导管氧气吸入，调节合适的氧流量。避免使用面罩给氧，防止过多的空气进入胃部，导致胃膨胀。麻醉清醒、血压平稳时，予以抬高床头，置患儿于半卧位。

2. 呼吸道护理

保持呼吸道通畅，及时清除呼吸道分泌物，按时给予翻身拍背，注意叩击的力度和频率。痰液黏稠时，按医嘱给予雾化吸入，使痰液稀释。雾化过程中注意观察患儿的情况，必要时予以吸痰。

3. 胃肠减压的护理

妥善固定胃管，保持胃管通畅，观察并记录胃液的颜色、性质、量。患儿肠功能恢复后，按医嘱给予饮食，由流质－半流质－软食逐渐过渡。给予富有营养、易消化的饮食，少食多餐，细嚼慢咽，避免食用粗糙、刺激性及产气的食物。进食后，观察患儿有无呕吐、呛咳。

4. 伤口护理

保持伤口清洁干燥，如有渗血、渗液情况及时告知医生。

5. 胸腔闭式引流管的护理

适当约束患儿四肢，妥善固定引流管。导管长度要适宜，勿反折、扭曲、受压。注意观察引流液的量、颜色及性质。观察水柱波动情况，定时挤压引流管，保证引流通畅。更换引流瓶时，严格遵守无菌技术操作规程，严禁水封瓶高于胸部。注意管道衔接要牢固，变化体位时注意引流管的保护，防止导管意外脱出。术后 48～72 h 如患儿呼吸平稳、无憋气，引流瓶内无气泡逸出，24 h 引流量 < 10 mL，患侧肺呼吸音清晰，可夹管拍 X 线胸片，提示肺膨胀良好时可拔管。拔管后需继续观察患儿有无胸闷、憋气现象，局部有无渗血、渗液及皮下气肿。

6. 维持水、电解质平衡

禁食期间，按医嘱合理补充营养和水分，有计划地安排输液顺序，必要时按医嘱予以静脉营养，做好静脉营养相关护理。

7. 加强肺功能

锻炼鼓励患儿深呼吸，练习吹气球等。

（三）出院指导

（1）观察患儿的进食情况，少食多餐，适当增加食物的黏稠度，睡前 2 h 避免进食。观察患儿的皮肤弹性，定时测体重，了解体重增长情况。

（2）适当保暖，防止受凉。

（3）术后 1～3 个月来院复查 X 线胸片。

（李　冰）

第十一节　先天性食管闭锁及气管食管瘘护理

先天性食管闭锁及气管食管瘘（EATEF）简称食管闭锁 - 气管瘘，是一种严重的发育畸形，是由咽喉至胃的通路上任何一处发生闭锁，并伴随食管和气管有不正常的通道，形成瘘管。

1939 年 Ladd 在 Boston 成功处理了一例患儿，该患儿 44 年后因原皮管处长出鳞状细胞癌而就诊。1941 年 Haight 完成了首例一期食管吻合术，并且该患儿有正常的进食和吞咽功能，表明食管闭锁术后能有正常的生活。随着新生儿各种支持疗法的进展，如静脉营养、麻醉技术、呼吸机、抗生素的应用及影像学进展，近年来治愈率已达 90% 左右。

国外资料 2 500～3 000 个新生儿中有 1 例，我国目前资料约为 4 000 个新生儿中有 1 例，男女比例为 1.4：1。

一、病因与发病机制

目前尚不清楚，有学者认为是炎症、血管发育不良或遗传因素，基因遗传尚没有完全证实。

二、病理及分型

食管闭锁 - 气管瘘一般分为 5 型（Ladd 和 Gross）。

Ⅰ型：食管上下两端互不相连，均为盲端闭锁。两盲端的距离长短不等，与气管不通，即无气管瘘，下端食管盲端多在膈上，胃内无气体，占 3%～9.5%。

Ⅱ型：食管上段有瘘管与气管相通，食管下端呈盲端，两段相距较远，胃内无气体，占 0.5%～1%。

Ⅲ型：食管上段为盲管，下段有瘘管与气管相通，多在气管分叉处或以上，胃内有气体，食管两段距离若超过 2 cm（ⅢA）食管吻合相当困难；若不超过 2 cm（ⅢB），食管一期吻合术容易。此型最多见，占 85%～95%。

Ⅳ型：食管上下段均与气管相通，胃内有气体，此型占 0.7%～1%。

Ⅴ型：无食管闭锁，但有瘘管与气管相通，为单纯的气管食管瘘，为"H"或"N"形，占 0.3%～4%。

食管闭锁气管瘘之所以异常严重，死亡率较高是可以从病理生理方面来解释。以常见Ⅲ型为例，由于存在着食管下段与气管间的瘘管，高酸度的胃分泌物流入气管，使肺实质发生严重的化学刺激性肺炎。吸入性肺炎也是一种危险因素，由于食管上段盲袋容量仅有几毫升，婴儿不能吞咽所分泌之唾液并流入气管，引起严重吸入性肺炎。

三、临床表现

本病在出生前即能做到诊断，特别是母亲有羊水过多时，食管闭锁发生率高，应行 B 超检查，发现食管近段盲端扩张、无胃内气体，特别是妊娠 30 周之前发现羊水过多者，多有中枢神经系统畸形。

新生儿在出生后即表现为唾液过多现象，带泡沫的唾液从口腔及鼻腔溢出，有时发生咳嗽和气急发绀。典型的症状是第一次喂奶或喂水时出现呛咳，乳汁从鼻孔或口腔反流溢出，同时呼吸困难、面色发绀。这是由于食物迅速充满盲袋后反流入气管、支气管所致。如迅速从口腔咽部吸出液体以及小儿咳嗽将呼吸道分泌物排出后，婴儿情况又趋于正常，以后每次试行喂奶，均将发生同样的症状。

体格检查：Gross Ⅲ型由于大量气体经下段食管瘘进入胃肠道内，腹部显著膨胀，叩鼓音。但在Ⅰ型时，胃肠道内无气体，腹部平坦或凹陷。Ⅴ型食管闭锁气管瘘通常称为"H"形，新生儿期症状多不明显，在乳儿期因哺乳时出现呼吸困难、发绀或肺部并发症而发现。

四、诊断

对母亲羊水过多者，出生后应考虑到本症。早期诊断及时治疗十分重要。凡是在第一次喂奶发生呕吐、气急、咳嗽、发绀等症状，应立即想到食管闭锁的可能。这些症状常被误诊为新生儿常见的羊水吸入。发绀误认为先天性心脏病。常以呕吐或肺炎收入小儿内科治疗。

对怀疑有食管闭锁者，由鼻孔或口腔插入一细小胃管，在正常小儿此管可以顺利无阻进入胃内，而在食管闭锁患儿，此管因受阻而折回，诊断而基本上明确。X线检查可完全确诊，经导管滴入25%水溶碘造影或空气1 mL，摄X线胸片，可发现食管盲端，造影后应立即将造影剂吸净，防止造影剂进入呼吸道。

Gross Ⅰ型：食管上段为盲端，胃肠内无气体；Gross Ⅱ型：食管上段为瘘管，有造影剂流入气管内，胃肠不充气；Ⅳ型食管上段盲端造影剂流入气管，胃肠内充气；Ⅴ型时，慎用造影剂，纤维气管镜或食管镜有助于诊断。其中Ⅲ型者，食管盲端位于第2胸椎Ⅲ A可能性大，如食管盲端位于第3～4胸椎水平Ⅲ B可能性大。

五、治疗

根据患儿病情选择合适时机进行手术：食管气管瘘结扎术和食管修补术。麻醉方式：静吸复合麻醉。手术方法：食管闭锁以Ⅲ型最多见，常用的手术方法有两种：一种是一期食管气管瘘结扎食管端端吻合术，手术途径可经胸或胸膜外径路；另一种是胃造口术、颈部食管造口术和食管延期吻合术。

六、护理措施

（一）术前护理

（1）入院后立即专人护理。目的是动态观察病情变化，警觉窒息、发绀、呛咳、唾液外溢的危险征象，尽早发现其他先天畸形，加强严格的呼吸管理、体温监测和相关处理。

①呼吸道护理。加强呼吸道管理，改善患儿呼吸功能。一经确诊，即应予近端食管盲袋内置入胃管持续低负压吸引，以免分泌物滞留而被吸入呼吸道。每15～30 min吸引清除口腔、鼻咽部分泌物1次；半卧位，抬高头部45°～60°，以防胃液逆流到气管和支气管内，同时降低横膈，有利于呼吸。每2 h翻身、拍背1次，预防肺炎、肺不张，促进呼吸道分泌物引流；患儿气促、发绀，给予氧气吸入，面罩吸氧4 L/min。

②保暖。新生儿体温调节中枢功能不健全，体表面积相对较大，皮下脂肪少，容易散热，故常表现为体温不升，若不及时采取措施，容易发生硬肿症，而硬肿症是新生儿死亡的重要原因之一，因此对患儿的保暖至关重要。患儿入院后立即置入恒温箱内，温度在30～32℃，湿度在60%～75%，暖箱水槽中加无菌蒸馏水且每日更换。

③入院后立即建立静脉通路并给予补液，维持水、电解质平衡，同时应用抗生素治疗肺炎。

④仔细观察、检查，及时发现并发畸形。

（2）观察有无肺部感染症状。

（3）观察腹部体征，有无腹胀。

（二）术后护理

（1）密切观察病情变化：使用监护仪持续监测体温、心率、呼吸、血压，设置好报警的上下限，每小时记录1次，如监护仪报警有异常随时记录参数。注意有无呕吐、呛咳、呼吸困难及发绀，进食后有无正常黄色大便等。

（2）保持呼吸道通畅，术后须专人护理，侧卧位，便于口鼻分泌物流出，防止吸入性肺炎加重和窒息发生。翻身、拍背 2 h 1 次。0.5 ~ 1 h 吸痰 1 次，具体视患者情况而定。及时吸出口腔、鼻腔分泌物，保持呼吸道通畅。吸痰时注意无菌操作，插管勿超过 8 cm，吸引负压应 < 2 kpa（15 mmHg），以免黏膜损伤，痰液多黏稠者予超声雾化吸入。随病情好转，可每 4 h 做肺部物理治疗 1 次。患儿能进食后于餐前进行物理治疗。

（3）严密观察 24 h 出入量，保持静脉输液通畅，患儿术后禁食，通过静脉输液维持水与电解质平衡及热量、营养的供给。但因新生儿机体调节功能不完善，液体输入过多过少均会引起不良反应。本组病例均采用周围静脉穿刺给药，全部液体 24 h 内均匀输入，采用微量注射泵控制输液速度，10 ~ 20 mL/h。

（4）胃管的护理：定期抽吸胃管以保持通畅，同时严密观察引流液的性质及量，准确记录，以便及时补回丢失量。术后 3 d 胃管作减压用，以后用作管饲。管饲时，首次予糖水 5 ~ 15 mL 试饲，无呛咳者，隔 3 h 回抽胃管无内容物、无腹胀或呕吐，逐渐改饲 1/2 奶或全奶，术后第 7 天拔除胃管，食管造影排除吻合口瘘，经口母乳喂养，根据喂养量减少输液量。如发现吻合口瘘，需继续禁饮食、静脉补液、营养支持治疗。

（5）有胃造瘘者，做好胃造瘘护理，逐渐增加奶量，清洁皮肤，保持干燥。

（6）如有颈部造瘘，做好颈部造瘘护理。

（三）出院指导

（1）出院后 1 个月来院复查并定期进行食管扩张术。

（2）观察有无呕吐等胃食管反流症状的发生。

（3）喂养合理、耐心，注意饮食情况，防止呛咳。

（4）注意有无肺部感染的发生。

（5）有胃造瘘者，教会家长由造瘘管内注入食物匀浆。

（李　冰）

第十二节　胃食管反流护理

胃食管反流（gastro-easophageal reflux，GER）是指胃和（或）十二指肠内容反流入食管。GER 在小儿十分常见，绝大多数属于生理现象，Stephen 等将小儿 GER 分为三种类型：①生理性反流：多见于新生儿和小婴儿喂奶后发生的暂时反流；②功能性反流（或称易发生呕吐）：常见于婴幼儿，不引起病理损害；③病理性反流：根据 Calm 早期统计，约占新生儿的 1/500，反流症状持续存在，常并发吸入性肺炎、窒息和生长发育障碍等，其中一个严重的症状是反流性食管炎。

一、病因

传统观点认为，GER 的发生是由于食管下端抗反流功能障碍而引起的胃内容反流入食管，进而引起的一系列症状和体征，目前认为 GER 的发生是由多种因素促成的上消化道动力学功能障碍的表现，包括食管下端防反流功能下降和反流物中攻击因子增强两方面。

二、病理

1. 反流性食管炎的病理改变

反流性食管炎黏膜受损的程度取决于：反流物的特殊作用同与反流物接触持续的时间，以及食管对反流物的清除能力，通常可分为早期（病变轻微期）、中期（炎症进展及糜烂形成期）、晚期（慢性溃疡形成及炎症增生期）。

病变轻微期组织学的改变主要是为上皮基底细胞增生，厚度增加。与浅层上皮的厚度比例有所改变，固有膜乳头延长，伸向上皮层。

炎症进展及糜烂形成期组织学表现为病变区上皮坏死脱落，形成浅表上皮缺损。上皮缺损处由炎性纤维素膜覆盖，其下可见中性粒细胞和淋巴细胞、浆细胞浸润。炎症改变主要限于黏膜肌层以上，还可见到浅表部位的毛细血管和成纤维细胞增生，形成慢性炎症或愈复性肉芽肿。

溃疡形成及炎症增生期食管溃疡呈孤立性或融合性、环行出现。组织学改变为溃疡经黏膜层扩展到黏膜下层，很少侵及肌层。溃疡处病变组织呈成层结构，表面为渗出性纤维素，其下为坏死组织，坏死组织下由新生毛细血管、增生的成纤维细胞、慢性炎症细胞或混有数量不等的中性粒细胞构成的肉芽肿组织，底部为肉芽组织形成的瘢痕组织。

2. 食管以外的损害

过多的反流还可引起食管以外的其他损害，如夜间反流刺激咽喉部黏膜或吸入呼吸道，可引起呼吸道痉挛，甚至窒息，表现为哮喘、反复肺内感染，重者可发生肺间质纤维化。因此，小儿病理性 GER 常与反复性肺内感染存在因果关系（causean deffect）。研究显示，约 33.8% 的病理性 GER 患儿有反复呼吸道感染表现，17.7% GER 小儿有夜间突发窒息。实验证明，梗阻性呼吸道疾患如血管环压迫食管和行人工辅助通气治疗都可能导致 GER 的发生。中枢神经系统（CNS）损害小儿具有高发 GER 的倾向，食管闭锁小儿几乎 100% 存在食管动力学异常，食管裂孔疝小儿食管酸清除时间明显延长，而复发性上腹痛小儿中 50% 可能由 GER 引起。

三、临床表现

小儿 GER 的临床表现轻重不一，主要与反流的强度、持续时间、有无并发症及小儿的年龄有关。小儿胃食管反流通常有以下四种表现。

1. 反流本身引起的症状

其主要表现为呕吐，吃奶后呕吐为典型表现，约 85% 患儿出生后第 1 周即出现呕吐，65% 的小儿虽未经临床治疗可在半年至 1 年内自行缓解，实际上这部分患儿属生理性反流范畴，临床不需特殊治疗。仅少数患儿表现为反复呕吐，并逐渐加重，由此可导致营养不良和生长发育迟缓。年长患儿可有反酸、打嗝等表现。

2. 反流物刺激食管所引起的症状

由于胃内容或十二指肠内容，含有大量攻击因子，引起食管黏膜损害，年长小儿可表现为胃灼热、胸骨后痛、吞咽性胸痛等症状，食管病变重者可表现为反流性食管炎而出现呕血或吐咖啡样物，此类患儿多见贫血。反流性食管炎症状持续存在者可进一步导致食管狭窄、Barrett 食管等并发症。

3. 食管以外的刺激症状

近年来，注意最多的是胃食管反流与反复呼吸道感染之间的因果关系，约 1/3 的患儿因吸入反流物而反复出现呛咳、哮喘、支气管炎和吸入性肺炎等呼吸道感染症状，反流引起的哮喘无季节性，常有夜间发作，反复发生的吸入性肺炎可导致肺间质纤维化。在新生儿，反流可引起突然窒息甚至死亡。少数病例可表现为 Sandiffer 综合征，发作时呈特殊的"公鸡头样"姿势，同时伴反酸、杵状指、低蛋白和贫血等。个别病例甚至可因口腔溃疡及牙病在口腔科就诊，而反流症状却不明显或被忽略，食管镜检查可能缺乏食管炎的表现，经抗反流治疗后，口腔溃疡可减轻或愈合。

4. 反流引起的并发症

（1）食管狭窄：长期反复的胃食管反流可引起食管炎，食管镜检查可见黏膜充血、水肿、糜烂、溃疡、纤维组织增生，进而瘢痕形成，导致食管狭窄甚至短缩。有报道 8%～20% 的反流性食管炎将发展成为食管狭窄，临床表现为吞咽困难、饮食质地改变，如进固体食物发噎，喜进软食或流食，严重者进食速度稍快，即可发生呕吐。

（2）出血和穿孔：反流性食管炎由于黏膜充血糜烂，可发生少量出血，长期可引起小儿不同程度的缺铁性贫血。少数严重病例由于食管溃疡可发生较大量的出血，甚至穿孔。

Barrett 食管：为慢性胃食管反流的严重并发症，正常情况下食管下端鳞状上皮与贲门黏膜柱状上皮犬牙交错地移行，形成齿状线（Z线），作为慢性反流性食管炎的后果，食管下段出现柱状上皮区，而正常的鳞状上皮区被破坏，由再生性更强的邻接区或腺导管柱状上皮所取代，即形成Barrett上皮，化生的上皮有胃、小肠和结肠的上皮，组织学上类似于黏液细胞、杯状细胞和绒毛结构。临床表现为典型的反流症状。在成人Barrett食管并发食管腺癌比一般人群高30～50倍。

四、诊断

临床上小儿GER的表现轻重程度不一，而且相当一部分GER属生理现象，不同年龄小儿的GER表现又不尽相同，因此客观准确地判定反流及其性质十分重要。

小儿GER的诊断应根据以下原则：①临床有明显的反流症状，如呕吐、反酸、胃灼热或与反流相关的反复呼吸道感染等；②有明确的GER客观证据。

GER的客观检查方法较多，如钡餐检查、内镜检查、胃食管放射性核素扫描、胃食管测压、胃食管pH监测，以及胸痛试验、酸反流试验等。

五、治疗

小儿GER治疗的目的是增强抗反流防御机制，减轻反流、缓解症状，从而减少反流物对食管组织的损害。

1. 一般治疗

小儿GER的一般治疗强调体位疗法和调整饮食喂养。根据文献报道最佳的治疗体位是俯卧位，头部抬高30°，此体位由于食管胃连接处高于胃底部，反流发生的频率最低。较大儿童睡眠时应取右侧卧位，上半身抬高，此体位有利于胃排空。饮食调整包括喂养中采用黏稠、糊状食物，减少每次进食量，减少食物中脂肪、巧克力或咖啡等含量。尽可能避免服用抑制食管和胃动力的药物，如钙通道阻滞剂。

2. 药物治疗

药物治疗包括促胃肠动力剂和抑酸剂两大类，以及用于辅助治疗的黏膜保护剂等药物联合应用效果较为理想。药物治疗在成人已积累较丰富经验，小儿GER的药物治疗尤其是小婴儿及新生儿GER治疗仍在总结经验阶段。

3. 手术治疗

小儿GER的手术指征是：①内科系统治疗无效或停药后很快复发者；②先天性膈疝引起反流者；③有严重的反流并发症，如食管炎并发出血、溃疡、狭窄等；④由反流引起的反复发作性肺感染、窒息等；⑤客观检查证实为病理性反流者（如动态pH监测）；⑥碱性胃食管反流。

六、护理措施

（一）术前护理

（1）抬高床头30°，使反流物易吐出，减少被吸入气管、肺的危险性，辅以竖抱拍背作为体位变换。采用少食多餐的喂养方式可减少胃内容物反流机会；喂浓度稍高的乳液可减轻胃食管反流的症状，并可减少呕吐，缩短反流时间，延长睡眠时间。

（2）观察呕吐情况，记录呕吐物的颜色、性质、量。呕吐频繁剧烈者给予暂时禁食。

（3）指导家属患儿呕吐时注意头偏向一侧，保持呼吸道通畅，防止呕吐物呛入气管引起窒息。及时清除呕吐物，使患儿舒适。

（4）观察有无脱水、电解质紊乱症状，及时补液，维持水、电解质平衡，有营养不良者，可静脉补充营养液。

（5）观察有无胃翻转形成梗阻症状，如气急、胸闷、腹痛。

（6）观察有无吸入性肺炎的症状，如发热、咳嗽、咳痰、呼吸困难等。

（7）观察口腔黏膜的变化，做好口腔护理，以减轻因反流物刺激而引起的不适感，并可预防鹅口疮的发生。

（8）有炎症者，积极遵医嘱予以消炎治疗。
（9）饮食柔软易消化、较稠厚，少食多餐。

（二）术后护理

（1）禁食口腔护理，注意有无呕吐，防止呕吐物呛入气管引起窒息。观察呼吸、面色、血压等情况。

（2）胃肠减压的护理，妥善固定胃管，保持胃管通畅，观察并记录胃液的颜色、性质、量。禁食期间做好口腔护理

（3）伤口护理。保持伤口清洁干燥，如有渗血、渗液情况及时告知医生。

（4）观察肠蠕动恢复情况，有无呕吐、腹胀及大便情况。

（5）维持水、电解质平衡。

（6）进食后，观察患儿有无呕吐、呛咳。

（7）肺功能锻炼。

（三）出院指导

（1）指导家长如何保持患儿正确体位、合理喂养、及时添加辅食。

（2）避免导致腹压增加的相关因素，以减少和防止反流的发生，防止呕吐窒息。

（3）教会家长注意观察患儿的面色、呼吸、呕吐情况，以及发生窒息或呼吸暂停的初步急救方法。

（4）需继续用药者，向家长交代用药注意事项及所用药的名称、作用、方法、剂量等。

（杨　云）

第十三节　贲门失弛缓症护理

贲门失弛缓症（cardia achalasia）主要因食管下段和食管胃连接处，不能随吞咽而松弛开放，并非真性狭窄，食管镜或探子通过也无明显阻力。病情继续进展则全段食管弛缓、扩张，有三种异常：食管体部不蠕动，在吞咽时食管下括约肌不松弛或不完全松弛，以及在静息时食管下括约肌压力增高。

一、病因和发病机制

吞咽时食管下段和食管胃连接处无蠕动，贲门括约肌弛缓不良所致。确切病因及发病机制仍不明确，可能与抑制性神经缺乏、变性或食管壁肌间神经丛内神经节细胞缺如有关。

二、临床表现

（一）症状

（1）早期表现为进食后即呕吐食物，无黄绿色液体，吐后还思饮食。当患儿哭闹或受刺激后更易呕吐。体位改变或应用解痉药物无效。

（2）较大儿童或病程较长者先表现为进食缓慢，以后出现吞咽困难，进食后胸骨后不适，平卧时更甚，有时出现呕吐，吐出物为当餐食物或宿食。

（3）有的患儿因食物反流入呼吸道，表现为反复频发的肺部感染症状。体格检查示患儿消瘦、贫血且生长发育迟缓。

（二）体征

（1）患儿有慢性贫血、营养不良的体征。

（2）并发上呼吸道感染时有肺炎体征。

三、诊断

1. X线检查

上消化道造影是主要的诊断方法，可见程度不等的食管扩张和蠕动无力。根据病变程度分4期。

Ⅰ期：食管轻度扩张，食管胃连接处轻度狭窄，液体稍有停顿即能进入胃内。

Ⅱ期：食管中度扩张，下段食物积滞，蠕动无力，食管下端呈鸟嘴或锥状。

Ⅲ期：食管扩张延伸范围较长，见有大量食物积存，不见食管蠕动，食管下段狭窄严重，胃内少气。

Ⅳ期：食管明显扩张呈巨食管，伸长，弯曲呈"S"形，食管内积食、积水，可见液平。

2. 食管镜检查

一般不做常规检查。当与食管狭窄不能区别时或怀疑有食管溃疡炎症时应做食管镜检查。食管镜检查，无下段食管器质性狭窄、痉挛段可以经扩张器顺利扩大，甚至可通过食管镜。

3. 食管气囊测压

用柱状气囊胃管置痉挛段，胃管外口接测压仪的压力换能头上，可见压力波振幅下降或不协调。一般不做常规检查。

四、治疗

目的是解除食管远端和食管胃连接处功能性梗阻。

1. 体位疗法

直立位或颈部过度伸展有助于食管排空及缓解某些症状。

2. 食管扩张

Ⅰ、Ⅱ期年龄较大的患儿可用探条或球囊扩张，但有穿孔的可能，且治疗效果不能肯定。

3. 手术治疗

食管下段肌层切开：适用于婴儿不能扩张的或扩张无效者，可经腹或经胸入路，同时行胃底折叠防反流手术，也可在胸、腹腔镜下行食管下段肌层。

五、护理措施

（一）术前护理

（1）重视术前心理护理，解除焦虑情绪、恐惧心理，镇定地接受手术，使患儿了解术后的配合事项，明确咳嗽排痰、留置胃管、早期活动的目的。

（2）常规准备：详细了解病情，完善术前心电图、食管镜、胃镜、X线胸片等各种检查。胃镜检查前清洗食管，以免食物残渣遮掩视野，避免检查中内容物反流误吸入呼吸道而窒息。按食管、贲门手术常规做好备皮、备血、皮试、术前用药。

（3）术前饮食：Ⅰ型、Ⅱ型早期非完全性梗阻患儿术前进无渣软食或流质，每次进食后使用生理盐水口服冲洗，术前2 d禁食。Ⅱ型晚期和Ⅲ型梗阻严重、食管积食者禁食，少量饮水。

（4）消化道准备：术前3 d按要求准量服用肠道清洁剂，一般采用0.5%溶液100 mL口服，每日3次，以杀灭胃肠道内厌氧菌。因药液苦涩，患儿常有缺量少服，故需督促服用。

食管冲洗适用于Ⅱ型晚期和Ⅲ型患儿，钡餐检查显示贲门通过高度狭窄，钡剂滞留食管或食管内有食物残渣；胃镜示食管黏膜充血水肿者。术前要进行食管冲洗2～3 d，每天冲洗2次，以减轻食管黏膜的炎症和水肿。食管冲洗的方法是：先插入胃管，深度距门齿40～45 cm，不要插入贲门下方，遇阻力提示到了食管贲门狭窄处，冲洗液为0.9%生理盐水500 mL加32万U或2%生理盐水500 mL，加温到35℃左右，少量多次注入胃管，反复冲洗，直至洗出液澄清无食物残渣为止。冲洗时抬高床头，动作轻柔，注意观察患儿有无恶心、心慌等不适感觉，避免操作中误吸与窒息发生，并观察洗出液的颜色、性质、量，如吸出血性液体时，应警惕溃疡出血，及时通知医生。

（5）深静脉营养支持：由于营养不良和禁食，患儿常有低蛋白血症，故给予深静脉营养对手术和术后康复有利。留置套管针遵医嘱给予完全胃肠外营养，20～40滴/min匀速滴入，维持16～20 h，以免发生低血糖。

（二）术后护理

1. 常规监测

术后患儿转入监护病房，连续监护72 h，24 h内监测神志、心率、心律、呼吸、血压每小时1次，监测体温、中心静脉压 4 h 1 次，并做记录，神志清醒后抬高床头 15°～30°，24 h 后酌情减少监测频率。全身麻醉未清醒前给予呼吸机辅助呼吸，明确呼吸机的潮气量、氧浓度、频率、吸呼比等，观察患儿的呼吸与呼吸机工作是否合拍，有无对抗呼吸机现象，听诊患儿两呼吸音是否清晰，有无湿啰音，定时吸痰，保持呼吸道通畅，监测血氧饱和度情况。在患儿神志转清、血流动力学平稳、胸部摄片肺膨胀良好的前提下，建议医生及早拔除插管，拔管后要注意患者呼吸情况，给予吸氧，半卧位，定时翻身拍背，必要时雾化吸入，预防术后并发肺不张、肺部感染。严密观察有无胃内容物反流吸入呼吸道和窒息现象。

2. 胸腔引流的观察和护理

保持引流管的通畅，定时挤压，仔细观察引流液的性质，尤其是术中食管或胃黏膜破损患者，如引流出咖啡色、墨绿色液体时应警惕食管瘘或胃黏膜修补处穿孔。

3. 胃肠减压的护理

保持胃管引流通畅，每 4～6 h 用 0.9% 生理盐水冲洗胃管 1 次，少量多次，务必保持胃肠减压的通畅，以减少胃液对食管黏膜的刺激，并可避免大量胃液、胆汁使胃张力增加，致食管贲门部的胃黏膜薄弱处破裂、穿孔，引起食管瘘。观察引流液的颜色、性质、量，出现大量血性引流液时，应警惕出血或应激性溃疡。

4. 体位与早期活动

给予舒适的半卧位或斜坡卧位，使膈肌下降，有利于呼吸，并能减轻切口张力，使疼痛缓解，必要时遵医嘱使用镇痛药。拔除胸引管后，可向健侧卧位，使切口减少受压，有利于切口愈合。术后第 2 天鼓励患儿早期床上活动，被动锻炼与主动锻炼相结合，护士要协助患儿活动肢体、翻身、按摩下腹部等。病情许可的情况下，协助患儿下床活动，在护士搀扶下先坐于床边，再站立慢慢在病房内行走，逐步增加活动量，以促进胃肠蠕动的恢复。

5. 并发症的观察

拔除胃管后观察有无胃液反流，经典 Heller 手术，其术后胃-食管反流发生率为 22%～50%；患儿可表现为嗳气、返酸、胸骨后烧灼样疼痛、呕吐等症状。在患儿进食时注意观察患儿有无咽下困难等进食梗阻症状复发。如有上述症状出现，及时配合医生给予制酸药和胃动力药。

6. 饮食指导

胃黏膜和食管黏膜未破损，在术后 48 h 左右拔除胃管，口服清水少许进行观察，术后第 3 天肠蠕动恢复后进食流质，少量多餐，术后第 5 天过渡到半流质饮食，术后第 7 天开始普食，以易消化、少纤维的软食为宜，细嚼慢咽，并增加水分摄入量，忌进食过多过饱，避免吃过冷或刺激性食物。

（三）出院指导

（1）指导患儿出院后定期随访，如仍有吞咽困难、呕吐等症状，择期可再行内镜下扩张治疗，如出现食管反流症状，除药物治疗外，嘱患儿餐后不能立即平卧，要坐立或站立 1～2 h 后再平卧，休息时可抬高床头 15°。

（2）指导患儿避免辛辣等刺激性食物。饮食应少食多餐，餐后、睡前站立活动，尽量使胃排空，或睡时取半卧位，并给予抑酸及胃肠动力药物治疗。

（杨　云）

参考文献

[1] 刘锦纷,孙彦隽主译. 先天性心脏病外科综合治疗学[M]. 第二版. 上海:世界图书出版公司,2016.
[2] 庄奇新,孟令平. 食管疾病影像学[M]. 上海:上海科学技术出版社,2017.
[3] 姜传福,曾富春,李继军. 常见心胸外科疾病及手术治疗[M]. 西安:西安交通大学出版社,2015.
[4] 胡伟,杨燕君,郭龙辉. 心胸外科综合诊治与手术要点[M]. 长春:吉林科学技术出版社,2015.
[5] 王桦,吴晓玲,汪琦. 支气管炎[M]. 西安:西安交通大学出版社,2017.
[6] 郭志坤. 现代心脏组织学[M]. 北京:人民卫生出版社,2016.
[7] 张文峰. 心脏外科手术精要[M]. 北京:人民卫生出版社,2017.
[8] 李德爱,吴清华,颜小锋,等. 心脏外科治疗药物的安全应用[M]. 北京:人民卫生出版社,2017.
[9] 张志东. 现代心脏外科学[M]. 长春:吉林科学技术出版社,2016.
[10] 司逸. 心脏血管外科腔内治疗实用手册[M]. 上海:上海科学技术文献出版社,2016.
[11] 何建国. 肺血管病学[M]. 北京:人民卫生出版社,2017.
[12] 林琳. 慢性阻塞性肺疾病[M]. 北京:人民卫生出版社,2016.
[13] 葛均波,方唯一. 现代心脏病学进展[M]. 北京:科学出版社,2017.
[14] 魏翔,潘铁成. 心血管外科疾病诊疗指南[M]. 北京:科学出版社,2017.
[15] 杨如松. 新编心胸临床诊断与治疗[M]. 长春:吉林科学技术出版社,2016.
[16] 罗宏涛. 循证食管癌放射治疗[M]. 兰州:甘肃科学技术出版社,2016.
[17] 陈升汶,黄平. 实用急性肺栓塞诊疗手册[M]. 北京:人民卫生出版社,2016.
[18] 赵珩,高文. 胸外科手术学[M]. 北京:人民卫生出版社,2017.
[19] 张力建,朱彦君. 胸外科诊疗技术精要[M]. 北京:北京科学技术出版社,2016.
[20] 张捷. 胸廓、胸膜和纵隔疾病[M]. 北京:人民卫生出版社,2015.
[21] 李志刚,储天晴. 肺癌[M]. 上海:上海科学技术出版社,2017.
[22] 杨拴盈. 肺癌个体化治疗[M]. 北京:人民卫生出版社,2016.
[23] 周彩存,吴一龙. 肺癌生物靶向治疗[M]. 北京:人民卫生出版社,2016.